Uwe Marschner, Bernhard Clasbrummel, Johannes Dehm (Hrsg.)
Biomedizinische Technik – Vernetzte und intelligente Implantate

Uwe Marschner, Bernhard Clasbrummel,
Johannes Dehm (Hrsg.)

Biomedizinische Technik – Vernetzte und intelligente Implantate

DE GRUYTER

Herausgeber

PD Dr. med. Bernhard Clasbrummel
Orthopädische Praxis Clasbrummel
Königstraße 70
70173 Stuttgart
Telefon: 0711 - 997 994 3

Dipl.-Ing. Johannes Dehm
VDE Verband der Elektrotechnik Elektronik
Informationstechnik e. V.
Stresemannallee 15
60596 Frankfurt am Main
Tel.: +49 69 6308–0

apl. Prof. Dr.-Ing. habil. Uwe Marschner
Technische Universität Dresden
Institut für Halbleiter- und Mikrosystemtechnik
Helmholtzstr. 10
01062 Dresden
Tel.: +49 (351) 4633 5399

ISBN: 978-3-11-034927-6
e-ISBN (PDF): 978-3-11-034933-7
e-ISBN (EPUB): 978-3-11-038408-6

Library of Congress Control Number: 2019955797

Bibliografische Information der Deutschen Nationalbibliothek
Die Deutsche Nationalbibliothek verzeichnet diese Publikation in der Deutschen Nationalbibliographie; detaillierte bibliografische Daten sind im Internet über http://dnb.d-nb.de abrufbar.

Einbandabbildung: EURELIOS / Raguet, Hubert / Science Photo Library
Satz/Datenkonvertierung: L42 AG, Berlin
Druck und Bindung: CPI Books GmbH, Leck

www.degruyter.com

Geleitwort

Der Bitte nach einem Geleitwort zum vorliegenden Buch komme ich mit besonderer Freude nach, da es nicht nur ein Werk von außergewöhnlicher fachlicher Breite und Tiefe ist, sondern weil es mir helfen wird, viele meiner Alltagsprobleme zu lösen. Einerseits stellen vernetzte und „intelligente“ Implantate eine der Königsdisziplinen der Biomechatronik dar, andererseits werden Schnittstellenprobleme, Mephistos Mitgift für das Fach, in diesem Werk nicht nur vielfach angesprochen, sondern auch gelöst.

Biomechatroniker werden andauernd mit Schnittstellenproblemen konfrontiert. Dabei wird auch die Metaebene nicht ausgeklammert. Wird es vieler Orten schon als Interdisziplinarität angesehen, wenn Maschinenbauer und Elektrotechniker miteinander telefonieren, so lebt dieses Buch auch von einer gelebten annähernden Maximalausprägung der fachübergreifenden Zusammenarbeit. Der Austausch von Biologen und Ärzten mit allen Spezialisierungen der Ingenieurwissenschaften inklusive der Informatik bietet nicht nur fachsprachliche Probleme (man möge in entsprechendem Umfeld einmal ganz naiv fragen, was denn „Stabilität“ sei, und anregende Stunden sind gesichert), die unterschiedliche Sozialisation in den Fächern führt bei voranschreitender Spezialisierung zur Aufspreizung von Methoden und Denkweisen.

Diese nicht zu unterschätzenden Probleme werden im vorliegenden Werk nicht verschwiegen und meisterhaft bewältigt. Dabei finden nicht nur die systeminternen Schnittstellenbedarfe zwischen den mechatronischen Hauptdomänen Maschinenbau, Elektrotechnik und Informatik intensive Betrachtung, sondern auch die Schnittstellen zur Umwelt werden unter den Aspekten Biokompatibilität, Biostabilität und Mensch-Maschine-Interaktion behandelt.

Somit ist im Namen der Fachwelt nicht nur den Herausgebern dieser herausragenden Monographie für das Lebenszeit-absorbierende Werk zu danken, sondern in gleichem Maße natürlich auch den höchst kompetenten und engagierten Autorinnen und Autoren. Unter Biokompatibilitäts-Aspekten ist auch seitens der Wissenschaft dem sozialen Umfeld der Beteiligten (da fallen mir so exotische Begriffe wie „Freunde“ und „Familie“ als Konkurrenten zu nächtlichen wissenschaftlichen Kreativitätsschüben ein) zu danken – ohne dessen Geduld erreichte kaum eine wissenschaftliche Publikation je Druckreife.

Als Leiter des bisher einzigen deutschen Fachgebietes Biomechatronik (optimistisch betrachten wir uns biologieaffin als „Keimzelle“) bin ich den Herausgebern, Autorinnen und Autoren auch zu persönlichem Dank verpflichtet. Wir fragen uns in der Gruppe häufig, ob der Anspruch, ein übergreifendes Fach „Biomechatronik“ zu lehren, nicht hypertroph ist. Das vorliegende Buch belegt, in welcher Breite und Tiefe die Biomechatronik allein in der Biomedizinischen Technik gelebt wird, auch wenn die Agierenden den Begriff zumeist nicht benutzen, vielfach vielleicht wohl auch gar nicht kennen. Begriffe sind zweitrangig, es ist ein schönes Gefühl und ein Ansporn

https://doi.org/10.1515/9783110349337-201

für die eigene Arbeit zu sehen, wie viele Wissenschaftler das Ideal des fachübergreifenden Austausches leben und welche Erkenntnisfortschritte sie dabei erzielen.

Gelebte Interdisziplinarität heißt nicht zwangsläufig „Breite statt Tiefe“, das Buch ist ein schöner Beleg dafür.

Hartmut Witte
Ilmenau, im September 2019

Vorwort

Dem Fortschritt in der Medizintechnik oder auch Biomedizinischen Technik bringt der Mensch naturgemäß ein großes Interesse entgegen. Für die Medizin werden dabei einerseits neue technische Methoden und Geräte entwickelt und bereitgestellt und andererseits biologische und technische Probleme mit ingenieurwissenschaftlichen Methoden gelöst. Gegenwärtig revolutionieren Biomolekularisierung, Miniaturisierung und Computerisierung die Medizintechnik. Besonders innovative und kapitalintensive Geräte werden der Hochtechnologiemedizin zugeordnet. Dazu zählen neue chirurgische Werkzeuge, aktive Implantate und bildgebende Verfahren im OP, ebenso wie Zelltherapien oder das *Tissue Engineering*. Bei letzterem werden verletzte Haut, Knorpeln, Knochen oder Blutgefäße durch synthetisches Gewebe ersetzt. Mikrosysteme werden in der in vivo-Diagnostik, dem in vivo-Monitoring und in der Therapie eingesetzt. Mit neuen funktionalen Mikroimplantaten können intrakorporale Größen dauerhaft gemessen und auch ausgewertet werden.

Die bislang vorgestellten medizintechnischen Mikrosysteme, wie das Retina-Implantat, das Cochleaimplantat, die künstliche augeninnendruckmessende Linse oder Cuff-Elektroden, die Nervenimpulse ableiten, stehen nur am Anfang einer atemberaubenden Entwicklung und verleihen vielen Patienten neue Hoffnung. Nicht nur für diese intrakorporalen, sondern auch für externe Anwendungen ist eine miniaturisierte und modulare Bauweise höchst interessant, da sich häufig nur Leichtbauweisen mit integrierten Lösungen eignen und vom Patienten akzeptiert werden. Hierzu zählen u. a. leichte tragbare Blutdruck- und EKG-Messgeräte oder Systeme zur Bewegungsanalyse. In naher Zukunft werden funktionale Mikroimplantate eine verbesserte medizinische Versorgung bei gleichzeitigen Kosteneinsparungen ermöglichen.

Haupthindernisse für die breite Umsetzung vieler Laborlösungen in Produkte sind nicht zwangsläufig ihre Komplexität und ihr technologischer Anspruch. Obwohl sich einige Teilaufgaben innerhalb der verschiedenen Mikrosysteme ähneln, sind die verschiedenen Mikrosysteme alle einzigartig und interne Module nicht kompatibel zu denen anderer Lösungen. Der Bedarf an einer einzelnen Realisierung liegt aber oftmals deutlich unter der Amortisierungsgrenze für die jeweils erforderlichen Maschinen und Anlagen, wenn sie nur für ein einzelnes System beschafft würden. Nur durch eine Spezialisierung einzelner Hersteller auf Teilprozesse und -technologien kann eine Wirtschaftlichkeit bei der Fertigung erreicht werden. Die Konsequenz ist ein modularer Aufbau der Hardware, der aber genormte Schnittstellen an den Modulgrenzen voraussetzt. Eine solche Standardisierung engt die Hersteller nicht ein, sondern verkürzt Entwicklungszeiten und erleichtert den Zugang zum Markt. Einheitliche Schnittstellen sollen eine Vielfalt von Monitoring-Systemen ermöglichen und zeitnah Voraussetzungen für völlig neuartige kompakte, miniaturisierte, portable und integrierte Diagnosegeräte schaffen. Potentiellen Unternehmen bieten sich damit deutliche Wachstumschancen auf in- und ausländischen Märkten.

https://doi.org/10.1515/9783110349337-202

Bei Systemen der *in vivo*-Diagnostik ist auffällig, dass die verschiedenen Systemkomponenten räumlich verteilt sind und die Schnittstellen größere Entfernungen – im Vergleich zu den Abmaßen der Komponenten selbst – überbrücken. Aus medizinischen Gründen muss diese Verbindung zum Teil auch drahtlos durch die Haut erfolgen. Intrakorporale Komponenten können häufig nur passiv bzw. batterielos, beispielsweise aus Platz- und Sicherheitsgründen, arbeiten. Ein weiteres Merkmal ist, dass die Kopplung der Mikrosystemkomponenten über serielle Schnittstellen erfolgt und nur wenige Verbindungsleitungen benötigt werden. Dies gilt auch für die eigentlichen Sensorsignale, die in vielen Fällen digital zur Verfügung stehen. Sie können dann störungsfrei auch über relativ große Entfernungen übertragen werden, ohne dass sich die Signalqualität verschlechtert. Aufgrund dieser Beschaffenheit können Modularisierungsansätze aus anderen Branchen nicht unverändert übernommen, sondern müssen teilweise erweitert werden.

Nachdem in der Sensorik beispielsweise mit der PrimSens-Empfehlung, dem elektronischen Datenblatt nach IEEE 1451.4 oder im Maschinenbau mit dem Match-X-Baukastensystem Initiativen zu einer Definition herstellerneutraler Schnittstellen starteten, wurden sie für medizinische Mikrosysteme innerhalb des IMEX-Projektes (Implantierbare und extrakorporale modulare Mikrosystemplattform) erarbeitet. Die aus dem Projekt heraus entstandene VDE „Initiative MikroMedizin" hat sich zum Ziel gestellt, unter anderem diese Schnittstellen zu propagieren, dem Markt zur Verfügung zu stellen und die Herstellung und Verbreitung medizinischer Mikrosysteme voranzutreiben. Diese Schnittstellen sollen:

- die unkomplizierte Einbindung neuer Sensoren gestatten (idealerweise mit Plug and Play) zur Messung von klinisch und physiologisch relevanten Größen,
- die Umsetzung von Algorithmen und Datenstrukturen hinsichtlich Signalauswertung, Übertragung und Sicherheit (Verschlüsselung, Redundanz, Kompression etc.) auf MST-geeigneten Signal- und Mikroprozessoren unterstützen,
- mikrosystemtechnische Sensorsysteme und Übertragungsdienste an Schnittstellen der mobilen Telekommunikationstechnik und telemetrische Übertragungssysteme heranführen und
- die plattformübergreifende Datenübertragung und -ablage standardisieren.

Im Juni 2006 wurde die Continua Health Alliance gegründet, die sich zum Ziel gesetzt hat, durch Zusammenführung von internationalen Industriestandards die Plug & Play-Interoperabilität für personalisierte Gesundheitssysteme über die gesamte Kommunikationskette zu gewährleisten. Die Continua Health Alliance ist als Organisationseinheit in die PCHA übergegangen, während ihre Aktivitäten weiterhin unter dem Label Continua fortgeführt werden. Auf einer FOCUS-Session „Interoperability between e-health Devices" auf der 48. Jahrestagung der DGBMT – VDE (BMT 2014) wurden die Aktivitäten auf dem Gebiet der Standardisierung und entsprechende Lösungen dem interessierten Fachpublikum vorgestellt.

Statistisch nachgewiesen steigt der Einsatz digitaler Technologien im Gesundheitswesen. Sie unterstützen medizinische Fachkräfte durch einfachen Zugang zu Patientendaten, diagnostischen Bildern und medizinischen Fachinformationen. Oftmals wird allerdings unter digitaler Technologie lediglich das Anlegen von zeitraubenden elektronischen Formularen mit unverständlichen und unnötigen Eingabefeldern missverstanden.

Das Buch wendet sich vor allem an industrielle Entwickler, medizinische Anwender, Forscher und Studenten auf dem Gebiet der Medizintechnik, um eine Basis für ihre enge und interdisziplinäre Kooperation und gegenseitiges Verständnis für die mit der Entwicklung intelligenter und vernetzter Implantate verbundenen Probleme zu schaffen. Vor allem bei der Herstellung und Assemblierung von biokompatiblen MST-Bauelementen wie elektromechanischen Schnittstellen oder Transpondereinheiten wird erwartet, dass kleine und mittlere Unternehmen partizipieren. Gleichzeitig sollen die Voraussetzungen geschaffen werden, um Mikrosysteme unter wirtschaftlichen Bedingungen in die Serienfertigung bei mittleren Stückzahlen zu überführen. Dies betrifft sowohl biokompatible Einzelelemente, als auch medizintechnische Gesamtsysteme.

Das vorliegende Fachbuch begleitet die Bände der Lehrbuchreihe Biomedizinische Technik und liefert detaillierte Einblicke in intelligente und vernetzte Implantate und ihre Aufgaben. In Ergänzung zur Lehrbuchreihe vermittelt es Grundlagen zur Systemarchitektur mit den Komponenten und Schnittstellen der funktionalen Implantate vom biokompatiblen Sensorinterface bis zur Mensch-Maschine-Schnittstelle und zum Systementwurf. An der Technischen Universität Dresden ist es Lehrbuch in den Vorlesungen zu Autonomen Mikrosystemen und Grundlagen Mikroelektromechanischer Systeme (MEMS).

Wir danken allen Autoren, die mit hoher Kompetenz und hohem persönlichen Einsatz zusätzlich zu Ihren vielfältigen Aufgaben geholfen haben, dass dieser Band zustande gekommen ist. Vielmals war dieses Engagement auch mit großen Entbehrungen verbunden, die Verständnis und Zuspruch der Familien und Freunde bedurften, weshalb ihnen dafür ein besonderer Dank gebührt.

Wertvolle Hinweise zur Systematik des Systementwurfs gaben zudem Frau PD Dr.-Ing. Annerose Braune vom Institut für Automatisierungstechnik der TU Dresden, Dr. Peter Schneider und Dr.-Ing. habil. Peter Schwarz vom Fraunhofer-Institut IIS Dresden, wofür wir uns ebenfalls bedanken. Weiterer Dank gilt Dr. rer. nat. Dietmar Ruwisch, Ruwisch und Kollegen, Berlin, für die Information zu Low-Power Prozessoren und zum Einsatz des Lock-In-Verfahrens. Frau Susanne Bezzel-Gay danken wir für die redaktionelle Durchsicht des Manuskripts und ihre vielen hilfreichen Hinweise, Frau Kerstin Kunz und David Schöne für ihre Hilfe bei der Textgestaltung.

Nicht zuletzt möchten wir dem Verlag Walter de Gruyter, und hier insbesondere Frau Skambraks, Frau Corinna Haberbosch, Frau Britta Nagl, Frau Simone Witzel, Frau Bettina Weniger, Frau Dr. Petra Kowalski, Herrn Hannes Kaden und Herrn Andreas Brandmair für die kollegiale Zusammenarbeit und die Geduld bei der Manuskriptfertigstellung danken.

Ein besonderer Dank gilt den Herausgebern und Initiatoren der zwölfbändigen Lehrbuchreihe zur Biomedizinischen Technik, Frau Priv.-Doz. Dr. Ute Morgenstern, Technische Universität Dresden und Herrn Prof. Dr. Marc Kraft, Freie Universität Berlin. Sie haben sich beide als Leiter des Fachausschusses „Aus- und Weiterbildung" der Deutschen Gesellschaft für Biomedizinische Technik im VDE mit unermüdlicher Geduld für die Lehrbuchreihe und dieses begleitende Fachbuch eingesetzt.

Die Herausgeber des Fachbuches
Uwe Marschner, Bernhard Clasbrummel und Johannes Dehm
Dresden, Stuttgart und Berlin, im September 2019

Inhalt

Autorenverzeichnis

▸ **Geleitwort**
Univ.-Prof. Dipl.-Ing. Dr. med. (habil.) Hartmut Witte
Technische Universität Ilmenau
Fakultät für Maschinenbau, Fachgebiet Biomechatronik
D-98684 Ilmenau
Tel.: +49 3677–692460
E-Mail: biomechatronik@tu-ilmenau.de

▸ **Kapitel 1**
Dipl.-Ing. Johannes Dehm
VDE Verband der Elektrotechnik Elektronik Informationstechnik e. V.
Stresemannallee 15
60596 Frankfurt am Main
Tel.: +49 69 6308–0

Dr. Franz Bartmann
Vorstand der Bundesärztekammer (bis 09/18)
Liliencronweg 10
24939 Flensburg

▸ **Kapitel 2**
PD Dr. med. Bernhard Clasbrummel
Orthopädische Praxis Clasbrummel
Königstraße 70
70173 Stuttgart
Telefon: +49 711–997 994 3
E-Mail: praxis@dr-clasbrummel.de

Dipl.-Ing. Torsten Eggers
HELLA Fahrzeugkomponenten GmbH
Dortmunder Straße 5
28199 Bremen
Tel.: +49 421 5951–0

Prof. Dr.-Ing. habil. Günther Pfeifer
Technische Universität Dresden
Institut für Halbleiter- und Mikrosystemtechnik
Helmholtzstr. 10
01062 Dresden

apl. Prof. Dr.-Ing. habil. Uwe Marschner
Technische Universität Dresden
Institut für Halbleiter- und Mikrosystemtechnik
Helmholtzstr. 10
01062 Dresden
Tel.: +49 351 4633 5399
E-Mail: uwe.marschner@tu-dresden.de

Prof. Dr.-Ing. habil. Roland Werthschützky
Technische Universität Darmstadt, S3/06 136
Merckstraße 25
64283 Darmstadt
E-Mail: werthschuetzky@must.tu-darmstadt.de

Dipl.-Ing. Michael Görtz
Fraunhofer Institut für Mikroelektronische Schaltungen und Systeme
Finkenstr. 61
47057 Duisburg
Tel.: +49 203 3783 122
E-Mail: michael.goertz@ims.fraunhofer.de

Prof. Dr. rer. nat. Wilfried Mokwa
Rheinisch-Westfälische Technische Hochschule Aachen
Institut für Werkstoffe der Elektrotechnik 1
Sommerfeldstraße 24
52074 Aachen
Tel.: +49 241 80–27810/1
E-Mail: mokwa@iwe1.rwth-aachen.de

Prof. Dr.-Ing. Hoc Khiem Trieu
Technische Universität Hamburg
Institut für Mikrosystemtechnik
Eißendorfer Straße 42 (M)
21073 Hamburg
Tel.: +49 40 428 78 43 98
E-Mail: trieu@tuhh.de

Prof. Dr.-Ing. Uwe Schnakenberg
Rheinisch-Westfälische Technische Hochschule Aachen
Institut für Werkstoffe der Elektrotechnik 1
Sommerfeldstraße 24
52074 Aachen
Tel.: +49 241 80–27842
E-Mail: schnakenberg@iwe1.rwth-aachen.de

Prof. Dr. Thomas Stieglitz
Lehrstuhl für Biomedizinische Mikrotechnik,
Institut für Mikrosystemtechnik (IMTEK),
BrainLinks-BrainTools
(Exzellenzcluster DFG EXC 1086)
Albert-Ludwigs-Universität Freiburg
Georges-Köhler-Allee 102
79110 Freiburg
Tel.: +49 761 203 7471
E-Mail: stieglitz@imtek.uni-freiburg.de, url:
http://www.imtek.de/bmt

Prof. Dr. med. Dr. h. c. Thomas Zahnert
Klinikdirektor, Klinik und Poliklinik für Hals-,
Nasen- und Ohrenheilkunde
Universitätsklinikum Carl Gustav Carus
Fetscherstr. 74
01307 Dresden
Tel.: +49 351 458 4420
E-Mail: orl@uniklinikum-dresden.de

Dr.-Ing. Martin Pachen
Hella GmbH & Co. KGaA
Rixbecker Str. 75
59552 Lippstadt
E-Mail: Martin.Pachen@hella.com

Prof. Dr. med. Omid Majdani
Chefarzt, Klinikum Wolfsburg, Klinik für Hals-,
Nasen-, Ohrenheilkunde, Kopf- und Hals-
chirurgie
Sauerbruchstr. 7
38440 Wolfsburg
Tel.: +49 5361 80–1961

Dipl.-Ing. Renê Körbitz
Technische Universität Dresden
Institut für Halbleiter- und Mikrosystemtechnik
Helmholtzstr. 10
01062 Dresden
E-Mail: rene.koerbitz@tu-dresden.de

Dr.-Ing. Holger Neubert
Fraunhofer-Institut für Keramische
Technologien und Systeme IKTS
Intelligente Materialien und Systeme |
Smart Materials and Systems
Winterbergstraße 28
01277 Dresden
Tel.: + 49 351 2553–7615
E-Mail: holger.neubert@ikts.fraunhofer.de

Prof. Dr. rer. hum. biol. Felix Capanni
Technische Hochschule Ulm
Forschungsgruppe Biomechatronik
Albert-Einstein-Allee 55
89081 Ulm
Tel.: +49 731 50–28521
E-Mail: felix.capanni@thu.de

Prof. Dr. rer. nat. Bernhard Wolf
Technische Universität München
Arcisstr. 21
80333 München
Leitung Steinbeis-Transferzentrum
Medizinische Elektronik und
Lab on Chip-Systeme
Fendstr. 7
80802 München

Dr.-Ing. Helmut Grothe
Akademischer Direktor
Fakultät Elektrotechnik und Informationstechnik
Technische Universität München
Arcisstr. 21
80333 München

Dr. Johannes Clauss
AdjuCor GmbH
Neumarkter Str. 18
81673 München

M.Sc. Nicolas Bader
Technische Hochschule Ulm
Forschungsgruppe Biomechatronik
Albert-Einstein-Allee 55
89081 Ulm
E-Mail: nicolas.bader@thu.de

Cand. Dr. med. Dipl.-Ing. (FH)
Christian Peschmann
Anästhesie
Sana Klinik Biberach
Ziegelhausstraße 50
88400 Biberach an der Riß
E-Mail: christian.peschmann@gmail.com

Prof. Dr. med. Marc-Eric Halatsch
Leitender Oberarzt, Klinik für Neurochirurgie
Universitätsklinikum Ulm
Albert-Einstein-Allee 23
89081 Ulm

Dr. med. Jürgen Straube
Innere Medizin und Kardiologie
Schulweg 5
01640 Coswig
E-Mail: juergen.straube@gmx.net

Univ.-Prof. Dr. med. Philipp Sommer
FHRS, FESC, FEHRA
Universitätsklinik der Ruhr-Universität Bochum
Klinikdirektor, Klinik für Elektrophysiologie und Rhythmologie
Herz- und Diabeteszentrum NRW
Georgstr. 11
32545 Bad Oeynhausen
E-Mail: psommer@hdz-nrw.de

Dr. rer. nat. Dirk Frömer
Training & Education CRM CENEMEA
BIOTRONIK Vertriebs GmbH & Co. KG
Woermannkehre 1
12359 Berlin
E-Mail: dirk.froemer@biotronik.com

Dipl.-Ing. Karl-Heinz Otto
tricumed Medizintechnik GmbH
Röntgenstraße 7a
24143 Kiel
Tel.: +49 431 709 900
E-Mail: karl-heinz.otto@tricumed.de

Thomas Otto
Zum Exerzierhaus 9
14469 Potsdam
E-Mail: Thomas.Otto.Medizin@web.de

Prof. Dr.-Ing. Andreas Richter
Technische Universität Dresden
Institut für Halbleiter- und Mikrosystemtechnik
Helmholtzstr. 10
01062 Dresden
E-Mail: andreas.richter7@tu-dresden.de

Dipl.-Ing. Martin Schmidt
Technische Universität Dresden
Fakultät Elektrotechnik und Informationstechnik
Institut für Biomedizinische Technik
Fetscherstr. 29
01307 Dresden
E-Mail: martin_schmidt@tu-dresden.de

Prof. Dr.-Ing. habil. Hagen Malberg
Technische Universität Dresden
Fakultät Elektrotechnik und Informationstechnik
Institut für Biomedizinische Technik
Fetscherstr. 29
01307 Dresden
E-Mail: hagen.malberg@tu-dresden.de

Prof. Dr. sc. techn. habil.
Dipl. Betriebswissenschaften Frank Ellinger
Technische Universität Dresden
Fakultät Elektrotechnik und Informationstechnik
Professur für Schaltungstechnik und Netzwerktheorie
Helmholtzstr. 10
01062 Dresden
E-Mail: frank.ellinger@tu-dresden.de

Prof. Dr.-Ing. Dirk Plettemeier
Technische Universität Dresden
Fakultät Elektrotechnik und Informationstechnik
Professur für Hochfrequenztechnik
Helmholtzstr. 10
01062 Dresden
E-Mail: dirk.plettemeier@tu-dresden.de

▸ Kapitel 3

Prof. Dr. med. Dipl.-Inform. Georgios Raptis
Ostbayerische Technische Hochschule Regensburg
Fakultät Informatik und Mathematik
Prüfeninger Str. 58
93049 Regensburg
E-Mail: georgios.raptis@oth-regensburg.de

Dr.-Ing. Nicolás Gay
Luxoft GmbH
Balanstraße 73
81541 München
E-Mail: ngay@luxoft.com

▸ Kapitel 4

Dr.-Ing. Hans Günter Despang
Dresdner Str. 100
01456 Langebrück

Dipl.-Ing. Steffen Netz
Fraunhofer-Institut für Photonische Mikrosysteme IPMS
Maria-Reiche-Str. 2
01109 Dresden
Tel.: +49 351 88 23–0

Dr.-Ing. Sebastian Sauer
Technische Universität Dresden
Institut für Halbleiter- und Mikrosystemtechnik
Helmholtzstr. 10
01062 Dresden
Tel.: +49 351 4633 4939
E-Mail: sebastian.sauer@tu-dresden.de

▸ **Kapitel 5**

PD Dr.-Ing. Jürgen Uhlemann
Hellendorfer Strasse 12
01279 Dresden

Dr.-Ing. Sabine Friedrich
First Sensor Microelectronic Packaging
Grenzstraße 22
01109 Dresden

▸ **Kapitel 6**

Dipl.-Ing. Bernhard Kleiner
Melexis Dresden GmbH
Zur Wetterwarte 50
01109 Dresden

Dipl.-Ing. Tom Gothan
Technische Universität Dresden
Fakultät Verkehrswissenschaften „Friedrich List“
Institut für Automobiltechnik Dresden (IAD)
George-Bähr-Str. 1b
01069 Dresden
Tel.: + 49 351-463-38614
Email: tom.gothan@tu-dresden.de

▸ **Kapitel 7**

Dr. rer. nat. Birger Jettkant
Ruhr-Universität Bochum
Institut für Prävention und Arbeitsmedizin der Deutschen Gesetzlichen Unfallversicherung (IPA)
Bürkle-de-la-Camp-Platz 1
44789 Bochum
E-Mail: Jettkant@ipa-dguv.de

▸ **Kapitel 8**

Dr.-Ing. Andreas Heinig
Fraunhofer-Institut für Photonische Mikrosysteme IPMS
Maria-Reiche-Str. 2
01109 Dresden
E-Mail: andreas.heinig@ipms.fraunhofer.de

Prof. Dr.-Ing. habil. Wolf-Joachim Fischer
Technische Universität Dresden
Institut für Halbleiter- und Mikrosystemtechnik
Helmholtzstr. 10
01062 Dresden
E-Mail: wolf-joachim.fischer@tu-dresden.de

▸ **Kapitel 9**

Dr.-Ing. Dipl.-Wirt.-Ing. Peter Dültgen
FGW Forschungsgemeinschaft Werkzeuge und Werkstoffe e. V.
Papenberger Straße 49
42859 Remscheid
Tel.: +49 2191 900300
E-Mail: dueltgen@fgw.de

Dr. rer. medic. Christoph Fischer
Roche Diabetes Care GmbH
Sandhofer Straße 116
68305 Mannheim
E-Mail: christoph.fischer@ieee.org

Dr.-Ing. Gerd Gottlebe
Bannewitzer Str. 52
01705 Freital
Tel.: +49 351 4965376
E-Mail: post@gottlebe.ch

▸ **Kapitel 10**

Dr. Anna-Maria von Saucken
Hochschule für Technik und Wirtschaft Berlin
Fachbereich 4: Informatik, Kommunikation und Wirtschaft, Angewandte Informatik (B)
momedica® GmbH, Medical Technology and Mobile Services
Petersburgerstr. 61
10249 Berlin
Tel.: +49 30 24131–0

M. Sc. Anna Zirk
Technische Universität Berlin
Institut für Psychologie und Arbeitswissenschaft
Marchstr. 23
10587 Berlin

M.Sc. Bettina Seifert
Technische Universität Berlin
Institut für Psychologie und Arbeitswissenschaft
Marchstr. 23
10587 Berlin

1 Einleitung

1.1 Schlüsselrolle der Standardisierung für den Erfolg von Telematik und Telemedizin im Deutschen Gesundheitswesen

Franz Bartmann

Neue Technologien entstehen und entwickeln sich in der heutigen Zeit in allen Branchen und Lebenslagen mit atemberaubendem Tempo. Das Gesundheitswesen ist hier keine Ausnahme. Die Medizin profitiert von dieser Entwicklung. Der technische Fortschritt erlaubt uns, neue diagnostische Methoden und Therapien zu entwickeln und den Menschen eine bessere Gesundheit und ein längeres Leben zu ermöglichen.

Technischer Fortschritt allein ist jedoch nicht ausreichend, um technische Innovation im Gesundheitswesen zu etablieren. Für den nachhaltigen Erfolg neuer Technologien in Telematik und Telemedizin müssen diese erprobt und im größeren Umfang einsetzbar sein. Dafür ist Standardisierung ein wesentlicher Faktor. In der heutigen komplexen Welt der medizinischen Informatik haben nur interoperable Lösungen die Chance sich durchzusetzen. Technologische Inseln sind zwar wichtig, wenn neue Ideen, Lösungen und Produkte entstehen sollen. Sie müssen aber zueinander interoperabel werden, wenn sie eine kritische Masse erreichen sollen, und das ist mit Hilfe der Standardisierung möglich. Erst dann können sie sich effizient und wirtschaftlich in großen Teilen des Gesundheitswesens verbreiten.

Standards sollen Innovation fördern und die Verbreitung neuer Technologien ermöglichen. In der Medizin, in Telematik und Telemedizin im Gesundheitswesen sind Innovation und neue Technologien kein Selbstzweck, sondern es geht um medizinische Innovation im Dienst der Versorgung der Patienten. Die Anforderungen der Patientenversorgung müssen also Ziel und Leitgedanke bei der Entwicklung von technischen Standards in Telemedizin und Gesundheitstelematik sein.

Als Ärzte wünschen wir uns Standards, die eine bessere Medizin schaffen, Patienten helfen und unsere Arbeit leichter und effizienter machen. Wir möchten gerne elektronisch sicher kommunizieren und medizinische Daten zum Wohle unserer Patienten austauschen, so einfach wie wir heute das Telefon benutzen. Wir möchten uns keine Gedanken über die Technik machen, sie soll einfach funktionieren; wir wollen keine Informatik-Experten sein, sondern Patienten heilen. Standards sollen genau diesen Gedanken folgen und eine sichere, in der Nutzung einfache Gesundheitstelematik und Telemedizin ermöglichen.

https://doi.org/10.1515/9783110349337-001

1.2 Interoperabilität innerhalb und außerhalb der Klinik

Johannes Dehm

Heute bietet die Digitalisierung im Gesundheitswesen an, die personalisierte Gesundheit zu monitoren und damit für jeden persönlich die Möglichkeit, seine Lebensqualität zu verbessern. In vielen Bereichen der Medizin sind *electronic Health* – *eHealth* – oder allg. digitale Anwendungen zu finden (Abb. 1.1). Weit verbreitet ist die Teleradiologie. Hierbei werden Röntgenbilder digital zur Diagnose an zentrale radiologische Experten gesendet. Im Krankenhaus werden drahtlose Sensoren und Apps zur perioperativen Patientenüberwachung eingesetzt.

Tablets bei der Visite gehören für einige Krankenhäuser zum Alltag. *Mobile Device Management* (engl. MDM-. dt. Mobile Gerätemanagement-) Anwendungen sorgen für die sichere Bereitstellung von Patientendaten auf mobilen Endgeräten jederzeit an jedem beliebigen Ort. Die Telechirurgie ist noch ein junger Bereich, bei dem chirurgische Experten nicht mehr vor Ort im Operationssaal sind, sondern z. T. über hunderte von Kilometern entfernt mit Hilfe von Telemanipulatoren operieren. Der Vorteil ist, dass bei komplexen Operationssälen die weltweit führenden Experten hinzugezogen werden können.

Damit liegt die Notwendigkeit für einen flächendeckenden Einsatz von *interoperablen* Systemen auf der Hand. Dazu kommt die demografische Entwicklung der Bevölkerung, das verbundene Ansteigen altersbedingter Erkrankungen sowie die vor allem auf einer ungesunden Lebensführung beruhende starke Zunahme chronischer Erkrankungen wie Diabetes, Herz- und Lungenkrankheiten. Diese Zunahmen stellen unsere Gesellschaft vor neue Herausforderungen.

Ebenso gewinnt durch die Digitalisierung der *eHealth*-Bereich mit Smartphones, Apps und tragbaren, drahtlosen Sensoren immer mehr an Bedeutung. Hierfür haben sich verschiedene Begriffe etabliert. *eHealth* steht dabei für die Unterstützung medi-

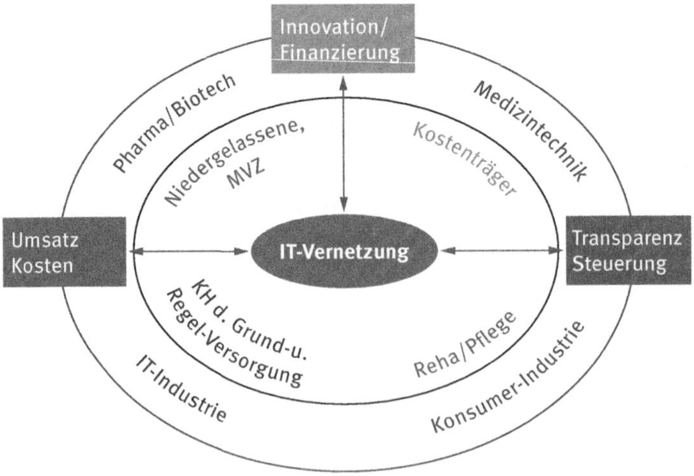

Abb. 1.1: IT-Vernetzung im Gesundheitswesen.

zinischer Leistungserbringung durch elektronische Prozesse, Informationsverarbeitung und Telekommunikation. Der Begriff *mHealth* hat sich für *eHealth* (dt. mobile Gesundheit) Lösungen auf mobilen Endgeräten wie Smartphones oder Tablett etabliert. Werden Gesundheitsleistungen zur Diagnose, Therapie oder Prävention durch Gesundheitsberufstätige unter Überwindung von räumlichen Entfernungen erbracht, wird von *Telemedizin* gesprochen.

Außerhalb von Deutschland werden diese medizinischen Systeme bereits erfolgreich eingesetzt. Waren es 2014 ca. 97.000 *mHealth* App-Angebote, so sind es in 2016 im App Store bereits 1,2 Millionen. Der weltweite Umsatz im Bereich *mHealth* wird im Jahr 2016 auf rund 15,4 Milliarden US-Dollar geschätzt. Da *eHealth* nun vielfach über mobile Geräte abgewickelt wird, werden beide Begriffe *eHealth* und *mHealth* des Öfteren synonym für digitale Technologien im Gesundheitswesen gebraucht. *eHealth* als Sammelbegriff umfasst zusätzlich zu den mobilen Geräten auch alle IKT (Informations- und Kommunikationstechnik)-gestützten Systeme im Bereich der Gesundheitsvorsorge, wie das Gesundheitskartensystem oder die e-Gesundheitsforschung. Daher ist *mHealth* als Teil von *eHealth* aufzufassen.

Statistisch nachgewiesen steigt der Einsatz digitaler Technologien im Gesundheitswesen. Sie unterstützen medizinische Fachkräfte durch einfachen Zugang zu Patientendaten, diagnostischen Bildern und medizinischen Fachinformationen.

Besonders prädestiniert ist die Behandlung chronischer Krankheiten, zumal weit über 50 % der deutschen Gesundheitsausgaben dafür aufgewendet werden. Mit dem Einsatz von *eHealth* ist eine wirksame Maßnahme zur Erhöhung der Effizienz und der Qualität in der Gesundheitsversorgung gegeben. Damit einhergehen könnte langfristig eine Begrenzung der Versicherungsbeiträge einschließlich staatlicher Zuschüsse zur Gesundheitsversorgung. In den kommenden Jahren ist es nach der existierenden Studienlage umso mehr an der Selbstverwaltung im Gesundheitswesen, sich diesen veränderten Möglichkeiten zu stellen und zu fördern.

Für Anwender wie Krankenhäuser und andere Dienstleister im Gesundheitswesen sind die erforderlichen Standards für die sichere Anwendung von *eHealth*-Systemen veröffentlicht. Die Daten bleiben entsprechend den DIN EN 11073 Standards sicher gespeichert und sind bei Bedarf jederzeit wieder abrufbar. So lassen sich im Idealfall komplizierte bürokratische Abläufe vermeiden, Behandlungswege optimieren oder zeitaufwendige Doppeluntersuchungen einschränken. Damit ist die Vorrausetzung für einen weltweiten interoperablen Betrieb sichergestellt.

Der Nutzen bei der Behandlungsqualität, den Outcomes (Ergebnis einer Therapie- oder Präventionsmaßahme) und den Behandlungskosten ist inzwischen in vielen deutschen und internationalen Studien sowie Pilotprojekten eindrucksvoll nachgewiesen. Die positiven medizinischen und ökonomischen Ergebnisse stellen sich kurzfristig ein, so dass die interoperablen Systeme und die damit verbundenen Betreuungskonzepte den bisherigen Betreuungs- und Behandlungskonzepten vorzuziehen sind. Mit interoperablen medizinischen Systemen schaffen Gesundheitseinrichtungen wichtige Infrastrukturen als Voraussetzungen für optimierte Abläufe und Ergebnisqualität.

Am Ende sind es vor allem klare persönliche Abwägungen aller Beteiligten, die über die Akzeptanz der neuen Lösungen im selbstverwalteten Gesundheitswesen entscheiden.

1.2.1 Interoperable Medizinische Systeme

Aktivität Telemonitoring

Ein Teilbereich der Telemedizin ist das *Telemonitoring*, bei dem Vitalparameter von Patienten erhoben werden (*mHealth*) und von zentralen medizinischen Zentren überwacht werden.

Telemonitoring-Anwendungen erlauben es chronisch kranken Patienten länger in ihrer gewohnten häuslichen Umgebung zu leben und Krankenhausaufenthalte zu vermeiden. Zum Beispiel messen schwer kranke Herzinsuffizienz-Patienten kontinuierlich ihre Herzrate, täglich EKG und Blutdruck und andere Aktivitätsparameter sowie das Gewicht. Diese erfassten Werte werden automatisch an ein Telemedizinisches Zentrum übertragen, um frühzeitig Verschlechterungen des Gesundheitszustandes zu erkennen und bei Bedarf die Therapie anzupassen. Zusätzlich wird der Patient im Umgang mit seiner Herzerkrankung geschult und wird zu notwendigen Anpassungen des Lebensstiles (z. B. Bewegung, Essgewohnheiten, Raucherentwöhnung) motiviert. Damit erlernt der Patient den richtigen Umgang mit seiner Erkrankung, hat weniger Ängste und fühlt sich sicherer, was zu einer gesteigerten Lebensqualität führt. Studien (Köhler, 2012) zeigen zusätzlich einen Nutzen durch Reduzierung von Krankenhauseinweisungen und Notaufnahmen. Insgesamt kann ein Disease-Management-Programm (DMP) damit unterstützt und die Effizienz der medizinischen Versorgung gesteigert werden, da Kontrollvisiten durch die tägliche Vitalparameterüberwachung entfallen und sich die medizinischen Experten frühzeitig gezielt um Patienten mit einem Behandlungsbedarf kümmern können. Insbesondere kann so die hochqualitative medizinische Versorgung auch in strukturschwachen Gebieten sichergestellt werden. Von entscheidendem Vorteil sind der sehr leichte Zugang und die hohe Verfügbarkeit in nahezu allen Gebieten. Gerade in der Prävention findet weltweit *eHealth* bereits eine große Akzeptanz, aber auch im präklinischen Bereich etablieren sich Lösungen, bei denen komplexe therapeutische Entscheidungen durch die Einbindung von medizinischen Experten mit Hilfe von *eHealth* Lösungen getroffen werden.

Die Abb. 1.2 zeigt die Infrastruktur von *eHealth* Anwendungen. Im Mittelpunkt der technischen Anwendungen steht die Person bzw. der Patient mit all den möglichen Auswertungs- und Befundungsmöglichkeiten. Sensoren und Aktoren am oder im Patienten senden und empfangen Daten, um z. B. das Gewicht, die Bewegung, Blutzucker, Blutdruck, Körperfett zu monitoren. Die erfassten Daten werden an den Vertragsdienstleister (Telemedizinische Zentren) gesendet und aufbereitet. Zur Ver-

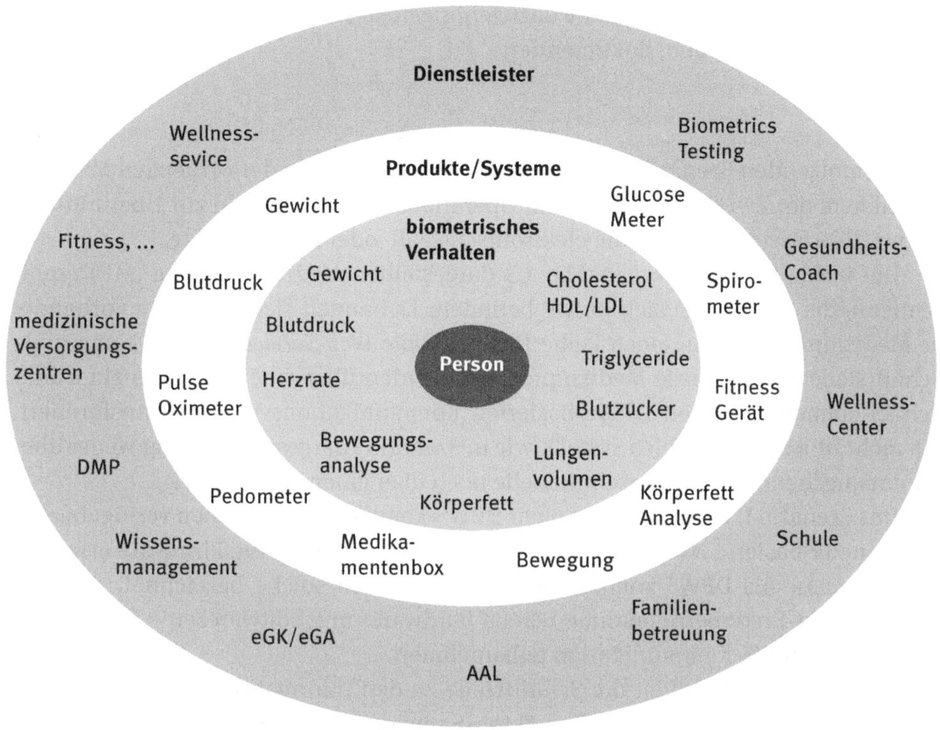

Abb. 1.2: *eHealth* (Quelle: Continua Health Alliance – VDE modifiziert).

linkung der erfassten gerätebezogenen Gesundheitsdaten ist die *persönliche elektronische Gesundheitskarte* (eGK) geeignet. Im Zusammenspiel mit dem Heilberufsausweis können Ärzte die verlinkten Daten patientenbezogen lesen, um daraus weitere Befunde zu erstellten bzw. Therapien zu verordnen. Die Ergebnisse werden wieder mit der persönlichen elektronischen Gesundheitsakte (eGA) verlinkt.

Die im Telemonitoring vernetzten Komponenten werden in weiteren Anwendungsfällen im Bereich der Intelligenten Assistenzsysteme (engl. *Active Assisting Living AAL*) verwendet. Die AAL-Zweckbestimmung unterstützt ein selbstbestimmtes Leben zu Hause. Diese Beispiele zeigen, dass vernetzungsfähige Komponenten im Bereich *mHealth* neue Lösungen ermöglichen, die
- die medizinische Leistungserbringung in vielfältiger Weise unterstützen,
- die Ergebnisse für Personen/Patienten verbessern und
- die Versorgungseffizienz steigern.

In der äußeren ersten Schale sind mögliche Dienstleistungen im Gesundheitswesen dargestellt. In der zweiten Schale sind beispielhaft die Agenten (siehe Kap. 1.2.5.1) gelistet. In der dritten Schale sind die dazugehörigen Messwerte, die von den Managern angezeigt werden können, dokumentiert.

Aktivität Krankenhaus

Die nachfolgenden Szenarien beschreiben die Schnittstellen der vernetzten Medizinprodukte in der Zweckbestimmung im Operationssaal (OP) bis hin zur Übermittlung der im OP erfassten Daten in die elektronische Fall- oder Patientenakte.

Die rechts in Szenario I in Abb. 1.3 dargestellten Medizinprodukte (MP) repräsentieren die Geräte, die sich im OP befinden. Es handelt sich dabei um vorhandene Medizinprodukte, die noch keine *Device Profile Web-Service* (DPWS)-kompatible Schnittstelle haben. Diese Medizinprodukte werden über einen MP-Konnektor und den IS-Konnektor in den DPWS-basierten Kommunikationsverbund transformiert. Ein nicht DPWS-kompatibles System, wie in Szenario I dargestellt, verfügt weder über die entsprechende Hardwareschnittstelle noch über einen DPWS-Stack.

Das Szenario II in Abb. 1.4 von nicht DPWS-kompatiblen Systemen verfügt bereits über eine IP-basierte Netzwerkschnittstelle, sodass lediglich die Firmware erweitert werden muss. Als DPWS-kompatible Systeme werden solche bezeichnet, die zum Zeitpunkt der Erstinbetriebnahme bereits hardware- und softwareseitig in der Lage sind, an der DPWS-Kommunikation teilzunehmen.

Der Konnektor IS bildet die Schnittstelle zu den Informationssystemen (IS) des Krankenhauses. Zwischen dem Konnektor IS und den Informationssystemen werden typischerweise standardisierte Protokolle wie HL7 oder DICOM genutzt. Durch die direkte Anbindung der medizinischen Geräte an die Informationssysteme können große Mengen von Daten persistent gespeichert werden, um diese für weitere Daten-

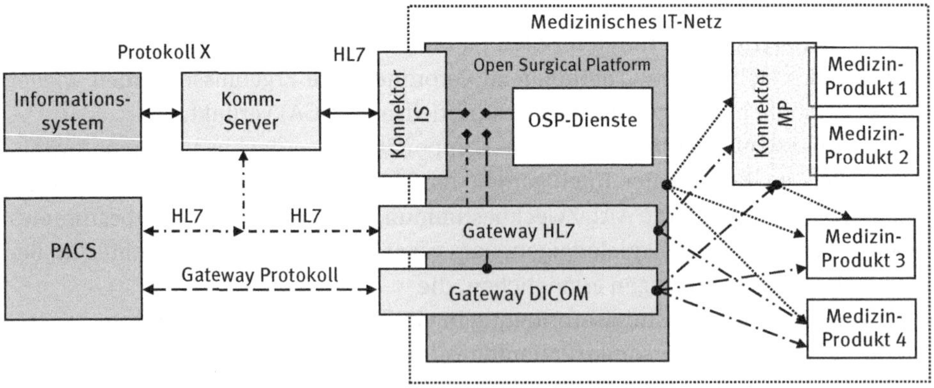

Abb. 1.3: Szenario I: Implementierungsvariante ohne IP-basierte Netzwerkschnittstelle; PACS: engl. *Picture Archiving and Communication System*, dt. Bildablage- und Kommunikationssystem; HL7: *Health Level 7*- Gruppe internationaler Standards, OSP: engl. *Open Surgical Platform*, dt. Offene Operationsplattform, IS: *Informationssystem*, MP: Medizinprodukt, DICOM: engl. *Digital Imaging and Communications in Medicine*, dt. Digitale Bildgebung und -Kommunikation in der Medizin.

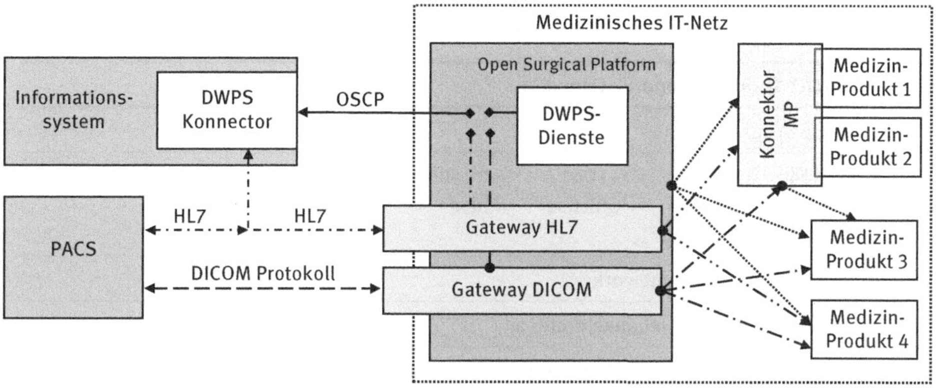

Abb. 1.4: Szenario II: Option KIS Hersteller bei vorhandener IP-basierter Netzwerkschnittstelle; DWPS: engl. *Device Profile Web-Service*, dt. Geräteprofil-Internet-Service, andere Abkz. siehe Abb. 1.3.

analysen zu nutzen. Auch die Zuordnung von Medizinprodukten zu Patienten bzw. medizinischen Eingriffen, Authentifizierungs- und Autorisierungsverfahren, die den Informationsaustausch von Patienten- und Steuerdaten sicherstellen, sind in der standardisierten DWPS Architektur enthalten.

1.2.2 Entwicklungszyklus

Analysieren wir die Entwicklungsphasen innovativer Medizintechnik in Deutschland, so ist auf den ersten Blick keine Hürde, die nicht im bestehenden Gesundheitssystem überwunden werden könnte, zu sehen. Auch im internationalen Vergleich wird überwiegend das Innovationsklima der *eHealth*-Branche als zufriedenstellend bis gut beurteilt.

Bereits in 2002 hat das Bundesministerium für Bildung und Forschung (BMBF) mit dem Verbundprojekt „Implantierbare und extrakorporale modulare Mikrosystemplattform (IMEX)“ begonnen, auf der Basis von standardisierten Architekturen den Roll-out von nützlichen persönlichen *eHealth*-Lösungen zu beschleunigen.

Parallel zu den deutschen Standardisierungsbemühungen hat sich diese Idee auch im nordamerikanischen Konsortium „*Continua Health Alliance*“ gespiegelt. Diese Gruppe von Unternehmen und Einrichtungen motivierte das Ziel, den Nutzen der *mHealth*-Anwendungen zu fördern. Die im Zusammenspiel eingebundene Organisation der IEEE *Standards Association* formulierte entwicklungsbegleitend internationale Standards auf der Basis von Anträgen für Datenformate und Kommunikation, um die Interoperabilität der *eHealth*-Lösungen sicherzustellen. Die Architektur der IEEE Standard Familie, die nach OSI Level 1–7 strukturiert ist, zeigt Tab. 1.1.

Tab. 1.1: ISO/IEEE 11073 Strukturerweiterung.

OSI	**–00103 Technical Report – Overview**						
5–7	Device Specializations						
	–10404 Pulse Oximeter	–10407 Blood Pressure	–10417 Glucose	–10406 Pulse	–10415 Weighing Scale	–10408 Thermo meter	Phase II ...
	–10400 Common Framework						
	–20601 Optimized Exchange Protocol						
1–4	Serial	IrDA	Bluetooth		USB	ZigBee	

Gemeinsam entwickelten Experten eine internationale Standardfamilie (IEEE-Standards) für *eHealth*-Lösungen, um sichere dynamische Vernetzungen von persönlichen *eHealth*-Komponenten, wie Waagen, Blutdruckmessgeräte, Blutzuckermessgeräte und dergleichen festzulegen. In diesen offen definierten, unabhängigen Standards sind die wesentlichen Festlegungen für die erfassten Daten von an und im Körper befindlichen Komponenten/Geräten definiert. Das Ergebnis ist ein interoperables Daten- und Übertragungsformat. Damit können die Daten zu und von persönlichen Sensoren und Aktoren ausgetauscht werden und von Handys, Computern, persönlichen Gesundheitsgeräten und Set-Top-Boxen weiterverarbeitet werden. Auf diesen grundlegenden Anforderungen können die Komponenten für die Zweckbestimmung als Medizinprodukt weiterentwickelt werden.

Doch aus der Sicht der Experten gibt es Phasen, die sich als besonders schwierig oder aufwändig erweisen. Dies betrifft zum einen die sechs Stufen von der Idee bis zum Euro (Abb. 1.5). Der Markteinführung in die breite Gesundheitsversorgung sind die klinische/gesundheitsökonomische Studie, die Validierung dieser innovativen *eHealth*-Technologie und die Überführung in den EBM Leistungskatalog (Kostenerstattung durch die Gesetzliche Krankenversicherung) vorgelagert.

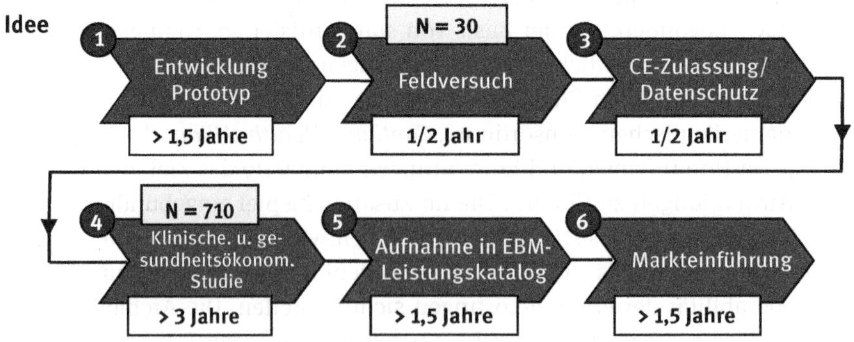

Abb. 1.5: Innovationszyklus (N = Personen bzw. Patienten).

1.2.3 Rechtliche Herausforderungen

Die folgenden Abschnitte geben zunächst einen Überblick über die rechtlichen Anforderungen gemäß Regelungen der *Food and Drug Administration (FDA)*, des Medizinproduktegesetzes (MPG) u. a., sowie über die internationale Normungslandschaft im Allgemeinen. Anschließend werden vorhandene Normen im Bereich des Risikomanagements und der Sicherheit beleuchtet, da sie in der Vernetzung von Medizinprodukten/Komponenten zu beachten sind.

Ist der Nutzen verschiedener Medizinprodukte durch die Vernetzung zu einem Gesamtsystem gegeben, so wird dem Betreiber oder Hersteller empfohlen, dass die Zweckbestimmung dieses Systems nach dem Stand der Technik durchzuführen ist.

1.2.4 Akzeptanz der Nutzer

Die Akzeptanz der *eHealth*-Lösungen durch die Nutzer ist von zentraler Bedeutung. *eHealth* kann zur sektorübergreifenden Gesundheitsversorgung beitragen und neue Versorgungsformen etablieren.

Die Verfahren, Methoden und Werkzeuge zur Sicherstellung gebrauchstauglicher *eHealth*-Systeme ist gerade auch in den zeit- und sicherheitskritischen Kontexten, in denen *eHealth* zum Einsatz kommen kann, eine wichtige Voraussetzung für die bestmögliche Versorgung der Patienten und die Arbeitszufriedenheit der Nutzer.

Erfolgsfaktoren sind bei allen beteiligten Nutzergruppen zu finden. Durch die Einbettung der *eHealth*-Systeme in ein kompetentes Versorgungsnetzwerk hat der Patient eine durchgängige und jederzeit einsehbare Versorgung. Die Rolle der *eHealth*-Dienstleister besteht dabei in einer unterstützenden Funktion der Primärversorger insbesondere durch eine engmaschigere Erhebung der medizinisch relevanten Daten. Der niedergelassene Arzt ist stets der erste Ansprechpartner für den Patienten; die bisherige Arzt-Patienten-Beziehung bleibt daher unangetastet.

Die realisierbaren Einsparungen sowie weitere Mehrwerte, die sich aus einer *eHealth*-Anwendung ergeben, können beispielsweise Krankenhäuser durch eine bessere Planbarkeit der Behandlung im Einweisungs- und Entlassungsmanagement nutzen.

Die Gebrauchstauglichkeit der Endgeräte stellt einen weiteren wesentlichen Schlüsselfaktor dar. Hier gilt es, sowohl den Ansprüchen der medizinischen Leistungserbringer nach einem effizient in den Praxisalltag integrierbaren System, als auch den Bedürfnissen der gesundheitlich eingeschränkten Nutzer, die auf eine möglichst intuitive und leicht zu erlernende Bedienung angewiesen sind, gerecht zu werden.

Schließlich bestätigen medizinische und gesundheitsökonomische Evaluationen den potentiellen Nutzen von *eHealth*-Anwendungen. Dennoch ist die Verbreitung von *eHealth*-Dienstleistungen in Deutschland sehr eingeschränkt. Häufig kommen die Anwendungen kaum über das Stadium von Pilotanwendungen hinaus.

1.2.5 Stand der Technik

Auf der Suche nach passenden Standards/Normen für den Medizinproduktegesetz-konformen Datenaustausch wird bei dem Einsatz von *eHealth*-Systemen empfohlen, das gesamte IEEE 11073-Systemmodell (siehe Abb. 1.6) anzuwenden. Das Systemmodel ist in drei Hauptabschnitten gegliedert. Als Grundlage dient dazu die DIN EN 11073–20601. Inhaltlich beschreibt sie das

- *Domain Information Model* (DIM),
- *Service Model* (Dienstmodell),
- *Communication Model* (Kommunikationsmodell).
- Das *Domain Information Model* beschreibt einen Agenten als Satz von Objekten. Jedes Objekt hat ein oder mehrere Attribute. Mess- und Statusdaten, die an einen Manager übermittelt werden, sind im Attribut festgelegt.

Das *Service Model* (Dienstmodell) bietet Befehle wie *Get*, *Set*, *Action* und *Event Report*, die zwischen dem Agenten und dem Manager gesendet werden, um Daten aus dem DIM auszutauschen.

Das Kommunikationsmodell stellt das Zustandsprofil für den Agenten und den Manager her, einschließlich Zustände, die sich auf Verbindung, Assoziation und Betrieb beziehen. Das Kommunikationsmodell konvertiert auch die im Domain Infor-

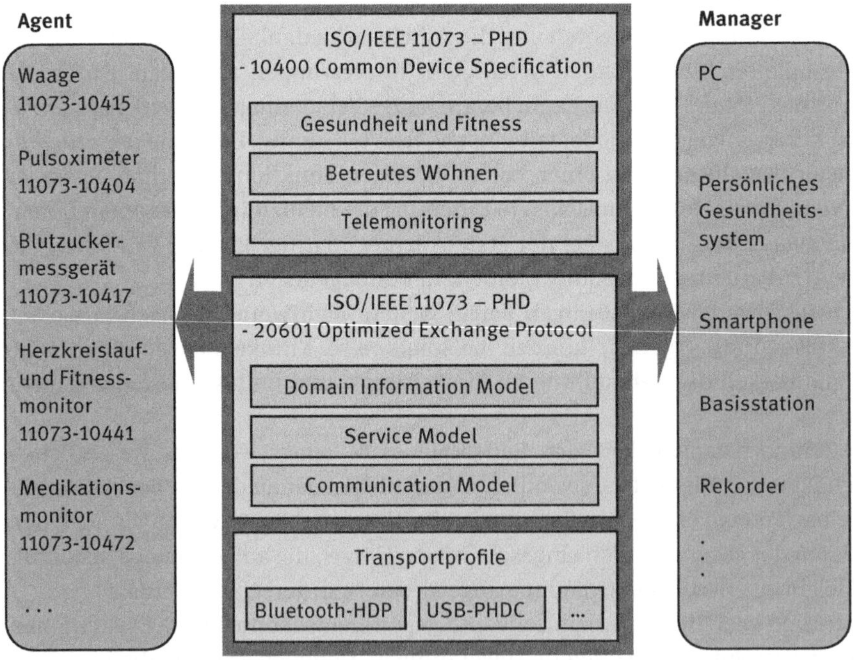

Abb. 1.6: IEEE 11073-Systemmodell und *eHealth* Standards (Auszug), HDP: *Health Device Profile*, USB-PHDC: *Universal Serial Bus- Personal Healthcare Device Class Specification.*

mation Model verwendete abstrakte Datenmodellierung in ein binäres Nachrichtenformat für die Übertragung mit dem Kommunikationsmodell.

1.2.5.1 Agenten und Manager

Die DIN EN 11073 Standards haben das Konzept von „Agenten" und „Managern". Agenten und Manager können in gestaffelten Architekturen mit mehreren Schichten zusammenwirken.

Die Agenten sind die persönlichen Gesundheits-Geräte und in der Regel kleine batteriebetriebene Geräte, die meist keine Displays und andere Benutzeroberflächen haben.

Die Manager sind meist kleine Computer oder Smartphones mit größeren Leistungsmerkmalen und erforderlichen Funktionen, um Informationen autonom von der Bereitstellung von der Quelle zu verarbeiten.

Alle Kommunikationen zwischen Agenten und Managern sind vorzugsweise mobil und autonom. Wenn die Agenten ihre personenbezogenen Daten an fähigere Manager weiterleiten, dann können die Daten verarbeitet und auf den Managern angezeigt und dann vielleicht über das Intranet an die Betreuer der Menschen und an die Gesundheitsberufe übertragen werden. Ein Transfer über das Internet ist technisch sinnvoll, jedoch mit geringerem Sicherheitsniveau und geringem Schutz der Privatsphäre für Daten.

Die Standards gehen davon aus, dass jeder Agent mit einem einzigen Manager zu einem Zeitpunkt kommuniziert. Ein Manager kann hingegen mit mehr als einem Agenten kommunizieren. Die Kommunikation ist bidirektional, um die Transaktionssicherheit zu ermöglichen. Der Manager kann in der Lage sein, seine eigene Kopie der Objekte des übermittelten Agenten (Daten) zu pflegen, aber eine überlagerte Serverarchitektur sorgt für eine rechtlich selektive Archivierung.

1.2.5.2 Transportprofile

Die IEEE 11073-Standards definieren Nachrichten, die zwischen Agent und Manager ausgetauscht werden, aber nicht wie diese Nachrichten weiter transportiert werden sollen. Der Austausch wird durch Sequenzdiagramme wie in Abb. 1.7 illustriert.

Es wurden zunächst drei Kommunikationsstandards (*Transports*) definiert:

- Bluetooth *Health Device* Profil
- USB *Personal Healthcare* Geräteklasse
- ZigBee Gesundheitspflege Profil

Weitere können zukünftig definiert werden.

Die IEEE 11073-Standardfamilie nutzt das objektorientierte Systemmanagement. Mess-, Zustands- und andere Daten werden in Form von Informationsobjekten modelliert, die mit einem Objektzugriffsdienstprotokoll gelesen und manipuliert werden.

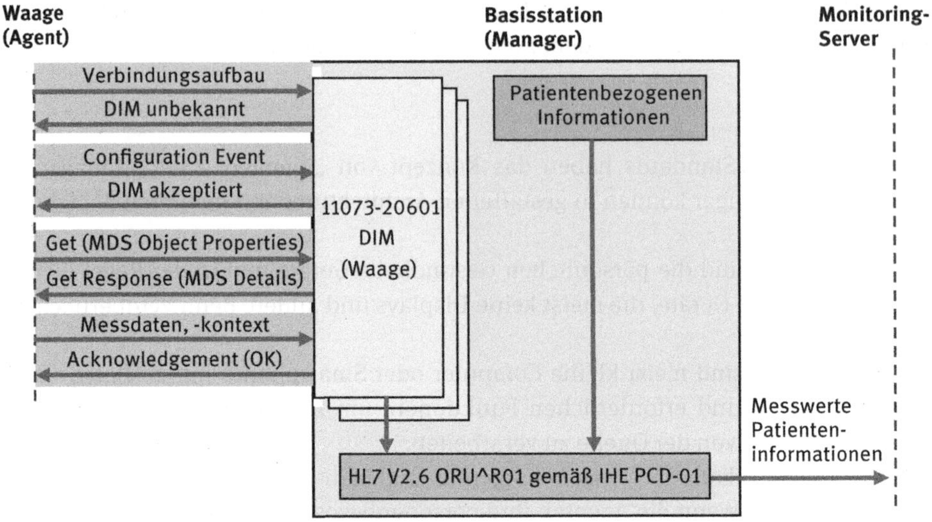

Abb. 1.7: Sequenzdiagramm des Verbindungsaufbaus der zwischen Agenten und Manager (DIM: *Domain Information Model*, Quelle VDE) und Verknüpfung mit personen-/patientenbezogenen Informationen.

Das bedeutet, dass Agenten oder Manager nicht mit objektorientierten Programmiersprachen implementiert werden müssen.

Dieser Ansatz sorgt für Flexibilität und ermöglicht es, neue Gerätestandards leicht hinzuzufügen. Das Sequenzdiagramm in Abb. 1.7 zeigt Meldungen an, die typischerweise zwischen einer Waage (Agent) und z. B einem Mobiltelefon oder PC (Manager) ablaufen. Wird die Waage zum ersten Mal eingeschaltet, dann sendet die Waage als Agent eine Assoziationsanforderung (Identifizierung des Gerätes als IEEE 11073 Gerät) an den Manager. In diesem Beispiel erkennt allerdings der Manager den Agenten nicht. In diesem Fall sendet der Agent einen Konfigurationsbericht mit Angaben zu allen darin enthaltenen Objekten und deren statischen Attributen (Gewicht, Größe, *Domain Information Model* – DIM). Der Manager fordert auch Details des (obersten) *Medical Device System* (MDS)-Objekts an. Alle diese Daten werden typischerweise für zukünftige Referenzen gespeichert. Der Agent sendet danach Messdaten (in einem bestätigten Ereignisbericht) und trennt dann den Manager.

Alle Agenten sind Instanzen eines MDS-Objekts und enthalten eine entsprechende Mischung aus anderen Objekten, die vom IEEE 11073-20601 Framework Standard vordefiniert sind.

Ein Agent kann entweder eine oder mehrere Standardkonfigurationen implementieren oder eine erweiterte (benutzerdefinierte) Konfiguration. Wenn sich ein Agent zuerst mit einem Manager assoziiert, gibt er seine Konfiguration an. Normalerweise hat der Manager bereits Kenntnis von dem Objektmodell von Agenten mit diesem Konfigurationscode – entweder weil er sich dieses Wissen bei der Erstinbetriebnahme gegeben hat oder weil er zuvor mit diesem Agenten verbunden war und bereits sein Objektmodell gelernt hat. Wenn der Manager keine Kenntnis von dieser Konfiguration hat, bittet er den Agenten, seine Eigenschaften zu beschreiben indem dieser seine Objekte auflistet.

Die Verwendung von Standardkonfigurationen und der Austausch von Objektmodellen beim erstmaligen Erscheinen eines Agenten mit einer neuen Konfiguration reduziert den Datenaustausch, wenn ein Agent mit einem Manager assoziiert ist.

1.2.5.3 ASN.1 Darstellung von Daten

Mit der *Abstract Syntax Notation One* (ASN.1) werden jedes Objekt und alle seine Attribute formal definiert. ASN.1 bietet eine Reihe von formalen Regeln für die Beschreibung der Struktur von Objekten, die unabhängig von maschinenspezifischen Codierungstechniken sind.

ASN.1-Objekte werden in binäre Datenströme unter Verwendung von *Medical Device Encoding Rules* (MDER) konvertiert, die eine Untermenge von *Basic Encoding Rules* (BER) sind. Die Verwendung von MDER ermöglicht es Agenten, vordefinierte Übertragungsvorlagen (engl. *Canned Message*) zu speichern und nur den festen Standort zu ändern, wobei Teile vor dem Senden unterschiedlich sind.

1.2.6 Normen

IEEE 11073-20601 ist der Framework-Standard, der die generischen Datentypen, Meldungstypen und Kommunikationsmodelle definiert. Dies unterstützt eine beliebige Anzahl von (relativ kleinen) „Geräte-Spezialisierungs"-Standards (wie der IEEE 11073-10408 Standard für Thermometer), die nur das Datenmodell für diese Art von persönlichem Gesundheitsgerät definieren müssen (Abb. 1.8).

Dieser modulare Ansatz macht es relativ einfach, eine Unterstützung für eine neue Art von Gerät hinzuzufügen. Mehr Geräte-Spezialisierungsstandards sind in der Vorbereitung.

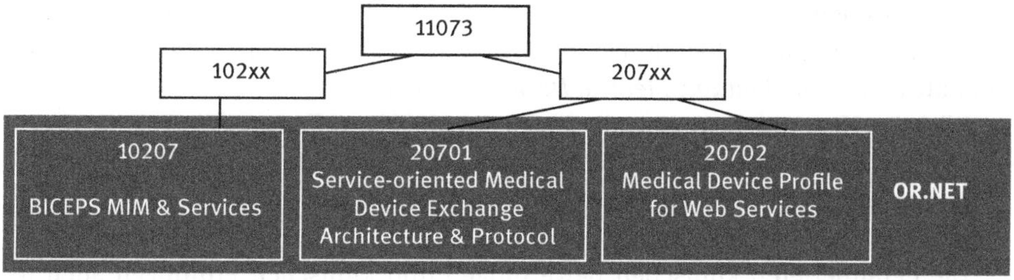

Abb. 1.8: Standardisierungs-Roadmap, OR.NET-Initiative: Sichere Dynamische Vernetzung in Operationssaal und Klinik.

Die Normenfamilie umfasst folgende wichtige Normen:
- IEEE P11073-10406 – Device specialization – Basic ECG (1 to 3-lead)
- IEEE 11073–20601 – Application profile – Optimized exchange protocol
- IEEE 11073-20601a – Application profile – Optimized exchange protocol (amendment)

Device specialization standards:
- IEEE 11073–10404 – Device specialization – Pulse Oximeter
- IEEE 11073–10407 – Device specialization – Blood Pressure Monitor
- IEEE 11073–10408 – Device specialization – Thermometer
- IEEE 11073–10415 – Device specialization – Weighing Scale
- IEEE 11073–10417 – Device specialization – Glucose Meter
- IEEE 11073–10420 – Device specialization – Body composition analyzer
- IEEE 11073–10421 – Device specialization – Peak flow
- IEEE 11073–10441 – Device specialization – Cardiovascular fitness + activity monitor
- IEEE 11073–10442 – Device specialization – Strength fitness equipment
- IEEE 11073–10471 – Device specialization – Independent living activity hub
- IEEE 11073–10472 – Device specialization – Medication monitor
- IEEE 11073–10413 – Device specialization – Respiration rate monitor
- IEEE 11073–10418 – Device specialization – INR (blood coagulation)
- IEEE 11073–10419 – Device specialization – Insulin pump

Revisionen existierender Standards:
- IEEE 11073–10404 – Device specialization – Pulse Oximeter (revision)
- IEEE 11073–10417 – Device specialization – Glucose Meter (revision)
- IEEE 11073–10441 – Device specialization – Cardiovascular fitness and activity monitor (revision to add 3 D accelerometer / physical activity monitor data).

Am 25.05.2017 trat die *Medical Device Regulation* MDR in Kraft. Sie wurde am 05.05.2017 im Amtsblatt Europäischen Parlaments veröffentlicht und gilt ab dem 26.05.2020. Diese neue EU-Verordnung zu Medizinprodukten ersetzt die bisherigen Medizinprodukte-Richtlinien, die Richtlinie 93/42/EWG über Medizinprodukte (*Medical Device Directive*, MDD) und die Richtlinie 90/385/EWG über aktive implantierbare Medizinprodukte (*Active Implantable Medical Devices*, AIMD).

Wichtige Neuerungen und Änderungen der MDR betreffen:
- Die deutlich detaillierteren Anforderungen an den Inhalt der Technischen Dokumentation in einem neuen Anhang 2 der MDR, u. a. die kontinuierliche Aktualisierung dieser Unterlagen.
- Die detaillierteren klinischen Bewertungen und klinischen Prüfungen auch in Bezug auf konkretere Angaben zur Art und Qualität der klinischen Daten.

- Die Einbeziehung von *Post-Market*-Daten aus der nun wichtigeren Überwachung nach der Inverkehrbringung (engl. *Post-Market-Surveillance*) in die klinische Bewertung.
- Höhere Anforderungen an Produkte mit Gefahrstoffen, insbesondere krebserzeugende, erbgutverändernde und fortpflanzungsgefährdende Stoffe.
- Neue Anforderungen an die Etikettierung von Medizinprodukten.
- Die Festlegung „gemeinsamer Spezifikationen" (engl. „*common specifications*") durch die EU-Kommission beim Fehlen oder unzureichenden harmonisierten Normen.
- Eine eindeutige Produktidentifizierungsnummer (UDI), die jedes Produkt zukünftig erhalten muss.
- Erhöhte Anforderungen an die Wiederaufbereitung von Einmalprodukten.
- Änderung bei den Konformitätsbewertungsverfahren.
- Die Einführung eines *Scrutiny*-Verfahrens (engl. *Scrutiny*, dt. genaue Prüfung) für bestimmte Medizinprodukte höherer Klasse, d. h. ein zusätzliches Prüfverfahren über das Konformitätsbewertungsverfahren hinaus.
- Die Änderung der Klassifizierung einiger Produkte, beispielsweise von Software und einer Reihe von Implantaten bisher in Klasse IIb, die jetzt Klasse III zugeordnet sind.
- Eine EU-weite Vereinheitlichung der Tätigkeit und der Prüfbescheinigungen der benannten Stelle geben (MDR Zertifikat).

Wörtlich schreibt die EU zum Inkrafttreten in Artikel 120:

> (2) Bescheinigungen, die von Benannten Stellen vor dem 25. Mai 2017 gemäß den Richtlinien 90/385/EWG und 93/42/EWG ausgestellt wurden, bleiben bis zu dem in der Bescheinigung angegebenen Zeitpunkt gültig, außer im Fall von Bescheinigungen gemäß Anhang 4 der Richtlinie 90/385/EWG bzw. gemäß Anhang IV der Richtlinie 93/42/EWG, die spätestens am 27. Mai 2022 ihre Gültigkeit verlieren. Bescheinigungen, die von Benannten Stellen nach dem 25. Mai 2017 gemäß den Richtlinien 90/385/EWG und 93/42/EWG ausgestellt werden, behalten ihre Gültigkeit bis zum Ende des darin angegebenen Zeitraums, der fünf Jahre ab der Ausstellung nicht überschreiten darf. Sie verlieren jedoch spätestens am 27. Mai 2024 ihre Gültigkeit.
>
> ...
>
> (4) Produkte, die vor dem 26. Mai 2020 gemäß den Richtlinien 90/385/EWG und 93/42/EWG rechtmäßig in Verkehr gebracht wurden, und Produkte, die ab dem 26. Mai 2020 aufgrund einer Bescheinigung gemäß Abs. 2 des vorliegenden Artikels in Verkehr gebracht wurden können bis zum 27. Mai 2025 weiter auf dem Markt bereitgestellt oder in Betrieb genommen werden.

Die MDR zwingt jeden Hersteller von Medizinprodukten von Klasse I bis III, sich zeitnah mit den neuen Anforderungen auseinanderzusetzen. Erstmals werden auch Produkte reguliert, die keine Medizinprodukte an sich darstellen. „Die neuen Vorschriften werden insbesondere kleine und mittelständische Unternehmen stark zusätzlich belasten.

1.2.7 Fazit

Die heutige Versorgung im Gesundheitsweisen kann durch *eHealth* eine Systemänderung hin zu einer effizienteren, an Qualität und klinischen Endpunkten orientierten Behandlung führen. Um eine hohe Behandlungsqualität und damit den Erfolg von *eHealth* Lösungen sicherzustellen, ist eine konsequente Anwendung von den in die direkte medizinische Versorgung eingebundenen Institutionen unbedingt erforderlich.

Von zentraler Bedeutung ist, die Versorgung chronisch Kranker an den Bedürfnissen der Patienten auszurichten und Sektorengrenzen zu überwinden. Es wird deshalb empfohlen, die aktuellen Möglichkeiten zur Umsetzung von *eHealth* Lösungen zu nutzen und mit einem Vergütungssystem für die breite Versorgung in der Regelversorgung zur Verfügung zu stellen.

1.3 Aufbau des Buches

Uwe Marschner

Das Buch stellt in Kapitel 2 zunächst aktuelle funktionale Implantate vor. Darunter sind sowohl bereits kommerziell erhältliche Systeme, wie Herzschrittmacher und Cochlea-Implantate, aber auch Systeme aus der Forschung, von denen in den letzten Jahren Funktionsdemonstratoren aufgebaut wurden.

Die funktionalen Implantate besitzen viele Gemeinsamkeiten bei den zu erfüllenden Aufgaben und in ihrem Aufbau, die in verallgemeinerter Form in den Grundlagenkapiteln 3 und 4 behandelt werden.

Im Gegensatz zu Mikrosystemen anderer Branchen unterscheiden sich funktionale Implantate auch durch die biologische Umgebung, der sie ausgesetzt sind. Neben den Anforderungen an Form und Größe für spezifische Applikationen, ist eine besondere Anforderung an Medizinprodukte die Biokompatibilität. Die äußere Schicht sollte bei implantierbaren Systemen eine zuverlässige Erfassung von gewünschten physiologischen Parametern aus der aggressiven Umgebung (z. B. Blut) erlauben und Fremdkörperreaktionen vermeiden. Fremdkörperreaktionen können sowohl den Organismus schädigen als auch eine Datenerfassung beeinträchtigen, z. B. bei Druck- oder Chemosensoren. Schon bei der Aufbau- und Verbindungstechnik muss ggf. darauf geachtet werden, dass biokompatible Werkstoffe genutzt werden. Dieser Thematik widmet sich Kapitel 5.

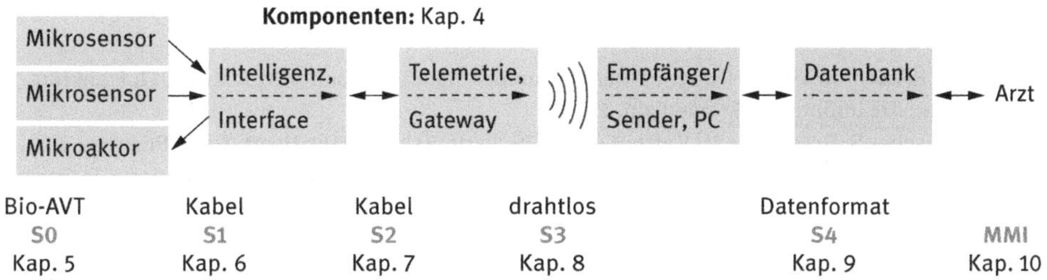

Abb. 1.9: Aufbau des Buches in Bezug auf die Schnittstellen nach der IMEX-Definition: S1: Sensorschnittstelle. S2: drahtgebundene Busschnittstelle. S3: drahtlose Funkschnittstelle S4: Datenbankschnittstelle (Datenformat). S5: Mensch-Maschine-Schnittstelle (MMI).

Die weiteren Kapitel orientieren sich am Signal- und Informationsfluss innerhalb und außerhalb funktionaler Implantate, wie in Abb. 1.9 gezeigt. Die Sensorsignale der Schnittstelle S1 zu einer digitalen Signalverarbeitungseinheit sind Gegenstand von Kapitel 6. Eine digitale Signalverarbeitungseinheit stellt die intelligente Verbindung zwischen Sensoren und Kommunikationskanälen her. Gleichzeitig soll sie bei freier Programmierbarkeit erste Aufgaben der diagnostischen Signalverarbeitung bewältigen, z. B. Trendanalysen oder Schwellwertvergleiche.

Für implantierbare Sensorsysteme sind robuste Kommunikationstechnologien unverzichtbar. Probleme der drahtlosen Energieversorgung und Datenübertragung zu passiven Transpondern wurden in den letzten Jahren für Einzelsensoren gelöst, wobei noch keine befriedigenden Reichweiten erzielt werden konnten. Gelöst, aber noch nicht auf breiter Basis standardisiert, ist das Problem der automatischen Mobilfunkaktivierung durch implantierte Sensoren. Dieser Kommunikationspfad soll ebenfalls durch den Kernprozessor geöffnet werden können und wird in Kapitel 8 behandelt.

Besondere Beachtung erfahren die plattformübergreifende Datenübertragung und -ablage in Kapitel 9. Darüber hinaus ist gerade für medizintechnische Systeme die ergonomische Aufbereitung und Darstellung der für Anwenderprogramme zur Verfügung stehenden Daten von Bedeutung. Dieser Mensch-Maschine-Schnittstelle widmet sich schließlich Kapitel 10.

Die Schnittstellenkapitel 6–10 können dem Anwender lediglich einen Überblick über die aktuell etablierten Standards vermitteln. Gerade die Kommunikationstechnologie unterliegt einer dynamischen Entwicklung, was sich in fortwährend neuen Standards und Anwenderinitiativen äußert. Nicht zuletzt wegen des Umfangs der einzelnen Schnittstellendefinitionen wird auf die jeweils aktuellen Standards und ihre Beschreibungen verwiesen.

Quellenverzeichnis

Bröckerhoff HP, Schlötelburg C (Hrsg.). E-Health-Compendium Telemonitoring 2010/2011, Frankfurt am Main: VDE Initiative Mikromedizin, 2010.

Köhler F, Prescher S, Braecklein M, Botthof A, Kind S. Partnership for the Heart: Good Practice: Innovation im Gesundheitswesen Telemedizin auf Rezept? Berlin: VDI/VDE Innovation + Technik GmbH, 2012.

VDE: Gesünder leben rund um die Uhr. Telemonitoring von Herz-Kreislauferkrankungen. Statusreport zum Abschluss der BMBF-Fördermaßnahme „Präventive MikroMedizin", Deutsche Gesellschaft für Biomedizinische Technik (DGNMT) im VDE, Frankfurt am Main, 2009.

2 Aktuelle funktionale Implantate

2.1 Überblick

Implantate, also im Körper eingepflanzte künstliche Medizinprodukte, sind für den Verbleib im Körper über mehrere Tage bis hin zu einigen Jahren bestimmt. Zusätzlich ausgestattet mit elektronischen und anderen Mikrosystemkomponenten werden sie zu *aktiven* oder auch *funktionalen Implantaten*. Diese unterstützen die Wiederherstellung motorischer, rezeptiver oder physiologischer Körperfunktionen als Bestandteil von Therapie und Rehabilitation. Weitere Einsatzgebiete sind die Analytik, Diagnostik und Prophylaxe. Dazu messen die funktionalen Implantate Vitalparameter und andere elektrische, mechanische, thermische, akustische und chemische Größen. Integrierte Mikroprozessoren verleihen den Implantaten eine „Intelligenz“, die sie zur Analyse der Messwerte nutzen und bei Indikation zum Absetzen eines Notrufs über eine Funkschnittstelle oder im Fall *theranostischer Implantate* für eine sich unmittelbar anschließende, autonome Therapiemaßnahme durch das Implantat selbst. Da die Daten funktionaler Implantate typischerweise über die Funkschnittstelle ausgelesen werden können, zählen sie auch zu den *telemetrischen Implantaten*. Bei entsprechender Auslegung können sie über ein *Body Area Network* als *verteilte* (engl. *distributed*) *Implantate* miteinander oder einer Basisstation bzw. einem Manager kommunizieren.

In den folgenden Abschnitten werden einige der in Abb. 2.1 aufgelisteten Anwendungen funktionaler Implantate vorgestellt.

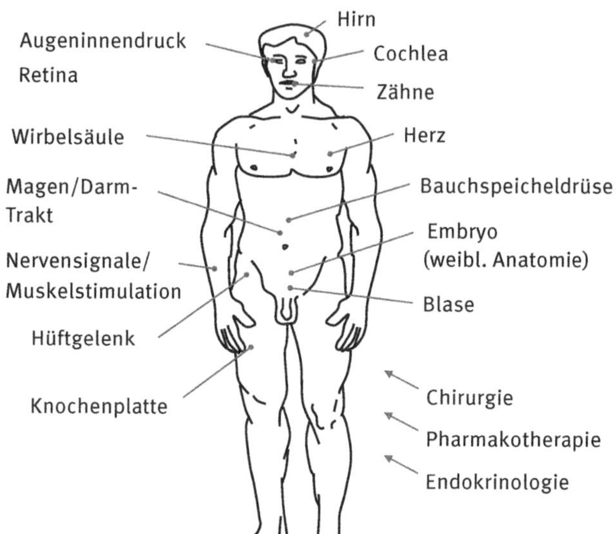

Abb. 2.1: Einsatz aktuell erforschter oder zugelassener funktionaler Implantate.

https://doi.org/10.1515/9783110349337-002

2.2 Druckmesssysteme

Bernhard Clasbrummel, Torsten Eggers

Intrakorporale Drücke sind neben der Körpertemperatur die am häufigsten genutzten Vitalparameter in der medizinischen Diagnostik und Therapie. Die intrakorporale telemetrische Druckmessung hat nach Habermehl (1997) und Audet et al. (2008) aktuelle und potentielle Anwendungen bei der:

- minimalinvasiven Blutdruckmessung für die Therapie der Hypertonie (Bluthochdruck) und von Herzfehlern,
- minimalinvasiven Hirndruckmessung nach Schädelhirntrauma,
- Blutung oder Hydrocephalus (krankhafte Erweiterung der Ventrikel des Gehirns),
- quantitativen Blutflussmessung, wenn der Sensor neben dem Gefäß platziert wird,
- intrauterinen Druckmessung während der Schwangerschaft mit Ableitung des fetalen Herzschlags,
- Augeninnendruckmessung beim Glaukom-Monitoring (Grüner Star),
- Messung des Gewebedrucks als Voraussetzung für die Diagnose des Kompartmentsyndroms (Verminderung der Gewebedurchblutung),
- Steuerung künstlicher Harnblasen oder zur Miktionskontrolle künstlicher Darmverschlusssysteme,
- Messung des Bandscheibendrucks.

Neue implantierbare, telemetrische Miniatur-Druckmesssysteme können autark im Körper über mehrere Jahre arbeiten. Sie bestehen aus einem langzeitstabilen Absolutdrucksensor, einer Auswerteelektronik mit sehr geringem Energieverbrauch und einem Hochfrequenz-Funktransponder für die bidirektionale Kommunikation mit einer externen BAN-Station (*Body Area Network*) bzw. einem Manager. Die drahtlose Verbindung erfolgt über eine miniaturisierte Spule. Passive Systeme werden über ein Hochfrequenzfeld telemetrisch mit Energie versorgt und benötigen keine Batterie. Das System ist hermetisch gekapselt, um eine Passivierung und Isolation der elektrischen Komponenten zu sichern. Eine Beschichtung macht das Implantat biokompatibel. Langfristiges Ziel beim Einsatz der Messsysteme ist es, „*closed-loop*“-Systeme zu entwickeln, die eine Therapie unterstützen.

2.2.1 Invasive Druckmessung

Günther Pfeifer

Seit mehreren Jahrzehnten werden Informationen über die Druckverhältnisse der genannten Organsysteme dadurch gewonnen, dass ein Ende eines dünnen Plastikschlauchs (Katheter) durch Körperöffnungen oder durch Einstichöffnungen (Punk-

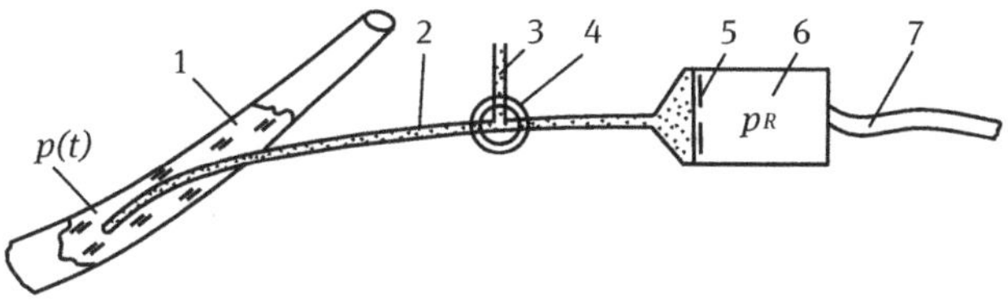

Abb. 2.2: Offizielles Prinzip der externen Druckmessung. 1 Gefäß; 2 Katheter; 3 Öffnung für Füll- und Spülflüssigkeit; 4 Dreiwegehahn; 5 Dehnmesselemente; 6 externer Drucksensor; 7 Anschlusskabel (mit freundlicher Genehmigung der Huss Medien GmbH, Pfeifer, 1989).

tion) bis an den Zielort geschoben wird. Das andere Ende des Schlauches ist mit einem Drucksensor verbunden (Abb. 2.2). Zur Verbesserung der Messdynamik werden Schlauch und Messraum des Sensors über einen Dreiwegehahn mit (sterilem) Wasser gefüllt. Je nach Zielort liegt der Außendurchmesser des Schlauches im Bereich von 0,8 bis 3 mm. Diese Methodik wird *extrakorporale* oder *externe* Druckmessung genannt. Eine solche direkte Druckmessung ist der indirekten Messung mit Hilfe einer Druckmanschette am Oberarm überlegen, da in kürzeren Intervallen gemessen werden kann und die Messunsicherheit deutlich geringer ist.

Die *externe* Druckmessung hat einige (prinzipbedingte) *Nachteile*:
- Die obere Grenzfrequenz des Übertragungssystems aus Katheterschlauch (Polyethylen, $l = 1\,\text{m}$, $\varnothing = 2\,\text{mm}$) und externem Drucksensor liegt bei etwa 10 Hz. Das genügt besonders bei der Diagnostik von Herzkrankheiten nicht.
- Da oft kleine Drücke (einige Kilopascal) gemessen werden, führt die Unsicherheit und zeitliche Unbestimmtheit der Lage des hydrostatischen Nullpunktes (Höhenunterschied zwischen Sensor und Katheteröffnung) zu Messfehlern.
- Katheterbewegungen erzeugen infolge der Beschleunigung der Füllflüssigkeit scheinbare Druckänderungen. Diese Bewegungen lassen sich kaum vermeiden.
- Die Katheteröffnung kann sich bei Messungen im Blutgefäßsystem durch Thrombosierung zusetzen. Um das zu vermeiden, ist häufiges Spülen (z. B. Durchfluss von physiologischer Kochsalzlösung durch den Katheter) notwendig. Das erhöht den Bedienungsaufwand der Messkette.

Seit Mitte der 60er Jahre standen vielerorts für die medizinische Diagnostik so kleine Drucksensoren zur Verfügung, dass der Sensor für bestimmte Aufgabenstellungen direkt an den Zielort gebracht werden konnte. Dieser Miniaturdrucksensor befindet sich an der Spitze des flexiblen Katheters (Katheter-Tip-Manometer). Die Anschlussdrähte des Sensors sind durch den Katheter geführt, der über einen Stecker mit der Auswerteelektronik verbunden ist. Der Referenzdruck wird ebenfalls über den Katheterschlauch zugeführt (Abb. 2.3). Diese Methodik heißt intrakorporale Druckmessung.

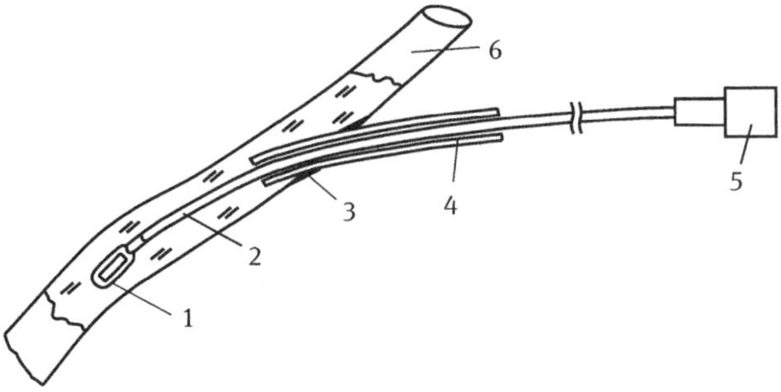

Abb. 2.3: Prinzip der intrakorporalen Druckmessung. 1 Miniaturdrucksensor; 2 Katheter; 3 Punktionsstelle des Gefäßes; 4 Hülse; 5 Stecker; 6 Gefäß (mit freundlicher Genehmigung der Huss-Medien GmbH, Pfeifer, 1989).

Mit den *intrakorporal* einsetzbaren Drucksensoren lassen sich die Nachteile der externen Druckmessung vermeiden. Dafür treten andere *Probleme* auf:

- Bei der Einführung des Sensors in den Patienten kommt es zu drastischen Änderungen der Umgebungsbedingungen. Der Sensor ändert seine Temperatur beim Einführen sehr schnell ($\Delta\vartheta/\Delta t$ = 20 K ... 100 K/s) aufgrund des Flüssigkeitskontakts und seiner geringen Masse.
- Der Sensor kommt in Kontakt mit aggressiven wässrigen Körperflüssigkeiten und wird beim Einführen oft mechanisch belastet.
- Der Schutz des Sensorchips vor diesen Einflüssen gelingt nur unvollständig, da die notwendige Kleinheit eine hermetische Trennung zwischen Prozess und Wandlerelement noch nicht ermöglicht. Darüber hinaus dürfen nur biokompatible Werkstoffe in der oberflächennahen Zone des Sensors verarbeitet werden.
- Die Einstellung des Drucknullpunktes muss vor dem Einführen erfolgen und kann im Allg. innerhalb des Körpers nicht wiederholt werden, wenn man von speziellen Konstruktionen mit aufblasbaren Hüllen (Ballontechnik) oder speziellen Messmethoden absieht. Bei externer Druckmessung kann über einen zweiten Dreiwegehahn der Sensor jederzeit entlastet werden. Damit ist die Nullpunktkontrolle beim externen Sensor völlig unproblematisch.

Werden die messtechnischen Eigenschaften der externen Drucksensoren mit den Eigenschaften von Miniaturdrucksensoren unter Einsatzbedingungen verglichen, so ist es verständlich, dass für externe Sensoren stabilere messtechnische Parameter garantiert werden können. Andererseits ist das vergleichsweise große Verformungsvolumen (durch die Elastizität von Schlauch und Sensor bei Druck verdrängtes Volumen) bei externen Drucksensoren für viele Messaufgaben sehr nachteilig.

Für die invasive Druckmessung wird unter anderem das piezoresistive Wandlerverfahren mit integrierten Brückenwiderständen benutzt. Miniaturabsolutdrucksensoren nach dem kapazitiven Verfahren und fiberoptische Sensoren wurden und werden bereits zur Hirndruckmessung eingesetzt.

Vergleicht man die bisher erreichte messtechnische Qualität von Miniaturdrucksensoren mit begründeten medizinischen Forderungen, so erweist sich die Stabilität des extern eingestellten Nullpunktes noch als Schwachstelle. Der Nullpunktfehler wird aber ausreichend klein, wenn ein spezielles Vorbereitungsprogramm zur Anpassung des Sensors an die zu erwartenden Umgebungsbedingungen vor der Anwendung durchgeführt wird.

Der Drucksensor wird über eine entsprechende Verlängerungsleitung mit einem zum Sensortyp gehörenden elektronischen Speise- und Auswertegerät (Druckmesseinschub) verbunden. Dieses Gerät ist oft Bestandteil eines Gerätesystems zur Patientenüberwachung. Netzbetriebene Auswertegeräte sind überwiegend in einer für Herzeingriffe erforderlichen Schutzklasse ausgeführt.

Da Sensoren gleichen Typs untereinander austauschbar sein sollen, befinden sich die Kalibrierwiderstände für die Nullpunkt- und Übertragungsfaktorkalibrierung im Stecker der Miniaturdrucksensoren. Vom Nutzer sind nur noch ein Nullpunktfeinabgleich und für (seltene) Präzisionsmessungen auch eine Übertragungsfaktor-Feinkalibrierung erforderlich. Auch die zur Temperaturkorrektur notwendigen Abgleichwiderstände sind im Stecker untergebracht.

Die Speisung der Miniaturdrucksensoren erfolgt je nach Fabrikat mit Gleichspannung, Gleichstrom oder Wechselspannung. Im Druckmesseinschub erfolgt außer der Sensorspeisung oft eine Messwertaufbereitung (Filterung, Mittelwertbildung, Maximum- und Minimumspeicherung, Differenzierung) sowie eine Anzeige in der gewählten Betriebsart. Am Ausgang des Gerätes steht das systemeigene Standardsignal zur Verfügung und ermöglicht die Weiterverarbeitung (Speicherung, Protokolldruck, Alarmgabe u. a.).

2.2.2 Implantierbare telemetrische Endosysteme

Uwe Marschner, Bernhard Clasbrummel, Birger Jettkant

Durch den ständig offenen Zugang an einer Einführungs- oder Punktionsstelle besteht Thrombose- und Infektionsrisiko. Aus medizinischer Sicht gibt es daher Interesse an einem vollständig implantierbaren telemetrischen Endosystem.

Im Umfeld der Mikrosystemtechnik sind seit Beginn des neuen Millenniums mehrere implantierbare telemetrische Diagnosesysteme entwickelt worden und haben den Stand von Funktionsmustern erreicht (Jettkant et al., 2001). Dazu zählt auch das in den Jahren 1997–2000 innerhalb des Verbundprojektes „Implementierbares Telemetrisches Endosystem – ITES“ von Forschungsinstituten und Industrieunternehmen entwickelte Mikrosystem. Es besteht aus einem kapazitiven Drucksensor mit monolithisch integrierter Signalvorverarbeitung und einer Telemetrieeinheit zur Energie- und Datenübertragung. Abb. 2.4 zeigt das System schematisch bei der arteriellen Blutdruckmessung. Die Telemetrieeinheit ist aufgrund ihrer Größe und der geringen Übertragungsreichweite getrennt vom Sensor angeordnet und durch eine feinstleiterstrukturierte flexible Folie mit diesem verbunden. Es gilt zu bedenken, dass ein solches System ebenfalls operativ wieder entfernt werden muss.

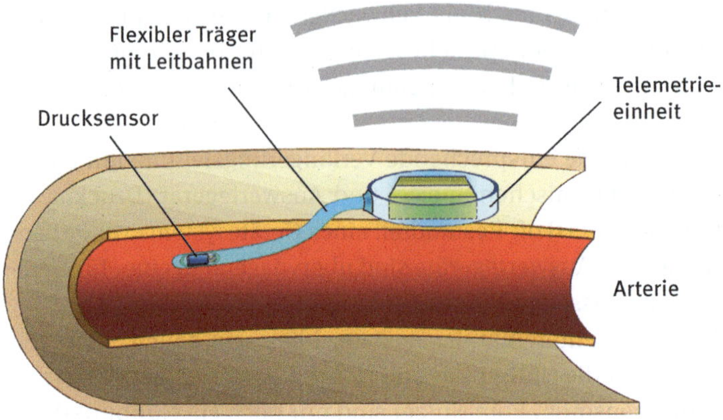

Abb. 2.4: Platzierung des telemetrischen Endosystems in einer Arterie.

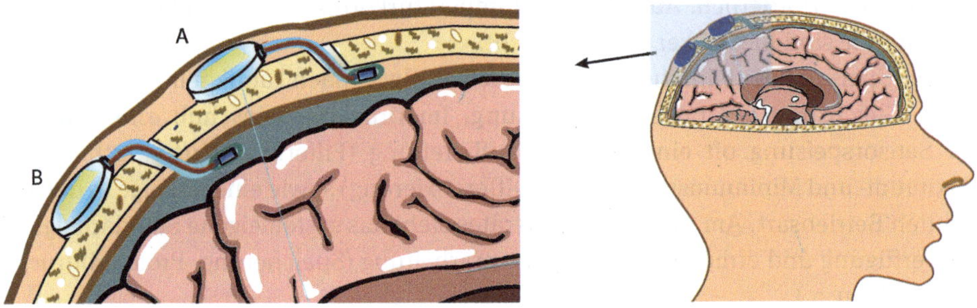

Abb. 2.5: Mögliche telemetrische intrakranielle Druckmessung mit einem implantierbaren telemetrischen Endosystem im Epiduralraum (A) oder im Subarachnoidalraum (B) der Hirnhaut.

Abb. 2.5 zeigt beispielhaft die intrakranielle Druckmessung mit dem implantierbaren telemetrischen Endosystem. Die implantierte Telemetrieeinheit ist subkutan angeordnet, d. h. im unmittelbar unter der Haut liegenden Binde- und Fettgewebe. Außerhalb des Körpers sind – wie in Abb. 2.6 gezeigt – die Sendespule und ein Schreib-/Lesegerät angeordnet, die mit einem PC über die serielle Schnittstelle verbunden werden. Mit **S0** bis **S4** sind die Modulschnittstellen gekennzeichnet, die in Abb. 1.9 und Kap. 4.8.3 beschrieben sind.

In dieser Ausbaustufe ist das vorgestellte System ein einfaches Messsystem, das eine on-line Messung und Datenübertragung zum PC gestattet. Markant ist die drahtgebundene biokompatible Schnittstelle **S1** zwischen Sensor und Telemetrieeinheit. Ein flexibler Träger leitet das pulsdauermodulierte Sensorsignal zur Telemetrieeinheit sowie das Taktsignal und die Versorgungsspannung von der Telemetrieeinheit zum Sensor. Der Träger besteht aus 50 µm dickem Polyimid und ist 100 mm lang. Auf ihm sind die vier Leitbahnen mit 60 µm Breite und 75 µm Abstand angeordnet. Der Träger wurde unter Verwendung einer UV-härtenden flüssigen Deckschicht passiviert, die zudem den Träger versteift und somit dessen Handhabungseigenschaften

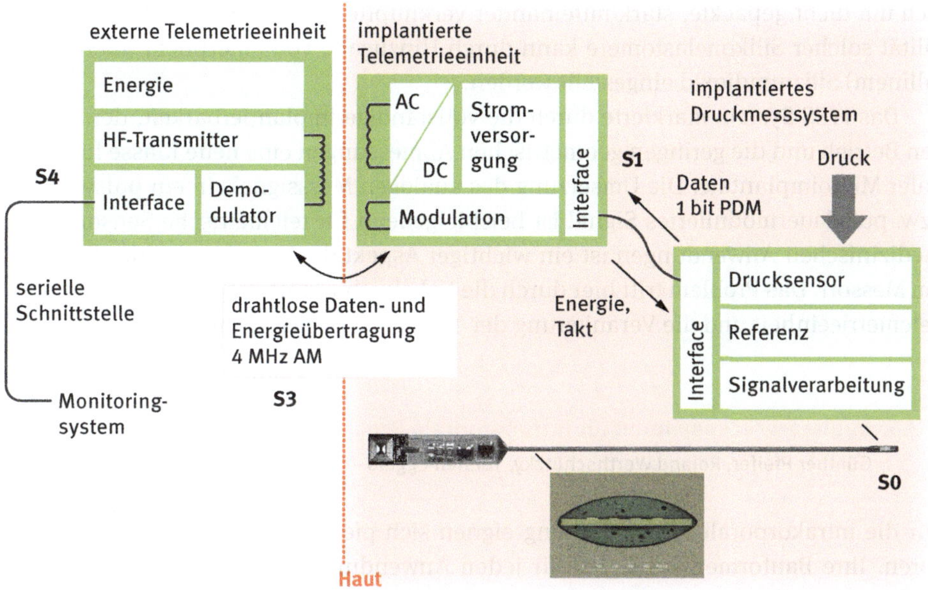

Abb. 2.6: Interne und externe Schnittstellen eines telemetrischen Endosystems und Querschnitt der Verbindungsfolie mit beidseitigem *Coverlayer* als Schnittstelle zwischen Sensor und Telemetrie, HF: Hochfrequenz, AM: Amplitudenmodulation, PDM: Pulsdauermodulation.

verbessert. Der Auftrag erfolgte auf Vorder- und Rückseite des komplett bestückten Trägers. Die Oberflächenspannung der Flüssigkeit sorgt für die Ausbildung eines elliptischen Querschnitts wie in Abb. 2.6 gezeigt.

Die Telemetrieschaltung führt eine Datenreduktion des PDM-Signals des Sensors durch, kodiert das Signal und moduliert es. Die Datenübertragung erfolgt mittels passiver Absorptionsmodulation oder auch *Lastmodulation* transkutan über die induktive Telemetrieverbindung (siehe Schnittstelle **S3**, Kap. 8). Aus dem 4 MHz Hochfrequenzfeld bezieht und stabilisiert die Telemetrie die 3,5 V Versorgungsspannung und den 125 kHz Takt für die Leseelektronik. Im ITES-Projekt wurde eine On-Chip-Spule auf einem Siliziumsubstrat verwendet. Da die Reichweite der Telemetrie vom Durchmesser der Flachspule begrenzt wird, wäre für größere Reichweiten – angestrebt werden hier einige Zentimeter – auch eine große Siliziumfläche erforderlich. Um die Kosten des Systems zu senken, muss bei einer Weiterentwicklung des Systems eine andere Spulenvariante gefunden wurden.

Für den Einsatz beim in-vivo Monitoring ist eine abschließende biokompatible Schicht auf dem Sensorchip Voraussetzung. Sie muss so beschaffen sein, dass sie nur einen geringen Einfluss auf die Ankopplung des Druckes an die Sensormembran bzw. -platte hat. Hier ist auf neue Technologien und Materialien zu orientieren, wie sie die biokompatible Aufbau- und Verbindungstechnik erforscht (siehe Kap. 5). Für die Beschichtung des Prototyps wurde ein Silikonelastomer verwendet. Dabei handelt es sich um dicht gepackte, stark miteinander verknüpfte Ketten. Die mechanische Stabilität solcher Silikonelastomere kann durch Hinzugabe von amorphem (nicht kristallinem) Siliziumdioxid eingestellt werden.

Das ITES-System markierte durch die vollständige Implantierbarkeit, den passiven Betrieb und die geringen geometrischen Abmessungen eine neue Klasse funktionaler Mikroimplantate. Die Umsetzung des analogen Messsignals in ein pulsweiten- bzw. pulsdauermoduliertes Signal ist beispielgebend für telemetrische Sensoren. In medizinischen Anwendungen ist ein wichtiger Aspekt die Verankerung des Sensors am Messort. Das Problem tritt hier durch die Kabelverbindung von Sensoreinheit und Telemetrieeinheit und die Verankerung der Telemetrieeinheit nicht auf.

2.2.3 Miniaturdrucksensoren für intrakorporale Druckmessungen

Günther Pfeifer, Roland Werthschützky, Torsten Eggers

Für die intrakorporale Druckmessung eignen sich piezoresistive Miniaturdrucksensoren. Ihre Bauformen variieren; für jeden Anwendungsfall haben sich besonders zweckmäßige Formen herausgebildet, so dass eine breite Palette unterschiedlichster Gehäuse- und Anordnungsvarianten auf dem Markt ist.

Tab. 2.1 gibt eine Übersicht zu den Messorten und zu den etwa zu erwartenden Druckmaxima. Es ist zu erkennen, dass i. Allg. ein Nenndruckwert der Sensoren von $p_N = 10$ kPa ausreichend ist. Nur bei der Linksherzkatheterisierung, die wegen möglicher Komplikationen seltener vorgenommen wird, ist ein Nenndruck $p_N = 40$ kPa erforderlich.

Allen Drucksensoren liegen zwei unterschiedliche innere Strukturen zugrunde. Bei der ersten Variante liegt der Sensorchip so, dass der Katheter eine seitliche Druckmessfläche erhält. Bei der zweiten Variante ist die Messfläche die Stirnseite des Katheters. Dementsprechend haben sich zwei Lösungen für die Chipanordnung durchgesetzt. Abb. 2.7 zeigt einen Schnitt durch die am meisten benutzte Lösung mit seitlicher Druckeinleitung. Der Chip 2 besitzt eine geätzte Rechteckplatte 1 als Verformungskörper, in dem sich die implantierten Brückenwiderstände befinden. Der Chip ist mit einer herstellerspezifischen Verbindungstechnologie (z. B. elektrostatisches Ansprengen, Golddiffusionsschweißen, Glaslöten oder Kleben) auf einen Gegenkörper 4 aus Silizium oder thermisch angepasstem Glas befestigt. Der hinter der Druckmessplatte liegende Hohlraum ist mit dem Umgebungsdruck durch den Katheter verbunden. Die durch die Plattenabdünnung entstandene Grube und die Übergänge zum Katheter sind meist mit Silikonkautschuk oder PUR-Elastomer ausgefüllt, um die Säuberung zu erleichtern und die Thrombosierungsgefahr bei Anwendungen im Blutkreislauf zu reduzieren.

Abb. 2.7 zeigt die Chipanordnung bei stirnseitiger Druckmessung. Der Katheter befindet sich hier direkt auf dem Grundkörper 4.

Tab. 2.1: Anwendungsfälle für Miniaturdrucksensoren in der Medizin.

Anwendungsfall	**Messort**	**Pmax/kPa**
Herzkatheterisierung	**Rechtes Herz**	
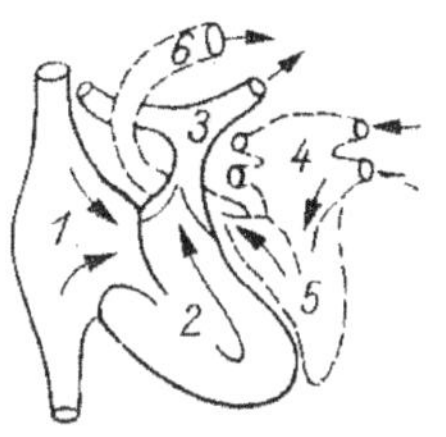	Vorhof 1	0,3 ... 2
	Herzkammer 2 und	
	Lungenarterie 3	3 ... 8
	Linkes Herz	
	Herzkammer 5 und	20 ... 35
	Aorta 6	
Ösophagusmanometrie	Speiseröhre	3 ... 8
	Magen	0,5 ... 1
Zysto-Urethro-Tonometrie	Harnblase Harnröhre	0,5 ... 10 2 ... 10
Intrakranielle Drucküberwachung	intraventrikulärer Hirndruck	0,7 ... 10

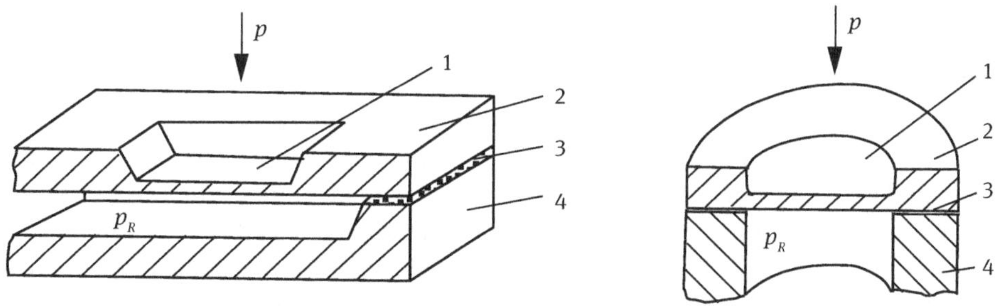

Abb. 2.7: Verformungskörper und Gegenkörper. 1 Biegeplatte; 2 Verformungskörperchip; 3 Verbindungsschicht; 4 Gegenkörper (mit freundlicher Genehmigung der Huss-Medien GmbH).

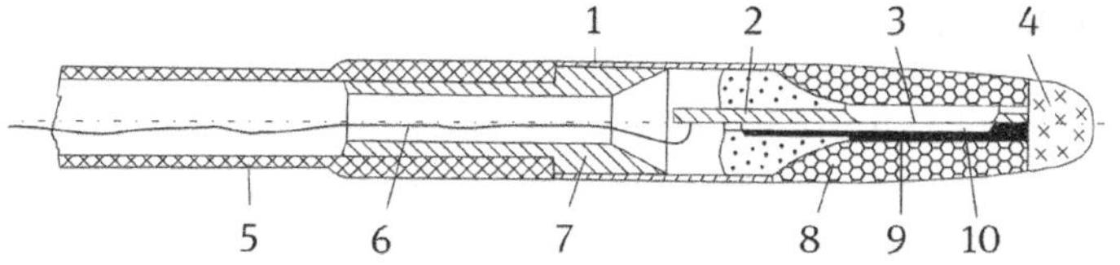

Abb. 2.8: Miniaturdruckmesswandler W121 (Firmenschrift). 1 Gehäuse (Edelstahl); 2 Sensorchip; 3 Druckmessplatte; 4 Kunststoffspitze; 5 PE-Katheter (∅ = 2,0 mm); 6 Anschlussdrähte; 7 Gehäusestutzen; 8 Silikonkautschuk; 9 Siliziumgegenkörper; 10 Referenzdruckkanal (mit freundlicher Genehmigung der Huss-Medien GmbH).

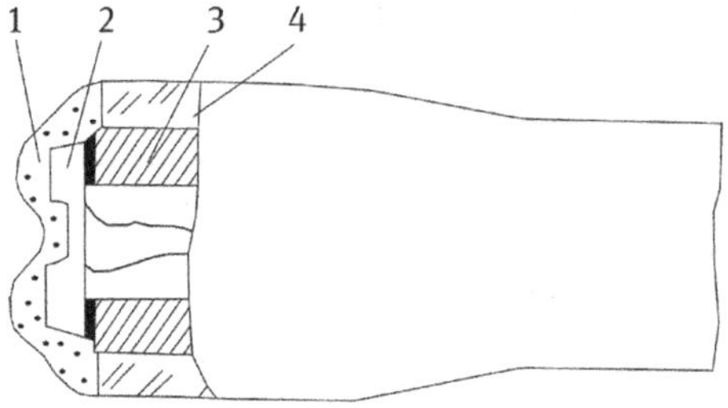

Abb. 2.9: Miniaturdrucksensor mit stirnseitiger Messfläche. 1 Silikonkautschuk; 2 Siliziumchip; 3 Gegenkörper; 4 Katheter (mit freundlicher Genehmigung der Huss-Medien GmbH).

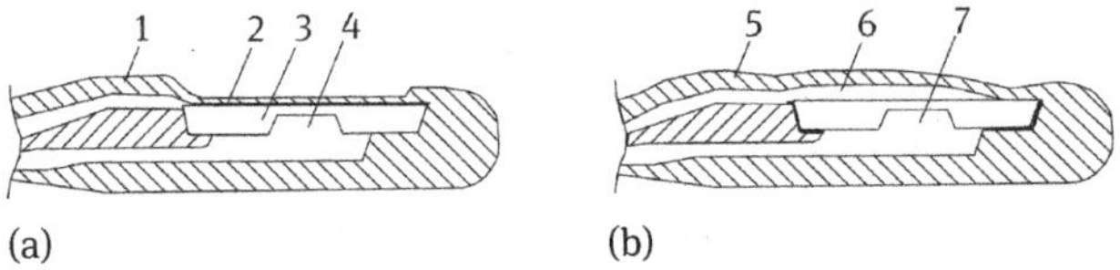

Abb. 2.10: Prinzipdarstellung des Drucksensors mit Kalibrierballon. (a) Arbeitszustand; (b) Kalibrierzustand. 1 Gehäuse; 2 Kautschukhülle; 3 Sensorchip; 4 Referenzdruckraum; 5 durch Überdruck angehobene Hülle; 6, 7 Überdruckräume (mit freundlicher Genehmigung der Huss-Medien GmbH).

Abb. 2.8 zeigt einen Schnitt durch einen Miniaturdrucksensor mit seitlicher Druckeinleitung (Miniaturdruckwandler, Thümmler und Pfeifer 1985). Die Einheit aus Chip und Gegenkörper nach Abb. 2.7 wird in einem Rahmen elastisch eingebettet. Dieser Rahmen ergibt sich aus einem im Vorderteil flach geschliffenen Edelstahlfeinrohr (∅ = 2,2 mm) nach Anguss einer Kunststoffspitze.

Abb. 2.9 zeigt einen Schnitt durch einen Sensor mit stirnseitiger Messfläche. Auch bei dieser Lösung wird der Chip 2 mit Silikonkautschuk 1 vom Messmedium kantenfrei getrennt. Auf den Gegenkörper 3 ist der Katheter aufgeklebt. Die stirnseitig messenden Ausführungen haben den Vorteil einer kürzeren steifen Zone im Sensorbereich (etwa 5 mm). Sie lassen sich gut um enge Krümmungen schieben. Nachteilig ist, dass in bewegten Flüssigkeiten der Staudruck mitgemessen wird und dass keine aufreihbare Grundlösung für Mehrfachsensorkatheter entsteht.

Abb. 2.10 zeigt das Wirkprinzip des Kathetersensors mit aufblasbarer Hülle. In (a) liegt mit dem Gehäuse 1 dicht verbundene flexible Hülle 2 lose auf dem Sensorchip 3. Die Kautschukhülle trennt den Chip zuverlässig vom Messmedium, so dass die Leiterbahnseite ohne Korrosionsgefahr zur Hülle zeigen darf. Im Raum 4 herrscht der Umgebungsdruck p_R. Bei diesem Sensortyp wurde zum Zwecke der Nullpunktkalibrierung in den Räumen 6 und 7 (Abb. 2.10b) der gleiche, aber etwas über dem Messdruck liegende Druck erzeugt. Dadurch hebt die Kautschukhülle vom Sensorchip ab. Auf den Chip wirkt beiderseitig der gleiche Druck, und das Ausgangssignal kann während des Einsatzes im Patienten auf Null gestellt werden. Auch eine Kontrolle des Übertragungsfaktors ist möglich. Dazu wird im Raum 6 wie bei der Nullpunktkontrolle die Hülle durch Überdruck abgehoben und im Raum 7 ein zu Raum 6 definiert reduzierter Druck eingestellt. Diese bekannte Druckdifferenz wirkt auf die Druckmessplatte

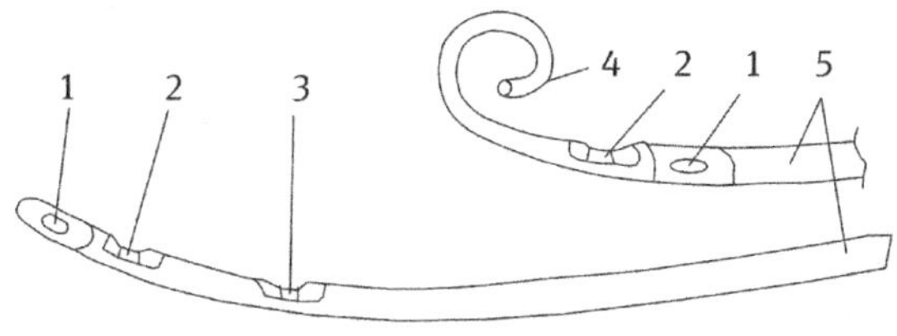

Abb. 2.11: Sensorkatheter für spezielle Anwendungen. 1 Öffnung eines freien Lumens; 2 erster Sensor; 3 zweiter Sensor; 4 *Pigtail*-Bogen mit durchgehendem freiem Lumen; 5 Katheter (mit freundlicher Genehmigung der Huss-Medien GmbH).

und erlaubt die Kalibrierung des Übertragungsfaktors. Das ist besonders bei Langzeitanwendungen (Überwachung des Hirndrucks über mehrere Tage) bedeutsam. Diese Korrekturmethode ist gut automatisierbar. Der technologische Aufwand für die Sensorherstellung ist bedeutend höher. Dieser Sensortyp hat heute wegen des hohen Kalibrieraufwandes an Bedeutung verloren.

Abb. 2.11 zeigt zwei Sensorvarianten, die auf spezielle medizinische Anwendungen zugeschnitten sind (Mikro-Tip-Catheter, 1988). Die untere Sensorausführung besitzt eine stark belastbare metallische Spitze 1, in der seitlich ein durchgebendes separates Lumen des Katheters endet. Vom Ende des Katheters aus kann durch dieses Lumen Flüssigkeit transportiert werden. Diese Möglichkeit wird bei vielen Anwendungen benötigt. Sie erspart das Legen eines zweiten Katheters. Nachfolgend sind zwei Sensoren (2 und 3) mit einem Abstand von 50 bis 100 mm im Katheter angebracht. So kann simultan an zwei Orten gemessen werden. Diese Anordnung wird z. B. für die urologische Funktionsdiagnostik benötigt.

Im oberen Bildteil wird eine konstruktive Variante mit einem flexiblen Rüssel 4 (*Pigtail*-Bogen) und geradlinig durchgehendem Lumen ($\varnothing = 0{,}8$ mm) für einen Führungsdraht gezeigt. Beim Einschieben des Führungsdrahts streckt sich der Rüssel. Durch Drehen des Katheters und Verändern der Lage des Führungsdrahts ist eine Steuerung des Sensorkatheters während des Einschiebens möglich. Das Kathetermaterial ist durch Schwermetallzusätze im Röntgenbild sichtbar (radioopakes Polyurethan bzw. Polyethylen) und ermöglicht eine Kontrolle des Einführvorgangs. Außerdem ermöglicht der ringförmige Rüssel eine leichtere Passage der Herzklappen (besonders der Semilunarklappen der Aorta in Richtung des linken Ventrikels). Ballon-Thermistor-Katheter, die für die Gefäßdiagnostik benötigt werden, werden durch den zusätzlichen Einbau von Drucksensoren an der Katheterspitze zu noch universelleren Instrumenten (*Transducer Balloon Catheters*, Firmenschrift).

Für das ITES-System wurde ein kapazitiver Absolutdrucksensor in Oberflächenmikromechanik entworfen und hergestellt (Eggers, 2000). Das Schlüsselelement ist eine in Bezug auf die mechanische Spannung optimierte 1 µm dicke Polysiliziumschicht, die eine druckempfindliche Platte darstellt. Der Sensor wurde in einem 8-Masken-MOS-kompatiblen Prozess gefertigt. Der Ätz- und der Trockenprozess sind

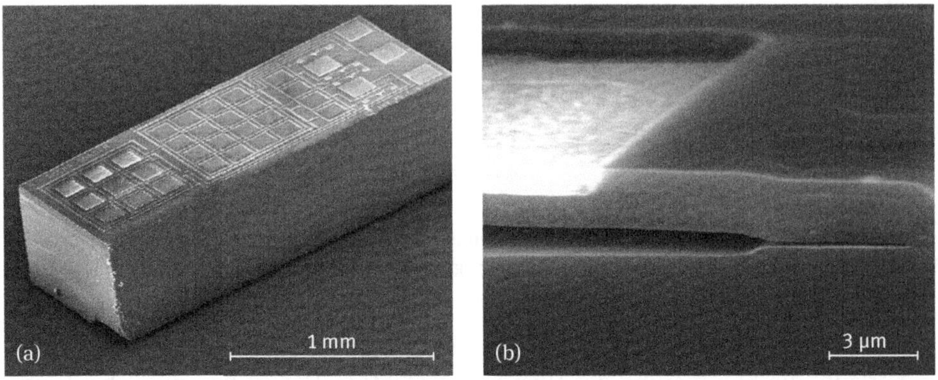

Abb. 2.12: REM-Aufnahmen des Drucksensor- und Referenzarrays sowie der Polysilizium-Platte (mit freundlicher Genehmigung des IMSAS, Universität Bremen).

gut steuerbar und führen nicht zum *Sticking* (engl. für Anhaften) der Platte auf dem Substrat nach dem Trocknen. Die Einfachheit des Prozesses und die geringen Abmessungen des Sensors sichern eine gute Reproduzierbarkeit der Platte und geringe Toleranzen der Funktionsparameter des Sensors. Der Nachteil der einfachen Prozessabfolge besteht in der nichtdielektrischen Isolation der Substratelektrode mit einem PN-Übergang. Die Ungleichmäßigkeit der LTO-Schicht auf dem thermischen Oxid führt zu einer höheren Offset-Kapazitätsvariation.

Auf dem Sensor-ASIC wurden 16 Einzelsensoren der Abmessungen 75 µm × 75 µm zur Sensorkapazität parallel geschaltet (Abb. 2.12). Die gleiche Anzahl von Elementen wurde verwendet, um die druckunempfindliche Kapazität für die in Abschnitt 4.3.3 beschriebene Offsetkompensation zu realisieren. Diese Elemente haben prinzipiell den gleichen Aufbau wie die Sensorelemente mit dem Unterschied, dass alle Schichten auf der Polysilizium-Platte verbleiben, die beim Sensor entfernt werden. Der Chip besitzt eine Dicke von 0,625 mm, eine Breite von 0,8 mm und eine Länge von 2 mm. Bei Bedarf kann der Wafer durch Rückseitenätzung bis auf eine Dicke von 0,1 mm weiter abgedünnt werden. Der Mikrodrucksensor begründete aufgrund seiner einfachen Fertigungstechnologie, die sich in den Standard-CMOS-Prozess einbinden lässt, und seiner internen Signalaufbereitung eine neue Generation von Sensoren, die eine Vielzahl neuer Anwendungsfelder eröffnete.

2.2.4 Analyse des Drucksensorverhaltens

In kapazitiven Drucksensoren führt eine Änderung des Messdruckes zu einer Kapazitätsänderung. Die Kapazität kann über die Durchbiegungsfunktion der Platte berechnet werden, wie in Abb. 2.14 gezeigt. Für runde Platten mit starrer Einspannung ergibt sich dabei mit der Kirchhoffschen Plattentheorie für die Durchbiegung w als Funktion des Druckes p_0, Plattenradius' r_0 und der Plattensteifigkeit K mit dem Elastizitätsmodul E, der Plattendicke d und der Querkontraktionszahl ν (u. a. Gerlach, 1990):

$$w = \frac{p_0 \cdot r_0^4}{64K}\left[1-\left(\frac{r}{r_0}\right)^2\right]^2, \quad K = \frac{E \cdot d^3}{12 \cdot \left(1-\nu^2\right)}. \tag{2.1}$$

Daraus erhält man für einen bestimmten Radius die Kapazität dC eines Kreisringes und nach der Integration über den Radius die Gesamtkapazität C. Nähert man diese exakte Lösung durch eine Reihe, dann offenbart der Drucksensor maßgeblich eine lineare und eine quadratische Abhängigkeit der Kapazität vom Druck.

Das mechanische und elektrische Verhalten von Drucksensoren mit komplizierteren Geometrien kann mit Finite-Elemente-Simulationen berechnet werden (Abb. 2.13). Ausgehend von den Feldgleichungen wird eine Struktur in eine Anzahl

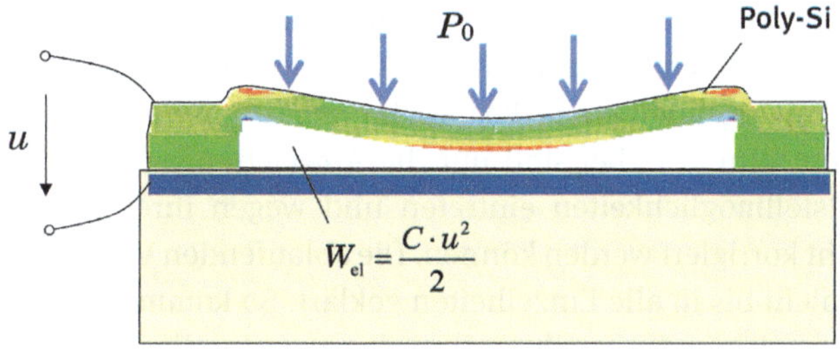

Abb. 2.13: Finite-Elemente-Simulation der Plattendurchbiegung mit den internen mechanischen Dehnungen ε und Spannungen σ sowie der Kapazität C über die elektrische Feldenergie W_{el} bei Anlegen einer elektrischen Spannung u (Marschner et al., 2009).

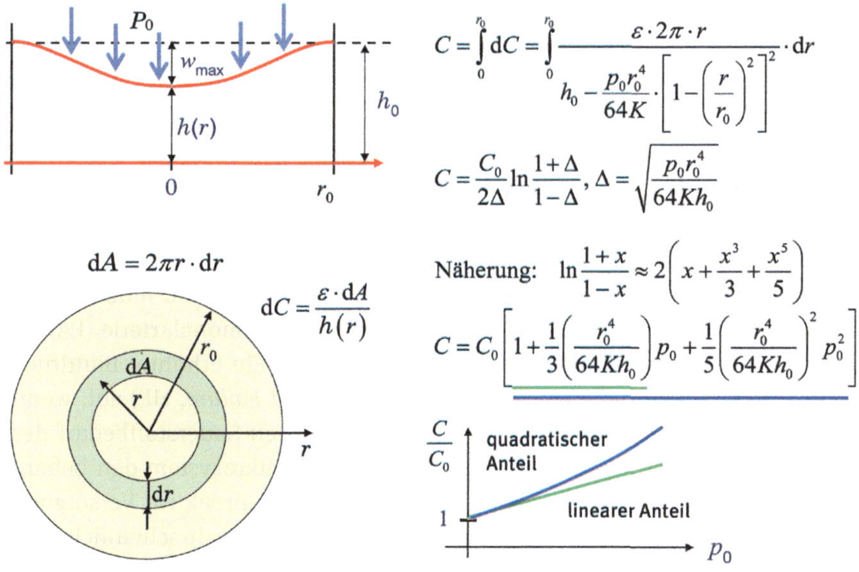

Abb. 2.14: Analytische Berechnung der Kapazitätsänderung eines Poly-Si-Drucksensors (Fischer, 2009).

endlich kleiner Bausteine (Finite Elemente – FE) zerlegt. Feldgrößen innerhalb der finiten Elemente werden durch problemangepasste Ansatzfunktionen interpoliert. Das entstehende lineare Gleichungssystem wird dann gelöst. Die aus der Plattendurchbiegung resultierende Kapazität bei angelegter elektrischen Spannung u kann aus der elektrischen Feldenergie W_{el} berechnet werden (Marschner et al., 2009).

Die Kapazitätsänderungen derartiger mikromechanischer Drucksensoren liegen im Bereich von $10 \dots 100 \cdot 10^{-15}$ F. Zur Umwandlung solch kleiner Kapazitätsänderungen in elektrische Spannungsänderungen eignen sich besonders gut SC-(*Switched Capacitor*)-Messschaltungen, wie in Kap. 6.3.1 ausgeführt.

Bei medizinischen Anwendungen von Miniaturdrucksensoren können Messfehler bis zu einigen Prozent vom zu messenden Druck zugelassen werden. Der gegenwärtige Entwicklungsstand der Miniaturdrucksensoren hinsichtlich ihrer Messtechnischen Eigenschaften ist dadurch gekennzeichnet, dass die Einzelfehler für Linearität, Hysterese, Kriechen und Fußpunktaufweitung unter 1 % des Messdrucks liegen und damit als ausreichend klein angesehen werden können.

Der zu messende Druck kann je nach Ort und Zeit sehr unterschiedlich sein. Bei kleinen Messdrücken spielen diejenigen Vorgänge die messfehlerbestimmende Rolle, die zu Nullpunktabweichungen führen. Dabei sind nur die Abweichungen bedeutsam, die zwischen zwei Nullstellmöglichkeiten eintreten und wegen ihrer Unbestimmtheit vom Anwender nicht korrigiert werden können. Die ablaufenden Vorgänge sind sehr vielfältig und noch nicht bis in alle Einzelheiten geklärt. So kommt es z. B. durch die Einwirkung einer wässrigen oder feuchten Umgebung zu Quellvorgängen in den Verkapselungs- und Montagekunststoffen. Sie beeinflussen das mechanische Spannungsfeld im Sensor und damit sein Ausgangssignal.

2.2.5 Direkte Messung des Pulmonalarteriendrucks (PA) bei Herzinsuffizienz

Liegt der Messort noch in der Reichweite des externen Readers oder wird ein anderes Prinzip der Energieversorgung genutzt, können Sensor und Telemetrie zusammen in einem Gehäuse untergebracht werden. Ein solcher miniaturisierter, drahtloser Überwachungssensor unter dem Namen CardioMEMS™ HF-System von St. Jude Medical (Abb. 2.15) misst einmal täglich den Blutdruck direkt in der Pulmonalarterie (PA), in die es in einem minimalinvasiven Eingriff implantiert wird. Ein erhöhter Blutdruck innerhalb des Herzens tritt bei einer Herzinsuffizienz (*Heart Failure*, HF) auf, wenn die Pumpleistung des Herzens nicht mehr ausreicht, um den Sauerstoffbedarf des Körpers zu decken. Bei pathologischen Werten warnt das Mikrosystem den behandelnden Arzt. Auf diese Weise wird eine personalisierte und proaktive Versorgung gewährleistet und eine stationäre Klinikeinweisung weniger wahrscheinlich. Die Energieversorgung erfolgt über ein elektromagnetisches Hochfrequenzfeld (siehe Kap. 8.3.2).

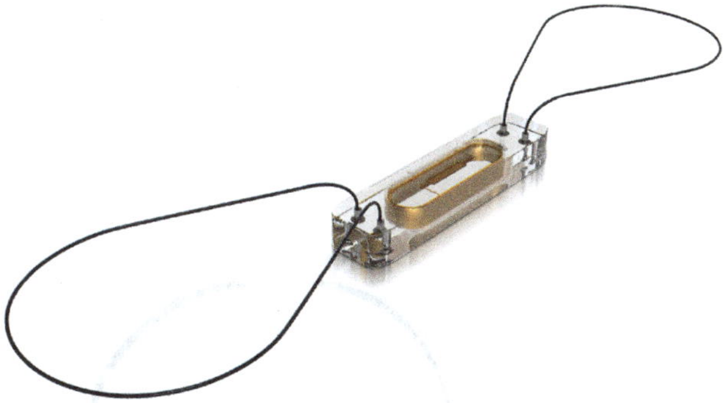

Abb. 2.15: CardioMEMS Monitoring Sensor von St Jude Medical (mit freundlicher Genehmigung von Abbott).

2.2.6 Überwachung abdomineller Aortenaneurysmen

Ein Mikroimplantat zur postoperativen Überwachung der Behebung von abdominellen Aortenaneurysmen mit den Abmessungen 3 mm × 9 mm × 1,5 mm wurde von Remon Medical vorgestellt (Ellozy et al., 2004). Dem Implantat wird Energie mittels Ultraschall permanent zugeführt und darüber an einer piezoelektrischen Platte eine elektrische Spannung erzeugt. Diese Energie reicht nicht für den dauerhaften Betrieb der Elektronik und die Übertragung der Messung aus, so dass Ladung zunächst in einem Kondensator akkumuliert werden muss. Aus diesem Grund können Messwerte bei der vorgestellten klinischen Studie nur etwa alle 3 bis 15 min übertragen werden.

2.2.7 Sensor zur Überwachung eines Hirn-Shuntsystems

Michael Görtz, Wilfried Mokwa, Hoc Khiem Trieu, Uwe Schnakenberg

Das menschliche Gehirn ist mit der sogenannten Cerebrospinalflüssigkeit, auch Liquor genannt, gefüllt, die in den Ventrikeln produziert wird. Normalerweise halten sich Produktion und Resorption des Liquors die Waage. Bei einer Störung dieses Gleichgewichts, z. B. durch eine angeborene frühkindliche Fehlbildung des Gehirns, durch Entzündungen oder durch ein Schädel-Hirn-Trauma, kann es zu einer Erhöhung des Hirndrucks kommen.

Die Flüssigkeitszunahme im Gehirn der Betroffenen führt zu einem enormen Druckanstieg und verursacht neben Kopfschmerzen, Erbrechen oder Schwindel ggf. bleibende Hirnschädigungen. Um diesen Druck zu reduzieren, ist die Implantation eines Drainagesystems notwendig, welches die überschüssige Hirnflüssigkeit in den Bauchraum ableitet.

Das Fraunhofer-Institut für Mikroelektronische Schaltungen und Systeme hat in Kooperation mit den Firmen Aesculap AG und Christoph Miethke GmbH & CO KG ein System zur drahtlosen Messung des Liquor-Drucks in einem ventrikulären Drainagesystems entwickelt. Abb. 2.16 zeigt schematisch die Lage des implantierten Druck-

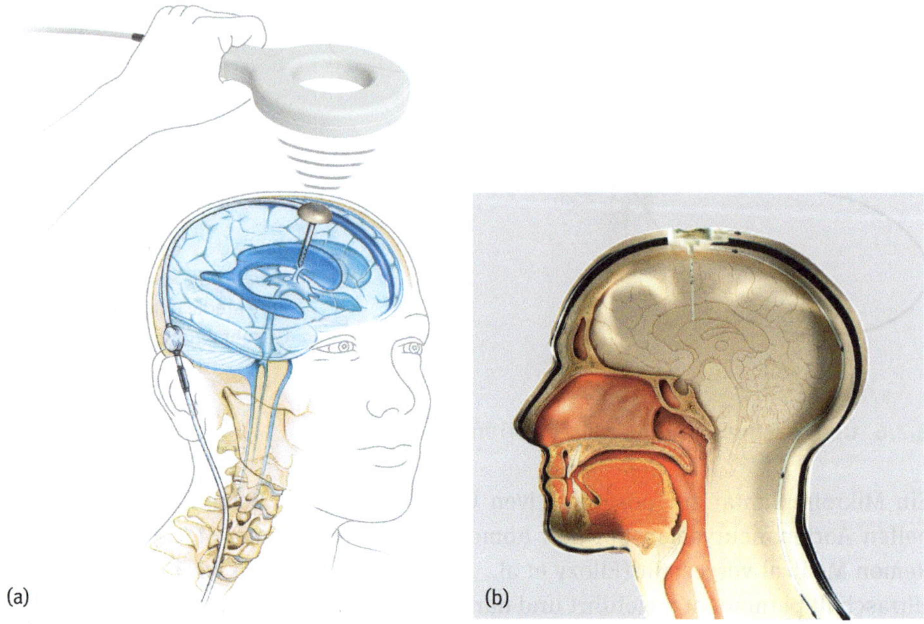

Abb. 2.16: CE-zugelassenes, dauerhaft implantierbares SensorReservoir von Aesculap-Miethke für ein telemetrisches, nicht-invasives Auslesen des Druckes im Ventilsystem eines Hydrozephalus-Patienten. (a) mit freundlicher Genehmigung der © Aesculap AG, Tuttlingen, (b) mit freundlicher Genehmigung Fraunhofer IMS Duisburg.

Transponders. Das System besteht aus einem implantierbaren Drucksensor-Transponder (Abb. 2.17) und einer externen mobilen Leseeinheit (Abb. 2.18).

Der Druck-Transponder empfängt seine Energie aus dem elektromagnetischen Feld, das die Leseeinheit mit einer Frequenz von 133 kHz abstrahlt. Die von dem Drucksensor-ASIC (Abb. 2.17) gemessenen Druck-, Temperatur- und Betriebsspannungswerte werden durch Lastmodulation des Trägerfeldes auf das Lesegerät übertragen (Abb. 2.19).

Das Drucksensor-ASIC (engl. *Application Specific Integrated Circuit*) (Abb. 2.17) enthält neben den kapazitiven Drucksensoren die analoge Ausleseschaltung, die benötigten Digitalschaltungen, die Elemente zur HF-Übertragung und Schaltkreise zur Bereitstellung der benötigten Spannungen und Ströme. Im EEPROM werden Kalibrierdaten, Fehler-Kontrollbits sowie Daten zur Identifizierung gespeichert. Nach der Kalibrierung wird ein typischer Fehler von < 0,8 mmHg erreicht. Das Druckmesssystem ist seit 2014 als Langzeit-Implantat im Menschen zugelassen.

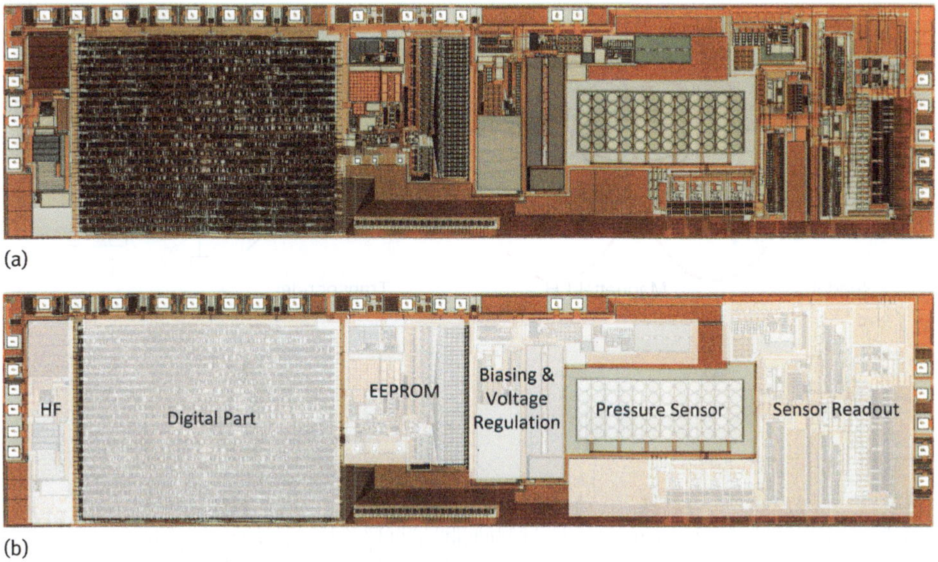

Abb. 2.17: (a) Foto des implantierten Drucksensor-Transponders und (b) Darstellung der Funktionsblöcke des ASICS (mit freundlicher Genehmigung Fraunhofer IMS Duisburg).

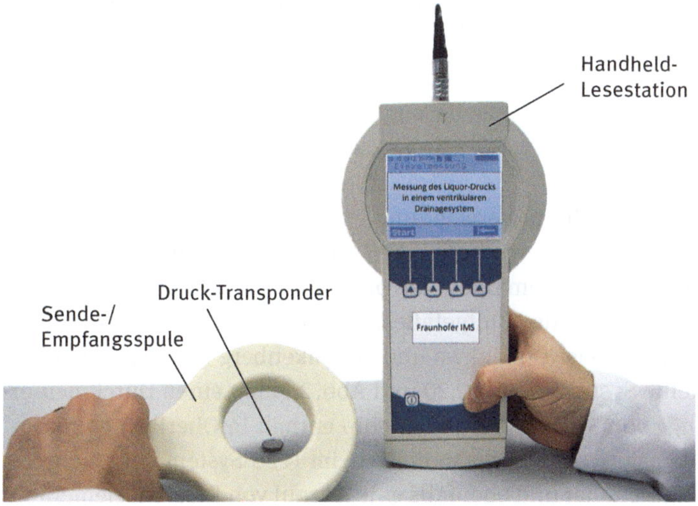

Abb. 2.18: Mobiles Lesegerät mit Sende-/Empfangsspule sowie Druck-Transponder (mit freundlicher Genehmigung Fraunhofer IMS Duisburg).

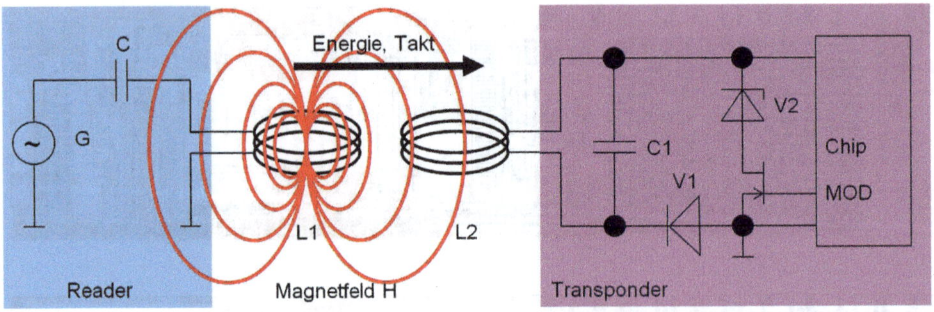

(a)

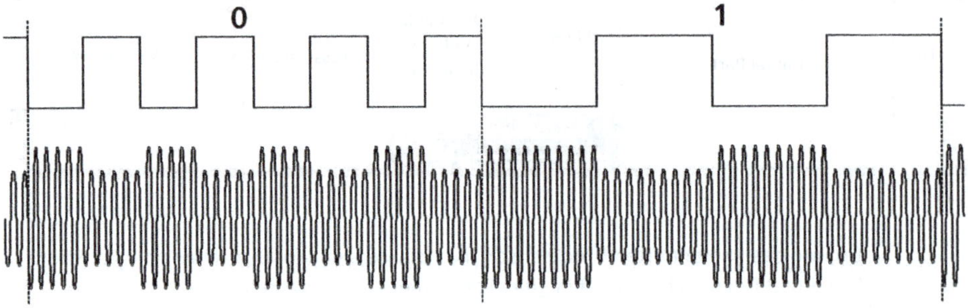

(b)

Abb. 2.19: Schematische Darstellung der Energieübertragung und der Lastmodulation. (a) Darstellung der einzelnen Komponenten im Lesegerät und Transponder. (b) Darstellung der digitalen Übertragung durch Lastmodulation des Trägersignals.

2.2.8 Telemetrisches Endosystem mit Platzierung im Blutgefäß

Wilfried Mokwa, Michael Görtz, Hoc Khiem Trieu, Uwe Schnakenberg

Die Telemetrieeinheit kann durch die Verwendung eines Ferritkerns in der Sende-/Empfangsspule in ihren Abmessungen so verringert werden, dass sie vollständig in einer Silikonkapsel aufgebaut, in einem Blutgefäß platziert werden kann. Eine Verankerung, z. B. in einer Verzweigung des Blutgefäßes, kann durch drei selbstexpandierende Schwenkarme erfolgen. Das von Mokwa und Schnakenberg (2001) und Schnakenberg (2004) vorgestellte System in Abb. 2.20 und Abb. 2.21 hat einen Durchmesser von 2 mm und eine Länge von 30 mm. Der Sensorchip enthält in Oberflächenmikromechanik hergestellte kapazitive Drucksensoren. Wie im ITES-System sind mehrere Sensorelemente parallelgeschaltet und ebenfalls eine Anzahl von Referenzelementen vorhanden (Abb. 2.22). Der Abstand zwischen Druckmembran und Substrat beträgt weniger als 1 μm.

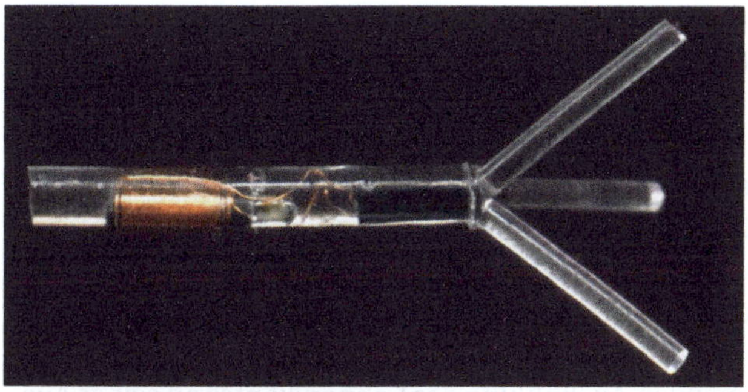

Abb. 2.20: Silikonkapsel mit integriertem Drucksensor-Transponder (mit freundlicher Genehmigung Fraunhofer IMS Duisburg).

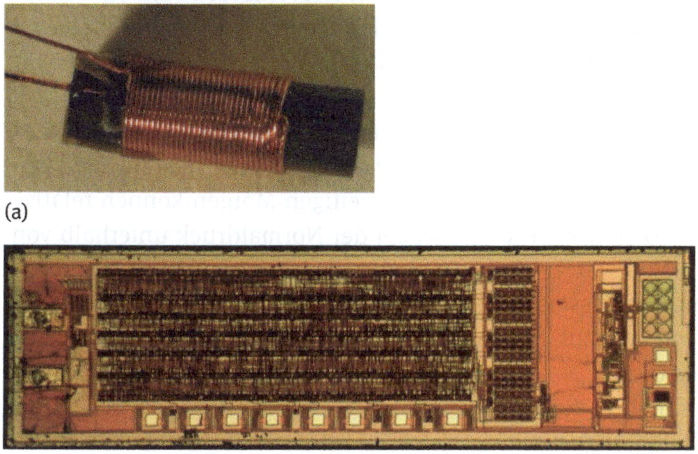

(a)

(b)

Abb. 2.21: Querschnitt Spule mit Ferritkern (a) und integrierter Drucksensorchip (b) (mit freundlicher Genehmigung Fraunhofer IMS Duisburg).

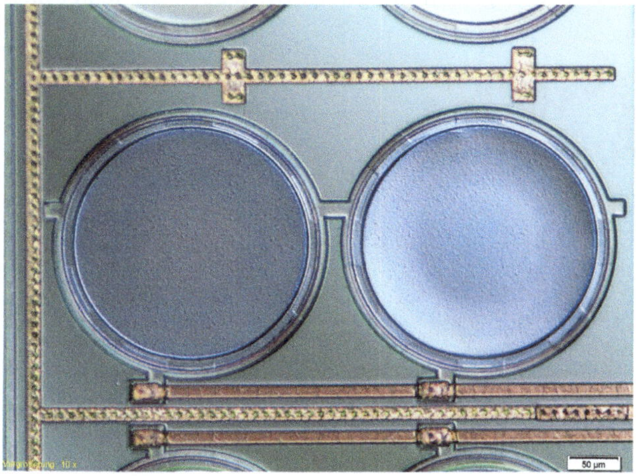

Abb. 2.22: REM-Foto eines kapazitiven Drucksensors in Oberflächenmikromechanik. Die Membran besteht aus polykristallinem Silizium mit einer Dicke von 1,5 µm (mit freundlicher Genehmigung Fraunhofer IMS Duisburg).

2.2.9 Langzeit-Augeninnendruck-Messsystem

Torsten Eggers, Uwe Marschner, Wilfried Mokwa, Michael Görtz, Hoc Khiem Trieu, Uwe Schnakenberg

Eine weitere Anwendung findet ein implantierbarer Drucksensor bei der Messung von Augeninnendrücken (Bange, 2001). Eine Erhöhung des Augeninnendrucks kann beispielsweise durch Störungen im Kammerwasserabflusssystem hervorgerufen werden. Diese als Glaukom oder Grüner Star bezeichnete Erkrankung gilt als wichtigster Risikofaktor für eine Schädigung des Sehnervs. Bei fortgeschrittenem Krankheitsverlauf wird dies anhand einer zunehmenden Aushöhlung des Sehnervkopfes an seiner Austrittsstelle sichtbar. Die Folgen einer Schädigung von Nervenfasern sind eine nachlassende Sehfähigkeit, charakteristische Gesichtsfeldausfälle und im Extremfall eine Erblindung des Auges. In den Industrieländern ist das Glaukom die Hauptursache für die Erblindung.

Ein erhöhter Augeninnendruck kann medikamentös behandelt werden; Voraussetzung ist aber die genaue Kenntnis des Innendrucks. Dieser unterliegt im Tagesverlauf starken Schwankungen. In der Nacht und am zeitigen Morgen können relative Spitzenwerte von bis zu 70 mmHg auftreten, wobei der Normaldruck unterhalb von 22 mmHg liegt.

Mit den konventionellen Messmethoden hat der behandelnde Arzt nur ein bruchstückhaftes Bild vom Druckverlauf. Eine Alternative bieten künstliche Linsen mit integriertem Druckmesssystem.

Die Abb. 2.23, 2.24 und 2.25 zeigen ein im BMBF-Verbundprojekt GLAUKOM entwickeltes System. Die Schaltung ist mit der des ITES-Systems vergleichbar. Die Bauelemente sind in SMD- und Flip-Chip-Technologie auf einem 100 µm dicken, starren FR4-Substrat angeordnet. Dieser Träger besitzt an der Stelle der Pupille eine Öffnung, durch die hindurchgesehen werden kann. Er wird in eine modifizierte künstliche Polymethylmethacrylat-(PMMA-)Linse eingeschlossen. Die Sendespule für die Energie- und Datenübertragung wird in ein Brillengestell integriert. Die Messwerte tastet das

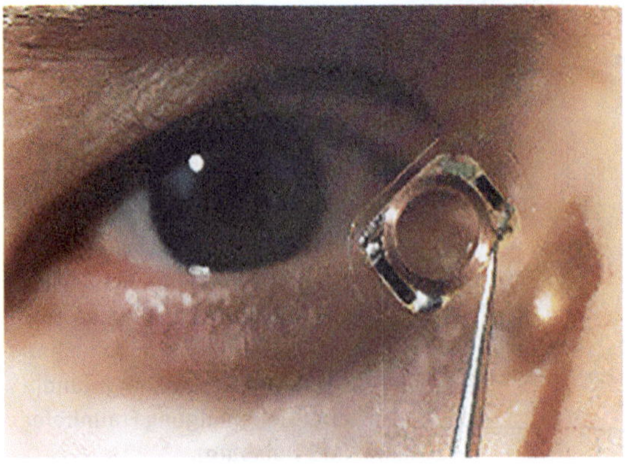

Abb. 2.23: Intraokulares Druckmesssystem (mit freundlicher Genehmigung der Campus Micro Technologies GmbH Bremen).

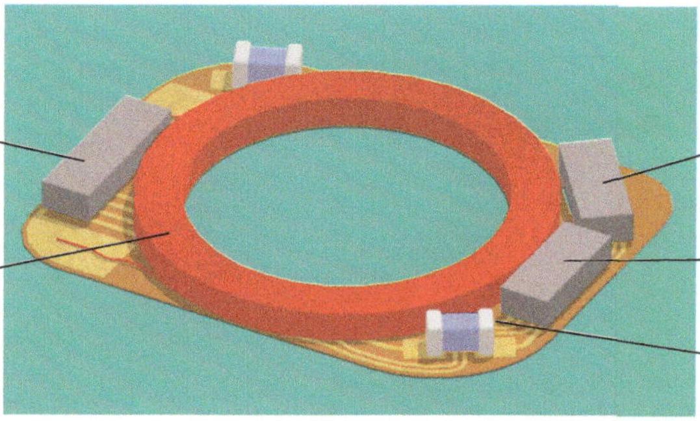

Abb. 2.24: Einsatz des Drucksensorarrays in einer künstlichen Linse zur Augeninnendruckmessung.

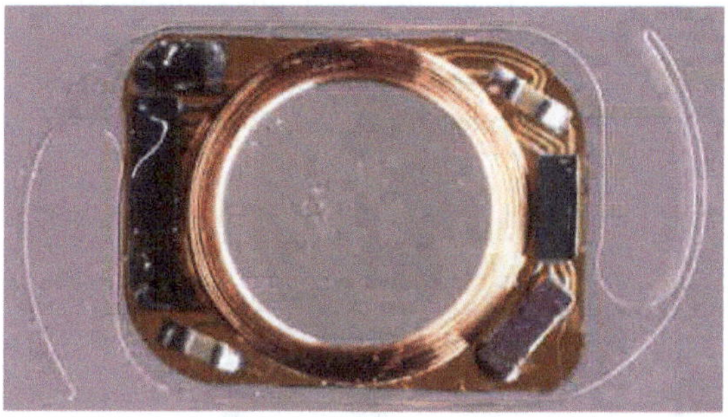

Abb. 2.25: Aufgebautes intraokulares Druckmesssystem (mit freundlicher Genehmigung der Campus Micro Technologies GmbH Bremen).

System 30-mal pro Sekunde ab und bettet sie in das 128-bit ISO-Übertragungsprotokoll mit 32 Taktzyklen je Datenbit ein. Das externe Reader-System filtert die Messwerte mit einem Tiefpass, um zufällige Störungen zu verringern.

Eine Gemeinschaftsentwicklung vom Fraunhofer-Institut IMS und der RWTH Aachen nutzt einen flexiblen Träger mit einem Durchmesser von ca. 10 mm, der beim Einsetzen während des operativen Eingriffs gefaltet werden kann (Abb. 2.26 und Abb. 2.27, [Mokwa und Schnakenberg, 2001; Mokwa, 2007]). Daher kann das Implantat mit Standardtechniken eingesetzt werden. Voraussetzung dafür ist auch die flexible Ausführung der Linse, weshalb diese aus Silikon besteht. Die gesamte Elektronik und die Sensoren sind auf einem Chip integriert, der an die mittels Mikrogalvanik hergestellte Goldspule kontaktiert ist. Ebenso wie das ITES-System handelt es sich um einen passiven Transponder, der die Messwerte durch Lastmodulation übermittelt.

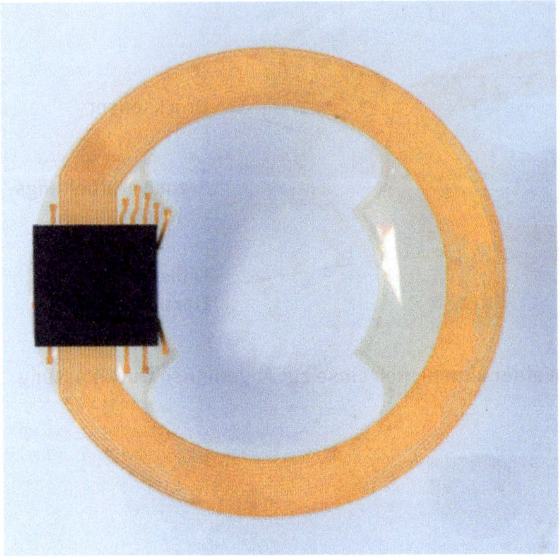

Abb. 2.26: Planare mit Mikrogalvanik abgeschiedene Spule auf einem Polyimidsubstrat; Drucksensor-ASIC Flip-Chip-gebondet (RWTH Aachen University, Institut für Werkstoffe der Elektrotechnik 1).

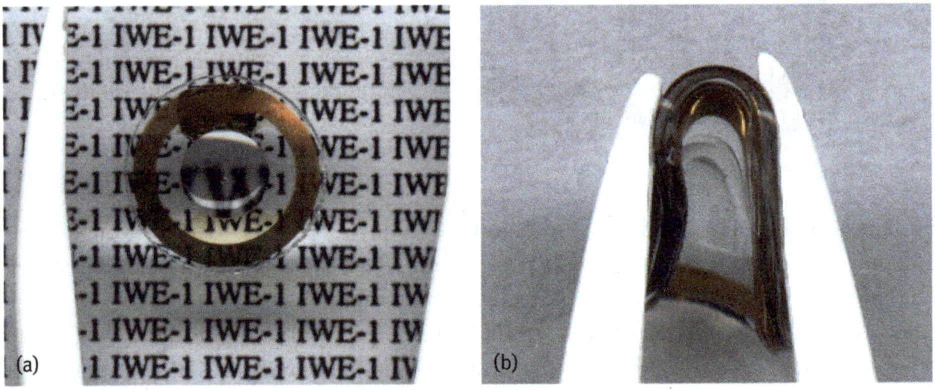

Abb. 2.27: System in Silikon-Kunstlinse eingebettet und Demonstration der Flexibilität des Systems (RWTH Aachen University, Institut für Werkstoffe der Elektrotechnik 1).

2.2.10 Kontaktlinse zur Messung des Augeninnendrucks

Unter dem Namen Triggerfish® ist eine Kontaktlinse mit einem integrierten Dehnmessstreifen und einer Antenne von den Firmen Sensimed und STMicroelectronics verfügbar. Der Reader soll vom Patienten um den Hals getragen werden. Das System schließt über die indirekt gemessene Krümmung des Augapfels auf den Augeninnendruck zurück und speichert den Messwert über 24 Stunden. Es ist für eine kurzzeitige Überwachung des Augeninnendruckes gedacht.

2.3 Neuronale Schnittstellen und Implantate

Thomas Stieglitz

Die Neurotechnik (engl.: *neural engineering*) beschäftigt sich mit der Aufnahme von elektrischen Signalen aus Nerven oder Muskeln sowie der elektrischen Stimulation von Nerven. Die Entwicklung neuronaler Schnittstellen und Implantate als zugehörige Geräteentwicklung ist der biomedizinisch-technische Kern der Neurotechnik, die unterschiedliche klinische Begrifflichkeiten unter diesem Namen zusammenfasst: In der Neuromodulation überschreiben Implantate elektrisch Muster und verändern damit Funktionen bei Erkrankungen. Neuroprothesen sind Implantate, die Sinnesfunktionen oder motorische Ausfälle Hilfe der Elektrostimulation ersetzen. Hinzu kommt die *elektrische Modulation* der Funktion von Organen, die bislang ausschließlich medikamentös behandelt wurden, unter dem Begriff der *Bioelektronischen Medizin*. Die Aufnahme von elektrischen Signalen aus dem Nervensystem zum Erkenntnisgewinn, wie Netzwerke von Nervenzellen zu einer Funktion beitragen oder zur Diagnostik von Erkrankungen, benötigt technische Schnittstellen, die die elektrischen Nervensignale aufnehmen. Auch wenn die Erkrankungen unterschiedlich sind und die verschiedensten Auswirkungen erzielt werden sollen, so gibt es grundlegenden Anforderungen, die alle Schnittstellen und Implantate erfüllen müssen. Die konstruktive Ausführung ist jedoch anwendungsspezifisch und leitet sich aus den medizinischen Anforderungen ab. Dieser Beitrag gibt eine kurze Übersicht mit einem Schwerpunkt auf mikrotechnischen Ansätzen. Grundlagen und Detailwissen zum Thema der Neurotechnik werden in Band 11 der Lehrbuchreihe „Biomedizinische Technik" (Stieglitz, Hofmann und Rosahl, 2020) beschrieben.

Nach einer Beschreibung der allgemeinen Anforderungen an neurotechnische Implantate werden unterschiedliche Ansätze vorgestellt, wie Schnittstellen zum peripheren und zentralen Nervensystem an ihre jeweilige Zielstruktur angepasst werden können. Die Integration von Schnittstellen in aktive Implantate, die drahtlos aus dem Körper mit einer Steuereinheit außerhalb kommunizieren, wird im folgenden Abschnitt beschrieben. Die Anforderungen in den Neurowissenschaften sind oft die Treiber technischer Entwicklungen im Bereich neuronaler Schnittstellen und Implantate. Die Erfolgsgeschichten, bei denen Ergebnisse aus der Grundlagenwissenschaft in die klinische Praxis für Anwendungen in Diagnostik, Therapie und Rehabilitation im Menschen überführt worden sind, können fast an den Fingern einer Hand abgezählt werden. Der letzte Abschnitt dieses Kapitels stellt subjektive einige dieser Randbedingungen und Herausforderungen vor.

2.3.1 Allgemeine Anforderungen an aktive Implantate

Implantate, die eine funktionelle Schnittstelle zum Nervensystem herstellen sollen, sind für jeden Organismus zuerst einmal Fremdkörper. Das Immunsystem mit seiner Fremdkörperreaktion versucht zunächst den Eindringling zu bekämpfen und ihn aufzulösen und zu verdauen, also „aufzuessen“. Gelingt dies nicht, wächst eine Kapsel aus Zellen um den Eindringling, die ihn vom Rest des Organismus ausgrenzt und nicht mehr als technisches Material erscheinen lässt. Ziel beim Entwurf aktiver Implantate, die mit dem Zielgewebe wechselwirken sollen ist nun, diese Reaktion so gering wie möglich ausfallen zu lassen, um langfristig eine stabile und gleichbleibender Funktion zu erhalten. Die Summe aller Eigenschaften, die zu einer gewünschten Reaktion mit dem Zielgewebe an der Material-Gewebe-Schnittstelle stattfinden, wird unter dem Oberbegriff der „Biokompatibilität“ zusammengefasst (Williams, 2008). Im Bereich der aktiven implantierbaren Medizinprodukte (*Active Implantable Medical Device Directive*, AIMD, 90/395/EEC, jetzt Verordnung (EU) 2017/745 Medical Device Regulation MDR) werden die Testverfahren zur biologischen Bewertung von Medizinprodukten in der ISO 10993 mit ihren mehr als 20 Teilen zusammengefasst. Jedes Material, das mit dem Körper in Kontakt kommt, muss nachweisen, dass es nicht giftig für Zellen ist, keine übermäßige Zellreaktion durch seine enthaltenen und eventuell auswaschbaren Stoffe hervorruft. Auch dürfen keine Residuen aus dem Fertigungsprozess mehr vorhanden sein. Diese Eigenschaften werden unter dem Begriff der Oberflächenbiokompatibilität zusammengefasst (Wintermantel, 2002; Williams, 2008). Die Implantate müssen ferner nachweisen, dass sie am gewünschten Zielort durch ihre Form und mechanischen Materialeigenschaften keinen Schaden hervorrufen, was als Strukturbiokompatibilität beschrieben wird (Wintermantel, 2002; Williams, 2008). Ecken und scharfe Kanten können ebenso zu einer Fremdkörperreaktion führen wie andauernde Relativbewegungen zwischen Implantat und Gewebe und Fehlanpassung der mechanischen Eigenschaften von Implantat und Zielgewebe. Einerseits darf also das Implantat den Körper nicht schädigen, andererseits darf der Körper für eine Langzeitfunktionalität des Implantates dieses auch nicht zerstören oder in der Funktion ändern. Degradation von Gläsern, Polymeren und Keramiken und Korrosion von Metallen muss untersucht werden, damit diese nicht die Lebensdauer des Implantates begrenzen. Die erhaltenen Daten müssen stets in Abhängigkeit von der Funktion der eingesetzten Materialien bewertet werden. Somit ist die Aussage, dass ein Material biokompatibel sei, nicht allgemeingültig, sondern muss stets in den Kontext von Funktion und Anwendung zu einer Bewertung der Aussage gesetzt werden. Bei Auswahl geeigneter Materialien und Technologien (Stieglitz und Schuettler, 2013) lassen sich sowohl mit feinwerktechnischen als auch mit mikrosystemtechnischen Fertigungstechniken stabile Schnittstellen und aktive Implantate zum Nervensystem herstellen.

Bei aktiven Implantaten, also laut gesetzlicher Definition (Medizinproduktegesetz, *Active Implantable Medical Device Directive* – AIMD) solchen, die eine elektrische Energieversorgung besitzen, kommt neben mechanischen und materialwissenschaftlichen noch die Gewährleistung der elektrischen Sicherheit hinzu (ISO 60601). Elektronik muss also durch eine geeignete Verkapselung vor Ionen, Wasser und Gasen geschützt werden. Geeignete Maßnahmen werden in Kap. 2.3.3 beschrieben. Neben der biologischen und elektrischen Sicherheit müssen für einen Einsatz im Menschen weitere Tests durchgeführt werden, die die Gefährdung des Patienten durch die Implantate bei der heutzutage üblichen Diagnostik (z. B. Ultraschall, Röntgen, CT, Magnetresonanztomographie – MRT) ausschließen oder explizit die jeweilige Diagnosemethode verbieten. Während für viele Materialien Zertifikate vorliegen, die Aussagen über die Stabilität und Toxizität geben, müssen die Funktionsuntersuchungen für jedes neu entwickelte Implantat oder für neuartige Zusammenstellungen bereits zugelassener Komponenten durchgeführt werden. Für Materialien der Mikrosystemtechnik mit ihrer Vielzahl an Technologien, Parametern und Prozessschritten sind keine allgemeingültigen Aussagen möglich. Siliziumdioxid als nicht toxisches Material (Stensaas und Stensaas, 1989) kann bedingt durch die Stöchiometrie des verwendeten Prozesses in Labortests stabil sein, aber im Körper innerhalb weniger Monate (Haemmerle, 2002) abgebaut werden. Materialkombinationen im Bereich der Siliziumhalbleiterisolation, die meist zur Spannungskompensation eingesetzt werden (PECVD Oxid und Nitrid-Kombinationen) verringern beim Einsatz im Körper (Vogt und Hauptmann, 1990; Stieglitz und Schuettler, 2013) die Degradationsrate der Isolation. Eine genaue Kenntnis der potentiell auftretenden Mechanismen und der geeigneten Maßnahmen ist bei der Entwicklung von aktiven Implantaten ein Schlüssel zum Erfolg (Hassler, 2011).

2.3.2 Miniaturisierte Schnittstellen zum Nervensystem

Schnittstellen zum Nervensystem werden auf die Anforderungen der Zielstruktur hin entworfen. Obwohl die Nervensignale im peripheren und zentralen Nervensystem durch die gleichen Mechanismen entstehen und als Aktionspotential auch identische elektrische Eigenschaften haben, so sind die Zugangsmöglichkeiten zu den Strukturen im Gehirn, an Rückenmark, Auge, Ohr und den peripheren Nerven höchst unterschiedlich. Genügen in einigen Verfahren die Summensignale des Gehirns in der Diagnose von Erkrankungen oder einzelner Muskel zur Steuerung von Gliedmassenprothesen, so sind in anderen Anwendungen die Aktionspotentiale einzelner Nervenzellen notwendig. Die räumliche Selektivität, die mit einer bestimmten Bauform erreicht wird, hängt allgemein von der Invasivität ins Nervensystem ab. Je näher eine Sonde an eine Zielzelle herangeführt wird, desto eher wechselwirkt sie auch nur mit ihr (Abb. 2.28).

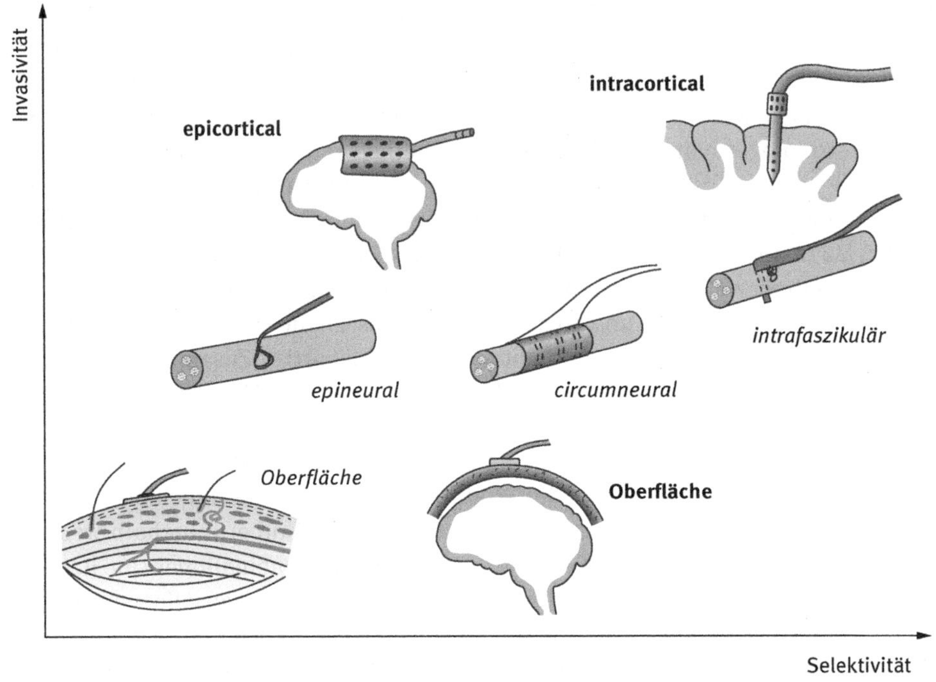

Abb. 2.28: Die räumliche Selektivität neuronaler Schnittstellen hängt sowohl im peripheren (kursiv) als auch im zentralen Nervensystem (fett) von ihrer Bauform ab, die die Invasivität bestimmt (modifiziert nach Navarro, 2005).

Im Bereich der neurotechnischen Forschung hat sich eine Vielzahl von Elektrodentypen als neurotechnische Schnittstellen (Abb. 2.29) seit den 1960er Jahren entwickelt (Navarro, 2005; Ordonez, 2012).

Die Variabilität der Ansätze, Details in den Prozesstechnologien und verwendete Materialien für Anwendungen in neurowissenschaftlichen Versuchen nehmen ständig zu. An dieser Stelle wird keine vollständige Übersicht über das Feld gegeben, sondern eine eher grundlegende Gliederung, auf deren Lektüre Interessierte aufbauen können.

▸ Abb. 2.29: Die räumliche Selektivität von neuronalen Schnittstellen hängt sowohl im peripheren als auch im zentralen Nervensystem von ihrer Invasivität ab (Ordonez, 2012). Das zentrale Nervensystem kann mit implantierbaren Oberflächenelektroden (Rubehn, 2009; Schuettler, 2005; Schuettler, 2008) (a, b), penetrierenden Schäften und Arrays (c ,d, e) (Navarro, 2005; Rubehn, 2011), oder – im Falle des Auges (f) (BMBF Projekt EPI-RET) – mit planaren Elektroden (g) (Rodger, 2008; Stieglitz, 2009) kontaktiert werden. Manschetten (*cuffs*) (Schuettler, 2001) (h), Siebe (Navarro, 2005) (i) oder intrafaszikuläre (Hassler, 2011) (j) Elektroden bilden Schnittstellen zum peripheren Nervensystem. Buchelektroden (Brindley, 1972) (k) wurden um Rückenmarkswurzeln implantiert.

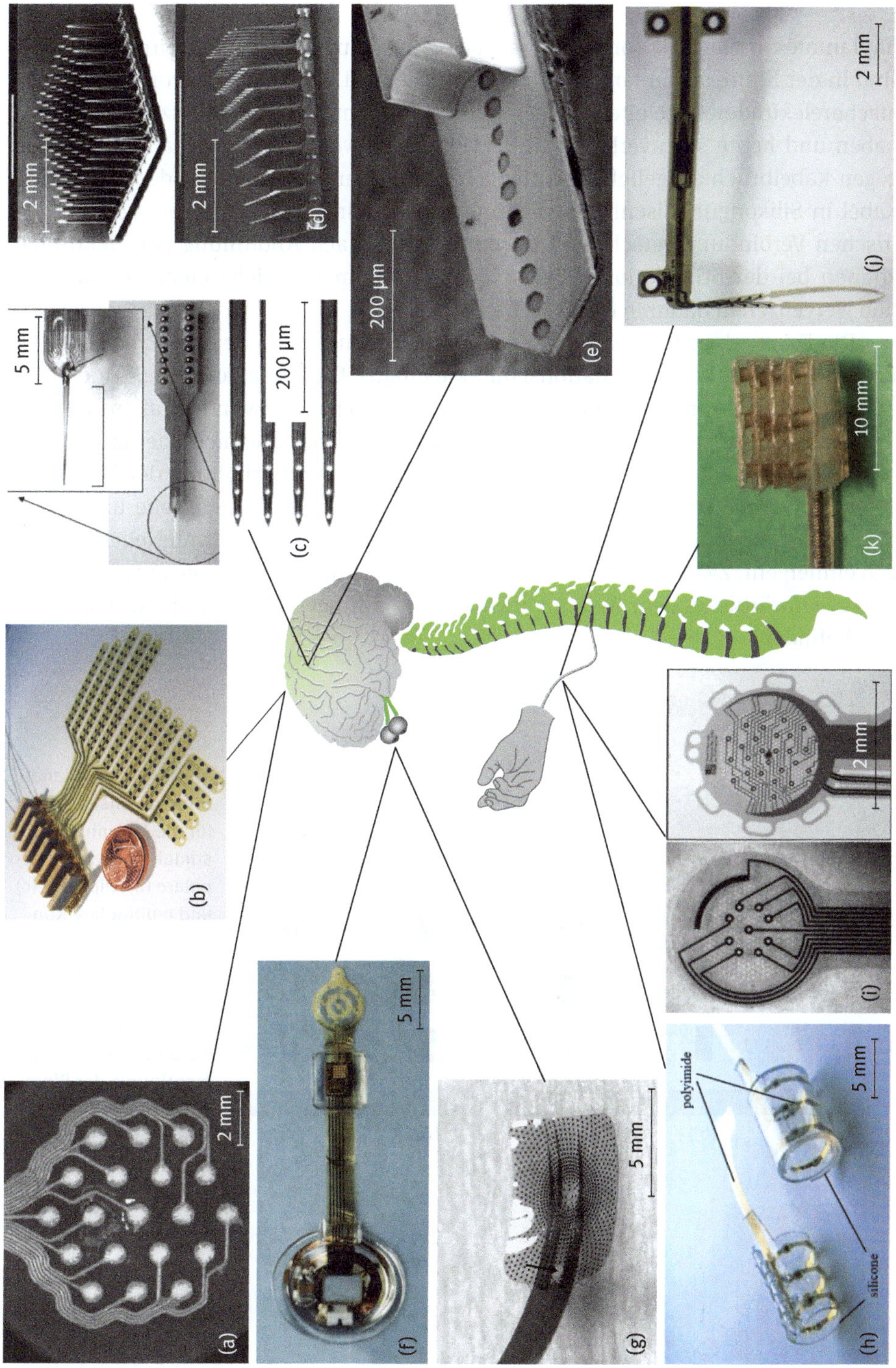
(a)
2 mm
(b)
(c)
5 mm
200 µm
(d)
2 mm
2 mm
(e)
200 µm
(f)
5 mm
(g)
5 mm
(h)
polyimide
silicone
5 mm
(i)
2 mm
(j)
2 mm
(k)
10 mm

2.3.2.1 Elektroden für tiefe Hirnstrukturen und das Rückenmark

Implantate zur Therapie von idiopatischen Schmerzen und zur Tiefenhirnstimulation sind in der Klinik schon lange Zeit etabliert. Sie sind technologisch von Herzschrittmacherelektroden abgeleitet, die seit den 1960er Jahren ihren Siegeszug angetreten haben und heute so zuverlässig sind, dass sie teilweise mit lebenslanger Garantie gegen Kabelbruch ausgeliefert werden. Helikal gewendelte oder gerade verlaufende Kabel in Silikongummischläuchen führen zu Metallringen, mit denen sie zur elektrischen Verbindung verschweißt worden sind. Je nach Anordnung der Elektroden können bei der Stimulation unterschiedliche Volumenbereiche elektrisch erreicht und Nervenzellen dadurch erregt werden (Abb. 2.30).

Die Feinwerktechnik begrenzt mit ihren Fertigungsmethoden die Erhöhung der Komplexität über acht Stimulationskontakte hinaus. Dünnfilmtechnologie und lithographische Strukturierung können diese Begrenzungen überwinden, allerdings um den Preis, dass gesicherte Fügetechniken und Steckerkonzepte nicht mehr angewendet werden können. Die Segmentierung der Kontakte und Erhöhung der Kanalzahl verspricht eine Aktivierung geringerer Volumina von Nervenzellgewebe und damit eine höhere Selektivität und Spezifität, die mit einer Verringerung von Nebenwirkungen einhergeht. Zwei Firmen haben mikrosystemtechnische Konzepte entwickelt, die sich gegenwärtig auf dem Weg in klinische Anwendungen für die Tiefenhirnstimulation befinden.

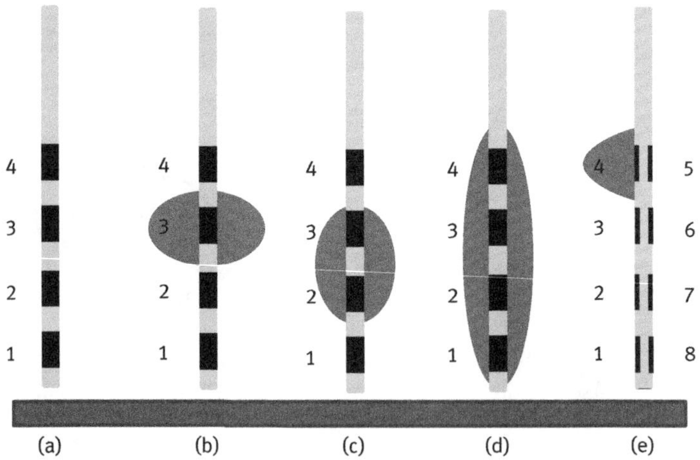

Abb. 2.30: Vierkanal-Stimulationselektrode für die Tiefenhirnstimulation (a). Monopolare (b), bipolare (c) und multipolare Konfiguration (d) führen zu unterschiedlichen Volumina, in denen Nervenzellen erregt werden. Einfache Segmentierung der Ringe (e) verbessert die räumliche Selektivität.

2.3.2.2 Nerv-umschließende Elektroden

Nerven mit einer technischen Struktur zur elektrischen Stimulation oder Ableitung elektrischer Signale zu umschließen, ist seit den 1960er Jahren in Entwicklung (für Details und Referenzen: Navarro, 2005). Offene Strukturen werden als „Helix-Elektroden" bezeichnet, geschlossene Strukturen als Manschetten- oder Cuff-Elektroden. Cuff-Elektroden können sich durch eine Spiralform und flexible Substrate entweder der Größe eines Nerven anpassen oder sie werden passgenau gefertigt und dann mit einer Art „Klavierband"-Scharnier verschlossen (Schuettler, 2011). Es haben sich feinwerktechnische, laserstrukturierte, mikrotechnische und hybride (Abb. 2.29h) Bauformen etabliert. In klinischer Anwendung als Medizinprodukt gibt es Helix-Elektroden in einem Vagusnerv-Stimulator zur Verringerung der Anfallshäufigkeit bei Epilepsie und geschlossene Cuff-Elektroden mit Klavierbandverschluss zur Therapie des Fallfußes nach Halbseitenlähmung nach Schlaganfall am N. peroneus im Kniebereich. Durch die Idee, an Stelle von Medikamenten Krankheiten durch Elektrostimulation der Nerven der betreffenden Organen zu therapieren (Famm, 2013), haben Cuff-Elektroden mit einem Durchmesser von weniger als 1 mm eine hohe Relevanz in diesem Forschungszweig der bioelektronischen Medizin erhalten. Der Vorteil von Cuff-Elektroden ist ihre geringe Invasität am Nerven. Ihre Bauform wirft jedoch auch Herausforderungen auf. Da die Elektroden nur auf der Oberfläche des Nerven liegen, müssen „Tricks" angewendet werden, um kleine Teilbereiche des Nerven elektrisch zu stimulieren bzw. von nur kleinen Bereichen Signale aufzunehmen. Die Verteilung von Elektrodenkontakten auf der Cuff-Oberfläche in einer Matrixanordnung mit komplexen Stimulationsprotokollen und Signalverarbeitungsroutinen ermöglicht hier räumlich aufgelöste Stimulation und Ableitung. Auch Richtungs- und Faserselektivität kann mit gewissem Aufwand erzielt werden.

Ausschließlich für den Kontakt von Rückenmarkswurzeln wurden in den 1970er Jahren sogenannte Buch-Elektroden (Abb. 2.29k) entwickelt (Brindley, 1972), die im Rahmen einer Neuroprothese zur Harnblasenleerung eingesetzt wurden. Als miniaturisierte Bauform (Chew, 2013) wurde es möglich, die Spinalwurzeln nicht nur zu stimulieren, sondern auch elektrische Signale abzuleiten, die Information über den Füllstand der Harnblase geben und der Schlüssel zu einer bedarfsgerechten, geregelten Neuroprothese darstellen könnte.

2.3.2.3 Elektroden am und im peripheren Nerven

Bei den ersten klinischen neurotechnischen Implantaten zur Wiederherstellung der Atmung nach hoher Querschnittlähmung wurden Elektroden in Form von Metallschlingen (Koller, 1992) entweder an den Nerven genäht (epineurale Elektrode) oder in Form eines Halbzylinders am Nerven angebracht. Sie werden ausschließlich zur Stimulation eingesetzt. Ein Atemschrittmacher mit Elektroden für den Zwerchfellnerven ist gegenwärtig weltweit das einzige zugelassenes Implantat mit epineuralen Elektroden.

Sollen mit großer räumlicher Selektivität periphere Nerven elektrisch stimuliert werden oder Signale von einer oder nur wenigen Fasern abgeleitet werden, bedarf es Elektrodenbauformen, die in den Nerv hinein implantiert werden. Diese intraneuralen Elektroden wurden zuerst wie Nahtmaterial entworfen (Malagodi, 1989; Nannini, 1991) und als in „*longitudinal intrafascicular electrode*" (LIFE) eingeführt. Nach einem Technologietransfer auf mikrotechnische Fertigungsmethoden wurden Sie in Nerv (Lawrence, 2004) und Muskel (Farina, 2008) bis zu einer humanen Pilotstudie weiterentwickelt (Rossini, 2010). Da sie in Achse des Nerven implantiert werden, sind sie lokal hoch selektiv, können jedoch nicht den gesamten Nervenquerschnitt abdecken. Als Alternative wurde hierzu eine transversale intrafaszikuläre Elektrode (TIME) (Abb. 2.29j) entwickelt (Boretius, 2010), die hohe Selektivität über den gesamten Nervenquerschnitt aufweist und in einer humanen Pilotstudie für sensorisches Feedback eine intuitive Bedienung einer bidirektionalen Handprothese ermöglichte (Raspopovic, 2014). Die geringe Größe und hohe Flexibilität der Implantate führt zu einer guten Bioverträglichkeit (Badia, 2011).

Elektroden aus Silizium, die als Nadeln ins Gehirn eingestochen werden (s. folgenden Abschnitt) wurden auch im peripheren Nerven eingesetzt. Nach Verträglichkeitsstudien im Tiermodell (Branner, 2004) wurden diese in der Länge abgestuften Nadeln der University of Utah (*slanted Utah electrode array* [SUEA]) erfolgreich in einer Humanstudie nach Amputationsverletzung eingesetzt (Clark, 2014). Der Einsatz starrer Elektroden im peripheren Nerven mit relativ viel Relativbewegung wird im Hinblick auf mögliche Nervenschädigung jedoch weiterhin kontrovers diskutiert.

Die Idee, die aussprossenden Fasern eines Nerven nach Amputationsverletzung mit einer Art Sieb zu kontaktieren, wurde von einigen Gruppen weltweit intensiv untersucht. Eine detaillierte Übersicht ist beispielsweise in Navarro (2005) zu finden.

Mikrosysteme mit vielen Löchern, um die Elektroden angeordnet waren, wurden zunächst in Siliziummikromechanik hergestellt (Kovacs, 1992; Dario, 1994). Die Aufbau- und Verbindungstechnik mit Zuleitungen war der Flaschenhals in den frühen Entwicklungen. Dünne Zuleitungen wurden monolithisch in Silizium integriert (Wallmann, 1999), doch wurden parallel Siebelektroden auf Basis von Polymersubstraten (Stieglitz, 1997) entwickelt, mit denen angeleitet und stimuliert werden konnte (Navarro, 1998). Die Siebelektroden wurden weiterentwickelt, um die Anzahl der Kontakte zu erhöhen und Elektronik zu integrieren (Ramachandran, 2006). Die dünnen, flexiblen Substrate erlaubten eine gute Regeneration der Fasern (Lago, 2005), doch stellte sich heraus, dass nach der Regeneration sensorische und motorische Fasern nicht mehr in getrennten Bündeln sondern fein gemischt vorlagen und eine Trennung von sensorischen und motorischen Fasern über den Querschnitt nicht ohne weiteres möglich war. Zudem regenerierten die sensorischen Fasern deutlich schneller als die motorischen, so dass letztere in ihrem Wachstum behindert wurden (Negredo, 2004). Das Konzept wurde weltweit aufgrund der Unsicherheit der Regeneration und der Wartezeit bis zur funktionalen Evaluierung von bis zu 6 Monaten nicht weiterverfolgt.

2.3.2.4 Schaft-Elektroden für Zellkontakt im Gehirn

Nadelelektroden aus Wolfram mit einer Lackisolation waren über Jahrzehnte die Sonden der Wahl für Untersuchungen von Nervenzellaktivität im Gehirn. Die Steifigkeit von Wolfram ließ Nadelstärken von weniger als 50 µm zu. Die Vorderseite des Drahtes kann stumpf oder als Spitze ausgeformt werden, hat aber stets nur einen Kontaktpunkt pro „Draht". Schon in den späten 1960er Jahren wurden die ersten Mehrkanalsonden auf Siliziumbasis mikrotechnisch entwickelt (Wise, 1996). Auf der Schaftoberseite wurden mehrere Elektrodenkontakte integriert und zu Kontaktflächen am Ende des Schaftes geführt. Bedingt durch die Entwicklungsstätte sind diese Sonden als „*Michigan Probes*" (Wise, 2004) in der neurowissenschaftlichen Forschungsgemeinschaft zu einem Standardwerkzeug geworden und wurden von NeuroNexxus kommerzialisiert. Das Konzept wurde von anderen Gruppen übernommen (Neves, 2007; Stieglitz, 2009) und weiter entwickelt, so dass heute mit elektronischer Ansteuerung hunderte von Elektroden auf einem Schaft ausgewählt werden können (Ruther, 2015). Die Anordnung der Sonden ist in der Fläche der Siliziumscheibe, auf der sie hergestellt werden („*in plane*"). Ein Alternativkonzept, bei dem die Sonden senkrecht aus der Siliziumscheibe herausgearbeitet werden („*out of plane*") ist als „*Utah array*" (Campbell, 1991) bekannt geworden. Es ist ebenso in der neurowissenschaftlichen Forschung etabliert und für präklinische und klinische Studien von der Firma Blackrock kommerzialisiert worden. Es hat in den USA eine eingeschränkte Zulassung für humane Studien (FDA PMA clearance für 30 Tage, IDE für chronische Studien) und hat gelähmten Menschen ermöglicht, Kraft ihrer Gedanken Hilfsmittel zu steuern (Hochberg, 2006; Gilja, 2015). Neben diesen Mikrosystemen sind weiterhin auch Anordnungen aus dünnen Drähten im neurowissenschaftlichen Einsatz (Stieglitz, 2009). Herausforderungen sind die Integration von elektronischen Schaltungen zum drahtlosen Datenaustausch und zur Energieversorgung, damit diese Systeme auch ihren Einsatz in klinischen Anwendungen finden sowie die langzeitstabile Funktionalität (Polikov, 2005) der Material-Gewebe Kontakte.

Auch im Bereich der Sonden zur Kontaktierung des Gehirns werden flexible Lösungen angestrebt. Zur Implantation werden hierzu entweder Werkzeuge benötigt oder die flexiblen Sonden zur Implantation mit biodegradablen Stoffen zur Versteifung beschichtet (Stieglitz, 2009).

Die genetische Modifikation von Nervenzellen, die zur Ausbildung lichtempfindlicher Ionenkanäle führt, ist als *Optogenetik* die aktuelle Methode zur Erforschung von Nervenzellnetzwerken und Funktionen im Gehirn. Optische Stimulation erregt die Nervenzellen. Die Integration von Lichtquellen und Wellenleitern, um Licht an Zielstellen zu bringen und gleichzeitig die elektrische Aktivität aufzunehmen, ist ein aktuelles Forschungsthema in der Mikrotechnik. An dieser Stelle sei aufgrund der hohen Dynamik nur auf die Grundlagen verwiesen (Fenno, 2011; Fan, 2015).

2.3.2.5 Elektrodenarrays für die Gehirnoberfläche

Signale von der Oberfläche des Gehirns werden aufgenommen, wenn die Auflösung von Signalen von der Kopfoberfläche nicht mehr ausreicht oder bei neurochirurgischer Intervention der Schädel bereits eröffnet ist (Stieglitz, 2009). Prächirurgische Epilepsiediagnostik zur Festlegung des Epilepsieherdes auf dem Temporallappen oder intraoperative Stimulation und Ableitung bei Entfernung von Tumoren stellen klinische Anwendungen von Elektroden auf der Gehirnoberfläche (sog. epikortikale Arrays) dar. Ein voll implantierbares System zur Verringerung der Anfallshäufigkeit bei Epilepsie ist in den USA zugelassen.

Im Bereich der Forschung werden Arrays zur neurowissenschaftlichen Untersuchung von Gehirnfunktionen mit kleinen Kontaktflächen und hoher räumlicher Auflösung entwickelt (Stieglitz, 2009). Sie werden entweder mikrotechnisch auf Basis von Polyimid mit Dünnfilmmetallisierung (Rubehn, 2009), auf Silikongummi- und Metallfolien feinwerktechnisch oder mit Hilfe von Laserstrukturierung (Henle, 2012) hergestellt. Während klinisch dimensionierte Kontakte nur Massensignale und lokale Feldpotentiale (LFP) im Bereich bis zu wenigen Hundert Hertz aufnehmen, sind bei miniaturisierten Elektroden im Submillimeterbereich Signale mit Informationen bis zu einigen Kilohertz zu finden. Werden die Kontakte in den Bereich von unter Hundert Mikrometer miniaturisiert, können sogar die Aktionspotentiale einzelner Zellen (Khodagholy, 2015) aufgenommen werden. Die Herausforderung hierbei stellt die geringe Amplitude der Signale von wenigen 10 µV dar. Die Integration von elektrochemischen Transistoren, die die Signale direkt verstärken (Malliaras, 2015), ist die jüngste Innovation auf diesem Gebiet. Allgemein wird die Kanalzahl und damit auch die räumliche Auflösung bei großen Arrays durch die Kabel für die Zuleitungen begrenzt. Lösungen für die dazugehörigen Stecker mit mehr als 8 Kontakten sind als Medizinprodukt gegenwärtig für Implantate nicht verfügbar.

2.3.3 Herausforderungen bei der Systemintegration von Implantaten

Die Systemintegration stellt eine große Herausforderung bei Implantaten dar und begrenzt deren Komplexität, weil für klinische Anwendungen Elektroden und Elektronik oft lösbar verbunden sein sollten, damit im Fehlerfall auch Teile eines Implantates einzeln ausgetauscht werden können.

Für eine chronische Implantation müssen die Sonden im Körper mit einem elektronischen System verbunden sein, das entweder autonom arbeitet, indem es bioelektrische Signale aufnimmt, analysiert und (bei Bedarf) elektrische Stimulationspulse generiert, oder mit einer Kontrolleinheit außerhalb des Körpers kommuniziert. Eine – meist bidirektionale – Datenübertragung wird entweder durch eine implantierte Batterie oder durch eine elektromagnetische Schnittstelle mit Energie versorgt. Ein Gehäuse schützt die Elektronik vor Wasser, Salzen und Enzymen des Körpers und den Körper umgekehrt vor den giftigen Stoffen, die in elektronischen Schaltungen

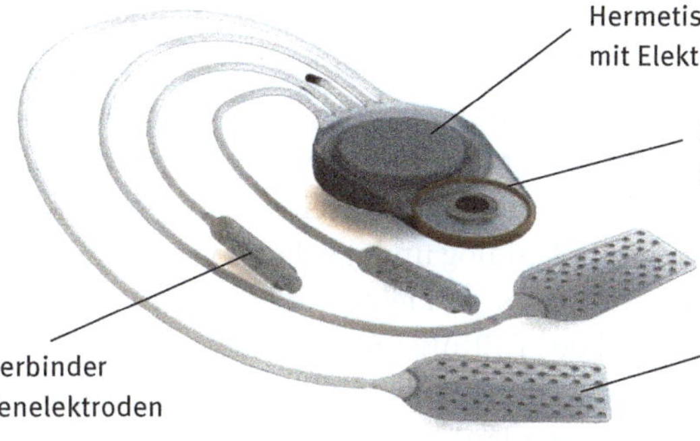

Abb. 2.31: *Brain Interchange Platform* (IMTEK und mit freundlicher Genehmigung der CorTec GmbH). (Kohler, 2014); drahtloses, bidirektional arbeitendes aktives Implantat zur Aufnahme von Gehirnsignalen und elektrischer Stimulation. Mikro-Elektrodenarrays zur Aufnahme von Elektrokortikogrammen (ECoG) von der Gerhirnoberfläche können mit Standard-Tiefenelektroden über Steckverbinder kombiniert werden.

enthalten sind (Stieglitz und Schuettler, 2013; Schuettler und Stieglitz, 2013). Gehäusematerialien für eine hermetische Kapselung sind Metall (Titan), Keramik (Aluminiumoxid) oder Glas. Hermetische, elektrisch leitfähige Durchführungen verbinden die Elektronik mit den Elektroden. Für eine gute Material-Gewebeverträglichkeit und zur elektrischen Isolation der Kontakte von Elektroden und Durchführungen wird das Gehäuse in Silikongummi eingebettet (Stieglitz und Schuettler, 2013; Schuettler und Stieglitz, 2013).

Die meisten Implantate vereinen somit nicht-hermetische (Silikongummi) und hermetische (Metall, Keramik) Kapselungen (Abb. 2.31).

Die Anzahl der hermetischen, elektrischen Durchführungen, Stecker und Kabel stellen beim gegenwärtigen Stand der Technik die größten Herausforderungen dar, da durch die andauernde Miniaturisierung mikroelektronische Schaltungen mit geringer Leistung und hoher Leistungsfähigkeit vorhanden sind.

2.3.4 Von den Neurowissenschaften in die klinische Praxis

Neurotechnische Sonden und Implantate sind in Cochlea-Implantaten zur Wiederherstellung des Hörsinns, in der Therapie von chronischem Schmerz und Epilepsie sowie bei Bewegungsstörungen in Zusammenhang mit einer Erkrankung an M. Parkinson schon in der klinischen Praxis angekommen und helfen mittlerweile mehr als einer halben Million Menschen weltweit (Stieglitz, 2010).

Die Kosten von Erkrankungen, bei denen das Gehirn eine entscheidende Rolle spielt, von Depressionen über Schlaganfall bis hin zu Morbus Parkinson, übersteigen bereits jetzt die jährlichen Kosten im Gesundheitswesen für Herz-Kreislauf- und Krebs-Erkrankungen zusammen (DiLuca und Olesen, 2014). Hier ist nicht nur ein humanitärer, sondern auch ein volkswirtschaftlicher Bedarf vorhanden. Die Überführung von Ideen in klinisch zugelassene Medizinprodukte ist jedoch ein zeit- und kostenintensives Unterfangen. Im Durchschnitt werden 12,5 Jahre und zwei- bis dreistellige Millionenbeträge benötigt, bevor ein neuartiges Implantat zur Verfügung steht. Die Annahme durch Ärzte und Patienten dauert weitere Jahre bis Jahrzehnte. Auch stellt die Aufnahme in den Heilmittelkatalog und die damit verbundene Kostenerstattung durch die gesetzlichen Krankenkassen kleine aber auch große Firmen vor große Herausforderungen. Das Beispiel des Fallfußstimulators (Neurodan/OttoBock, Duderstadt, Deutschland) und des geregelten Epilepsiestimulators (Neuropace, USA) sowie die beiden Sehprothesen (Retina Implant, Deutschland; Second Sight, USA) sind erfolgreiche Beispiele für Neuroimplantate, die es von der Idee über die Zulassung bis zur Anwendung gebracht haben. Diese Beispiele machen Mut, neue Ideen auf ihrem Weg in die klinische Praxis zu begleiten.

2.4 Retina-Implantat

Wilfried Mokwa, Michael Görtz, Hoc Khiem Trieu, Uwe Schnakenberg

Nach Aussage der Weltgesundheitsorganisation waren 1997 mehr als 8 Millionen Menschen durch eine Netzhautdegeneration blind, meistens verursacht durch Makula-Degeneration (Makula: Punkt des schärfsten Sehens der Netzhaut) und Retinitis pigmentosa durch Vererbung oder spontane Mutation. Bei den Patienten, die unter Retinitis pigmentosa leiden, degenerieren die fotorezeptiven Zellen (Stäbchen und Zapfen) innerhalb einiger Jahre. Auf diese Weise wird das Gesichtsfeld immer kleiner mit dem Ergebnis der absoluten Blindheit. In Deutschland sind etwa 12.000 Patienten daran erblindet.

Erfolgreiche Versuche der elektrischen Stimulation des visuellen Cortex, u. a. durch Brindley und Lewin (1968) in den 1960er Jahren, bildeten die Grundlage für eine Reihe von Entwicklungen von visuellen Prothesen. Erst mit Hilfe der Mikrosystemtechnik gelang in den letzten 2 Jahrzehnten der Aufbau erster implantationsfähiger Prototypen. Dabei wurden mehrere Ansätze verfolgt. Darunter sind Versuche einer belgischen Gruppe, den optischen Nerv mit einer Cuff-Elektrode zu reizen. Ein anderer Ansatz ist, die retinalen Neuronen elektrisch anzuregen. Dieser Ansatz ist nach derzeitigem Stand vorteilhafter. Studien haben herausgefunden, dass ca. 30 % der retinalen Ganglienzellen von Patienten mit Retinitis pigmentosa selbst nach einigen Jahren der Blindheit noch arbeiten. Es konnte gezeigt werden, dass die elektrische Anregung der Ganglienzellen innerhalb des Auges an der inneren Oberfläche der Retina Sichtempfindungen hervorbringen kann. Es scheint daher möglich, die degenerierten Fotorezeptoren durch elektrische Anregung der Ganglienzellen zu überbrücken. Für alle anderen Krankheiten wie Grüner Star oder Netzhautablösung kommen Netzhaut-Implantate bislang nicht in Frage.

Zwei Konzepte wurden international zur Stimulation der retinalen Nervenzellen verfolgt: die subretinale und die epiretinale Stimulation. Bei der subretinalen Stimulation wird das Implantat mit den Stimulationselektroden hinter den retinalen Nervenzellen platziert. An dieser Stelle befinden sich die Zapfen und Stäbchen. Jeder Elektrode sind zwei Photozellen und eine Verstärkerschaltung zugeordnet. Die Photozellen nehmen das ins Auge einfallende Licht auf. Deren verstärkte Ausgangsspannung reizt die gleichen Nervenzellen, die bei Menschen mit intakter Netzhaut Informationen von den Photorezeptoren erhalten. Somit wird das Informationsverarbeitungsnetzwerk der Netzhaut auf natürlichem Wege genutzt. Das Implantat ist bei Umgebungshelligkeiten von 10 bis 100.000 Lux funktionsfähig.

Ein aktuell in der klinischen Erprobung befindliches Implantat vereinigt auf einem Mikrochip die Photozellen, Verstärkerschaltungen und Elektroden (Zrenner et al., 2008). Der Chip hat Außenabmessungen von ca. 3 mm und eine Dicke von ca. 50 µm. Auf ihm sind ca. 1500 Pixelfelder mit einer Größe von $70 \times 70\,\mu m^2$ und je zwei Photozellen angeordnet. Das Systemkonzept sieht vor, die Energie über ein magnetisches Wechselfeld bereitzustellen. Für eine erste klinische Prüfung wird sie über feine Drähte von außen zugeführt. Das gesamte Implantat ist mit Ausnahme des Stimulationschips in Silikon eingekapselt. Das Implantat hat eine Länge von ca. 20 mm, eine Breite von 3 mm und Dicke zwischen 0,1 mm und 0,5 mm. Der Stimulationschip wird unter die Netzhaut gelegt; der linke, dickere Anteil wird von außen auf den Augapfel genäht und mit der Bindehaut überzogen. Mit dem Implantat lässt sich ein Gesichtsfeld von 9° erzielen.

Systeme dieses Ansatzes befinden sich in der klinischen Erprobung. Patienten sollen Finger zählen und Hindernisse unterscheiden können, beispielsweise, ob es sich um eine Person oder eine Tür handelt. Schon eine räumliche Auflösung von 1° Sehwinkel kann die Lebensqualität der Patienten erheblich verbessern. Eine Prognose, wann und ob Patienten lesen oder allein in die Stadt gehen können, ist zum jetzigen Zeitpunkt nicht möglich.

Der zweite international verfolgte Ansatz ist die epiretinale Stimulation. Abb. 2.32 zeigt einen typischen Vertreter dieses Ansatzes. Die Stimulationselektroden werden hierbei innerhalb des Auges mit der retinalen Ganglionzellschicht in Kontakt gebracht. Die derzeit in der Entwicklung befindlichen Systeme nehmen mit einer externen Kamera Umgebungsbilder auf und wandeln die Bildinformationen mit einem Retina Encoder in Stimulationskommandos um. Da die Eigenschaften der Netzhaut bei jedem Patienten unterschiedlich sind, muss der Retina Encoder für jeden Patienten individuell eingestellt werden. In mehreren Einstellsitzungen werden die technischen Parameter des Encoders auf die Bedürfnisse des Implantatträgers angepasst und optimiert. Die Stimulationskommandos werden drahtlos zum Retina Stimulator in das Augeninnere übertragen. Die externe Komponente, in die die Kamera eingebaut ist, ähnelt einer Brille. Eine weitere Komponente nimmt die Batterien zur Stromversorgung und einen Mikrocomputer auf, der die Bilddaten umwandelt. Diese Komponen-

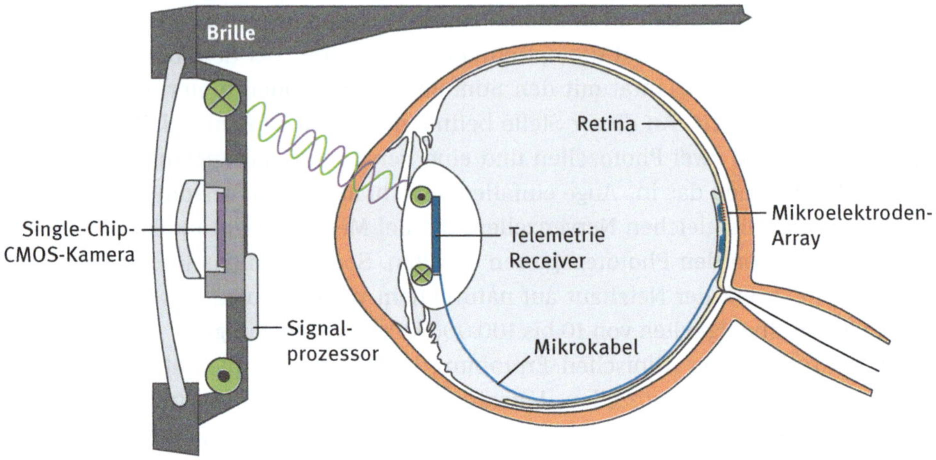

Abb. 2.32: Systemkonzept zur epiretinalen Stimulation nach Kolnsberg et al. (1999).

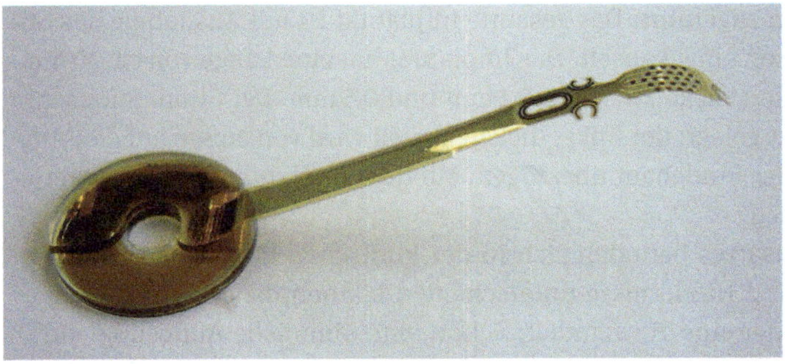

Abb. 2.33: Fotografie eines Epiret-3-Implantates. Im linken Teil ist die Kunstlinse mit den elektronischen Komponenten zu sehen. Im rechten Teil des Bildes befindet sich das Stimulationselektrodenarray (mit freundlicher Genehmigung des Instituts für Werkstoffe der Elektrotechnik I, RWTH Aachen).

te ist zum Tragen an einem Hüft- oder Schultergürtel vorgesehen. Die beiden externen Komponenten müssen über ein Kabel miteinander verbunden werden.

Im Rahmen des BMBF-geförderten „Epiret"-Projekts entstand das Epiret-3-Implantat, das vollständig in das Auge implantiert wird. Das Systemkonzept zeigt Abb. 2.32. Im Gegensatz zu den anderen Entwicklungen befinden sich hier der Empfängerteil und das Stimulationsarray vollständig im Auge. Der Empfängerteil ist als Kunstlinse ausgebildet (siehe Abb. 2.33). Das System wurde erfolgreich an fünf erblindeten Patienten für einen Zeitraum von vier Wochen getestet. Abb. 2.34 zeigt Fotos des implantierten Systems. Alle Systeme funktionierten und die Patienten berichteten über Sehwahrnehmungen.

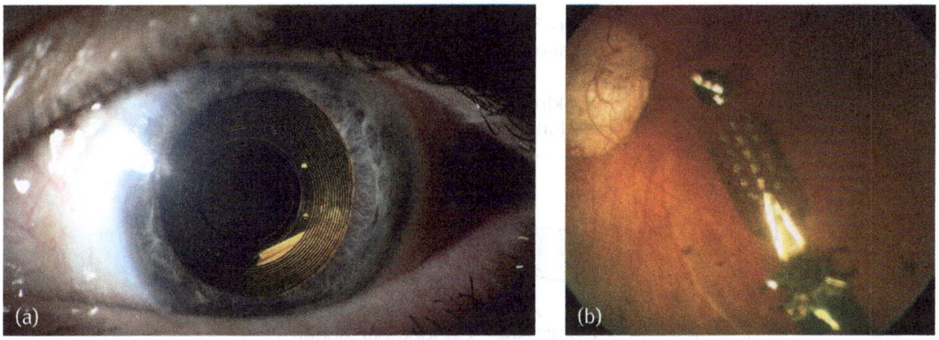

Abb. 2.34: (a) Blick auf die Empfangsspule (mit freundlicher Genehmigung von Prof. Walter, Universitätsaugenklinik, RWTH Aachen) und (b) Stimulations-Elektrodenarray auf einer degenerierten Retina. (mit freundlicher Genehmigung von Prof. Walter, Universitätsaugenklinik, RWTH Aachen).

2.5 Implantierbare Mittelohr-Hörsysteme

Thomas Zahnert, Martin Pachen

Für Deutschland wird die Zahl der Menschen, die an einer versorgungsbedürftigen Schwerhörigkeit leiden, auf etwa 14 Mio. geschätzt. Lediglich etwa 2 Mio. Menschen davon sind tatsächlich versorgt. Die Indikation zum Hörgerät liegt bei einem Hörverlust von 30 dB oder mehr in mindestens einer der Frequenzen zwischen 500 Hz und 3 kHz auf dem tonaudiometrisch besseren Ohr vor. Im Frequenzbereich bis 1 kHz soll der Hörverlust nicht schlechter als 30 dB sein (Maurer, 2009).

Bereits seit einigen Jahren werden teil- und vollimplantierbare Mittelohr-Hörsysteme unter anderem zur Versorgung von Innenohrschwerhörigkeiten und kombinierten Hörstörungen eingesetzt. Aufbau und Funktionsweise dieser Hörsysteme unterscheiden sich dabei stark von denen klassischer externer Hörgeräte, da sie nicht den akustischen Schalldruck am Trommelfell, sondern direkt die in den Gehörknöchelchen wirkende mechanische Kraft verstärken. Dadurch besitzen Mittelohr-Hörsysteme den Vorteil, dass sie auch bei Schallleitungs-Schwerhörigkeiten (z. B. bei Unterbrechungen der Gehörknöchelchenkette) des Mittelohres zum Einsatz kommen können (Büchner, 2009). Darüber hinaus bleibt der Gehörgang frei, sodass Töne wie beispielsweise die eigene Stimme nicht verfälscht und Entzündungen im Gehörgang vermieden werden. Ein zusätzlicher Vorteil von vollimplantierbaren Hörsystemen ist zudem, dass sie auch im Wasser oder bei staubigen Umgebungsbedingungen nutzbar sind. Dem gegenüber steht eine aufwendige risikobehaftete Operation zur Implantation der in der Knochenhöhle des Mittelohres verankerten Sensor- und Aktoreinheiten sowie der im Vergleich zu rein externen Hörsystemen hohe Anschaffungspreis (Maurer, 2009).

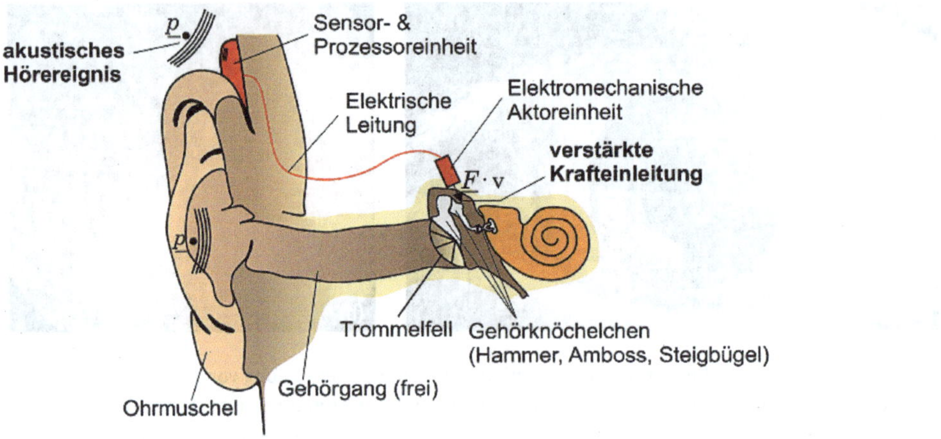

Abb. 2.35: Kraftverstärkung von Mittelohr-Hörsystemen am Beispiel eines teilimplantierbaren Gerätes.

Die Abb. 2.35 zeigt die Funktionsweise von Mittelohr-Hörsystemen sowie deren einzelne Komponenten. Das akustische Hörereignis wird zunächst von einem Mikrofon oder allgemein einer Sensoreinheit aufgenommen und in ein elektrisches Signal umgewandelt.

Bei teilimplantierbaren Systemen wie dem „MET“-System von Otologics[1] oder auch der „Vibrant Soundbridge“ von MedEl in Abb. 2.36 ist das Mikrofon typischerweise sichtbar hinter der Ohrmuschel befestigt. Dagegen wird die Sensoreinheit von vollimplantierbaren Mittelohr-Hörsystemen wie dem „Carina“-System von Otologics in Abb. 2.37 hinter der Ohrmuschel unter die Haut implantiert (Maurer, 2009) und ist somit von außen nicht sichtbar. Alternativ nimmt beim vollimplantierbaren „Esteem“-System von Envoy Medical in Abb. 2.38 ein piezoelektrischer Sensor direkt die Bewegung der Gehörknöchelchen auf.

Die Prozessoreinheit verarbeitet und verstärkt wie auch bei konventionellen Hörgeräten das vom Sensor bereitgestellte elektrische Signal. Im Gegensatz zu rein externen Hörsystemen wird das verstärkte Signal jedoch danach nicht in ein akustisches Signal zurückgewandelt, sondern zu einer mechanisch von der Sensoreinheit getrennten elektromechanischen Aktoreinheit geleitet, die mit den Gehörknöchelchen des Mittelohres verbunden ist (siehe Abb. 2.35). Der Aktor wandelt das elektrische Signal schließlich in eine um den Faktor v verstärkte mechanische Kraft F um, die in die Gehörknöchelchen eingeleitet wird. Auf diese Weise erzielt das Hörsystem eine Verstärkung der ehemals akustischen Druckanregung am Trommelfell.

1 Die Hörtechnologie „Carina“ von Otologics wurde im Jahr 2009 von Cochlear Ltd. aufgekauft.

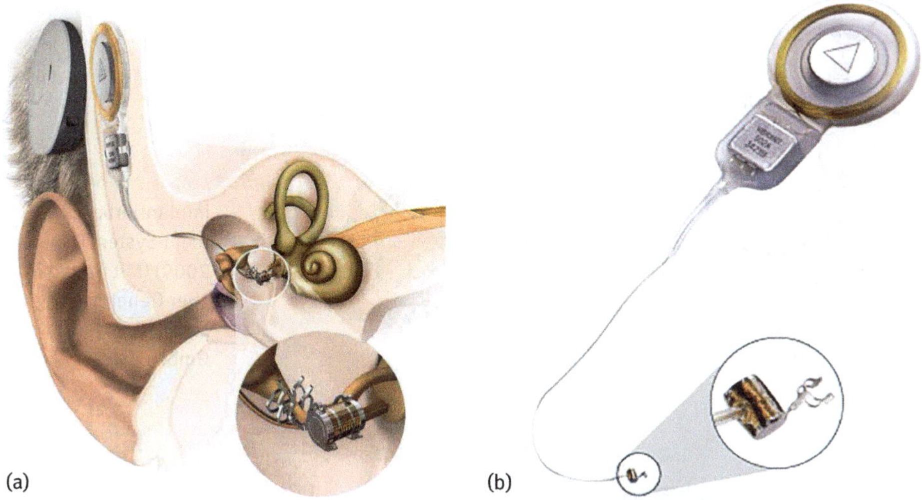

Abb. 2.36: (a) Position der Komponenten beim teilimplantierbaren Hörsystem Vibrant Soundbridge, (b) einzelne Komponenten des Hörsystems mit vergrößerter Aktoreinheit (mit freundlicher Genehmigung von MedEl Deutschland GmbH).

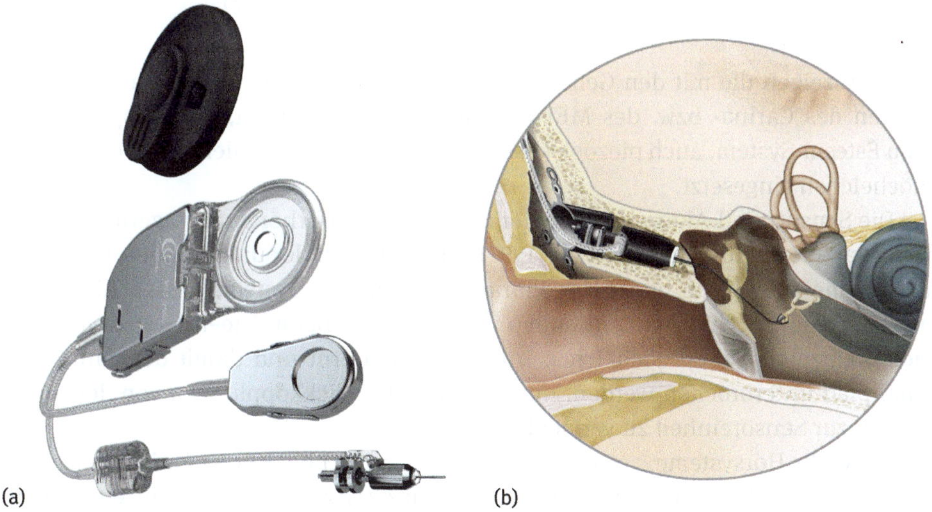

Abb. 2.37: (a) Position der Komponenten beim vollimplantierbaren Carina-System, (b) Detailansicht des Aktors (mit freundlicher Genehmigung der Cochlear Limited).

Dabei bleibt bei den meisten Systemen der natürliche Schallpfad über das Trommelfell und die Gehörknöchelchen bis hin zum Innenohr erhalten.

Der Aktor ist bei allen Mittelohr-Hörsystemen als elektromechanischer Wandler ausgeführt und direkt mit der Gehörknöchelchenkette verbunden. Abb. 2.37 und

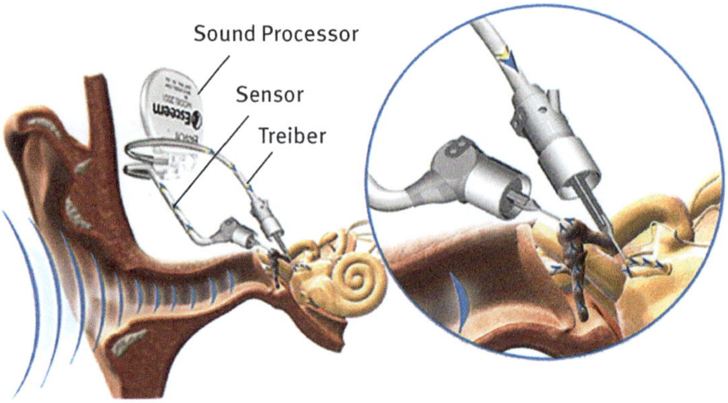

Abb. 2.38: Vollimplantierbares Esteem-System (Maurer, 2009) (Mit freundlicher Genehmigung von Envoy Medical GmbH).

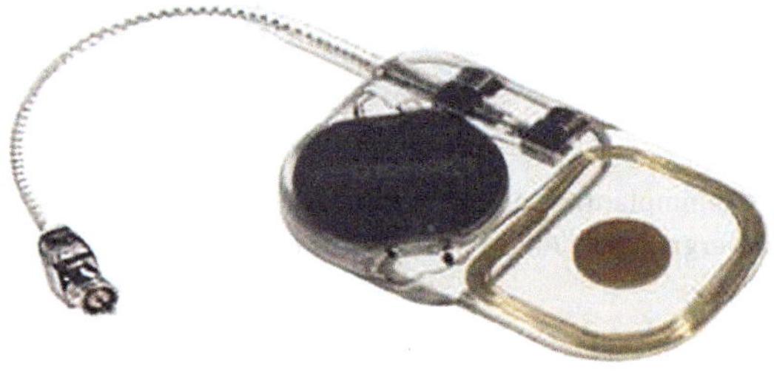

Abb. 2.39: Aktor und Prozessoreinheit des teilimplantierbaren MET-Systems (mit freundlicher Genehmigung von Otologics GmbH).

Abb. 2.39 zeigen die mit den Gehörknöchelchen verbundenen elektromagnetischen Aktoren des Carina- bzw. des MET-Systems. Daneben werden, wie beispielsweise beim Esteem-System, auch piezoelektrische Aktoren zur Krafteinleitung in die Gehörknöchelchen eingesetzt.

Die Sensor- und Aktoreinheiten der meisten Mittelohrhörgeräte lagern, wie Barbara et al. (2009) und Zenner et al. (1997) zeigen, fest in der umgebenden Knochenhöhle. Eine Ausnahme bildet das Vibrant Soundbridge System, dessen Aktor nur mit den Gehörknöchelchen verbunden ist (Abb. 2.36). Beim Esteem-System müssen zudem einzelne Gehörknöchelchen irreversibel entfernt und damit der natürliche Schallpfad unterbrochen werden, um mechanische Rückkopplungen von der Aktoreinheit zur Sensoreinheit zu vermeiden.

Mittelohr-Hörsysteme erreichen derzeit typische Hörverstärkungen von $g = [10\,\text{dB} \ldots 30\,\text{dB}]$ in einem Frequenzbereich von 200 Hz bis 8 kHz. Vereinzelt wurden von Rameh et al. (2010) auch schmalbandige Verstärkungen von $g = [40\,\text{dB}]$ gemessen. Zur Angabe der Hörverstärkung von Mittelohr-Hörsystemen wird die verstärkte Krafteinleitung häufig auf den äquivalenten Schalldruckpegel $L_{\text{P, Äq}}$ zurückgeführt. Dieser entspricht dabei dem Schalldruckpegel $L_{\text{P, TF}}$ der auf das Trommelfell wirken müsste, um eine gleichgroße Kraft $F \cdot v$ in die Gehörknöchelchen einzuleiten. So liegt der äquivalente Schalldruckpegel am Trommelfell, wie beispielsweise Maurer und Savas (2010) zeigen, bei $L_{\text{P, Äq}} = 105\,\text{dB}$ für die genannten typischen Hörverstärkungen. Böheim et al. (2007) berichten jedoch, dass auch äquivalente Schalldrücke von bis zu $L_{P,\,Äq} = 130$ dB möglich sind. Häufig ist die mittlere Hörverstärkung der Implantate jedoch geringer als die externer Hörgeräte und ist zudem nach Maurer (2009) stark vom jeweiligen Hörgeräteträger abhängig.

Tab. 2.2 fasst die versorgten Frequenzbereiche sowie die erzielbaren Hörverstärkungen der vorgestellten Hörsysteme zusammen. Weitere allgemeine Übersichten zu Mittelohr-Hörsystemen sind unter anderem bei Maurer (2009), Zenner und Jorge (2010) sowie Braun und Zenner et al. (2015) zu finden. Erläuterungen speziell zu den Hörsystemen MET und Vibrant Soundbridge geben Böheim et al. (2007) und Rameh et al. (2010). Das Esteem-Hörsystem wird u. a. bei Barbara et al. (2009) und Hellmuth et al. (2011) näher beschrieben.

Tab. 2.2: Kennwerte teil- und vollimplantierbarer Mittelohr-Hörsysteme.

Hörsystem	Frequenzbereich	Hörverstärkung*	$L_{P,\,Äq}$ *	Quellen
Vibrant Soundbridge (MedEl)	250 Hz–8 kHz	10 dB–40 dB	bis 130 dB	Böheim, Nahler, Schlögel (2007), Tisch, Maier (2009)
MET (Otologics)	250 Hz–8 kHz	25 dB–40 dB	bis 100 dB	Rameh et al. (2010)
Carina (Otologics bzw. Cochlear)	250 Hz–8 kHz	10 dB–35 dB	90 dB bis 130 dB	Jenkins et al. (2008), Zenner, Jorge (2010), Maurer (2009), Rameh et al. (2010), Bruschini et al. (2010)
Esteem (Envoy Medical)	125 Hz–8 kHz	10 dB–35 dB	90–105 dB	Barbara et.al. (2009), Maurer, Savas (2010), Maurer (2009)

* Je nach Quelle existieren für das gleiche Hörsystem unterschiedliche Angaben zu Hörverstärkung und äquivalentem Schalldruckpegel, da die Untersuchungen an verschiedenen Patienten bzw. Ohrpräparaten durchgeführt wurden. Der Unterschied kann bis zu 20 dB für eine Frequenz betragen.

2.6 Cochlea-Implantate

Omid Majdani

2.6.1 Übersicht

Cochlea-Implantate (CI) sind auditorische Hörprothesen, die zur Restauration des Hörvermögens bei hochgradig schwerhörigen Patienten sowie bei an die Taubheit leidenden Patienten eingesetzt werden können. CIs kommen nahezu ausschließlich dann zur Anwendung, wenn die Ursache der Taubheit in der Hörschnecke liegt und der weiter innen liegende Hörnerv sowie die zentral auditorischen Strukturen intakt

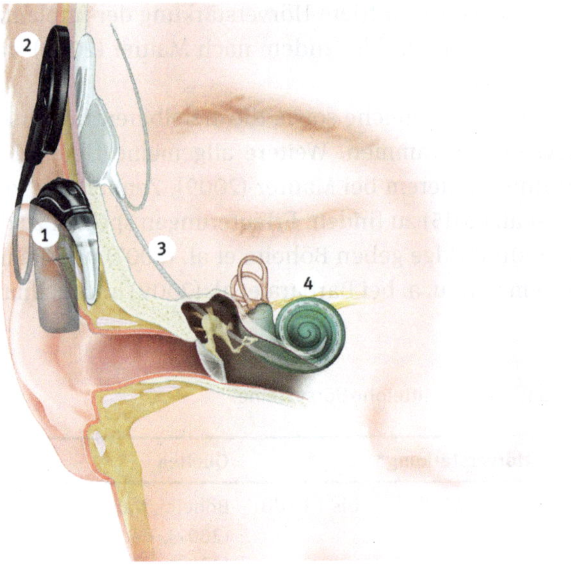

Abb. 2.40: Cochlea-Implantat-System: (1) Soundprozessor, (2) Sendespule, (3) elektrische Verbindung zum Elektrodenträger, (4) Implantatelektroden (mit freundlicher Genehmigung der Cochlear Deutschland GmbH & Co. KG).

sind. Bei Patienten, die beispielsweise tumorbedingt den Hörnerv verlieren, kommen zentral-auditorische Prothesen, beispielsweise auditorische Hirnstammimplantate (*Auditory Brainstem Implants*, ABI) oder auditorische Mittelhirnimplantate (AMI) zum Einsatz.

Cochlea-Implantate bestehen aus zwei Hauptkomponenten, die in Abb. 2.40 dargestellt sind: ein implantierbarer Anteil (siehe auch Abb. 2.41b) und ein außen zu tragender Sprachprozessor (Abb. 2.41a). Der zu implantierende Anteil besteht aus einer Empfangsspule, einem Prozessor und einem Elektrodenträger zur Stimulation des Hörnervs, der in die Hörschnecke eingeführt wird. Die Elektrodenträger der unterschiedlichen Hersteller haben eine unterschiedliche Anzahl an Kontaktelektroden (zwischen 12 und 22 Kontakten) und sind unterschiedlich lang (16–31 mm). Nach Implantation des Implantates besteht keine direkte Verbindung des Implantates zur Außenwelt, beispielsweise in Form eines Steckkupplers, so dass die Informations- und Energieübertragung von dem außen zu tragenden Sprachprozessor über ein induktives Verfahren zwischen der Empfängerspule des implantierten Anteils und der Sendespule des Sprachprozessor gewährleistet wird (siehe Kap. 8.3.2).

Der Sprachprozessor trägt Akkus oder Batterien für die Energieversorgung des kompletten Implantates und hat zudem ein oder mehrere Mikrophone und den Mikroprozessor für die Sprachverarbeitungsprogramme (Abb. 2.42). Für die exakte Positionierung der Senderspule oberhalb der Empfangsspule sind zentral liegende Magnete in den jeweiligen Einheiten angebracht. Durch die externe Unterbringung der Batterien oder Akkumulatoren ist das Risiko der Patientengefährdung durch die toxischen Chemikalien in den Batterieeinheiten ausgeräumt. Die externe Anbringung der Sprachverarbeitungschips gewährleistet auch nach der Implantation ein lebens-

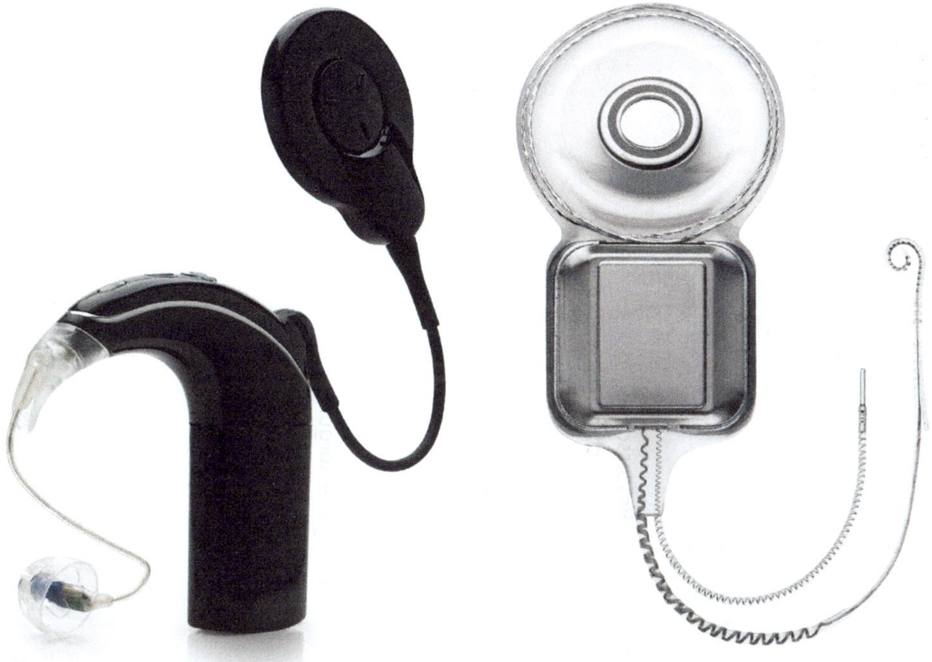

(a) (b)

Abb. 2.41: (a) Cochlear Nucleus CP910 Soundprozessor mit Akustikkomponente, (b) Cochlear Nucleus CI24RE Implantat mit Contour Advance Elektrodenträger (mit freundlicher Genehmigung der Cochlear Deutschland GmbH & Co. KG).

langes Update der Soft- und Hardware für die Sprachverarbeitungsprogramme. Dies war in den vergangenen Dekaden besonders wichtig, da die Hardwarekomponenten von der Kapazität und Schnelligkeit her nicht an die physiologisch machbaren Grenzen herankamen. Dadurch waren kontinuierlich Updates sinnvoll durchführbar und von Generation zu Generation wurde eine deutliche Verbesserung der Hörleistung bei bereits implantierten Patienten erzielt. Es ist anzunehmen, dass durch die deutlich verbesserten Leistungen, Haltbarkeit und Sicherheit der Akkutechnologie und durch die Nutzung der Chiptechnologie, die problemlos an die Leistungsgrenzen der physiologischen Nervenstimulation herankommt sowie durch qualitativ hochwertigere implantierbare Mikrophone auch künftig vollimplantierbare Cochlea-Implantate für die Routineversorgung der Patienten entwickelt werden. Aus heutiger Sicht jedoch scheint diese Entwicklung noch zu den mittel- bis langfristigen Entwicklungen der Cochlea Implantat Technologie zu gehören.

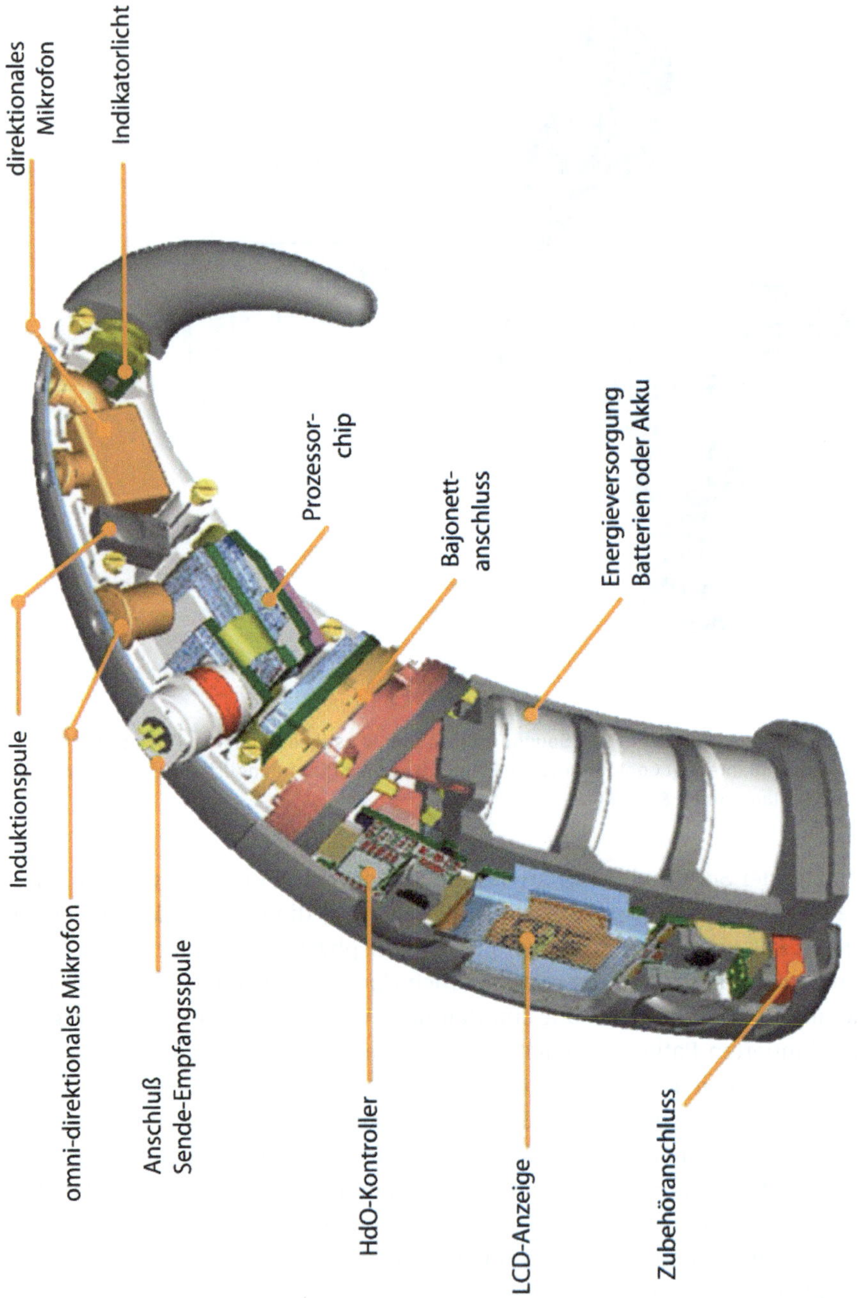

Abb. 2.42: Freedom-24-Soundprozessor (Müller-Deile et al., 2009; modifiziert nach Fa. Cochlear).

2.6.2 Elektroden

Einer der hochaktuellen Forschungs- und Entwicklungsthemen der Cochlea Implantat-Technologie betrifft die Elektroden und deren Positionierung in die Hörschnecke. Dabei werden parallel verschiedene Ziele verfolgt: Minimierung des intracochleären Traumas durch die Insertion der Elektrode in die Hörschnecke, um dadurch das Resthörvermögen von hochgradig schwerhörigen Patienten möglichst zu erhalten. Weiterhin von höchster Relevanz ist die Verbesserung der elektrischen Stimulation. Entscheidende Kriterien hierfür sind die Tiefe der Insertion, die intracochleäre Lage der Kontakte und deren Abstand zu den nervalen Strukturen, die Form und Anzahl der Kontakte auf den Elektroden.

Die heute verwendeten Elektroden bestehen meist aus unterschiedlicher Anzahl an Kontakten, Zuleitungskabeln aus Platin und Silikon als Elektrodenträger. Die Dimensionen aller dieser Komponenten ist für die Bestimmung der Dimension der kompletten Elektrode entscheidend. Die Dimensionen und Beschaffenheit der Elektrode hat weiterhin einen entscheidenden Einfluss auf den Grad des Traumas, das sich bei der Insertion der Elektrode in die Hörschnecke ergeben kann und das mit dem Verlust des Resthörvermögens bei hochgradig schwerhörigen Patienten einher geht. Auch der elektronisch vermittelte Höreindruck hängt entscheidend von den Dimensionen der Elektrode, beispielsweise deren Länge und in diesem Zusammenhang von der Tiefe der Insertion der Elektrode in die Hörschnecke, ab. Eine tiefere Insertion geht mit einer besseren Wahrnehmung der auditorischen Signale einher. Weiterhin hat die relative Positionierung der intracochleär liegenden Kontakte zu den Hörnerven einen Einfluss auf die Hörleistung des Patienten, aber auch auf den Energieverbrauch des Implantates. In diesem Zusammenhang werden die Elektroden in zwei Hauptgruppen eingeteilt. Das sind zum einen die *geraden* Elektroden, die in Ihrer Endposition in der Cochlea an der Außenwandung der Cochlea zum Liegen kommen und deshalb als

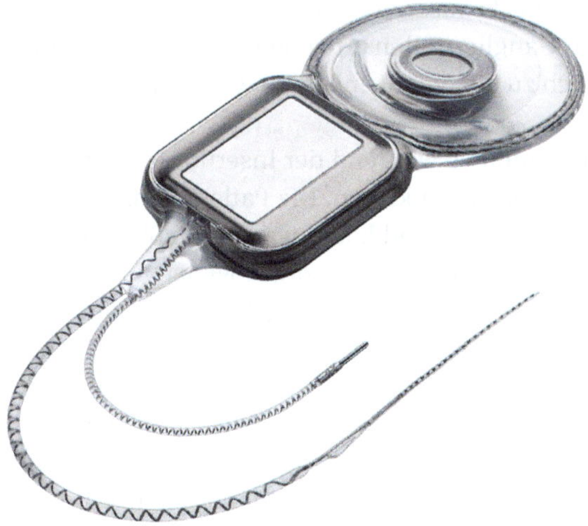

Abb. 2.43: Cochlear Nucleus Profile mit Slim-Straight-Elektrodenträger (CI522, mit freundlicher Genehmigung der Cochlear Deutschland GmbH & Co. KG).

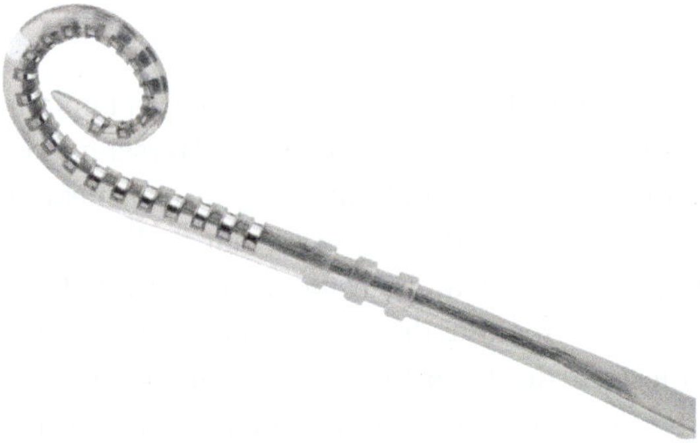

Abb. 2.44: Contour Advance Elektrodenträger (mit freundlicher Genehmigung der Cochlear Deutschland GmbH & Co. KG).

„*lateral wall*" Elektroden bezeichnet werden (Abb. 2.43). Die zweite Gruppe sind die entsprechend der Biegung der Cochlea vorgebogenen Elektroden, die in ihrer Endposition in der Cochlea an der zentralen Achse der Hörschnecke (Modiolus) zum Liegen kommen und deshalb als *perimodiolare* Elektroden bezeichnet werden (Abb. 2.44).

Da sich die Körper der Nervenzellen des Hörnervs (Ganglienzellen) im Modiolus befinden, ist die Elektronen-Nerv-Schnittstelle bei den perimodiolaren Elektroden im Vergleich zu den geraden Elektroden verkürzt. Die Verkürzung wirkt sich positiv auf die Ausbereitung des elektrischen Feldes um die einzelnen Kontakte (*Electricity spreading*) aus, da die elektrischen Ladungen spezifischer an die Ganglienzelle abgegeben werden können. Theoretisch geht dies mit einer besseren Frequenzselektivität einher und senkt den Stromverbrauch infolge der Verkürzung des Abstandes zwischen den Kontakten der Elektroden und Nervenzellen. Dadurch können die Patienten mit einer einzigen Akkuladung einen ganzen Tag ohne Akkuwechsel verbringen. Das ist bei vielen Patienten eine erhebliche Erleichterung in der Handhabung, insbesondere bei kleinen Kindern. Ein weiterer Vorteil der perimodiolaren Elektroden im Vergleich zu den Lateral-Wall Elektroden ist, dass die Elektroden mit derselben Länge in der perimodiolaren Lage tiefer in der Hörschnecke inseriert werden als die geraden Elektroden. Dadurch können sie auch mehr Ganglienzellen erreichen und somit auch das elektrisch vermittelte Hören im Vergleich zu gleichlangen lateral wall Elektroden verbessern.

Bei den vorgebogenen Elektroden kommt es während der Insertion häufiger zur Verletzung von intracochleären membranösen Strukturen. Die Patienten mit Restgehör verlieren in diesem Fall ihr Resthörvermögen und können ausschließlich auf die elektrisch vermittelten Höreindrücke zurückgreifen. Die vorgebogenen Elektroden müssen für die Insertion in die Hörschnecke zunächst gerade gehalten werden. Dies wird auf zwei unterschiedliche Weisen ermöglicht. Bei der Contour Advance Elektrode der Fa. Cochlear (Sydney, Australien) sowie bei den Helix-Elektroden und J5-Elektoden der Fa. Advanced Bionics sind metallische gerade dünne Stifte, sog. *Stillets*, in einem Lumen im Elektrodenarray angebracht. Während der Insertion der Elektrode in der Hörschnecke wird diese insbesondere im Anfangsbereich der basalen Windung

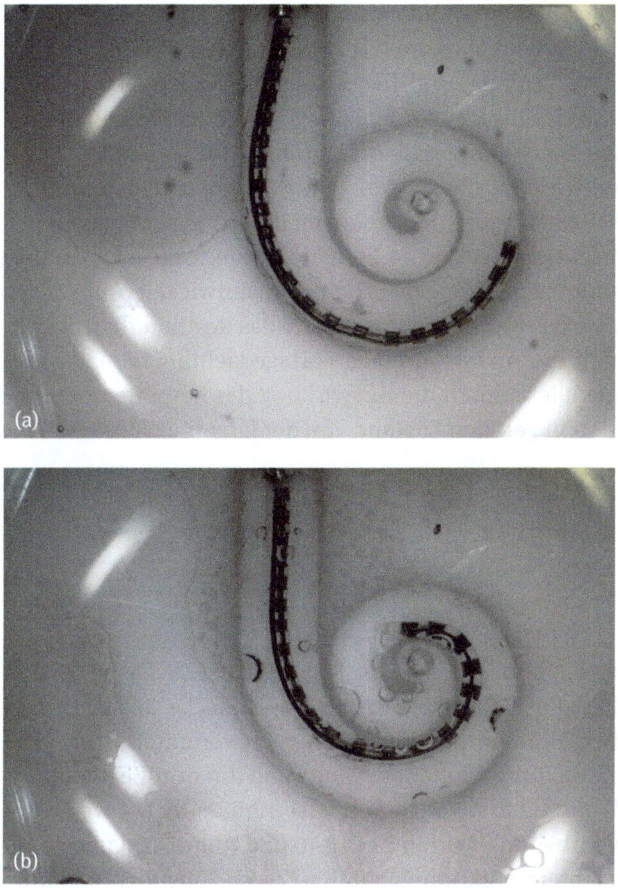

Abb. 2.45: Hybrid-M-Elektroden V0.3 C (a) vorher und (b) nachher.

gerade gehalten, bis die Spitze des Elektrodenträgers die Modioluswand passiert hat. Danach wird der Stillet in seiner Position mittels einer Pinzette oder einer Vorrichtung (Insertionstool) in seiner Position gehalten, während das restliche Elektrodenarray vorgeschoben wird, bis die endgültige Position der Elektrode in der Hörschnecke erreicht wurde. Anschließend wird der Silikonteil der Elektrode in Position gehalten, während der Stillet komplett extrahiert wird. Eine andere Methode kommt bei der EA532 Elektrode der Fa. Cochlear zum Einsatz. Um den Körper des Elektrodenträgers möglich dünn zu gestalten, fehlt hier ein zentrales Lumen für die Aufnahme des Stillets. Die Begradigung der Elektrode für den Insertionsvorgang wird dadurch ermöglicht, dass eine dünne Hülse aus etwas steiferem Silikon außen an der Elektrode anliegt. Die Länge dieser Hülse garantiert, dass die Elektrode bis zum Erreichen der distalen Windung des Modiolus in der basalen Windung der Cochlea gerade gehalten wird. Danach wird die Elektrode durch die Hülse weiter vorgeschoben, wobei die vorgekrümmte Elektrode sich um die Modioluswand krümmt und in die tieferen Bereiche der Cochlea inseriert wird. Anschließend wird die Außenhülse extrahiert.

Für den maximal möglichen Struktur- und Resthör-Erhalt eignen sich derzeit noch die geraden Elektroden. Im Gegensatz zu den vorgebogenen Elektroden ist die Rate des Verlustes von Resthören bei den geraden Elektrodenträger niedriger. Um eine optimierte Elektrode zu entwickeln, die sowohl gerade eingeführt werden und somit möglichst strukturerhaltend sein kann und trotzdem in ihrer endgültigen Lage an der Innenwandung der Hörschnecke zu liegen kommt, wurde vom Autor an der Medizinischen Hochschule Hannover das Konzept „Hybrid-M" entwickelt (Abb. 2.45). Ausgehend von der Elektrode, die das beste Ergebnis in Rate des Resthörerhaltes hat, beschreibt die Grundidee, durch die Inklusion eines Formgedächtnis-Implantates, zu erreichen, dass die Elektrode allein durch die Auswirkung der Körpertemperatur sich nach Abschluss der Insertion in geraden Zustand von der *lateral-wall* Position in Richtung Modiolus bewegt.

2.6.3 Signalverarbeitung zur Generierung der Stimulationsimpulse

Uwe Marschner

Die Signale eines oder mehrerer Mikrofone müssen in geeigneter Weise so umgewandelt werden, dass die über die Elektroden in die Hörschnecke abgegebenen Stromimpulse einen natürlichen Höreindruck beim Patienten vermitteln. Die Aufgabe übernimmt eine Signalverarbeitungseinheit, die aufgrund ihrer Größe und ihres Energieverbrauches außerhalb der Kopfhaut angeordnet ist (Abb. 2.40). Die wesentlichen Bestandteile der Signalverarbeitung sind in Abb. 2.46 und Abb. 2.47 dargestellt. Die Verarbeitung der Signale mehrerer Mikrofone hat den Zweck, eine Richtwirkung zu erzielen und somit störende Umgebungsgeräusche zu unterdrücken.

Die durch das oder die Mikrofone gewandelte, anschließend verstärkte Schallschwingung wird zuerst in einer Filterbank in ihre Frequenzbestandteile getrennt, deren Anzahl sich nach der Anzahl der vorhandenen Elektroden richtet. Bei einem 12-Kanal-System liegen die Mittenfrequenzen der Bandfilter zum Beispiel bei 150 Hz,

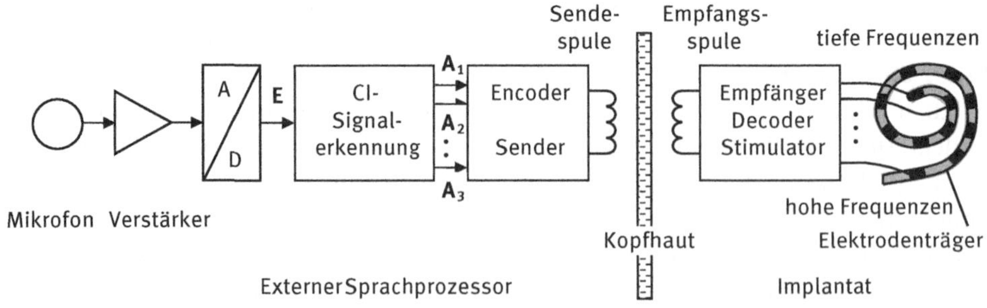

Abb. 2.46: Signalverarbeitungskomponenten eines Cochlea-Implantat-System.

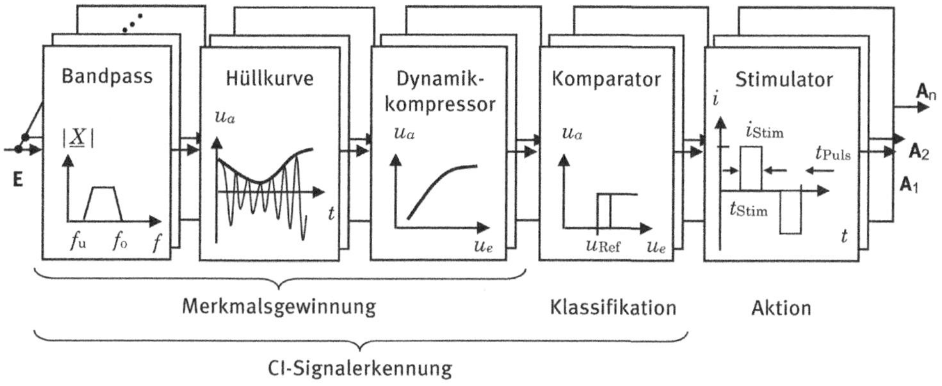

Abb. 2.47: CI-Signalerkennung und *Continuous Interleaved Sampling* (CIS)-Impulserzeugung im externen Sprachprozessor.

260 Hz, 410 Hz, 600 Hz, 850 Hz, 1180 Hz, 1640 Hz, 2240 Hz, 3000 Hz, 4100 Hz, 5500 Hz und 7400 Hz. Die Grenzfrequenzen der einzelnen Bandpassfilter schließen sich aneinander an. In ESPrit™ Prozessoren kommen dafür SC-Filter (siehe Kap. 4.3.3) zum Einsatz. Sie schalten niedrige Frequenzen mit 19 kHz und hohe Frequenzen mit 78 kHz (Arora, Dowell und Dawson, 2012).

Es hat sich gezeigt, dass die so extrahierten Signale nicht geeignet sind, um damit die zugehörigen Elektroden anzusteuern. Eine bessere Verständlichkeit lässt sich beispielsweise mit dem *Continuous Interleaved Sampling* (CIS) Verfahren erzielen, bei dem die Elektroden mit zwei aufeinander folgenden Impulsen gleicher Stärke aber entgegengesetzter Polarität (bi-phasisch) angesteuert werden, wie in Abb. 2.47 dargestellt. Die einzelnen Elektroden erhalten ihre bi-phasischen Impulse dabei nicht gleichzeitig, sondern nacheinander. Die Stromstärke i_{Stim} des Stimulationsimpulses, die Pulsbreite t_{Stim}, die Doppelpulsbreite t_{Puls} und die Stimulationsperiodendauer bzw. Stimulationsrate T_{Stim} müssen individuell an jeden Patienten angepasst werden. Die Stromstärke $i_{\mathrm{Stim,T}}$, bei der der Patient gerade noch eine Hörwahrnehmung hat (T-Wert vom englischen „*Threshold*"), ist dabei für jede Elektrode unterschiedlich. Die Stimulation erfolgt, wenn die in ihrer Dynamik komprimierte jeweilige Signalamplitude am Filterausgang den Schwellwert u_{ref} übersteigt.

Die Signalamplitude gewinnt man mit Hilfe einer Hüllkurvenanalyse. Im einfachen Fall wird dazu das Ausgangssignal eines Bandpasses gleichgerichtet und anschließend Tiefpass-gefiltert. Das mathematisch exakte, aber auch das aufwändigste Verfahren bei der Hüllkurvenanalyse ist die Hilbert-Transformation. Sie ist Bestandteil bei CIS + (siehe Kap. 3.2.4).

Eine digitale Signalverarbeitung setzt zwar einen Analog-/Digital-Umsetzer im externen Gerät voraus, hat aber den Vorteil, dass ein digitaler Signalprozessor das Amplitudenspektrum mit Hilfe einer schnellen Fouriertransformation (FFT, siehe Kap. 3.2.3) berechnen kann. Der Signalprozessor ersetzt die Filterbank mit anschließender Hüllkurvenberechnung. Nachteilig sind hier die Äquidistanz der Spektrallinien und die blockweise Signalverarbeitung. Die Systeme SPrint™ und Freedom™ BTE nutzen die FFT für die Berechnung des Spektrums mit einer Abtastfrequenz von 16 kHz. Nach dem Abtasttheorem darf das Eingangssignal daher keine Frequenzkomponenten oberhalb von 8 kHz enthalten (Arora, Dowell und Dawson, 2012).

Neben dem CIS sind derzeit auch andere Stimulationsstrategien im Einsatz. So werden bei der SPEAK-Strategie die Frequenzbänder für die Stimulation ausgewählt, die die meiste Energie enthalten. ACE (*Advanced Combination Encoder*) kombinieren die CIS- und die SPEAK-Strategie. Situationsabhängig werden Elektroden für die Stimulation ausgewählt, so dass auch deren Anzahl unterschiedlich ist. Weitere Verfahren sind beispielsweise die *Multi-Rate-Stimulation* (MRS), die *Quadruple Pulsatile Stimulation* (QPS) oder die *HiResolution™-Sound-Strategy*.

Aufgrund der geringen Anzahl von Elektroden, die mehreren zehntausend Nerven gegenüberstehen, ist nach der Operation eine Hör- und Spracherziehung erforderlich. Der Sprachprozessor und wird dabei ebenfalls eingestellt. Vor allem die Einstellung der T-Werte ist aufwändig. Teilweise kann dazu auch Information aus dem Implantat zum Sprachprozessor übertragen werden.

Die Programmierung des Sprachprozessors mit einem PC erfolgt über einen zusätzlichen Adapter, der die Verbindung zum Sprachprozessor beispielsweise über Infrarotstrahlung oder Hochfrequenz herstellt. Ein Cochlea-Implantat-System kann somit zwei telemetrische Schnittstellen S3 besitzen. Eine einheitliche externe Schnittstelle zum Implantatsystem bzw. Sprachprozessor existiert nicht. Eine biomedizinische Aktor-Schnittstelle S0 befindet sich zwischen dem Cochlea-Implantat und der Cochlea in Form der Elektroden. Die Sensorschnittstelle S1 zum Mikrofon liegt innerhalb des Sprachprozessors.

Die Batterien des externen Systems müssen in kurzer Abfolge, je nach Typ täglich bis wöchentlich, gewechselt werden. Neuere Geräte besitzen Akkumulatoren, die über Nacht aufgeladen werden. Die aufwändige Konfiguration und Programmierung des Systems empfiehlt eine Datenhaltung auf dem PC. Sie ist Teil der jeweiligen Herstellersoftware und ist somit auch durch große qualitative Unterschiede gekennzeichnet. Ein Ziel bei der Weiterentwicklung der Systeme ist die Verringerung des Leistungsbedarfs des Implantats und des externen Audioprozessors. Verbesserte Elektrodenträger zielen auf eine deutliche Erhöhung der Elektrodenanzahl, die entsprechend angesteuert werden müssen.

2.7 Intelligente Hüftprothese

Uwe Marschner, Bernhard Clasbrummel, Birger Jettkant

2.7.1 Motivation

In Europa werden jährlich mehr als 150.000 und in den USA mehr als 300.000 Hüftendoprothesen implantiert (Abb. 2.48). Eine Prothesenlockerung tritt derzeit bei 5–10 % der Patienten mit Hüft- oder Kniegelenksprothesen nach etwa 2 bis 10 Jahren ein. Die Folgen sind Schmerzen und eine fehlende Belastbarkeit des betroffenen Beines. Eine Implantatlockerung kann in der Regel nur durch eine Revisionsoperation mit möglichen Komplikationen behoben werden, was eine große Belastung für den Patienten bedeutet. Die Kosten einer solchen Revision betragen ca. 10.000 EUR.

In Bezug auf die Prothesenverankerung gibt es in der Hüftendoprothetik unterschiedliche Lösungen. Zur Unterstützung der Verankerung bzw. Stabilisierung während der Neubildung des kortikalen Femurknochens kann die Prothesenoberfläche speziell beschichtet werden. Dazu beschießt beispielsweise der Hersteller Aesculap in einer Vakuum-Kammer die oxydfreie Prothesenoberfläche im oberen proximalen Drittel mit Reinst-Titanpulver. In der Folge entsteht eine raue, mikroporöse Oberfläche (Plasmapore® -Schicht) mit hoher Stabilität (Aesculap AG, 2009). Eine *primäre Stabilisierung* des Prothesenschafts im Femur wird sofort nach einer OP bereits durch eine Keilwirkung im kortikalen Knochenbereich erzeugt. Die nach ca. 3 Monaten auftretende Stabilisierung der Prothese wird als *sekundäre Stabilisierung* bezeichnet. Da der Knochen nur in Teilflächen der Plasmapore®-Beschichtung einwachsen kann und sich der Knochen ständig im Umbauprozess befindet, unterliegen die Verankerungsverhältnisse einer ständigen Änderung. Durch diese und weitere Einflussfaktoren auf die Verankerungsstabilität der Prothese kann nicht generell gesagt werden, wann eine Prothese fest verankert ist und ab wann von einer Lockerung zu sprechen ist. Klinisch treten überwiegend proximale Prothesenlockerungen auf. Die Erfahrung zeigt, dass radiologisch offensichtlich lockere Prothesen oft nur sehr schwer explantiert werden können und radiologisch offensichtlich noch relativ feste Prothesen (bei klinischer Indikation zum Wechsel) häufig leicht explantiert werden können.

Die Unzuverlässigkeit einer frühzeitigen Lockerungserkennung mit Hilfe der Radiographie, Arthrographie und Szintigraphie wurde u. a. von Li, Jones und Gregg

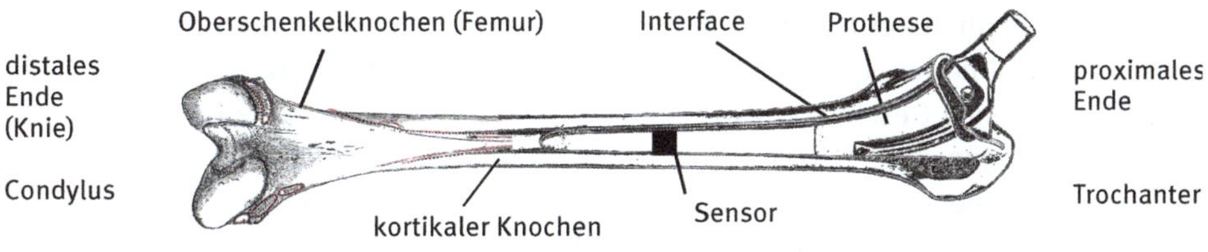

Abb. 2.48: Femur-Prothesen-Verbund ohne Kugelkopf.

(1995) diskutiert. Bei der *Radiographie* wird ausgenutzt, dass Knochen mehr Röntgenstrahlung absorbieren als Weichteile und damit auf dem Röntgenbild dunkler erscheinen. Nicht knochige Bestandteile von Gelenken können durch Spritzen eines Kontrastmittels bei der *Arthrographie* im Röntgenbild hervorgehoben werden. Die *Szintigraphie* bedient sich radioaktiv markierter Stoffe, die sich im zu untersuchenden Zielorgan oder Skelett anreichern und von denen dann Aufnahmen gemacht werden. Als alternative Methode zur Erkennung von Prothesenlockerungen wurde die Vibrationsanalyse von Chung, Pratt und Babyn (1979) vorgeschlagen, auf die im Weiteren eingegangen wird. Es wird erwartet, dass die Vibrationsanalyse im Vergleich zur Röntgenanalyse ein besseres Gesamtbild der Festigkeit Knochen/Prothese vermittelt, insbesondere bei nicht zementierten Prothesen.

2.7.2 Analyse und Simulation des lineares dynamischen Systemverhaltens

Bei der Lockerungserkennung von Hüftprothesen mittels *linearer* Schwingungsanalyse wird davon ausgegangen, dass sich das lineare dynamische Systemverhalten des Femur-Prothesen-Verbundes und damit die mechanische Wellenleitung im Verbund mit dem Verankerungszustand ändert. Eine Analyse der Wellenvorgänge auf Femur und Prothese führt zu Raum-Zeit-Differenzialgleichungen. Aus diesen Differenzialgleichungen lässt sich eine Vielzahl möglicher Vorgänge ableiten. Bei den nachfolgenden Betrachtungen bleiben alle Vorgänge unberücksichtigt, die mit einer Abstrahlung und Ausbreitung von Wellen in Räumen verknüpft sind, wobei mindestens eine Koordinate bis in das Unendliche ausgedehnt ist. Ebenso bleiben Wechselwirkungen zu elektrischen und magnetischen Feldern unberücksichtigt (Lenk und Irrgang, 1977). Prothese und Femur sind hierbei durch Eigenschwingungsmoden von axialen, Torsions- und Biegeschwingungen charakterisiert. Für jede dieser Schwingungsarten existiert eine unendliche Anzahl von Eigenfrequenzen und Eigenschwingformen bzw. stehenden mechanischen Wellen. Sie werden durch die wirkenden Randbedingungen, Abmessungen und Materialeigenschaften des schwingenden Körpers beeinflusst. Die Schwingungseigenschaften des Femurs werden somit auch durch die fest im Knochen verankerte Prothese bestimmt, während der lockere Prothesenteil einen separaten schwingungsfähigen Körper darstellt. Je nach Lockerungsgrad der Prothese ändern sich die Eigenfrequenzen des Femur-Prothesen-Verbundes, was die Grundlage der Lockerungsdetektion bildet. Infolge der praktisch auftretenden Schwingungsdämpfung, hauptsächlich verursacht durch das umgebende Gewebe, sind die praktisch messbaren Resonanzfrequenzen nicht identisch mit den Eigenfrequenzen. Ebenso unterscheiden sich Geschwindigkeit- und Beschleunigungsresonanzfrequenzen von den Eigenfrequenzen.

Die ersten sieben Eigenschwingungsmoden der Prothese zeigt Abb. 2.49 als Ergebnis einer Finite-Elemente-Modalanalyse (Paschold, 2005; Zhu, 2008). Der Fall einer distalen Lockerung der Prothese wurde durch eine Veränderung des Winkels beschrieben,

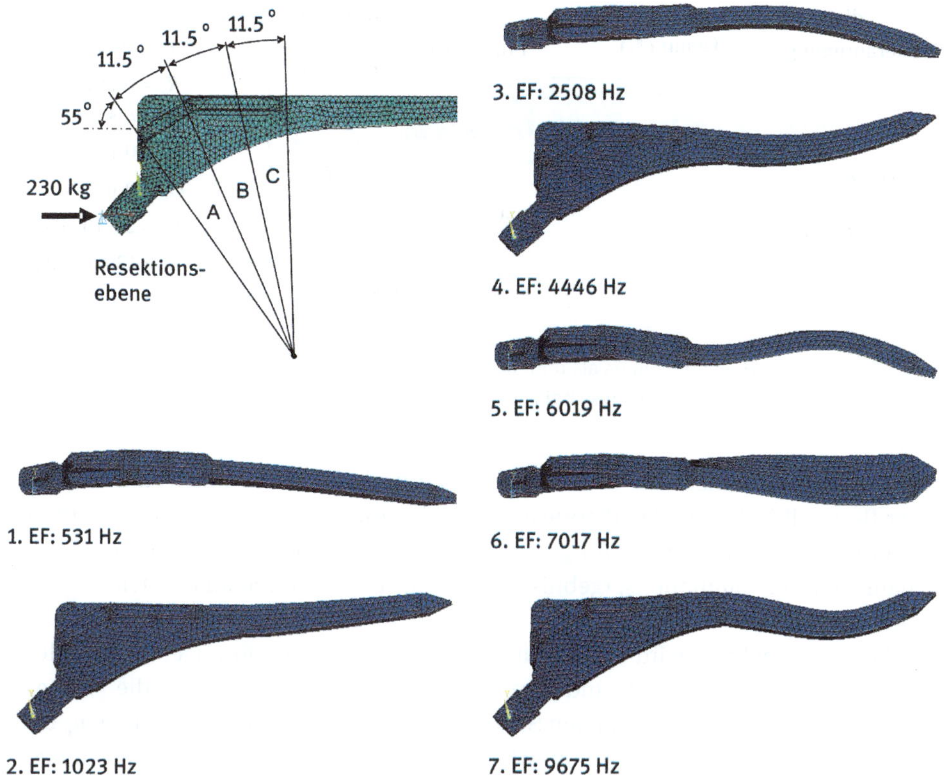

Abb. 2.49: Mit einem Finite-Elemente-Programm simulierte Eigenfrequenzen (EF) einer proximal im Bereich A fixierten Hüftprothese ohne Dämpfungseinfluss. Frequenzen ab 1500 Hz werden durch umgebendes Gewebe stark bedämpft und können praktisch nicht gemessen werden.

der den Festigkeitsbereich ab der Resektionsebene charakterisiert. Die angegebenen Winkel 55 Grad, 66,5 Grad, 78 Grad gehen von der Schaftachse aus. Auf den Kopfmittelpunkt wurde eine externe Kraft von 2300 N in x-Richtung angelegt, wobei Freiheitsgrade des Kopfmittelpunktes in x- und y-Richtung angenommen wurden (DOF: uyuz). Aufgrund der Prothesengeometrie werden die größten Auslenkungen in y-Richtung erwartet (1., 3. und 5. Eigenfrequenz). Bei distaler Fixierung treten andere Eigenschwingungen auf, deren Frequenzen aber im gleichen Bereich liegen.

Die Modalanalyse nur der Prothese gestattet nur eine Abschätzung des Prothesenverhaltens. Da der Phasenwinkel zwischen der Anregungsschwingung und dem Messort im Femur bei einer Modalanalyse keine Rolle spielt, entsprechen die Eigenschwingformen nicht den realen Schwingformen des Verbundes. Die Randbedingungen für die Lockerungssimulationen fixieren die Prothese zudem in einem genau definierten Gebiet; bei einer realen Lockerung wird dies kaum der Fall sein.

Ein genaueres Bild des Schwingungsverhaltens vermittelt die Betrachtung des Femur-Prothesen-Verbundes. Werden lediglich eindimensionale mechanische Wel-

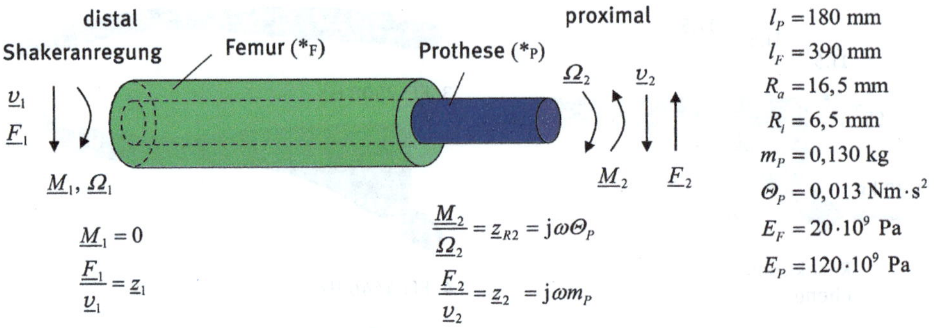

Abb. 2.50: Modellierung des Femurs als röhrenförmiger Biegewellenleiter, den die Prothese rechtsseitig durch ihre Masse und Drehmasse belastet.

lenvorgänge betrachtet, dann kann der Verbund aus Prothese und Femur mit der Euler-Bernoulli'schen Balkentheorie analysiert werden. In diesen Analysen wird die Dämpfung nicht einbezogen. Aufgrund der getroffenen Vereinfachungen reicht die Genauigkeit der Simulationsergebnisse nicht an die von FE-Simulationen des Verbundes heran.

Zur Vereinfachung wird der Femur in Abb. 2.50 als röhrenförmiger Biegewellenleiter mit dem Innenradius R_i und dem Außenradius R_a betrachtet und die Prothese mit der Länge l_P auf der proximalen Seite vereinfacht als Stab mit der Masse m_P und dem Trägheitsmoment Θ_P. Der Femur ist damit auf der proximalen Seite translatorisch mit der Impedanz $\underline{z}_2 = \underline{F}_2/\underline{v}_2 = j\omega m_P$ abgeschlossen und rotatorisch mit der Impedanz $\underline{z}_{R2} = \underline{M}_2/\underline{\Omega}_2 = j\omega\Theta_P$.

Mit der komplexen Geschwindigkeit $\underline{v} = j\omega\,\underline{w}$ und Beschleunigung $\partial^2\underline{w}/\partial t^2 = j\omega\,\underline{v}$ führt die Euler-Bernoullische Balkentheorie auf die Differenzialgleichung:

$$\frac{1}{j\omega}\frac{\partial^4 \underline{v}}{\partial x^4} + j\omega\frac{\rho \cdot A}{E \cdot I} \cdot \underline{v} = 0 \tag{2.2}$$

Aus der Kettenmatrix des Biegewellenleiters ergibt sich als Lösung von DGL (2.2) mit $\eta = \beta l = \sqrt{\omega/\omega_0}$, $z_0 = \sqrt{m/n_0}$, $n_0 = l^3/(EI)$ und $I_F = (R_a^4 - R_i^4)\pi/4$ (Lenk und Irrgang, 1977):

$$\begin{pmatrix} \underline{v}_1 \\ \underline{\Omega}_1 \\ \underline{M}_1 \\ \underline{F}_1 \end{pmatrix} = \begin{pmatrix} C & -\frac{l}{\eta}S & \frac{1}{jz_0 l}c & \frac{1}{jz_0}\frac{s}{\eta} \\ -\frac{1}{l}\eta s & C & -\frac{1}{jz_0 l^2}\eta S & -\frac{1}{jz_0 l}c \\ jz_0 lc & jz_0 l^2\frac{s}{\eta} & C & \frac{l}{\eta}S \\ jz_0\eta S & -jz_0 lc & \frac{1}{l}\eta s & C \end{pmatrix} \cdot \begin{pmatrix} \underline{v}_2 \\ \underline{\Omega}_2 \\ \underline{M}_2 \\ \underline{F}_2 \end{pmatrix}, \tag{2.3}$$

mit den Rayleigh-Funktionen:

$$\begin{aligned}S(x)&=\frac{1}{2}(\sinh x+\sin x)\\ C(x)&=\frac{1}{2}(\cosh x+\cos x)=\frac{\mathrm{d}S(x)}{dx}\\ s(x)&=\frac{1}{2}(\sinh x-\sin x)=\frac{\mathrm{d}C(x)}{dx}\\ c(x)&=\frac{1}{2}(\cosh x-\cos x)=\frac{\mathrm{d}s(x)}{\mathrm{d}x}\end{aligned} \quad . \tag{2.4}$$

Die distale Impedanz $\underline{z}_1$ des Femurs kann mit den Gleichungen (2.3) und den Randbedingungen in Abb. 2.50 an der Anregungsstelle berechnet werden:

$$\underline{z}_1=\frac{\underline{F}_1}{\underline{v}_1}=\frac{\underline{k}_{41}+\underline{k}_{44}\underline{z}_2-\left(\underline{k}_{42}+\underline{k}_{43}\underline{z}_{R2}\right)\dfrac{\underline{k}_{31}+\underline{k}_{34}\underline{z}_2}{\underline{k}_{32}+\underline{k}_{33}\underline{z}_{R2}}}{\underline{k}_{11}+\underline{k}_{14}\underline{z}_2-\left(\underline{k}_{12}+\underline{k}_{13}\underline{z}_{R2}\right)\dfrac{\underline{k}_{31}+\underline{k}_{34}\underline{z}_2}{\underline{k}_{32}+\underline{k}_{33}\underline{z}_{R2}}} \tag{2.5}$$

In Abb. 2.51 ist die Impedanz $\underline{z}_1$ am distalen Ende über die Frequenz aufgetragen. Die Polstellen kennzeichnen Resonanzen, die Nullstellen Antiresonanzen. Die erste Polstelle tritt bei diesem Röhrenmodell bei 122 Hz auf, die erste Nullstelle bei 195 Hz. Die Polstelle liegt in der Nähe der von Li, Jones und Gregg gemessenen Grundfrequenz eines frei stehenden Femur-Prothesen-Verbundes (Li, Jones und Gregg, 1996). Die Polstellen korrespondieren mit den Polen der Übertragungsfunktion $\underline{B}_v$:

$$\underline{B}_v=\frac{\underline{v}_2}{\underline{v}_1}=\frac{1}{\underline{k}_{11}+\underline{k}_{14}\underline{z}_2-\left(\underline{k}_{12}+\underline{k}_{13}\underline{z}_{R2}\right)\dfrac{\underline{k}_{31}+\underline{k}_{34}\underline{z}_2}{\underline{k}_{32}+\underline{k}_{33}\underline{z}_{R2}}} \tag{2.6}$$

zwischen der Schwinggeschwindigkeit $\underline{v}_2$ an der Kopplungsstelle von Femurrohr und Prothesenzylinder und der Schwinggeschwindigkeit $\underline{v}_1$ am Condylus auf der Anregungsseite. Die Polstellen liegen in der Nähe der messbaren Resonanzüberhöhungen an dieser Verbindungsstelle. Eine Prothesenlockerung wird in diesem Modell durch eine veränderte Drehmasse Θ beschrieben.

Bei der verfeinerten Untersuchung der Eigenfrequenzen und Eigenmoden des Femur-Prothesen-Verbundes bei ungedämpfter Schwingung mit Hilfe von Finite-Elemente Modalanalysen durch Qi et al. (2003) zeigte sich, dass die Prothesenlockerung mit Hilfe der Vibrationsanalyse zuverlässig erkannt werden kann, wenn mehr als ein Drittel des Prothesenschaftes nicht verankert ist. Bis zu einer Verankerungslänge des Prothesenschaftes von einem Fünftel kann eine Lockerung noch erkannt werden, allerdings nicht mehr zuverlässig. Die Autoren empfehlen die generelle Durchführung

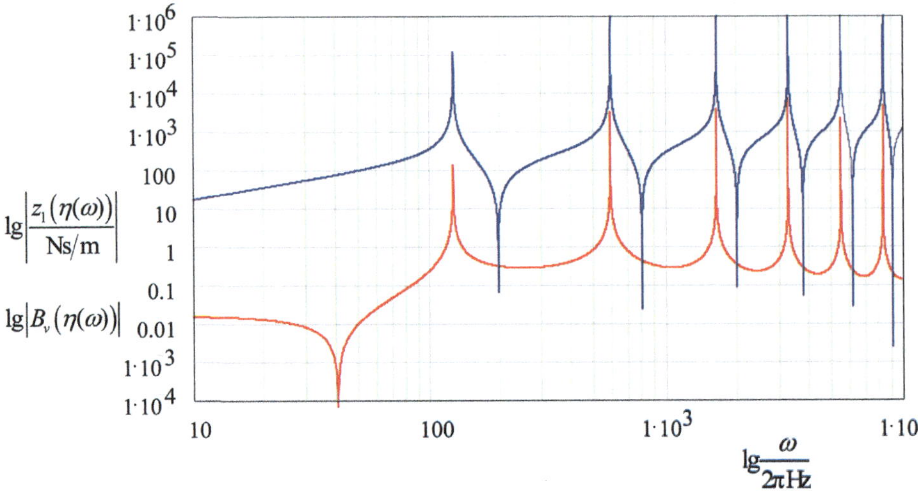

Abb. 2.51: Amplitudenfrequenzgänge der Geschwindigkeitsübertragungsfunktion und der Impedanz des ungelockerten Femur-Prothesen-Verbundes auf der Anregungsseite.

einer postoperativen Vibrationsanalyse, um ein Referenzspektrum für spätere Vergleiche zu erhalten. Prothesenlockerungen sind dann durch die Verschiebung der Eigenfrequenzen oder der Phasenwinkel im Spektrum zu erkennen.

Rosenstein et al. (1989) veröffentlichten Spektren, die Unterschiede zwischen fest verankerten und lockeren Prothesen aufwiesen. Weiterhin führten Li et al. (1995, 1996) Experimente am frei schwingenden Femur-Prothesen-Verbund durch, wobei das distale Drittel des Femurs mit einem Shaker angeregt und die Beschleunigung am Trochanter gemessen wurde. Sie schlussfolgerten anhand der Spektren, dass speziell die fortgeschrittene Lockerung zuverlässig mit der Vibrationsanalyse detektiert werden kann, die Methode aber nicht sensitiv genug ist, um eine frühzeitige Lockerung zu erkennen.

2.7.3 Analyse des nichtlinearen dynamischen Systemverhaltens

Georgiou und Cunningham (2001) verglichen die Ergebnisse von Vibrationsanalysen mit Radiographien in 23 Fällen, in denen Patienten mit implantierten Hüftprothesen über Schmerzen klagten, die Röntgenaufnahmen aber keine Hinweise auf Prothesenlockerungen boten. Als Kriterium für eine Prothesenlockerung wurde das Auftreten von Oberwellen herangezogen, die infolge einer Deformation der anregenden Sinusschwingung entstehen. Die Untersuchungen ergaben eine Sensitivität der Vibrationsanalyse von 80 % und eine Spezifität (Richtig-Negativ-Rate) von 89 % verglichen mit der Radiographie.

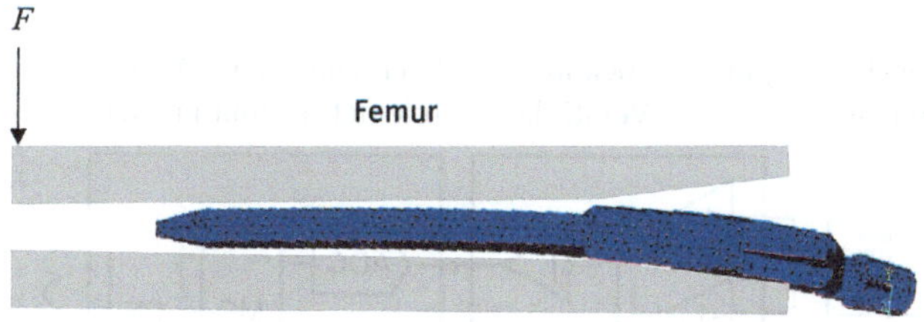

Abb. 2.52: Anregung von Oberwellen der Anregungsschwingung und von Eigenschwingungen des Femur-Prothesenverbundes durch Begrenzung der Amplitude der Prothesenschwingung.

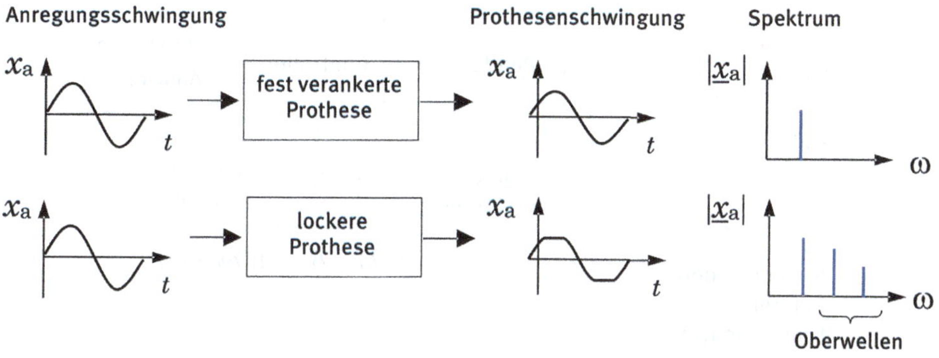

Abb. 2.53: Anregung von Oberwellen der Anregungsschwingung und von Eigenschwingungen des Femur-Prothesenverbundes.

Bei diesem Diagnoseverfahren wird von nichtlinearem Verhalten des Femur-Hüftprothesenverbundes ausgegangen. Eine Modellvorstellung nimmt eine nichtlineare Nachgiebigkeit einer gelockerten Femur-Hüftprothesenverbindung an. Große Schwingungsamplituden der Prothese werden dadurch begrenzt, wie in Abb. 2.52 skizziert. Die Begrenzung bewirkt eine amplitudenabhängige Änderung Ihrer Schwingform, die nicht mehr nur die Grundschwingung, sondern auch Oberwellen aufweist, wie in Abb. 2.53 dargestellt. Zudem werden theoretisch durch das Anschlagen die Eigenfrequenzen des Femur-Prothesen-Verbundes angeregt, was ebenfalls zu zusätzlichen Spektralkomponenten führen würde.

2.7.4 Konzept des Schwingungsdiagnosesystems

Das Schwingungsanalyse-Diagnosesystem besteht aus einem in die Prothese integrierten und einem externen Teil, wie in Abb. 2.54 vorgestellt. Der Femur wird durch einen elektrodynamischen Shaker angeregt, der am oder nahe des medialen Femurcondylus befestigt ist. Ein programmierbarer Funktionsgenerator gefolgt von einem Audioverstärker generiert das sinusförmige Anregungssignal im interessierenden

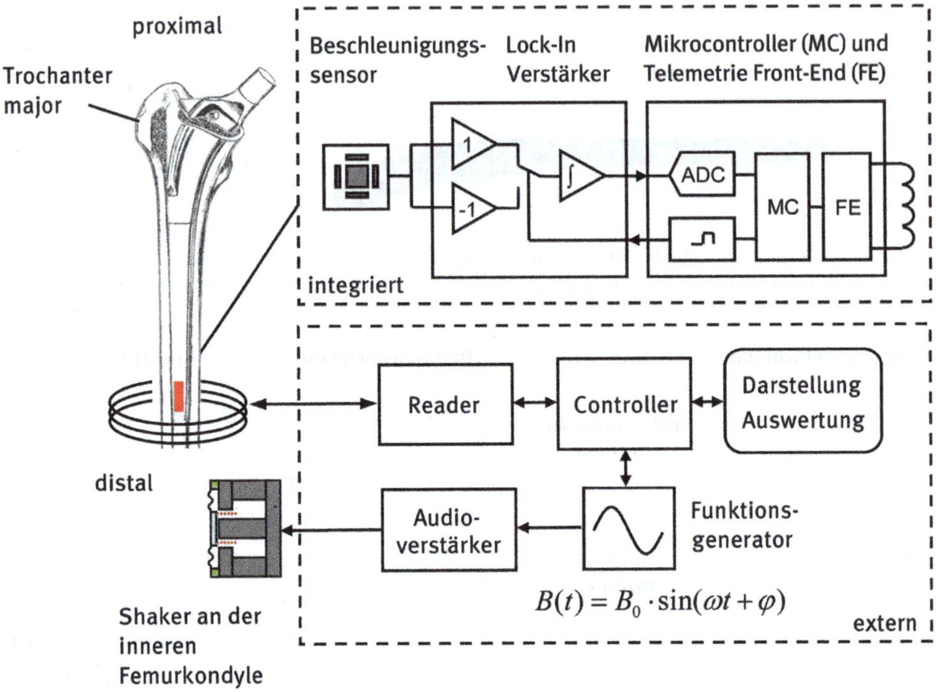

Abb. 2.54: Systemkonzept für die Prothesenanregung und drahtlose Lock-In-Messung.

Frequenzbereich der ersten Resonanzfrequenzen des Femur-Prothesen-Verbundes. Die Anzahl der Anregungsfrequenzen gibt aus Gründen der Elektronik-Architektur der externe Controller vor, der den Messprozess steuert. Ein handelsüblicher mikromechanischer Beschleunigungssensor in der Prothese misst die Schwingungen; ein Lock-In-Verstärker richtet sein Ausgangssignal phasenempfindlich gleich. In die Prothese ist ein RFID (*Radio Frequency Identification*)-Transponder-ASIC mit frei programmierbarem 16-Bit-Mikrocontroller integriert (Fraunhofer-Institut für Photonische Mikrosysteme IPMS, 2009). Der Controller synchronisiert den Lock-In-Verstärker, setzt mit einem Analog-Digital-(A/D)-Wandler das Ausgangssignal um und überträgt die Daten über sein Telemetrie-Interface zur externen Reader-Station. Diese versorgt die Prothesenschaltung über das Hochfrequenzfeld mit Energie sowie der Frequenz- und Phaseninformation zur Lock-In-Synchronisation. Da im Gegensatz zu einem digitalen Standard-Messsystem nur die Ausgangsspannung des Lock-In-Verstärkers je Anregungsfrequenz übertragen werden muss und nicht eine gesamte Abtastreihe, spart der Einsatz dieser speziellen aktiven Messschaltung Übertragungszeit und -kosten. Die RFID-Telemetrie arbeitet dabei mit einer Frequenz von 125 kHz, die Energie- und Datenübertragung erfolgt über eine einzelne externe Spule nach dem Prinzip eines lose gekoppelten Transformators (siehe Kap. 8.3.2.3). Der Controller in der externen Reader-Station überträgt die empfangenen Lock-In-Ausgangssignale zusammen mit den dazugehörigen Frequenzen und Phasen an einen PC, der dann die Darstellung, Auswertung und Speicherung der Spektren übernimmt.

Die Schwingungsanregung des Femur-Prothesen-Verbundes erfolgte elektrodynamisch mit einem handelsüblichen Shaker (Schwinger), der am Knie mit Kontakt zum inneren Femurcondylus befestigt wird. An dieser Stelle ist der Energieeintrag in den Knochen größer, als im Bereich des Trochanter major, da auf der proximalen Seite im Beckenbereich das subkutane Fettgewebe stärker ausgebildet ist. Eine statische Druckkraft kann über ein Luftkissen im Bereich der Kniekehle eingestellt werden. Der Shaker benötigt Ansteuersignale, die ein integrierter Standard-NF-Verstärker bereitstellt.

2.7.5 Lock-In-Verstärker als aktive Messschaltung

Für den verwendeten Beschleunigungssensor ADXL202E ist von Analog Devices bei einer 3 V Versorgungsspannung eine Sensitivität von 167 mV/(m · s^{-2}) bei einem Messbereich von ±2 g angegeben. Eine an der Prothese der Masse $m = 0{,}12\,\text{kg}$ wirkende Kraft von 1 mN bewirkt eine Beschleunigung von max. 0,85 mg, so dass die Amplitude der Sensorausgangsspannung max. 142 µV beträgt. Das sind weniger als 1/2300 des Messbereiches des Sensors. Die bei Modellversuchen an der Ruhr-Universität Bochum ermittelte Resonanzüberhöhung liegt zwischen 10 und 50. Das Grundrauschen des Sensors von 200 µm · $s^{-2}/\sqrt{\text{Hz}}$ überdeckt das Nutzsignal.

Da das Anregungssignal ein stationäres und bekanntes Sinussignal ist, kann zur Auswertung des stark gestörten Messsignals ein Lock-In-Verstärker eingesetzt werden, der in die Prothese integriert wurde. Der Verstärker ist schematisch in Abb. 2.55 gezeigt und wird kurz erklärt. Vom Messsignal $B(t) = B_0 \sin(\omega t + \varphi)$ wird über den Schalter entweder das invertierte oder das nichtinvertierte verstärkte Messsignal zu einem Tiefpassfilter geleitet. Erfolgt die Umschaltung ohne Phasenversatz ($\varphi = 0$) zum Sensorsignal durch den rechteckförmigen Referenztakt

$$R(t) = \frac{4}{\pi}\left\{\sin(\omega t) + \frac{1}{3}\sin(3\omega t) + \frac{1}{5}\sin(5\omega t) + \ldots\right\}, \tag{2.7}$$

so ist das Ergebnis der dann multiplizierten Signale $A_1 = B(t) \cdot R(t)$ mit

$$\sin\alpha \cdot \sin\beta = \frac{1}{2}\left(\cos(\alpha - \beta) - \cos(\alpha + \beta)\right) \tag{2.8}$$

das gleichgerichtete Messsignal $A_1 = B_0\,|\sin(\omega t)|$:

$$A_1 = \frac{2 \cdot B_0}{\pi} + \frac{4 \cdot B_0}{\pi}\left\{-\frac{1}{3}\cos(2\omega t) - \frac{1}{15}\cos(4\omega t) - \frac{1}{35}\cos(6\omega t) - \ldots\right\}. \tag{2.9}$$

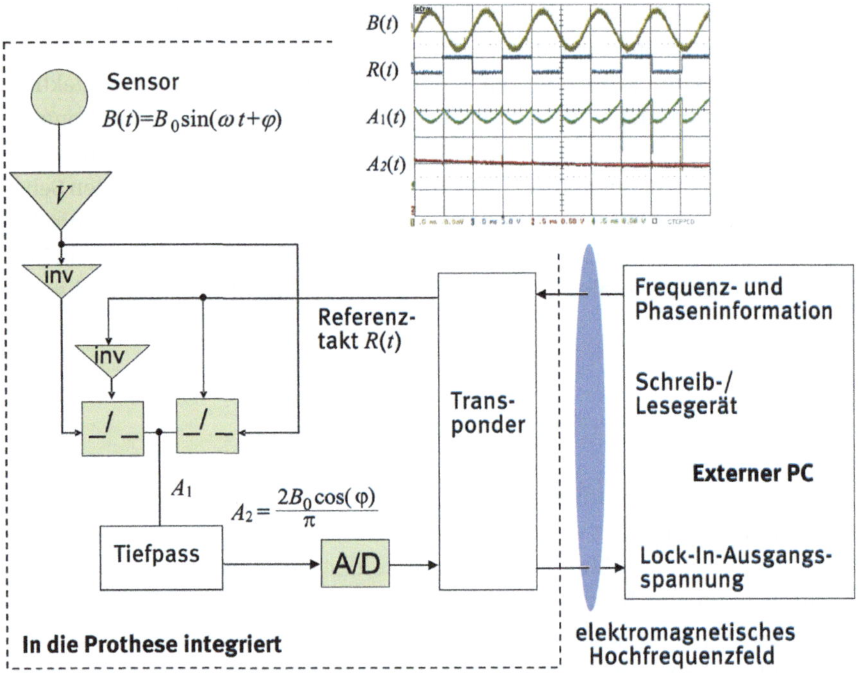

Abb. 2.55: Digitaler Lock-In-Verstärker (Mit freundlicher Genehmigung von Ruwisch und Kollegen, Berlin).

Alle anderen Frequenzkomponenten des Signals werden bei unterschiedlichen Phasenlagen umgeschaltet. Für sie ergibt sich im Idealfall der Mittelwert Null. Beim Auftreten eines Phasenversatzes φ ist das Ausgangssignal des Tiefpasses $A_2 = 2B_0/\pi \cos(\varphi)$ proportional zur Amplitude B_0 und dem Kosinus einer vorhandenen Phase φ. Der Tiefpass vollzieht die Trennung von Nutzsignal und Störsignalen durch die Mittelung der Wechselanteile. Da die Phase φ zwischen Messsignal und Referenzsignal $R(t)$ durch den Messaufbau bestimmt wird, muss sein Maximum durch Veränderung der Phase gesucht werden. Dazu verzögert der Prothesencontroller definiert das Referenzsignal, dass er durch Teilung aus der 125 kHz-Taktfrequenz gewinnt. Der Teilungsfaktor kann auf der Grundlage eines Kalibrierungsexperimentes eingestellt werden, mit dem die Übertragungsfunktion des Anregungssystems bestimmt wird. Mit der Taktfrequenz wird ebenfalls der Funktionsgenerator-IC auf der Anregungsseite getaktet, so dass eine Synchronisation des Lock-In-Verstärkers gegeben ist.

In Abb. 2.55 sind die am Demonstrator gemessenen Signale mit dargestellt. An den Eingang wurde ein sinusförmiges Signal gelegt. Es weist zum Referenztakt einen geringfügigen Frequenzunterschied auf. Die Wirkung der Gleichrichtung bei vorhandener Phasenverschiebung kann anhand von Signal A_1 beobachtet werden. Während zu Beginn der Messung bei übereinstimmender Phase das Signal A_1 nur aus den negativen Halbwellen besteht, so führt die Phasenverschiebung von 90 Grad am Ende der Messung zum Durchschalten je der Hälfte der negativen und der positiven Halbwelle. Über den Zeitraum der Messung ändert sich somit der Mittelwert von A_1, den der Tiefpass an A_2 bereitstellt. Im realisierten Lock-In-Verstärker wurde ein negierender Tiefpass verwendet, daher verringert sich die Amplitude von A_2, obwohl der Mittelwert ansteigt. Als Integrationszeit wurden in der vorliegenden Schaltung 300 ms gewählt; dies sind 900 Halbperioden eines harmonischen 1,5 kHz-Signals.

Die Ausgangssignale des Lock-In-Verstärkers sind schwieriger auszuwerten als die Amplitudenspektren des Gain-Phase-Meters, da das jeweilige Maximum des Lock-In-Spektrums auch phasensensitiv ist. Geeignet erscheint hier die Darstellung der Frequenz über der Zeit in einem Spektrogramm. Die grüne Farbe kennzeichnet – wie in einer topographischen Karte – die Werte der Lock-In-Ausgangsspannung um Null, die blaue Farbe negative Werte und die rote/braune Farbe positive Werte. Eine solche Darstellung unterstützt den Diagnostiker bei seiner Entscheidung, ebenso wie automatische Werkzeuge, die die theoretische Lage der Maxima für verschiedene Lockerungszustände berechnen.

2.7.6 Experimente

Birger Jettkant, René Körbitz

Zu Testzwecken wurde an der Ruhr-Universität Bochum eine intelligente Prothese in einen künstlichen Femur in einem Oberschenkelmodell einzementiert, ohne dass das distale und das proximale Ende eine Verbindung zum künstlichen Femur haben. Auf diese Weise soll eine proximale Prothesenlockerung modelliert werden. Während der Messung war der Prothesenkopf nicht fixiert, so dass er frei schwingen konnte. Der Shaker wurde mit einem Klettband am Knie befestigt und die Druckkraft von 11 N mit Hilfe des Kraftsensors eingestellt. Abb. 2.56 zeigt die in x- und y-Richtung mit einem ADXL202-Beschleunigungssensor, einem Ortec 9503-SC Lock-In-Verstärker und einem HP3375 Gain-Phase-Meter gemessenen Spektren. Es sind drei Resonanzüberhöhungen in x-Richtung festzustellen. Von Qi (2003) wurde bei FEM-Untersuchungen des ungedämpften (gewebelosen) Femur-Prothesen-Verbundes festgestellt, dass das Frequenzband ab 2500 Hz besonders sensitiv gegenüber einer Prothesenlockerung ist. Durch die Dämpfung im verwendeten Versuchsaufbau konnten mit diesem Versuchsaufbau nahezu keine Resonanzüberhöhungen in diesem Band gemessen werden.

In Untersuchungen an der TU Dresden wurde überprüft, ob die Aussagen des stark vereinfachten Modells von Qi und seine Frequenzbandeinteilung auch für die hier betrachteten Randbedingungen anwendbar sind (Körbitz, 2011). Die gewonnenen Resultate bestätigten seine Ausführungen für das verwendete Modell und zeigten, dass für eine Lockerungsdetektion der Frequenzbereich oberhalb von 1500 Hz zu bevorzugen ist.

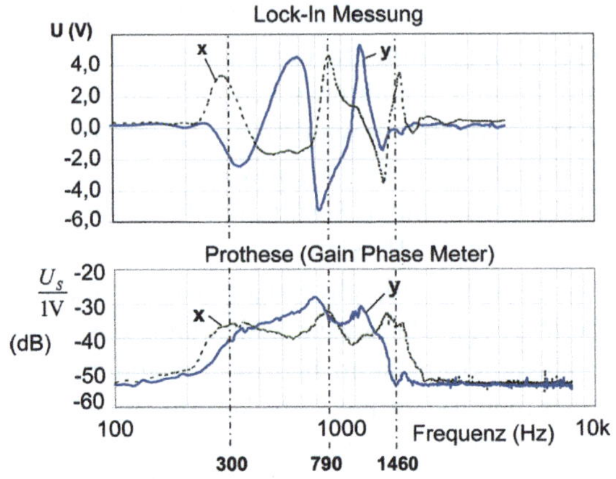

Abb. 2.56: Beschleunigungsmessungen im Prothesenschaft.

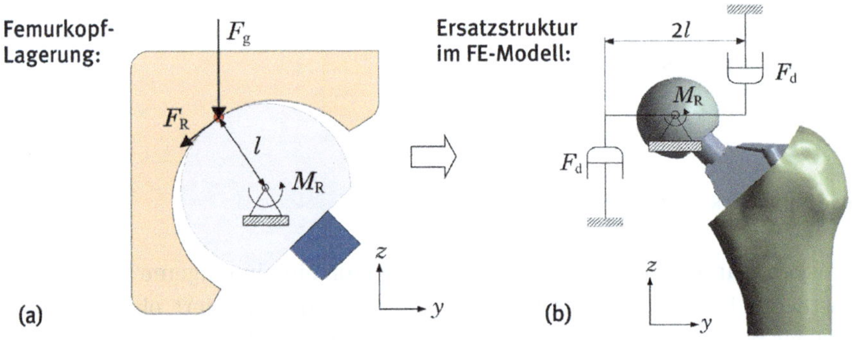

Abb. 2.57: Modellierung der Reibung in einem Hüftgelenk, (a) schematische Darstellung, (b) Ersatzstruktur mit Netzwerkelementen (Körbitz, 2011).

Die Modellierung der Reibungsmechanismen im Hüftgelenk ließ sich mit dem verwendeten linearen FE-Modell nicht umsetzen. Deswegen wurden mechanische Netzwerkelemente verwendet, um eine Ersatzstruktur zur qualitativen Reibungsmodellierung zu erstellen (Abb. 2.57). Im FEM-Modell wird dazu ein Pilotknoten als ein zusätzlicher Knoten im Drehpunkt des Hüftgelenks definiert, dem nur die Rotation um alle drei Raumachsen gestattet wird. Über eine steife Kontaktdefinition wird die Rotation des Pilotknotens auf die äußeren Knoten der Hüftgelenkskugel übertragen. Das Ersatzmodell benötigt einen idealen Stab als translatorisch-rotatorischen Wandler und eine translatorische Reibungsimpedanz. Mit Hilfe der Kombinierten Simulation konnten für eine mittlere Reibung eine maximale Amplitudendämpfung von 46 % beobachtet werden. Die Resonanzen verschoben sich für die betrachteten Reibwerte um höchstens 12 %.

In experimentellen Untersuchungen wurde der Einfluss verschiedener Anregungsorte und -richtungen auf die Amplitudengänge untersucht. Dabei zeigte sich, dass bei medialer Anregung des Femurs entlang der sagittalen Körperachse die Amplitudenhöhe und die Anzahl der detektierbaren Resonanzen maximal werden. Durch weiterführende Analysen der Schwingformen des FE-Modells konnten diese Aussagen noch konkretisiert werden. Es wurden in Abhängigkeit von der Anregungsrichtung definierte Bereiche und Messachsen festgestellt, die eine Erfassung möglichst vieler Resonanzen bei hohen Schwingungsamplituden ermöglichen.

Die Untersuchung des Schwingverhaltens des Knochen-Prothesen-Verbunds unter Berücksichtigung einer umgebenden Gewebeschicht ergab, dass sich infolge der Gewebedämpfung die Beschleunigungsamplituden am Prothesenkopf stark verringern. Dafür erhöht sich aufgrund eines zusätzlichen Schwingungssystems die Anzahl der Resonanzstellen in den sensitiven Frequenzbändern, wie in Abb. 2.58 zu sehen. Speziell für die Anregung mittels Shaker konnte gezeigt werden, dass die Gewebedicke im Anregungspfad sowohl die Höhe der Resonanzamplituden, als auch deren Lage im Frequenzspektrum beeinflusst.

Infolge einer zusätzlichen Gewebeschicht von 30 mm konnten in den sensitiven Bändern Amplitudendämpfungen von bis zu 50 % beobachtet werden. Die Lage der Resonanzen verschob sich um maximal 10 %. Um diese Dämpfungseffekte zu minimieren, sollte im Fall der transkutanen Anregung die Anregungsfläche möglichst klein gewählt werden. Mit einer Kraftwirkung zur Schwingungsanregung direkt am Knochen konnte am Prothesenkopf eine maximale Erhöhung der Beschleunigungsamplituden um den Faktor drei gegenüber der transkutanen Krafteinleitung beobachtet werden. Dieses Verfahren birgt außerdem den Vorteil, dass weder die Gewebedicke im Anregungspfad noch die Anregungsfläche einen Einfluss auf den zu messenden Amplitudengang haben.

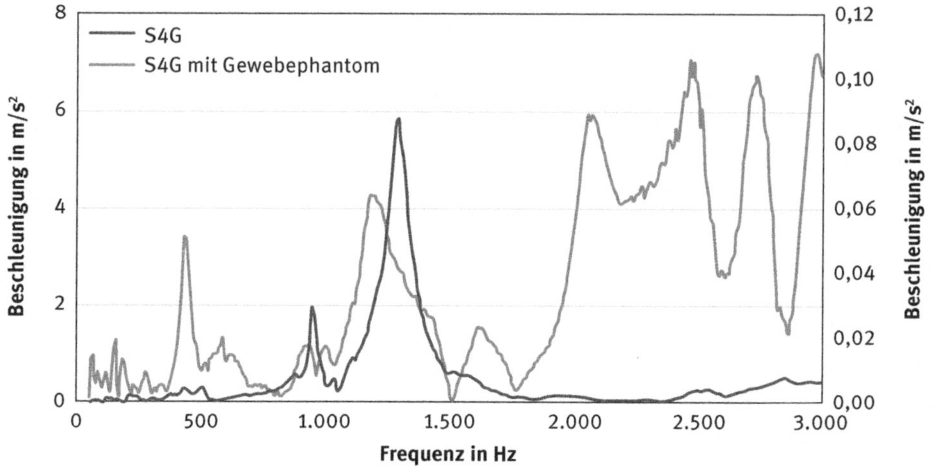

Abb. 2.58: Gemessene Amplitudengänge für einen *Sawbone* der vierten Generation (S4G) mit und ohne Gewebephantom bei Anregung aus x-Richtung bei 280 mm (Körbitz, 2011).

Aus den angeführten Ergebnissen leiten sich folgende Anforderungen an das zu konzipierende Diagnosesystem ab:
- Messbereich bis oberhalb von 1500 Hz,
- Schaffung reproduzierbarer Messbedingungen um den Einfluss der Gelenkreibung zu minimieren,
- Anregung im medialen Bereich des Femurs entlang der sagittalen Körperachse,
- Minimierung der Anregungsfläche bei transkutaner mechanischer Schwingungsanregung.

Vorausblickend sollte in weiteren Studien geprüft werden, ab wann ein Verankerungsdefekt die Funktion des Implantats bzw. das Wohlbefinden des Patienten negativ beeinflusst. Mit diesem Wissen kann anschließend die entsprechende Verschiebung der Resonanzen in den sensitiven Bändern ermittelt und so die benötigte Sensitivität des Diagnosesystems bestimmt werden. Des Weiteren könnte dann für einen vorgegebenen Messablauf der Einfluss zufälliger Messfehler auf die Lage der Resonanzstellen untersucht werden.

Es wird davon ausgegangen, dass sich nach derzeitigem Stand anhand der Schwingungsmessungen nicht unterscheiden lassen wird, ob eine distale oder proximale Lockerung vorliegt. Wichtig für das Erkennen einer Lockerung ist die Änderung der Frequenzmuster über einen längeren Zeitraum. Daraus ergibt sich unter den getroffenen Annahmen bei diesem Verfahren die Notwendigkeit regelmäßiger Messungen.

2.7.7 Ausblick: Modellgestützte Diagnose

Uwe Marschner

Die Beschreibung des Femur-Prothesen-Verbundes durch ein analytisches Modell oder ein mechanisches Netzwerkmodell (Marschner et al., 2010) offeriert eine effiziente modellgestützte Früherkennung des Lockerungszustandes. In Abb. 2.59 ist ein modellgestützter Signalanalysator dargestellt, der Modellparameter nach dem Ausgangsfehlerverfahren schätzt. Das mathematische Modell des Femur-Prothesen-Verbundes, im Weiteren auch Prozessmodell, sei hierbei wie in Kap. 3.1.9 eine Funktion f der Anregungsschwingung $\mathbf{u}(t)$, von Parametern $\boldsymbol{\theta}$ (z. B. Masse eines Knochenelementes Δm und Verankerungslänge Δl) und interner Zustandsgrößen $\mathbf{x}(t)$. Die Parameter werden, wie in Kap. 3.1.9 beschrieben, von einem mathematischen Schätzalgorithmus so verändert, dass die Messwerte mit den Modellausgangswerten bestmöglich übereinstimmen. Eine Prothesenlockerung oder eine Änderung anderer Parameter des Femur-Prothesen-Verbundes kann hier anhand der Parameter nach deren Schätzung zu einem frühen Zeitpunkt erkannt werden.

Simulationsergebnisse zeigen hier, dass das Schwingungsverhalten des Femur-Prothesenverbundes nicht nur durch den Verankerungszustand beeinflusst wird, sondern auch signifikant durch die Lagerung des Prothesenkopfes oder die Femur-

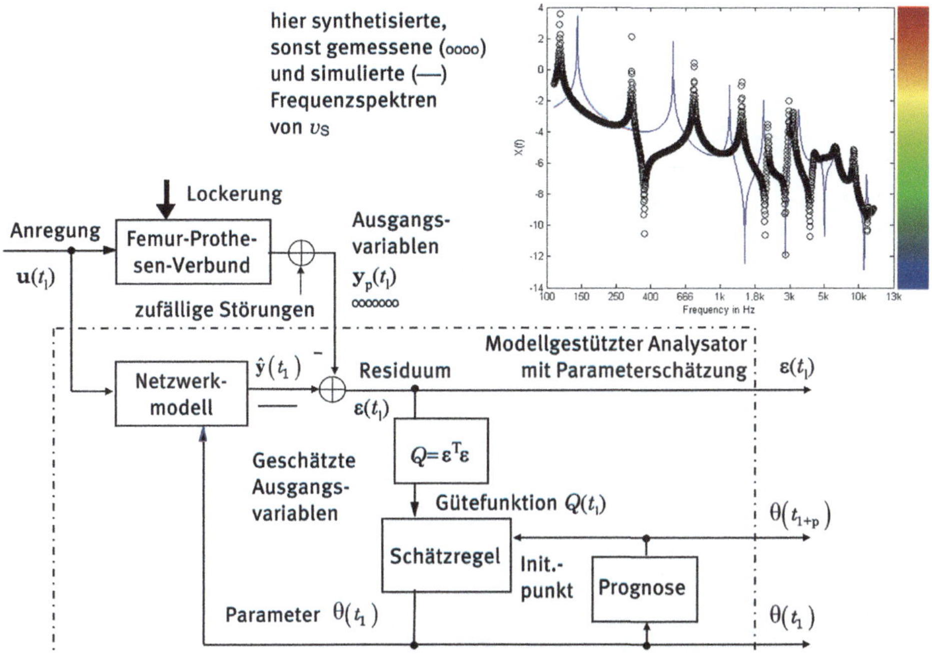

Abb. 2.59: Transiente modellgestützte Erkennung des Lockerungszustandes der Prothese mit Hilfe des Netzwerkmodells. Das Diagramm zeigt das synthetisierte und das simulierte Frequenzspektrum bei Initialisierung der Schätzung.

masse. Abb. 2.60 zeigt das Spektrum der Schwingungen am distalen Prothesenende bei Veränderung der Femurmasse und des Verankerungszustandes, das mit Hilfe eines linearen Netzwerkmodells simuliert wurde. Das Ziel der modellgestützten Zustandserkennung ist aus diesen Gründen die Unterscheidung der unterschiedlichen Einflüsse zur selektiven Lockerungserkennung.

Die Aufgabe der weiteren Forschung ist das Auffinden von Frequenzmustern, die unabhängig von den vorherrschenden Rand- und Messbedingungen sind, um eine Prothesenlockerung sicher zu erkennen. Denkbar sind wiederholte Messungen über einen längeren Zeitraum, beginnend direkt nach der Prothesenimplantation, wenn nur das Kleinsignalverhalten des Femur-Prothesen-Verbundes herangezogen wird. In diesem Zusammenhang müssen Fragen der Datenspeicherung, beispielsweise dezentral auf der Gesundheitskarte oder im Implantat-Register, geklärt werden.

Zweifellos stellt eine fehlende Verankerung des Prothesenschaftes von einem Fünftel bis zu einem Drittel eine gravierende Lockerung dar. Die Vibrationsanalyse wird im Vergleich zur derzeit üblichen Radiographie als einfaches, zuverlässiges und preiswertes Werkzeug angesehen. Die Sensitivität und Spezifität dieses Verfahrens wird durch die eingesetzten Sensoren und Signalverarbeitungsverfahren bestimmt und sollte Gegenstand zukünftiger klinischer Untersuchungen sein.

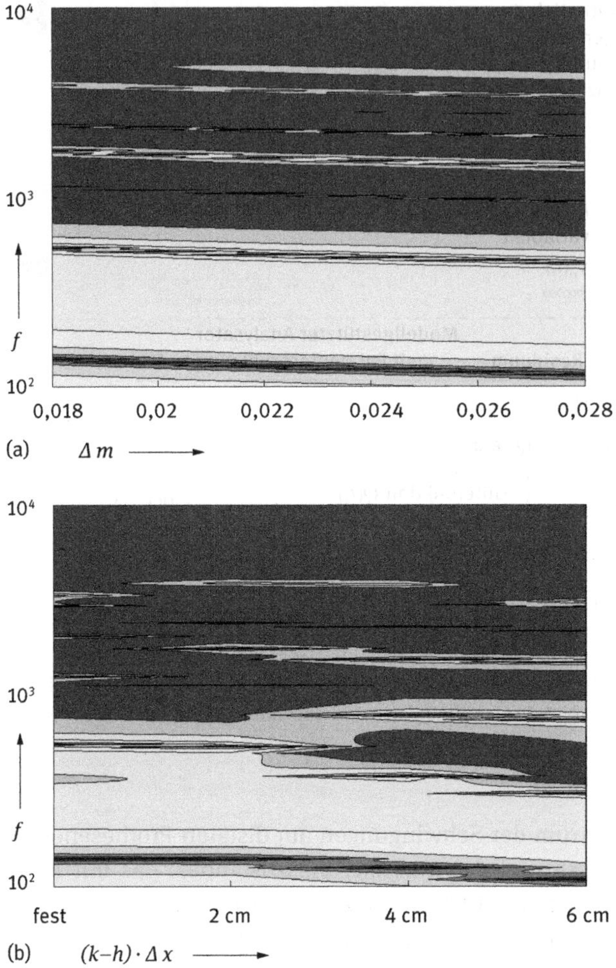

Abb. 2.60: (a) Einfluss von Femurmasse und (b) Verankerungszustand der Prothese auf das Spektrum mit der farblichen Amplitudenzuordnung in Abb. 2.59.

2.8 Monitoring der Osteosynthese

2.8.1 Motivation

Bernhard Clasbrummel

In Deutschland verunglücken jährlich etwa 9 Millionen Personen. In den meisten Fällen dominieren Knochen- und Gelenkverletzungen die Dauer der Rehabilitation. Die natürliche Knochenbruchheilung mit externer Kallusbildung wird als indirekte oder sekundäre Knochenbruchheilung bezeichnet. Sie entwickelt sich in der Regel bei konservativer Knochenbruchheilung oder bei Osteosyntheseverfahren, die ein gewisses Maß an mechanischer Bewegung im Knochenbruchspalt erlauben (Clasbrummel, Muhr und Goodship, 1997; Goodship, Kenwright, 1985). Im Gegensatz dazu fehlt bei der primären Knochenbruchheilung der Kallus, was mit einer lange andauernden Bruchheilung einhergeht (Perren, 1979; Willenegger und Schenk, 1971]. Die Zulassung von Mikrobewegungen durch dynamischere Fixationsverfahren hat sich daher als förderlich für den Heilungsprozess erwiesen. Experimentelle und klinische Untersuchungen zeigen, dass bei einer kallösen Bruchheilung ein frühzeitigerer Durchbau der Frakturzone erfolgt, was eine zeitigere Belastbarkeit des Knochens ermöglicht (Claes, Wolf und Augat, 2000; McKibbin, 1978; Wallace et al., 1991).

Ein generelles Problem ist eine verzögerte oder ausbleibende Bruchheilung (Pseudarthrose). Pseudarthrosen entstehen beispielsweise am Unterarm nach einer Plattenosteosynthese in 20–30 % der Fälle. Diese Komplikation ist am Oberarm und Oberschenkel geringer, jedoch liegt die Pseudarthrosenrate auch hier bei mehr als 5 %. Eine Messung oder Abschätzung der Elastizität des Osteosyntheseverbundes eröffnet die Möglichkeit, eine Pseudarthrose frühzeitiger zu erkennen und Patienten eine erneute Operation zu empfehlen. Dieses kann die Dauer des Heilungsverlaufes insgesamt verringern, was insbesondere für Personen, die im Arbeitsleben stehen, wichtig ist.

2.8.2 Messung der Verbiegung der Knochenplatte

Holger Neubert

Der Fortgang des Heilungsprozesses über mehrere Wochen ist an einer kleiner werdenden Verbiegung der Knochenplatte bei konstanter externer Belastung erkennbar. Die Messungen von Mikrobewegungen in der Medizin erfordern die eindeutige Feststellung von Längenänderungen im Bereich weniger Mikrometer bzw. Dehnungen im Sub-Promillebereich. Für erste in vivo durchgeführte Deformationsmessungen an Osteosyntheseplatten verwendeten Burny et al. (1976) aufgebrachte und nach außen verkabelte Dehnungsmessstreifen. Neuartige Werkstoffe, die auf eine solche Längenänderung mit einer merklichen Änderung der magnetischen Eigenschaften reagieren, wurden in den letzten Jahren entwickelt und gehören zur Klasse der *magnetoelasti-*

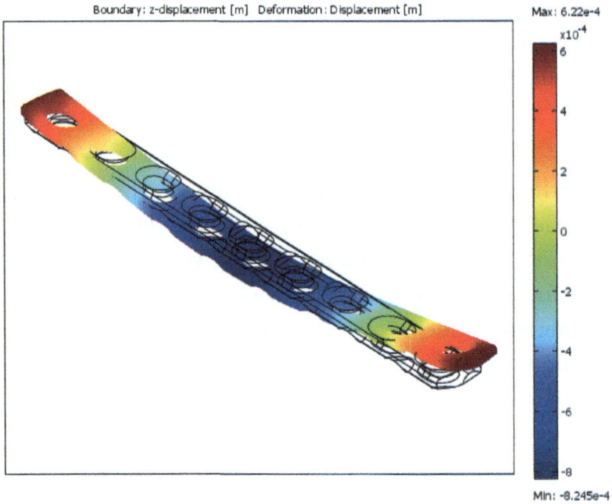

Abb. 2.61: FE-Berechnung der Knochenplatten-Durchbiegung.

schen Materialien. Mit diesen Materialien können sowohl Sensoren, als auch Aktoren aufgebaut werden. Der Systementwurf beruht auf ihren piezomagnetischen Eigenschaften. Galfenol oder Terfenol sind solche Werkstoffe, deren Eigenschaften sowie die Möglichkeiten zur Abscheidung in Form dünner Schichten gegenwärtig weltweit untersucht werden. Die Änderung der magnetischen Eigenschaften bietet zudem die Möglichkeit der Gestaltung eines drahtlos abfragbaren Sensors.

Für eine beispielhaft gewählte Knochenplatte wurden anhand eines Finite-Elemente (FE)-Modells die im Heilungsverlauf auftretenden Spannungen im Material und die daraus resultierenden Deformationen berechnet (Abb. 2.61). Die Deformationen der Knochenplatte werden bestimmungsgemäß auf den Sensor übertragen. Ausschlaggebend für ihre Messbarkeit ist ihre zu erwartende Größe. Eine Anpassung des Bereiches der zu erwartenden Deformationen an die durch den Sensor messbaren, ist durch konstruktive Gestaltung der Ankopplung des Sensors an die Knochenplatte und des Sensors selbst umzusetzen.

Für typische Beanspruchungen der Knochenplatten im Kraftbereich bis 100 N sind hier Randdehnungen bis 0,8 ‰ zu erwarten. Derartige Dehnungen genügen, um eine messbare Änderung von Sensorwerkstoffen hervorzurufen. Sie liegen zudem im zulässigen Bereich der mechanischen Beanspruchung von Si-Substraten. Damit ist aus mechanischer Sicht eine direkte Ankopplung der Sensoren auf der Knochenplatte ohne übersetzende mechanische Übertragungsglieder richtig.

2.8.3 Fixateur Interne und Fixateur Externe Messsysteme

Felix Capanni

Der Gedanke, Osteosynthesesysteme zur Stabilisierung von Frakturen und Osteotomien (Knochendurchtrennungen bei Korrekturoperationen) mit einem Messsystem zu versehen, wurde 1968 erstmals durch Burny entwickelt und 1976 mit einem an einen Fixateur externe angebrachten elektrischen Extensometer (Abb. 2.62) umgesetzt (Burny, 1976).

In Untersuchungen von 350 Patienten mit an Fixateur externe montierten Dehnungsmessstreifen fanden Burny et al. einen proportionalen Zusammenhang zwischen gemessener Fixateurbelastung und -verformung im Kallus (Burny et al., 1978). Burny et al. (1976) berichteten von in vivo durchgeführten Deformationsmessungen an Osteosyntheseplatten mit aufgebrachten und nach außen verkabelten Dehnungsmessstreifen. Messungen zeigten mit der Knochenkonsolidierung abnehmende Messsignale im Dehnungsmessstreifen. In einer zusammenfassenden Analyse von 1984 von Burny et al. wurden bei über 500 Patienten mit gleicher Dehnungsmessstreifentechnik Kallus-Deformationskurven aufgezeichnet und in Abhängigkeit des Heilungsverlaufes eingeteilt (Burny et al., 1984).

Sommelet et al. aus Nancy (1976) hatten erstmals eine Anwendung bei Patienten mit einer Osteosyntheseplatte beschrieben, wobei die mit Dehnungsmessstreifen gemessenen Lasten telemetrisch übertragen wurden (Abb. 2.63). Es war Sommelet et al. jedoch nicht möglich, die Unregelmäßigkeiten innerhalb verschiedener Messungen zu interpretieren. Dies wurde in der geringen Anzahl der durchgeführten Messreihen begründet.

Müller (1984) zeigte an Hand von Messungen mit Dehnungsmessstreifen die Durchführbarkeit der Überwachung des Kraftverlaufes während des operativen Spannvorganges am Fixateur externe sowie der auftretenden Kräfte während des Knochenheilungsprozesses. Müller zeigte, dass eine auf den Frakturspalt wirkende Kompressionskraft während des Heilungsvorgangs nicht unter eine Marke von 100 N sinken sollte, weil dann geringe funktionelle Beanspruchungen zu Relativbewegungen im Bruchspalt führen können.

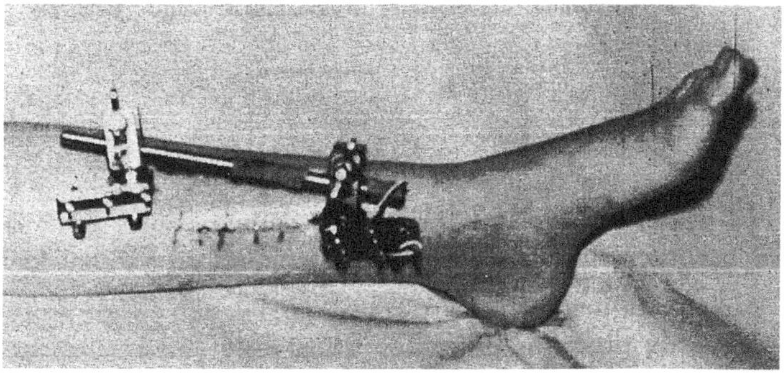

Abb. 2.62: Fixateur externe mit angebrachtem elektrischem Extensometer (Burny, 1976).

Cunningham et al. (1990) und Richardson et al. (1994) veröffentlichten Ergebnisse von gemessenen Knochenheilungsprozessen am Fixateur externe mit drei verschiedenen Verfahren. Sie benutzten Dehnungsmessstreifen für die Bestimmung der anliegenden Fixateurkräfte, eine Resonanzschwingungsanalyse sowie eine Ultraschallanalyse des heilenden Gewebes. Mit allen drei Messverfahren konnte ein Zusammenhang zwischen Knochenheilung und Messwerten gefunden werden.

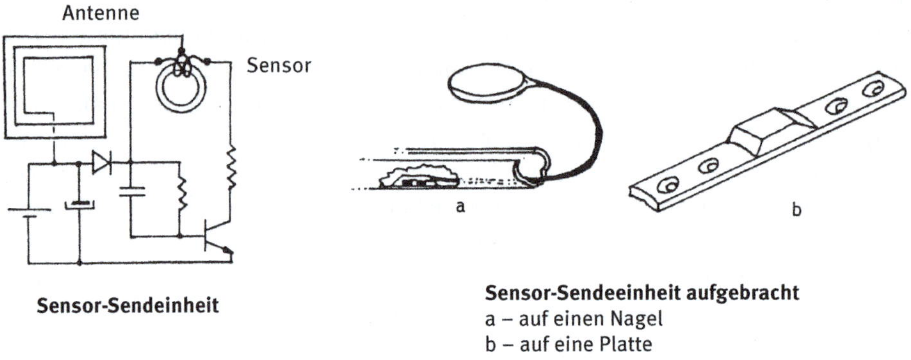

Abb. 2.63: In-vivo Methode zur objektiven Beurteilung der Deformation von Osteosyntheseimplantaten mittels Fernmessung (franz. Méthode objective d'appréciation des déformations du complexe os-implant <in vivo> par télémesure) (Sommelet, 1976).

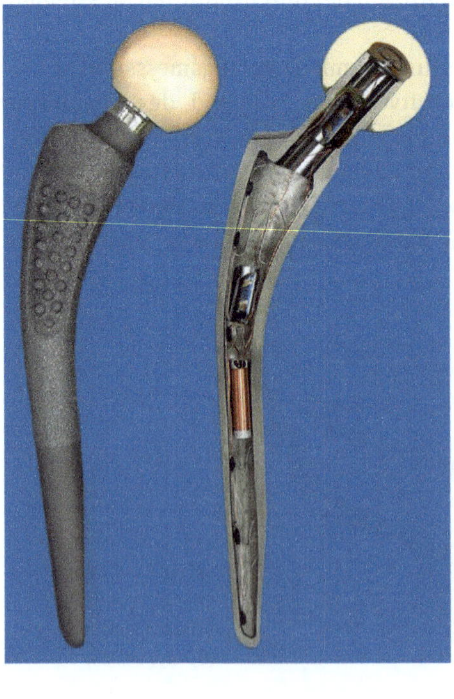

Abb. 2.64: Mehrkanal-DMS-Telemetrie für orthopädische Implantate (mit freundlicher Genehmigung der Charité – Universitätsmedizin Berlin, Julius Wolff Institut, Graichen et al. 1999).

Instrumentierte Systeme mit einer Telemetrieeinheit (Abb. 2.64) wurden durch Bergmann et al. (1988, 1993) in Berlin erfolgreich am Prothesenschaft des künstlichen Hüftgelenkersatzes eingesetzt. Später gelang dieses auch Rohlmann et al. (2000) bei Fixateur interne Systemen der Wirbelsäule. Bei den geschilderten Anwendungen handelt es sich um einzelne ausgewählte Patienten. Das Bemühen war, biomechanische und Knochenheilungsprozesse besser analysieren und verstehen zu können.

In einer Zusammenfassung beschrieben Burny et al. (1990) zahlreiche Anwendungen instrumentierter interner und externer Fixateure verschiedener Autoren. Bei allen Anwendungen kamen verkabelte Messsysteme zum Einsatz, die den Zusammenhang zwischen Knochenbruchheilung und Messsignal lieferten. Die Anwendung instrumentierter Fixateure externe wird aus Sicht der Autoren hinsichtlich der besseren postoperativen Beurteilung des Heilungsverlaufes empfohlen. Bei perkutan verkabelten Fixateur interne Systemen stießen alle Autoren immer an die gleichen Grenzen wie Materialverträglichkeit der Verkapselung, Kabelbruch durch muskuläre Interaktion und Infektion. Die Entwicklung einer geeigneten Telemetrie würde diese Probleme eliminieren.

Durch Claes (1991) publizierte Messungen der Knochenheilung an Osteosynthesen mit Fixateur-externen Systemen mit dem Fraktometer FM100 (Abb. 2.65) zeigten ebenfalls vom Heilungsverlauf abhängige Messkurven.

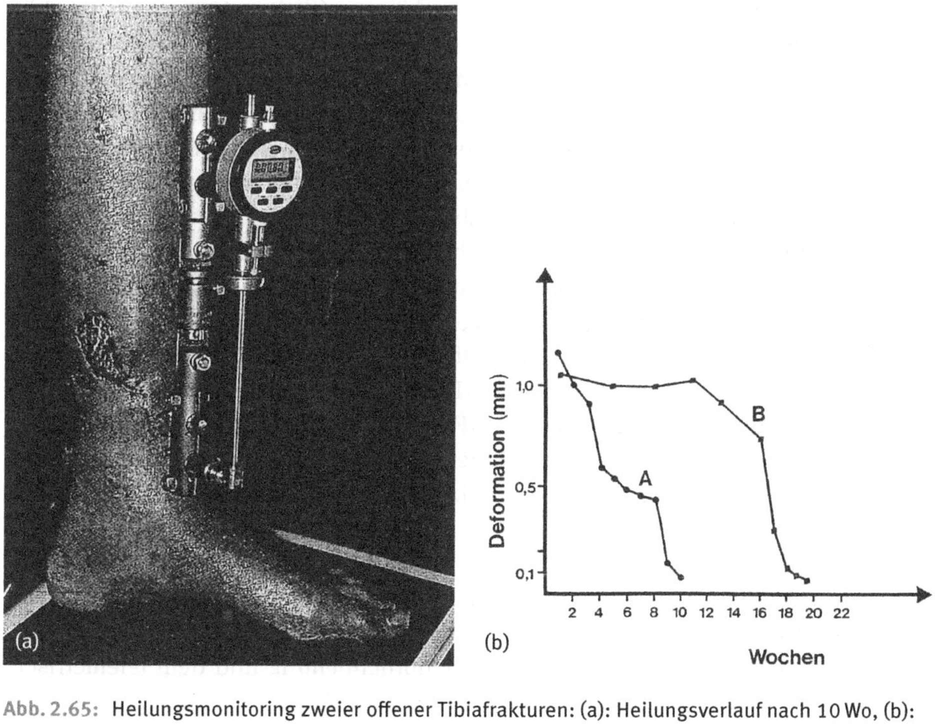

Abb. 2.65: Heilungsmonitoring zweier offener Tibiafrakturen: (a): Heilungsverlauf nach 10 Wo, (b): Heilungsverlauf nach 20 Wo (Claes, 1991).

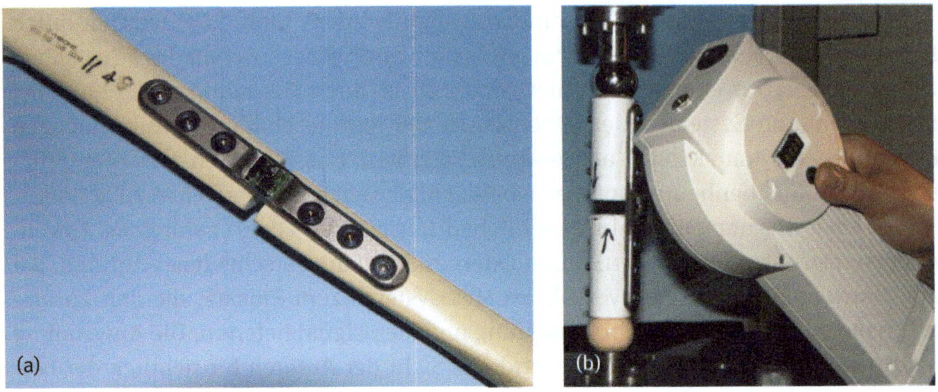

Abb. 2.66: (a) Elektronisch instrumentiertes („intelligentes") Implantat für die Osteosynthese, (b) Implantat und extrakorporales Schreib-/Lesegerät (mit freundlicher Genehmigung der BG Klinikum Hamburg).

Auf der „Biomechanica" 1991 in Hamburg stellte Wolter ein Konzept vor, welches die standardmäßige Anwendung eines telemetrischen Mess-, Regel- und Informationssystem für Patient und Arzt beschreibt. Er nannte dieses System: „Das intelligente Implantat". Das beschriebene Implantat sollte Knochenheilungsprozesse messen und seine Steifigkeit entsprechend anpassen können (Wolter, 1991; Wolter, Schümann und Seide, 1999).

2005 setzte Wolter das Konzept mit seiner Arbeitsgruppe um Seide et al. am BG Klinikum Hamburg teilweise um und entwickelte in Kooperation mit dem Arbeitsbereich Mikrosystemtechnik der Technischen Universität Hamburg-Harburg ein telemetrisches (RFID) DMS-Implantat, bei dem Osteosyntheseplatte und elektronische Einheit fest miteinander verbunden sind (Abb. 2.66).

Während der Heilungsphase des Knochens übernimmt die Implantatplatte die stabilisierende Funktion. Bei Biege- und Torsionsbelastungen entlang der Implantatlängsachse entstehen am Implantat Zug-, Druck- bzw. Torsionsspannungen, die über den aufgeklebten Dehnungsmessstreifen registriert werden. Dieser DMS wird mittels eines Mikroprozessors über einen A/D-Wandler ausgelesen. Die Daten werden aufbereitet und durch Zuhilfenahme der RFID-Technologie (125 kHz) an die externe Leseeinheit weitergeleitet. Die interne Einheit ist passiv und mit Epoxidharz biokompatibel verkapselt (Abb. 2.67) (Weinrich et al., 2001; Weinrich et al., 2004; Weinrich et al., 2005).

Seide et al. (2006), Faschingbauer et al. (2005) und Weinrich et al. (2001, 2004, 2005) gelingt es, sowohl unter Laborbedingungen, im Tierversuch, als auch in ersten klinischen Anwendungen vergleichbare und wiederholbare Ergebnisse zu erzielen, bei denen eine Korrelation zwischen Knochenbruchheilung und dem telemetrisch empfangenen Signalverlauf besteht.

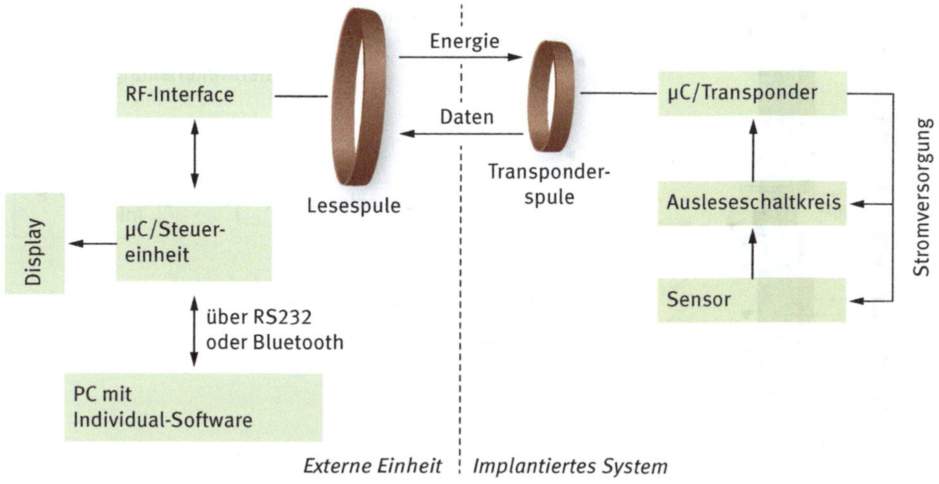

Abb. 2.67: Funktionsprinzip Intelligenter Fixateur interne, Forschungsgruppe Hamburg (Schaubild entnommen aus: Weinrich [2004]).

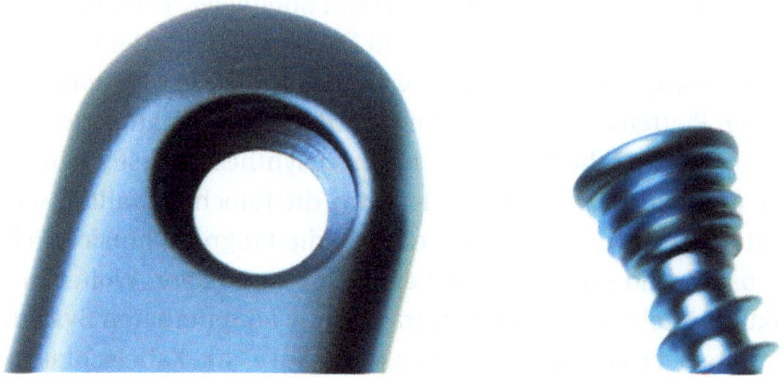

Abb. 2.68: Winkelstabiles Osteosynthese-System tifix der 2. Generation (mit freundlicher Genehmigung der litos GmbH, Ahrensburg).

Weinrich et al. (2001) formulieren als Voraussetzung für die Erzielung vergleichbarer und reproduzierbarer Ergebnisse die Verwendung eines dauerhaft winkelstabilen Platten-Schrauben-Systems. Ein winkelstabiles Osteosyntheseimplantat (Abb. 2.68) kennzeichnet ein Platten-Schauben-System, bei dem der Implantatschraubenkopf eine i. d. R. formschlüssige Verbindung (bspw. Gewindeverbindung) mit der Implantatplatte eingeht.

Bisherige technische Konzeptionen zur Messung der Kräfte und Lasten, die während des Heilungsprozesses über das stabilisierende Plattenimplantat fließen, sind dadurch charakterisiert, dass die mikroelektronische Einheit fest mit der Implantatplatte verbunden ist (Bergmann, Graichen und Rohlmann, 1993; Burny, 1978; Burny, 1984; Burny, Donkerwolcke und Moulart, 1990; Burny, Moulart und Bourgois, 1976;

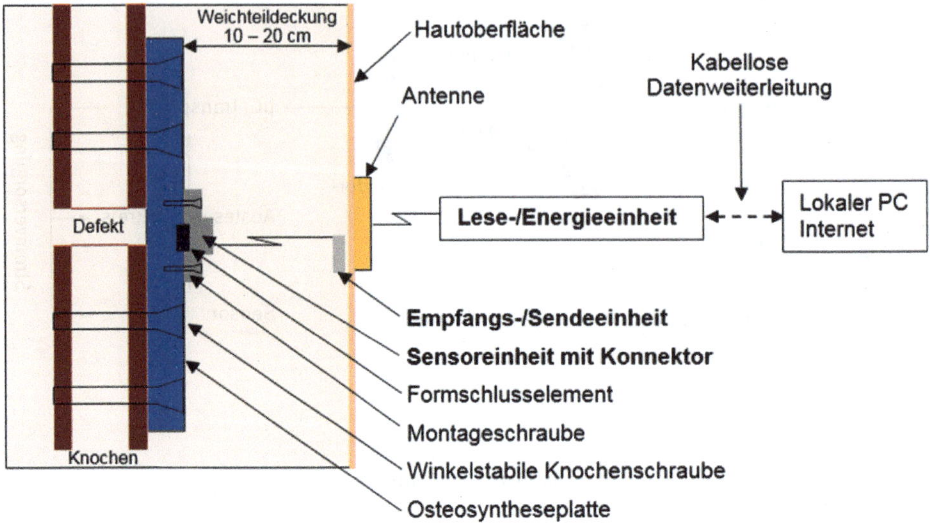

Abb. 2.69: Schematische Darstellung des intraoperativ adaptierbaren „intelligenten“ Implantats.

Faschingbauer et al., 2005; Perren, 1974; Seide et al., 2006; Sommelet, Hummer und Ory, 1976; Weinrich et al., 2001, 2004, 2005; Wolter und Capanni, 2006). Der Chirurg ist bei diesem Konzept am Anfang der Operation gezwungen, sich für ein herkömmliches Plattensystem oder ein Plattensystem mit fest montiertem mikroelektronischem Anteil zu entscheiden. Der Chirurg erhält aber bei der Osteosynthese selbst wichtige zusätzliche Erkenntnisse über die Schwere der Verletzung, die Knochenqualität, das Operationstrauma, Infektionsgefährdung und letztendlich die Prognose hinsichtlich der Knochenheilung. Capanni und Jürgens (2008) entwickelten das von Wolter initiierte System (BG Klinikum Hamburg) zu einem intraoperativ adaptierbaren System weiter (Abb. 2.69). Das System besteht aus dem Sensorgehäuse (a), Kabelschlauch mit innen liegendem DMS-Anschlusskabel (b), der Sende-/Empfangseinheit (c), mit Lesespule (d1) und Datenlogger (d2).

Die Komponenten Sensoreinheit und Empfangs-/Sendeeinheit sind voneinander entkoppelt (Abb. 2.70). Die Sensoreinheit wird während des chirurgischen Eingriffs auf das Implantat montiert und die Empfangs- und Sendeeinheit subkutan in eine Weichteiltasche positioniert, um die Kommunikation mit der äußeren Lese-/Energieeinheit zu gestatten (Abb. 2.71).

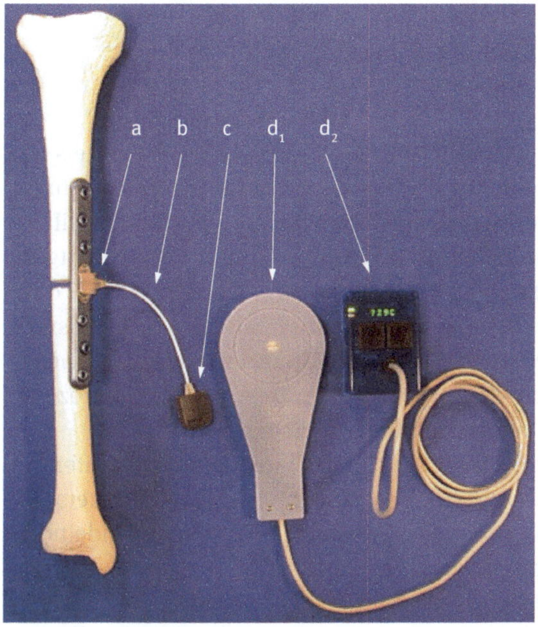

Abb. 2.70: Sensoreinheit und Empfangs-/Sendeeinheit des intraoperativ adaptierbaren intelligenten Implantats.

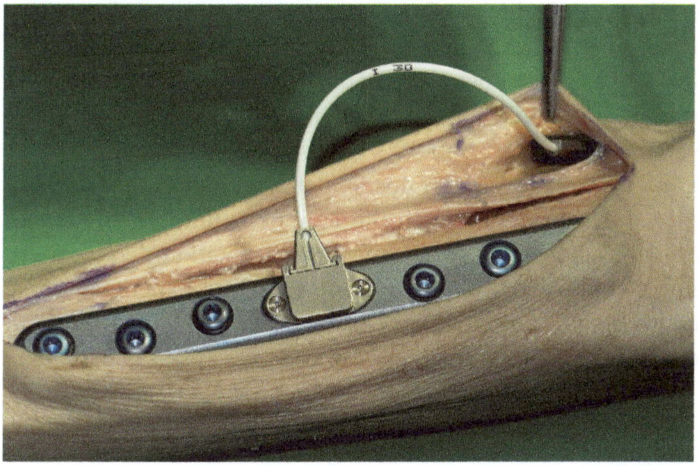

Abb. 2.71: OP-situs mit montierter Platte und Versenkung der Sende-/Empfangseinheit in eine Weichteiltasche.

2.8.4 Implantierbares drahtloses Sensorsystem zum Monitoring der Knochenheilung

Bernhard Wolf, Johannes Clauss, Helmut Grothe

Eine kontinuierliche Überwachung von Indikatoren der Knochenheilung mittels mikroelektronischer Implantate würde es erlauben, Einheilzeiten, Implantatbelastung, Transplantationszeitpunkt und Osteosynthesematerial-Entfernung individuell zu steuern. Bislang wird die Knochenheilung durch Diagnoseverfahren wie die Röntgentechnik, Computer-Tomographie (CT) und Magnetresonanz-Tomographie (MRT) oder chirurgische Eingriffe überwacht. Um die erlaubte Implantatbelastung beispielsweise von Zahnimplantaten abzuschätzen, dienen klinische Erfahrungen als Richtwerte. Mit Hilfe der in diesem Projekt kontinuierlich gewonnenen Daten sollen die Prozesse während der Knochenheilung besser verstanden und untersucht werden.

In diesem Projekt wurde ein vollständig implantierbares, autark arbeitendes drahtloses Messsystem entwickelt (Abb. 2.72). Es soll durch Messung der Sauerstoffsättigung an einer Fraktur den Heilungsfortschritt erfassen und dem behandelnden Arzt die dabei gewonnenen Informationen zur Verfügung stellen. Das Implantatsystem besteht aus einem elektrochemischen Sauerstoffsensor, einem Mikrocontroller sowie einem drahtlosen Kommunikationssystem und wird von einer Primärzelle versorgt. Die Sauerstoffsättigung wird periodisch erfasst und über die Funkschnittstelle an einen außerhalb des Körpers befindlichen Empfänger gesendet, der die Daten per Funk- oder USB-Verbindung an eine Datenbank im Internet weiterleitet. Diese Daten können mit einem Webbrowser von den beteiligten Forschern bzw. dem behandelnden Arzt eingesehen werden. Zum Schutz vor äußeren Einflüssen besitzt das Implantat eine biokompatible Schutzhülle (Sattler, 2009).

Das System wurde an einem künstlichen Knochendefekt an der Schädelkalotte von Schafen implantiert (Abb. 2.73). So konnten die Funktionalität des Implantatsystems sowie die korrekte Funktion der drahtlosen Kommunikation demonstriert werden. Die verwendeten elektrochemischen Sensoren zeigten im Experiment eine starke Drift durch zunehmende Verunreinigungen des Sensors und eine damit verbundene, nicht ausreichende Langzeitstabilität. Dies wurde zum Anlass genommen,

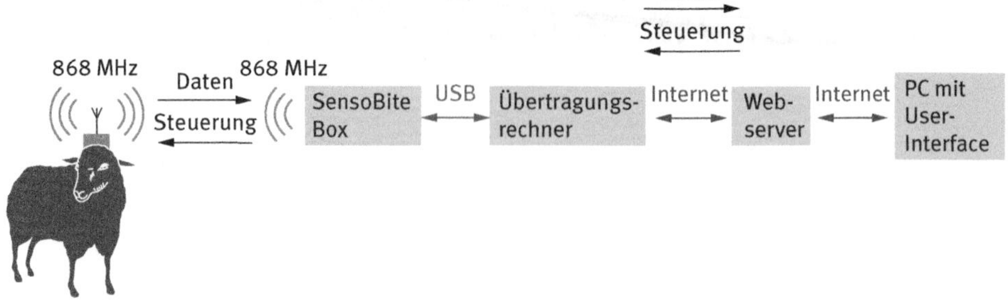

Abb. 2.72: Schema des Implantatsystems zur Überwachung der Knochenheilung.

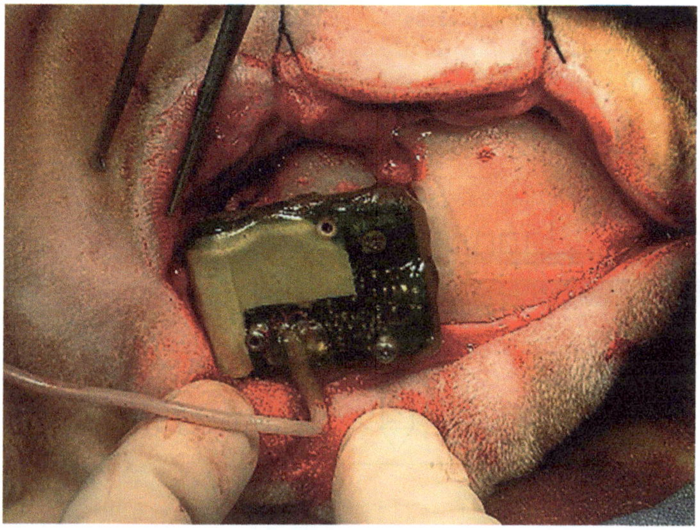

Abb. 2.73: Das Implantat wird in der Nähe eines Knochendefektes an der Schädelkalotte eines Schafes implantiert. (Quelle: TUM/ Steinbeis-Transferzentrum Medizinische Elektronik und Lab on Chip-Systeme).

eine in-vivo-Kalibrierung des Sauerstoffsensors zu entwickeln und die Sensoroberfläche mit einer neuartigen Membrantechnologie zu versehen.

Weitere Experimente mit dem verbesserten Implantatsystem wurden im Projekt „IntelliTUM" am Heinz Nixdorf-Lehrstuhl für Medizinische Elektronik durchgeführt (Abschnitt 2.9.3).

2.8.5 Drahtloses passives Messsystem

Wolf-Joachim Fischer, Uwe Marschner

Für einfache Messaufgaben kann ein rein passives Transpondersystem aufgebaut werden, wie in Kap. 4.1 diskutiert. Es benötigt keine aktiven internen Komponenten. Zum Aufbau eines solchen einfachen Biegesensors wurde an der TU Dresden Galfenol, eine magnetostriktive Legierung aus Eisen und Gallium, als Sensormaterial gewählt. Es kombiniert signifikante Magnetostriktion (ca. 400 ppm bei einkristallinen Schichten) mit guten mechanischen Eigenschaften. Bei einer Zusammensetzung dieser Legierung von 81,6 % Eisen und 18,4 % Gallium ($Fe_{81,6}Ga_{18,4}$) weist es eine signifikante Änderung der relativen Permeabilität bei mechanischer Belastung auf.

Der Aufbau in Abb. 2.74 zeigt das Arbeitsmodell des Sensors. Das Galfenol befindet sich unter den Windungen einer Sensorspule, deren Induktivität durch die Permeabilität der Galfenolschicht bestimmt wird. Die Windungen sind rechteckig ausgelegt und durch eine nichtleitende Schicht elektrisch vom leitfähigen Galfenol isoliert. Durch die geringe Dicke der Isolationsschicht weist die Anordnung auch eine hohe Eigenkapazität auf. Die Auswertung der Induktivitätsänderung des magnetoelastischen Wandlerelements infolge der Verbiegung kann über die Verstimmung der

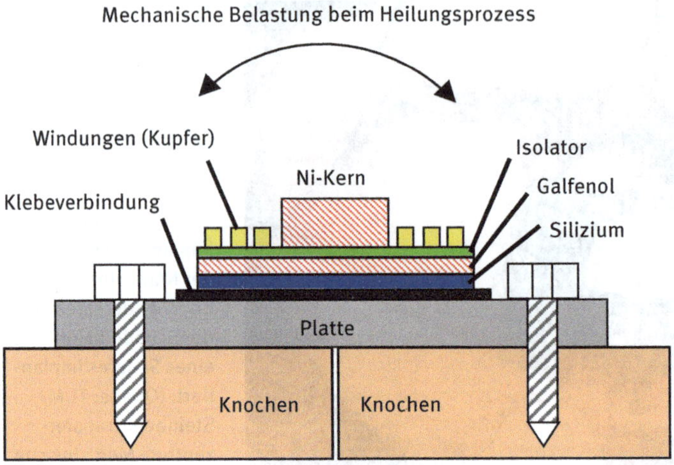

Abb. 2.74: Arbeitsmodell des Resonanzsensors.

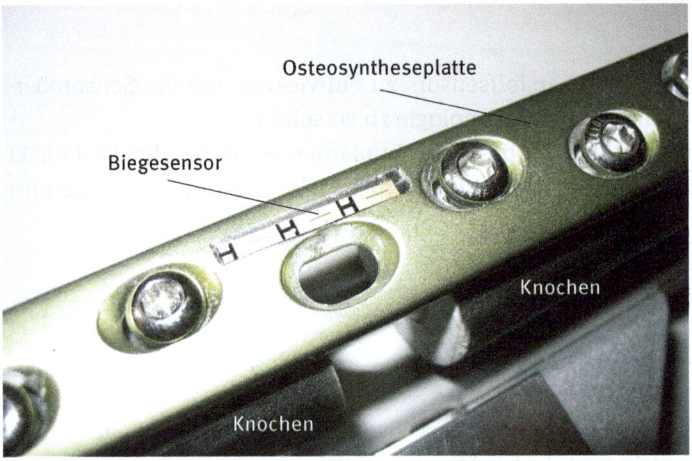

Abb. 2.75: Künstlicher Femur und Anordnung zur drahtlosen Bestimmung der Resonanzfrequenz des Biegesensors.

Resonanzfrequenz der Planarspule erfolgen, die beim hergestellten Sensor im MHz-Bereich liegt. Durch eine parallelgeschaltete Kapazität kann die Resonanzfrequenz auch verringert werden.

Als Träger für den Sensor wurde ein Siliziumwafer verwendet. Aufgrund seiner geringen Leitfähigkeit im undotierten Zustand, seiner hohen magnetischen Reluktanz bzw. der mit Luft vergleichbaren relativen Permeabilität, seiner guten Elastizität und sehr glatten Oberfläche ist Silizium das ideale Trägermaterial. Für experimentelle Untersuchungen wurde der Sensor auf die Knochenplatte geklebt, die einen in der Mitte geteilten künstlichen Femur verbindet. Aus der Platte wurde dafür eine plane Fläche herausgefräst. Sie nimmt den Sensor auf, wie in Abb. 2.75 gezeigt. Angesichts der metallischen Umgebung des Sensors ist zusätzlich ein magnetischer Schirm zwischen Sensor und Platte notwendig.

Bei der drahtlosen Auswertung der Induktivitätsänderung besteht die Aufgabe der Anregung der Resonanzschwingung in der Planarspule über das magnetische Feld. Dazu dient eine externe Spule, an die eine Wechselspannung angelegt wird. Je nach Auswerteverfahren wird die Spannung über der externen Spule oder über einer separaten Detektorspule gemessen. Die Auswertung kann im Zeitbereich oder im Frequenzbereich erfolgen. Im Zusammenhang mit kapazitiven Wandlerelementen sind Schaltungen bekannt, die die Änderung der Admittanz des Resonanzkreises ausnutzen, um ein amplitudenanaloges Signal zu erzeugen. Es hat sich gezeigt, dass diese Schaltungen keine Vorteile gegenüber Brückenschaltungen aufweisen (Lenk, 1975 S. 147).

2.8.6 Ausblick

Fortschritte in der Diagnostik und Therapie während eines Bruchheilungsverlaufes werden in Zukunft durch Messungen der biologischen und mechanischen Umgebung von Bruchzonen erwartet. Die beschriebenen Systeme wollen diese Umgebung von Bruchzonen näher erfassen, indem beispielsweise präzise die effektive Elastizität des Osteosyntheseverbundes gemessen wird. Berücksichtigt werden muss zu Beginn der Bruchheilung zudem der überbrückte Bruchbereich, die genaue Breite des Frakturspaltes und eine effektive Abstützung der Fragmente. Im Zeitverlauf wird wahrscheinlich die entstehende Kallusmuffe eine wesentliche Stabilisatorfunktion aufnehmen, weswegen die Messung der Plattenverbiegung als günstiges Maß für ein Monitoring von Bruchzonen erscheint. Wie bei der Vibrationsanalyse von Hüftprothesen ist die Aufzeichnung und Speicherung der Messungen erforderlich, um den Heilungsprozess anhand der Messungen zu beurteilen.

Bei der drahtlosen Bestimmung der magnetischen Eigenschaften gestatten höhere Frequenzen, z. B. 10–100 MHz, einen kleineren Aufbau, induzieren aber nicht vernachlässigbare Wirbelströme im menschlichen Körper. In einigen medizintechnischen Systemen auf der Basis elektromagnetischer Felder, vor allem im Bereich der Bildübertragung, werden trotzdem Übertragungsfrequenzen bis 900 MHz genutzt und die Dämpfung in Kauf genommen. Die dann aktiv arbeitenden Implantate senden mit einer relativ großen Leistung.

Nach derzeitigem Stand muss der externe Reader zur Anregung des Sensors eine große Sendeleistung bereitstellen und die Sendespule im Abstand von einigen Zentimetern zum Sensor angeordnet sein. Anders als beim Hüftprothesen-Transpondersystem kann die Sendespule hier in Form einer Rahmenspule von einigen Zentimetern Durchmesser auf die Haut des Patienten gegenüber dem Sensor aufgelegt werden. Während der Messung führen daher Kabel vom Reader zur Sendespule, was die Beweglichkeit des Patienten einschränkt. Das Problem kann umgangen werden, wenn der Reader batteriebetrieben ist und vom Patienten getragen werden kann. Ein Ziel weiterer Entwicklungen ist die Vergrößerung der Reichweite.

Ungeklärt ist der Ablauf zur Gewinnung reproduzierbarer und vergleichbarer Messungen. Denkbar ist eine definierte Belastung und Entlastung der Bruchstelle. Bei einem Beinbruch können dies im einfachsten Fall einige Schritte des Patienten im Behandlungszimmer sein. Die über die Resonanzfrequenz gemessene Verbiegung zeigt dann die Belastungsmaxima in ihrer Zeitfunktion. Mit fortschreitendem Heilungsprozess muss sich die Verbiegung verringern und damit auch die Amplitude der Verbiegungs-Zeitfunktion. Kann dieser Effekt nicht beobachtet werden, so ist dies ein Indikator für eine Pseudarthrose.

2.9 Mikroelektronische Plattform für diagnostische und therapeutische Implantate

Bernhard Wolf, Johannes Clauss, Helmut Grothe

Umfangreiche systemanalytische und systemphysiologische Untersuchungen unserer Gruppe haben in den 90er Jahren des vergangenen Jahrhunderts gezeigt, dass viele Stoffwechselerkrankungen und auch das neoplastische Wachstum durch physiologische Regelstörungen in Zellen und Geweben moduliert werden (Kraus und Wolf, 1995; Kraus und Wolf, 1993; Kraus, Lais und Wolf, 1993). Experimentelle Untersuchungen speziell zum neoplastischen Wachstum ergaben, dass den Parametern pH und pO_2 eine große Rolle beim invasiven Wachstum und der Therapie von Tumorzellen zukommt. Besonders die mikrophysiologischen Bedingungen der Tumorzellen scheinen für eine Therapiesteuerung interessant zu sein (Prevarskaya, Skryma und Shuba, 2010; Kraus und Wolf, 1998; Stock und Schwab, 2009; Vaupel, 1997).

Unsere früheren Arbeiten gaben erstmals Hinweise darauf, dass bei inoperablen Tumoren oder Metastasen mikrosystemtechnikgestützte Ansätze eine Möglichkeit darstellen können, stoffwechselbedingte Regelstörungen zu korrigieren (Wolf, Kraus und Sieben, 1997; Wolf und Sieben, 1997), sowohl bei zellbasierten (Metastasierung, Wundheilung) als auch systembasierten Erkrankungen (Asthma, Bruxismus, Adipositas). In zahlreichen öffentlich geförderten Projekten (Wolf, Kraus und Sieben, 1997; Wolf und Sieben, 1997; IntelliTUM, THEMIC) hat der Heinz Nixdorf-Lehrstuhl für Medizinische Elektronik in den vergangenen zehn Jahren eine Plattform für diagnostische und therapeutische Implantate entwickelt, die auf den nachfolgenden Seiten dargestellt wird. Dabei wird bewusst der Plattform-Gedanke in den Vordergrund gestellt, um durch Variation der Komponenten beliebige Implantat-Lösungen realisieren zu können. Besonderer Wert wurde darauf gelegt, dass die Entwicklungen zulassungskonform durchgeführt werden und somit auch schnell in Produkte integrierbar sind. Die intelligente Zahnschiene („SensoBite“), die alle erforderlichen Systemkomponenten für elektronische Implantate beinhaltet, hat bereits eine Marktzulassung (CE-Kennzeichnung) erhalten.

Theranostisch aktive Implantate werden in naher Zukunft eine herausragende Rolle in Diagnostik und personalisierter Therapie spielen. Für die Forschung und Entwicklung dieser Implantate ist interdisziplinäres Wissen unabdingbar. Das Steinbeis-Transferzentrum Medizinische Elektronik und Lab on Chip-Systeme transferiert nun die Entwicklungen und Forschungsarbeiten des Heinz Nixdorf-Lehrstuhls für Medizinische Elektronik an Technologiepartner und fördert den Einsatz der Technologien in der praktischen Medizin.

2.9.1 Konzept einer Plattformtechnologie für intelligente mikroelektronische Implantate

Aktiven Implantaten wird in der modernen Medizin, nicht zuletzt aufgrund einer steigenden Lebenserwartung, eine immer größere Bedeutung zugemessen. Implantate haben dabei zunehmend die Aufgabe, aus dem Körper wichtige Informationen für eine individualisierte Therapie zu liefern oder gestörte Körperfunktionen zu ersetzen. Der vielversprechendste Lösungsansatz dafür sind sogenannte *Closed-Loop*-Systeme. Dabei wird ausgehend von der Messung vitaler Parameter eine aktive Regelung zur Beeinflussung von Körperfunktionen durchgeführt, beispielsweise durch die Gabe eines Medikaments.

Im Rahmen verschiedener Förderprojekte ist in den vergangenen Jahren eine skalierbare Technologieplattform für diagnostische und therapeutische Implantate entstanden (siehe Schema in Abb. 2.76). Diese Plattform umfasst auf der einen Seite ein in den menschlichen Körper implantierbares System und auf der anderen Seite

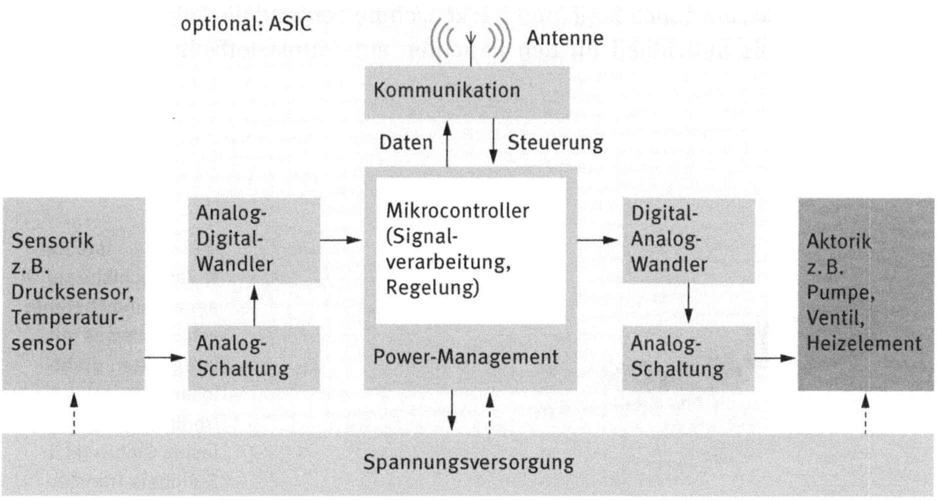

Abb. 2.76: Schema der Technologieplattform für diagnostische und therapeutische Implantate, wie sie beispielsweise im System in Abb. 2.82 verbaut ist.

ein Steuergerät, das Messdaten drahtlos empfangen, aber auch Steuerungsinformationen an das Implantat senden kann. Eine geeignete Sensorik ermöglicht es dem Implantat, die Umgebungszustände zu erfassen. Die aufgenommenen Daten werden über eine Analogbeschaltung einem Mikrocontroller zugeführt. Hier erfolgen die Signalverarbeitung und die Implementierung der Regelalgorithmen. In Abhängigkeit der gemessenen Daten kann eine Aktorik gesteuert werden, die eine vorhandene Störung beispielsweise durch die lokale Gabe eines Medikaments regelt. Die gemessenen Daten werden vom Implantat drahtlos mit geringstem Energieaufwand zu einem Steuergerät gesendet. Ein intelligentes Power-Management sorgt dabei für minimalen Stromverbrauch des Systems.

An die Technologieplattform können unterschiedlichste Sensoren und Aktoren angebunden und damit beliebige Implantat-Lösungen realisiert werden. Im Folgenden werden einige Anwendungsbeispiele für diese Technologieplattform vorgestellt, die bereits in unterschiedlichen Projekten realisiert wurden (Clauss et al., 2012).

2.9.2 Intelligente Zahnschiene zur Diagnose und Therapie von Zähneknirschen (Bruxismus)

Bruxismus ist das nichtfunktionelle Knirschen, Pressen, Reiben und Klappern mit den Zähnen. 5–10 % der erwachsenen Bevölkerung leiden heute unter Bruxismus. Bruxismus tritt sowohl am Tag wie auch in der Nacht auf und geschieht hauptsächlich unterbewusst. Die Ursachen des Zähneknirschens sind meist psychisch. Bruxismus stellt eine Art Kompensation für Stress, Angst oder Depression dar. Die Symptome reichen von abgeriebenen Zähnen bis hin zu Schmerzen der Muskulatur und des Kiefergelenks, aber auch Kopf- und Nackenschmerzen sind die Folge. Häufig wird als Initialtherapie individuell für den Patienten eine Kunststoffzahnschiene ange-

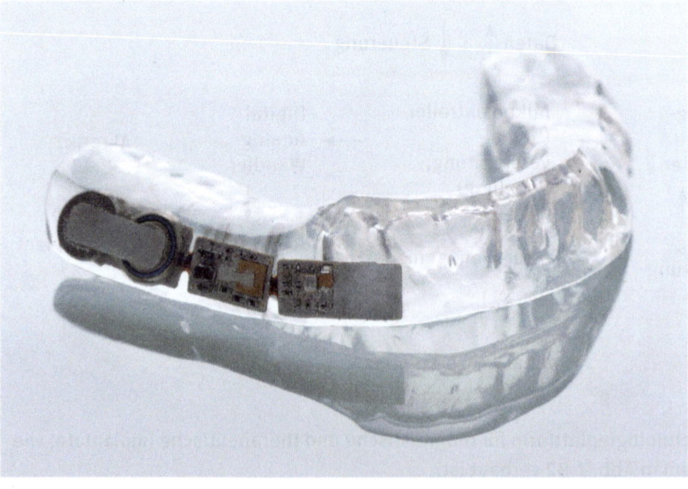

Abb. 2.77: Intelligente Zahnschiene zur Diagnose und Therapie von Bruxismus mit integrierter, drahtloser Sensorelektronik (Bild: Sense Inside GmbH; jetzt: Steinbeis-Transferzentrum Medizinische Elektronik und Lab on Chip-Systeme).

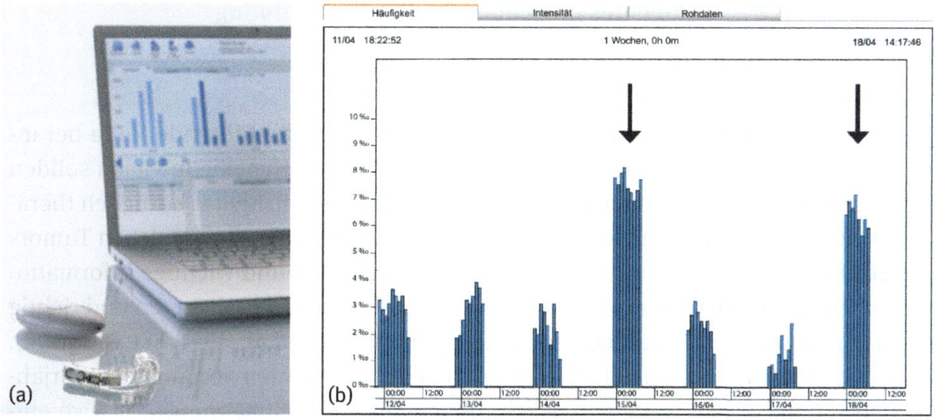

Abb. 2.78: Komplettes System „SensoBite“ mit Zahnschiene, (a) Empfänger und Auswertungs-Software, (b) Auswertung von Häufigkeit und Intensität des nächtlichen Knirschens (Bilder: Sense Inside GmbH; jetzt: Steinbeis-Transferzentrum Medizinische Elektronik und Lab on Chip-Systeme).

fertigt, um die Zähne zu schützen. Im Rahmen einer Exist-Seed Förderung des BMWi wurde ein drahtloses Messsystem für Bruxismus („SensoBite“) entwickelt, das sich aufgrund seiner geringen Größe in eine herkömmliche Zahnschiene integrieren lässt (Abb. 2.77) (Vahle-Hinz et al., 2009).

Die Knirschaktivitäten werden mittels eines piezoelektrischen Sensorsystems gemessen. Ein Funktransmitter sendet die Messdaten drahtlos an einen Empfänger, der die Größe einer Streichholzschachtel besitzt und sich am Schlafplatz oder am Körper des Patienten befindet. Der Empfänger speichert die über mehrere Monate empfangenen Messdaten. Über eine USB-Schnittstelle können die gespeicherten Daten auf den Computer des behandelnden Arztes übertragen werden. Das System macht eine Überwachung der Bruxismusaktivität sowohl am Tag als auch in der Nacht möglich, ohne den Patienten zu stören (Clauss et al., 2009).

Eine PC-Software erlaubt eine Analyse hinsichtlich Zeitpunkt, Intensität und Häufigkeit der Knirschaktivitäten (Abb. 2.78). Anhand der aufgezeichneten Messdaten lassen sich individuelle Ursachen von Bruxismus identifizieren und eine entsprechende personalisierte Therapie ableiten. Gleichzeitig ist ein sofortiges taktiles (mittels Vibration) oder akustisches Biofeedback über den Empfänger möglich. Dieser Reiz führt langfristig zu einer Konditionierung des Patienten und damit zu einer signifikanten Reduktion der Bruxismusaktivität (Vahle-Hinz et al., 2009).

2.9.3 IntelliTUM – Intelligentes Implantat zum Tumor-Monitoring

Bernhard Wolf, Johannes Clauss, Helmut Grothe

Die Sättigung von Geweben mit Gelöstsauerstoff spielt eine führende Rolle bei invasiven Prozessen in malignen Tumoren. So korreliert die Hypoxie in vielen soliden Tumoren mit abnormen metabolischen Profilen und der Sensitivität bezüglich therapeutischer Bestrahlung. Ein Sensor, der in unmittelbarer Nähe eines solchen Tumors abgesetzt wird, kann die zunehmende Hypoxie feststellen und wichtige Informationen zur Tumoraktivität liefern, die dann als Basis einer individualisierten und richtig dosierten Therapie herangezogen werden können (Vaupel et. al., 1991; Vaupel, 2008).

Die bereits in-vitro langjährig getesteten Sensoren wurden von uns in mehrjähriger Forschungsarbeit weiterentwickelt, um sie für Langzeitmessungen in vivo einsetzen zu können. Hierzu wurde eine neuartige Technologie zur Nachkalibration des Sensors in vivo eingesetzt, bei der eine periodische elektrolytische Sauerstoffanreicherung als Referenzwert dient. Außerdem wurde eine spezielle Ionomer-Membran auf dem Sensor aufgebracht, die einerseits für Sauerstoff durchlässig ist, andererseits aber die Ablagerung von Proteinen und Anionen am Sensor verhindert, so dass die Verschmutzung der Elektroden durch Biofouling an der Gewebe-Sensor-Schnittstelle minimiert wird (Abb. 2.80) (Becker et al., 2011a; Becker et al., 2011b). Das Implantat (Abb. 2.79) steht über eine bidirektionale Funkverbindung in ständigem Kontakt mit einer Empfangseinheit, die die Daten an eine Leitstelle übermittelt. Diese Leitstelle kann risikobehaftete Signalmuster zum Anlass einer zeitnahen therapeutischen Intervention nehmen. Der Therapieerfolg kann so kontinuierlich kontrolliert werden, ohne dass der Patient sich in einer medizinischen Einrichtung befinden muss. Eine Intervention bei möglichen Rückfällen ist jederzeit frühzeitig möglich.

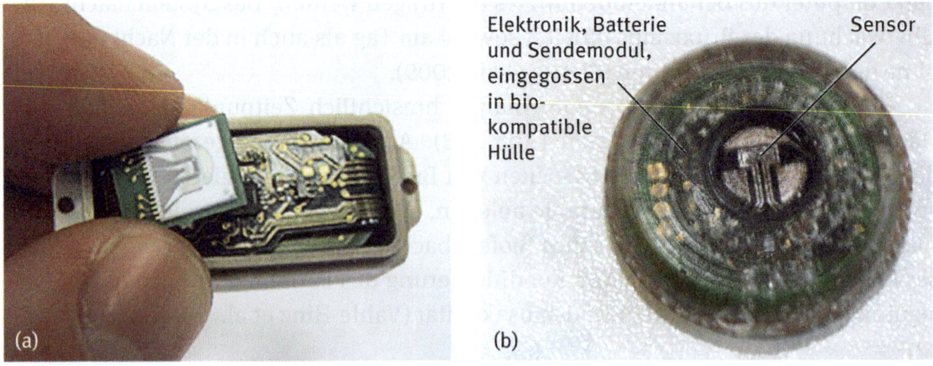

Abb. 2.79: (a) Intelligentes Implantat im geöffneten Zustand; links ist der Sensor zu erkennen, darunter die faltbare Elektronik. (b) Neue, verbesserte Version eines elektronischen Implantats (ohne Wirkstoffreservoir) – es hat nur noch ungefähr die Größe einer 2-Cent-Münze. Eine weitere Miniaturisierung ist bereits in Planung. (Quelle: TUM/Steinbeis-Transferzentrum Medizinische Elektronik und Lab on Chip-Systeme).

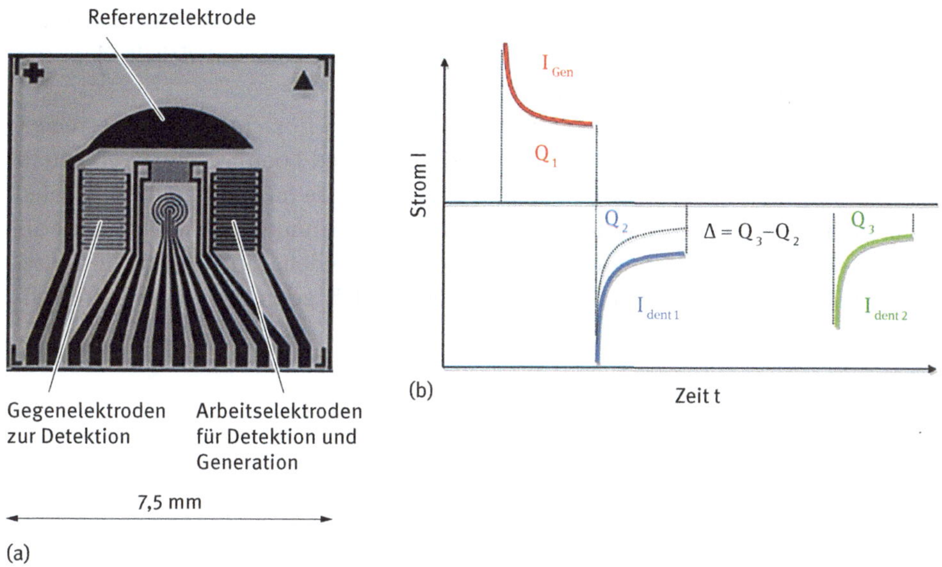

Abb. 2.80: (a) Neu entwickelter Sensorchip zur in-situ-Gelöstsauerstoffmessung. (b) Ablauf einer in-situ-Rekalibration; zwei Detektionszyklen folgen hierbei einem Generationszyklus; bei der ersten Detektion wird die Umgebungssättigung und die zusätzlich lokal erzeugte Sauerstoffmenge erfasst, bei der zweiten Detektion lediglich die Umgebungssättigung. (Bilder: TUM/Steinbeis-Transferzentrum Medizinische Elektronik und Lab on Chip-Systeme).

Im Gegensatz zu etablierten funktionalen bildgebenden Verfahren, wie z. B. der Magnetresonanz-basierten Detektion von Gelöstsauerstoff, ist unsere Technologie in der Lage, die Sauerstoffsättigung ambulant, kontinuierlich und in Realzeit in situ zu messen. Basierend auf den Sensordaten kann der Zeitpunkt und die Dosis einer Strahlen- oder Chemotherapie angepasst werden. Durch Einsatz der Minimaldosis könnten Tumorpatienten dann von deutlich verringerten Nebenwirkungen profitieren.

Bei Erkrankungen, die eine nebenwirkungsreiche systemische Therapie erfordern, kann mit Closed-Loop-Implantatsystemen zudem mittels lokaler, intrakorporaler Wirkstofffreisetzung eine Wiederherstellung der normalen Lebensqualität ermöglicht werden. Die dafür notwendige Aktorschnittstelle für das Implantat wurde im Anschlussprojekt THEMIC realisiert (Becker et al., 2011c).

2.9.4 THEMIC – Closed-Loop-Mikrosystem für die Tumortherapie

In der modernen Diagnostik und Therapie spielen in-situ-Messungen und die in-situ-Verabreichung von Wirkstoffen eine immer wichtigere Rolle (Wolf et. al., 1997). Physiologische Parameter in der Umgebung von Tumoren wie der Gelöstsauerstoff sind wichtige Indikatoren für das Wachstum von Tumoren und dafür, wie sie auf Therapien ansprechen. Im vorausgehend beschriebenen Projekt „IntelliTUM“ haben wir ein intelligentes Implantat zur Messung des Gelöstsauerstoffs entwickelt, das zum Monitoring von Tumoren eingesetzt werden kann.

Im Projekt THEMIC wurden Schlüsseltechnologien erforscht, um das bestehende, rein diagnostische Implantatsystem zu einem Closed-Loop-System zu erweitern (Abb. 2.81 und Abb. 2.82). So könnte damit beispielsweise im Rahmen einer lokalen Chemotherapie eine exakt definierte Wirkstoffmenge in unmittelbarer Tumornähe als Antwort auf ein validiertes Sensorsignal freigesetzt werden. Eine Abgabe des Wirkstoffs abhängig vom Tumorwachstum und wesentlich geringere Gesamtwirkstoff-

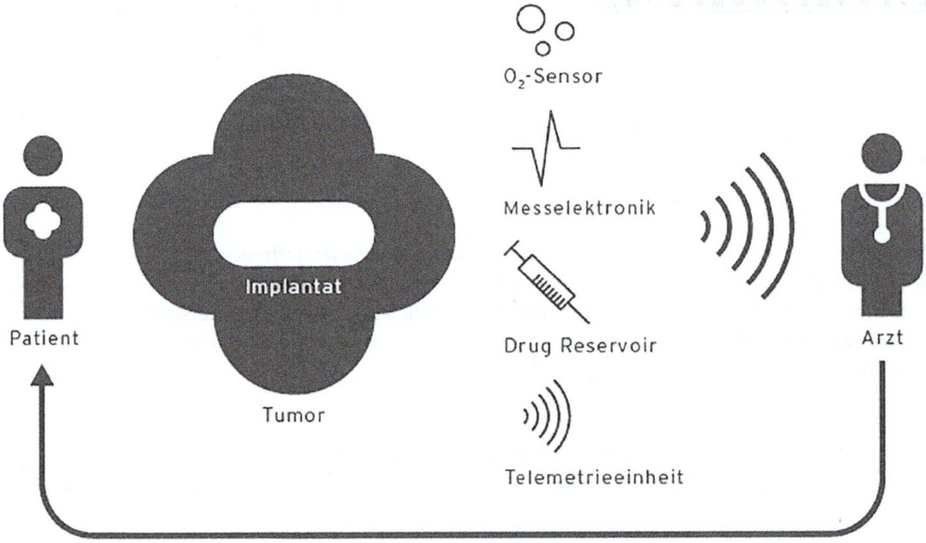

Abb. 2.81: Schema des Closed-Loop-Systems (Bild: Technische Universität München – TUM).

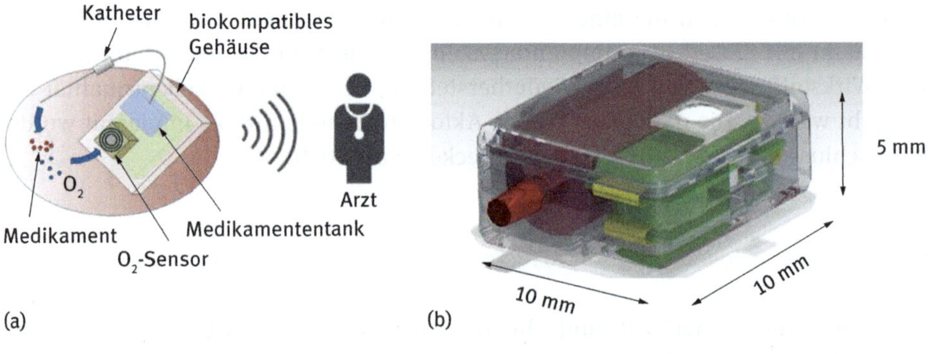

Abb. 2.82: (a) Konzept eines Closed-Loop-Systems für die Tumortherapie. (b) CAD-Entwurf eines Prototypen mit faltbarer Elektronik, Sensorchip und integrierter Medikamentenpumpe (Bilder: TUM und Steinbeis-Transferzentrum Medizinische Elektronik und Lab on Chip-Systeme).

mengen verursachen deutlich geringere Nebenwirkungen als bei einer systemischen Therapie. Gleichzeitig wird durch die lokale Abgabe eine höhere lokale Wirkstoffkonzentration erreicht. Die Forschungsziele konzentrierten sich auf die Aktorik zur Medikamentenabgabe und auf neue Konzepte zur Energieversorgung für den gesteigerten Energiebedarf von Closed-Loop-Systemen (Becker et al., 2011b; Becker et al., 2011c).

Kommerziell erhältliche Systeme zur Mikrodosierung sind entweder zu groß oder nicht geeignet für eine Implantation. Im Rahmen des Projekts wurde ein Prototyp zur Medikamentendosierung auf Basis einer Gasentwicklungszelle konstruiert. Dabei wird in einer Kammer elektrochemisch ein Gas erzeugt, das zur Ausdehnung einer Latexmembran führt. Dies ermöglicht die Dosierung sehr kleiner Medikamentenmengen. Wegen der im Gegensatz zu einem rein sensorischen Implantat erweiterten Funktionalität eines Closed-Loop-Systems, werden die Energieressourcen solcher Implantate rasch knapp. Eine drahtlose Energieübertragung würde dabei eine lange Lebensdauer des Gerätes ermöglichen, ohne dass eine Explantation zum Austausch der Batterie notwendig wird. Als Teil des THEMIC Projekts wurde eine induktive Energieübertragung für die drahtlose Versorgung intelligenter Implantate entwickelt. In den Projekten THEMIC und IntelliTUM wurde die grundsätzliche Machbarkeit eines implantierbaren pO_2-Sensorsystems für die Tumortherapie aufgezeigt und im Experiment validiert. Der nächste Schritt ist der Einsatz des Systems in geeigneten in-vivo-Modellen (Clauss et al., 2012).

2.9.5 Schlussfolgerung

Mikroelektronische und mikrosystemtechnische Entwicklungen der vergangenen Jahre haben gezeigt, dass mittels technischer Systeme in den Metabolismus und das Signalverhalten von Zellen und Geweben eingegriffen werden kann (Kiourti und Nikita, 2017). Damit lassen sich Systeme entwickeln, die analog chemischer Medikamentierung funktionieren und dabei den Vorteil besitzen, dass entweder die Wirkstoffabgabe kontrolliert gesteuert werden kann (Die Nanopille, Kurzfilm, 2013) oder das elektronische System direkt in bioelektronische Signalwege einkoppelt. Der gegenwärtige Stand der Forschung zeigt deutlich, dass sehr viele zelluläre Störungen auf zellulär intrinsische elektronische Effekte zurückzuführen sind (Szentpetery, 2015). Das Miniaturisierungspotenzial der Mikroelektronik lässt erwarten, dass in solche zellulären Netzwerke (Wolf, 2010) direkt und gezielt therapeutisch eingegriffen werden kann und das Ergebnis auch direkt elektronisch abgegriffen und zu diagnostischen Zwecken ausgewertet werden kann.

Die Entwicklung robuster, verlässlicher Sensoren ist eine der großen Herausforderungen bei der Realisierung intelligenter Implantate. Eine weitere ist die Integration miniaturisierter Medikamentenabgabeeinheiten, um ein vollständig autonomes Therapiesystem durch einen geschlossenen Regelkreis zu erhalten. Eine angeschlossene Aktorik kann so direkt auf eintreffende Sensordaten reagieren und eine regionale Therapie durchführen.

Eine exakt definierte Wirkstoffmenge kann im Rahmen einer lokalen Chemotherapie in unmittelbarer Tumornähe als Antwort auf ein validiertes Sensorsignal freigesetzt werden. Die Vorteile sind geringere Wirkstoffmengen, höhere lokale Wirkstoffkonzentrationen und geringere Nebenwirkungen als bei einer systemischen Therapie.

Die vorgestellten Projekte wurden durch BMBF, Bayerische Forschungsstiftung, Heinz Nixdorf Stiftung und Industriepartner gefördert. Wir danken allen Mitarbeitern des Heinz Nixdorf-Lehrstuhls für Medizinische Elektronik und des angeschlossenen Steinbeis-Transferzentrums für Medizinische Elektronik und Lab on Chip-Systeme für ihre engagierte Mitarbeit.

2.10 Intrazerebrales Implantat für die adjuvante repetitive Glioblastombehandlung

Felix Capanni, Nicolas Bader, Christian Peschmann, Marc-Eric Halatsch

Die Einteilung primärer Tumoren des zentralen Nervensystems (Gliome) erfolgt gemäß WHO-Klassifikation in die Grade I bis IV. Die Skala reicht von langsam wachsenden, benignen Gliomen (Grad I) bis zu schnell wachsenden malignen Vertretern (Grad IV). Das Glioblastom ist die im Erwachsenenalter häufigste und bösartigste Form der Gliome. Dieser sehr schnell wachsende und aggressive Tumor wird gemäß Klassifizierung der WHO in Grad IV eingestuft (Deutsche Gesellschaft für Neurochirurgie, 2012; Deutsche Hirntumorhilfe, 2012). Da das rigide Schädelkompartiment keine Volumenzunahme zulässt, kommt es während des Wachstums des Glioblastoms zur das Hirn betreffenden Volumenverschiebung und Druckzunahme. Diese führt, auch bei benignen Gliomen, unbehandelt zum Tod des Patienten. Typische Symptome sind Hirndruckzeichen (Kopfschmerzen, Erbrechen und Schwindel), neurologische Ausfälle (Seh- und Sprachstörungen, Paresen) sowie Krampfanfälle und Persönlichkeitsveränderungen. Die Lebenserwartung unbehandelter Patienten mit Glioblastomen beträgt in der Regel nur wenige Monate (Deutsche Gesellschaft für Neurochirurgie, 2012; Deutsche Hirntumorhilfe, 2012). Das Glioblastom weist viele feingewebliche Ähnlichkeiten mit normalem Hirngewebe auf und ist deshalb makroskopisch mitunter nur schwer von diesem zu unterscheiden. Zudem besitzen Glioblastomzellen die ungewöhnliche Fähigkeit, weitläufig das umliegende Hirngewebe zu infiltrieren, ohne dabei notwendigerweise dessen Zyto- und Faserarchitektur sowie dessen neurale Funktionen zu zerstören. Aus diesen Gründen ist die vollständige operative Entfernung der gesamten Tumormanifestation unmöglich. Da das Glioblastom ausgehend von den postoperativ verbliebenen Tumorzellen zudem eine hohe Rezidivneigung aufweist, stellt die operative Entfernung nur eine zeitlich begrenzte Lösung dar (Deutsche Gesellschaft für Neurochirurgie, 2012; Deutsche Hirntumorhilfe, 2012).

Weltweit liegt die Erkrankungsrate bei 3,9 bzw. 3,0 bezogen auf 100.000 Einwohner (Männer bzw. Frauen) (Amerikanisches Hirntumorregister, 2019).

Therapiemöglichkeiten

Die chirurgische Resektion gefolgt von einer Strahlen- und Chemotherapie zählen zu den derzeit etablierten Therapiemöglichkeiten (Stupp, 2005), deren Wirksamkeitsgrenzen weitgehend ausgereizt sind. Trotz moderner Operationstechnologien (3D-Neuronavigation, intraoperative Tumorzellfluoreszenz, intraoperative Magnetresonanztomographie zur Resektionskontrolle sowie multimodales intraoperatives neurophysiologisches Monitoring inklusive Wach-Kraniotomie) ist die vollständige Entfernung eines Glioblastoms zur Vermeidung von Rezidiven praktisch stets unmöglich. Ziel der sehr aggressiven Therapien ist es, die maximal mögliche Verzögerung des Rezidivs bei guter Lebensqualität zu erreichen (Deutsche Gesellschaft für Neurochirurgie, 2012; Deutsche Hirntumorhilfe, 2012). In Ergänzung zu den etablierten Therapieformen kommen noch andere, derzeit experimentelle Ansätze wie die Gentherapie, die Immuntherapie, die Hemmung der Angiogenese, die Immunotoxintherapie und die photodynamische Therapie (PDT) in Betracht. Bei der zuletzt genannten PDT werden Sauerstoffradikale mithilfe eines Photosensibilisators und Lichtenergie spezifisch innerhalb der Tumorzellen erzeugt, so dass es zu Nekrose und Apoptose kommt (Etminan, 2011). Diese Methode ist jedoch auf den intraoperativen Einsatz und/oder temporär-postoperativen Einsatz mittels perkutaner, perkranialer und perzerebraler externer Lichtleiter beschränkt. Im Folgenden wird ein implantierbares System zur repetitiven photodynamischen Therapie vorgestellt, welches im Rahmen eines chirurgischen Eingriffs nach Entfernung des Tumors (Abb. 2.83) in die

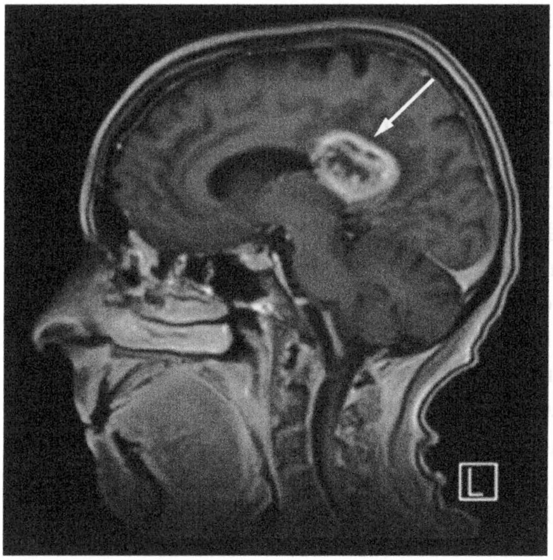

Abb. 2.83: Glioblastom, pfeilmarkiert in der MRT-Aufnahme.

Tumorkavität eingesetzt werden soll. Zum Nachweis der Verträglichkeit wurde das Implantatsystem erstmalig in einem Großtierversuch am Hausschwein angewendet (Tierversuchsgenehmigung Nr. 1331, 2017).

Das durch das Programm „Innovative Projekte/Kooperationsprojekte“ des Ministeriums für Wissenschaft, Forschung und Kunst Baden-Württemberg geförderte Vorhaben entstand in Kooperation zwischen dem Universitätsklinikum Ulm (Klinik für Neurochirurgie) und der Technischen Hochschule Ulm (Forschungsgruppe Biomechatronik).

Implantatsystem zur repetitiven photodynamischen Therapie (PDT-Implantat)

Das als Langzeitimplantat (nach MDR/Anhang VIII) konzipierte Implantatsystem (Abb. 2.84) ist aus biokompatiblen Werkstoffen gefertigt und wird für den Tierversuch mittels Ethylenoxid nach ISO 11135 sterilisiert bereitgestellt. Es besteht aus Bestrahlungseinheit (Abb. 2.84, li.) und Steuergerät (Abb. 2.84, re.), welche intraoperativ miteinander konnektierbar sind.

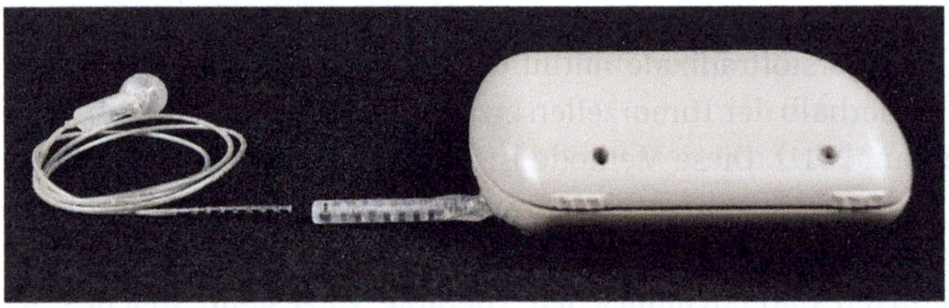

Abb. 2.84: PDT-Implantatsystem.

Bestrahlungseinheit

Die Bestrahlungseinheit, eine Quarzglassphäre mit einem Außendurchmesser von 12 Millimetern, kann je nach gewünschter Behandlungsform entweder für eine photodynamische Therapie mit LEDs der Wellenlängen 630 bzw. 405 nm oder für eine DNA-Interkalation mit LEDs der Wellenlänge 275 nm bestückt werden. Aufgrund LED-spezifischer Faktoren (Durchlassspannung, Energieversorgung über Lithium-Polymer (LiPo)-Akkumulatoren, Bauteilmaße) werden entweder sechs LEDs der Wellenlänge 630 nm oder vier LEDs der Wellenlängen 405 nm bzw. 275 nm auf speziellen LED-Trägern verbaut. Die gewählte Trägerkonstruktion stellt eine homogene Abstrahlung sicher und ist als dreiseitige Pyramide für LEDs der Wellenlängen 405/275 nm bzw. als Würfel für LEDs der Wellenlänge 630 nm gestaltet. Ein innenseitiges Sandstrahlen der Quarzkugel unterstützt eine homogene Abstrahlung entsprechend.

Für die jeweilige Endmontage werden die Glashalbschalen (Abb. 2.85a–c) mit UV-Kleber (Vitralit® 6108 T, Fa. Panacol-Esol GmbH, Steinbach) gefügt und die Austrittsöffnung für das Steuerkabel durch ein Zweikomponentensilikon (MED-4910, Fa. NuSil Technology LLC, Carpinteria, USA) abgedichtet (Abb. 2.85d).

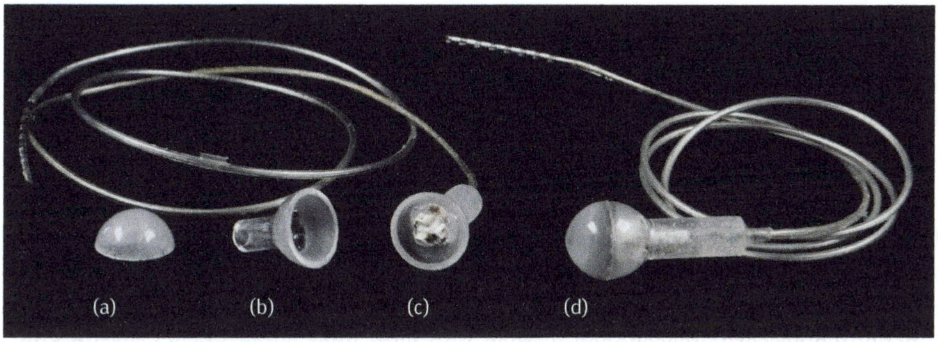

Abb. 2.85: (a–c) Quarzglashalbschalen mit LED-Trägerkonstruktion, (d) endmontierte Bestrahlungseinheit.

Die Bestrahlungsstärke E_e für die einzelnen Bestrahlungseinheiten lässt sich berechnen aus

$$E_e = \frac{N_D \cdot \Phi_e}{A} \cdot \eta_G \,. \tag{2.10}$$

Hierbei entspricht Φ_e der Strahlungsleistung jeder einzelnen Diode, N_D der Anzahl der Dioden, die Fläche A der Kugeloberfläche, welche mit der bestrahlten Fläche gleichgesetzt wird, und η_G den Verlusten im Quarzglas. An den Grenzschichten (Ein- und Austritt) muss mit einem Leistungsverlust von ca. vier Prozent gerechnet werden. Abzüglich dieser Strahlungsverluste kann bei einer zwei Millimeter dicken Quarzglassphäre von einer Transmission in Höhe von etwa 83 Prozent ausgegangen werden (QSIL Materialspezifikation, 2013). Hieraus ergeben sich für die verschiedenen Bestrahlungseinheiten die Bestrahlungsstärken in Tab. 2.3.

Tab. 2.3: Bestrahlungsstärken für die verschiedenen Bestrahlungseinheiten und A = 4,5 cm^2.

Diode	Wellenlänge λ	Durchlassstrom I_F	Anzahl N_D	Strahlungsleistung Φ_e	Bestrahlungsstärke E_e
CUD8DF1A, Fa. Seoul Viosys, Gyeonggi-do, Korea	275 nm	20 mA	4	1,3 mW	0,9 mJ(cm^{2}s)$^{-1}$
VLMU3100, Fa. Vishay, Pennsylvania, USA	405 nm	20 mA	4	6,8 mW	4,8 mJ(cm^{2}s)$^{-1}$
VLMS234V2BA-GS08, Fa. Vishay	630 nm	50 mA	6	29 mW	30,9 mJ(cm^{2}s)$^{-1}$

An Glioblastomzellen *in vitro* führen die o. g. Bestrahlungsstärken in Gegenwart (405 nm, 630 nm) oder Abwesenheit (275 nm) eines Photosensibilisators (5-ALA, Fa. Photonamic GmbH & Co. KG, Pinneberg) zum bestrahlungszeitabhängigen (je nach Wellenlänge Minuten bis Stunden) Zelltod.

Konnektierung

Das Steuerkabel (1 × 8 Extension Model 3708, Fa. Medtronic GmbH, Meerbusch) zwischen Bestrahlungseinheit und Steuergerät ist einem *Spinal Cord Stimulator* entliehen. Es verfügt über acht Einzelkontakte, kann über einen Trokar mit drei Millimeter Innendurchmesser vorgeschoben werden und wird über einen Steck-Schraub-Konnektor mit Hilfe eines Drehmomentschraubendrehers gegen Herauslösen gesichert (Abb. 2.86a, b). Die Leiter bestehen aus leitfähigem Silberdraht (MP35N). Zur Herstellung einer Lötverbindung zwischen LEDs und Steuerplatine wurden die Kabelenden nachträglich galvanisch verkupfert.

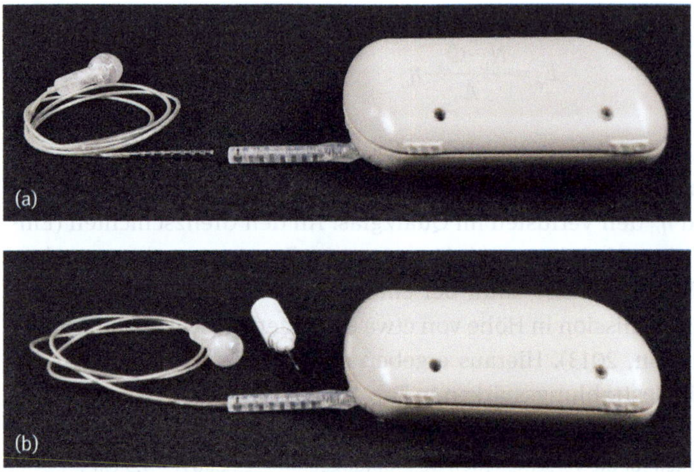

Abb. 2.86: Steuerkabel mit Bestrahlungseinheit, Konnektor und Drehmomentschraubendreher.

Steuergerät

Das Steuergerät ist in einem zweiteiligen, schraubbaren PEEK-Gehäuse (85 × 70 × 30 mm) untergebracht und durch einen Dichtring gegen Eindringen von Körperflüssigkeit abgedichtet (Abb. 2.87a, b). Es beinhaltet vier LiPo-Akkumulatoren (Fa. Renata SA, Itingen, Schweiz) mit jeweils 500 mAh zur Energieversorgung und die Steuerplatine inklusive Anschlussbuchse für die Beleuchtungseinheit. Von den drei eingesetzten Dioden hat die LED mit der Wellenlänge 275 nm die höchste Durchlassspannung (6 V). Um diese Spannung durchgängig zu gewährleisten und die Bauteilgröße des DC/DC-Wandlers gering zu halten, wurden jeweils zwei Akku-Paare in zwei parallelen Strängen in Reihe geschaltet. Über einen 7 V-Spannungsregler wird dann eine konstante Spannung bereitgestellt.

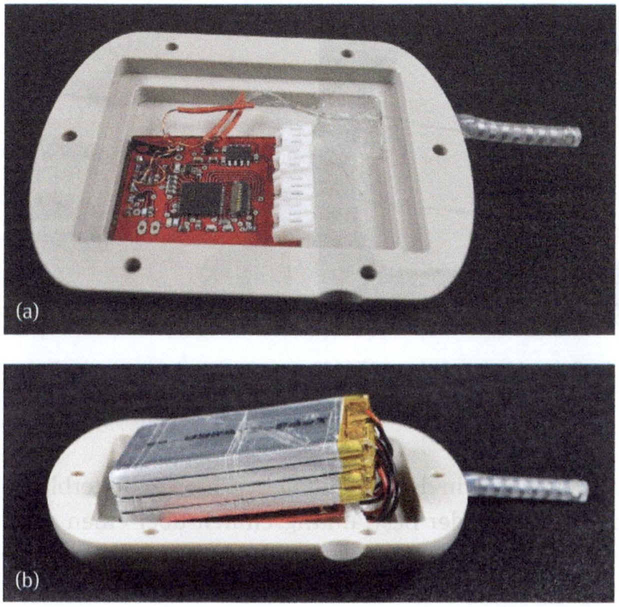

Abb. 2.87: Steuergerät mit Steuerplatine, Akkumulatoren und Konnektor.

Der Mikrocontroller wird über einen 3,2 V-Spannungsregler mit der erforderlichen Versorgungsspannung gespeist und steuert das Bestrahlungsprogramm, welches über die Parameter Lichtintensität, Bestrahlungsdauer und -intervall individuell konfiguriert werden kann. Während des Programmablaufs wird der gebündelte Durchlassstrom aller LEDs gemessen und in einen Flashspeicher geschrieben. Auf diese Weise können nach Programmende, auch bei einem Ausfall der Akkumulatoren oder im Falle einer Entladung, die Daten für Bestrahlungsdauer und -stärke ausgelesen werden.

Die Lichtintensität wird über den Durchlassstrom der LEDs geregelt und kann über eine spannungsgesteuerte Stromquelle justiert werden. Die zur Steuerung benötigte Spannung wird über eine Pulsweitenmodulation ausgehend vom Mikrocontroller zur Verfügung gestellt, wohingegen die Versorgungsspannung der LEDs direkt über den 7 V-Spannungsregler erfolgt. Für eine maximale Energieeffizienz wird der Mikrocontroller während der Bestrahlungspausen in einen „*Deep Sleep Mode*“ versetzt. Abb. 2.88 (links) zeigt das montierte Implantatsystem mit aktivierter photodynamischer Bestrahlungseinheit ($\lambda = 630$ nm).

Ersteinsatz im Tierversuch

Für die Beurteilung der Verträglichkeit von Bestrahlung und chirurgischer Intervention wurde das Implantatsystem in einem Großtierversuch eingesetzt. Repetitive PDT und UV-Bestrahlung wurden in 21 Tieren untersucht. Hierfür wurde intraoperativ eine Kavität im rechten Frontallappen geschaffen, in die die Bestrahlungseinheit

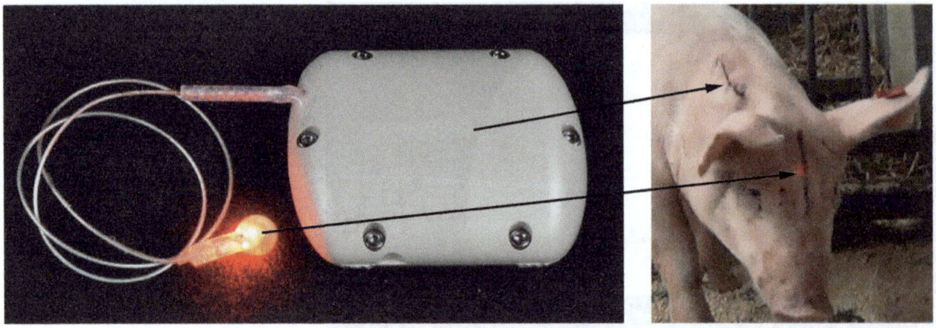

Abb. 2.88: Links: Implantatsystem im Bestrahlungsmodus PDT (635 nm). Rechts: Implantat im Bestrahlungsmodus PDT (635 nm) im Tierexperiment.

eingesetzt wurde. Die Steuereinheit wurde in der Gegend des rechten Schulterblatts in einer Weichteiltasche platziert und mit der Bestrahlungseinheit über einen subkutanen Hauttunnel verbunden (Abb. 2.88, re). Am ersten postoperativen Tag wurde mit der Bestrahlung begonnen und diese über einen Zeitraum von 14 Tagen täglich wiederholt (Abb. 2.88, re). Die täglichen Bestrahlungszeiten entsprachen den (wellenlängenabhängig unterschiedlichen) *in vitro* ermittelten Bestrahlungszeiten, durch die mit dem aktivierten Implantat an Glioblastomzellkulturen vollständig letale Effekte erzielt werden konnten. Im Anschluss erfolgten die Euthanasie und die Hirnentnahme zum Zwecke der histologischen Untersuchung. Entsprechende Ergebnisse sind ausstehend.

Ausblick

Nach der im Hinblick auf die Tolerabilität tumorizidaler Bestrahlungsdosen erfolgreichen ersten Tierversuchsreihe soll ein zweiter Großtierversuch Aussagen über die Effektivität des neuartigen Therapiekonzepts liefern. Hierfür ist die orthotope Xenotransplantation humaner Glioblastomzellen in das immunsupprimierte Hausschwein geplant, um das etablierte Glioblastom dann mit Hilfe des Implantatsystems zu therapieren. Technologisch wird das Implantatsystem zukünftig um eine telemetrische Kommunikation sowie eine kontaktlose Lademöglichkeit erweitert werden.

Danksagung

Die Autoren danken Herrn Dr. Richard Eric Kast (IIAIGC Study Center, Vermont, USA), Herrn Prof. Dr. Georg Karpel-Massler und Herrn Dr. Tim Heiland (Klinik für Neurochirurgie, Universitätsklinikum Ulm) für die Unterstützung im Forschungsprojekt. Ebenso danken wir der Firma Photonamic für die Bereitstellung der Feinchemikalie 5-ALA für tierexperimentelle Zwecke.

2.11 Implantierbare elektronische Devices in der Rhythmologie

Jürgen Straube, Philipp Sommer, Uwe Marschner

1958 implantierten in Schweden der Arzt Åke Senning und der Ingenieur Rune Elmqvist (Siemens Elema) den ersten Herzschrittmacher. Das Aggregat bestand aus zwei Transistoren, einer Spule und einem Nickel-Cadmium-Akkumulator. Die Geschichte implantierbarer Kardioverter/Defibrillatoren (ICD) begann 1969 im Sinai Hospital in Baltimor. Michel Mirowski und Morton Mower wiesen die Machbarkeit eines implantierbaren Defibrillators nach. Aber erst 1980 implantierte Levi Watkins bei einer Thorakotomie den ersten ICD (225 g schwer und nur für die Defibrillation des Kammerflimmerns geeignet). Heute werden in Deutschland jährlich über 100.000 Herzschrittmacher, implantierbare Defibrillatoren und weitere elektronische Devices verwendet. Sämtliche Geräte arbeiten auf der Grundlage elektrischer Steuer- und Regelmechanismen. Ihre Funktion ist unabhängig vom Willen und Dazutun des Patienten gewährleistet.

Die Grundlagen der Elektrotherapie des Herzens mittels Herzschrittmacher sind ausführlich u. a. von Hexamer (2014) beschrieben worden. Herzschrittmacher haben sich vom einfachen Taktgeber mit konstanten Periodendauern hin zu vernetzten und intelligenten Implantaten entwickelt. Heute analysieren sämtliche rhythmologischen Devices das intrakardiale Elektrokardiogramm (EKG) kontinuierlich. Das Messsignal liegt in einem Spannungsbereich von bis zu 5 mV und weist eine Periodizität von etwa 800 ms im Ruhe- und Normalzustand auf. Es hat den in Abb. 2.89 gezeigten prinzipiellen Verlauf. Ein Pumpzyklus des Herzens weist Besonderheiten in Zeitabschnitten auf, die durch die Buchstaben P bis T bezeichnet werden (siehe Hexamer, 2014). Eine hohe Potenzialspitze, die sogenannte R-Zacke, korreliert direkt mit der Hauptkontraktion des Herzmuskels. Amplituden- und Zeitintervallabweichungen sind Merk-

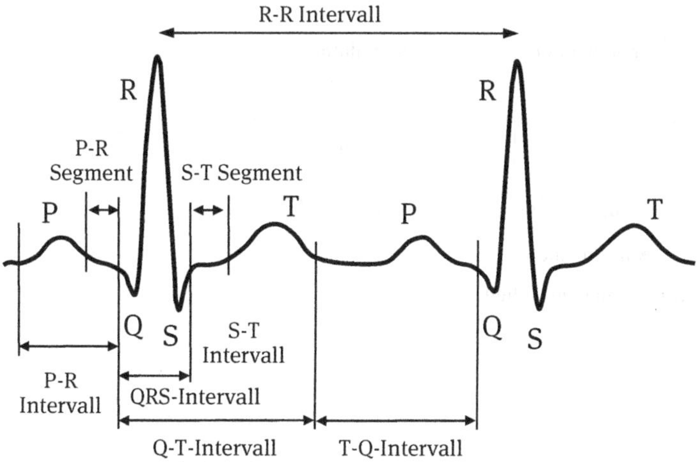

Abb. 2.89: Intervalle eines EKG-Signals.

male für Erkrankungen des Erregungsbildungs- und Erregungsleitungssystem (EBLS) des Herzens sowie auch des Arbeitsmyokards. Als intelligentes Implantat erfasst der Herzschrittmacher heute die elektrische Eigenaktivität des Herzens, verarbeitet diese und weitere Signale und stimuliert im Ergebnis der Signalverarbeitung selektiv ein Teil oder mehrere Teile des Herzens über Stimulationskanäle. Dementsprechend unterscheidet man zwischen Einkammer- und Zweikammerschrittmachern bzw. ICDs.

2.11.1 Signalverarbeitung in rhythmologischen Devices

Im Ergebnis der Erfassung der elektrischen Eigenaktivität des Herzens durch die Wahrnehmungseinheit generiert der Stimulator niederenergetische elektrische Impulse, die die Erregung und nachfolgende Kontraktion des Herzens auslösen. In Abb. 2.90 (nach Hexamer, 2014) ist die Blockschaltung für einen Einkammer-Herzschrittmacher dargestellt. Dort wird die Elektrodenspannung der elektrischen Eigenaktivität des Herzens – das intrakardiale Elektrokardiogramm (IEGM) – zwischen den im Vergleich dazu starken Stimulationsimpulsen durch die Blanking-Einheit freigegeben und zunächst Bandpass-gefiltert und verstärkt. Die so aufbereiteten Signale klassifiziert ein Komparator anhand von programmierten Referenzspannungen oder auch Empfindlichkeitswerten. Im Ergebnis wird der Stimulationseinheit ein binäres Signal bereitgestellt, das die reguläre intrinsische Erregung anzeigt. Die Stimulationseinheit erzeugt schließlich einen rechteckförmigen Stimulationsimpuls.

Sensorgesteuerte oder *frequenzadaptive Herzschrittmacher* (FAHSM) werden bei beeinträchtigter physiologischer Frequenzanpassung in Belastungssituationen eingesetzt. Dazu verarbeitet der Herzschrittmacher zusätzlich Messungen von physiologischen Variablen, die mit der Belastung korrelieren. Bei *ANS-gesteuerten* Herz-

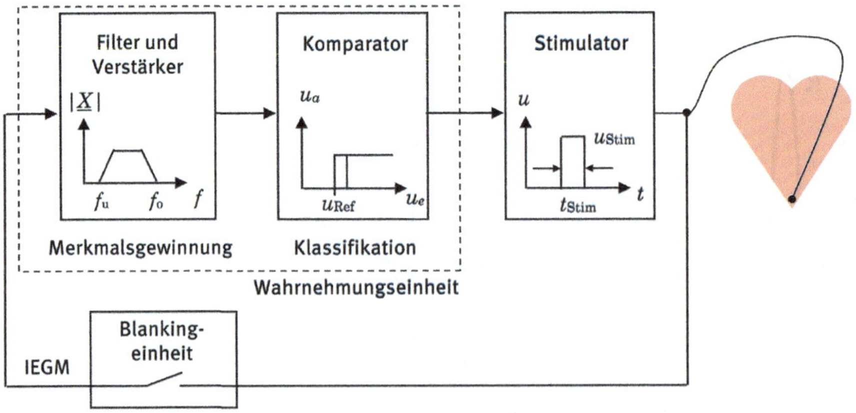

Abb. 2.90: Erkennung elektrischer Aktionen des Myokards in einem Einkammer-HSM zur Steuerung der Stimulation nach Hexamer (2014).

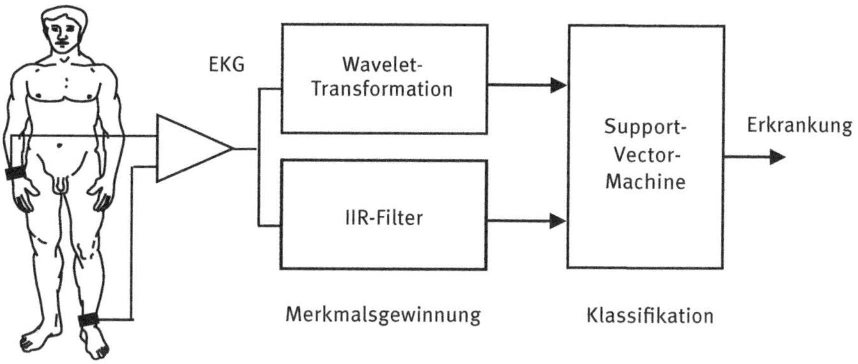

Abb. 2.91: Erkennung von Erkrankungen des Erregungsbildungs- und Erregungsleitungssystem (EBLS) des Herzens sowie auch des Arbeitsmyokards mit hoher Zuverlässigkeit anhand des EKGs nach einem Vorschlag von Zhao und Zhan (2005).

schrittmachern werden dazu nur Körpersignale der herzgerichteten Stellaktivität des Autonomen Nervensystems (ANS) herangezogen (Hexamer, 2014). Nicht-ANS-gesteuerte Herzschrittmacher regeln die Stimulationsfrequenz anhand des belastungsabhängigen Atemminutenvolumens, der aktivitätsabhängigen Beschleunigung oder anderen Körpervariablen.

Die Signalverarbeitung im Herzschrittmacher folgt prinzipiell dem Schema in Abb. 3.4. Aus den Messwerten werden zunächst Merkmale für Erkrankungen extrahiert, die anschließend einer Klasse von Erkrankungen zugeordnet wird. Es hat sich gezeigt, dass eine Merkmalsgewinnung aus der Analyse des Messsignals im Zeitbereich nicht ausreichend ist. Wichtige Informationen können dem Frequenzbereich entnommen werden. In den letzten Jahrzehnten hat sich das Hauptaugenmerk auf Methoden der Merkmalsklassifikation gerichtet (Abb. 2.91). Dabei wurde beispielsweise die Eignung von Fuzzylogik Methoden, künstlichen Neuronalen Netzen, Hidden Markov Modellen, genetischen Algorithmen, Support Vector Machines, Self-Organizing Maps oder Bayes-Methoden untersucht, wie von Karpagachelvi, Arthanari und Sivakumar (2010) gegenübergestellt.

2.11.2 Kontrolle, Patienteninformation und Adaption von Herzschrittmachern

Jürgen Straube

Bei einer Schrittmacherkontrolle 1989 stellte sich ein Patient – von Beruf Baggerfahrer – ambulant vor und klagte über rhythmisches Zucken in der Schrittmacherloge. Es handelte sich um einen Elektrodenisolationsdefekt der Ventrikelelektrode, der bei einem DDD-Zweikammer-Schrittmachersystem wegen eines totalen AV-Blocks durch den Stimulationsimpuls (2 V, 60 ms) die Skelettmuskulatur reizte. Die Elektrode war angebrochen, die Isolation defekt, der Patient erheblich gefährdet und defacto vital bedroht. Er berichtete, dass ihn der Zustand seit einigen Wochen, anfangs nur kurzzeitig, störe. Hier wurde der Patient „gewarnt", der Schaden konnte umgehend durch Implantation einer neuen Kammersonde behoben werden.

Bei kardiologischen elektronischen Implantaten sind regelmäßige Kontrollen vordergründig in Ambulanzen vorgeschrieben. Dazu werden firmenspezifische Programmier- und Messgeräte verwendet, die in unterschiedlichem Umfang den zwischenzeitlichen Krankheitsverlauf und die aktuelle Programmierung erfassen sowie die Umprogrammierung krankheitsadäquat ermöglichen. Ein großes Problem stellen versäumte Kontrolltermine dar, die Häufigkeit der Nichtkontrollen nimmt mit der Behandlungsdauer zu und gefährdet extrem progredient (z. B. Batterieerschöpfung).

Mit *telemetrischen* Verfahren, die in den letzten Jahren von zahlreichen Firmen entwickelt worden waren und weiterentwickelt werden, ist eine diskontinuierliche, allerdings sehr engmaschige Überwachung des Krankheitsverlaufes bei entsprechender Verwendung kommunikativer Schrittmacher- und Defibrillatorsysteme möglich. Der Patient begibt sich in die räumliche Nähe eines drahtlosen Fernnachsorge-Systems (CardioMessenger), dieses nutzt dann Mobilfunk gegebenenfalls mit GPS-Technologie. Voraussetzung ist also, dass der Patient in mehr oder minder regelmäßigen Abständen über dieses System den Kontakt zum Kontrollzentrum herstellt. In diesem Kontrollzentrum sollen rund um die Uhr Fachleute Therapiesicherheit gewährleisten.

Im Kap. 2.11.3 stellt Herr D. Frömer die medizinischen und technischen Möglichkeiten der transtelefonischen Untersuchung und Programmierung dar. Die technischen Möglichkeiten und die Zuverlässigkeit elektronischer Implantate werden durch die epochalen Entwicklungen der IT-Branche geprägt. Herzschrittmacher sind unter den derzeitigen funktionalen Implantaten die am weitesten entwickelten Geräte mit großer Komplexität und Diversifikation (Fröhlig et al., 2013).

Wie müsste ein Herzschrittmacher oder ein implantierbarer Defibrillator beschaffen sein, der den Patienten auf gefährliche Situationen aufmerksam macht?

Bei dem Kongress Euro-Pace 91 im Mai 1991 in Lausanne wurde die Idee eines Patientenwarnsystems Kardiologen bei einem Vortrag „*Advanced pacemaker functions coupled to an integrated patient warning system*" vorgestellt.[2] Bei diesem Patientenwarnsystem handelt es sich um eine neue Funktion für alle implantierbaren elektronisch gesteuerten Aggregate. Es werden die Funktionskontrolle des Implantates und weiterhin eine Anleitung für den Patienten zur Durchführung sinnvoller pharmakotherapeutischer Handlungen und Verhaltensweisen erreicht.

1991 waren Herzschrittmacher, implantierbare Defibrillatoren und erste Infusionspumpen verfügbar. Bereits zu diesem Zeitpunkt wurde die grundsätzliche An-

2 Im Februar 1992 als Patent mit der Inneren Priorität vom 14.5.1991 (DE 41 15 695.1) beim Deutschen Patentamt angemeldet und am 03.12.1992 in der Offenlegungsschrift DE 4213993 A1 veröffentlicht.

wendbarkeit für alle zukünftigen elektronischen Implantate beschrieben. Bisher arbeiten sämtliche Geräte auf der Grundlage elektrischer Steuer- und Regelmechanismen unabhängig vom Willen und Dazutun des Patienten.

In welchen Situationen sollte der Patient „gewarnt" werden?

- Implantatdysfunktionen einschließlich Batterieproblemen, elektronischen Problemen und Undersensing
- Elektrodenprobleme
- pathologische rhythmologische und hämodynamische Parameter
- externe Störeinflüsse, die die Funktion des Implantates beeinträchtigen
- versäumte Implantatkontrolltermine

Wie sollte die Warnung funktionieren?

- Das Implantat wird mit einer zusätzlichen Reizelektrode für das umgebende Unterhautgewebe bzw. die Skelettmuskulatur ausgestattet.
- Es werden verschiedene „Reizmuster/Impulsfolgen" für unterschiedliche Störungen programmiert.
- Die Komplexität der Reizimpulsmuster ist an die konkrete Situation des Patienten anpassbar.
- Der Patient hat die Möglichkeit zur nichtinvasiven Beendigung der Warnimpulsabgabe z. B. durch Magnetauflage oder ähnliche Manipulationen mit transkutaner Telemetrie wie auch mechanischer Manipulation.
- Bei schweren Störungen werden starke Reizmuster programmiert, die den Patienten unbedingt zu einer ärztlichen Vorstellung veranlassen.
- Bestandteil des integrativen Patientenwarnsystems kann die Erinnerungslogistik sein (z. B. Kontrolltermin wird programmiert, an die Einnahme der Medikation wird erinnert).

Weiterhin wird die Kombination von Herzschrittmachern bzw. implantierbaren Defibrillatoren mit implantierbaren Infusionspumpen empfohlen. Beide Systeme werden elektronisch verbunden, die Infusionspumpe nutzt dabei den Hohlraum in den Stimulationselektroden als Infusionskatheter. Der Hohlraum in den Kathetern war bei der Implantation für den Führungsdraht genutzt worden und wird danach nutzlos.

Gibt es Patientenwarnsysteme?

Bisher werden Patientenalarmsysteme verwendet, die akustische Signale (Medtronic, Guidant, Boston Scientific) (z. B. Piepton für 20 Sekunden) oder Vibrationen (St. Jude) verwendet. Das Signal wird durch Magnetauflage ausgelöst, also nicht aktiv vom Implantat selbst induziert. Die Töne zeigen an, ob die Sonde defekt ist oder die Batterie nicht mehr ausreichend Spannung aufbringt.

Elektrische Reize zur Stimulation im Unterhaut-/Muskelbereich werden bisher bei elektronischen Implantaten einschließlich der Herzschrittmacher und implantierbaren Defibrillatoren nicht verwendet.

Wo liegen die Vorteile einer subkutanen Reizelektrode?

Zunächst spürt nur der Patient das aktivierte Warnsystem, Dritte werden nicht durch einen Piepton oder (deutlich geringer) durch Vibration aufmerksam gemacht. Der schwerhörige oder gehörlose Patient profitiert von einem subkutanen elektrischen Reiz, den er trotz seiner Behinderung sicher wahrnehmen kann.

Warum wurde in den letzten über 25 Jahren dieses technisch einfach realisierbare und effizient wirksame System nicht umgesetzt?

Die Hersteller von Herzschrittmachern etc. verfügen über firmeneigene Entwicklungsstrategien, die die direkte Einbeziehung des Patienten zunächst nicht vorsehen. Als Grund werden Stress und Verunsicherung der Patienten angegeben. Die Home Monitoring Strategie wird als aussichtsreicher angesehen und ein niedriger Arbeitsaufwand für den Arzt angenommen.

Bisher gab es keine wirksam vorgetragene Aufforderung seitens der Ärzte an die Industrie, derartige Systeme zu entwickeln, d. h., es gibt aus Sicht der Industrie keinen Markt für komplexe Patientenwarnsysteme. Es gibt allerdings auch keine Statistik, die gesundheitliche Schäden und Todesfälle aufgrund technischer Störungen (z. B. einschließlich Batterieerschöpfung, Sondenproblemen und elektronischer Störungen) erfasst.

Die unmittelbare Verknüpfung medikamentöser und elektrischer Therapie mit Zentrierung durch implantierte elektronische Devices wird zurzeit ebenfalls nicht in der kardiologischen Praxis umgesetzt, ebenso wie eine medikamentöse Therapie mit implantierbaren Infusionssystemen.

Wie steht die Bevölkerung zur digitalen Medizintechnik?

Bei einer forsa-Umfrage im Auftrage des Bundesministeriums für Bildung und Forschung im November 2016 erklärten 84 % der Befragten, dass sie die Forschung auf diesen Gebieten für wichtig einschätzen. 90 % möchten bei schwerwiegenden Erkrankungen mithilfe digitaler Implantate überwacht und behandelt werden. Auch andere internistische Erkrankungen wie Diabetes oder Asthma sollen entsprechend den Wünschen der Patienten mittels geeigneter Devices zukünftig interaktiv optimal therapiert werden. Die Befragten fordern die Übermittlung Ihrer Gesundheitsdaten an den Arzt via Telemedizin. Aktive Implantate wie oben beschrieben würden eine neue Qualität elektronischer Implantate darstellen und sollten im interdisziplinären Bereich bis zur Reife zeitnah zur Verfügung gestellt werden.

Bundesforschungsministerin Johanna Wanka stellte dazu 2016 fest:

> Interaktive Medizintechnologien helfen Menschen nach einer Krankheit, einem Unfall oder im hohen Alter dabei, wieder ein aktives und selbstbestimmtes Leben zu führen. Wir müssen bei allem wünschenswerten technischen Fortschritt aber darauf achten, dass gerade im Medizinbereich die Digitalisierung mit einem hohen Maß an Datenschutz und mit leichter Handhabung für Menschen jeden Alters verbunden ist. Darauf richten wir unsere Forschung aus.

Das besondere Interesse an den Entwicklungen der Implantattechnologien ist sicherlich auch auf der Tatsache zurückzuführen, dass viele Implantate lebenslang im Körper des Patienten verbleiben, also ein Teil vom Patienten werden.

2.11.3 Aktive Implantate mit Remote Monitoring

Dirk Frömer

Kardiovaskuläre implantierbare elektronische Geräte (*Cardiovascular implantable electronic devices* – CIEDs) gehören heute zur Routine bei der Behandlung von Patienten mit Herzrhythmusstörungen oder Symptomen der Herzinsuffizienz. Weltweit betrug die Anzahl der durchgeführten Implantationen von CIEDs im Jahre 2009 etwa 1,3 Millionen (Mond und Proclemer, 2011). Allein in Deutschland wurden im Jahre 2013 einschließlich der Geräte zur kardialen Resynchronisationstherapie (CRT) als Erstimplantationen etwa 75.700 Herzschrittmacher und etwa 29.500 Implantierbare Kardioverter/Defibrillatoren (ICDs) implantiert (Markewitz et al., 2015).

Die regelmäßige Nachsorge der Patienten mit diesen Implantaten stellt für die Herzschrittmacher- und ICD-Ambulanzen in Kliniken und Praxen eine zunehmende Herausforderung dar, die mit den bestehenden personellen Ressourcen nur schwer zu bewältigen ist. Das konventionelle Konzept zur kalenderbasierten Nachsorge der Patienten zu mehreren Terminen innerhalb eines Jahres ist immer schwerer umzusetzen. Auf der anderen Seite dient eine übergroße Anzahl dieser Präsenzkontrollen einer einfachen Überprüfung des Batteriestatus des Implantats und weiterer klinischer und technischer Parameter. So zeigte sich im Rahmen einer klinischen Studie mit 1339 ICD-Patienten, dass nur für ca. 10 % der durchgeführten Präsenznachsorgen im Untersuchungszeitraum von bis zu 15 Monaten nach Implantation eine klinische Intervention erforderlich wurde (Varma et al., 2010).

Auf der anderen Seite kann die alleinige Verlängerung der Intervalle zwischen Präsenznachsorgen zu einer kritischen Verzögerung in der Detektion relevanter klinischer oder technischer Ereignisse führen. Eine zu späte Detektion von kardialen Ereignissen kann zu negativen gesundheitlichen Folgen des Patienten führen. Dies ist insbesondere dann kritisch, wenn dieses Ereignis ohne Wahrnehmung durch den Patienten einhergeht. Beispielhaft sei hier das Vorhofflimmern benannt. Das Auftreten von Vorhofflimmern stellt für den Patienten in der Regel keine unmittelbare Lebensbedrohung dar. Jedoch ist Vorhofflimmern für den betroffenen Patienten mit einem fünffach erhöhten Risiko für einen Schlagfall, mit einer dreifach erhöhten Inzidenz für Herzinsuffizienz sowie einer erhöhten Mortalität verknüpft (Camm et al., 2012). Herzschrittmacher und ICDs, die mit einer Wahrnehmungsfunktion für das atriale intrakardiale Elektrogramm (IEGM) ausgestattet sind, können solche Episoden erkennen und durch Speicherung des IEGMs dokumentieren. Insbesondere wenn diese Episode asymptomatisch für den Patienten verläuft, ist es für den Arzt eminent wichtig, eine Information über diese Arrhythmie-Episode schnellst möglich zu erhalten, um kurzfristig notwendige therapeutische Maßnahmen (z. B. antiarrhythmische Medikation und Antikoagulation) einleiten zu können.

Sowohl die Anforderung zur Verringerung von Präsenznachsorgen im Routinefall als auch das Ziel über eine schnelle Erkennung von klinischen oder technischen Ereignissen haben zu der Idee geführt, CIEDs mit einer Remote Monitoring-Funktion auszustatten. Bereits in den 1970er Jahren wurden erste Versuche unternommen, eine transtelefonische Untersuchung an Herzschrittmacherpatienten durchzuführen. Zu diesem Zwecke wurden aufgezeichnete Elektrokardiogramme über das Telefon übertragen. Eine direkte Übertragung von Funktionsdaten des Herzschrittmachers war jedoch noch nicht möglich (Klingenmaier et al., 1973).

In den 1990er Jahren startete die Firma BIOTRONIK die Entwicklung der Home Monitoring-Technologie. Die Implantation des ersten Schrittmachers mit dieser neuen Funktion erfolgte im Jahre 2000.

Der prinzipielle Datenfluss für ein Home Monitoring-fähiges kardiales Implantat ist in Abb. 2.92 dargestellt. Das Implantat überträgt die Daten zu einem Transmitter (CardioMessenger) auf einer speziell für medizinische Implantate reservierten Radiofrequenz (*Medical implant communication service* – MICS, 402–405 MHz-Band). Diese Übertragung erfolgt automatisch und täglich zu einem vorgegebenen Zeitpunkt (in der Regel nachts) und ggf. zusätzlich im Falle bestimmter klinischer oder technischer Ereignisse. Der CardioMessenger überträgt die Daten verschlüsselt über das Mobilfunknetz (GSM- oder GPRS-Protokoll) zu einem Datenzentrum. Dort erfolgt durch spezielle Softwarealgorithmen eine automatische Überprüfung und Analyse der eingehenden Daten. Werden vorab definierte medizinische oder klinische Ereignisse identifiziert, sendet das System automatisch eine Benachrichtigung (in der Regel per E-Mail) an die den Patienten betreuende medizinische Einrichtung. Das medizinische Personal kann dann auf einer gesicherten Internetseite einen entsprechenden Be-

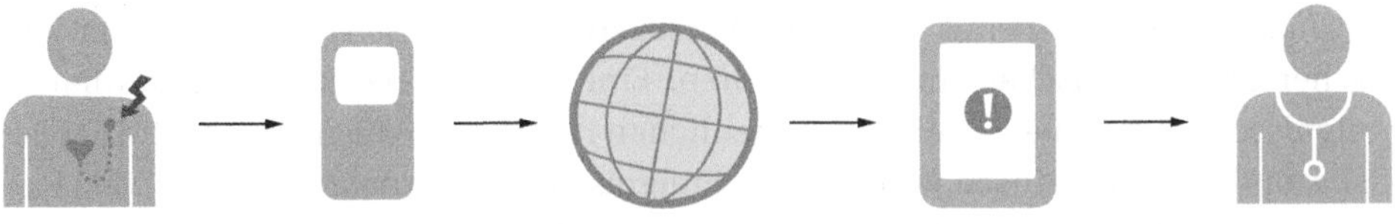

Abb. 2.92: Datenfluss für ein kardiales Implantat mit BIOTRONIK Home Moni-toring®-Technologie. Erläuterungen siehe Text.

richt einsehen. Dieser CardioReport beinhaltet im Prinzip auch die Information, die in einer konventionellen Präsenznachsorge mit einem Abfrage- und Programmiergerät aus dem Implantat ausgelesen werden kann. Im Falle einer therapiepflichtigen Rhythmusstörung z. B. enthält dieser Bericht auch das IEGM zu der Episode, um dem Arzt eine Bewertung des Arrhythmieereignisses zu ermöglichen (siehe Abb. 2.93). Das medizinische Personal kann somit unmittelbar (telefonisch) Kontakt mit dem Patienten aufnehmen und ggf. auch einen zeitnahen Termin zur außerordentlichen Präsenznachsorge vereinbaren. Ricci et al. untersuchten in einer Studie eine Population von Patienten mit Herzschrittmachern oder ICDs mit Home Monitoring in Bezug auf die frühzeitige Erkennung von Vorhofflimmerepisoden. 70 % der Patienten, bei denen diese Arrhythmie detektiert wurde, waren asymptomatisch. Im Vergleich zum konventionellen Nachsorgeschema betrug der so gewonnene Zeitvorteil für die Zurkenntnisnahme dieses arrhythmischen Ereignisses durch die medizinische Einrichtung im Median 148 Tage (Ricci et al., 2009).

Weiterhin können die durch das System übertragenen Daten zur regelmäßigen Begutachtung für Patienten ohne aktuelle klinische oder technische Ereignisse benutzt werden (z. B. einmal im Quartal). In Summe führte eine konsequente Umsetzung dieses Konzepts in klinischen Studien zu einer 45 %igen Reduktion von Präsenznachsorgen in einer ICD-Patienten-Population (Varma et al., 2010) sowie zu 56 % weniger Präsenznachsorgen für Patienten mit Herzschrittmachern (Mabo et al., 2012).

Nach der Einführung des BIOTRONIK Home Monitoring-Systems wurden von den Firmen Medtronic (CareLink), St. Jude Medical (Merlin.net), Boston Scientific (LATTITUDE) sowie LivaNova/Sorin (SMARTVIEW) weitere Remote Monitoring-Systeme für kardiale Implantate entwickelt und in den Markt eingeführt. Unterschiede zwischen den Systemen bestehen teilweise in Art und Weise der Datenübertragung sowohl zwischen Implantat und Transmitter (automatisch oder manuell mit Patientengerät ausgelöst) als auch zwischen Transmitter und Datenzentrum (Mobilfunknetz, Telefonfestnetz, Internet). Auch die Übertragungshäufigkeit variiert zwischen täglich und kalendarisch festgelegten Terminen.

Die heute zur Verfügung stehenden Remote Monitoring-Systeme erlauben es, die von den nordamerikanischen und europäischen rhythmologischen Fachgesellschaften vorgegebene Richtlinie (Wilkoff et al., 2008) umzusetzen, ohne die Patientensicherheit zu kompromittieren. 2014 konnte unter Verwendung des BIOTRONIK Home Monitoring-Systems erstmals im Rahmen einer randomisierten kontrollierten klinische Studie der Nachweis zur Mortalitätsreduktion in einer Population von Herzinsuffizienz-Patienten erbracht werden (Hindricks et al., 2014). Die Nutzung der Remote Monitoring-Technologie in CIEDs wird in der aktuellen Richtlinie der nordamerikanischen *Heart Rhythm Society* mit dem höchsten Grad (Klasse I) bei einem höchsten Evidenz-Level (A) empfohlen (Slotwiner et al., 2015).

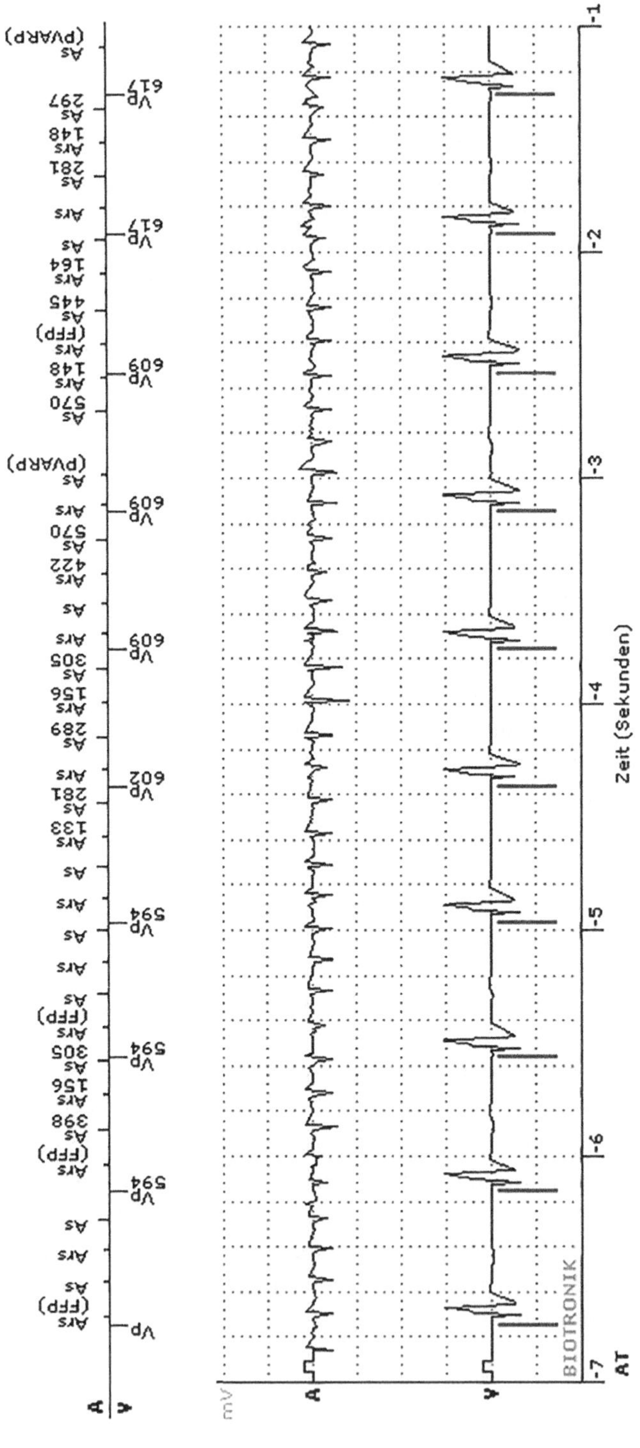

Abb. 2.93: Intrakardiales Elektrogramm (IEGM) einer Vorhofflimmer-Episode. Registrierung durch Zweikammer-Schrittmacher, übertragen durch BIOTRONIK Home Monitoring. Oben: Markerkanal für Atrium und Ventrikel, Mitte: atriales IEGM, unten: ventrikuläres IEGM, As: atrialer Sense, Ars: atrialer Sense in Refraktärperiode, FFP: Far-field-protection-Intervall, PVARP: post-ventrikuläre atriale Refraktärperiode, Vp: ventrikulärer Pace.

2.12 Implantierbare Infusionspumpen

Karl-Heinz Otto, Thomas Otto

Implantierbare Infusionspumpen applizieren ein Medikament in unmittelbarer Nähe des Wirkungsortes. Dadurch kann im Vergleich zu einer oral durchgeführten Therapie die Dosierung gering erfolgen, da keine Resorptionsverluste des Medikaments in den Organen des Magen-Darmtraktes und keine Verdünnung oder Filterung des Medikaments durch das Blut auftritt (Klein, 2015). Die Infusionspumpen können zum Teil über 20 Jahre im Körper verbleiben und von außen über eine Kanüle wieder befüllt werden.

Das Haupteinsatzgebiet für implantierbare Medikamentenpumpen ist die Neuromodulation in der funktionellen Neurochirurgie in den Bereichen Schmerztherapie, Bewegungsstörungen, Epilepsie, Gesichtsneuralgien bis zur Migräne. Moderne neuromodulatorische Verfahren lassen sich im Wesentlichen in elektrische und pharmakologische Verfahren unterteilen. Dabei wird die Neuromodulation mit implantierten elektrischen Stimulatoren seit vielen Jahren bei vielen Leiden, insbesondere bei chronischen Schmerzen, Depression und Parkinson eingesetzt (Stett, 2015, siehe auch Kap. 2.2). Da es sich bei der Neuromodulation um reversible und nicht destruktive Verfahren handelt, hat sich diese Therapie gegenüber der anatomischen Ablation durchgesetzt. Mit der Neuromodulation sind zudem Patienten mit einer oft jahrzehntelangen Anamnese sog. neuropathischer Schmerzen nach Nervenverletzungen oder Phantomschmerzen, die durch konventionelle Verfahren nicht mehr behandelt werden können, erstmals einer effektiven Schmerzbeeinflussung zugänglich, ohne eine erneute Destruktion betroffener Gebiete zu riskieren. Insbesondere bei Patienten mit chronischen Schmerzen, bei denen konventionelle Therapieverfahren ausgeschöpft sind bzw. nicht mehr anschlagen, stellt die Neuromodulation ein seit den 80er Jahren etabliertes therapeutisches Verfahren dar. Viele Leidende befreit das Verfahren sogar vollständig von Schmerzen.

Chronischer Schmerz ist eine eigenständige Erkrankung und hat häufig keine klar erkennbaren Ursachen mehr. Der Schmerz besteht weiter, obwohl eine ursächliche Verletzung oder Krankheit bereits geheilt ist. In Europa leidet jeder fünfte Erwachsene unter chronischen Schmerzen; dabei haben 59 % seit zwei bis 15 Jahren Schmerzen, 19 % haben ihre Arbeitsstelle aufgrund ihrer Schmerzen verloren und bei 21 % wurde eine schmerzbedingte Depression diagnostiziert. Die Prävalenz für neuropathische Schmerzen wird heute mit 6–8 % angegeben, dies entspricht in Deutschland ca. 3,5 Millionen Menschen. Die Wahrscheinlichkeit, mit der die einzelnen Schmerzsyndrome auftreten, ist unterschiedlich; so wird z. B. für neuropathische Schmerzen nach einer Bandscheiben- oder Rückenoperation eine Häufigkeit von 10–40 % angegeben. Im Durchschnitt leben die Menschen bis zu sieben Jahren mit ihren chronischen Schmerzen und 68 % der Befragten haben trotz Behandlung noch mehr als zwölf Stunden Schmerzen pro Tag. Die Gesamtkosten für das Gesundheitssystem werden in Europa auf bis zu 300 Mrd. EUR p. a. geschätzt.

Bei der Neuromodulation mittels intrathekaler Gabe von Medikamenten werden die verwendeten Wirkstoffe direkt im Liquorraum des Zentralnervensystems appliziert. Abb. 2.94 zeigt den prinzipiellen Aufbau einer implantierbaren Infusionspumpe, die nach dem Gasdruckprinzip als Zweikammersystem arbeitet. Die innere Kammer dient als Medikamentenreservoir und die äußere als Druckkammer, in der sich das Antriebsgas befindet. Dessen konstanter Druck treibt das Medikament mit gleichbleibender Flussrate über den gesamten Entleerungszyklus aus. Zur Reduktion des Druckniveaus ist die spezielle Glaskapillare eingefügt. Über diese Glaskapillare, die als Durchflusswiderstand wirkt, fällt der Innendruck der Pumpe von 3,5 bar auf den außen-atmosphärischen Druck ab und fördert so das Medikament aus der Pumpe. Dieses Prinzip ermöglicht eine nahezu konstante intrathekale Langzeit-Medikation. In einer Weiterentwicklung gestattet die siromedes®-Infusionspumpe über eine zweite Chipkapillare auch eine variable Medikamentengabe. Die Pumpen werden in einer Bauchtasche im Körper eingesetzt und sind über einen Katheter mit dem eigentlichen Applikationsort verbunden.

Ein weiteres Einsatzgebiet implantierbarer Infusionspumpen ist eine unterbrechungsfreie Infusion von Treprostinil für Patienten mit pulmonaler Hypertonie, einer progredienten Erkrankung der Lungengefäße, die unbehandelt zum Tode durch Rechtsherzversagen führt. Die Ursachen können vielfältig sein (z. B. aufgrund lokaler und/oder systemischer Entzündungsprozesse, kardialer und/oder pulmonaler Grunderkrankungen, thromboembolischer Ereignisse, Infektionen, usw.), während die isolierte Form der pulmonal-arteriellen Hypertonie (PAH, WHO Gruppe I), die sogenannte idiopathische PAH eine sehr seltene Entität darstellt. Für die Gruppe der PAH Patienten sind in den letzten Jahren viele Medikament zur Therapie dieser schwerwiegenden Erkrankung entwickelt worden, zu denen orale, inhalative, subkutan infudierte und intravenös applizierte Medikamente gehören (Mancia et al.,

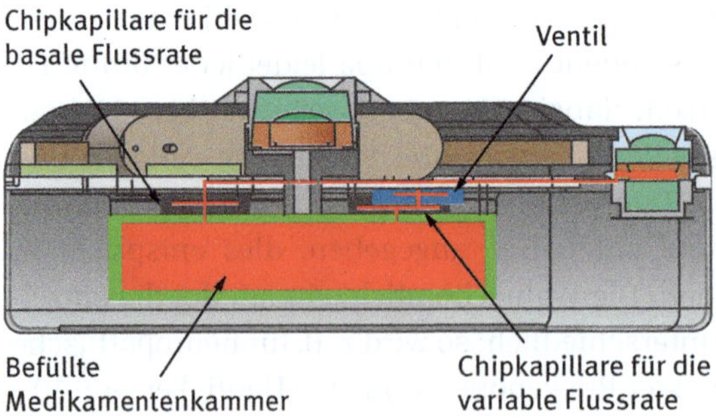

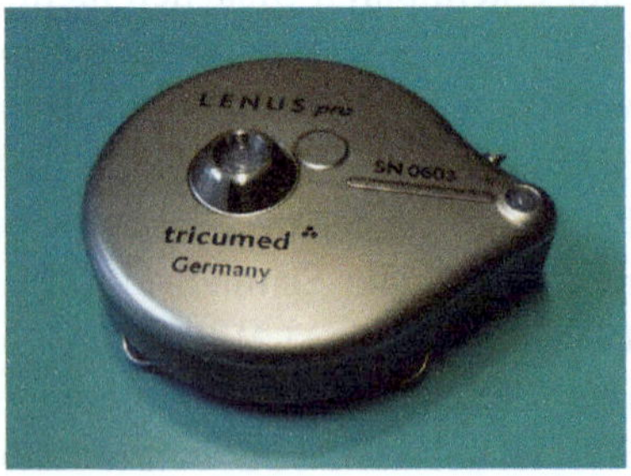

Abb. 2.94: (a) Schnittdarstellung und einer implantierbaren siromedes® Infusionspumpe mit Dualfunktion (b) sowohl für die konstante als auch variable intrathekale Langzeit-Medikation (mit freundlicher Genehmigung der Tricumed GmbH).

2013). Derivate des Prostazyklins bilden hierbei eine wichtige Therapiesäule im Gesamtarmamentarium der Substanzklassen. Diese müssen aufgrund ihrer pyhsiko-chemischen Eigenschaften entweder per Inhalation oder als subkutane oder intravenöse Dauerinfusion verabreicht werden. Derzeit sind in Deutschland für die intravenöse Applikation das kurzwirksame Epoprostenol sowie das langwirksame Treprostinil zugelassen. Zur subkutanen Dauerapplikation steht nur Treprostinil zur Verfügung. Beiden Substanzen sowie beiden Applikationsrouten sind neben den gewünschten therapeutischen Wirkungen, System- und Substanz-immanente unerwünschte Nebenwirkungen eigen. Die intravenöse Darreichung war bisher nur über die lnfusion mittels externer, batteriebetriebener Pumpen, die an transkutan implantierte zentralvenöse Katheter (z. B. Hickman) angeschlossen waren, möglich. Dies führt zu erhöhten Raten Katheter-assoziierter Infektionen, sowie bei ungewollter Unterbrechung der Infusion (z. B. durch Katheter-Dislokation oder Pumpenausfall) zu teilweise lebensbedrohlicher Verschlechterung der Kreislaufsituation betroffener Patienten (durch sogenannte „Rebound"- pulmonal hypertensive Krisen). Die subkutane Dauerinfusion von Treprostinil umgeht die katheterassoziierten Limitationen der intravenösen Prostanoid-Therapie, führt aber sehr häufig zu lokalen Hautirritationen, einhergehend mit für die Patienten teils unerträglichen Schmerzen (Simonneau G. et al., 2002).

Abhilfe schafft eine komplett subkutan implantierte Lenuspro®-Pumpe, die an einen ebenfalls komplett subkutan getunnelten zentralvenösen Katheter angeschlossen eine unterbrechungsfreie lnfusion von Treprostinil ermöglicht (Steringer-Mascherbauer, 2013; Kurzyna, 2017). Der Katheter ist mit dem eingebauten Drucksensor dauerhaft auf Durchgängigkeit überwacht. Ein akustisches Signal informiert den Patienten, wenn sich die Katheterdurchgängigkeit reduziert und damit der Druck im Katheter angestiegen ist. Für von PAH betroffenen Patienten hat sich eine vorteilhafte neue Therapieoption eröffnet, die mit einer erheblichen Reduktion der Gefahr von Infektionen einhergeht und bei der bisher allein in Deutschland mehr als hundertfachen Anwendung bisher auch eine ausgesprochen gute Langzeitzuverlässigkeit der lnfusionsmechanik aufgezeigt wurde.

In Verbindung mit einem Glukosesensor ist prinzipiell der Einsatz einer gesteuerten Insulinpumpe als implantierbare, künstliche Bauchspeicheldrüse (Pankreas) möglich. Mittel- bis langfristiges Ziel gegenwärtiger Entwicklungen ist ein implantierbares System, das in einem geschlossenen Kreislauf kontinuierlich den Blutzuckerwert von Diabeteskranken misst, die erforderliche Insulindosis berechnet und automatisch verabreicht. Gegenwärtig ist die künstliche Bauchspeicheldrüse noch immer Gegenstand der Forschung. Bislang sind nur Geräte zum stationären Kurzzeiteinsatz kommerziell erhältlich.

2.13 Polymernetzwerke als Aktor-Sensor-Systeme

Andreas Richter

2.13.1 Polymernetzwerke

Polymernetzwerke sind Kunststoffe, bei denen die einzelnen Moleküle durch physikalische und chemische Verbindungsstellen zu einem dreidimensionalen Netzwerk verknüpft sind. In Gegenwart eines günstigen Lösungsmittels wird ein solches Netzwerk nicht wie ein unvernetztes Polymer aufgelöst, sondern quillt unter Lösungsmittelaufnahme. Man bezeichnet das gequollene Netzwerk dann auch als Gel bzw. bei Wasseraufnahme als Hydrogel, dessen Volumenzunahme das 100-fache und mehr des Ausgangsvolumens betragen kann. Da die Gele bei einer Expansion bzw. Kontraktion zum Teil erhebliche Kräfte entwickeln, sind sie in der Lage, mechanische Arbeit zu verrichten. Das volumenbezogene Arbeitsvermögen kann dabei das eines Elektromagneten um das Zehnfache übersteigen. Auf Grund ihres sehr einfachen Aufbaus, der guten Miniaturisierbarkeit und vor allem der Fähigkeit, eigenständige Aktor-Sensor-Funktionen auch für bisher ungelöste Steuer- und Regelprobleme zu realisieren, eröffnen diese Netzwerke neue Lösungen unter anderem im Bereich der biomedizinischen Gerätetechnik.

2.13.2 Mikroventile

Konventionelle, bisher verfügbare Mikroventile weisen unvermeidbare Leckflüsse auf, sind partikelintolerant und besitzen Grenzen bezüglich einer weitergehenden Verkleinerung. Im Rahmen der Entwicklung hochgradig miniaturisierbarer fluidischer Schaltelemente wurde deshalb ein elektrisch steuerbares Mikroventil mit direkt im Strömungskanal angeordneten Hydrogelaktoren mit Abmessungen von $(100 \times 100 \times 50)\ \mu m^3$ aufgebaut und erprobt (Abb. 2.95), dessen Kleinserienfertigung angelaufen ist. Es ist etwa 100-mal kleiner als die bislang bekannten. Die Steuerung der Aktoren erfolgt durch eine thermisch-elektrische Schnittstelle und bewirkt das Öffnen oder Schließen des durchströmbaren Querschnitts. Das Anwendungsfeld er-

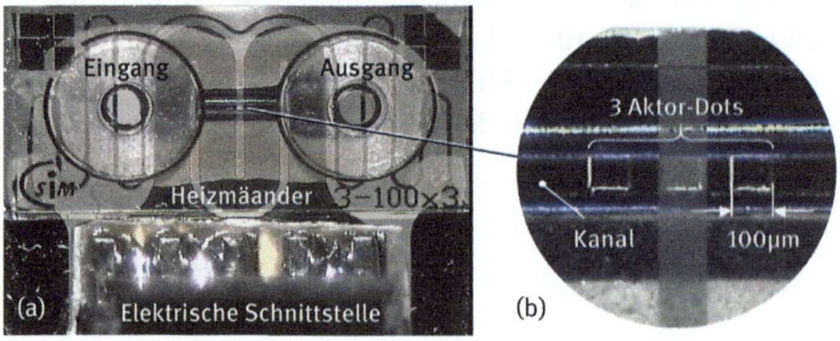

Abb. 2.95: Elektrisch steuerbares Mikroventil, (a) System, (b) Hydrogelaktoren.

streckt sich auf *Micro Total Analysis Systems* (µTAS) bzw. *Labs on a Chip*. Der Einsatz ist als Einzelventil (*Shut-off*-Funktionen, mit sensitiven Hydrogelen kontinuierliche oder automatische Kontrolle kritischer Größen und Konstanthalten des Levels einer abhängigen Größe in definierten Grenzen), Bi- oder Multiventil (entsprechende logische Verknüpfungen ergeben Mixer, Sortierer und Komparatoren) sowie in Form aktiver Funktionselemente, wie z. B. Dispenser, Pumpen und Klemmen möglich.

2.13.3 Langzeitfördernde Medikamentenpumpe geringer Volumina

Hydrogelantriebe eignen sich insbesondere als Aktoren für Medikamentenpumpen zur Langzeitförderung geringer Volumina. Eine solche Pumpe (Abb. 2.96) arbeitet hilfsenergiefrei und selbsttätig. Sie wurde z. B. für die Insulinversorgung von an Diabetes erkrankten Patienten entwickelt und stellt einen preiswerten Ersatz für aufwändige elektronische Injektions-Medikamentier-Systeme dar.

Durch Ausnutzen bestimmter Effekte der Quellkinetik sowie einfacher konstruktiver Maßnahmen sind bestimmte Pumpenparameter einstellbar. Bei kontinuierlichem Betrieb lassen sich z. B. Startzeit und Förderrate festlegen; ein pulsatiler Betrieb ermöglicht zusätzlich das Abarbeiten vordefinierter Förderprogramme. Die Abgabekennlinie ist dabei durch eine entsprechende Übertragungsfunktion der Pumpe aus der Aktor-Grundfunktion realisierbar.

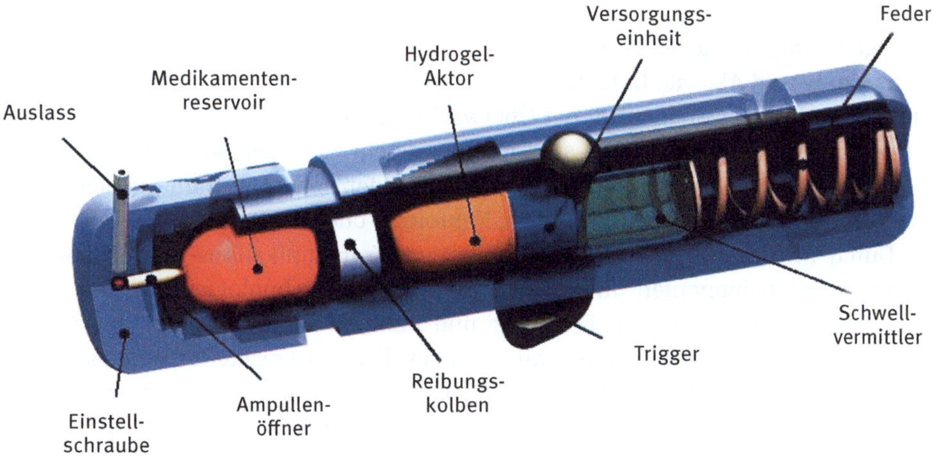

Abb. 2.96: Langzeitfördernde Medikamentenpumpe mit Hydrogelantrieb und einstellbarer Abgabecharakteristik.

2.13.4 Theranostische Implantate

Theranostische Implantate erfassen Vitalparameter und andere intrakorporale Parameter und leiten auf dieser Grundlage therapeutische Maßnahmen ein; sie vereinen Diagnostik und Therapie. Ein besonderer Vorteil chemischer informationsverarbeitender Systeme ist es, dass sie die Ergebnisse direkt in chemische, fluidische, optische oder mechanische Aktionen umsetzen können, ohne den Umweg über eine elektronische Informationsverarbeitung. In der Mikrosystemtechnik gewinnen derartige Mikrosysteme erheblich an Bedeutung. Sie unterscheiden sich in den zugrunde liegenden Eigenschaften, den nutzbaren physikalischen Phänomenen, in der Herstellung und der Anwendung fundamental von der konventionellen Mikrosystemtechnik, welche von aus der Halbleitertechnologie stammenden Prozessen dominiert wird.

Die Entdeckung synthetischer molekularer Motoren, die auf der Nanoskala bestimmte Antriebsaufgaben erfüllen, sobald ihnen die entsprechende chemische Energie zur Verfügung gestellt wird, eröffnet Perspektiven für völlig neuartige autonome Mikrosysteme.

2.14 Adaptive Kommunikations- und Biosignalverarbeitungssysteme

Martin Schmidt, Hagen Malberg, Frank Ellinger, Dirk Plettemeier

Intelligente Implantate sind hochkomplexe Systeme bestehend aus Sensorik, Signalverarbeitung und Aktorik. In Kombination mit einer internen oder externen Energiequelle bieten sie die Möglichkeit der Überwachung, Analyse oder Unterstützung von Körperfunktionen. Bereits heute sind Implantate ein wichtiger Bestandteil der personalisierten Medizin und kommen in den verschiedensten Anwendungsgebieten vor (u. a. in den Disziplinen der Kardiologie, Neurologie oder der Orthopädie).

Durch Integration und Adaption neuartiger Kommunikations- und Biosignalverarbeitungskomponenten in bestehende Implantattechnologien ergeben sich verbesserte Möglichkeiten zur Erfassung und Analyse von Vitaldaten über längere Zeiträume. Auf Grundlage dieser Langzeitdaten können erweiterte Diagnose- und Monitoringverfahren entwickelt werden. Neben der Möglichkeit diese Daten über intelligente Mikroimplantate zu erfassen, gerät die Platzierung von Implantaten an verschiedenen Stellen im Körper immer mehr in den Fokus aktueller medizintechnischer Entwicklungen (Vernetzte Implantate). Aktuelle Forschungen analysieren den Zusammenhang zwischen Funktion und Regulation von Organen, Immunsystem und Nervensystem (Johnson, 2018). Durch dosierte elektrische Stimulation des zentralen und peripheren Nervensystems (Bioelektronische Therapie) können verschiedenste Krankheiten ohne Nebenwirkungen behandelt werden (Stett, 2015). Bioelektronische Therapie stellt somit eine grundlegende Veränderung der heute pharmakologisch orientierten Therapie in Aussicht und ist eines der spannendsten Zukunftsthemen der medizinischen Forschung. Gerade in Anbetracht der alternden Bevölkerung mit chronischen und degenerativen Erkrankungen, versprechen die durch intelligente Implantate verbesserten Diagnose- und Therapiemöglichkeiten wirkungsvolle und auch kosteneffiziente Lösungen.

Vernetzte Implantate sind die Grundlage für neuartige Closed-Loop-Systeme. Durch Analyse des autonomen Nervensystems kann zum Beispiel im Bereich der Kardiologie die Herzfrequenz bei Herzschrittmachern adaptiv zur physischen und mentalen Belastung synchron zum metabolischen Bedarf geregelt werden. Die Vernetzung von verschiedenen Mikroimplantaten ermöglicht somit anstatt einer simplen Stimulation eine an den Körperzustand angepasste Regelung. Die Kopplung von Signalen verschiedener Organe kann zu völlig neuen Therapieverfahren und Anwendungsgebieten führen. Aufzuführen wäre hier die Tiefe Hirnstimulation mittels Closed-Loop zur Behandlung von Parkinson (Parastarfeizabadi, 2017). Denkbar sind im Weiteren Implantate zur permanenten Blutzucker- oder Blutdrucküberwachung, die durch den Arzt eingestellt aber auch selbstlernend im Closed-Loop-Betrieb, beispielsweise durch neuronale Stimulation, unmittelbar therapeutisch wirksam werden und durch telemedizinische Funktionen ein kontinuierliches, ambulantes Monitoring ermöglichen. Neuste Forschungsergebnisse belegen außerdem im Bereich der Schlafforschung die Anwendbarkeit hochkomplexer Biosignalverarbeitungsalgorithmen zur Risikostratifizierung von Krankheiten während des Schlafs (Schmidt, 2018). Die Integration solcher Algorithmen in adaptiven Kommunikations- und Biosignalverarbeitungssystemen im Closed-Loop-Betrieb zielt somit auf eine Vielzahl von neuen Therapiemöglichkeiten in der Medizin.

Im Hinblick auf die Umsetzung und den Einsatz intelligenter Implantate besteht heute aber noch vielschichtiger Forschungs- und Entwicklungsbedarf. Gerade vor dem Hintergrund, dass vermehrt unterschiedliche Informationen erfasst werden sollen, eine Einheit von Diagnose und Therapie angestrebt wird und lange Lebenszeiten gefordert werden, genügen die vorhandenen Systeme weder in der inhaltlichen Performance noch in der Energieeffizienz den gestellten Anforderungen. Maßgebliche Forschungs- und Entwicklungsaktivitäten zu intelligenten Implantaten umfassen neben einer Miniaturisierung, höherer Bioverträglichkeit und Langzeitstabilität vor allem eine bessere Datenanbindung, Implantatvernetzung, die Entwicklung leistungsfähiger Strategien der Datenverarbeitung und generell eine maßgeblich verbesserte Energieeffizienz. Zur Realisierung dieser Anforderungen wurden in den vergangenen Jahren neue Standards wie der *Human Body Communication* (HBC)-Standard und der *Medical Implant Communication Service* (MICS)-Standard geschaffen.

In Bezug auf die Energieeffizienz ist unter anderem die drahtlose Datenanbindung aufgrund der zu großen Leistungsverluste durch das umgebende organische Material höchst problematisch. Nicht nur, dass der Prozess der Signalerfassung und -verarbeitung noch zu wenig leistungsfähig ist, er benötigt außerdem zu viel Energie. Die im Körper liegenden Implantate können aber nur von außen induktiv mit Strom aufgeladen oder deren Batterie durch erneute Transplantation getauscht werden. Der Wirkungsgrad kontaktloser Aufladung fällt umso stärker, je tiefer das Implantat im Körper liegt. Schäden auf das Gewebe können nicht ausgeschlossen werden. Um das diagnostische und therapeutische Potenzial intelligenter Implantate zu erschließen, müssen daher hochenergieeffiziente und performante minimal-invasive Systeme entwickelt werden. Genau das ist das Ziel der Forschergruppe MEDICOS (*Medical Implant Communication System*) an der Technischen Universität Dresden.

MEDICOS möchte extrem energieeffiziente, kompakte, adaptive, drahtlose Kommunikations- und Biosignalverarbeitungssysteme entwickeln, welche genügend Performance bieten, um komplexe Biosignale erfassen und verarbeiten zu können und den invasiven Eingriff auf ein Minimum zu reduzieren. MEDICOS schafft damit die technische Grundlage einer neuen Generation intelligenter Implantate.

Die in MEDICOS entstehenden gemeinsamen Demonstratoren für hocheffiziente Funkdatenübertragung, Energieübertragung und Biosignalerfassung werden in verschiedenen Anwendungsszenarien für intelligente Implantate optimiert. Als Alleinstellungsmerkmal werden die Demonstratoren eine wesentlich höhere Energieeffizienz aufweisen. Dies soll durch hochinnovative Methoden zur Energiereduzierung in intelligenten Implantaten und kontaktloser Energieübertragung mit einer Wirkungsgraderhöhung Reichweite × Distanz um Faktor 3 erzielt werden. Dadurch wird eine wesentlich höhere Nutzungsdauer und/oder kleinere Batterien ermöglicht. Außerdem werden modernste Anwendungsszenarien und adaptive Signalverarbeitungskonzepte für implantierbare medizinische Biosensoren berücksichtigt. Abb. 2.97

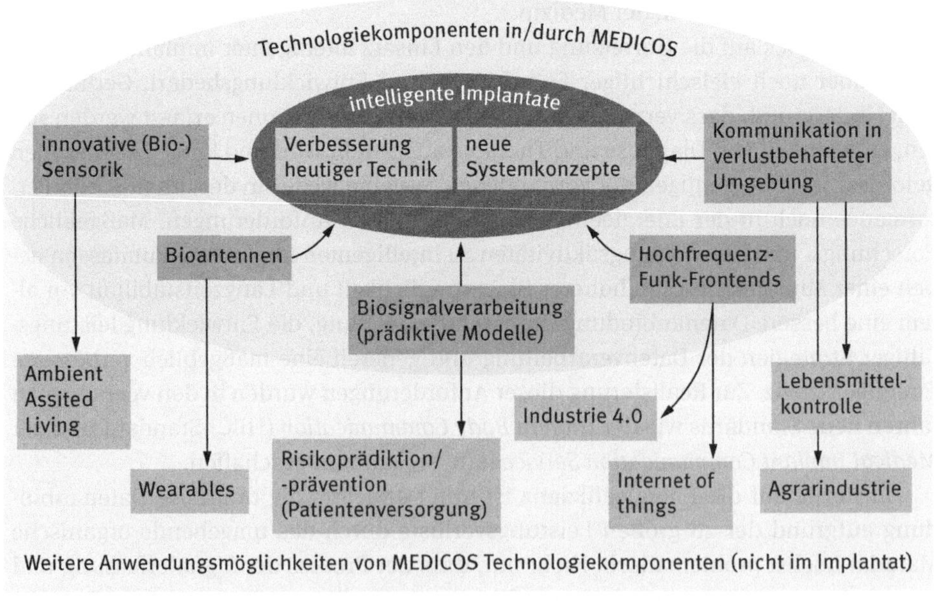

Abb. 2.97: Anwendungsfelder der MEDICOS-Technologiekomponenten.

veranschaulicht das breite Anwendungspotenzial der MEDICOS-Technologiekomponenten in intelligenten Implantaten und in anderen Anwendungen.

2.15 Weitere Implantate

Bernhard Clasbrummel, Uwe Marschner

Das Spektrum weiterer möglicher Einsatzgebiete medizinischer Mikrosysteme umfasst derzeit u. a.:

- physikalische und chemischen Sensoren mit komplexen Analysesystemen,
- biologische Systeme, z. B. künstliche Organe wie Leber oder Niere,
- aktive Systeme, neben Herzschrittmachern und Innenohrimplantaten auch Neuroprothesen, Katheter, Endoskope und mikrochirurgische Instrumente sowie
- sensorkontrollierte Robotersysteme.

Dementsprechend groß ist die Bandbreite aktueller Entwicklungen auf diesem Gebiet. Beispielsweise gewinnen gastrointestinale Mikrosysteme in Form schluckbarer Kapseln zur in-vivo-Messung verschiedener Parameter im gastrointestinalen (Magen-Darm-)Trakt zunehmend an Bedeutung. Neben der seit vielen Jahren im klinischen Einsatz befindlichen Videopille wird an Systemen zur pH-Wert-, Temperatur- und Druckmessung gearbeitet, siehe z. B. (Arshak, 2005; Jian und Zheng, 2006; Pohl und Tutuian, 2009; Tang et al., 2002). Den bislang vorgestellten Systemen ist gemeinsam, dass eine Batterie die Stromversorgung sicherstellt und dass die Daten über magnetische und elektromagnetische Felder übertragen werden. Dabei wird u. a. auch das 433 MHz-Frequenzband genutzt.

Flexible, elektroenzymatische Glukosesensoren wurden von Johnson et al. für die Implantation in das subkutane Gewebe entworfen und aufgebaut (Johnson et al., 1992). Das System ist marktreif und wurde in einer klinischen Studie getestet (Mastrototaro, Cooper und Shah, 2006). In der Studie wurde das kontinuierliche Glukosemonitoring mit einer Insulinpumpentherapie kombiniert.

In das Blickfeld von Forschung und Entwicklung sind auch Sensoren für die Blutflussmessung gerückt. Verschiedene Messprinzipien dieser Anemometer wurden bereits getestet, u. a. mit differenziellem Heißfilm, mikrooptomechanischen oder kapazitiven Prinzipien (Liu et al., 2008).

Magnetische Sensoren wurden von Tanase et al. (2003) zur Unterstützung der Navigation im Körper eingesetzt. Ein solches System verwendet einen dreidimensionalen (3 D) magnetischen Sensor an einem Katheter. Weitere intrakorporale Mikrosysteme sind z. B. in den Übersichtsartikeln von Receveur (2007), Mokwa (2007) und Audet (2008) zusammengestellt.

Mikrosysteme und Nanosonden sind besonders dafür geeignet, Moleküle, Zellen und Gewebeteile zu manipulieren und analysieren, beispielsweise beim Nachweis von Bakterien und Viren in Körperflüssigkeiten oder bei der Stimulation und Messung neuronaler Aktivität in Kulturen (Schuette, 2010; Zibek, 2010).

Materialien und Mikrosensoren nach dem Vorbild der Natur (engl.: *Bioinspired Materials and Sensors*) zielen vor allem auf neue nanostrukturierte Verbundstoff-Biomaterialien verschiedener Morphologie für *Tissue Engineering* und verteilte Sensornetzwerke mit hoher Empfindlichkeit und räumlicher Auflösung ab, wie beispielsweise vorgestellt von Urban (1992, 2008) und Helbig (2015). Die Methoden des *Tissue Engineerings* ermöglichen die Herstellung von Bioimplantaten aus lebenden Zellen. Die eingesetzten Zellen dieser *biologischen Implantate* besitzen das Potenzial, funktionelles Gewebe zu bilden oder eine Regeneration des Zielgewebes herbeizuführen. Einsatz finden Bioimplantate als Haut-, Knorpel-, Zahn- oder Knochenersatz, aber auch bei geschädigtem Muskel- und Corneagewebe. *Biologisierte Implantate* bestehen aus zellulären Komponenten und im Gegensatz zu den biologischen Implantaten aus einer Kombination aus zellulären Komponenten und permanentem, stabilem Biomaterial. Beispiele für biologisierte Implantate sind mit Mucosazellen beschichtete Stents als Tracheaersatz oder mit Endothelzellen besiedelte Herzklappen. *Biofunktionalisierte Implantate* sind technische Systeme mit strukturierten oder bioaktiven Oberflächen, die nach Implantation mit der biologischen Umgebung interagieren. Solche biofunktionellen Schichten finden bereits Einsatz als antibakterielle Beschichtungen von Implantaten für die Chirurgie und interventionelle Kardiologie, solche mit Adhäsions- und Wachstumsfaktoren für die Zahnheilkunde, Orthopädie und Traumatologie. Biologische, biologisierte und biofunktionalisierte Implantate werden unter dem Überbegriff Bioimplantate zusammengefasst (Hämmerle, 2015).

Laut eines VDE-Positionspapiers der VDE-Initiative MikroMedizin erschließen funktionale Mikroimplantate neue medizinische Anwendungsfelder, wie z. B.:
- bei der Adipositas-Therapie durch Stimulation des Sättigungsgefühls,
- die kontinuierliche Messung des Blutzuckers mit geregelter Gabe von Insulindosen,
- die Stimulation der Sakralnerven zur Behandlung von Inkontinenz und
- die Überwachung von Gewebeentzündungen zur Beschleunigung der Wundheilung.

Neue Technologien der Halbleiter- und Mikrosystemtechnik sind eine wesentliche Triebkraft für Entwicklungen in der Medizintechnik. Es ist zu erwarten, dass Netzwerke implantierter miniaturisierter Sensoren intrakorporale Größen messen, bei dauernder Verfügbarkeit einer Energiequelle auch aufzeichnen und mit einem externen Reader kommunizieren. *Theranostische Implantate* reagieren darüber hinaus bei gegebener Indikation selbstständig mit einer Therapiemaßnahme. Sie kombinieren Diagnostik und Therapie in einem System [VDE 2011] (siehe Kap. 2.11.4).

Quellenverzeichnis

Aesculap AG, Tuttlingen: Plasmapore-Beschichtung und Endbearbeitung. http://www.bbraun.de/, → Unternehmen, → Qualität, → Produktionsverfahren, → Hüftprothese, Stand 21.07.09

Amerikanisches Hirntumorregister, http://www.cbtrus.org, Abruf: 13 Feb. 2019.

Arshak A, Arshak K, Waldron D, et al. Review of the potential of a wireless MEMS and TFT microsystems for the measurement of pressure in the GI tract. Medical Engineering & Physics. 2005;27:347–356.

Arora K, Dowell R, Dawson P. Cochlear Implant Stimulation – Rates and Speech Perception, in Ramakrishnan S. (Ed.): Modern Speech Recognition Approaches with Case Studies. Chapters published under CC BY 3.0 license November 28, InTech 2012 Audet S, Carney J, Haubrich G, et al. Medical Applications. in Gianchandani Y., Tabata O., Zappe H. (Eds.): Comprehensive Microsystems, Amsterdam: Elsevier 2008, 421–474.

Badia J, Boretius T, Udina E, Stieglitz T, Navaro X. Biocompatibility of chronically implanted transverse intrafascicular multichannel electrode (TIME) in the rat sciatic nerve. IEEE Trans Biomed Eng. 2011;58:2324–2332.

Bange S. Untersuchung zur kontinuierlichen Augeninnendruckmessung mit Methoden der Mikrosystemtechnik. Albert-Ludwigs-Universität Freiburg, Institut für Mikrosystemtechnik, Diplomarbeit, 2001.

Barbara M, Manni V, Monini S. Totally Implantable Middle Ear Device for Rehabilitation of Sensorineural Hearing Loss: Preliminary Experience with the Esteem®. Acta Oto-laryngologica. 2009;129:429–432.

Becker S, Eminaga Y, Hofsöy D, et al. Implantable dissolved oxygen sensor system for monitoring disease and healing processes. Proceedings Deutsches Biosensor Forum 2011, p. 30, 3.-6. April 2011, Bad Heiligenstadt, (2011a): 30.

Becker S, Eminaga Y, Hofsöy D, et al. Towards a closed-loop diagnostic and therapeutic implantable system for tumors. Proceedings Smart Systems Integration 2011, paper 41, 22.-23.3. 2011, Dresden (2011b).

Becker S, Xu T, Ilchmann F, Eisler J, Wolf B. Concept for a gas-cell-driven drug delivery system for therapeutic applications. Proceedings of the Institution of Mechanical Engineers, Part H: Journal of Engineering in Medicine (2011c).

Bergmann G, Graichen F, Rohlmann A. Hip Joint loading during walking and running measured in two patients. J Biomech. 1993;26(8):969–990.

Bergmann G, Graichen F, Siraky J, Jendrzynski H, Rohlmann A. Multichannel Strain Gauge Telemetry for Orthopaedic Implants. J. Biomech. 1998;21:169–176.

Boretius T, Badia J, Pascual-Font A, et al. A transversal intrafascicular multichannel electrode (TIME) to interface with the peripheral nerve. Biosens Bioelectron. 2010;26(1):62–69.

Böheim K, Nahler A, Schlögel M. Rehabilitation der Hochtoninnenohrschwerhörigkeit. HNO. 2007;9:690–695.

Branner A, Stein RB, Fernandez E, Aoyagi Y, Normann RA. Long-term stimulation and recording with a penetrating microelectrode array in cat sciatic nerve. IEEE Trans Biomed Eng. 2004;51(1):146–157.

Braun K, Zenner HP, Friese N, Tropitzsch A. Differenzialindikation aktiver Mittelohrimplantate. HNO. 2015;63:402–418.

Brindley GS. Electrode Array for Making Long-Lasting Electrical Connections to Spinal Roots. J. Physiol. 1972;222:135–136.

Brindley GS, Lewin WS. The sensations produced by electrical stimulation of the visual cortex. The Journal of Physiology. 1968;196(2):479–493.

Bruschini L, Forli F, Passetti S, Bruschini P, Berrettini S. Fully Implantable Otologics MET Carina™ Device for the Treatment of Sensorineural and Mixed Hearing Loss: Audio-Otological Results. Acta Oto-Laryngologica. 2010;130:1147–1153.

Büchner A. Implantierbare Hörgeräte. Medizinische Akustik und Audiologie, Kurs 1 der XVII. DGMP-Winterschule, Carl von Ossietzky Universität Oldenburg 2009.

Burny F. Etude par jauges de déformation de la consolidation des fractures en clinique. Soc. Berge d'Orthop. Séance du 25 mai. 1968:917–927.

Burny F, Bourgois R, Donkerwolcke M, Moulart F. Utilisation clinique de jauges de contrainte – Situation actuelle et perspectives d'avenir. Acta Orthop Belg. 1978;44(6):895–920.

Burny F, Donkerwolcke M, Bourgois R, Domb M, Saric O. Twenty years experience in fracture healing measurement with strain gauges. Orthopaedics. 1984;7:1823–1826.

Burny F, Donkerwolcke M, Moulart F. Monitoring of Orthopedic Implants. In: Bergmann, Graichen, Rohlmann: Implantable Telemetry in Orthopaedics. Forschungsvermittlung der FU, Berlin, 1990:11–21.

Burny F, Bourgois R, Donkerwolcke M, et al. Mesure de la deformation des implants <in vivo> Application à l'étude de la consolidation des fractures traitées par ostéotaxis. Acta Orthop Belg. 1976;42(1):62–74.

Camm AJ, Lip GYH, De Caterina R, et al. Focused update of the ESC Guidelines for the management of atrial fibrillation. An update of the 2010 ESC Guidelines for the management of atrial fibrillation. Eur Heart J. 2012;33:2719–2747.

Campbell PK, Jones KE, Huber RJ, Horch KW, Normann RA. A silicon-based, three-dimensional neural interface: manufacturing processes for an intracortical electrode array. IEEE Transactions on Biomedical Engineering. 1991;38:758–768.

Capanni F, Jürgens C. Winkelstabile Osteosyntheseimplantate – Intraoperativ montierbares, telemetrisches Lastmesssystem. Trauma Berufskh. 2007;9:98–102.

Castro B, Kogan D, Geva AB. ECG feature extraction using optimal mother wavelet. The 21st IEEE convention of the Electrical and electronic engineers in Israel. 2000:346–350.

Chew DJ, Zhu L, Delivopoulos E, et al. A microchannel neuroprosthesis for bladder control after spinal cord injury. rat. Sci Transl Med. 2013;5(210):210ra155.

Chung J, Pratt G, Babyn P. A new diagnostic technique for the evaluation of prosthetic fixation. Proceedings of the first annual conference, IEEE Engineering Medicine and Biological society, New York. 1979;158.

Cichocki A, Unbehauen R. A switched-capacitor interface for capacitive sensors based on relaxation oscillators. IEEE Transactions on Instrumentation and Measurement. 1990;39:797–799.

Claes L. Die Messung der Knochenheilung bei Fixateur-externe-Osteosynthesen mit dem Fraktometer FM 100. Chirurg. 1991;62:354–355.

Claes L, Wolf S, Augat P. Mechanische Einflüsse auf die Callusheilung. Chirurg. 2000;71:989–994.

Clark GA, Wendelken S, Page DM, et al. Using multiple high-count electrode arrays in human median and ulnar nerves to restore sensorimotor function after previous transradial amputation of the hand. Conf Proc IEEE Eng Med Biol Soc. 2014:1977–1980.

Clasbrummel B, Muhr G, Goodship A. Time-dependent mechanical stimulation of enchondral fracture healing. Sheep. Biomed. Tech. 1997;42:521–522.

Clauss J, Becker S, Sattler M, Wolf B. In-vivo-Diagnostik mit intelligenten Implantaten. In: B. Wolf (Hrsg.), Bioelektronische Diagnose- und Therapiesysteme – m3:microelectronic meets medicine. Aachen: Shaker Verlag, 2012:237–246.

Clauss J, Sattler M, Seeher W-D, Wolf B. In-vivo monitoring of bruxism with an intelligent tooth splint –Reliability and validity. World Congress on Medical Physics and Biomedical Engineering 2009, IFMBE Proceedings 25/XI. 2009:108 ff.

Cunningham JL, Kenwright J, Kershaw CJ. Biomechanical measurement of fracture healing. J Biomed Eng. 1990;14:92–101.
Dario P, Cocco M, Soldani G, et al. Technology and Fabrication of Hybrid Neural Interfaces for the Peripheral Nervous System. In Reichl H., Heuberger A. (eds.): Microsystem Technology, 1994:417–426.
Deutsche Gesellschaft für Neurochirurgie, http://www.dgnc.de, Abruf: 05 Nov. 2012.
Deutsche Hirntumorhilfe, http://www.hirntumorhilfe.de, Abruf: 05 Nov. 2012.
Die Nanopille (Kurzfilm), www.stw-med-chip.de/filme, Heinz Nixdorf-Lehrstuhl für Medizinische Elektronik, Technische Universität München 2013.
Dillier N. Heutiger Entwicklungsstand bei Cochlea-Implantaten. In: Tagung CRS Amplifon, Zürich, 2001.
DiLuca M, Olesen J. The cost of brain diseases: a burden or a challenge? Neuron. 2014;82(6):1205–1208.
Eggers T, Marschner C, Marschner U, et al. Advanced hybrid integrated low-power telemetric pressure monitoring system for biomedical applications. Proc. 13th IEEE Int. Conf. Micro Electro Mechanical Systems MEMS 2000. 2000:329–334.
Ellozy SH, Carroccio A, Lookstein RA, et al. First experience in human beings with a permanently implantable intrasac pressure transducer for monitoring endovascular repair of abdominal aortic aneurysms. Journal of Vascular Surgery. 2004;40(3):405–412.
Etminan N, Peters C, Ficnar J, et al. Modulation of migratory activity and invasiveness of human glioma spheroids following 5-aminolevulinic acid-based photodynamic treatment. Laboratory investigation. J Neurosurg. 2011;11:281–288.
Famm K, Litt B, Tracey KJ, Boyden ES, Slaoui M. A jump-start for electroceuticals. Nature. 2013;496:159–161.
Fan B, Li W. Miniaturized optogenetic neural implants: a review. Lab Chip. 2015;15(19):3838–3855.
Farina D, Yoshida K, Stieglitz T, Koch KP. Multi-Channel Thin-Film Electrode for Intramuscular Electromyographic Recordings. Journal of Applied Physiology. 2008;104(3):821–827.
Faschingbauer M, Seide K, Weinrich N, et al. Elektronisch instrumentierte („intelligente“) Implantate für die Osteosynthese. Medreport. 2005;41(13).
Fenno L, Yizhar O, Deisseroth K. The development and application of optogenetics. Annu Rev Neurosci. 2011;34:389–412.
Fischer W-J. Entwurf von Mikrosystemen, Vorlesung, Technische Universität Dresden, Institut für Halbleiter- und Mikrosystemtechnik, 2009.
Fraunhofer-Institut für Photonische Mikrosysteme IPMS, Dresden: Freely Programmable 125 kHz Transponder ASIC IPMS ST1, 2009.
Fröhlig G, Carlsson J, Jung J, et al. Herzschrittmacher- und Defibrillator-Therapie: Indikation – Programmierung – Nachsorge. 2. Auflage, Thieme Verlag 2013.
Georgiou A, Cunningham J. Accurate diagnosis of hip prosthesis loosening using a vibrational technique. Clinical Biomechanics. 2001;16:315–323.
Gerlach G. Mechanische Störeinflüsse auf integrierte piezoresistive Drucksensoren kleiner Nenndrücke. Technische Universität Dresden, Fakultät Elektrotechnik und Informationstechnik, Dissertation B, 1990.
Gilja V, Pandarinath C, Blabe CH, et al. Clinical translation of a high-performance neural prosthesis. Nat Med. 2015;21(10):1142–1145.
Goodship A, Kenwright J. The influence of induced micromovement upon the healing of experimental tibial fractures. J. Bone Joint Surg.[Br.]. 1985;67:650–655.
Graichen F, Bergmann G, Rohlmann A. Hip endoprosthesis for in vivo measurement of joint force and temperature. Journal of Biomechanics. 1999; (32)10: 1113–1117.
Habermehl A. Aktueller Stand der klinischen Mikrosystemtechnik. Deutsches Ärzteblatt, 1997;94.

Haemmerle H, Kobuch K, Kohler K, et al. Biostability of micro-photodiode arrays for subretinal implantation, Biomaterials. 2002;23:797–804.

Hämmerle H. Biologische, biologisierte und biofunktionalisierte Implantate, in Dössel O., Lenarz T., Schlötelburg C., Schmitz-Rode T. VDE-Expertenbericht Biomedizinische Technik, Frankfurt: Deutsche Gesellschaft für Biomedizinische Technik im VDE (DGBMT) 2015.

Hassler C, Boretius T, Stieglitz T. Polymers for neural implants. J Polym Sci Pol Phys. 2011;49(1):18–33. Erratum in: 49, 255.

Helbig T, Voges D, Schilling C, et al. Vom Tasthaar zum Sensor – Technische Biologie und Biomechatronik am Beispiel der Sinushaare von Rattus norvegicus. In: Bionik: Patente aus der Natur / Bionik-Kongress 7, Bremen: Bionik-Innovations-Centrum. 2015:204–210.

Hellmuth A, Zahnert T, Hofmann G, et al. Implantable Microphone For Hearing Systems. Patent US 2011/0144415 A1, 2011.

Henle C, Schuettler M, Rickert J, Stieglitz T. Towards Electrocorticographic Electrodes for Chronic Use in BCI Applications. in: Brendan A, Dunne S, Millan Jm et. al (eds.). Towards practical BCIs, 75–96 Springer 2012.

Hexamer M. Elektrotherapie des Herzens mittels Herzschrittmacher. in Werner J. Biomedizinische Technik – Automatisierte Therapiesysteme, Band 9, Berlin/Boston: Walter de Gruyter 2014.

Hierold C, Clasbrummel B, Behrend D, et al. Implantable low power integrated pressure sensor system for minimal invasive telemetric patient monitoring. The Eleventh Annual International Workshop on Micro Electro Mechanical Systems MEMS98. 1998:568 –573.

Hindricks G, Taborsky M, Glickson M, et al. Implant-based multiparameter telemonitoring of patients with heart failure (IN-TIME): a randomised controlled trial. Lancet. 2014;384:583–590.

Hochberg LR, Serruya MD, Friehs GM, et al. Neuronal ensemble control of prosthetic devices by a human with tetraplegia. Nature. 2006;442:164–171.

IntelliTUM, gefördert vom BMBF (2009–2011).

Philips Medical System Division: Intracranial pressure measurements by epidural method. Firmenschrift (1980).

Jenkins HA, Atkins JS, Horlbeck D, et al. Otologics Fully Implantable Hearing System: Phase I Trial 1-Year Results. Otology & Neurotology. 2008;29(4):534–541.

Jettkant B, Clasbrummel B, Marschner U, Muhr G. Implantierbare Telemetrien für Diagnostik. Biomedizinische Technik/Biomedical Engineering. 2001;46:394–395.

Jian S, Zheng YG. Micro Multi-Information Acquiring System for G. I. Tract Based on Biotelemetry Communications, Proc. International Conference on Circuits and Systems 2006. 2006;4:2705–2708.

Johnson K, Mastrototaro J, Howey D, et al. In vivo evaluation of an electroenzymatic glucose sensor implanted in subcutaneous tissue. Biosensors and Bioelectronics. 1992;7:709–714.

Johnson RL, Wilson CG. A review of vagus nerve stimulation as a therapeutic intervention. J Inflamm Res. 2018;11:203–213.

Karpagachelvi S, Arthanari M, Sivakumar M. ECG Feature Extraction Techniques – A Survey Approach. International Journal of Computer Science and Information Security. 2010;8(1):76–80.

Khodagholy D, Gelinas JN, Thesen T, et al. NeuroGrid: recording action potentials from the surface of the brain. Nat Neurosci. 2015;18(2):310–315.

Kiourti A, Nikita KS. A Review of In-Body Biometry Devices: Implantables, Ingestibles and Injectables. IEEE Transactions on Biomedical Engineering. 2017;64(7):1422–1430.24.

Klein S. Aktive Implantate zur Wirkstoffapplikation, in Dössel O, Lenarz T, Schlötelburg C, Schmitz-Rode T. VDE-Expertenbericht Biomedizinische Technik, Frankfurt: Deutsche Gesellschaft für Biomedizinische Technik im VDE (DGBMT) 2015.

Klingenmaier CH, Moyer PR, Aunon JI, et al. A method of computer-assisted pacemaker surveillance from a patient's home via telephone. Computers and Biomedical Research. 1993;6:327–335.

Kohler F, Stieglitz T, Schuettler M. Mechanical reliability of ceramic packages for active implantable medical devices – The IEC hammer test. International Symposium on Microelectronics, 2014;1:000319–000324.

Koller R, Girsch W, Liegl C, et al. Long-Term Results of Nervous Tissue Alterations Caused by Epineural Electrode Application: An Experimental Study in Rat Sciatic Nerve. PACE. 1992;15:108–115.

Kolnsberg S, Kneip T, Lu X, et al. Microelectronic components for a retina implant system. Proceedings of the 25th European Solid-State Circuits Conference ESSCIRC '99. 1999:218–221.

Körbitz R. Einfluss verschiedener Randbedingungen auf die Lage der Resonanzen eines Verbunds aus Knochen und Hüftendoprothese, Diplomarbeit, Institut für Halbleiter- und Mikrosystemtechnik, Technische Universität Dresden 2011.

Kovacs GTA, Storment CW, Rosen JM. Regeneration Microelectrode Array for Peripheral Nerve Recording and Stimulation. IEEE Trans. Biomed. Eng. 1992;39:893–902.

Kraus M, Wolf B. Structured biological modelling. A new approach to biophysical cell biology. Boca Raton: CRC Press 1995.

Kraus M, Wolf B. Emergence of self-organization in tumor cells: relevance for diagnosis and therapy. In: Tumour Biol. 1993;14(6):338–353.

Kraus M, Wolf B. Physicochemical microenvironment as key regulator for tumor microevolution, invasion, and immune response: Targets for endocytotechnological approaches in cancer treatment. ENDOCYTOBIOSIS AND CELL RESEARCH. 1998;12:133–156.

Kraus M, Lais P, Wolf B. Systems analysis in cell biology: from the phenomenological description towards a computer model of the intracellular signal transduction network. Experientia. 1993;49(3):245–257.

Kurzyna M, Małaczyńska-Rajpold K, Koteja A, et al. An implantable pump Lenus pro® in the treatment of pulmonary arterial hypertension with intravenous treprostinil. BMC Pulm Med. 2017;17:162.

Lago N, Ceballos D, Rodríguez FJ, Stieglitz T, Navarro X. Long Term Assessment of Axonal Regeneration through Polyimide Regenerative Electrodes to Interface the Peripheral Nerve. Biomaterials. 2005;26:2021–2031.

Lawrence SM, Dhillon GS, Jensen W, Yoshida K, Horch KW. Acute peripheral nerve recording characteristics of polymer-based longitudinal intrafascicular electrodes. IEEE Trans Neural Syst Rehabil Eng. 2004;12:345–348.

Lenk A. Elektromechanische Systeme. Band 3: Systeme mit Hilfsenergie, Berlin: Verlag Technik 1975.

Lenk A, Irrgang B. Elektromechanische Systeme. Band 2: Systeme mit verteilten Parametern. Berlin: Verlag Technik 1977.

Lenarz T (Hrsg.). Cochlea-Implantat – Ein praktischer Leitfaden für die Versorgung von Kindern und Erwachsenen, Berlin Heidelberg: Springer-Verlag 1998.

Li P, Jones N, Gregg P. Loosening of total hip arthroplasty. Diagnosis by vibration analysis, The Journal of Bone and Joint Surgery – British. 1995;77(B):640–644.

Li P, Jones N, Gregg P. Vibration analysis in the detection of total hip prosthetic loosening. Medical Engineering & Physics. 1996;18:596–600.

Liu S, Farrow R, III JLZ, Lim HC, Federici J, Thomas G. Microfabricated implantable flow sensor for medical applications. In Wang W, Vauchier C. (Eds.): Proc. SPIE 6886, Microfluidics, BioMEMS, and Medical Microsystems VI, 688606 (12 February 2008); doi: 10.1117/12.763795; https://doi.org/10.1117/12.763795.

Mabo P, Victor F, Bazin P, et al. A randomized trial of long-term remote monitoring of pacemaker recipients (The COMPAS trial). Eur Heart J. 2012;33:1105–1111.

Malagodi MS, Horch KW, Schoenberg AA. An intrafascicular electrode for recording of action potentials in peripheral nerves. Ann Biomed Eng. 1989;17:397–410.

Malliaras G, Abidian MR. Organic Bioelectronic Materials and Devices. Adv Mater. 2015;27(46):7492.

Mancia G, Fagard R, Narkiewicz K, et al. (Task Force Members). 2013 ESH/ESC Guidelines for the management of arterial hypertension: the Task Force for the management of arterial hypertension of the European Society of Hypertension (ESH) and of the European Society of Cardiology (ESC). J Hypertens. 2013;31(7):1281–1357.

Markewitzt A, et al. Bericht des Deutschen Herzschrittmacher Registers 12 – Teil 1 Herzschrittmacher, Anhang 1 Tab. 11 p. 55, Berlin Heidelberg: Springer-Verlag 2014.

Markewitz A, Behrens S, Kolb C, et al. Jahresbericht 2013 des Deutschen Herzschrittmacher-und Defibrillatorregisters 2015. http://www. http://pacemaker-register.de/pdf/zentralregister_herzschrittmacher_bericht13_teil1.pdf und http://www. http://pacemaker-register.de/pdf/ zentralregister_herzschrittmacher_bericht13_teil2.pdf, Stand 15.11.2015.

Marschner U, Fischer W-J, Jettkant B, et al. Anregung und drahtlose Lock-in-Messung von Hüftprothesenschwingungen zur Lockerungsdetektion. Technisches Messen tm. 2010;2:74–82.

Marschner U, Hoffmann T, Gay N, et al. Struktur- und Verhaltenssimulation eines Drucksensors mit integrierter Signalverarbeitung. Praktikum Mikrosystementwurf. Technische Universität Dresden, Institut für Halbleiter- und Mikrosystemtechnik 2009.

Mastrototaro JJ, Cooper K, Shah R. Early clinical experience with an integrated continuous glucose sensor/insulin pump platform. Diabetes Research and Clinical Practice. 2006;74:156–159.

Maurer J. Vollimplantierbare Hörsysteme. HNO. 2009;57:199–207.

Maurer J, Savas E. The Esteem System: A Totally Implantable Hearing Device. In Böheim K (ed.), Active Middle Ear Implants. Adv Otorhinolaryngol. Basel, Karger. 2010;69:72–84.

McKibbin B. The biology of fracture healing in long bones. Bone Joint Surg. Br. 1978;60-B:150–162.

Mikro-Tip-Catheter, Pressure Transducers. Firmenschrift Millar Instruments, INC., Houston, Texas, USA 1988.

Miniaturdruckwandler W 121/122 und Druckmesseinschub E 250. Firmenschrift Messgerätewerk Zwönitz.

Mokwa W, Schnakenberg U. Micro-transponder systems for medical applications. IEEE Transactions on Instrumentation and Measurement. 2001;50(6):1551–1555.

Mokwa W. Medical implants based on microsystems. In: Measurement Science and Technology. 2007;18(5):R47.

Mond HG, Proclemer A. The 11th World Survey of Cardiac Pacing and Implantable Cardioverter-Defibrillators: Calendar Year 2009 – A World Society of Arrhythmia's Project. PACE. 2011;34:1013–1027.

Müller KH. Der instrumentierte Fixateur externe als Messinstrument der externen Frakturbehandlung. Zbl. Chirurgie. 1984;109:929–937.

Müller-Deile J, Kortmann T, Hoppe U, Hessel H, Morsnowski A. Verbesserung der Sprachverständlichkeit durch neuen Cochlear-Implant-Sprachprozessor. HNO. 2009;57:567–574.

Nannini N, Horch K. Muscle recruitment with intrafascicular electrodes. IEEE Trans Biomed Eng. 1991;38:769–776.

Navarro X, Calvet S, Rodríguez FJ, et al. Stimulation and Recording from Regenerated Peripheral Nerves through Polyimide Sieve Electrodes. Journal of the Peripheral Nervous System. 1998;3(2):91–101.

Navarro X, Krueger TB, Lago N, et al. A Critical Review of Interfaces with the Peripheral Nervous System for the Control of Neuroprostheses ad Hybrid Bionic Systems, J. Periph. Nerv. Syst. 2005;10(3):229–258.

Negredo P, Castro J, Lago N, Navarro X, Avendaño C. Differential growth of axons from sensory and motor neurons through a regenerative electrode: a stereological, retrograde tracer, and functional study in the rat. Neuroscience. 2004;128(3):605–615.

Neves HP, Orban GA, Koudelka-Hep M, Stieglitz T, Ruther P. Development of modular multifunctional probe arrays for cerebral applications. Proceedings on The 3 rd International IEEE EMBS Conference on Neural Engineering. 2007:104–109.

Niederlag W, Pfeifer G. Messfehler von Miniaturdrucksensoren bei medizinischen Anwendungen. Techn. Universität Dresden, Tagungsunterlagen 20. Fachkolloquium Informationstechnik 1987.

Oh T, Gilad O, Ghosh A, Schuettler M, Holder DS. A novel method for recording neuronal depolarization with recording at 125–825 Hz: implications for imaging fast neural activity in the brain with electrical impedance tomography. Medical & biological engineering & computing. 2011;49(5):593–604.

Ordonez J, Schuettler M, Boehler C, Boretius T, Stieglitz T. Thin-films and microelectrode arrays for neuroprosthetics. MRS Bulletin. 2012;37(6):590–598.

Parastarfeizabadi M, Kouzani AZ. Advances in closed-loop deep brain stimulation devices. Journal of NeuroEngineering and Rehabilitation. 2017;14(1):79.

Paschold C. Simulation von Magnetfeldverteilungen in Hüftprothesen. Studienarbeit am Institut für Halbleiter- und Mikrosystemtechnik, TU Dresden, 2005

Perren S. Physical and biological aspects of fracture healing with special reference to internal fixation. Clin. Orthop. 1979;138:175–196.

Perren SM. Biomechanik der Frakturheilung. Orthopäde. 1974;3:135–139.

Pfeifer G, Werthschützky R. Drucksensoren. Berlin: Verlag Technik 1989.

Pohl D, Tutuian R. Reflux monitoring: pH-metry, Bilitec and Oesophageal impedance measurements. Best Practice & Research Clinical Gastroenterology. 2009;23:299–311.

Polikov VS, Tresco PA, Reichert WM. Response of brain tissue to chronically implanted neural electrodes. Journal of Neuroscience Methods. 2005;148:1–18.

Prevarskaya N, Skryma R, Shuba Y. Ion channels and the hallmarks of cancer. Trends Mol Med. 2010;16(3):107–121.

Qi G, Mouchon W, Tan T. How much can a vibrational diagnostic tool reveal in total hip arthroplasty loosening? Clinical Biomechanics. 2003;18:444–458.

QSIL Materialspezifikation Quarzglas ilmasil® PN, Version S-101–01-PN, Index: C, Stand 2013.

Ramachandran A, Schuettler M, Lago N, et al. Design, In Vitro and In Vivo Assessment of a Multichannel Sieve Electrode with Integrated Multiplexer. J Neural Engineering. 2006;3:114–124.

Rameh C, Meller R, Lavieille J-P, Deveze A, Magnan J. Long-Term Patient Satisfaction With Different Middle Ear Hearing Implants in Sensorineural Hearing Loss. Otology & Neurotology. 2010;31(6):883–892.

Raspopovic S, Capogrosso M, Petrini FM, et al. Restoring Natural Sensory Feedback in Real-Time Bidirectional Hand Prostheses. Sci. Transl. Med. 2014;6:222ra19, 10 pages.

Receveur RAM, Lindemans FW, de Rooij NF. Microsystem technologies for implantable applications. Journal of Micromechanics and Microengineering. 2007;17:R50.

Richardson JB, Cunningham JL, Goodship AE, O'Connor BT, Kenwright J. Measuring stiffness can define healing of tibial fractures. J Bone Joint Surg. 1994;76B:389–394.

Ricci RP, Morechelli L, Santini M. Remote control of implanted devices through Home Monitoring technology improves detection and clinical management of atrial fibrillation. Europace. 2009;11:54–61.

Rodger DC, Fong AJ, Li W, et al. Flexible parylene-based multielectrode array technology for high-density neural stimulation and recording. Sensors & Actuators: B. Chemical. 2008;132(2):449–460.

Rohlmann A, Graichen F, Weber U, Bergmann G. Monitoring in vivo implant loads with a telemeterized internal spinal fixation device. Spine. 2000;25(23):2981–2986.

Rosenstein A, McCoy G, Bulstrode C, et al. The differentiation of loose and secure femoral implants in total hip replacement using vibrational technique, an anatomical and pilot clinical study. Proc. Inst. Mech. Eng. Part H. 1989;203:77–81.

Rossini PM, Micera S, Benvenuto A, et al. Double nerve intraneural interface implant on a human amputee for robotic hand control. Clin Neurophysiol. 2010;121(5):777–783.

Rubehn B, Bosman C, Oostenveld R, Fries P, Stieglitz T. A MEMS-based flexible multichannel ECoG-electrode array. J. Neural Eng. 2009;6(3):036003.

Rubehn B, Wolff SB, Tovote P, et al. Polymer-Based Shaft Microelectrodes with Optical and Fluidic Capabilities As a Tool for Optogenetics. 2011:2969–2972.

Ruther P, Paul O. New approaches for CMOS-based devices for large-scale neural recording. Curr Op in Neurobiol. 2015;32:31–37.

Sattler M, Clauss J, Schmidhuber M, Belsky J, Wolf B. Implantable sensor system for the monitoring of bone healing. In: Magjarevic R, Dössel O, Schlegel WC (Hg.). IFMBE Proceedings. Berlin, Heidelberg: Springer 2009: 281–284.

Schmidt M, Baumert M, Penzel T, Malberg H, Zaunseder S. Nocturnal ventricular repolarization lability predicts cardiovascular mortality in the Sleep Heart Health Study. American Journal of Physiology-Heart and Circulatory Physiology. 2018;316(3):H495–H505.

Schmitz-Rode TU, Schnakenberg UJ, Pfeffer G, et al. Vascular Capsule for Telemetric Monitoring of Blood pressure. RÖFO Fortschr Röntgenstr. 2003;175(2):282–286.

Schnakenberg U, Krüger C, Pfeffer JG, et al. Intravascular pressure monitoring system. Sensors and Actuators A. 2004;110:61–67.

Schuette J, Freudigmann C, Benz K, et al. A method for patterned in situ biofunctionalization in injection-molded microfluidic devices. Lab Chip. 2010;19.

Schuettler M, Gross M, Staiger A, Katzenberg F, Stieglitz T. Reducing Stiffness and Electrical Losses of High Channel Hybrid Nerve Cuff Electrodes. Proc of the 23th Ann Internat Conf of the IEEE EMBS. 2001;1:769–772.

Schuettler M, Ordonez JS, Henle C, et al. A Flexible 29 Channel Epicortical Electrode Array. IFESS 2008 – 13th Annu. Int. FES Soc. Conf. 2008.

Schuettler M, Stiess S, King BV, Suaning GJ. Fabrication of implantable microelectrode arrays by laser cutting of silicone rubber and platinum foil. J Neural Eng. 2005 Mar;2(1):121–128. Epub 2005 Feb 22.

Schuettler M, Stieglitz T. Assembly and Packaging. In: Hodgins D., Inmann A. (Eds.): Intelligent Implantable Sensor Systems for Medical Applications. Cambridge: Woodhead Publishing Ltd. 2013:108–149.

Seifart M. Analoge Schaltungen. Berlin: Verlag Technik 1988.

Seide K, Faschingbauer M, Weinrich N, et al. An Intelligent Internal Fixator System for Long Bones. 52nd Annual Meeting of the Orthopaedic Research Society, Illinois, Chicago, USA 2006.

Simonneau G, Barst RJ, Galie N, et al. (Treprostinil Study Group). Continuous subcutaneous infusion of treprostinil, a prostacyclin analogue, in patients with pulmonary arterial hypertension: a double-blind, randomized, placebo-controlled trial. Am J Respir Crit Care Med. 2002;165(6):800–804.

Slotwiner D, Varma N, Akar JG, et al. HRS Expert Consensus Statement on remote interrogation and monitoring for cardiovascular implantable electronic devices. Heart Rhythm. 2016;13(2):e39-e49.

Stangl K, Heuer H, Wirtzfeld A. Frequenzadaptive Herzschrittmacher – Physiologie, Technologie, klinische Ergebnisse. Heidelberg: Steinkopff-Verlag 1990.

Steringer-Mascherbauer R, Eder V, Huber C, et al. Intravenous Treprostinil Delivered by the Implantable Pump Lenus Pro®: A Innovative “Surgical” Approach to Management of PAH. The Journal of Heart and Lung Transplantation. 2031;32(4):64.

Stensaas SS, Stensaas LJ. Histopathological evaluation of materials implanted in cerebral cortex. Acta Neuropathol. 1978;41:145–155.

Stett A. Bioelektronische Medizin, in Dössel O, Lenarz T, Schlötelburg C, Schmitz-Rode T. VDE-Expertenbericht Biomedizinische Technik 26, Tübingen, Frankfurt: Deutsche Gesellschaft für Biomedizinische Technik im VDE (DGBMT) 2015.

Stieglitz T. Development of a micromachined epiretinal vision prosthesis. J. Neural Eng. 2009;6(6):5005.

Stieglitz T, Beutel H, Meyer JU. A flexible, light-weighted, multichannel sieve electrode with integrated cables for interfacing regenerating peripheral nerves. Sensors and Actuators A. 1997;60:240–243.

Stieglitz T, Hofmann UG, Rosahl SK. Biomedizinische Technik – Neurotechnik: Band 11, Lehrbuchreihe Biomedizinische Technik (Morgenstern, Kraft (ed.)), Berlin: deGruyter 2020.

Stieglitz T, Rubehn B, Henle C, et al. Brain-Computer Interfaces: An Overview of the Hardware to Record Neural Signals from the Cortex. in: Verhaagen J, Hol EM, Huitinga I, et al. (Eds.). Neurotherapy Progress in Restorative Neuroscience and Neurology. Progress in Brain Research. vol. 175, Amsterdam: Elsevier 2009:297–315.

Stieglitz T, Schuettler M. Implant Interfaces. In: Hodgins D, Inmann A (Eds.). Intelligent Implantable Sensor Systems for Medical Applications. Cambridge: Woodhead Publishing Ltd. 2013:39–67.

Stieglitz T: Neuroprothetik und Neuromodulation – Forschungsansätze und klinische Praxis bei Therapie und Rehabilitation. Bundesgesundheitsblatt Gesundheitsforschung Gesundheitsschutz 2010;53(8): 783–790.

Stock C, Schwab A. Protons make tumor cells move like clockwork. Pflugers Arch. 2009;458(5):981–992.

Straube J. Advanced pacemaker functions coupled to an integreted patient warning system. EuroPace 91, Lausanne (1991).

Stupp R, Mason W, van den Bent M, et al., European Organisation for Research and Treatment of Cancer Brain Tumor and Radiotherapy Groups; National Cancer Institute of Canada Clinical Trials Group. Radiotherapy plus concomitant and adjuvant temozolomide for glioblastoma. N Engl J Med. 2005;352:987–996.

Sommelet J, Hummer J, Ory JM. Méthode objective d'appréciation des déformations du complexe os-implant <in vivo> par télémesure. Acta Orthop Belg. 1976 ;42(1).

Szentpetery V. Die Stromheiler. In: Technology Review 2015;08:34–38.

Tadejko P, Rakowski W. Mathematical Morphology Based ECG Feature Extraction for the Purpose of Heartbeat Classification. 6th International Conference on Computer Information Systems and Industrial Management Applications CISIM'07, 2007:322–327.

Tanase D, Goosen J, Trimp P, Reekers J, French P. 3 D position and orientation measurements with a magnetic sensor for use in vascular interventions. IEEE EMBS Asian-Pacific Conference on Biomedical Engineering 2003. 2003:264–265.

Tang TB, Johannessen E, Wang L, et al. IDEAS: A miniature lab-in-a-pill multisensor microsystem. Proceedings of the IEEE NORCHIP Conference, Copenhagen, Denmark, 2002:329–334.

THEMIC, gefördert vom BMBF (2011–2012).

Thümmler M, Pfeifer G. Miniaturdruckaufnehmer vom IBW-Typ, Medizinischer Einsatz und Anwendungsbedingungen. Z. Klin. Med. 1985;40:H.2.

Tierversuchsgenehmigung Nr. 1331 vom 05.09.2017, Regierungspräsidium Tübingen, 2017.

Tisch M, Maier H. Teilimplantierbare Hörgeräte bei Schallempfindungsschwerhörigkeit und kombinierter Schwerhörigkeit – Erfahrungen am Bundeswehrkrankenhaus Ulm. HNO. 2009;57:208–215.

Transducer Balloon Catheters. Firmenschrift KIMAL Scientific Products, Ltd.

Tricumed. Implantierbare Infusionspumpe siromedes, www.tricumed.de, Stand 31.07.2018

Urban G, Jobst G, Keplinger F, et al. Miniaturized multi-enzyme biosensors integrated with pH sensors on flexible polymer carriers for in vivo applications. Biosensors and Bioelectronics. 1992;7(10):733–739.

Urban G. Micro- and nanobiosensors — state of the art and trends. Measurement Science and Technology. 2008;20(1):012001.

Vahle-Hinz K, Clauss J, Seeher W-D, et al. Development of a wireless measuring system for bruxism integrated into occlusal splint. Journal of Craniomandibular Function. 2009;1(2):125 ff.

Vahle-Hinz K, Clauss J, Wolf B, Ahlers O. Vergleich eines drahtlosen Bruxismussensors zur Integration in eine Okklusionsschiene mit EMG-Messungen. DGFDT 2008 – 41. Jahrestagung der Deutschen Gesellschaft für Funktionsdiagnostik und Therapie – Bad Homburg, 28.11–29.12.2008 (2008).

Varma N, Epstein AE, Irimpen A, et al. Efficacy and Safety of Automatic Remote Monitoring for Implantable Cardioverter-Defibrillator Follow-Up. The Lumos-T Safely Reduces Routine Office Device Follow-Up (TRUST) Trial. Circulation. 2010;122:325–332.

Vaupel P. The role of hypoxia-induced factors in tumor progression. The Oncologist. 2004;9(10).

Vaupel P. Hypoxia and aggressive tumor phenotype: implications for therapy and prognosis. The Oncologist. 2008;13:21.

Vaupel P, et. al. Oxygenation of human tumors: evaluation of tissue oxygen distribution in breast cancers by computerized O_2 tension measurements. Cancher Res, 1991;51:3316–3322.

VDE Verband der Elektrotechnik Elektronik Informationstechnik e. V., Deutsche Gesellschaft für Biomedizinische Technik im VDE e. V. VDE Positionspapier Theranostische Implantate, Frankfurt am Main: VDE 2011.

Vogt M, Hauptmann R. Plasma-deposited passivation layers for moisture and water protection. Surf Coat Technol. 1995;74–75(2):676–681.

Wallman L, Levinsson A, Schouenborg J, et al. Perforated silicon nerve chips with doped registration electrodes: in vitro performance and in vivo operation. IEEE Trans Biomed Eng. 1999;46(9):1065–7103.

Wallace A, Draper E, Strachan R, Hughes S. The effect of periosteal devascularisation upon the early biomechanical environment of experimental fractures. J. Bone Joint Surg. Br. 1991;73-B:124–125.

Weinrich N, Seide K, Jürgens C, Müller J. Telemetric System for Load Measurements on Internal Fixator Systems. Biomed. Technik. 2004;49(2):448–449.

Weinrich N, Seide K, Jürgens C, et al. Mikrocontroller basiertes Telemetriesystem zur Messung der Belastung von Fixateur interne Systemen in vivo. Beiträge der Informationstagung Mikroelektronik 2001, Wien: ÖVE Schriftenreihe. 2001;26:435–441.

Weinrich N, Seide K, Wendlandt R, et al. A System for Wireless Monitoring of Loads Acting on Internal Fixators In Vivo. Biomed. Technik. 2005;50(1):1535–1536.

Willenegger H, Perren SM, Schenk R. Primäre und Sekundäre Knochenbruchheilung. Chirurg. 1971;42:241–252.

Williams DF. On the mechanisms of biocompatibility. Biomaterials. 2008;29:2941–2953.

Willkoff BL, Auricchio A, Brugada J, et al. HRS/EHRA Expert Consensus on the Monitoring of Cardiovascular Implantable Electronic Devices (CIEDs): Description of Techniques, Indications, Personnel, Frequency and Ethical Considerations. Europace. 2008;10:707–725.

Wintermantel E, Ha SW. Medizintechnik mit biokompatiblen Werkstoffen und Verfahren. 3. Auflage, Heidelberg: Springer 2002.

Wise KD, Anderson DJ, Hetke JF, Kipke DR, Najafi K. Wireless implantable microsystems: high-denisity electronic interfaces to the nervous system. Proceedings of the IEEE. 2004;92:76–96.

Wise KD, Angell JB, Starr A. An integrated circuit approach to extracellular microelectrodes. IEEE Transactions on Biomedical Engineering, July, BME. 1970;17(3):238–247.

Wolf B, et. al. Potenzial of microsensor-based feedback bioactuators for biophysical cancer treatment. Biosensors and Bioelectronics. 1997;12:301–309.

Wolf B, Kraus M, Sieben U. Vorrichtung zum Behandeln von malignen Gewebsveränderungen (sensorgesteuerten Tumortherapie). US5820548, DE19601487, EP0784992 (1997).

Wolf B, Sieben U: Vorrichtung zum Behandeln von malignen, tumorösen Gewebebereichen. DE 197 17 023, US 6 245 057 (1997).

Wolf B, Brischwein M, Grothe H, et al. Komponenten und Systeme für die personalisierte Assistenz. In: Personalisierte Medizin, Health Academy. 2010;14:215–234.

Wolter D. Das Intelligente Implantat. In: Symposium zur Biomechanik des menschliche Bewegungsapparates, Biomechanica 91, Kurzfassungen, 1991;57.

Wolter D, Capanni F. Fixationssystem für Knochen mit einem Sensor- und Telemetriesystem. Dt. Patentanmeldung 10 2006 006 341.4, 2006.

Wolter D, Schümann U, Seide K. Universeller Titanfixateur interne – Entwicklungsgeschichte, Prinzip, Mechanik, Implantatgestaltung und operativer Einsatz. Trauma Berufskrankh. 1999;1:307–319.

Yin D, Zhang Z, Li J. A simple switched-capacitor-based capacitance-to-frequency converter. Analog Integrated Circuits and Signal Processing, Springer Netherlands. 1991;1:353–361.

Zenner H, Jorge J. Totally Implantable Active Middle Ear Implants: Ten Years' Experience at the University of Tübingen. Böheim K. (ed.), Active Middle Ear Implants, Adv Otorhinolaryngol. Basel, Karger. 2010;69:72–84.

Zenner H, Leysieffer H, Maassen M, et al. Human Studies of a Piezoelectric Transducer and a Microphone for a Totally Implantable Electronic Hearing Device. Am. J. Otol. 2002;21(2):196–204.

Zenner HP, Maassen MM, Lehner RL, Baumann JW, Leysieffer H: Ein implantierbares Hörgerät für Innenohrschwerhörigkeiten. HNO. 1997;45:872–880.

Zhao Q, Zhan L: ECG Feature Extraction and Classification Using Wavelet Transform and Support Vector Machines. International Conference on Neural Networks and Brain ICNN & B '05. 2005;2:1089–1092.

Zhu Y. FEM-Modalanalysen von Hüftprothesen. Institut für Halbleiter- und Mikrosystemtechnik, TU Dresden, 2008

Zibek S, Hagmeyer B, Stett A, Stelzle M. Chemical stimulation of adherent cells by localized application of acetylcholine from a microfluidic system. Front. Neuroeng. 2010;3:113.

Zrenner E, Wilke R, Sachs H, et al, SUBRET Study Group (2008). Visual Sensations Mediated By Subretinal Microelectrode Arrays Implanted Into Blind Retinitis Pigmentosa Patients. In: Proceedings of the 13th Annual Conference of the IFESS (2008).

3 Aufgaben funktionaler Implantate

Uwe Marschner

Nach der Vorstellung einiger aktueller funktionaler Implantate fasst dieses Kapitel die Aufgaben solcher Implantate in verallgemeinerter Form zusammen. Durch die Anordnung von großen Rechen- und Speicherkapazitäten direkt am Sensor können neuere Implantate Signalverarbeitungsalgorithmen abarbeiten und auch selbstständig reagieren. Die Aufgaben reichen dabei von der einfachen Signalaufbereitung bis hin zur Erkennung von Erkrankungen. Mögliche integrierte Aktoren versetzen Implantate in die Lage, Medikamente zu verabreichen, gesteuerte Bewegungen auszuführen oder anderweitig zu reagieren. Implantate mit Aktoren werden in diesem Kapitel nur am Rande behandelt, im Mittelpunkt stehen sensorische Implantate.

3.1 Messen

Das Messen ist die Hauptaufgabe sensorischer funktionaler Implantate. Messwerte dienen dem Arzt als objektives und quantitatives Hilfsmittel der medizinischen Diagnostik und Therapie. Sie erschließen Bereiche, die bisher nicht zugänglich waren. Das betrifft sowohl den Messort, die räumliche Verteilung, aber auch den zeitlichen Verlauf einer Messgröße.

3.1.1 Messkette

Den Signalfluss in einer typischen Messkette zeigt Abb. 3.1 am Beispiel eines elektrischen Sensors für mechanische Größen. Bei den Messwerten wird in dieser Darstellung nicht zwischen einer analogen oder digitalen Repräsentation unterschieden. Der durch die A/D-Wandlung bedingte Minimalfehler ist Gegenstand von Kap. 4.5. Eine solche Messkette kann heute vollständig in einem intelligenten Sensor integriert werden. Band 5 der Lehrbuchreiche Biomedizinische Technik – Biosignale und Monitoring behandelt speziell die Messung von Biosignalen.

Während des Messvorganges wird die zu messende physikalische Größe zum Teil in mehreren Schritten auf andere Größen abgebildet. Die Information über den Betrag der Messgröße kann dabei auch in eine Frequenz, einen Phasenwinkel oder einen anderen Informationsparameter der neuen Größe übertragen werden. Die Abbildung erfolgt durch *Wandler*. Wandler mit kontinuierlichem Eingangssignal und diskretem Ausgangssignal heißen auch *Umsetzer* (Sahner, 1990).

Die physikalische Messgröße, wie Temperatur ϑ, Druck p oder Beschleunigung a, wird über eine biokompatible Schicht oder Häusung in den Sensor eingeleitet. Die Messung von Kraft, Druck und Beschleunigung erfolgt indirekt nach einer mechani-

https://doi.org/10.1515/9783110349337-003

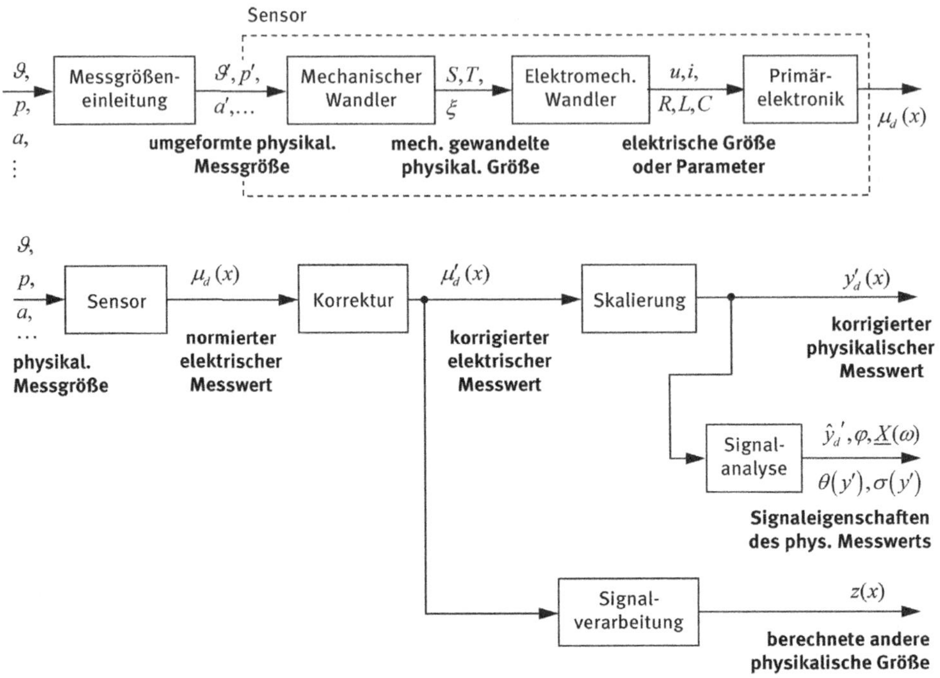

Abb. 3.1: Integrierbare Messkette mit einem elektrischen Sensor für mechanische Größen.

schen Wandlung in eine Dehnung S, mechanische Spannung T oder einen Ausschlag ξ (Müller, 2006). Ein elektromechanischer Wandler stellt einen elektrisch verwertbaren Zusammenhang zwischen der mechanisch gewandelten physikalischen Messgröße und einer der elektrischen Größen Stromstärke i und Spannung u oder einem elektrischen Parameter, wie Widerstand R, Induktivität L oder Kapazität C her. Die Primärelektronik erzeugt daraus einen störsicheren elektrischen Messwert μ_d. Dieser ist so normiert, dass er innerhalb eines definierten Wertebereichs liegt (Pfeifer 1989; Tränkler, 1994).

Sensorsignale sind nicht für den Zweck der ärztlichen Beurteilung und Dokumentation geeignet. Eine Bedeutung erlangt ein Sensorsignal erst, wenn es in die interessierende physikalische Messgröße umgerechnet oder auch *skaliert* wird. Das Ergebnis der Skalierung gibt mit dem Produkt aus Zahlenwert und Einheit an, wie oft die Einheit in der interessierenden physikalischen Größe enthalten ist. Die Einheit wurde durch Übereinkunft festgelegt. Die Skalierung eines digitalen Messsignals ist im Allgemeinen mit einer Umwandlung der Festkommazahlen des A/D-Wandlers in Fließkommazahlen verbunden. Autarke Messsysteme nehmen diese Umwandlung typischerweise nicht vor, sondern operieren nur mit den Sensorsignalen, die sie analysieren, klassifizieren und übertragen. Die Umwandlung in den physikalischen Messwert erfolgt dann erst in externen Systemkomponenten, beispielsweise durch die Software auf dem Arzt-PC. In diesem Fall ist die externe Diagnosesoftware hardwareabhängig.

Eine Hardwareunabhängigkeit ist gegeben, wenn ein intelligenter – besser „smarter" – Sensor, der als digitales Messgerät konfiguriert ist, über eine einheitliche Ausgabeschnittstelle verfügt. Zusatzinformationen erleichtern die automatisierte Informationsverarbeitung. Solche Informationen schließen die Einheit der physikalischen Messgröße und das elektronische Datenblatt nach IEEE 1451.4 ein. Es enthält die Typbezeichnung, Seriennummer, Messgröße, Empfindlichkeit, Achsenrichtung, Kalibrierdatum oder den Messort. Weitere Informationen, die der Anwender erwartet, betreffen die Art und Weise der Verarbeitung der Messwerte und ob es sich um den skalierten, korrigierten oder unkorrigierten Messwert handelt. Wenn der Mittelwert Θ von n Messwerten eines Messintervalls übertragen wird, kann hier beispielsweise die Anzahl n mitgeliefert werden.

Den Mittelwert und andere Signalparameter, wie Standardabweichung σ, Amplitude $\hat{y}_d'$, Phasenwinkel φ oder Fourierkoeffizienten $\underline{X}(\omega)$, extrahiert eine lokale Signalanalyse. Andere physikalische Größen können mit zusätzlichen Signalverarbeitungsalgorithmen aus dem elektrischen oder physikalischen Messwert berechnet werden. Ein solcher intelligenter Sensor kann dann einfacher in die Messeinrichtung verschiedener Hersteller mit automatischer Anpassung der Messkette eingebunden werden, wie es das Plug & Play-Konzept anstrebt.

3.1.2 Wahrer Wert einer Größe

Unter dem wahren Wert einer Größe wird der Wert, der mit der Definition einer betrachteten speziellen Größe übereinstimmt, angesehen (Internationales Wörterbuch der Metrologie, 1994). Der wahre Wert wäre das Resultat einer idealen Messung oder theoretischer Überlegungen. Ergebnisabweichungen können hingegen nicht vermieden werden. Durch sie ist der wahre Wert nicht ermittelbar. Ergebnisabweichungen werden durch Rückwirkungen des Messvorganges auf die Messgröße, durch äußere Störeinflüsse, innere Störeinflüsse und Rückwirkungen des Messwertempfängers verursacht (Hemmi, 1994).

Der wahre Wert wird auch *exakter Wert* genannt, wenn es sich um ein mathematisch-theoretisches Merkmal handelt. Man spricht auch von „einem" *wahren Wert*, da es viele Größenwerte geben kann, die mit der Definition einer betrachteten speziellen Größe übereinstimmen. Einer Messgröße kommt ein eindeutiger und damit wahrer Wert zu, wenn sie in einer Messaufgabe festgelegt und die Beschreibung der Messgröße vollständig ist (DAR-1-INF-06 1997). Die Messgenauigkeit gibt das Ausmaß der Übereinstimmung zwischen dem Messergebnis und einem wahren Wert der Messgröße an.

3.1.3 Messunsicherheit

Das Messergebnis ist nur dann vollständig, wenn neben dem Messergebnis *y'* die Messunsicherheit *u*(*y*) der Messung bekannt ist. Die doppelte Messunsicherheit gibt den Wertebereich an, in dem der wahre Wert der Messgröße *Y* mit einer gewissen Wahrscheinlichkeit liegt (Schrüfer, 2004; Gerlach, 2010):

$$y' - u(y) \leq Y \leq y' + u(y)\,. \tag{3.1}$$

Das Ergebnis der Messung lautet somit

$$Y = y' \pm u(y)\,. \tag{3.2}$$

Erst die Kenntnis der Messunsicherheit ermöglicht dem Diagnostiker, die Genauigkeit einer Messung in die Diagnose einzubeziehen.

Der Ermittlung und der Angabe von Messunsicherheiten nach einer international einheitlichen Vorgehensweise dient der 1993 veröffentlichte und zuletzt 2008 überarbeitete ISO/BIPM-Leitfaden „*Guide to the Expression of Uncertainty in Measurement* (GUM)“ (ISO/IEC Guide, 98-3:2008; Kessel, 1998). Der GUM ist die verbindliche Grundlage zur Ermittlung der Messunsicherheit bei Kalibrierscheinen von akkreditierten Kalibrierlaboratorien, z. B. im DKD. Ziel des GUM ist nicht, die wahren Werte der Messgrößen mit Hilfe von Intervallen einzugrenzen oder zu lokalisieren.

Die Methoden, die der GUM zu diesem Zweck zur Verfügung stellt, behandeln entgegen den Regeln der traditionellen mathematischen Statistik systematische und zufällige Messeinflüsse einheitlich. Im Gegensatz dazu ist bekannt, dass Elementarfehlermodelle, in denen systematische Messabweichungen als definierendes Konstruktionselement eingesetzt werden, den Grundregeln der mathematischen Statistik nicht entsprechen und subjektive, eventuell stark verfälschte Korrelationswerte liefern (Schmidt, 2003; Grabe, 2000). Dies ist einer der Gründe, weshalb der GUM von Seiten der wissenschaftlichen Messtechnik Kritik ausgesetzt ist. Gegenwärtig ist der GUM ein Standard, der international akzeptiert ist und nachvollziehbare Zahlenwerte liefert, die als Messunsicherheit bezeichnet werden. Die Verwendung der „Erweiterten Messunsicherheit“ des GUM mit dem empirisch gewählten Hilfsfaktor $k_p = 2$, mit dem die 1σ-Standard-Messunsicherheit des GUM multipliziert wird, gilt als praxisgerecht, um eine sinnvolle Messunsicherheit zu erzeugen (Grabe, 2000). Mit ihr kann der Anwender hantieren.

Ein Ziel der Sensorentwicklung ist die Verringerung der Messunsicherheit. Bereits bei der Auswahl des Sensorprinzips kann darauf Einfluss genommen werden. Geringe Messunsicherheiten können beispielsweise erreicht werden, wenn ein Sensor nach dem Kompensationsprinzip arbeitet. Bei Drucksensoren wird dazu ein Gegendruck mit Hilfe eines elektrodynamischen Wandlers erzeugt. Der Zusammenhang zwischen

Kompensationskraft und Kompensationsstrom ist frei von Nullpunktsfehlern und streng linear (Pfeifer, 1989).

3.1.4 Zeitabhängige additive Eigenfehler

Die Eigenstörungen eines Messgerätes enthalten determinierte und zufällige Anteile. Sie können beobachtet werden, wenn am Messgerät keine Messgröße anliegt. Die determinierten Anteile werden durch einen linearen Ansatz genähert und als zeitliche *Drift des Nullpunkts* bezeichnet. Die zufälligen Anteile beschreibt üblicherweise ein Leistungsspektrum bei angenommener mittelwertfreier Normalverteilung. Bei elektrischen Leitungsvorgängen in Festkörpern und Gasen tritt grundsätzlich ein Spektralanteil $X \sim 1/f$ bei tiefen Frequenzen auf, wobei eine untere Grenzfrequenz bisher nicht nachgewiesen werden konnte (Lenk, 1989). Nach erfolgter Abtastung einer Folge von Messwerten können die Anteile durch eine Regressionsanalyse voneinander getrennt werden. Eine periodische Korrektur des Nullpunktes bei der Eichung oder Kalibrierung nach einem Zeitintervall der Messzeit T_M begrenzt das Leistungsspektrum bei Frequenzen $f < 1/T_M$. Damit wird auch mathematisch verhindert, dass das Leistungsspektrum bei $f = 0$ unendlich groß wird. Systematische Fehler werden analog (mittels Messbrücke, temparaturabhängigen Widerständen und nichtlinearen Verstärkern) korrigiert oder digital durch inverse Funktionen. Typisch sind Korrekturfaktoren analog bis ca. 10 und digital bis ins Rauschband.

3.1.5 Eichung und Kalibrierung

Messungen in der Medizin unterliegen der gesetzlichen Eichpflicht. Damit schreibt der Gesetzgeber die Prüfung eines Messgerätes auf Einhaltung der zugrundeliegenden eichrechtlichen Vorschriften vor. Das betrifft insbesondere die Eichfehlergrenzen nach dem Eichgesetz. Eine Fehlergrenze ist die Angabe eines Fehlerbetrages, die *niemals* überschritten wird. In Deutschland ist die Eichung nach dem Eichgesetz eine hoheitliche Aufgabe. Erfüllt die Prüfung von Messgeräten die gesetzlichen Vorgaben nicht oder besteht keine Eichpflicht nach dem Eichgesetz, so stellt die Messgeräteprüfung eine Kalibrierung dar. Der Messfehler[3] eines Messgerätes wird bei der Eichung und der Kalibrierung in einer Momentaufnahme festgestellt. Dazu wird die *Istkennlinie* im Vergleich zur linearen *Sollkennlinie*

$$\mu_d'(t) = B_S \cdot B_\mu \cdot \mu(t) \tag{3.3}$$

3 Der Begriff „Fehler“ ist in der DIN-Norm 1319 teilweise durch „Abweichung“ ersetzt. Hier wird in Übereinstimmung mit internationalen Sprachregelungen die Bezeichnung „Fehler“ beibehalten.

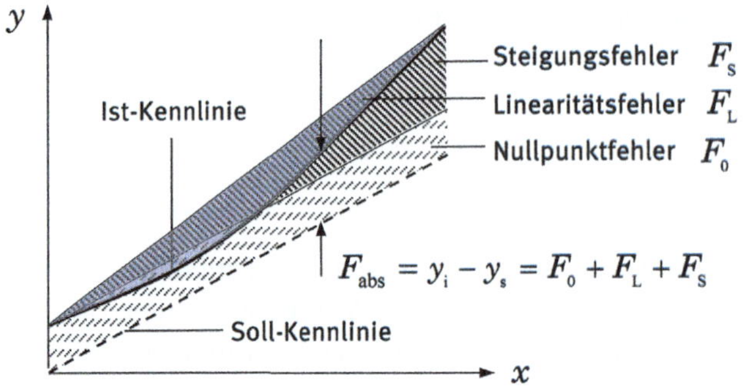

Abb. 3.2: Reale Kennlinie eines Sensors und Abweichungen zur Sollkennlinie (nach Tränkler, 2001).

zwischen dem skalierten, korrigierten elektrischen Messwert μ_d' und der physikalischen Messgröße $\mu = \{\vartheta, p, a, \cdots\}$ mit der frequenzunabhängigen Empfindlichkeit oder Steilheit B_μ des Sensors und dem Skalierungsfaktor B_S *in einem Punkt* kontrolliert. Dazu ist die a priori-Kenntnis des zufälligen Fehlers bzw. des Vertrauensbereiches Voraussetzung, der wesentlich kleiner sein muss, als der *systematische Fehler*. Diese Messfehler, auch regelmäßige oder konstante Fehler genannt, sind reproduzierbar in Betrag und Vorzeichen unter gegebenen Einsatzbedingungen. Sie werden durch Ursachen hervorgerufen, die zeitlich konstant oder mit determinierter Zeitabhängigkeit auf den Messprozess wirken. Man unterscheidet statische und dynamische systematische Fehler. Die wichtigsten statischen systematischen Fehler sind nach Hart, Lotze und Woschni (Hart, 1987) u. a. eine Nullpunktverschiebung, eine Umkehrspanne, Kennlinienfehler, im Allg. Linearitätsfehler und Einflussgrößenfehler (Abb. 3.2).

Der Messwert kann mit der ermittelten Abweichung additiv oder multiplikativ korrigiert oder auch *abgeglichen* werden. In der Definition des VIM von JCGM 2008 ist diese Berücksichtigung der ermittelten Abweichung zur Korrektur der abgelesenen Werte bei der anschließenden Benutzung des Messgerätes Bestandteil der Kalibrierung (ISO/IEC Guide, 98–3:2008). Die Begriffe Eichung und Kalibrierung beinhalten diesen Abgleich jedoch nicht zwangsläufig. Der Abgleich setzt voraus, dass es sich bei der festgestellten Abweichung des Messwertes vom wahren Wert um einen systematischen Fehler handelt.

Messen kann prinzipiell als ein zeitlich begrenzter Vorgang zwischen Kalibrierzyklen betrachtet werden. Dabei ist die Zeit, die zur Identifikation der Eigenschaften des Messgerätes zur Verfügung steht in der Regel viel kleiner, als die Messzeit (Lenk, 1989). Die Kalibrierung ist auch Thema in Kap. 3.3.

3.1.6 Korrektur von Linearitätsfehlern

Für Messgeräte kann eine Struktur abgeleitet werden, die

- aus einem linearen dynamischen und einem nichtlinearen statischen Teilsystem oder
- aus zwei nichtlinearen statischen Teilsystemen, die durch ein lineares dynamisches System verbunden sind,

besteht. Hat das dynamische System Tiefpasscharakter, dann nähern sich dessen Übertragungsfaktoren für $f \to 0$ einem konstanten Wert. Mit einer sich hinreichend langsam ändernden Messgröße und Tiefpassfilterung des Messwertes können die Eigenschaften der nichtlinearen statischen Übertragungselemente bestimmt werden (Lenk, 1989). Die unkorrigierte Ist-Kennlinie bei Normbedingungen wird *Basisfunktion des Sensors* genannt (Tränkler et al., 1994). Sie wird durch allgemeine mathematische Ansätze beschrieben, die den gemessenen Kurvenverläufen quantitativ entsprechen.

Der Begriff der Linearität ist nicht genormt. Eine gebräuchliche Definition geht von einer Geraden aus, die durch den Nullpunkt und den konzipierten Messbereich verläuft. Die maximale Abweichung, die das Messgerät nicht überschreitet – die Fehlergrenze – gibt die Linearität F_L in Prozent des Messbereiches an (Gerlach, 1990). Durch Anwendung der inversen Basisfunktion wird der Linearitätsfehler korrigiert. Bei dieser Vorgehensweise erhöht sich der Messfehler aufgrund der überlagerten zufälligen Störungen. Nur durch die Verwendung einer analytischen, physikalisch basierten Basisfunktion – anstelle der aus Messungen bestimmten – kann der Messfehler verringert werden. Die Aussagen gelten in modifizierter Form auch für die Aktoren. Hier gilt es, die Stellwerte mit der inversen Kennlinie vorzuverzerren, bevor sie an den Aktor ausgegeben werden.

Algorithmen zur Kennlinienkorrektur arbeiten entweder in Table-Lookup-Technik oder in ausprogrammierter Form auf der Grundlage eines in Gleichungsform bekannten mathematischen Zusammenhangs. Bei der Table-Lookup-Technik wird der Messwert als die Adresse (Position) in einer Tabelle interpretiert. In der Tabelle steht der dafür einzusetzende Wert. Diese Technik kann auch dann angewendet werden, wenn der mathematische Zusammenhang der Sensorkennlinie nicht bekannt ist und nur Werte aus Vergleichsmessungen vorliegen. Der Wunsch nach möglichst kleinen Tabellen (wenig Speicherplatz) kann nur erfüllt werden, wenn mit geringer Genauigkeit gearbeitet wird. Je mehr unterschiedliche Messwerte gewandelt werden sollen, umso größer wird die Tabelle.

Ist der mathematische Zusammenhang der Kennlinie in Form einer Gleichung bekannt, kann diese invertiert und dem Programm zur Kennlinienkorrektur zugrunde gelegt werden. Auch bei höherer Genauigkeit wächst der Speicherbedarf nur insoweit geringfügig an, dass die Messwerte intern mit mehr Bit gespeichert werden müssen und eventuell sogar auf eine Gleitkomma-Arithmetik überzugehen ist.

Parameter der Korrekturschaltungen oder Korrekturalgorithmen kann ein Halbleiterspeicher aufnehmen. Bei einer Speicherung in einem Flash-EEPROM können die Parameter bei einer Kalibrierung auch ausgetauscht werden. Oftmals ist die Korrektur systematischer Messfehler eine Aufgabe der aktiven Messschaltung, auf die in Kap. 4.3 näher eingegangen wird. Dazu sind eine Reihe analoger Spezialschaltungen entwickelt worden, wie der in Kap. 6.3.1 vorgestellte SC-Oszillator.

Bei bestimmten Sensoraufbauten gelingt es, den Linearitätsfehler konstruktiv zu kompensieren. Durch Gerlach (1990) wurde z. B. für Drucksensoren gezeigt, dass eine optimale Kompensation des Linearitätsfehlers zwischen Null und Nenndruck eintritt, wenn das Verhältnis des kubischen zum quadratischen Koeffizienten des Polynoms, welches das nichtlineare Übertragungsverhalten des Polynoms beschreibt, genau ($-2/3$) beträgt.

3.1.7 Korrektur von störgrößeninduzierten Fehlern

Das Übertragungsverhalten von Messgeräten beeinflussen Störgrößen, die auf die Messeinrichtung einwirken. Wichtige Störgrößen sind Temperatur, Feuchte, Umgebungsdruck und elektromagnetische Feldgrößen. Ein Kriterium des Sensorentwurfs ist die Abschirmung von Störgrößen. Eine Unterdrückung des Einflusses von Störgrößen bei gleichzeitiger Korrektur des Linearitätsfehlers kann bei Anwendung des *Differenzprinzips* erreicht werden. Dazu werden zwei sonst gleichartige Sensorelemente so angeordnet, dass sie durch die Messgröße komplementär ausgesteuert werden, während die Störgröße gleichsinnig wirkt (Tränkler, 1994 S. 159). Die Messschaltung wird dann so ausgelegt, dass gleichsinnige Aussteuerungen unterdrückt werden. Elektrodynamische Mikrofone haben beispielsweise das Problem, das externe magnetische Störfelder, wie sie von stromführenden Netzleitungen herrühren, Störspannungen induzieren. Zur Kompensation der induzierten Spannungen wird eine feststehende Kompensationsspule in Reihe zur gegensinnig gewickelten Schwingspule geschaltet. Die bedeutendste Kompensationsanordnung ist die Brückenschaltung (Lenk, 1975 S. 35).

3.1.8 Korrektur dynamischer Fehler

Dynamische systematische Messfehler resultieren aus der Verzögerung der Messsignale durch Energiespeicher in der Messeinrichtung. Die Übertragungsfunktion hängt daher beim realen Sensor auch von den Ableitungen der Messgröße nach der Zeit ab. Die dynamischen Eigenschaften der Messeinrichtung können im Zeitbereich oder im Frequenzbereich durch Kennfunktionen und Kennwerte charakterisiert werden. Der dynamische Fehler lässt sich bis zu einem gewissen Grad korrigieren, wenn das dynamische Verhalten des Messgerätes bekannt ist. Dazu wird dem realen System mit den

Kennfunktionen $g(t)$ und $G(\mathrm{j}\omega)$ das Korrektursystem $g_k(t)$ bzw. $G_k(\mathrm{j}\omega)$ nachgeordnet. Die Korrektursysteme müssen stabil sein, d. h. in der rechten Halbebene des Pol-Nullstellen-Plans dürfen keine Pole vorhanden sein. Die Problematik der Dynamikkorrektur wird beispielsweise in (Hart, 1987) diskutiert.

Spezielle dynamische Messfehler, wie die Frequenzabhängigkeit des Übertragungsfaktors oder Kriechvorgänge diskutieren Pfeifer und Werthschützky im Zusammenhang mit Drucksensoren (Pfeifer, 1989).

3.1.9 Statistische Messsignalverarbeitung

Zu einer vollständigen Beschreibung der zufälligen Anteile der Eigenstörungen des Messgerätes gehören die Angabe des Leistungsspektrums sowie der Wahrscheinlichkeitsdichteverteilung des Störsignals. Der Störabstand D gibt den Nennwert der Ausgangsspannung bezogen auf den Effektivwert der Störungen in einem logarithmischen Maß an (Lenk, 1975):

$$D = 20 \cdot \lg \frac{u_N}{\tilde{u}_{\text{Stör}}} \tag{3.4}$$

Bei der Entwicklung und Herstellung von Messgeräten werden diese üblicherweise sowohl bezüglich der Mess- als auch der Störgröße quasistatisch zyklisch zwischen zwei Grenzwerten angeregt. Technologisch ausgereifte Konstruktionen zeigen keine anregungsinduzierte Drift des Nullpunktes und des Übertragungsfaktors. Die Systemantworten schwanken zufällig um eine Ausgleichsgerade $\overline{y}(x)$. Diese kann durch lineare Regression bestimmt werden (Lenk, 1989).

Statistische Größen, wie arithmetischer Mittelwert und Standardabweichung, können im intelligenten Sensor geschätzt werden. Dies ist bei Sensoren sinnvoll, deren Primärelektronik ein starkes thermisches Eigenrauschen zeigt. Die Fehlerschranken für eine gegebene statistische Sicherheit lassen sich durch Mittelwertsbildung nur proportional $1/\sqrt{N}$ zur Anzahl N der Messungen verkleinern. Damit verbunden ist eine Verringerung der Bandbreite der nutzbaren Sensorsignale; praktisch ist nur der statische Messwert nutzbar.

Die Berechnung des linearen Mittelwertes $\hat{\bar{x}}$ durch ein nichtrekursives Filter

$$\hat{\bar{x}} = \sum_{k=1}^{N} a_k \cdot x_{N-k} \tag{3.5}$$

mit den Filterkoeffizienten $a_K = 1/N$ und $a_0 = 0$ begrenzt die Bandbreite des Signals. Dadurch kann aber die Abtastfrequenz für den Mittelwert gesenkt werden. Der Platzbedarf bei der Speicherung des Mittelwertes wird somit verringert.

Vorteile hat die Betrachtung des messtechnischen Problems als statistisches Problem der Schätzung von Modellparametern. Sie ist Teil der Signalanalyse in Kap. 3.2.

Die einzelnen Realisierungen y_i der Messwerte gelten dabei als Stichprobe aus einer Grundgesamtheit Y mit spezifizierter Verteilungsdichte $p(y_i\,|\,\boldsymbol{\theta})$ unter der Bedingung eines Parametersatzes $\vec{\theta} = \boldsymbol{\theta}$ mit dem Mittelwert oder Erwartungswert $E(y_i)$ (Ross, 1990). Aus den Verteilungsfunktionen wird die Likelihood-Funktion L gebildet:

$$L = p(y_1\,|\,\boldsymbol{\theta})p(y_2\,|\,\boldsymbol{\theta})\cdots p(y_n\,|\,\boldsymbol{\theta}) \tag{3.6}$$

Ein Punktschätzungsverfahren errechnet einen Schätzwert für die Parameter $\boldsymbol{\theta}$, der die Likelihood-Funktion maximiert. Die Bayes-Methode geht davon aus, dass es sich bei den Parametern um Zufallsvariablen mit bekannter Verteilungsdichte handelt. Bei der Maximum-Likelihood (ML)-Methode nimmt man außerdem an, dass diese Verteilungsdichten gleich sind, d. h. die einzelnen Parameter sind gleich verteilt (Isermann, 1992). Die ML-Methode liefert erwartungstreue, konsistente, erschöpfende und wirksamste Schätzungen (Dreyer und Sauer, 1983). Die Schätzwerte können bei kleinem Stichprobenumfang mit einem Bias behaftet sein, d. h. die oben genannten Eigenschaften gelten asymptotisch. Der Bias kann ggf. durch geeignete Transformationen beseitigt werden, wenn er sich als Problem erweist (Ross, 1990). Sind die einzelnen Verteilungsfunktionen normalverteilt und statistisch voneinander unabhängig, dann können die Parameter nach der Methode der gewichteten kleinsten Quadrate geschätzt werden (Markov-Schätzung). Bei der Methode der kleinsten Quadrate wird angenommen, dass die Streuung der einzelnen Parameter gleich ist und somit auf die Wichtung verzichtet. Die Parameterschätzung erfolgt in zwei Stufen (Bard, 1974 S. 47):

1. Definition einer Funktion $Q(\boldsymbol{\theta})$, die ein Maß für die Güte des Modells wiedergibt.
2. Bestimmung des Schätzwertes $\hat{\boldsymbol{\theta}}$, bei dem die Gütefunktion ihr Minimum oder Maximum erreicht. Der Berechnungsprozess wird auch Optimierung genannt.

Vorteilhaft ist die Abbildung der Messwerte in die Parameter aufgrund der oftmals deutlich geringeren Anzahl von Parametern im Vergleich zur Messwertanzahl. Daher ist die Parameterschätzung mit einer Informationsverdichtung verbunden. Von Nutzen ist diese Abbildung auch deshalb, da die Streuung der Störungen, die die errechneten Parameter überlagern, geringer sein kann als die der Messwerte (Van den Bos, 1988, 1991). Die Streuung der zufälligen Fehleranteile ist Teil der Messunsicherheit.

Die Unterschiede zwischen den signal- und modellgestützten Methoden verdeutlicht Abb. 3.3, wobei es sich bei dem modellgestützten Analysator um einen Parameterschätzer nach dem Ausgangsfehlerverfahren handelt und eine Zeitabhängigkeit der Ein- und Ausgangsgrößen angenommen wird. Der Begriff Fehler steht hier für das Residuum, bezieht sich im Weiteren aber wieder auf Prozessfehler. Ein signalgestützter Analysator berechnet die Merkmale $\mathbf{z}(t)$ anhand der gemessenen Prozessausgangsvariablen $\mathbf{y}_\mathrm{p}(t)$ im Gegensatz zu einem modellgestützten Analysator ohne Einbeziehung eines Prozessmodells. Das mathematische Modell eines Prozesses sei hierbei eine Funktion f messbarer Eingangsgrößen $\mathbf{u}(t)$, von Parametern $\boldsymbol{\theta}$ und inter-

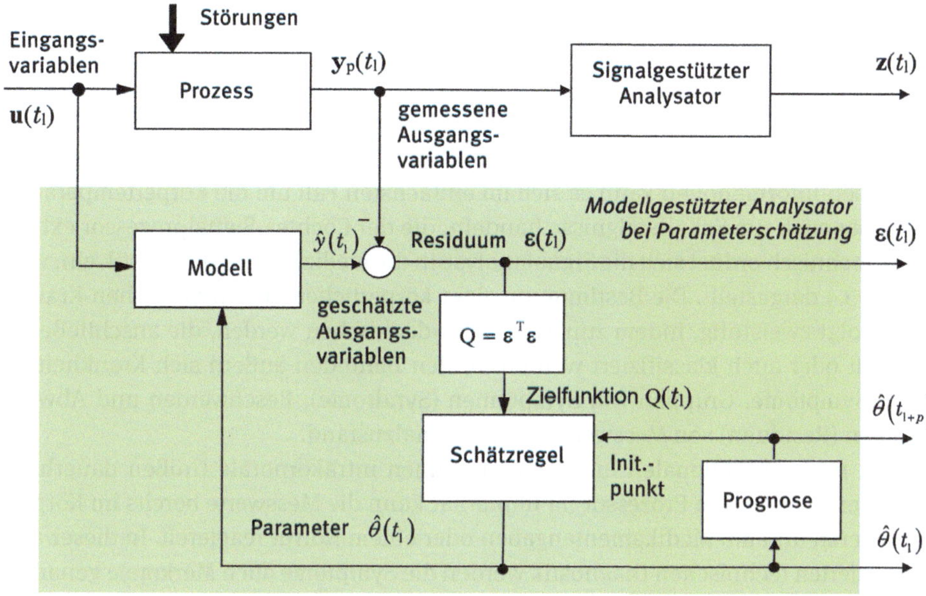

Abb. 3.3: Vergleich von signalgestützter und parametrisch modellgestützter Signalanalyse.

ner Zustandsgrößen $\mathbf{x}(t)$. Das Modell beschreibt somit im allgemeinen Fall auch dynamische Prozesse. Ein Akzent kennzeichnet dabei die geschätzten Parameter $\hat{\boldsymbol{\theta}}$ und entsprechend das geschätzte Prozessmodell $\boldsymbol{y}(\hat{\theta})$.

Für alle weiteren Betrachtungen wird vorausgesetzt, dass sich ein Fehler im Prozess auf die Signale am Prozessausgang auswirkt und diese determiniert sind. Der Vergleich der gemessenen mit den berechneten Prozessausgangsvariablen erfolgt im allgemeinen Fall durch eine Subtraktion der beiden Vektoren, die einen Vektor von Residuen $\boldsymbol{\varepsilon}(t)$ oder $\boldsymbol{\varepsilon}(u)$ liefert. Eine skalare Multiplikation dieses Vektors mit sich selbst führt zur skalaren Zielfunktion Q, vielfach auch als Gütekriterium bezeichnet. Eine Schätzregel errechnet anhand der Zielfunktion Parameter, die die Zielfunktion minimieren sollen. Die Schätzregel kann sich dabei auch auf gespeicherte interne Variablen, beispielsweise die explizit dargestellte Prognose der Parameteränderung $\Delta\boldsymbol{\theta} = \boldsymbol{\theta}(t_{l+p}) - \boldsymbol{\theta}(t_l)$, stützen.

Für die Merkmalsklassifikation stellt ein parametrischer modellgestützter Signalanalysator neben den Residuen auch die Zielfunktion und die Parameter bereit, die die Fehlermerkmale tragen. Eine Änderung des Prozessverhaltens kann anhand der Residuen oder der Parameter nach deren Schätzung zu einem frühen Zeitpunkt erkannt werden. Die Abbildung der Messwertinformation in die Modellparameter entspricht einer Informationskomprimierung.

Eine Berechnung und Speicherung der Streuung im intelligenten Sensor vervollständigen das Messergebnis. Der typische Aufbau eines funktionalen Mikroimplantats zur Erfüllung von Messaufgaben ist in Kap. 4 beschrieben.

3.2 Signalanalyse

3.2.1 Ziel der Signalanalyse

Das Ziel der Signalanalyse ist die Extraktion von Informationen aus dem Messsignal. Bei diesen Informationen kann es sich im einfachsten Fall um die Körpertemperatur oder aber auch um Schallereignisse handeln, die der Cochlea-Signalprozessor extrahiert. Technisch ordnet sich die Signalanalyse in die medizinische Diagnostik ein, wie in Abb. 3.4 dargestellt. Die Bestimmung einer körperlichen oder psychischen Krankheit erfolgt zweistufig, indem zunächst Befunde erhoben werden, die anschließend beurteilt oder auch klassifiziert werden. In den Befunden äußern sich Krankheiten durch Symptome, Gruppen von Symptomen (Syndrome), Beschwerden und Abweichungen (Residuen) von Messwerten vom Normalzustand.

Mit neuen funktionalen Implantaten können intrakorporale Größen dauerhaft gemessen werden. Ein Prozessor im Implantat kann die Messwerte bereits im Körper analysieren und mit Medikamentengaben oder einem Notruf reagieren. In dieser automatisierten technischen Diagnostik werden die Symptome auch Merkmale genannt und die Abweichung vom Normalzustand auch Fehler. Die Signalanalyse dient somit der Merkmalsgewinnung und ist der Klassifikation vorgelagert.

Die Signalanalyse geht oft mit einer Informationsverdichtung einher. Im Allgemeinen ist die Zahl der berechneten Merkmale geringer, als die Zahl der Eingangsvariablen. Beispielsweise werden zur Kurzzeitanalyse von Arrhythmien 6 Parameter aus Ruheaufzeichnungen über 30 Minuten des kontinuierlichen Blutdrucks und des EKG bestimmt (Malberg, 2003). Die damit verbundene Datenkompression ist verlustbehaftet (siehe Kap. 3.4). Die Interpretation erfolgt im Zeit- und Frequenzbereich.

Zur Merkmalsgewinnung können signalgestützte Verfahren, z. B. Hüllkurvenberechnung und FFT, oder modellgestützte Verfahren, z. B. adaptive Filterung und an-

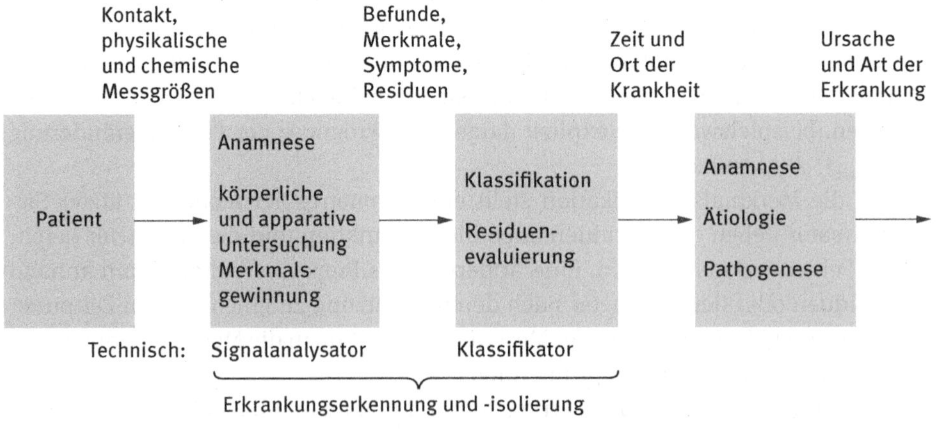

Abb. 3.4: Symptomgewinnung und -klassifikation in der Diagnostik.

dere Parameterschätzverfahren, eingesetzt werden. Ein wesentlicher Vorteil der lokalen Signalverarbeitung besteht in der Möglichkeit des Speicherns von Merkmalen, auf die für Langzeittrendanalysen zurückgegriffen werden kann. Die Zuordnung der Merkmale zu Fehlerklassen kann mit Schwellen-, Abstands- oder Fuzzyklassifikatoren erfolgen (siehe auch Puente-Leon, 2019).

3.2.2 Filterung

Filter haben in signalverarbeitenden Mikrosystemen die Aufgabe, die gewünschten Anteile der Messsignale hervorzuheben und unerwünschte Anteile (z. B. Rauschen) zu unterdrücken. Sie werden meist als lineare Filter implementiert. Linear bedeutet, dass ihre Arbeitsweise mit einer linearen Differential- bzw. Differenzengleichung beschreibbar ist. In der Systemtheorie gilt ein Filter als Prozess, der auf ein Eingangssignal $u(t)$ mit einem Ausgangssignal $y(t)$ reagiert.

Die Filter beeinflussen die spektralen Eigenschaften des Signals. Während bei der statischen Kennlinienkorrektur jeder Messwert einzeln und ohne Berücksichtigung vorhergehender oder nachfolgender Messwerte umgeformt wird, ändern Filter die dynamischen Eigenschaften der Signale. Bei der Behandlung der dynamischen Eigenschaften eines Signals spielt gerade dessen Vorgeschichte eine wichtige Rolle.

Beim Entwurf eines Filters wird festgelegt, welche Frequenzanteile durchgelassen (Passband) und zurückgewiesen (Stoppband) werden (Abb. 3.5). Gegebenenfalls existieren auch mehrere Passbänder und Stoppbänder.

In der Realität weicht das Verhalten der Filter von dieser idealen Vorstellung ab. Im Stoppband werden die Frequenzen nicht zu 100 % gedämpft, und im Pass-

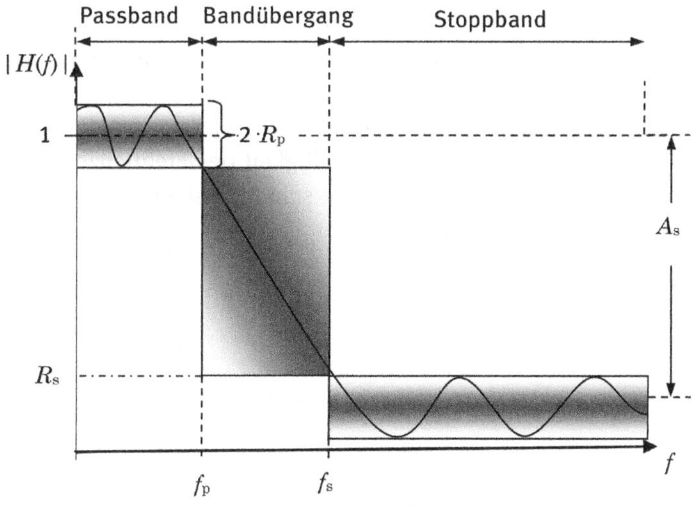

Abb. 3.5: Definition der Filtercharakteristik.

band werden einige Frequenzen gut und andere weniger gut durchgelassen (*Ripple*). Weiterhin gibt es Übergänge zwischen den Stoppband- und Passbändern, wo die Dämpfung über der Frequenz kontinuierlich zunimmt oder abnimmt, aber nie sofort umschlägt. Die Eigenschaften des konkreten Filters nähern sich dem idealen Filter, je mehr Aufwand für seine Realisierung getrieben wird.

Die Filter beeinflussen neben der Amplitude der Frequenzanteile auch deren Phasengang. Dadurch kann es vorkommen, dass die äußere Form der Signale nach der Filterung stark verändert ist. Das kann unerwünscht sein, wenn z. B. zwar das Rauschen reduziert, die übrigen Signaleigenschaften (Maxima, Minima) aber beibehalten werden sollen.

Das konkrete Verhalten des Filters wird vom Entwurfsverfahren bestimmt. Mit der Auswahl eines Entwurfsverfahrens legt der Designer fest, auf welche Eigenschaften des realen Filters er besonderen Wert legt. Verbreitet sind z. B. Tschebyscheff-, Bessel-, Butterworth-, Steiglitz- und elliptische Tiefpass- (TP-)Filter:
- Butterworth-TP: monotoner Amplitudengang sowohl im Durchlass- als auch im Sperrbereich mit breitem Durchlassbereich und schnellem Abknicken bei der Grenzfrequenz und „mittlerer" Steilheit im Übergangsbereich; die Sprungantwort zeigt beträchtliches Überschwingen, dass mit der Ordnung zunimmt,
- Tschebyscheff-TP: Amplitudengang mit möglichst scharfem Abknicken des Frequenzganges oberhalb der Grenzfrequenz auf Kosten einer Welligkeit des Frequenzganges im Durchlassbereich (Typ I) oder im Sperrbereich (Typ II); die Sprungantwort zeigt großes Überschwingen, das mit der Ordnung und Welligkeit zunimmt,
- Bessel-TP: glatter Amplitudengang im Durchlassbereich bei konstanter Gruppenlaufzeit über einen großen Frequenzbereich im Durchlassbereich mit optimalem Rechteckübertragungsverhalten, dafür nur geringe Steilheit des Amplitudengangs (geringer als beim Butterworth-Filter); die Sprungantwort zeigt nur geringes Überschwingen (< 1 %), gut für die Rauschunterdrückung unter Beibehaltung der übrigen Signaleigenschaften geeignet,
- elliptische Filter (Cauer-Filter): sehr steiler Übergang des Frequenzgangs vom Durchlassbereich in den Sperrbereich mit einer Welligkeit des Frequenzganges im Durchlassbereich und im Sperrbereich, geringer schaltungstechnischer Aufwand aber schlechter Phasenfrequenzgang.

Digitale Filter sind die Grundlage der digitalen Signalverarbeitung. Sie lassen sich aus der linearen Differentialgleichung eines Prozesses

$$a_n y^{(n)}(t) + \ldots + a_0 y(t) = b_n u^{(n)}(t) + \ldots + b_0 u(t) \tag{3.7}$$

mit der (n)-ten Ableitung des Ausgangssignales y bzw. des im Weiteren mit u bezeichneten Eingangssignales zum Zeitpunkt t und den Koeffizienten a_n und b_n berechnen.

Durch Laplace-Transformation erhält man die kontinuierliche Übertragungsfunktion mit allen $y^{(k)}(t)=0$ und $x^{(k)}(t)=0$ für $t<0$:

$$G(s)=\frac{y(s)}{u(s)}=\frac{B(s)}{A(s)}=\frac{b_0+\ldots+b_m s^m}{a_0+\ldots+a_n s^n}. \tag{3.8}$$

Bei einer zeitdiskreten Betrachtung und der Annahme, Zähler- und Nennerterm haben die gleiche Ordnung *m*, gelangt man zur folgenden *z*-Übertragungsfunktion:

$$G(z^{-1})=\frac{Y(z)}{U(z)}=\frac{\tilde{b}_0+\ldots+\tilde{b}_m z^{-m}}{\tilde{a}_0+\ldots+\tilde{a}_m z^{-m}}. \tag{3.9}$$

Durch die Verschiebungseigenschaft des *z*-Operators $Z\{x(\text{k-i})\}=z^{\text{i}}\,X(z)$ lassen sich die einzelnen Summanden und somit auch die gesamte Übertragungsfunktion durch eine Zeitverzögerung der Ein- und Ausgangsvariablen berechnen und anschaulich darstellen. Das entsprechende Signalflussdiagramm zeigt Abb. 3.6; diese spezielle Darstellung wird auch als Normalform eines Digitalfilters bezeichnet. Die Verzögerungskette des Eingangssignal wird allgemein als MA-Anteil (engl. *Moving Average*) angesehen, da sie einer gleitenden Mittelwertbildung für die $a_{\text{i}}=1$ entspricht, allerdings ohne die Normierung auf $N+1$. Den Rückkopplungszweig bezeichnet man auch als AR-Anteil. AR steht für *Auto Regressiv*, das Eingangssignal wird zeitverzögert mit sich selbst multipliziert, wenn die Wichtungsfaktoren außer Acht gelassen werden. Ein Filter, dass nur aus dem MA-Anteil besteht hat eine endliche Impulsantwort (engl. *Finite Impulse Response* – FIR). Verfügt ein Filter dagegen über den AR-Anteil, so hat es theoretisch eine unendliche Impulsantwort (engl. *Infinite Impulse Response* – IIR). Eine Kombination beider Anteile, so wie in Abb. 3.6, nennt man auch ARMA-Filter, das IIR-Verhalten hat. Eine konkrete Implementierung eines digitalen Filters kann als FIR- oder IIR-Filter erfolgen.

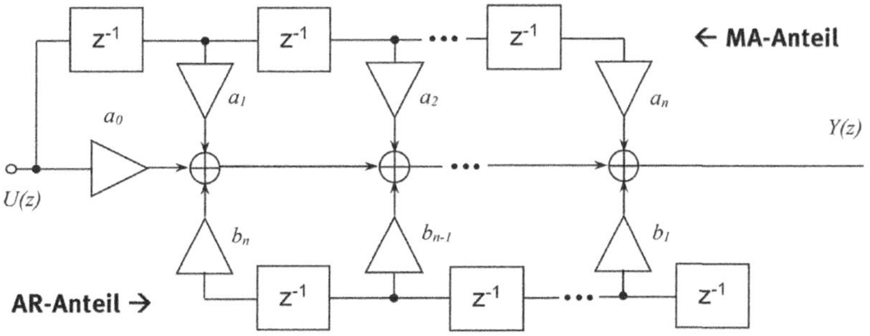

Abb. 3.6: Normalform eines Digitalfilters.

Wird ein FIR-Filter mit einem einzelnen Impuls wie in Abb. 3.7 angeregt, so schiebt es den Impuls taktgesteuert durch die Verzögerungskette. Der Impuls mit der Amplitude 1 wird somit zeitverzögert mit den Koeffizienten des FIR-Filters multipliziert. Da außer zum Zeitpunkt $t = 0$ das Eingangssignal gleich 0 ist, offenbart das FIR-Filter am Ausgang seine Koeffizienten.

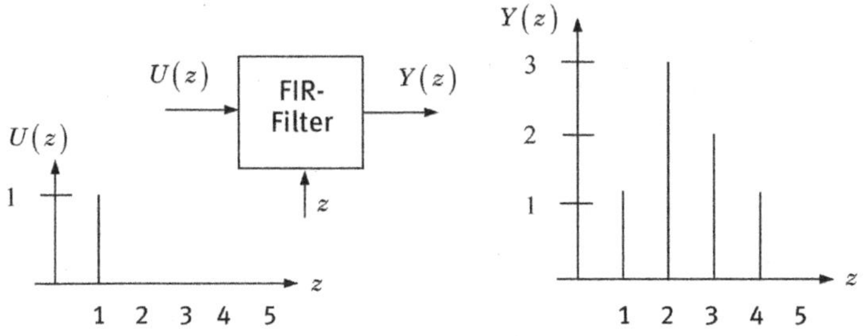

Abb. 3.7: Impulsantwort eines FIR-Filters ($b_n = 0$) mit $a_0 = 1$, $a_1 = 3$, $a_2 = 2$, $a_3 = 1$.

IIR-Filter können oft eine vorgegebene Filtercharakteristik mit weniger Rechenaufwand als FIR-Filter realisieren. Es muss aber beachtet werden, dass sie immer eine nichtlineare Phasencharakteristik besitzen und empfindlicher bezüglich numerischer Probleme sind. Häufig werden Filter höherer Ordnung durch eine Kettenschaltung – Biquad-Stufen genannt – realisiert, wie sie im Abb. 3.8 angegeben ist. Diese Stufe enthält 2 Speicherelemente (dargestellt mit z^{-1}), deren Inhalte in einem Bearbeitungsschritt „n" mit dem Eingangswert $x[n]$ unter Berücksichtigung der Koeffizienten a_1, a_2, b_1 und b_2 zum Ausgangswert $y[n]$ und zu den neuen gespeicherten Zwischenwerten $z_1[n+1]$ und $z_2[n+1]$ verrechnet werden:

$$z_1[n+1] = G \cdot x[n] - a_1 \cdot z_1[n] - a_2 \cdot z_2[n]$$

$$z_2[n+1] = z_1[n]$$

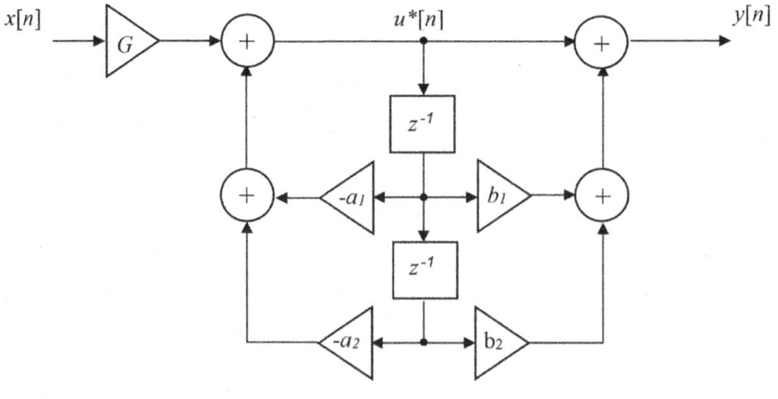

Abb. 3.8: Filtersektion zweiter Ordnung (Biquad), Direct Form II.

$$y[n] = G \cdot x[n] - a_1 \cdot z_1[n] - \mathrm{a}_2 \cdot z_2[n] + b_1 \cdot z_1[n] + b_2 \cdot z_2[n].$$

Die Koeffizienten werden beim Filter-Design ermittelt. Sie bestimmen die Eigenschaften des Filters.

FIR-Filter haben eine grundsätzlich andere Struktur als IIR-Filter. Es gibt keine Rückkopplungsschleifen der Zwischenwerte auf sich selbst. Dadurch haben FIR-Filter immer einen linearen Phasengang. Meist müssen aber mehr Filterstufen als bei einem IIR-Filter aufgewendet werden, um eine vorgegebene Filtercharakteristik zu erfüllen. FIR-Filter werden mit anderen Verfahren entworfen wie IIR-Filter; so z. B. mit dem Parks-McClellan-Verfahren.

3.2.3 Fourier-Analyse

Ein typisches Merkmal biologischer und technischer Prozesse ist ihre Periodizität. Verschiedene Messsignale beinhalten diese Informationen, wie beispielsweise die Signale des EKGs oder der Photoplethysmographie über die Herzkontraktion.

Wichtige Aussagen über den Prozess sind in der Signalform enthalten. Jede nichtsinusförmige periodische Signalform ist eine Kombination von theoretisch unendlich vielen harmonischen Funktionen unterschiedlicher Frequenz, deren Amplituden und Phasenwinkel praktisch verschieden sind. Die Besonderheit ist, dass die Frequenzen ganzzahlige Vielfache der Grundfrequenz f_0 sind. Man kann daher eine Signalform im Frequenzbereich statt im Zeitbereich analysieren und mit einer solchen Spektralanalyse oftmals einfache Merkmale eines Prozesses aus seiner Signalform extrahieren.

Die harmonischen Bestandteile eines periodischen Signals können mit Hilfe der Fourier-Analyse bestimmt werden. Werden diese periodischen Bestandteile in einer Summe bzw. Reihe linear überlagert:

$$x(t) = a_0 + \sum_{n=1}^{\infty} \left(a_n \cos n\omega_0 t + b_n \sin n\omega_0 t \right) \tag{3.10}$$

so ergeben sie wieder die Signalform $x(t)$. Das Gleichglied a_0 und die Wichtungsfaktoren a_n und b_n werden aus der Signalform mit

$$a_0 = \frac{1}{T} \int_T x(t)\, \mathrm{d}t \tag{3.11}$$

$$a_n = \frac{2}{T} \int_T x(t) \cdot \cos n\omega_0 t\, \mathrm{d}t \tag{3.12}$$

$$b_n = \frac{2}{T} \int_T x(t) \cdot \sin n\omega_0 t\, \mathrm{d}t \tag{3.13}$$

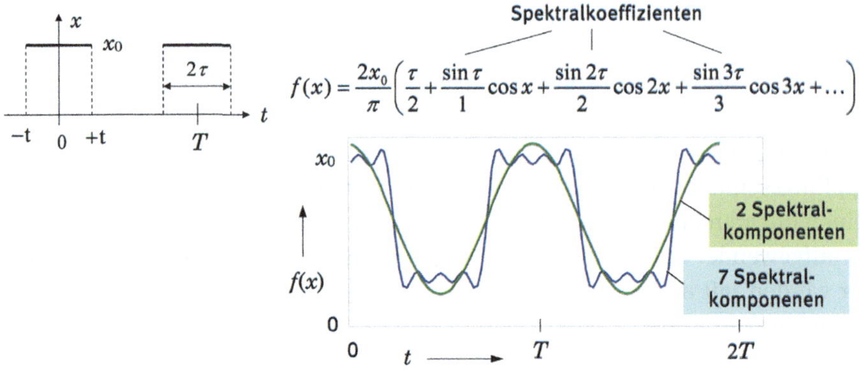

Abb. 3.9: Teilweise Darstellung einer Rechteckfunktion aus einer endlichen Anzahl aus Spektralkomponenten.

bestimmt. Die Abb. 3.9 zeigt das Ergebnis der Darstellung einer Rechteckfunktion aus den ersten Spektralkoeffizienten. Die Beschreibung der steilen Anstiege und Abfälle des Signals im Zeitbereich erfordert theoretisch eine unendlich große Anzahl an Spektralkoeffizienten, was einer großen Bandbreite dieses Signals im Frequenzbereich gleichkommt.

Unter Verwendung der Eulerschen Formel $e^{jn\omega_0 t} = \cos n\omega_0 t + j\sin n\omega_0 t$ kann die Fourierreihe auch komplexwertig angegeben werden:

$$x(t) = \sum_{n=-\infty}^{\infty} \underline{X}_n e^{-jn\omega_0 t} \tag{3.14}$$

mit $\omega_0 = 2\pi f_0 = 2\pi / T$ und

$$\underline{X}_n = \frac{1}{T}\int_T x(t) \cdot e^{-jn\omega_0 t} dt. \tag{3.15}$$

Für die Rechteckfunktion in Abb. 3.9 erhält man

$$\underline{X}_n = \frac{1}{T}\int_{t_0}^{t_0+T} x(t) \cdot \cos(n\omega_0 t)\, dt - \frac{1}{T}\int_{t_0}^{t_0+T} x(t) \cdot j\sin(n\omega_0 t)\, dt$$

$$\underline{X}_n = \frac{x_0}{T}\int_{-\tau}^{\tau} \cos(n\omega_0 t)\, dt. \tag{3.16}$$

Die Sinusglieder konnten vernachlässigt werden, da die Multiplikation der symmetrischen Zeitfunktion $x(t)$ mit $\sin(n\omega_0 t)$ und die Integration über die Periode T Null ergibt. Aus der Integration der Cosinusfunktion folgen die Spektralkoeffizienten:

$$\underline{X}_n = x_0 \frac{2\tau}{T} \frac{\sin\left(n2\pi \frac{\tau}{T}\right)}{n2\pi \frac{\tau}{T}} = x_0 \frac{2\tau}{T} \mathrm{si}\left(n2\pi \frac{\tau}{T}\right) \quad \text{für} \quad n = 0, \pm 1, \pm 2, \pm 3, \ldots \tag{3.17}$$

Der Gleichanteil $x\_$ ist der lineare Mittelwert der Zeitfunktion über eine Periode:

$$x\_ = \frac{1}{T}\int_{t_0}^{t_0+T} x(t)\,\mathrm{d}t$$
$$x\_ = x_0 \frac{\tau}{T}. \tag{3.18}$$

Jedem spektralen Anteil ist ein Wertepaar zugeordnet. Gebräuchlich ist eine Darstellung in Form des Amplitudenspektrums und des Phasenspektrums. Die Abb. 3.10 zeigt diese Spektren für die Rechteckfunktion.

Spektrum abgetasteter periodischer Funktionen (DFT)

Für abgetastete Signale vereinfacht sich die Hintransformationsgleichung der Integration der Samplingreihe zur Summe:

$$\underline{X}(n) = \frac{1}{N}\sum_{k=0}^{N-1} x(k)\cdot e^{-j2\pi\frac{nk}{N}}. \tag{3.19}$$

Mit Gln. (3.19) erhält man aus den N Abtastwerten ein Linienamplitudenspektrum mit N Linien und ein Phasenspektrum, wie in Abb. 3.10 für eine Rechteckfunktion dar-

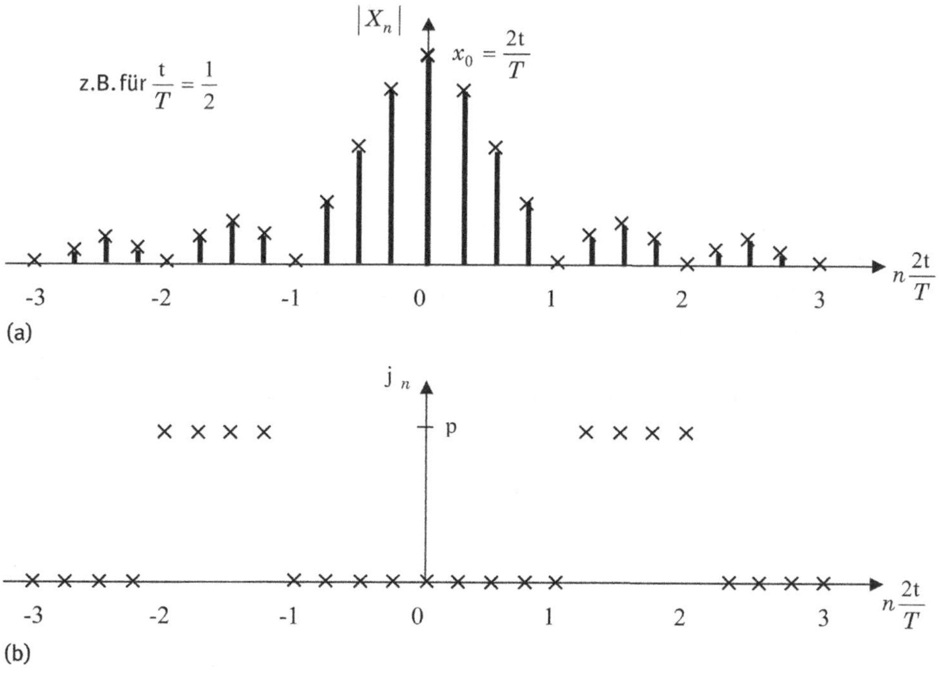

Abb. 3.10: (a) Amplituden- und (b) Phasenspektrum der Rechteckfunktion (Hoffmann, 2014).

gestellt. Eine auf die Abarbeitung auf DSPs oder Controllern ausgerichtete Variante ist die schnelle Fouriertransformation (FFT, siehe nächsten Abschnitt).

Dem Linienspektrum des abgetasteten Signals ist das in Kap. 5.5.1 thematisierte unvermeidbare Quantisierungsrauschen überlagert. Die mittlere Rauschleistung $E^2(f)$ ist abhängig von der Abtastfrequenz und beträgt:

$$\int_{-f_A/2}^{f_A/2} E^2(f)\mathrm{d}f \equiv \frac{u_{\mathrm{LSB}}^2}{12} \Leftrightarrow E(f) = \frac{u_{\mathrm{LSB}}}{\sqrt{12}} \cdot \sqrt{\frac{1}{f_A}} = \frac{\tilde{u}_{\mathrm{Ref}}}{\sqrt{f_A}}. \tag{3.20}$$

Eine Erhöhung der Abtastfrequenz führt daher zu einer Verringerung der Rauschleistung bzw. des „Rauschteppichs“ (engl.: *Noise Floor*, siehe Abb. 3.11). Diese Abhängigkeit ist die Grundlage von Sigma-Delta-Analog-/Digitalwandlern, die ein sehr hohes Signal-Rausch-Verhältnis aufweisen (siehe Kap. 4.5.3.3).

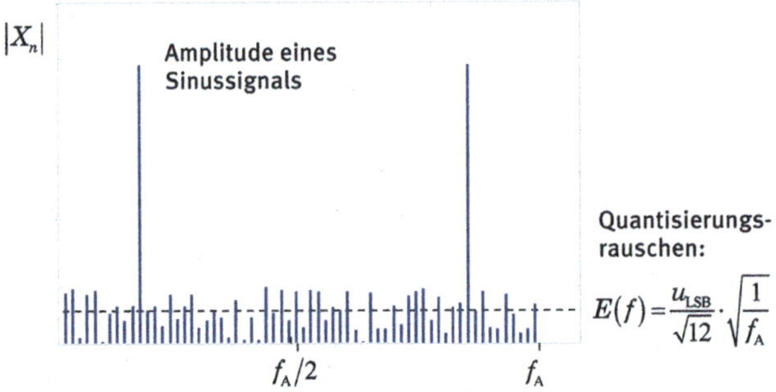

Abb. 3.11: Gleichverteilung des Quantisierungsrauschens im Frequenzbereich.

Schnelle Fouriertransformation (FFT)

Die schnelle Fouriertransformation (engl.: *Fast Fourier Transform* – FFT) ist das Standardverfahren zur Transformation digitaler Signale und somit Bestandteil aller verfügbaren Signalverarbeitungsbibliotheken. Sie ist ein direktes Verfahren, das blockweise rechnet und auf zurückliegende Eingangsvariablen zurückgreift.

Die FFT ist eine diskrete Fouriertransformation (DFT), die eine spezielle Eigenschaft der Transformationsgleichungen ausnutzt, um den Berechnungsaufwand zu verringern. Voraussetzung ist, dass N eine Zweierpotenz ist. Dann zeigt sich die Periodizität der W^{-nk} wenn Gln. (3.19) in die Form von Gln. (3.21) gebracht wird:

$$\underline{X}(n) = \frac{1}{N}\sum_{k=0}^{N-1} x(k) \cdot \underline{W}^{-nk} \quad \text{mit} \quad \underline{W} = e^{\mathrm{j}\frac{2\pi}{N}} \quad \text{für} \quad N = 8. \tag{3.21}$$

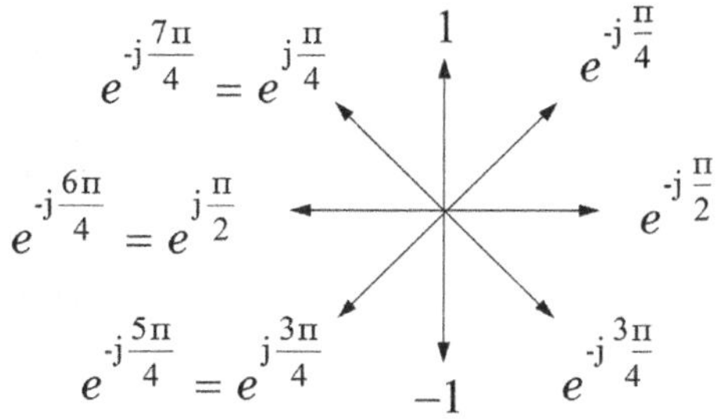

Abb. 3.12: Zeiger der komplexen Einheitsvektoren $e^{-j\frac{2\pi kn}{N}}$.

Die Periodizität wird deutlich, wenn man in der Matrizengleichung zur FFT die komplexen Einheitsvektoren $e^{-j2\varphi\,kn/N}$ wie in Abb. 3.12 symbolisch durch Zeiger darstellt (Hoffmann, 2014). Für $N = 8$ ergibt sich:

$$\begin{pmatrix} \underline{X}(0) \\ \underline{X}(1) \\ \underline{X}(2) \\ \underline{X}(3) \\ \underline{X}(4) \\ \underline{X}(5) \\ \underline{X}(6) \\ \underline{X}(7) \end{pmatrix} = \frac{1}{8} \begin{pmatrix} \uparrow & \uparrow & \uparrow & \uparrow & \uparrow & \uparrow & \uparrow & \uparrow \\ \uparrow & \nearrow & \rightarrow & \searrow & \downarrow & \swarrow & \leftarrow & \nwarrow \\ \uparrow & \rightarrow & \downarrow & \leftarrow & \uparrow & \rightarrow & \downarrow & \leftarrow \\ \uparrow & \searrow & \leftarrow & \nearrow & \downarrow & \nwarrow & \rightarrow & \swarrow \\ \uparrow & \downarrow & \uparrow & \downarrow & \uparrow & \downarrow & \uparrow & \downarrow \\ \uparrow & \swarrow & \rightarrow & \nwarrow & \downarrow & \nearrow & \leftarrow & \searrow \\ \uparrow & \leftarrow & \downarrow & \rightarrow & \uparrow & \leftarrow & \downarrow & \rightarrow \\ \uparrow & \nwarrow & \leftarrow & \swarrow & \downarrow & \searrow & \rightarrow & \nearrow \end{pmatrix} \cdot \begin{pmatrix} x(0) \\ x(1) \\ x(2) \\ x(3) \\ x(4) \\ x(5) \\ x(6) \\ x(7) \end{pmatrix} \tag{3.22}$$

Die Periodizität nutzt die FFT aus, indem statt einer N-Punkte-DFT zwei $N/2$-Punkte-DFT's durch Aufspaltung der Summe in zwei Teilsummen aus geraden und ungeraden Abtastwerten:

$$\underline{X}(n) = \frac{1}{N} \sum_{k=0}^{N/2-1} x(2k) \cdot \underline{W}^{-2nk} + \frac{1}{N} \sum_{k=0}^{N/2-1} x(2k+1) \cdot \underline{W}^{-(2n+1)k} \tag{3.23}$$

ausgeführt werden. Nach Umformen des Drehfaktors:

$$\underline{W}_N^{-2nk} = e^{j\frac{2\pi}{N}2nk} = e^{j\frac{2\pi}{N/2}nk} = \underline{W}_{N/2}^{-nk} \tag{3.24}$$

und Einsetzen ergibt sich:

$$\underline{X}(n) = \frac{1}{N} \sum_{k=0}^{N/2-1} x(2k) \cdot \underline{W}_{N/2}^{-nk} + \frac{1}{N} \underline{W}_N^{-k} \sum_{k=0}^{N/2-1} x(2k+1) \cdot \underline{W}_{N/2}^{-nk} \tag{3.25}$$

Diese Unterteilung kann weiter fortgesetzt werden, bis eine Verknüpfung von zwei Abtast- oder Zwischenwerten übrig ist. Der Berechnungsaufwand kann durch die Unterteilung von N^2 auf ld N Operationen reduziert werden. Diese elementare Ope-

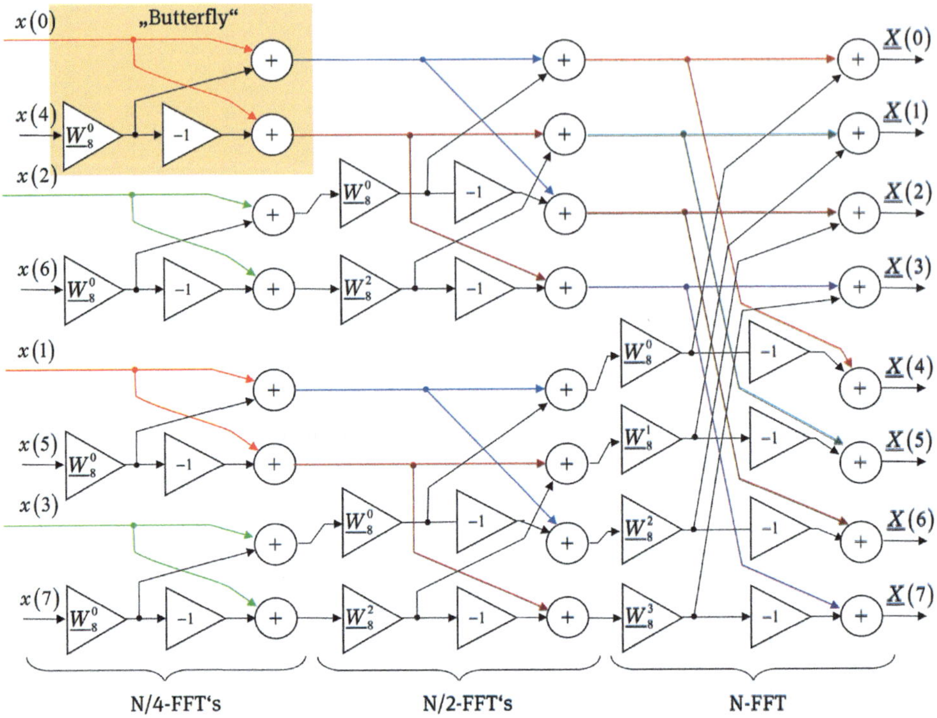

Abb. 3.13: Signalfluss bei einer 8-Punkte-FFT bei Sortierung der Eingangswerte $x(k)$.

ration wird wegen ihrer graphischen Repräsentation *Butterfly* genannt. Als Beispiel ist in Gln. (3.22) sind von der wiederkehrenden Operation $1 \cdot x(0) + \underline{W}^0{}_8 \cdot x(4)$ die Zeiger farbig markiert. Diese Summe ist in Abb. 3.13 die obere Summe im gekennzeichneten Butterfly. Sie wird nur einmal berechnet und als Teilergebnis für die weiteren Summationen verwendet. Eine ausführliche Erklärung des FFT-Algorithmus geben Hoffmann und Wolff (2014).

Die Fouriertransformation konvertiert komplexe Zahlen $\underline{x}(k)$, bestehend aus Realteil und Imaginärteil, in komplexe Frequenzen, ebenfalls wieder aus Realteil und Imaginärteil bestehend. Das wird aber meist in der Praxis nicht benötigt, da die Abtastwerte nur einen Realteil besitzen. Wird dennoch eine komplexe FFT eingesetzt, müssen alle imaginären Eingangswerte zu „0“ gesetzt werden.

Eine FFT, deren Eingangsgrößen rein reell sind, wird als reelle FFT bezeichnet. Die reelle FFT rechnet aber trotzdem meist wieder reale und imaginäre Frequenzwerte aus und ist in ihrem Algorithmus noch komplizierter, da sich der scheinbar geringere Aufwand ja in einer Rechenzeit- und Speicherersparnis niederschlagen soll. Meist ist die Ausgabeform mit realem und imaginärem Anteil nicht gewünscht, sondern es sind hauptsächlich die Amplitudenwerte der einzelnen Frequenzen von Interesse. Diese erhält man nach der Formel

$$\left|\underline{X}(n)\right| = \sqrt{\mathrm{Re}^2(n) + \mathrm{Im}^2(n)} \tag{3.26}$$

Diese Formel ist für jedes einzelne Frequenzband auszuführen. „Re“ und „Im“ bezeichnen Realteil und Imaginärteil der entsprechenden Frequenzkomponente. Das Quadrat der Amplitude wird als Leistungsdichte bezeichnet. Oft wird die FFT von einem Leistungsdichte-Algorithmus gefolgt, der diese Werte ermittelt. Auf die Wurzel wird, auch aus Aufwandsgründen, meist verzichtet.

Blockverarbeitung

Die FFT weist einige Besonderheiten auf, die bei der Anwendung beachtet werden müssen. Während bei einem Filter die Verarbeitung streng synchron mit der Erfassung der Abtastwerte organisiert werden kann, müssen bei der FFT immer erst N Abtastwerte erfasst und zwischengespeichert worden sein, bevor die FFT gestartet werden kann, wobei die Punktanzahl N der FFT eine Zweierpotenz ist, z. B. 1024. Der entsprechende Zeitraum wird auch FFT-Fenster genannt. Dieses Fenster ist oft nur ein Ausschnitt aus einem kontinuierlichen Datenstrom $x(k)$. Es hängt aber von der Frequenz eines jedes Kanals ab, wie viele Sinus-Schwingungen dieser Frequenz mit N Samples abgebildet werden können. Man spricht daher von einem Kurzzeitspektrum. Im Extremfall sehr niedriger Frequenzen muss darauf geachtet werden, dass mindestens eine Periode der niedrigsten Frequenz in das betrachtete Fenster von N Samples passt, da sonst das Ergebnis verfälscht wird.

Das Ausschneiden der Samples aus dem kontinuierlichen Datenstrom, wie in Abb. 3.14 gezeigt, entspricht der Multiplikation des Signals mit einer Rechteckfunktion, die während der Zeitspanne τ den Wert Eins annimmt und sonst gleich Null ist. Diese Rechteckfunktion wird auch Fensterfunktion genannt. Nach dem Faltungssatz wird aus der Multiplikation im Zeitbereich eine Faltung im Frequenzbereich. Anstelle der Spektrallinien von $x(k)$ tritt dann das Spektrum der Rechteckfunktion, wie in Abb. 3.14 zu sehen. Das Spektrum zeigt Frequenzanteile, die im Signal nicht enthalten sind. Um diese Effekte abzumildern, werden die Samples durch Multiplikation mit einem geeigneten Fenster ein- und wieder ausgeblendet. Es gibt verschiedene Fenster mit unterschiedlichen Eigenschaften, zwischen denen man sich bei einer konkreten Applikation entscheiden muss: Hamming, Hanning, Blackman, Bartlett und andere.

Nach ihrer Abarbeitung liefert die FFT die Frequenzzusammensetzung in genauso vielen Kanälen, wie es ihrer Punktanzahl entspricht. Damit ist auch schon gezeigt, dass bei einer FFT wesentlich mehr Abtastwerte zwischengespeichert werden müssen als bei einem Filter. Obwohl auch noch viele Zwischenergebnisse anfallen, begnügen sich heutige FFT-Programme durch geschickte Speicherorganisation (*Bit Reversed Addressing*) doch meist mit 2 Feldern der Länge N.

Der FFT-Algorithmus ist so rechenzeitaufwendig, dass er nicht zwischen der Erfassung zweier aufeinanderfolgender Samples abgeschlossen ist. Erfassung neuer Samples und FFT– Abarbeitung der vorhergehenden N Samples langen Periode müs-

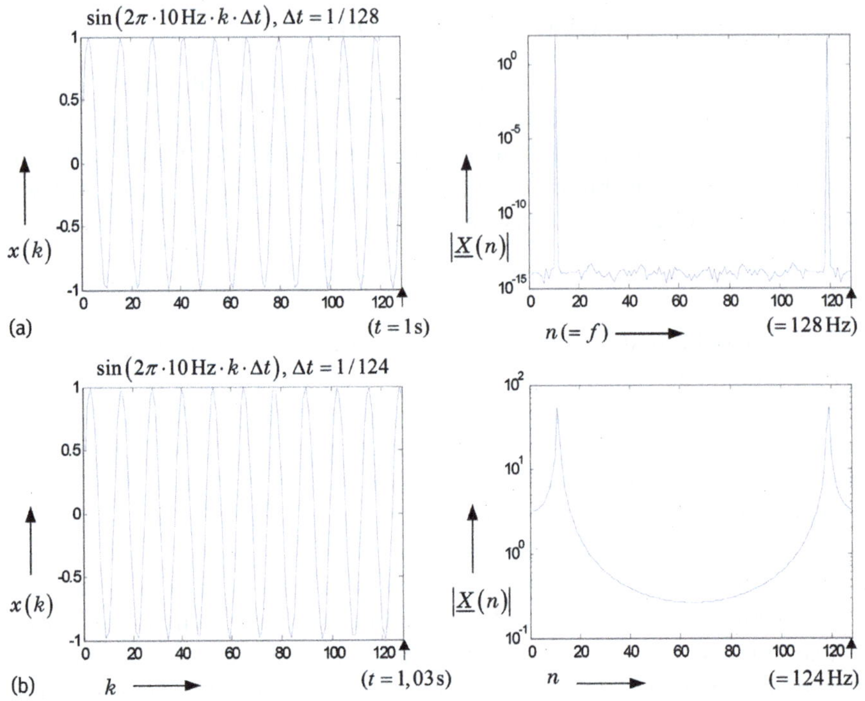

Abb. 3.14: 128-Punkte-FFT einer Sinusschwingung, wenn die Fensterlänge (a) dem Vielfachen der Schwingungsperiode entspricht und (b) nicht dem Vielfachen der Schwingungsperiode entspricht.

sen also quasiparallel ablaufen. Das setzt im Echtzeitbetrieb typischerweise einen Wechselpuffer der Länge $2N$ voraus, wobei in einem der Puffer die Samples erfasst, und vom anderen Puffer die Samples der vorhergehenden Periode in die FFT eingelesen werden.

Ein weiterer Nachteil der FFT besteht darin, dass die Abstände zwischen den Spektrallinien konstant (äquidistant) sind, Applikationen aber oft eine logarithmisch gestaffelte Breite fordern. Bei $N = 1024$ und einer Abtastrate von 2 kHz einstehen somit 1024 Frequenzkanäle mit einer Breite von je 2 Hz. Schmale Bänder sind meist bei tiefen Frequenzen wünschenswert, bei höheren Frequenzen werden aber breitere Bänder benötigt. Nach einer FFT müssen deshalb die Bänder entsprechend logarithmisch gestaffelt zusammengefasst werden.

Die FFT benötigt neben den Abtastwerten noch Tabellen mit festen Werten der Sinus- und der Cosinusfunktion. Diese werden als *Twiddle*-Faktoren oder auch Koeffizienten bezeichnet. Sie werden oft in den Programmcode aufgenommen und dann vor Beginn der FFT in den flüchtigen RAM-Datenspeicher kopiert.

Verschiedene Implementierungen der FFT

Günther Despang, Steffen Netz

Für den Texas Instruments Signalprozessor TMS320C50 sind die folgenden bekannten Implementierungen der FFT verfügbar (Despang, 2004):
- FFT5R: reelle FFT, 16 Bit Koeffizienten
- FFT5X: komplexe FFT, 16 Bit Koeffizienten
- FFT5X32B: komplexe FFT, 32 Bit Koeffizienten
- DSK_SPEC: enthält eine komplexe FFT mit 16 Bit Koeffizienten, der Programmcode weicht von der FFT5X ab.

Rechenzeitabschätzung anhand der FFT5X32B

Der FFT5X32B-Algorithmus ist die aufwendigste unter den bekannten FFT-Implementierungen für den TMS320C50. Die Abschätzung der von ihm benötigten Rechenzeit liefert deshalb eine obere Grenze für alle anderen FFT´s. Von dieser FFT ist die Assemblerquelle verfügbar, aus deren Kopf die Zahl der Maschinenzyklen in die Tab. 3.1 übernommen wurde. Die Dauer eines FFT-Durchlaufes ergibt sich aus der Dauer eines Maschinenzyklus von 100 ns bei 10 MHz Corefrequenz (Despang, 2004).

Tab. 3.1: Rechenzeitabschätzungen für verschiedene FFT's.

Punkte	128	256	512	1024
Anzahl der Maschinenzyklen für eine FFT	34.875	98.777	233.335	529.933
Dauer einer FFT (in ms) bei 10 MHz Corefrequenz	3,5	9,9	24	53

Speicherbedarf verschiedener 1024 Punkte FFT´s

Tab. 3.2 zeigt den Speicherbedarf der bekannten FFT-Implementierungen mit 1024 und 2048 Punkten, wie er wiederum den Angaben im Kopf der Assemblerquellen entnommen worden ist. Wegen der aufgezählten Nachteile sind inzwischen weitere Transformationen mit verbesserten Eigenschaften entwickelt worden. Es soll hier insbesondere die Wavelet-Transformation erwähnt werden. Sie umgeht einige der Nachteile der Fourier-Transformation, indem anstelle der unendlichen Sinus- und Kosinusfunktionen endliche Wellenzüge (Wavelets) zugrunde gelegt werden. Die Wavelet-Transformation wird häufig in der Bildkompression eingesetzt.

Tab. 3.2: Speicherbedarf verschiedener FFT-Implementierungen.

	Programm		Daten			
	FFT-Kern	Twiddles	Input	Data	Output	Twiddles
FFT5R 1024	737	498	1 K	1 K		498
FFT5R 2048	804	833	2 K	2 K		833
FFT5X 1024	236	1517	2 K	2 K		1517
FFT5X32B, 1 K	854	3034		4 K	4 K	3034

3.2.4 Hüllkurvenanalyse

Uwe Marschner

Oftmals ist die Amplitudenänderung eines Signals ein wichtiges Merkmal. Sie gestattet beispielsweise Rückschlüsse auf eine Amplitudenmodulation oder Pausenzeiten und ist daher u. a. Bestandteil der Signalverarbeitung in Cochlea-Implantaten beim CIS + Verfahren.

3.2.4.1 Hüllkurvenberechnung mittels Hilberttransformation

Die exakte oder mathematische Hüllkurve eines Signals ist definiert als die Amplitude $\hat{Y}(t) = |Y^{\angle}(t)|$ des komplexen analytischen Signals $Y^{\angle}(t)$, das man durch die imaginäre Ergänzung des reellwertigen Messsignals $y(t)$ mit der Hilberttransformierten y_{H} erhält:

$$Y^{\angle}(t) = y(t) + \mathrm{j}y_{\mathrm{H}}(t) = \hat{Y}e^{j\omega t}. \tag{3.27}$$

Dabei ist $\omega = 2\pi f$ die Kreisfrequenz und die Kausalität von $y(t)$ wird vorausgesetzt. Wie in Abb. 3.15 dargestellt, ist die Hilbert-Transformierte eines sinusförmigen Signals $y(t) = \hat{Y} \cdot \sin(\omega t)$ gleich $y_{\mathrm{H}}(t) = -\hat{Y} \cdot \cos(\omega t)$. Damit ergibt sich der Betrag $\hat{Y}$ aus der Quadratwurzel der Summe des quadrierten sinusförmigen Ursprungssignals und seiner quadrierten imaginären Ergänzung in Form der Hilberttransformierten.

Die Hilberttransformation ist ein mathematisches Werkzeug, das das Signal $y(t)$ im Zeitbereich mit $1/(\pi t)$ faltet:

$$y_{\mathrm{H}}(t) = \frac{1}{\pi} \int_{-\infty}^{\infty} y(\tau) \frac{1}{t-\tau} \mathrm{d}\tau. \tag{3.28}$$

Eine solche Faltung verrichtet näherungsweise ein FIR-Filter gerader Ordnung in Form eines Allpasses. Wie in Abb. 3.16 dargestellt, muss das Eingangssignal vor der

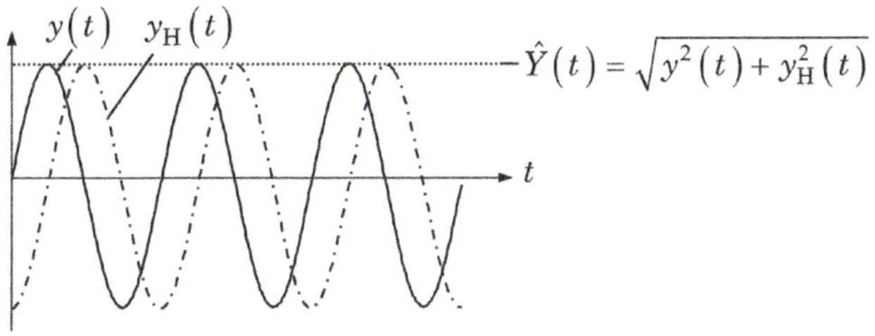

Abb. 3.15: Amplitude $\hat{Y}(t)$ eines sinusförmigen Signals $y(t)$.

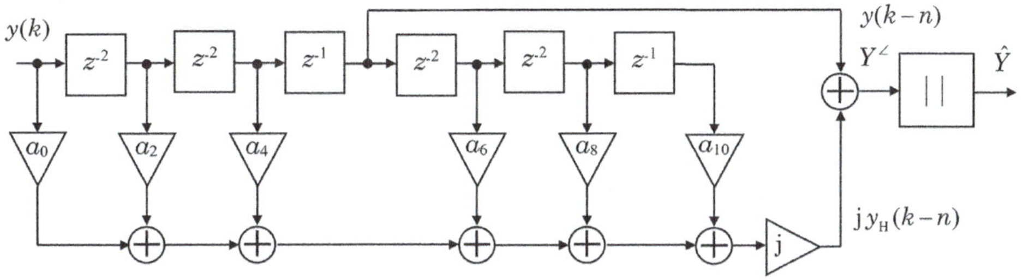

Abb. 3.16: Berechnung der Hüllkurve im Zeitbereich mit einem FIR-Hilbert-Transformationsfilter.

Summenbildung ebenfalls verzögert werden, um die Zeitverzögerung während der Filterung zu kompensieren.

Bei einem mit $y_{\mathrm{M}}(t)=\hat{Y}_{\mathrm{M}}\cdot\cos(\omega_{\mathrm{M}}t)$ amplitudenmodulierten (AM) Trägersignal $y_{\mathrm{T}}(t)=\hat{Y}_{\mathrm{T}}\cdot\cos(\omega_{\mathrm{T}}t)$:

$$y(t)=\left[\hat{Y}_{\mathrm{T}}+\hat{Y}_{\mathrm{M}}\cdot\cos(\omega_{\mathrm{M}}t)\right]\cdot\cos(\omega_{\mathrm{T}}t) \tag{3.29}$$

ergibt die Hüllkurve das Modulationssignal $y_{\mathrm{M}}(t)$ mit dem Offset $\hat{Y}_T$ (Abb. 3.17).

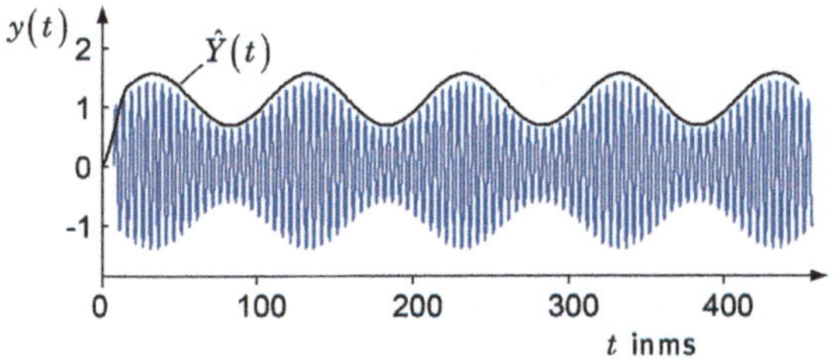

Abb. 3.17: Mit einem Parks-McClellan FIR-Filter berechnete Hüllkurve eines AM-Signals.

Neben der Berechnung im Zeitbereich, kann die Berechnung der Hilberttransformierten auch im Frequenzbereich erfolgen. Dazu wird zuerst das Frequenzspektrum des Eingangssignales $y(t)$ beispielsweise numerisch mit Hilfe der FFT berech-

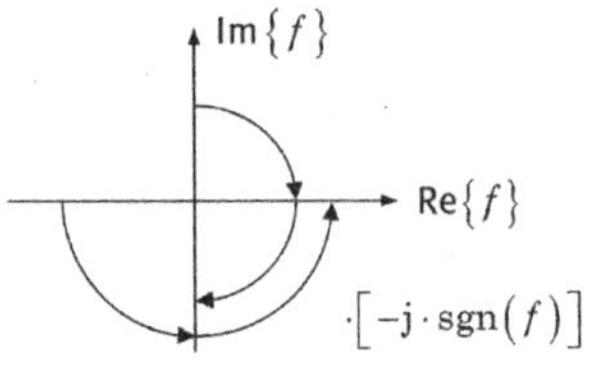

Abb. 3.18: Berechnung der Hilberttransformierten durch Drehung der positiven Frequenzbestandteile um $-\mathrm{j} \triangleq -\pi/2$ und der negativen Frequenzbestandteile um $\mathrm{j} \triangleq \pi/2$ im Frequenzbereich.

net. Die Faltung von $y(t)$ im Zeitbereich mit $1/(\pi t)$ entspricht einer Multiplikation der Fouriertransformierten von $y(t)$ mit $-\mathrm{j} \cdot \mathrm{sgn}(f)$ im Frequenzbereich (Hoffmann und Wolff, 2014); das ist eine Drehung der Frequenzbestandteile im Frequenzbereich wie in Abb. 3.18 gezeigt. Nach dieser Änderung der Phasen erhält man die Hilberttransformierte durch eine Rücktransformation in den Zeitbereich. Im Gegensatz zur Berechnung im Zeitbereich erfolgt die Signalverarbeitung bei dieser Methode blockweise.

Die Anwendung der Hilbert-Transformation ist nicht problemlos möglich. Bei Signalsprüngen nimmt beispielsweise die mit dieser Methodik berechnete Hüllkurve größere Werte an als das Ursprungssignal.

Besitzt ein periodisches Signal andererseits einen Gleichanteil c:

$$y(t) = \hat{Y} \cdot \sin(\omega t) + c, \tag{3.30}$$

so ist dieser Gleichanteil in der Hilberttransformierten nicht enthalten (HT{c} = 0). Für die Amplitude des analytischen Signals ergibt sich daher:

$$\left|Y^{\angle}(t)\right| = \sqrt{\left[\hat{Y} \cdot \sin(\omega t) + c\right]^2 + \left[\hat{Y} \cdot \cos(\omega t)\right]^2} = \sqrt{\hat{Y}^2 + c^2 + 2\hat{Y}c \cdot \sin(\omega t)}. \tag{3.31}$$

Sie enthält noch einen Wechselanteil $2\hat{Y}c \cdot \sin(\omega t)$.

Sind zwei Sinussignale $y_1(t) = \hat{Y}_1 \cdot \sin(\omega_1 t)$ und $y_2(t) = \hat{Y}_2 \cdot \sin(\omega_2 t)$ mit jeweils konstanter Amplitude additiv überlagert, so erhält man eine mit dem Differenzsignal schwankende Amplitude als Hüllkurve und ebenfalls keine Konstante:

$$\begin{aligned} \left|Y^{\angle}(t)\right| &= \sqrt{\begin{aligned}&\left[\hat{Y}_1 \cdot \sin(\omega_1 t) + \hat{Y}_2 \cdot \sin(\omega_2 t)\right]^2 + \\ &\left[-\hat{Y}_1 \cdot \cos(\omega_1 t) - \hat{Y}_2 \cdot \cos(\omega_2 t)\right]^2\end{aligned}} \\ &= \sqrt{\hat{Y}_1^2 + \hat{Y}_2^2 + 2\hat{Y}_1^2\hat{Y}_2^2 \cdot \cos\left[\left(\omega_1 - \omega_2\right)t\right]}. \end{aligned} \tag{3.32}$$

Eine solche Hüllkurve, die im Zeitbereich mit einem Parks-McClellan FIR-Filter berechnet wurde, zeigt Abb. 3.19 für zwei überlagerte sinusförmige Signale mit den Frequenzen 64 Hz und 6 Hz. Aus diesem Grund wird die Hüllkurve oft noch einer Tiefpassfilterung unterzogen.

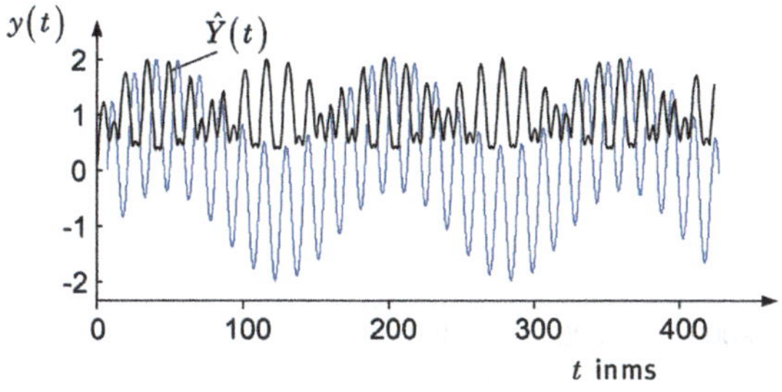

Abb. 3.19: Mit einem Parks-McClellan FIR-Filter berechnete Hüllkurve zweier überlagerter sinusförmiger Signale mit 64 Hz und 6 Hz.

3.2.4.2 Hüllkurvenberechnung mittels Detektorschaltung

Eine genäherte Hüllkurve kann mit einer Detektorschaltung extrahiert werden. Wie in Abb. 3.20 dargestellt, richtet die Schaltung das Eingangssignal zunächst gleich und filtert es dann mit einem Tiefpass. In analoger Schaltungstechnik kommt ein Gleichrichter mit Operationsverstärker zum Einsatz, der die Schwellspannung einer Gleichrichterdiode für das Signal ausblendet, und als Tiefpass im einfachsten Fall ein Kondensator mit parallelgeschaltetem Widerstand. Ein solcher Tiefpass reicht nicht aus, um die höherfrequenten Anteile zu beseitigen. Wie in Abb. 3.20 angedeutet, führt die Aufladung und die Entladung des Kondensators zu einem sägezahnartigen Signal anstelle der konstanten Amplitude $\hat{Y}$. Als Dimensionierungsvorschrift für den Widerstand R und den Kondensator C gilt:

$$T = RC < \frac{1}{\omega_{\mathrm{HK}}} \tag{3.33}$$

Wobei ω_{HK} die höchste in der Hüllkurve auftretende Kreisfrequenz ist.

Bei einer Ausführung dieser Schaltung mit Hilfe digitaler Signalverarbeitung wird zunächst der Betrag des Eingangssignales gebildet und der Betrag dann zum Beispiel mit einem FIR-Tiefpass gefiltert. In Abb. 3.21 sind als Eingangssignal zwei überlagerte sinusförmige Signale und die nach dem Detektorprinzip berechnete Hüllkurve dargestellt.

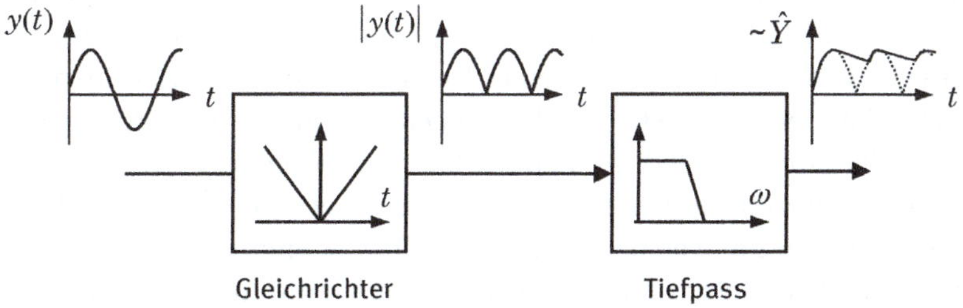

Abb. 3.20: Detektorschaltung zur Hüllkurvenberechnung.

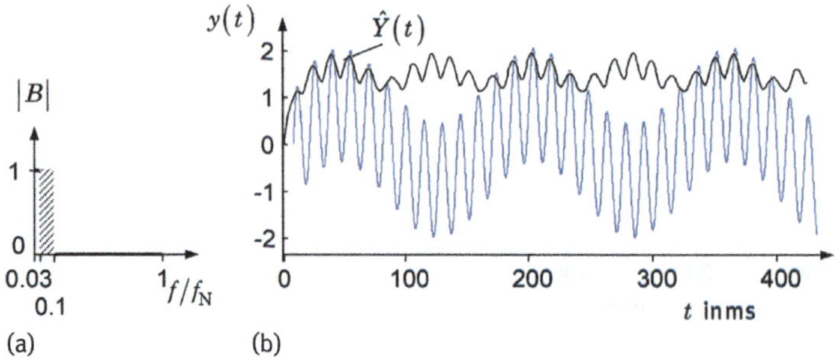

Abb. 3.21: Mit dem Detektorverfahren digital berechnete Hüllkurve zweier überlagerter sinusförmiger Signale mit 64 Hz und 6 Hz (b) und auf die Nyquistfrequenz f_N normierte Filtercharakteristik des FIR-Tiefpasses 20. Ordnung (a). Die Hüllkurve kann mit niedrigerer Grenzfrequenz des Tiefpassfilters weiter geglättet werden.

3.3 Selbstüberwachung, Selbstkalibrierung und Rekonfiguration

Da ein Implantat zuverlässig und gleichzeitig störungstolerant arbeiten muss, ist eine Selbstdiagnose und Selbstüberwachung notwendig (Werthschützky, 2017). Die reine Selbstüberwachung kann die Zuverlässigkeit nicht erhöhen, sondern erst die Kombination mit Maßnahmen der Rekonfiguration und Rekalibrierung. Für die Selbstüberwachung autarker Sensoren sind heute fünf Verfahren von Bedeutung: Redundanz, Referenz, Analyse des Messsignals, Analyse einer Störgröße und Analyse von Zusatzsignalen. Die Vor- und Nachteile der Verfahren stellt Müller (2006) gegenüber, als weiterführende Literatur wird Isermann (2006) empfohlen.

Eine automatische *Rekonfiguration* setzt die Implementierung von mindestens drei in Redundanz betriebenen Sensoren voraus. Ebenso aufwändig ist die diversitäre Redundanz in Form verschiedener Messprinzipien bzw. Messverfahren. Das Vorsehen von Redundanz ermöglicht eine sehr gute Erkennbarkeit verschiedener Störungsursachen.

Eine auch automatisch durchgeführte *Rekalibrierung* des Messsystems ist möglich, wenn eine Referenzgröße erzeugt wird. Eine vollständige Kalibrierung einer Messeinrichtung setzt die Beaufschlagung mit der Messgröße voraus, was bei implantierten Sensoren im Allgemeinen nicht möglich ist. Ein einzelner Messpunkt gestattet nur die Korrektur additiver Fehler. Besteht eine lineare Abhängigkeit des Ausgangssignales $y(x)$ vom Eingangssignal x einer Messeinrichtung, dann werden zu deren Korrektur zwei Referenzpunkte $\{x_1, y_1\}$, $\{x_2, y_2\}$ benötigt. Sie können bei aktiven Sensoren durch eine Variation der elektrischen Einflussgrößen generiert werden.

Das Verfahren der Rekalibrierung kann dahingehend erweitert werden, dass der Effekt von Störgrößen gezielt verstärkt wird. So kann z. B. eine Veränderung der elektrischen Federsteifigkeit elektrostatischer Wandler durch die Änderung der Abstimmspannung erreicht werden (Gerlach, 2006 S. 268). Voraussetzung für dieses

Verfahren ist, dass die Störgröße möglichst unabhängig vom Prozess ist und einen reproduzierbaren Einfluss auf das Sensorübertragungsverhalten ausübt (Müller, 2006).

Für schnelle oder automatisierte Messsysteme ist es von Vorteil, wenn ein intelligenter Sensor nicht nur den Messwert weitergibt, sondern diesen bereits im Sensor selbst auf eine Grenzwertüber- bzw. Grenzwertunterschreitung hin analysiert und das Ergebnis dieser *Plausibilitätsprüfung* meldet. Übergeordnete Ebenen können fehlerhafte Werte gleich verwerfen. Dadurch kann sowohl der Bandbreitenbedarf bei komplexen Systemen als auch die notwendige Verarbeitungsleistung verringert werden. Die Überprüfung führt der Prozessor durch einen Vergleich des aufbereiteten Messsignals mit entsprechenden Schwellwerten, komplexen Mustern oder modellbasierten Signaturen durch. Die Ergebnisse der Prüfungen müssen durch spezielle Fehler-Flags gekennzeichnet und berücksichtigt werden. In komplexe Auswertungen können auch Signale weiterer Sensoren einbezogen werden (Werthschützky, 2010).

Neben dem Messsignal eignen sich Zusatzsignale und -größen zur *Selbstüberwachung* von Komponenten des Messsystems. Eine detaillierte Diagnose der Störungsursache bzw. der gestörten Baugruppe ist dann oftmals direkt möglich, ebenso die Veranlassung des Neustarts digitaler Systeme. Im Mikrocontroller oder Mikrocomputer übernimmt diese Aufgabe eine spezielle Schaltung, der Watchdog-Timer. Der Watchdog-Timer überwacht den Signalpegel einer ausgewählten Busleitung, der sich innerhalb eines bestimmten Zeitraumes ändern muss. Das Selbstüberwachungskonzept muss berücksichtigen, dass sich Signalpegel auch bei einem Programmabsturz ändern können, beispielsweise wenn sich das System in einer Endlosschleife befindet. Eine hohe Überwachungssicherheit ist gegeben, wenn ein eigenes I/O-Port vorgesehen wird, ein HL-Übergang *innerhalb* jeder Schleife und ein LH-Übergang *außerhalb* der Schleifen ausgegeben wird. Im Falle eines detektierten Programmabsturzes löst der Watchdog-Timer einen Systemneustart bzw. Boot-Vorgang aus. Darüber hinaus verwirklicht er auch die Funktion des Systemstarts nach dem Einschalten (Power-On-Reset), eine Betriebsspannungsüberwachung und verfügt über einen eigenen Master-Reset-Eingang.

Die aktive Messschaltung oder der Prozessor können für Plausibilitätsprüfungen als Teil der Fehlererkennung herangezogen werden. Im Ergebnis steht fest, ob der durch einen Defekt oder eine zu große Drift entstandene Messfehler noch vertretbar ist. Ist die Vorgabe nicht erfüllt, dann kann die Implantat-Elektronik entsprechende Maßnahmen der Rekalibrierung oder Rekonfiguration auslösen.

3.4 Datenkompression

Die hochfrequente Abtastung von Sensorsignalen über längere Zeiträume führt zu einer erheblichen Datenmenge. In einem Sensornetzwerk ist die Datenmenge im Vergleich zu einem einzelnen Sensor um ein Vielfaches höher, wie Tab. 3.3 verdeutlicht. Nicht nur für die Speicherung der Daten, sondern auch schon für eine Reduzierung des Übertragungsvolumens bringt eine Kompression der Abtastwerte eine zum Teil deutliche Zeit- und Kostenersparnis. Diese kann mit Hilfe von verlustfreien und verlustbehafteten Verfahren vorgenommen werden.

Tab. 3.3: Datenmenge bei verschiedenen Abtastfrequenzen nach Wang (2002).

	Temperatursensor	Akustischer Sensor	Bildsensor
Abtastfrequenz	1 Hz	10 kHz	20~Bilder/s, 25k~Pixel/Bild
Auflösung (Bit)	7	12	8
Daten/h	25 kbit	432 Mbit	14,4 Gbit
Daten eines Sensornetzwerkes (10 Sensoren)/h	250 kbit	4,3 Gbit	144 Gbit

Verlustfrei komprimierte Daten können vollständig wiederhergestellt werden. Häufig eingesetzte verlustfreie Verfahren sind nach Despang et al. (2004):
- die **Lauflängenkomprimierung**: gleiche Zeichen, die mehrfach hintereinander vorkommen, werden nur einmal gespeichert, + die Anzahl der Vorkommnisse,
- der **Huffman-Algorithmus**: Zeichen, die häufig auftreten, werden mit weniger Bit kodiert, selten auftretende Zeichen mit mehr Bits. Das Ziel ist die Annäherung der durchschnittlichen Anzahl der Bits an die optimale Codelänge nach Shannon.
- **Wörterbuchbasierte Verfahren**: Zeichen werden über ein Wörterbuch kodiert. Ein *statisches* Wörterbuch ist bereits im Komprimierungsprogramm eingebaut, ein *dynamisches* Wörterbuch wird aus den zu komprimierenden Daten aufgebaut. Nach den Entwicklern Abraham Lempel und Jacob Ziv werden sie als LZ-Algorithmen bezeichnet (z. B. LZ77, LZ78, LZW). Das Packprogramm „gzip" und das Bild-Dateiformat „gif" verwenden den LZW-Algorithmus.

Die Kompression verlustfreier Verfahren ist datenabhängig und erreicht Raten von 2,5 bis 3 beim Canterbury und IBM-Set Test. Ein von Horspool (1994) vorgestellter Algorithmus zur EKG-Komprimierung auf Basis des LZ-Verfahrens erzielt bei einer Toleranz von „0" (verlustfreie Komprimierung) eine Kompressionsrate von 3,2.

Die LZ-Algorithmen sind sehr rechenzeitaufwendig. Ganze Sequenzen von Abtastwerten müssen mit allen Wörterbucheinträgen verglichen werden. Für Echtzeitanwendungen wurden daher Spezialschaltungen entwickelt, wie der *Enhanced Lossless Data Compression* (ELDC-3) IP-Core [GEMAC]. Diese Lösung nutzt Standard-SRAM für die Konstruktion des Wörterbuches. Der ASIC ist als erweiterte 32 Bit Architektur ausgelegt und umfasst ca. 30k *Gate Equivalents*. Die Komprimierung erreicht max. 1 Byte je Taktzyklus.

In einem European Space Agency-Projekt wurde ein ASIC entwickelt, der Daten verlustfrei mit dem Rice-Algorithmus komprimiert (Vitulli, 2004). Der Rice-Algorithmus wurde für die Komprimierung von Bilddaten empfohlen. Die Kompressionsrate erreicht bei 8 Bit-Bilddaten etwa 5–6 (Klimesh, 2001). Der ASIC benötigt ca. 70k Gatteräquivalente und – ausgeführt in 0,6 µm TEMIC SCMOS2-Technologie – eine Leistung von 630 mW bei 20 MHz.

Mit *verlustbehafteten* Kompressionsverfahren lassen sich deutlich höhere Kompressionsraten erzielen, als mit verlustfreien. In der Literatur finden sich deshalb viele Vorschläge auch zur verlustbehafteten Komprimierung medizinischer Sensorsignale. Im Fokus stehen dabei unter anderem die Signale des Elektrokardiogramms. Extrakorporal gemessene EKG-Signale dienen der Beurteilung des Ablaufs der elektrischen Erregung des Herzens. Abhängig von der beabsichtigten Anwendung der Daten sind eine Abtastfrequenz von 125 bis 500 Hz und eine Auflösung von 8 bis 12 Bit ausreichend. Extrakorporal kommen bis zu 12 verschiedene Elektroden zur Messung zum Einsatz. Selbst mit der niedrigsten Abtastfrequenz erzeugt eine einzelne Elektrode bei einer Auflösung von 8 Bit eine EKG-Datenmenge von 7,5 kByte pro Minute oder 450 kByte pro Stunde. Im anderen Extremfall erzeugen 12 Sensoren bei einer Abtastfrequenz von 500 Hz und einer Auflösung von 12 Bit eine Datenmenge von 540 kByte pro Minute oder mehr als 30 MByte pro Stunde.

Tab. 3.4 vergleicht die verlustbehaftete Komprimierung von EKG-Daten verschiedener Verfahren. Die höheren Kompressionsraten, beispielsweise des AZTEC-Verfahrens, führen teilweise zu einem höheren Informationsverlust. Das rekonstruierte

Tab. 3.4: Vergleich verschiedener EKG-Kompressionsverfahren (Horspool, 1994).

Methode	**Kompressionsrate**	**Abtastfrequenz (Auflösung)**	**RMS Diff.**
AZTEC[1]	10,0	500 (12)	28,0
TP[2]	2,0	200 (12)	5,3
CORTES[3]	4,8	200 (12)	7,0
Fan/SAPA[4]	3,0	250	4,0
Entropy Coding der 2. Differenzen	2,8	250 (10)	–
Peak Picking (Spline) mit *Entropy Coding*	10,0	500 (8)	14,0
DPCM[5] – *Delta Coding* mit Schwellwert	4,0	300 (8)	–
DPCM – *Linear Prediction*	2,5	250 (12)	–
DPCM – *Linear Pred., Interpl., Entropy Cod.*	7,8	500 (8)	3,5
Orthogonaltransformation – CT, KLT[6]	3,0	250	–

[1] *Amplitude Zone Time Epoch Coding*, [2] *Turning Point* Methode, [3] *Coordinate Reduction Time Encoding System*, [4] *Scan-Along Polygonal Approximation*, [5] *Differential Pulse Code Modulation*, [6] Kosinustransformation, Karhunen-Loeve-Transformation.

Signal ist wegen der Diskontinuitäten für den Kardiologen unbrauchbar (Horspool, 1994). Horspool und Windels (1994) schlagen daher einen verbesserten Komprimierungsalgorithmus auf LZ77-Basis vor, der die Wiederholeigenschaften des EKG-Signals ausnutzt. Das Verfahren erreicht eine Kompressionsrate von 22,5 bei einem quadratischen Fehler von 0,8 % und eine Rate von 31,4 bei einem Fehler von 1,6 %.

Intrakorporal gemessene EKGs werden gegenwärtig unkomprimiert verarbeitet. Zum Beispiel ermittelt ein P-Wellen-gesteuerter Schrittmacher die Vorhoffrequenz anhand der P-Welle des EKGs, die über die Elektroden aufgenommen wird. Die bislang bekannt gewordenen ASICs zur Datenkompression sind nicht für Anwendungen in energiearmen, autonomen Sensoren geeignet. Eine Implementierung als Softwarelösung auf der Prozessorplattform eines intelligenten Sensors ist gegenüber einer Spezialschaltung nicht energiesparender oder schneller.

Eine Reduktion der Bandbreite bzw. Abtastrate nach einer Komprimierung ist Voraussetzung für die Aufzeichnung über einen längeren Zeitraum bei begrenztem Speichervolumen. Besonders aus Messwerten gewonnene Merkmale können eine geringere Bandbreite als die Messwerte aufweisen. Ein einfaches verlustbehaftetes Komprimierungsverfahren ist die Mittelwertbildung. Sie findet u. a. bei der Aufzeichnung von Trends Anwendung (Kap. 3.5). Abhängig vom Anwendungsfall muss geprüft werden, ob der Informationsverlust bei verlustbehafteten Komprimierungsverfahren akzeptabel ist.

Neben der Komprimierung im Zeitbereich ist die Komprimierung im Amplitudenbereich eine Methode zur Verringerung des Datenaufkommens. Die Komprimierung im Amplitudenbereich eignet sich für Signale, bei deren nur die Signalform, aber nicht der Absolutwert der Amplitude von Interesse ist. Bei solchen Signalen kann der Dynamikbereich eingeschränkt werden, weshalb man von einer Dynamikkompression spricht.

Speicher sind üblicherweise mit einer Breite von 8 Bit = 1 Byte oder 16 Bit = 1 Word organisiert. Wenn die Signale eines 24 Bit A/D-Wandlers auf einen Wertebereich von 16 Bit komprimiert werden, dann werden zwei Byte zur Verarbeitung und Speicherung benötigt.

In das internationale Interesse sind Kompressionsverfahren gerückt, die Messwerte ereignisgesteuert abtasten (Kap. 3.6). Diese Verfahren werden der verlustbehafteten Datenkompression zugeordnet. Sie erfordern einen geringen Hardwareaufwand und erzielen hohe Kompressionsraten.

3.5 Lokale Datenspeicherung

In einigen Fällen werden die zeitlichen Verläufe von Vitalparametern und anderen intrakorporalen Messgrößen über längere Zeiträume zur Befundung benötigt. Die für die Messung und Speicherung notwendige Energie kann intrakorporal derzeit nur von einer Batterie oder über ein externes Hochfrequenzfeld bereitgestellt werden, wie in Kap. 4.9.2.8 untersetzt. Die lokale Aufzeichnung von Messwerten oder Merkmalen ist daher extrakoporalen Messgeräten und Netzwerken vorbehalten. Von Bedeutung ist die Speicherung von Sensordaten auch für die Signalprädiktion, die Datenkompression auf Netzwerkebene oder die Datenübertragung in verzögerungstoleranten Netzwerken (engl. *Delay Tolerant Networks* DTN's).

Für die nichtvolatile (nichtflüchtige – der Speicherinhalt bleibt auch ohne Betriebsspannung erhalten) Datenspeicherung haben sich bei Low-Power-Anwendungen Flash-Speicher durchgesetzt. Ihr Leerlauf-Energiebedarf ist extrem niedrig. Zudem besitzen sie eine große Speicherkapazität. Denkbar ist auch die Speicherung in energiearmen statischen RAMs (SRAMs). Das Löschen von Speicherblöcken vor dem Speichern ist dann nicht erforderlich und Schreibzyklen sind schneller. Voraussetzung für den Einsatz von RAMs ist aber die dauernde Spannungsversorgung, damit sie im Gegensatz zu den Flash-Speichern ihren Inhalt nicht verlieren. In Kap. 4.7 werden verschiedene Speichertypen gegenübergestellt.

Wie in Kap. 3.4 thematisiert, ist der Speicherbedarf für die Aufzeichnung von Sensordaten bei hohen Abtastfrequenzen erheblich. Die Entscheidung für den Einsatz eines Kompressionsverfahrens ist vor allem davon abhängig, ob dafür genügend Energie und Rechenleistung vorhanden sind.

Bei Einführung mehrerer Speicherebenen können Langzeittrends aufgezeichnet werden. Abb. 3.22 zeigt den Signalfluss bei fünf Ebenen. In jeder Ebene werden in diesem Beispiel die Messdaten aus einem bestimmten Zeitbereich gemittelt und die Mittelwerte jeweils als neuer Wert in der nächsthöheren Ebene abgespeichert. Werden für die erste Ebene die Messwerte alle 14 Sekunden abgetastet oder Merkmale berechnet und werden jeweils 16 Werte gemittelt, dann verlängert sich das Zeitintervall nach viermaliger Wiederholung des Vorganges bereits auf 10,6 Tage. Bei einer Spei-

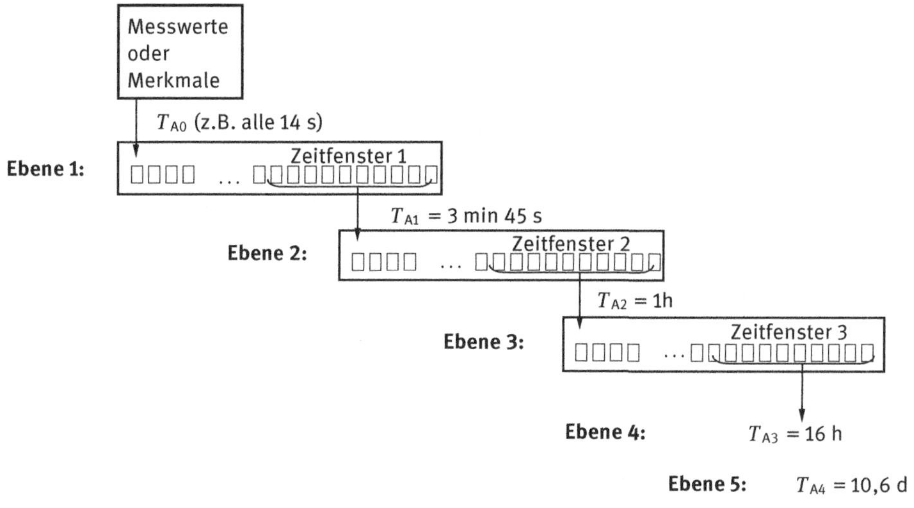

Abb. 3.22: Mittelwertspeicherung in mehreren Ebenen.

chergröße von 2 kByte pro Ebene umfasst die fünfte Ebene bereits 59 Jahre an gemittelten Daten von Ebene Vier.

Das Auslesen der lokalen Speicher kann je nach Speichertiefe und Übertragungsgeschwindigkeit erhebliche Zeit in Anspruch nehmen. So benötigt das Auslesen von 256 MB Daten incl. Header (Dateikopf, der Zusatzinformationen enthält) über eine Bluetooth-Verbindung mit 1 Mbps eine Zeit von 34 min.

Durch das begrenzte Speichervolumen muss die Aufzeichnung gesteuert werden. Wichtige Verfahren sind hier:

- der Aufzeichnungsstopp beim Erreichen des maximalen Speichervolumens,
- die logische Auslegung der Speichereinheiten als First-In-First-Out Ringspeicher, in dem jeweils die ältesten Daten durch neue Messdaten ersetzt werden und
- die ereignisgesteuerte Aufzeichnung.

Wenn das Ringspeicherprinzip mit einer Ereignissteuerung kombiniert wird, dann hat man Einsicht in die Vorgeschichte eines Ereignisses. Abb. 3.23 verdeutlicht die Arbeitsweise. Ein Ereignis löst das definierte Ende der Aufzeichnung nach Speicherung von weiteren *m-z* Messwerten aus. Der Vorgang wird auch als Triggerung bezeichnet. Bei m Speicherplätzen und Triggerung zum Zeitpunkt $(n - m + z)\,\Delta t_A$ mit der Abtastperiode Δt_A liegen die vor der Triggerung gespeicherten Messwerte $x(n - \mathrm{m} + 1)$ bis $x(n - m + z)$ vor dem Ereignis. Dieses Prinzip liegt u. a. dem Unfalldatenspeichersystem (UDS) zugrunde.

Die Speicherung von Messwerten in Flash-Speichern benötigt erheblich weniger Energie als das Senden über größere Entfernungen (siehe Tab. 4.10). Daher ist die lokale Zwischenspeicherung von Messwerten für Anwendungen interessant, die über den Aufzeichnungszeitraum nur wenig Energie zur Verfügung haben, denen aber kurzzeitig hohe Energie zum Auslesen der Daten bereitgestellt werden kann.

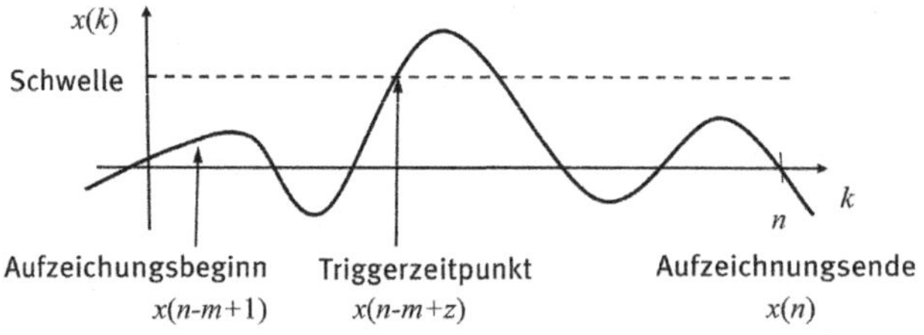

Abb. 3.23: Speicherung mit Vorgeschichte eines Ereignisses im Ringspeicher.

3.6 Ereignisgesteuerte Messwerterfassung

Datenlogger und Transientenlogger sind als stationäre Geräte seit vielen Jahren im Einsatz. *Datenlogger* erfassen die Messwerte zu festen, einstellbaren Zeiten z. B. zur Temperatur- oder Luftfeuchtemessung. Häufig ist eine kontinuierliche Überwachung eines Prozesses bezüglich mehrerer Messgrößen (im Multisensorsystem) erforderlich, tatsächlich werden die Daten aller Sensoren aber erst bei Eintreffen eines bestimmten Ereignisses benötigt. Eine ereignisgesteuerte Messwerterfassung reduziert dabei den Energieverbrauch erheblich und vermindert gleichzeitig das Aufkommen an nicht benötigten Daten. Im einfachsten Fall wird das Multisensorsystem durch einen permanent messenden Sensor im Ereignisfall aktiviert. Dabei detektieren entweder eine Spezialhardware oder der Prozessor das Ereignis. Vor der Aktivierung befindet sich das Sensorsystem im Ruhezustand. Für eine Datenspeicherung und -auswertung ist ein leistungsfähiger Prozessor mit einer hohen Taktfrequenz notwendig. Im Ruhezustand des Systems können die Taktfrequenz verringert und nicht benötigte Schaltungskomponenten abgeschaltet werden. Die Ereignissteuerung muss daher mit einem Energiemanagement des Systems, erläutert in Kap. 4.9.3, gekoppelt sein. Erfolgt die Ereignisdetektion durch den Prozessor mittels entsprechender Signalverarbeitungsalgorithmen (z. B. Fouriertransformation), dann gestatten die Echtzeitanforderungen ggf. den Betrieb des Prozessors mit einer geringeren Taktfrequenz. Dadurch kann ebenfalls erheblich Energie eingespart werden.

Die Ereignissteuerung darf die Echtzeitfähigkeit des Systems nicht beeinträchtigen. Das entscheidende Kriterium ist die Antwortzeit des Systems. Das ist die Zeit, die das System benötigt, um alle zugehörigen Aufgaben ab der Signalisierung eines Ereignisses abzuarbeiten (Laplante, 2004). Mikrocontroller können auf zwei verschiedenen Wegen Ereignisse detektieren (Sikora, 2002). Beim *Polling* überprüft die Software durch eine regelmäßige Abfrage den Zustand eines Hardware-Moduls. Die Initiative geht hier von der Software aus. Beim Polling bestimmen die Hardwareverzögerung bis zum Setzen eines Software-Flags, die Verzögerung bis zum Abfragen des Flags und die Zeit bis zum Ende der Abarbeitung des zugehörigen Programms die Antwortzeit. Beim zweiten Verfahren unterbricht die Hardware die Verarbeitung des gerade abgearbeiteten Programms durch einen *Hardware-Interrupt*. Anschließend wird eine *Interrupt Service Routine* abgearbeitet.

Die Vorteile der Ereignissteuerung wurden von Olsson und Wise (2005) anhand der Erfassung von Nervenimpulsen demonstriert. Mit Hilfe einer Detektionsschaltung für Impulsspitzen (Spikes) wurde die Amplitude und der Ausgangsort in einer Matrixanordung von Elektroden ermittelt und übertragen. Damit konnte eine durchschnittliche Kompression von 92 % erzielt werden. Die Detektionsschaltung hat mit 2,4 mW bei einer Taktfrequenz von 2,5 MHz einen hohen Energiebedarf, wobei der Energiebedarf von Schaltung und Technologie nicht im Fokus standen.

3.7 Signalmanipulation und lokale Regelung

Die sensornahe Signalverarbeitung kann auch Aufgaben der Regelung bewältigen, also die Berechnung von Stellgrößen aus Soll- und Istgrößen. Damit kann sie Funktionen der biologischen Regelungssysteme wiederherstellen. Regelnde medizintechnische Systeme kooperieren mit den verbleibenden Körperfunktionen, steuern und optimieren autonom Prozesse. Ihnen ist das Prinzip der negativen Rückkopplung gemeinsam (Werner, 2005 S. 8). Beispiele für regelnde Implantate sind gesteuerte Herzschrittmacher, die Pharmakotherapie oder Ableitungssysteme bei Hydrocephalus. Moderne sensorgesteuerte Herzschrittmacher beziehen neben der Detektion der herzeigenen Erregung die gemessene zentralnervöse Sauerstoffsättigung und die über die Beschleunigung gemessene Körperbewegung in die Regelung der Stimulationssignale mit ein (siehe z. B. Kap. 2.5.3).

In einem Regelkreis beeinflussen Stellglieder bzw. Aktoren die Ausgangsgrößen eines technischen Systems. Aktoren sind das Gegenstück zu Sensoren in Bezug auf die Signalwandlung. Dem Aktor ist der Regler vorgeschaltet, der das Aktorsignal manipuliert. Auch in ungeregelten technischen Systemen ist im Allgemeinen eine Manipulation des Aktorsignals erforderlich. So müssen beispielsweise bei der Stimulation die Signale an die Rezeptoren angepasst werden.

Die Regelungstechnik ist ein eigenständiges Wissenschaftsgebiet. Grundlagen der Regelungstechnik vermitteln z. B. die Lehrbücher von Lunze (2010) und Brogan (1990). Regelungstechnische Aspekte beim Entwurf mechatronischer Systeme behandelt Janschek (2010). Kooperative und autonome Systeme in der Medizintechnik stehen im Mittelpunkt des Lehrbuches von Werner (2005).

3.8 Unterstützung digitaler Schnittstellen

Intelligente medizinische Sensorsysteme verfügen für die Kommunikation mit anderen Systemkomponenten innerhalb eines Netzwerkes über eine drahtlose digitale Schnittstelle. Innerhalb eines autonomen Sensornetzwerkes übt eine Komponente als Master die Kontrollfunktion aus. Zum Zweck der Fernadministration und für die Fernüberwachung besitzt der Master noch eine Telematik-Schnittstelle. Damit kann er auf eine Basisstation in der Nähe des Patienten oder zukünftig auch auf globale Netze zugreifen (Malberg und Urban, 2019).

Der Aufwand für das Erreichen der Kommunikationsfähigkeit übersteigt teilweise den der Signalverarbeitung. Für Standardschnittstellen wie Bluetooth oder Ethernet sind spezielle integrierte Schaltungen erhältlich, die sowohl die physische Schnittstelle, d. h. alle Leitungen mit den notwendigen Pegeln und Impedanzen, als auch die erforderlichen Schnittstellenprotokolle bereitstellen. Der Sensorprozessor kann mit ihnen z. B. über eine parallele oder serielle Schnittstelle kommunizieren. Einfache Schnittstellen, wie die I^2C (siehe Kap. 7.6), können als reine Softwarelösung auf dem Sensorprozessor implementiert werden.

Die externe Kommunikation zwischen biomedizinischen Geräten kann in unterschiedliche Klassen von Schnittstellen unterteilt werden, die die Internationale Fernmeldeunion im Standard ITU-T H.810 zusammenfasst. Die Übereinkunft erfolgte auf Initiative der *Continua Health Alliance*, einem Zusammenschluss von Medizintechnik- und Informationstechnikherstellern. So zählen zu den Mitgliedern von Continua auch Cisco, IBM, Intel und Oracle. Die Standards waren bislang ein Vorschlag in den „*Interoperability design guidelines for personal health systems*" von Continua.

Abb. 3.24 zeigt schematisch das Zusammenwirken der einzelnen Geräte eines telemedizinischen Systems. In Patientennähe befinden sich demnach Geräte, die über ein Personal Area Network (PAN) und ein Touch Area Network (TAN) miteinander und mit einer Basisstation (*Application Hosting Devices* [AHDs]) Daten austauschen. Die Reichweite dieser Netzwerke ist gewöhnlich auf wenige Meter eingeschränkt. Die Basisstation ist die Schnittstelle zu einem Wide Area Network (WAN), beispielsweise zum Internet. Die Kommunikation kann drahtgebunden, z. B. über USB, oder drahtlos, z. B. über Bluetooth oder *Near Field* Kommunikation (NFC) erfolgen. Darüber hinaus können externe medizintechnische Geräte, wie Waagen oder Pulsoximeter über ein *Local Area Network* (LAN) oder *Wireless Local Area Network* (WLAN) mit einer Basisstation verbunden sein. Auf der Seite der Gesundheitseinrichtungen wurden Standards für Electronic Medical Records (EMR) und Austausch von Patientendaten – *Health Information Exchange* (HIE)-Plattformen – vereinbart.

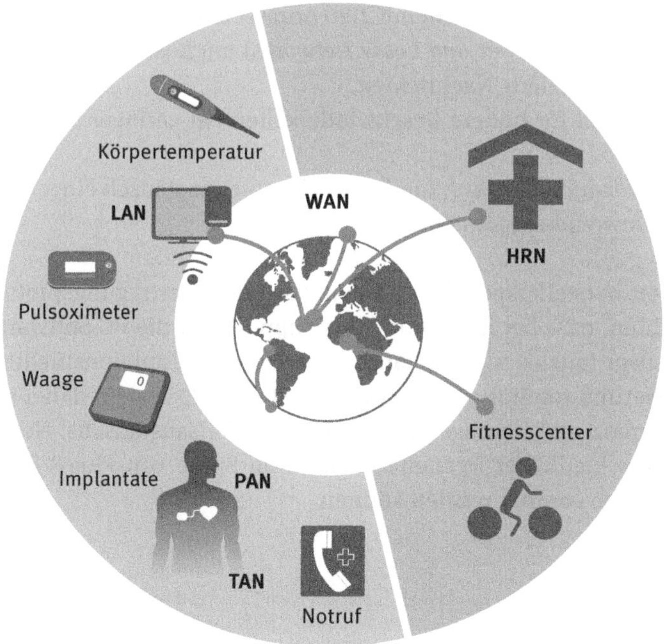

PAN: Personal or Peripheral Area Network
LAN: Local Area Network
TAN: Touch Area Network
WAN: Wide Area Network
HRN: Health Recorda Network

Abb. 3.24: Externe Schnittstellen für die Kommunikation medizintechnischer Geräte untereinander (Malberg und Urban, 2020).

Protokolle und Einzelheiten des Datenaustauschs zwischen medizinischen Geräten sind in der Normenfamilie ISO/IEEE 11073 geregelt (siehe Kap. 1). Objekten und Attributen wird ein OID-Nomenklaturcode zugewiesen, mit dem sie sich eindeutig identifizieren lassen. Die Nomenklatur ist in Partitionen unterteilt. Diese ermöglichen eine funktionale und inhaltliche Abgrenzung der Codes. Dabei beschreibt das *Communication Model* die Layer 5 bis 7 des OSI-7-Schichten-Modells und das *Information Model* die Modellierung, Formatierung und die Syntax zur Übertragungscodierung der Objekte.

Im Bereich des Austauschs medizinischer Daten existiert eine Vielzahl von de-facto-Standards. Historisch gewachsen sind verschiedene Informationssysteme im Gesundheitswesen, beispielsweise Krankenhausinformationssysteme (KIS), Praxisverwaltungssysteme (PVS), Laborinformationsmanagementsysteme (LIMS), Radiologieinformationssysteme (RIS), Systeme zur Leistungsabrechnung oder der Elektronischen Patientenakte.

Ein Problem der Datenübertragung ist die Vielzahl existierender Protokollstandards für das genutzte Datenformat. Aktuelle Protokollstandards sind nach Küchemann (2015):

- IEEE 802.15.4 für drahtlose Sensornetzwerke und *Wireless Personal Area Networks*,
- IPv4 und IPv6 für die Vermittlungsschicht mit 2128 Adressen bei IPv6,
- RPL (*Routing Protocol for Low power and Lossy Networks*) mit kostenoptimierter Wegwahl für RFC6550-spezifizierte Nachrichten,
- UDP als Transportprotokoll für höhere Geschwindigkeiten bei geringer Systembelastung und
- CoAP (*Constrained Application Protocol*) für den Nachrichtenaustausch eingebetteter Systeme auf der Anwendungsschicht.

Darüber hinaus existieren herstellerspezifische Lösungen und Übertragungsprotokolle. Das kann dazu führen, dass bei Einstellung des Supports für die PC-Software auch ein intelligenter Sensor nutzlos werden kann, obwohl er voll funktionstüchtig ist. Das Ziel bei der Etablierung zukünftiger Übertragungsstandards besteht daher in einer maximalen Transparenz und Homogenität des Informationsaustauschs. Neue Komponenten, auch unterschiedlicher Hersteller, sollten im Sinne von Plug & Play durch das System automatisch erkannt werden können.

3.9 Gewährleistung der IT-Sicherheit bei vernetzten Implantaten

Georgios Raptis

Das Thema IT-Sicherheit begleitet jedes Gerät und jede Anwendung, die in irgendeiner Form mit Mitteln der Informatik realisiert wird. In diesem Kapitel wird dabei der Terminus „IT-Sicherheit“ im Sinne des englischen Begriffs „*security*“ verwendet, im

Gegensatz zur „*safety*". Bei „*safety*" steht die Betriebssicherheit im Vordergrund, die einen störungsfreien Betrieb ohne eigenverschuldete Ausfälle oder Fehlfunktionen kennzeichnet (Wikipedia, Betriebssicherheit), d. h. ein Gerät „...funktioniert so, wie es soll" (Wikipedia, Informationssicherheit). Die hier behandelte IT-Sicherheit („*security*") bezieht sich dagegen auf äußere Angriffe z. B. durch Schadsoftware oder unberechtigten Zugriff eines Hackers[4].

Angriffe skalieren mit dem Grad der Vernetzung. Ein Gerät, welches nur per induktiver Verbindung (RFID/NFC) mit der Außenwelt kommuniziert, kann nur dann angegriffen werden, wenn es ins elektromagnetische Feld einer geeigneten Gegenstelle kommt, also im Bereich weniger Zentimeter. Unterstützt dieses Gerät Bluetooth, WiFi (WLAN) oder ein proprietäres Netzwerkprotokoll mit vergleichbarer Reichweite, ist ein Angriff aus mehreren Metern Entfernung möglich. Andererseits können Angriffe genauso gut durch vernetzte Gegenstellen, welche mit den Implantaten kommunizieren (z. B. Lese/Schreibgeräte oder Programmiereinheiten), ausgeführt werden. Wenn diese mit dem Internet verbunden sind und kompromittiert werden, können gezielt einzelne Implantate oder ungezielt eine enorme Zahl von Implantaten angegriffen werden. Kann z. B. ein Gateway (der Server) eines Herstellers für die Programmiergeräte von Insulinpumpen angegriffen werden, könnten sämtliche Pumpen dieses Herstellers angegriffen werden.

Sicherheitsmaßnahmen müssen deshalb den Aspekt der unmittelbaren oder potentiellen Vernetzung von medizinischen Geräten berücksichtigen.

Es ist kein Ziel dieses Kapitels, eine allgemeine Einführung in die Methodik der IT-Sicherheit zu geben. Dazu sei z. B. an (Eckert, 2014) verwiesen. Für einen Hersteller muss die IT-Sicherheit ein integrierter Teil der Produktentwicklung sein („*Security by Design*", Fraunhofer-Institut für Sichere Informationstechnologie SIT, 2013). Dasselbe gilt auch für den Datenschutz („*privacy by design*", Schaar, 2010). Üblicherweise muss für jeden Produkttyp eine dafür spezifische Bedrohungs- und Risikoanalyse durchgeführt werden, damit Sicherheitsmaßnahmen implementiert werden, welche die Risiken reduzieren können. Dieses Kapitel kann nicht den Anspruch erheben, für jede Technologie oder gar jeden Produkttyp diese Analysen und die spezifischen Maßnahmen darzulegen; dafür wären präzise Informationen der Implementierung notwendig, die von den Herstellern verständlicherweise als Firmengeheimnisse eingestuft werden.

Ziel dieses Kapitels ist es, einen sehr allgemeinen Überblick über die IT-sicherheitstechnischen Bedrohungen und Risiken von vernetzten, intelligenten Implantaten darzulegen und Vorschläge für mögliche Sicherheitsmaßnahmen zu geben, um diese Bedrohungen abzuwehren und die Risiken zu reduzieren.

---

4 In diesem Text wird aus Gründen der besseren Lesbarkeit auf die gleichzeitige Verwendung der männlichen und weiblichen Form verzichtet. Die verwendete Form soll explizit als geschlechtsunabhängig verstanden werden.

3.9.1 Allgemeine Empfehlungen für sichere vernetzte Implantate

1. Eine 100 %-Sicherheit ist selten erreichbar. Dies ist in fast allen Lebensbereichen so, Medizintechnik und Informatik bilden hier keine Ausnahme. Sicherheitsmaßnahmen müssen also das Ziel haben, nicht für absolute, sondern für angemessene Sicherheit zu sorgen. Natürlich ist eine sehr hohe Sicherheit angemessen (und gesetzlich vorgeschrieben), wenn die Gesundheit und das Leben von Menschen davon abhängen. „Angemessen" bedeutet, dass Kosten und Aufwand von Sicherheitsmaßnahmen in Relation sowohl zum Nutzen als auch zu anderen, immanenten Risiken stehen müssen (Sonnenreich, 2006). Es wäre z. B. Unsinn, EUR 1.000.- für einen Werttransport zu bezahlen, um das Risiko eines Raubs zu reduzieren, wenn man EUR 500.- von A nach B transportieren möchte. Es wäre ebenfalls Unsinn, einen Cardioverter gegen unbefugte Manipulation weiter abzusichern, wenn – angesichts bereits implementierter Sicherheitsmaßnahmen – die Wahrscheinlichkeit für eine unbefugte Manipulation kleiner ist, als die Wahrscheinlichkeit für einen gesunden Erwachsenen ohne Risikofaktoren an einem Herzinfarkt plötzlich zu sterben. Solche Risiken, die nach o. g. Abwägungen nicht weiter reduziert werden, heißen „Restrisiken" und werden bewusst akzeptiert.
2. Es gibt viele Wege zum Ziel. Man kann z. B. Daten, die drahtlos zwischen zwei Geräten ausgetauscht werden, vor Preisgabe schützen, z. B. indem man die Reichweite der Übertragung auf 1 cm reduziert. Oder man kann sie verschlüsseln. Maßnahmen sind also i. d. R. austauschbar, wenn sie dasselbe Ziel erreichen.
3. „*Security by Obscurity*" funktioniert nicht. Die Geheimhaltung von schwachen Sicherheitsmaßnahmen in der Hoffnung, dass niemand die Schwachstellen entdeckt, führt nicht zu einem sicheren Produkt. Bei einem z. B. wirklich sicheren Tresor sollte der Hersteller – zumindest aus Sicht der Sicherheit – kein Problem haben, die Baupläne zu veröffentlichen; auch dann sollte der Tresor ohne Besitz des Schlüssels nicht zu knacken sein. Das bedeutet nicht, dass jede Firma ihre Geschäftsgeheimnisse veröffentlichen muss. Man soll sich für eine wirksame IT-Sicherheit aber nicht darauf verlassen, dass die Implementierung geheim bleibt. Es gibt immer die Möglichkeit, dass ein Angreifer geheime Informationen selbst herausfindet (*reverse engineering*) oder durch einen Insider erfährt und diese veröffentlicht, so dass jedermann die Schwachstellen ausnutzen kann. Die Steigerung von „*security by obscurity*" ist ein „geheimer Verschlüsselungsalgorithmus". Schon (1883) hat Jean Guillaume Auguste Kerckhoff sein Prinzip formuliert, wonach die Sicherheit eines Verschlüsselungsverfahrens auf der Geheimhaltung des Schlüssels und nicht des Verschlüsselungsalgorithmus beruht. Es ist erstaunlich, dass es 130 Jahre später immer noch Hersteller und Programmierer gibt, die dieses Prinzip nicht berücksichtigen. Wenn ein Hersteller von vernetzten Implantaten die Sicherheitsmaßnahmen seiner Produkte und insbesondere die eingesetzten kryptographischen Verfahren nicht transparent veröffentlichen möchte, wäre es

zumindest sinnvoll, eine vertrauenswürdige Institution oder Zertifizierungsstelle mit einer Prüfung zu beauftragen.

4. Es ist keine gute Idee, das Rad neu zu erfinden. Insbesondere bei der Entwicklung von Kommunikations- und kryptographischen Protokollen ist die Wahrscheinlichkeit ziemlich groß, dass man dabei Fehler macht, die die Sicherheit eines Produkts kompromittieren können. Es ist besser, bereits breit eingesetzte und erprobte Kommunikationsprotokolle inklusive deren Sicherheitsfunktionen einzusetzen, als ein eigenes Protokoll neu zu entwickeln. Es ist ebenfalls viel besser, vorhandene Software-Bibliotheken für die Implementierung von Krypto- und Kommunikationsprotokollen einzusetzen, als den Code dafür neu zu schreiben. Zwar können Standard-Bibliotheken auch Fehler enthalten; die Wahrscheinlichkeit dafür ist jedoch wesentlich kleiner als bei einer noch in der Praxis ungetesteten Neuentwicklung. Außerdem sind Sicherheitsupdates in der Regel schnell verfügbar, wenn Fehler in Standard-Bibliotheken entdeckt werden.
5. Doppelt genäht hält besser. Bei wirklich kritischen Daten und Prozessen ist eine mehrfache Auslegung von unabhängigen Sicherheitsmaßnahmen sinnvoll. Dies gilt auch für die eingesetzten kryptographischen Algorithmen. Die entsprechenden Konzepte werden unter dem Stichwort „*Defence in Depth*", z. B. (*National Security Agency*, 2010), beschrieben. Außerdem muss es möglich sein, Kryptoprotokolle und Algorithmen auszutauschen, wenn dies im Laufe der Zeit erforderlich sein sollte.

3.9.2 Bedrohungen und Sicherheitsziele für intelligente vernetzte Implantate

Es gibt viele vernetzte Implantate mit unterschiedlichen Funktionen und Einsatzbedingungen. Es ist daher nicht möglich, spezifische Analysen und Sicherheitsmaßnahmen im Rahmen dieses Kapitels zu entwickeln. Um dennoch einen Überblick zu verschaffen, kann man das Problem aus informationstheoretischer Sicht betrachten und die Datenflüsse und Schnittstellen analysieren.

Bei allen Geräten werden Daten verarbeitet, gespeichert, eingegeben bzw. erfasst und ausgegeben. Daten können die Funktion eines Geräts beeinflussen. Beispiele dafür sind Befehle, Konfigurationsdaten, Instruktionen für die Programmierung eines Geräts oder die Firmware (Systemsoftware) eines Geräts.

Geräte können durch ihre Funktion und evtl. vorhandenen Sensoren Daten generieren oder erfassen und nach außen kommunizieren. Beispiele dafür sind Logdaten, die bestimmte Ereignisse in der Funktion des Geräts dokumentieren, oder medizinische Daten des Patienten, die durch Sensoren des Geräts erfasst werden.

Daten werden über Schnittstellen mit der Außenwelt ausgetauscht. Dazu zählen nicht nur für den Datenaustausch explizit vorgesehene Schnittstellen, sondern auch die Sensoren eines Geräts.

In der Methodik der IT-Sicherheit arbeitet man mit Sicherheitszielen und Bedrohungen (Eckert, 2014). Dieser systematische Ansatz ist notwendig, damit man möglichst alle Aspekte berücksichtigt und nichts vergisst. Für vernetzte Implantate können im Allgemeinen folgende Bedrohungen und Sicherheitsziele betrachtet werden:

Verfügbarkeit

- Durch bösartige Daten (z. B. Schadsoftware, missbräuchlich benutzte Befehle und Konfigurations- und Programmierdaten aber auch durch die Sensoren erfasste, unplausible Daten) kann die Funktion des Geräts beeinträchtigt werden oder komplett ausfallen.

Authentizität

- Das Gerät akzeptiert Befehle, Konfigurations- oder Programmierdaten von unbefugten Personen oder Geräten.
- Unbefugte Personen oder Geräte geben sich als befugte Anwender aus (Identitätsdiebstahl), so dass erfasste oder erzeugte technische oder medizinische Daten an sie übertragen werden (im Ergebnis Bruch der Vertraulichkeit).

Integrität

- Befehle, Konfigurations- oder Programmierdaten können unbefugt und unbemerkt verändert werden. Dies kann entweder während oder vor der Datenübertragung zum Gerät erfolgen oder aber die bereits gespeicherte Programmierung des Geräts kann unbefugt verändert werden.
- Vom Gerät erfasste, erzeugte und/oder gespeicherte medizinische Daten können im Gerät selbst oder in der Kommunikationsstrecke zur Außenwelt manipuliert werden, so dass der Patient oder sein behandelnder Arzt zu falschen Aktionen verleitet werden.

Vertraulichkeit

- Informationen, die Rückschlüsse zum Gesundheitszustand des Patienten geben können (medizinische Daten) können an unbefugte Personen preisgegeben werden. Dazu gehören nicht nur von Sensoren des Geräts erfasste Daten (z. B. EKG oder Blutzuckerspiegel) sondern in manchen Fällen auch technische Daten oder Programmier- und Konfigurationsdaten, wenn daraus medizinische Informationen ableitbar sind. Außerdem gehören dazu Verkehrsdaten, die Aufschluss über eine bestehende Arzt-Patientenbeziehung geben könnten.

Es gibt auch weitere Sicherheitsziele, die aber in diesem Kontext nicht relevant sind.

3.9.3 Sicherheitsmaßnahmen, Ansatzpunkte

Sicherheitsmaßnahmen werden immer als Teil einer Sicherheitsstrategie konzipiert, um bestimmte Risiken zu reduzieren, die nach einer Bedrohungs- und Risikoanalyse identifiziert und so weit wie möglich quantifiziert wurden. Sie müssen untereinander abgestimmt sein, so dass in einem stimmigen Gesamtpaket weder Lücken entstehen, noch unnötiger Aufwand betrieben wird. Es dürfte somit klar sein, dass man hier keine allgemeingültigen Sicherheitsmaßnahmen vorschlagen kann, die für alle Produkte gelten. Möglich ist aber, allgemeine Empfehlungen für übliche Bedrohungen und Sicherheitsziele zu formulieren, die mit möglichst wenig Aufwand geeignet sein könnten, die o. g. Bedrohungen und Risiken zu reduzieren.

Ansatzpunkte für Sicherheitsmaßnahmen sind (Abb. 3.25):

- 0: das Implantat selbst
- 1: die Kommunikationsstrecke zwischen Implantat und seinem unmittelbaren Kommunikationspartner. Dafür werden vielfältige Kommunikationsprotokolle eingesetzt, die standardisiert oder proprietär sein können.
- 2: das Gerät, mit dem das Implantat unmittelbar vernetzt ist und kommuniziert. Dies kann ein Programmiergerät oder ein Lese-/Schreibgerät sein, welches autark arbeitet oder weiter vernetzt ist (1. Knoten). Bei einem autark arbeitenden Gerät, welches vom Arzt oder vom Patienten direkt bedient wird, ist dies der Endpunkt der Kommunikation.
- 3: die Kommunikationsstrecke zwischen dem 1. Knoten bis zum Endpunkt der Kommunikation (z. B. Datenbank des Herstellers, Arzt, Patient, Krankenhaus, telemedizinisches Zentrum). I. d. R. werden hier Standard-Protokolle auf IP-Basis eingesetzt.
- 4: alle Komponenten oder IT-Infrastrukturen, mit dem das Implantat mittelbar über ein Programmier- oder Lese-/Schreibgerät vernetzt ist. Das kann die IT-Infrastruktur des Herstellers, eines Arztes, Krankenhauses oder telemedizinischen Zentrums, oder des Patienten sein (2. Knoten usw.).

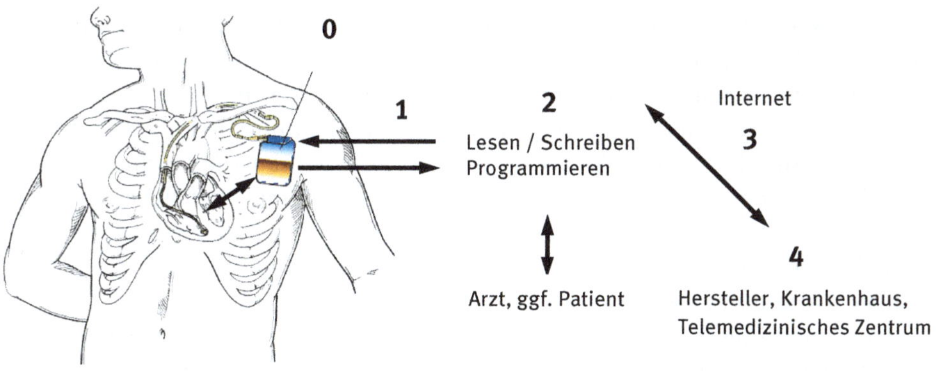

Abb. 3.25: Informationsfluss und Ansatzpunkte für Sicherheitsmaßnahmen.

3.9.4 Mögliche Sicherheitsmaßnahmen

3.9.4.1 Vertraulichkeit

Ein günstiger Weg, Vertraulichkeit sicherzustellen, ist Verschlüsselung einzusetzen. Für öffentliche Kommunikationsstrecken (Ansatzpunkt Nr. 3) dürfte dazu keine praktikable Alternative bestehen. Es müssen Standard-Protokolle (z. B. TLS oder IPSec) eingesetzt werden, welche moderne, sichere Verschlüsselungsalgorithmen (z. B. RSA/AES) und Schlüssellängen verwenden, die dem jeweils aktuellen Stand der Wissenschaft und Technik entsprechen. Informationen dazu liefern Veröffentlichungen, wie z. B. (Bundesamt für Sicherheit in der Informationstechnik [BSI], 2015) oder (European Union Agency for Network and Information Security [ENISA], 2014).

Verschlüsselung allein ist für die Sicherstellung von Vertraulichkeit nicht ausreichend. Es nützt nichts, wenn ein Implantat medizinische Daten eines Patienten verschlüsselt einem Angreifer zuschickt. Weitere Voraussetzung für Vertraulichkeit ist, dass man mit dem richtigen Empfänger kommuniziert. Dazu ist Authentizität (s. u.) erforderlich.

Verschlüsselung ist nur dann sicher, wenn sie korrekt, d. h. fehlerfrei implementiert wurde. Basis für die Verschlüsselung sind kryptographische Schlüssel, die auf Zufall basieren, so dass sie nicht erraten werden können. Besondere Beachtung brauchen dabei Geräte (Ansatzpunkt Nr. 2), die mit Komponenten aus dem Embedded-Bereich bestückt sind. In dieser Klasse gibt es oft Implementierungen, die keine gute Entropiequelle für ihren (Pseudo-)Zufallszahlengenerator haben, um kryptographische Schlüssel zu erzeugen. Im Ergebnis könnten die eingesetzten kryptographischen Schlüssel trotz Verwendung sicherer Algorithmen von einem Angreifer berechnet und die Verschlüsselung geknackt werden. Dieselbe Problematik bzgl. sicherer Zufallszahlen gilt insbesondere dann, wenn das Implantat selbst verschlüsselt kommuniziert oder sonst Kryptographie z. B. für die Authentifizierung anwendet.

Für die Kommunikationsstrecke zwischen Implantat und unmittelbarem Kommunikationspartner (Ansatzpunkt Nr. 1) kann jedoch Verschlüsselung schwierig zu implementieren sein. Manche Verschlüsselungsverfahren erfordern komplexe mathematische Berechnungen, die viel Energie verbrauchen, welche in einem Implantat nicht zur Verfügung steht. Es müssen also Verfahren implementiert werden, die sparsam sind. Beispiele dafür sind asymmetrische bzw. hybride Verschlüsselungsverfahren, die (für die Aushandlung von Sitzungsschlüsseln) elliptische Kurven statt RSA verwenden. Anstelle von Verschlüsselung gibt es auch alternative Möglichkeiten, Vertraulichkeit für die Kommunikationsstrecke nach Ansatzpunkt Nr. 1 sicherzustellen. Ist die Reichweite der (drahtlosen) Kommunikation auf wenige Zentimeter begrenzt, kann sie unter kontrollierten Bedingungen durchgeführt werden, so dass sie praktisch nicht abgehört werden kann.

Wenn medizinische Daten in einer IT-Infrastruktur z. B. eines Arztes gespeichert werden, müssen sie natürlich nach allen Regeln der IT-Sicherheit geschützt werden

(Kassenärztliche Bundesvereinigung, 2014; Eckert, 2014; International Organization for Standardization, 2013).

3.9.4.2 Integrität

Für die Kommunikationsstrecke nach Ansatzpunkt Nr. 3 (Programmier- oder Lese-/Schreibgerät zu Außenwelt) bieten die üblichen sicheren Standard-Kommunikationsprotokolle wie TLS oder IPSec – bei Einsatz geeigneter Parameter – Schutz vor unbemerkter Manipulation der Daten.

Die Integrität der Kommunikation zwischen Implantat und Programmier- oder Lese-/Schreibgerät kann entweder kryptographisch oder physikalisch über eine geringe Reichweite geschützt werden. Kryptographische Maßnahmen können grundsätzlich nicht verhindern, dass Daten manipuliert werden. Sie können erfolgte unbefugte Veränderungen nur aufdecken, so dass die Daten vom Gerät abgewiesen werden. Eingesetzt werden sichere kryptographische Hashfunktionen (z. B. SHA256) in Kombination mit elektronischen Signaturen. Wenn die Daten kritisch sind (z. B. neue Firmware des Implantats, Programmierdaten und Befehle), ist ein Integritätsschutz unabdingbar, um die Patientensicherheit zu gewährleisten.

Eine gute Idee ist, Standard-Kommunikationsprotokolle einzusetzen, die entsprechende Sicherheitsmaßnahmen zur Wahrung der Integrität (häufig gleichzeitig auch der Vertraulichkeit und Authentizität) in ihrem Design implementieren. Wird z. B. die Kommunikation zwischen Implantat und Lese-/Schreibgerät mit Hilfe von RFID/NFC (ISO14443) abgewickelt, kann eine bereits in ISO7816-4 definierte Integritäts- und Authentizitätsprüfung (z. B. CMAC oder Retail-MAC) genutzt werden, oder der komplette Datenstrom mittels Secure Messaging verschlüsselt, integritätsgeprüft und authentifiziert werden. Andere Protokolle (z. B. Bluetooth) enthalten vergleichbare Funktionen.

Eine sehr geringe Reichweite kann auch als physikalischer Integritätsschutz der Kommunikationsstrecke (Ansatzpunkt Nr. 1) eingesetzt werden. Dabei muss berücksichtigt werden, dass für einen Angriff technische Geräte eingesetzt werden könnten, die außerhalb der Spezifikationen eines normalen Schreib-/Lesegeräts operieren und eine größere Reichweite haben.

3.9.4.3 Authentizität

Es ist wichtig, sowohl die Identität eines Implantats als auch seines Kommunikationspartners nachzuweisen. Die sicherste (wenngleich nicht die einzige) Möglichkeit dafür ist eine kryptographische Authentifizierung beider Endpunkte der Kommunikation und die anschließende Authentifizierung der ausgetauschten Daten. Die Schwierigkeit darin ist oft, eine Infrastruktur zu entwickeln, so dass die entsprechenden Identitäten prüfbar sind. D. h. das Implantat muss prüfen können, ob die Firmware-Datei von einem berechtigen Schlüssel elektronisch signiert wurde, bevor die Systemsoftware aktualisiert wird oder ob der Arzt, der den Programmiermodus aktiviert und Befehle absetzt, tatsächlich dafür berechtigt ist. Die entsprechenden kryptographischen Prüfschlüssel (z. B. öffentliche RSA-Schlüssel) müssen also sicher im Implantat gespeichert sein und die berechtigten Anwender müssen ihrerseits mit entsprechenden (abgeleiteten) privaten Schlüsseln ausgestattet sein.

Auch hier ist es möglich, die Authentizität mit einem unmittelbaren physischen Kontakt, d. h. mit der Reduktion der Reichweite (Ansatzpunkt Nr. 1) auf wenige Zentimeter sicherzustellen. Dies ist nicht ausreichend, wenn darüber eine Kommunikation mit einem entfernten Kommunikationspartner (Ansatzpunkte 3 und 4) stattfindet. Eine neue Firmware-Datei muss also immer authentifiziert (elektronisch signiert) sein, auch wenn sie vom Anwender über einen quasi-physischen Kontakt aufgespielt wird. Dies ist nicht nur wichtig, um bösartige Dateien auszuschließen, sondern auch z. B. um eine Aktualisierung mit einer falschen oder alten Datei zu verhindern.

3.9.4.4 Verfügbarkeit und Betriebssicherheit

Ein Implantat soll verlässlich funktionieren und nicht ausfallen. Der Fokus von Maßnahmen zur Sicherstellung der Verfügbarkeit dürfte im Bereich der Sicherheit im Sinne von „*safety*"- also Betriebssicherheit – zu finden sein, und hauptsächlich die Hardware des Implantats betreffen. Dennoch stellt auch die „*security*" der Software inzwischen einen wesentlichen Faktor sowohl für die Verfügbarkeit als auch für die Betriebssicherheit von vernetzten Implantaten dar. Gemeint in diesem Kontext ist die Ausnutzung von Schwachstellen in der Software, so dass sie über speziell präparierte Eingaben fehlerhaft funktioniert (unvorhersehbar funktioniert oder „abstürzt") oder der Angreifer die Kontrolle übernehmen kann. Zur Abwehr solcher Angriffe steht eine große Palette von Sicherheitsmaßnahmen, die allesamt unter dem Sammelbegriff „Sichere Programmierung" fallen, zur Verfügung. Beispiele dafür sind die Prüfung und Filterung aller Eingabedaten, so dass nur plausible Daten weiterverarbeitet werden oder die Nutzung gehärteter Software-Bibliotheken und Funktionen. Für weitere Einzelheiten sei auf die einschlägige Literatur, z. B. auf (Seacord, 2013) oder (Grembi, 2008), verwiesen.

Quellenverzeichnis

Bard Y. Nonlinear Parameter Estimation. New York: Academic Press 1974.

Brogan W. Modern Control Theory. Upper Saddle River, New Jersey: Prentice Hall 1990.

Bundesamt für Sicherheit in der Informationstechnik (BSI): BSI TR-02102–1, Kryptographische Verfahren: Empfehlungen und Schlüssellängen. 2015–01. https://www.bsi.bund.de/SharedDocs/Downloads/DE/BSI/Publikationen/TechnischeRichtlinien/TR02102/BSI-TR-02102.pdf?__blob=publicationFile&v=1 . Stand 21.12.2015.

Despang H, Holland H-J, Fischer W-J. Intrakorporale und extrakorporale modulare Mikrosystemplattform: Signalverarbeitung/Hardware. Fraunhofer Publica, http://publica.fraunhofer.de/oai.har, 2004.

Dreyer H, Sauer W. Prozessanalyse. Berlin: Verlag Technik 1982.

Eckert C. IT-Sicherheit: Konzepte – Verfahren – Protokolle. 9. Auflage. Oldenbourg: De Gruyter 2014.
European Union Agency for Network and Information Security (ENISA). Algorithms, Key Size and Parameters Report – 2014 Recommendations. https://www.enisa.europa.eu/activities/identity-and-trust/library/deliverables/algorithms-key-size-and-parameters-report-2014/at_download/fullReport, Stand 21.12.2015.
Fischer W-J (Ed.). Mikrosystemtechnik. Würzburg: Vogel Verlag 2000.
Fraunhofer-Institut für Sichere Informationstechnologie SIT. Entwicklung sicherer Software durch Security by Design. SIT-TR-2013–01, SIT Technical Reports, Fraunhofer Verlag, Mai 2013, https://www.kastel.kit.edu/downloads/Entwicklung_sicherer_Software_durch_Security_by_Design.pdf, Stand 06.11.2015.
GEMAC mbH Chemnitz: Enhanced Lossless Data Compression (ELDC-3) IPCore Produktinformation. 2005.
Gerlach G. Mechanische Störeinflüsse auf integrierte piezoresistive Drucksensoren kleiner Nenndrücke, Technische Universität Dresden, Fakultät Elektrotechnik und Informationstechnik, Habilitationsschrift, 1990.
Gerlach G, Dötzel W. Einführung in die Mikrosystemtechnik. Fachbuchverlag Leipzig im Carl Hanser Verlag 2006.
Gerlach G. Umkehrbare Wandler als Herzstück von Sensoren. in Gerlach G, Hoffmann R (Eds.). Neue Entwicklungen in der Elektroakustik und elektromechanischen Messtechnik – Prof. Dr.-Ing. habil. Günther Pfeifer zum 65. Geburtstag. Dresdner Beiträge zur Sensorik, Dresden: TUDpress, 2010, 40, 25–35
Grabe M. Gedanken zur Revision der Gauß'schen Fehlerrechnung. Technisches Messen. 2000;6:283–288.
Goodman J, Dancy A, Chandrakasan A. An energy/security scalable encryption processor using an embedded variable voltage DC/DC converter. IEEE Journal of Solid-State Circuits. 1998;33:1799–1809.
Grembi J. Secure Software Development: A Security Programmer's Guide. 1 edition. Delmar 2008.
Hart H, Lotze W, Woschni E-G. Messgenauigkeit, 3. Aufl., Berlin: Verlag Technik 1987.
Heinig A. Entwicklung eines Kryptologieprozessor-Kerns für den DES-Algorithmus. Dissertation, Technische Universität Dresden, Fakultät Elektrotechnik und Informationstechnik, 1995.
Hemmi P, Profos P, Pfeifer T (Eds.). Messfehler und Fehlerursachen Handbuch der industriellen Messtechnik. Oldenbourg 1994: 15–25.
Hoffmann R, Wolff M. Intelligente Signalverarbeitung 1 – Signalanalyse. 2. Auflage, Berlin Heidelberg, Springer-Verlag 2014.
Horspool R, Windels W. An LZ approach to ECG compression. Proceedings IEEE Seventh Symposium on Computer-Based Medical Systems, 1994:71–76.
International Organization for Standardization. ISO/IEC27001. Information technology. Security techniques – information security management systems – requirements. Geneva: ISO/IEC, 2013.
Internationales Wörterbuch der Metrologie. 2. Aufl., Berlin: Beuth Verlag 1994.
Isermann R. Fault-diagnosis systems: an introduction from fault detection to fault tolerance. Berlin: Springer Verlag 2006.
Isermann R. Identifikation dynamischer Systeme Bd. 1. Berlin: Springer Verlag 1992.
ISO/IEC Guide 98–3:2008: Uncertainty of measurement – Part 3: Guide to the expression of uncertainty in measurement, Guides in Metrology (JCGM/WG 1) 2008.
Janschek K. Systementwurf mechatronischer Systeme. Berlin, Heidelberg: Springer, 2010.
Kassenärztliche Bundesvereinigung, Bundesärztekammer (Hrsg.). Empfehlungen zur ärztlichen Schweigepflicht, Datenschutz und Datenverarbeitung in der Arztpraxis, mit Addendum zur Technischen Anlage. Dtsch Arztebl. 2014;111(21):A-963/B-819/C-775.

Kerckhoff A. La cryptographie militaire. Journal des sciences militaires, vol. IX, pp. 5–38, Janvier (1883): 161–191, Février 1883, http://www.petitcolas.net/kerckhoffs/crypto_militaire_1.pdf, Stand 06.11.2015.

Kessel W. European and international standards for statements of uncertainty. Engineering Science and Education Journal. 1998;7:201–207.

Klimesh M, Stanton V, Watola D. Hardware Implementation of a Lossless Image Compression Algorithm Using a Field Programmable Gate Array. TMO Progress Report 42–144, Jet Propulsion Laboratory, California Institute of Technology, 2001.

Küchemann D. Betriebssysteme für IoT-Geräte. Seminar Hot Topics in Communication Systems and Internet of Things Communciation and Networked Systems (ComSys), Universität Münster, Institute of Computer Science, WS2014/2015.

Laplante P. Real-Time Systems Design and Analysis: Wiley-IEEE Press 2004.

Lenk A. Elektromechanische Systeme. Band 3: Systeme mit Hilfsenergie, Berlin: Verlag Technik 1975.

Lenk A. Heuristische Fehlermodelle für Messgeräte. Studie Messwerterfassung 3/89, Sektion Informationstechnik, Technische Universität Dresden 1989.

Lunze J. Regelungstechnik 1. Berlin, Heidelberg: Springer 2010.

Lyons RG. Understanding Digital Signal Processing. Second Edition, Prentice Hall PTR 2004.

Malberg H, Bauernschmitt R, Meyerfeldt U, Schirdewan A, Wessel N. Kurzzeit-Analyse der Herzfrequenzturbulenz versus Variabilitätsparameter und Barorezeptorsensitivität bei Patienten mit dilatativer Kardiomyopathie. Zeitschrift für Kardiologie. 2003;92:547–557.

Malberg H, Urban G. Biomedizinische Technik – Biosignale und Monitoring: Band 5, Lehrbuchreihe Biomedizinische Technik (Morgenstern, Kraft (ed.)), Berlin: deGruyter vorauss. 2019.

Marschner U. Integration von Signalanalysatoren in Mikrosysteme. Dissertation, Fortschritt-Berichte VDI, Reihe 9, Nr. 369, Düsseldorf: VDI Verlag 2003.

Mathur G, Desnoyers P, Ganesan D, Shenoy P. Ultra-low power data storage for sensor networks. Proceedings of the 5th international conference on Information processing in sensor networks, ACM. 2006:374–381.

Müller R. Selbstüberwachung differenzdruckbasierter Durchflussmessverfahren für Flüssigkeiten. Dissertation, Technische Universität Darmstadt, Fachbereich Elektrotechnik und Informationstechnik, Darmstadt 2006.

National Security Agency: Defense in Depth: A practical strategy for achieving Information Assurance in today's highly networked environments. https://apps.nsa.gov/iaarchive/library/ia-guidance/archive/defense-in-depth.cfm (2010), Stand 03.10.2019.

Olsson III R, Wise KA. three-dimensional neural recording microsystem with implantable data compression circuitry. IEEE Journal of Solid-State Circuits. 2005;40:2796–2804.

Pfeifer G, Werthschützky R. Drucksensoren. Berlin: Verlag Technik 1989.

Puente-Leon F, Jäkel H. Signale und Systeme. 7. Aufl. Berlin/Boston: De Gruyter 2019.

Ross GJ. Nonlinear Estimation. New York: Springer Verlag 1990.

Sahner G. Digitale Messverfahren. Berlin: Verlag Technik 1990.

Sammlung von Begriffen (DAR-1-INF-06), Deutscher Akkreditierungsrat, DAR-Geschäftsstelle, BAM, Berlin 1997.

Schaar P. Privacy by design. Identity in the Information Society. 2010;3(2):267–274.

Schmidt H. Warum GUM? – Kritische Anmerkungen zur Normdefinition der ‚Messunsicherheit' und zu verzerrten ‚Elementarfehlermodellen'. ZfV. 2003;128:303–312.

Schrüfer E. Elektrische Messtechnik. München: Carl Hanser Verlag 2004.

Seacord R. Secure Coding in C and C++. 2nd Edition. Addison Wesley 2013.

Sikora A, Drechsler R. Software-Engineering und Hardware-Design, München: Carl Hanser Verlag 2002.

Sonnenreich W, Albanese J, Stout B. Return on security investment (ROSI) – a practical quantitative model. JRPIT. 2006;38(1):45–56.
Tränkler H-R, Böttcher J, Profos P, Pfeifer T (Eds.). Sensoren mit integrierter Signalelektronik und Digitalausgang. in Handbuch der industriellen Messtechnik, Oldenbourg 1994:159–167.
Tränkler H-R. Skriptum zur Vorlesung Messtechnik. Universität der Bundeswehr München 2001.
Van den Bos A, Eykhoff P. Model building and parameter estimation as means for intelligent measurement. Measurement. 1988;6:25–32.
Van den Bos A. Measurement – the Parametric Approach. IEEE Instrumentation and Measurement Technology Conference, 1991:259–262.
Vitulli R. PRDC: An ASIC device for lossless data compression implementing the Rice algorithm. Proceedings 2004 IEEE International Geoscience and Remote Sensing Symposium IGARSS ,04, Vol. 1, 2004.
Wang A, Chandrakasan A. Energy-efficient DSPs for wireless sensor networks. IEEE Signal Processing Magazine. 2002;19:68–78.
Werner J (Ed.). Wiederherstellung von Herz-Kreislauf-Funktionen. in Kooperative und autonome Systeme der Medizintechnik: Funktionswiederherstellung und Organersatz. München: Oldenbourg Wissenschaftsverlag GmbH 2005.
Werthschützky R. Entwurf und Realisierung integrierter piezoresistiver Druckwandler. Technische Universität Dresden, Fakultät Elektrotechnik und Informationstechnik, Habilitationsschrift, 1989.
Werthschützky R. Sensor-Trends 2014: Trends in zukunftsorientierten Sensortechnologien AMA Fachverband für Sensorik e. V. 2010.
Werthschützky R. Sensor Technologien 2022. AMA Fachverband für Sensorik e. V. 2017.
Wikipedia. Betriebssicherheit. https://de.wikipedia.org/wiki/Betriebssicherheit, Stand 21.12.2015.
Wikipedia. Informationssicherheit. https://de.wikipedia.org/wiki/Informationssicherheit, Stand 21.12.2015.

4 Aufbau intelligenter und vernetzter Implantate

4.1 Konzepte

Uwe Marschner

Die Erfüllung der in Kapitel 3 genannten Aufgaben übernehmen sensorische und/ oder aktorische und signalverarbeitende Mikrosystemkomponenten, die aus Funktions- und Form-Elementen mit Abmessungen im Mikro- und Nanometerbereich bestehen. Zur Erfüllung der Messaufgaben benötigt ein sensorisches funktionales Implantat mindestens einen Wandler und dessen Energieversorgung. Ein solches Implantat enthält keine elektronischen Komponenten und wird aus diesem Grund in der Transponderliteratur der Klasse der *passiven* Wandler zugeordnet. Die Zuordnung passiver und aktiver Prinzipien wird in Kap. 4.2 und Kap. 8.5.1 diskutiert. Der Verzicht auf elektronische Komponenten – und damit auf den Komfort lokaler Signalvorverarbeitung, Speicherung und digitaler Kommunikation – gestaltet den Aufbau solcher passiver Sensoren sehr übersichtlich. Abb. 4.1 zeigt die Blockschaltung eines Messsystems mit passivem funktionalem Implantat. Die physikalische Messgröße erfährt typischerweise eine zweifache Wandlung ähnlich der Wirkungskette in einem Sensor in Kap. 3.1.1. Der zweite Wandler muss die Zwischengröße im Unterschied zu einem elektrischen Sensor nicht in elektrische Größen umwandeln. Hier kann beispielsweise auch die akustische Impedanz einer Anordnung geändert werden, wie im Ultraschall-betriebenen Drucksensor der ETH Zürich (Gattiker, 2008). Zu dieser Klasse von Sensoren zählen SAW- (engl. *Surface Acoustic Wave-*) Sensoren (Lucklum, 2020; Oh, 2008; Jung, 2007) oder induktive Sensoren (Shridar, 2009). Ein induktiver Sensor ist auch die Basis des Biegesensors in Kap. 2.7.4.

Durch die Integration eines Analog-/Digitalwandlers mit vorgelagerter aktiver Messschaltung und einer digitalen Busschnittstelle werden Störeinflüsse bei der Datenübertragung praktisch ausgeschaltet. Ein solcher Aufbau wird als *busfähiger Sensor* bezeichnet. Ist ein Prozessor mit integriert, kann er die Messwerte lokal verarbeiten. Neben einer höherwertigen Signalverarbeitung gestatten digitale Methoden auch die Anwendung neuer Verfahren der Informationsverdichtung. Durch die Anordnung der Schaltungskomponenten am Sensor werden solche Mikrosysteme auch

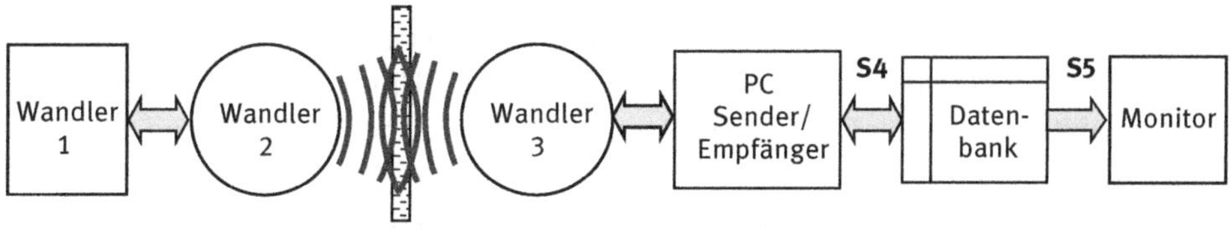

Abb. 4.1: Blockschaltung eines passiven funktionalen Implantats mit der Datenbankschnittstelle S4 und der Mensch-Maschine-Schnittstelle S5.

https://doi.org/10.1515/9783110349337-004

als *intelligente Sensoren* bezeichnet. Treffender wäre die Bezeichnung Sensor *mit integrierter Sekundärelektronik*. Ein intelligenter Sensor kann bereits die Korrektur von systematischen Messfehlern, wie Sensordynamik (Einschwingzeit oder Überschwingen), Nullpunktfehler, Hysterese, einer nichtlinearen Kennlinie oder temperaturbedingte Proportionalitätsfehler vornehmen oder zufällige Messfehler durch Berechnung statistischer Größen, wie den arithmetischen Mittelwert und die Standardabweichung, verringern (Tränkler, 2001). Zudem können messtechnisch relevante Informationen wie Messort, digitale Unterschrift und öffentliche Schlüssel für eine Datenverschlüsselung sensornah gespeichert werden. Damit ist eine Automatisierung der Sensorkonfiguration durch Plug & Play und eine Vereinfachung der Informationsverarbeitung möglich. Der Prozessor kann einerseits eine Informationskomprimierung vornehmen, andererseits verlagert sich das Datenaufkommen beim Auslesen lokal gespeicherter Daten. Bei Implementierung eines Befehlssatzes für die externe Kommunikation können dann auch Teilinformationen abgerufen werden.

In diesem Kapitel wird die Architektur sensorischer funktionaler Implantate einschließlich ihrer Komponenten spezifiziert und eingeordnet. Auf eine Schaltungssammlung wird verzichtet; im Rahmen dieses Buches kann nur ein Bruchteil der in den letzten Jahren bekannt gewordenen sensorspezifischen Lösungen vorgestellt werden. Zusammenfassende Darstellungen aktueller Entwicklungen drahtloser Sensoren für medizinische Anwendungen erschienen u. a. von Mackensen (2002), Moor (2005) oder Arshak (2005).

Abb. 4.2 zeigt die Komponenten eines typischen intelligenten Sensors. Kern der Schaltung ist ein Mikroprozessor oder digitaler Signalprozessor (DSP). Ein Mikroprozessor verarbeitet Daten bzw. Abtastwerte mit einer Arithmetisch Logischen Einheit (ALU) entweder *On-line*, d. h. direkt beim Eintreffen jedes Messwertes, oder *Off-line* im Block. Das Prozessorprogramm und aufzuzeichnende Ergebnisse speichert ein Flash-EEPROM, Variablen und Signale ein Hintergrundspeicher und Operatoren ein Vordergrundspeicher. Konstanten, z. B. vorberechnete Look-up-Tabellen, können auch in einem Read Only Memory (ROM) abgelegt sein. Vordergrundspeicher sind Registerfelder, die der Prozessor direkt und damit innerhalb eines Taktzyklus adressieren kann. Hintergrundspeicher ist ein Random Access Memory (RAM). Den Speicherort im RAM berechnet eine Address Computation Unit (ACU), wodurch der Zugriff auf den Speicherinhalt mehrere Taktzyklen umfasst.

Signalprozessoren sind für die Verarbeitung von digitalen Signalen optimiert. Dazu enthalten sie im Vergleich zum Mikroprozessor zusätzliche Komponenten, wie einen Multiplizierer/Akkumulator (MAC) oder mehrere Hintergrundspeicher für ein beschleunigtes Laden der Operatoren. Anwendungsbereiche des MACs sind echtzeitfähige Filteroperationen und Transformationen. Interfacekomponenten stellen die Verbindung zu anderen Systemkomponenten, wie dem A/D-Wandler, her.

Eine integrierte Schaltung, die neben dem Prozessor auch Interfacekomponenten enthält, wird auch *Mikrocontroller* genannt. Mikrocontroller sind praktisch Ein-Chip-Computersysteme, die häufig nur noch einen externen Quarz und einen Halbleiterspeicher benötigen. Der Begriff *Controller* wird für integrierte Schaltungen verwendet, die vorrangig für Steuerungsaufgaben gedacht sind. Dazu sind in vielen Fällen eine geringe Verarbeitungsbreite von 8...16 Bit und kleine Speicher von einigen 10 kBit ausreichend. Der Befehlssatz dieser Controller ist zudem auf das Steuern einzelner Signalleitungen spezialisiert.

In der Peripherie des Prozessors ist vor den A/D-Wandler ein Analogmultiplexer geschaltet, wenn mehrere Sensorsignale verarbeitet werden müssen. Zur Vervollständigung der Messinformation kann ein Zeitgeber den Zeitpunkt der Messung liefern. Um Rechenleistung zu sparen, ist der Zeitpunkt kodiert. Dafür geeignet ist ein Binärzählerstand. Bei einer Dekodierung in die Uhrzeit im externen System ist die dortige Software von der Kodierung und somit hardwareabhängig.

Die Datenübertragung erfolgt *drahtlos* durch die Haut. Dafür sprechen medizinische Gründe und die ausgeschlossene Energieeinkopplung aus dem Niederspannungsnetz auf den Patienten. Bei *drahtgebundener* Daten- und Energieübertragung ist hingegen wegen der Gefahr einer gefährlichen Energieeinkopplung eine galvanische Trennung von Messsensorik und Spannungsversorgung vorgeschrieben. Die Norm DIN EN 60601-1 legt als Prüfspannung 4 kV fest. Die Kosten der notwendigen Bauelemente können einige hundert Euro betragen (Moor, 2005).

Da funktionale Implantate eingehende Signale aufnehmen und automatisch beantworten, gelten sie auch als *Transponder* (engl. für Transmitter und Responder) (Mokwa, 2001). Ein *RF-Frontend* organisiert die lokale oder globale drahtlose Verbindung mit einem externen Sende- und Empfangskopf oder Mobilfunknetz einschließlich der notwendigen Protokolle und Übertragungsverfahren. Neben dieser Schnittstelle sind mit Blick auf die notwendige Modularisierung funktionaler Implantate auch die anderen internen und externen Schnittstellen (**S1** bis **S5** in Abb. 4.2) von Interesse. Sie werden in den nachfolgenden Kapiteln vorgestellt. Ein unentbehrliches Hilfsmittel für den Entwicklungsingenieur ist das *Testinterface*. Damit kann Einblick in die Registerbelegung des Prozessors genommen werden. Dieses Interface ist prozessorabhängig und nicht Bestandteil der weiteren Überlegungen. Die digitalen Komponenten setzen weiterhin ein Power-On-Reset und eine Selbstüberwachung voraus. Die Wirkungsweise war Thema in Kap. 3.3.

Intrakorporale Komponenten besitzen aus Platz- und Sicherheitsgründen häufig keine Batterie. Teilweise können sie über ein magnetisches Hochfrequenzfeld, über Ultraschall, aus der Bewegungsenergie oder über andere in Kap. 4.9 vorgestellte Prinzipien mit Energie versorgt werden. Diese Klasse von funktionalen Implantaten wird den *passiven* Transpondern zugeordnet. *Semiaktive* Transponder nutzen Hochfrequenz-Feldenergie für die Datenübertragung, während die Signalverarbeitungs- und Sensorkomponenten aus einer Batterie versorgt werden. *Aktive* Transponder beziehen ihre Energie komplett von einer Batterie (Kap. 8.3.2).

Die Leistungsaufnahme von allen elektronischen Komponenten muss so gering sein, dass das Implantat keine spürbare Wärme an seine Umgebung abgibt. Dadurch wird außerdem eine eventuell vorhandene lokale Stromversorgung wenig belastet.

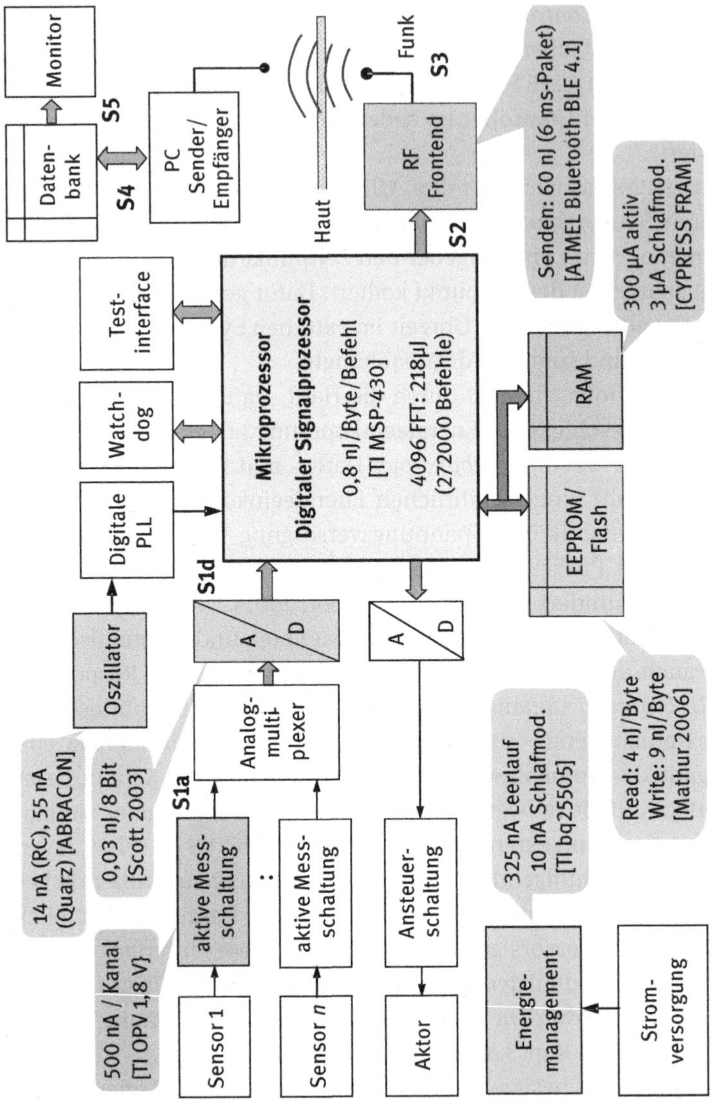

Abb. 4.2: Typische Blockschaltung eines aktiven funktionalen Implantats mit derzeit minimalem Energie- und Strombedarf der Ultra-Low-Power-Hauptbaugruppen und den Schnittstellen **S1a** – analoge Sensorschnittstelle, **S1d** – digitale Sensorschnittstelle, **S2** – drahtgebundene Busschnittstelle, **S3** – drahtlose Busschnittstelle, **S4** – Datenbankschnittstelle (Datenformat) und **S5** – Mensch-Maschine-Schnittstelle nach der IMEX-Definition.

Die aktuell verfügbaren Ultra-Low-Power-Komponenten in Abb. 4.2 sind dafür geeignet (Antsipkin, 2016). Die bei digitalen Signalverarbeitungsmodulen generierte elektromagnetische Strahlung muss geringgehalten und bei Bedarf durch Abschirmungen verringert werden. Die Funktionstüchtigkeit in Umgebungen mit starken und veränderlichen elektromagnetischen Feldern, wie in Computertomographen oder bei Kurzwellenbehandlungen, muss geprüft werden; Funktionsstörungen dürfen sich nicht auf den Menschen auswirken.

Sind die Schnittstelle und die elektronischen Komponenten frei zugänglich, gelten die allgemeinen Anforderungen an die Biokompatibilität. Eine Gewährleistung der Biokompatibilität der Einhäusung ist ausreichend, im Innern können Standard-Aufbau- und Verbindungstechniken eingesetzt werden.

4.1.1 Energiebedarf

Eine Untersuchung zum Energiebedarf der elektronischen Hauptbaugruppen eines drahtlosen aktiven Sensors von Mathur et al. (2006) führten zu den in Tab. 4.1 aufgelisteten Ergebnissen. Es zeigt sich, dass typischerweise die Sende- und Empfangsoperationen ein Vielfaches der Energie im Vergleich zu Prozessoroperationen und Flash-Speicheroperationen benötigen. Die Autoren leiten daraus die Empfehlung ab, Messwerte eher zu speichern, als zu übertragen. Dies ist vor allem für solche Anwendungen eine interessante Option, bei denen Messwerte oder Merkmale über längere Zeiträume mit wenig Energie aufgezeichnet werden müssen, wie in Kap. 3.5 thematisiert.

Abb. 4.2 vermerkt auch den aktuell erreichten oder avisierten Leistungsbedarf der elektronischen (Ultra-Low-Power-) Systemkomponenten. Da in autonomen Mikrosystemen nicht nur die zur Verfügung stehende Energie begrenzt ist, sondern auch die Restriktionen hinsichtlich der Wärmeabgabe im Körper eine geringe Leistungsaufnahme der Schaltungskomponenten fordern, ist ein Energiemanagement Bestandteil solcher Mikrosysteme. Diesem kann auch die Prozessortakterzeugung mit einer digitalen PLL zugeordnet werden. Sie ist in Kap. 4.9.3.4 näher beschrieben.

Tab. 4.1: Energiebedarf je Byte [Mathur 2006].

	MSP-430-Befehl	**Toshiba NAND Read**	**Toshiba NAND Write**	**CC2420 Radio Tx**	**CC2420 Radio Rx**
Energie (µJ/Byte)	0,0008	0,004	0,009	1,8	2,1
Faktor	1	5	11	2250	2600

4.1.2 Hard- und Software-Codesign digitaler Systemkomponenten

4.1.2.1 Hardware- vs. Softwarelösung

Die Signalverarbeitungs-, Speicher-, Steuerungs-, Kontroll- und Übertragungsaufgaben eines intelligenten Implantats nehmen digitale Komponenten wahr. Die gewünschte Funktionalität kann *physisch* oder *logisch* implementiert werden. Mikroelektronische Hardware-Bausteine erfüllen dabei *physisch* die Funktionalität entweder vollumfänglich oder durch die Bereitstellung eines Befehlsumfanges. Software-Module setzen die Funktionalität *logisch* in Form von Befehlsfolgen für die Hardware um. Dabei benötigt eine spezialisierte Hardware geringere Energie als eine Softwarelösung. Kriterien für die Optimierung einer Softwarelösung sind die Ausführungszeit und die Anzahl der Speicherzugriffe (Hildebrandt, 2007). In einem gemischten Systementwurf wird die Entscheidung über die Art der Realisierung und über die Abgrenzung der physischen und logischen Komponenten als Hardware-Software-Codesign bezeichnet (Sikora, 2002).

Algorithmen der Signalverarbeitung können in einer Weise in anwendungsspezifische integrierte Schaltungen (*ASICs*) abgebildet werden, die die Hardwarelösung in Bezug auf einen minimalen Energieverbrauch oder einen minimalen Platzbedarf optimiert. Ein ASIC vereint nur die notwendigen Baugruppen und kann zudem periphere Schnittstellenbaugruppen aufnehmen, die sonst durch externe Bauelemente bereitgestellt werden müssen. Andererseits kann das Applikationsfeld eines ASICs begrenzt sein oder die Komplexität des Algorithmus einen zu großen Hardware- und Entwurfsaufwand mit sich bringen. Dann ist die Umsetzung des Algorithmus in eine Softwarelösung auf frei programmierbare Standardprozessoren und -baugruppen sinnvoll. Zur Abarbeitung des jeweiligen Algorithmus wird dann nur ein geringer Teil des Befehlssatzes und damit von Hardwarekomponenten auf dem DSP genutzt. Das ist selbst bei einem Universal-DSP, der auf Aufgaben der Signalverarbeitung zugeschnitten ist, der Fall.

4.1.2.2 Betriebssystem

Zur Gewährleistung der Hardwareunabhängigkeit der verschiedenen Softwareapplikationen besitzen auch autarke Mikrosysteme zunehmend ein *Betriebssystem*. Solche Betriebssysteme sind speziell auf die Anforderungen und Zielanwendung eines solchen Mikrosystems zugeschnitten und deutlich weniger komplex als ein Universalbetriebssystem. Bekannte zugeschnittene Betriebssysteme sind das TinyOS, LiteOS, nesC, Contiki, RIOT und Nano-RK (Karl, 2007; Küchemann, 2015). In Tab. 4.2 sind einige Eigenschaften aufgelistet.

Tab. 4.2: Vergleich zugeschnittener Betriebssysteme (Küchemann, 2015).

OS	Echtzeitunterstützung	Speicherallozierung	min. RAM	min. ROM	Programmiermodell
TinyOS	keine	statisch	400B	4kB	Event-Driven
Contiki	partiell	dynamisch	2kB	30kB	Event-Driven, Protothreads
RIOT	hard	statisch, dynamisch	1,5kB	5kB	Multithreading
Nano-RK	hard	statisch	2kB	16kB	Multithreading

Zu den wichtigsten Aufgaben des Betriebssystems zählen das Scheduling, die Speicherallozierung, die Bereitstellung der Übertragungsprotokolle, die Gewährleistung der Sicherheit und das Energiemanagement. Wichtige Aspekte der Software sind darüber hinaus ihre Mobilität, die Bedienbarkeit in Bezug auf Entwicklung und Management, Debugging und Nutzerkontrolle sowie die Middleware, d. h. Unterstützungsprogramme zwischen dem System und der Treibersoftware.

Die unterste Softwareschicht mit direktem Hardwarezugriff ist der *Kernel* bzw. Betriebssystemkern. Der Kernel stellt Funktionen für die Speicher-, Prozess- und Geräteverwaltung und die Dateisysteme bereit. Echtzeit-Betriebssysteme (*Real Time Operating Systems* – RTOS) werden in hard-RTOS und soft-RTOS unterteilt. Während hard-RTOS vorgegebene Latenzzeiten in allen Fällen unterschreiten, so gilt dies bei soft-RTOS nur für die durchschnittlichen Latenzzeiten. Soft-RTOS eignen sich daher nicht für zeitkritische Anwendungen; sie kommen bei solchen Anwendungen zum Einsatz, in denen eine Überschreitung der Latenzzeit nur eine Qualitätsminderung bedeutet. Ein typischer Einsatzfall ist die Übertragung von Bilddaten. RTOS unterscheiden sich von gängigen Multitasking-Betriebssystemen, wie Desktop-Betriebssystemen, durch folgende Besonderheiten (Küchemann, 2015):

- RTOSs verfügen über verbesserte Scheduling-Algorithmen, die den Zeitpunkt und die Dauer der Abarbeitung einer Applikation bestimmen. Einem Prozess können dabei die Ressourcen vollständig bis zur Fertigstellung der Aufgabe zur Verfügung gestellt werden (*kooperatives Scheduling*) oder nur in vordefinierten Zeitscheiben (*preemptives Scheduling*).
- RTOSs können auch kleine Speicher effizient allozieren und freigeben. Prinzipiell sehen sie eine Allozierung des Speicherplatzes während der Kompilierung vor. Für eine dynamische Allozierung während der Programmlaufzeit sind zusätzliche Maßnahmen zur Gewährleitung der Immunität von Speicherbereichen und Behandlungen für fehlerhafte Speicherzuweisungen enthalten.
- Die Behandlung von Interrupts wird über spezielle Priorisierungen gesteuert.
- Bei modularen RTOSs können überflüssige Module entfernt werden.

- Besonderes Augenmerk wird auf die Sicherheitsmaßnahmen gelegt. Als geeignet hat sich MILS- (*Multiple Independent Levels of Security/Safety-*) Architektur herausgestellt. Sie beruht u. a. darauf, dass Informationen nur zwischen zwei Komponenten gleicher Sicherheitsstufe ausgetauscht werden, klassifizierte und nicht klassifizierte Informationen zu unterschiedlichen Zeiten verarbeitet werden und Fehler nicht das gesamte System beeinflussen. Sicherheitsfunktionen dürfen nicht umgangen werden, müssen immer aktiviert sein und dürfen nicht angreifbar sein (NEAT-Konzept).
- Für stromsparende Anwendungen kann ein RTOS auch kontrolliert Baugruppen wie Timer oder A/D-Wandler abschalten, wenn sie nicht benötigt werden. Prinzipiell ist eine Interrupt-Steuerung einem Polling zur Abfrage von Zuständen vorzuziehen.

Der Speicherbedarf für das Betriebssystem kann den Speicherbedarf der Signalverarbeitung deutlich übersteigen. In einem System zur lokalen Schwingungsüberwachung (Marschner, 2000) umfasste das Betriebssystem 60 % der ca. 10.000 Programmzeilen, die Kommunikationsprogramme 22 % und die Signalverarbeitung 18 %. Weiterführende Informationen zu Methoden und Architekturen von Betriebssystemen geben beispielsweise Goll (2012) und Teege (2006).

4.1.2.3 Entwurfsphasen

Der Entwurf von Mikrosystemkomponenten eines intelligenten Implantats erfolgt heute mit Hilfe von mathematischen Modellen des Mikrosystems und seiner Komponenten. Deren Eigenschaften und Verhalten werden auf Computern simuliert. Das Ergebnis dieses simulationsgestützten Entwurfs ist ein Modell, das die Systemanforderungen einerseits unter typischen Betriebsbedingungen erfüllt. Andererseits sollte es die Robustheit des Entwurfs auch in kritischen Belastungssituationen gewährleisten. Auf Grundlage des Modells kann die Fertigung und die Prüfung charakteristischer Kennwerte vorgenommen werden. Die Leistungsfähigkeit und Kosteneffizienz wird daher von der Zeit bestimmt, die für die Modellerstellung benötigt wird, der Vorhersagegenauigkeit der verwendeten Modelle und der Rechenzeit.

Der Entwurf eines medizintechnischen Systems kann in Phasen unterteilt werden, die sich beim Entwurf technischer Systeme bewährt haben. Für Unternehmen und beteiligte Organisationen empfiehlt es sich, die Europäischen Richtlinien nach der neuen Konzeption einzuhalten, um das CE-Zeichen für ihre Produkte zu erlangen. Unter anderem regelt die DIN EN ISO 9000 dabei Grundlagen und Begriffe von Qualitätsmanagementsystemen, die ISO 9001:2000 die Anforderungen an solche Systeme. Danach haben für jede Entwicklungsphase eine angemessene Bewertung, Verifizierung und Validierung sowie die Festlegung von Verantwortungen und Befugnissen für die Entwicklung zu erfolgen.

Der Entwurf von Medizinprodukten unterliegt besonderen gesetzlichen Bestimmungen. Die internationale Norm ISO 13485:2003 legt die Anforderungen an ein Qualitätsmanagementsystem fest, das für Entwurf, Entwicklung, Produktion, Installation und Instandhaltung von Medizinprodukten Voraussetzung ist. Die Anforderungen gelten zusätzlich zu den technischen Anforderungen. Die Grundlage für die Norm ist ein prozessorientierter Ansatz, wobei jeder Vorgang, der Vorgaben zu Ergebnissen verarbeitet, als Prozess betrachtet wird.

Die VDI/VDE-Gesellschaft Mess- und Automatisierungstechnik (GMA), FA 1.51 hat als standardisiertes Beschreibungsmittel in der Automatisierungstechnik einzelne Entwurfsphasen benannt. Sikora und Drechsler (2002) verwenden diese in einem Vorgehensmodell (Life Cycle Model) sowohl für den Hardware- als auch den Softwareentwurf komplexer technischer Systeme. Abb. 4.3 zeigt die *Konzeptphasen* des Systementwurfs. Die Darstellung ist in der Geräteentwicklung auch als Wasserfalldarstellung bekannt; die darauffolgenden Phasen werden als *Gestaltungs-* oder *Realisierungsphasen* bezeichnet (Ballas, 2009). Die Gestaltungsphasen umfassen den Grobentwurf, die physikalisch-mathematische Modellbildung, die Programmerstellung, die Beschreibung und Implementierung des Hardwareentwurfes, die Simulation, die formale Analyse und Verifikation der Hardware- und Softwaremodule, deren Integration bei der Erstellung des Gesamtsystems und schließlich die Konsolidierung des Systems, bei der Schwachstellen beseitigt werden. Moderne Entwurfsabläufe durchlaufen diese Entwurfsphasen nicht streng sequenziell, vielmehr kann sich die wiederholte Bearbeitung einzelner Phasen als notwendig erweisen.

Der Weg vom Problem zur Spezifikation verläuft zunächst in Bottom-up-Richtung, da hier die eigentliche Abstraktionsarbeit geleistet wird. Während der Partitionierungsphase wird das Gesamtsystem Top-Down in hierarchisch geordnete Teilsysteme oder Komponenten zerlegt. Alle Komponenten bilden überschaubare abgeschlos-

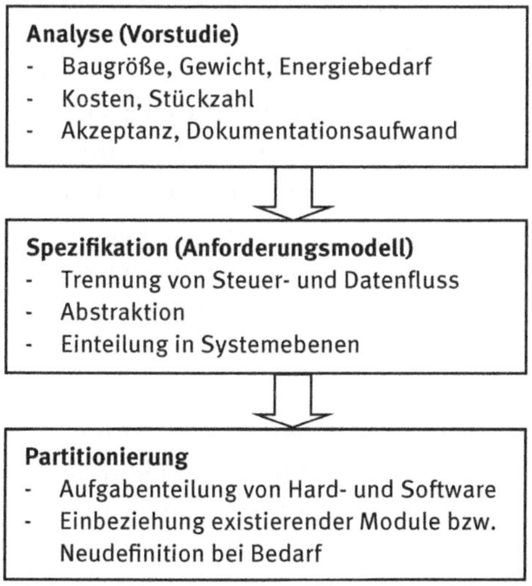

Abb. 4.3: Konzeptphasen des Systementwurfs.

sene und interaktive Funktionseinheiten. Die Interaktionen bestehen beispielsweise in Form von Wechselwirkungen zwischen mechanischen, elektrischen, thermischen und Strömungsfeldern von Funktionskomponenten oder in Form der Kommunikation von Softwarekomponenten. Das Gesamtsystem wird aus den Komponenten in der Integrationsphase dann wieder Bottom-up erstellt.

Der Top-Down-Bottom-up-Charakter findet in manchen Übersichten Ausdruck in einer V-förmigen Darstellung, dem „V-Modell“. Es ist vor allem in der Automobilindustrie populär (Schneider, 2010) und geht typischerweise bereits von einem Lösungskonzept aus. Das V-Modell ist so gestaltet, dass der linke Schenkel die Schritte bis zur Simulation der kleinsten Systemelemente enthält und der rechte Schenkel die Schritte der Synthese des Gesamtsystems. Die nebeneinander liegenden Phasen gehören der gleichen Systemabstraktionsstufe an. Sie stehen miteinander über die Vorgabe der Testgrundlagen und Testfälle für die Verifikation und Validation in Beziehung. Nach Erfahrungen bei der Softwareentwicklung beginnen Testaktivitäten zu spät. Die Verbindung von Testaktivität und Testbasis ist nicht klar und die Trennung in Test-, Debug- und Änderungsaktivitäten wird nicht deutlich (Spillner, 2003). Diese Erfahrungen lassen sich auf den Mikrosystementwurf übertragen, da hier die Hardwarekomponenten, die sensorischen und aktorischen Funktionskomponenten anhand von Rechnermodellen – also letztlich Softwarekomponenten – entworfen werden. Um die genannten Nachteile des V-Modells zu beheben, wurde es um parallel zu den Schenkeln liegende Pfade erweitert. Ein Pfad enthält die Vorbereitung des Tests eines Teilsystems bzw. des Systems selbst und ein Pfad die Ausführung der Tests. Das erweiterte Modell ist als „W-Modell“ bekannt (Spillner, 2003). Bezieht man dieses Modell auf den Mikrosystementwurf, dann verdeutlicht es die Trennung zwischen dem kompletten modellgestützten Systementwurf auf den inneren Pfaden und der physikalischen Realisierung auf dem äußeren Synthesepfad (Braune, 2015).

4.1.2.4 Strukturierten Analyse mit Realzeiterweiterungen (SA/RT)

Eine geeignete Methode für das Hardware-Software-Codesign ist die *Strukturierte Analyse* (Yourdon, 1999; DeMarco, 1979). Im Ergebnis liegt ein hierarchisch gegliedertes Anforderungsdokument für Umfang und Inhalt der betrieblichen Anwendung vor, die in dem geplanten Softwaresystem realisiert werden soll. Die Strukturierte Analyse ist eine graphische Methode, die mit Hilfe eines Top-Down-Vorgehens ein komplexes System in immer einfachere Funktionen bzw. Prozesse aufteilt und gleichzeitig eine Datenflussmodellierung durchführt. In ihrer Grundform ist die Strukturierte Analyse eine statische Analyse, die jedoch später um Methoden für dynamische Analysen erweitert wurde (Janschek, 2010). Eine mögliche Darstellungsform für die Systemanforderung ist nach Hatley und Pirbhai (1993) das *Anforderungsmodell* und für die Systemarchitektur das *Architekturmodell*. Anforderungsmodell und Architekturmodell ergänzen einander. Prozesse im Anforderungsmodell verweisen auf eine Position im Architekturmodell. Die Systemarchitektur wird oft grafisch entworfen, zum Beispiel

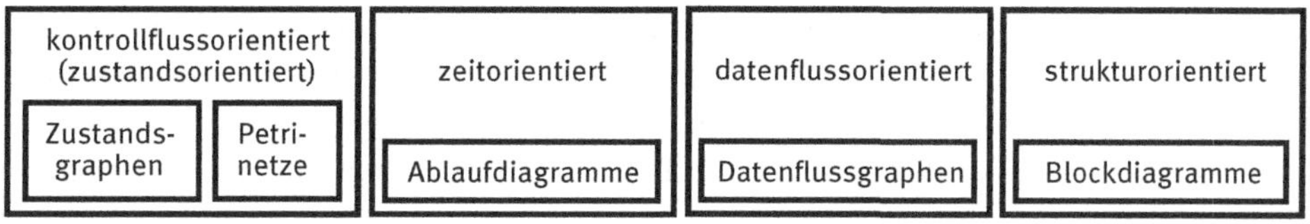

Abb. 4.4: Unterscheidung von Darstellungen digitaler Hard- und Softwaremodelle (Sikora, 2002).

mit Schaltungs- und Signalflussgraphen. Digitale Hard- und Softwaremodelle werden dabei wie in Abb. 4.4 unterschieden (Sikora, 2002).

Anforderungsmodell

Während das Architekturmodell also ein technologieabhängiges Modell der Systemstruktur ist, beschreibt das Anforderungsmodell die wesentlichen Anforderungen an das System mit einem technologieunabhängigen Modell. Das Anforderungsmodell fasst die funktionalen Anforderungen und das Steuerverhalten des Systems mit Hilfe eines *Prozessmodells* und eines *Steuermodells* zusammen.

Prozessmodell

Das Prozessmodell besteht aus

- Datenflussdiagrammen (*Data Flow Diagram* DFD),
- Prozessspezifikationen (*Process Specification* PSPEC) und einem
- Datenlexikon (*Data Dictionary* DD).

Datenflussdiagramme (DFDs, Abb. 4.5) stellen die einzelnen Funktionen (Prozesse) in Form eines Netzwerkes dar (Hatley, 1993). Komplexere Prozesse können in Teilprozesse zerlegt werden. Das Datenflussdiagramm auf der obersten Ebene wird dann *Datenkontextdiagramm* genannt. Informationen, die Prozesse austauschen oder in Datenspeichern lagern, werden Datenflüsse genannt. Der Zweck eines Prozesses ist es, einen Eingabedatenfluss in einen Ausgabedatenfluss umzuwandeln. Die Art und Weise der Umwandlung ist in der Prozessspezifikationen (PSPEC) beschrieben.

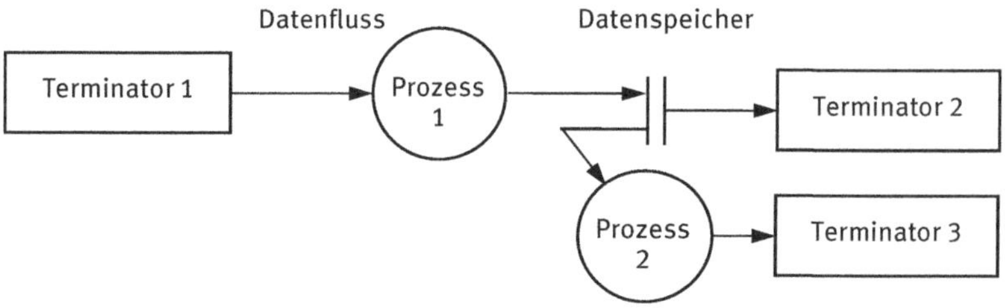

Abb. 4.5: Datenflussdiagramm (DFD).

Im Datenlexikon (DD) sind alle Anwendungsdaten *redundanzfrei* und einheitlich *strukturiert* definiert sowie Darstellungsregeln und die Beziehungen zwischen den verschiedenen Datenobjekten enthalten. Dabei erfolgt die Datenmodellierung der Datenspeicher und der Beziehungen der Daten zueinander mit Entity-Relationship-Diagrammen.

Steuermodell

Das Steuermodell legt die Übergangsbedingungen von einem Prozess zum nächsten Prozess fest. Das Aktivieren und Deaktivieren der Prozesse eines Datenflussdiagramms erfolgt durch die zugeordnete *Steuerspezifikation* (CSPEC) und die Zuordnung der Steuerung zu den Prozessen im *Steuerflussdiagramm* oder auch Kontrollflussdiagramm (*Control Flow Diagram* CFD). Steuerspezifikationen enthalten

- die Ereignislogik,
- Zustandsübergangsdiagramme (*State Transition Diagram* STD),
- die Aktionslogik und
- Prozessaktivierungstabellen (*Process Activation Table* PAT).

Die Ereignislogik ermöglicht die Steuerung eines Systems durch eine Kombination von mehreren Steuersignalen.

Zustandsübergangsdiagramme (Abb. 4.6) beschreiben die Zustände des Systems mit Automaten und die Transitionen (Zustandsübergänge) nach auslösenden Ereignissen, die Bedingung für einen Zustandswechsel und die beim Zustandsübergang ausgelösten Aktionen (Groll, 2011).

Die *Prozessaktivierungstabelle* (PAT) gibt die Aktivierungen und Deaktivierungen von Prozessen, d. h. ihre Aufnahme in das System bzw. ihre Entnahme aus dem System vor. Es ist somit möglich, den Signalfluss zu ändern, indem ein Prozess aus dem System genommen wird. Sind Prozesse aktiviert, dann nehmen sie nach dem *Start*-Befehl die Arbeit auf und beenden diese nach dem *Stopp*-Befehl.

Die *Aktionslogik* beschreibt, wie sich eine Aktion beispielsweise auf Prozessaktivierungen, -deaktivierungen und Ausgangssteuerflüsse auswirkt.

Steuerflussdiagramme (Abb. 4.7) enthalten im Allgemeinen die gleichen Prozesse wie die Datenflussdiagramme. Steuerflüsse können Prozesse nicht aktivieren oder deaktivieren, dies können nur die Prozessaktivatoren. Beide sind Bestandteile der CSPECS.

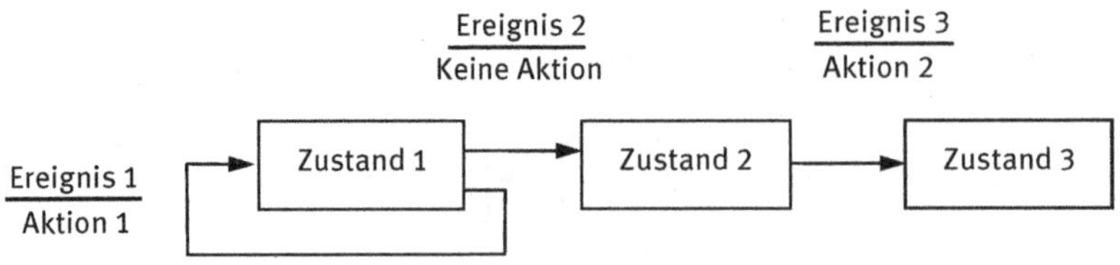

Abb. 4.6: Zustandsübergangsdiagramm.

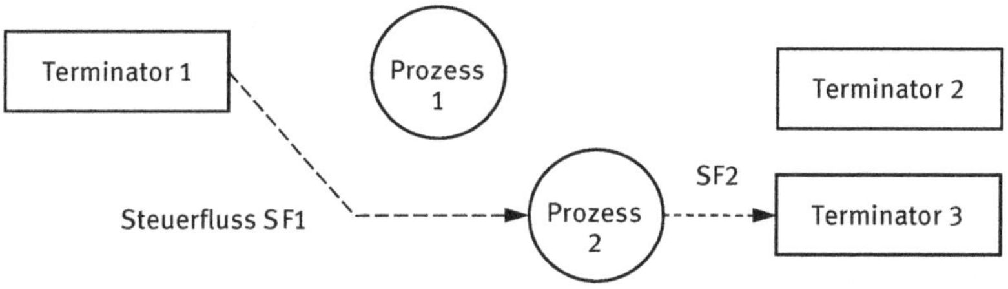

Abb. 4.7: Steuerflussdiagramm auf der obersten Systemebene (Steuerkontextdiagramm).

Die Steuerspezifikation kann auf jeder Prozessebene eingreifen. Da alle Prozesse auf Softwareebene realisiert werden können, kommen für die Spezifizierung der Datenverarbeitung innerhalb von Prozessen oft Programmablaufpläne zum Einsatz (Klug, 2003). Bei sequentiellen Systemen steuert ein einzelnes Modul den Kontrollfluss, bei parallelen Systemen steuern verteilte Komponenten durch Kommunikation untereinander den Kontrollfluss.

Architekturmodell

Unter einer *Rechnerarchitektur* versteht man nicht nur „die interne Struktur des Rechners, d. h. seinen Aufbau aus verschiedenen Komponenten", sondern auch „die Organisation der Arbeitsabläufe im Rechner" (Stahlknecht, 2004). Die gebräuchliche Taxonomie nach Giloi (1981) in Abb. 4.8 folgt dieser Unterteilung. Bemerkenswert in diesem Zusammenhang ist die Ansicht der Väter der IBM-Rechnerarchitektur, dass sich die Rechnerarchitektur „aus den Attributen und dem Verhalten eines Computers (definiert), wie dieser von einem Maschinensprachenprogrammierer gesehen wird. Diese Definition umfasst den Befehlssatz, die Befehlsformate, die OP-Codes, die Adressierungsarten und alle Register und Speicher ...". (Amdahl, Brooks und Blaauw, zitiert im Reference Manual der Alpha Architektur der Fa. DEC, 1992, Herrmann 2013).

Bei den ersten universellen Mikroprozessoren dominierte die *John-von-Neumann Architektur*, deren „Flaschenhals" der gemeinsame Befehls- und Datenraum ist, auf

<table>
<tr><td>Operations-prinzip</td><td colspan="2">Informationsstruktur (Datentypen, z.B. Maschinenbefehle und Daten, ihre Repräsentation und anwendbare Operationen)</td><td>Steuerstruktur (Algorithmen für die Interpretation und Transformation der Daten)</td></tr>
<tr><td>Hardware-struktur</td><td>Hardware-Komponenten (Prozessoren, Speicher, Peripheriegeräte)</td><td>Hardware-Verbindungsstruktur (Busse, Leitungen)</td><td>Kommunikations- (Protokolle) und Kooperationsregeln (Zusammenwirken der Komponenten)</td></tr>
</table>

Abb. 4.8: Bestandteile einer Rechnerarchitektur nach Giloi (1981).

den über einen Adress- und Datenbus zugegriffen wird. Zur Beschleunigung mathematischer Operationen wurde bei DSP's die *Harvard-Architektur* eingeführt, die je einen eigenen Bus für Befehle und Daten vorsieht. Für den Zugriff auf Matrixspeicher wurden außerdem spezielle *Address Computation Units* (ACU) entwickelt, die die Adressberechnung innerhalb eines Taktzyklus abschließen. Ein 8086-Prozessor benötigt für diese Operation hingegen 5 bis 12 Taktzyklen. Ein wichtiger Fakt ist auch, dass viele Signalverarbeitungsalgorithmen nur wenig Speicherplatz verglichen mit den zu verarbeitenden Daten benötigen und somit in On-Chip ROM's gespeichert werden können. In eine anwendungsspezifische integrierte Schaltung (ASIC) können heute sowohl frei programmierbare Signalprozessoren oder Controller in Form von Hardware-Cores oder speziell für die Abarbeitung eines einzigen Algorithmus ausgelegte Prozessoren integriert werden. Bei letzterem ist der Algorithmus dann „fest verdrahtet" (engl. *hard wired*).

Das Architekturmodell ist wie das Datenflussdiagramm hierarchisch aufgebaut. An der Spitze steht das Architekturkontextdiagramm (*Architecture Context Diagram* ACD), das im Wesentlichen die Elemente des Datenkontextdiagramms bzw. des Steuerkontextdiagramms enthält. Das Architekturkontextdiagramm berücksichtigt die physikalischen Eigenschaften der Terminatoren und führt detailliert beschriebene Schnittstellen ein. Auf den weiteren Ebenen des Architekturmodells beschreiben Architektur-Flussdiagramme (*Architecture Flow Diagrams* AFDs), aus welchen Hardware- und Softwarekomponenten das System besteht.

Die Verbindungsstrukturen zwischen den Modulen haben die Architektur-Verbindungsdiagramme (*Architecture Interconnect Diagrams* AIDs) zum Inhalt. Im Gegensatz zum Flussdiagramm zeigen sie die konkreten Verbindungen zwischen den Modulen, beispielsweise ein Bussystem, verwendete Protokolle, Datennetze, die erforderliche Zuverlässigkeit und Störsicherheit und ggf. die Länge und die Kosten.

Daten- und Kontrollflüsse, die noch nicht im Datenlexikon enthalten sind, werden im Architekturverzeichnis vermerkt.

Die Zuordnung aller elementaren Prozesse und jeder Kontrollflussspezifikation des Anforderungsmodells zu den Komponenten der Architektur-Flussdiagramme wird in der Architektur-Modul-Spezifikation (*Architecture Module Specification* AMS) vorgenommen. In der Spezifikation sind die Eigenschaften des Moduls definiert, beispielsweise die Redundanz oder Laufzeiten.

Mit der Strukturierten Analyse lassen sich somit die wichtigsten strukturellen und funktionellen Eigenschaften eines Systems allgemein verständlich beschreiben. Sie ist daher nicht auf den Entwurf von Hard- und Software beschränkt, sondern hat beispielsweise auch Einzug in die Mechatronik gefunden (Janschek, 2010).

Einen Überblick über standardisierte Entwicklungsmethoden und Architekturen sowie ausführliche Einführung in die Strukturierte Analyse gibt Groll (2011).

4.1.3 Modularisierungsansätze

4.1.3.1 Hybrider Aufbau von Mikrosystemen

Aufgrund ihrer Beschaffenheit unterscheiden sich die Modularisierungsansätze medizintechnischer Systeme von denen anderer Branchen (Dehm, 2005). Sie sind durch eine teilweise extreme Miniaturisierung der Systemkomponenten charakterisiert, verbunden mit einem geringen Energieverbrauch. Verschiedene Systemkomponenten können auch räumlich verteilt sein und die Schnittstellen größere Entfernungen – im Sinne der Abmessungen der Komponenten selbst – überbrücken.

Für einen hybriden Aufbau des Sensorsystems sprechen Kostenaspekte. Da bei den meisten Sensorprinzipien kein Bedarf an Submikrometerstrukturen besteht, eignen sich auch ältere Fertigungslinien für die Sensorherstellung. Die Sensorelektronik bedarf eines aktuellen Low-Power Low-Voltage CMOS/ BiCMOS-Prozesses mit Mixed-Signal-Bibliotheken für einen Zellen-basierten, hochautomatisierten Entwurf. Als Zellen werden dabei vorgefertigte Layoutelemente bezeichnet. Das betrifft alle Elektronikkomponenten, die in Spezialschaltungen existieren. Die verschiedenen Prozesse können auf diese Weise separat optimiert werden. Dieser Vorteil ist allerdings mit einem erhöhten Aufwand für die Aufbau- und Verbindungstechnik, Testung und Kalibrierung verbunden. So werden auf den Chips zusätzliche Flächen für die elektrische Verbindung gebraucht. Die Zuverlässigkeit eines Chipverbundes ist zudem geringer als die einer monolithisch integrierten Schaltung. Aus diesen Gründen ist ein sorgfältiger Systementwurf entscheidend für die Kosten und die Zuverlässigkeit des Systems. Fortgeschrittene Aufbau- und Verbindungstechniken sind die Grundvoraussetzung für eine erfolgreiche Kommerzialisierung der Mikrosystemtechnik im Bereich der biomedizinischen Implantate (Becks, 2007).

Die Konsequenz dieser Spezialisierung ist ein modularer Aufbau der Hardware mit genormten Schnittstellen an den Modulgrenzen. Auf standardisierte Schnittstellen hat man sich international für die drahtgebundenen und drahtlosen Verbindungen zwischen den verschiedenen Systemkomponenten geeinigt, beispielsweise mit dem SPI-Bus, I^2C-Bus, CAN-Bus, Bluetooth oder Zigbee (siehe Kap. 7 und Kap. 8). Anders sieht dagegen noch die Situation bei Sensoren aus. Herstellerspezifische Schnittstellen sind oftmals hinsichtlich Pegel und Versorgungsspannungen untereinander nicht kompatibel. Einheitliche Schnittstellen in signalverarbeitenden Mikrosystemen sind hingegen die Voraussetzung für eine Vielfalt von völlig neuartigen kompakten, miniaturisierten, portablen und integrierten Diagnosegeräten.

4.1.3.2 Modulare Mikrosensorik des AMA-Fachverbandes

Um die Anbindung von Sensoren an Messsysteme zu ordnen, wurden vom AMA-Fachverband für Sensorik e. V. das *PrimSens* (Kap. 6) und das *Buskoppler* Interface als Europäische Alternative zu IEEE 1451 erarbeitet. Die Buskoppler-Schnittstelle ist SPI-basiert und aufwärtskompatibel zum IEEE 1451-Standard. Der Standard ist sowohl

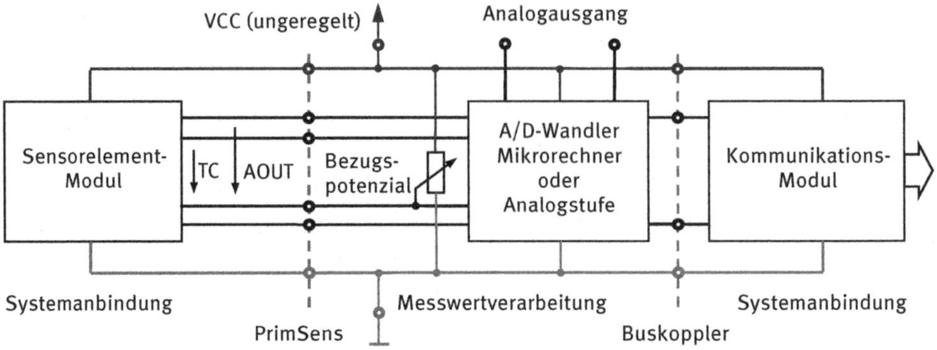

Abb. 4.9: Schnittstellen-Konzept der Modularen Mikrosensorik, V_{cc} = Betriebsspannung des Sensorsystems, A_{out} = Ausgangssignal des Sensorelement-Moduls, TC = Temperaturkompensation (optional). Das Kommunikationsmodul ist busspezifisch ausgelegt.

für Einzelsensoren, als auch für komplexe Messsysteme mit großem Datenumfang gedacht. Mit dem Buskoppler-Interface sollen die hohen anteiligen Entwicklungskosten der aufwändigen Hardware bei kleinen Stückzahlen gesenkt und eine breite Umsetzung von Messsystemen mit eigener Bus- oder Ethernet-Anbindung unterstützt werden. Für die Implementierung des Interfaces sind ein 8-Bit-Controller und 512 Byte Datenspeicher ausreichend. Das Schnittstellenkonzept ist in Abb. 4.9 dargestellt. Seit etwa 2004 wurden erste Produkte in den Markt eingeführt, die modular nach dem Schnittstellen-Konzept des AMA-Fachverbandes für Sensorik aufgebaut sind (Jaschinski, 2004).

4.1.3.3 Match-X Baukasten des VDMA

Der Maschinenbau ist neben der Medizintechnik und der Automobilindustrie einer der Vorreiter für modulare Mikrosysteme. Diese ermöglichen ebenfalls die Realisierung intelligenter autonomer Subsysteme, die Sensorik, Signalverarbeitung, Aktorik und Kommunikationseinrichtungen beinhalten und Regelungs-, Überwachungs- und Diagnoseaufgaben weitgehend selbstständig durchführen. Dadurch können technisch neuartige Lösungen mit dezentraler Steuerung und Überwachung geschaffen werden. Die Miniaturisierung führt auch zu einer Reduzierung des für sicherheitsrelevante Redundanzen notwendigen Aufwandes.

Aufgrund der Vielfalt von Sensoren, implementierter Signalverarbeitung und Kommunikation von möglichen Mikrosystemen sind diese anwendungsspezifisch zu entwickeln. Der Bedarf an einzelnen Lösungen bewegt sich von einigen Hundert Einheiten pro Jahr bis zu einigen 10.000. Als Problem erweisen sich bei diesen Stückzahlen die hohen Entwicklungs- und Fertigungskosten. Innerhalb des BMBF-Leitprojektes „Mikrosystemtechnik für den Maschinen- und Anlagenbau“ (Modulare Mikrosystemtechnik) wurde von 1996–1998 nach einer Lösung für die Verringerung des

Aufwandes bei Entwicklung und Fertigung gesucht. Sie wurde mit der Ausarbeitung eines Baukastensystems gefunden, bei dem vordefinierte Module vom Hersteller in einem Stapelaufbau verbunden werden können.

In der Folgezeit haben sich mehr als 20 Projektpartner und weitere Unternehmen in der Arbeitsgemeinschaft Match-X („*match the unknown*") organisiert, die das Baukastensystem unter der Federführung der Fraunhofer-Institute IPA und IZM zur Fertigungsreife weiterentwickelt hat. Die Schnittstellen zwischen den einzelnen Match-X-Bausteinen sind im VDMA-Einheitsblatt 66305 festgehalten (VDMA, 2002). Die Festlegungen garantieren die Kompatibilität der Bausteine und umfassen geometrische und funktionale Schnittstellen. Sie können nicht nur Informationen und Signale, sondern auch Kräfte, Momente und Medien verarbeiten sowie zu angrenzenden Bausteinen übertragen (Brenning, 2007).

Die einzelnen Module können von unterschiedlichen, jeweils stark spezialisierten Herstellern gefertigt worden sein. Neben Konstruktionsvorgaben für signalverarbeitende elektronische Module sind beispielsweise auch solche für mechanische, optische und fluidische Module vordefiniert. Die Konstruktionsvorgaben beinhalten:

- die *Architektur* des Modulsystems mit der Spezifikation für die Funktionsweise der jeweiligen Module,
- die *Schnittstellen* des Baukastensystems und
- die Normen für die *Prüfung* der Einhaltung der Konstruktionsvorgaben für die einzelnen Module.

Als Lösung zur Realisierung des Stapelaufbaus wurde ein Miniaturgehäuse entwickelt, das an der Unterseite (*Bottom*) Lotkugeln in einer Arrayanordnung (engl. *Ball Grid Array* – BGA) enthält, die mit der Oberseite (*Top*) des nächsten Moduls verlötet werden können. Durch einheitlich definierte Schnittstellen auf Ober- und Unterseite ihres Gehäuses sind die Bausteine vielseitig kombinier- und stapelbar.

Die Arrayanordnung ermöglicht eine große Zahl an Einzelverbindungen zwischen den Modulen, so dass auch parallele Busverbindungen zwischen digitalen Schaltungen hergestellt werden können. Durch die in Abb. 4.10 aufgelistete Zuordnung zu verschiedenen Bausteingruppen ist eine Mehrfachbelegung der Anschlüsse eines Modultyps möglich und es müssen nicht alle Signale eines elektrischen Busses bis zum obersten bzw. untersten Baustein geführt werden.

Eine Einbeziehung einzelner Module in biomedizinische Mikrosysteme ist denkbar bis hin zur Entwicklung eines biokompatiblen TB-BGA-Gehäuses. Eher untypisch ist die Gestaltung eines biomedizinischen Systems in Form des Stapelaufbaus. Wie bereits in der Einleitung beschrieben sind biomedizinische Systeme häufig durch eine flächenhafte Anordnung bei gleichzeitiger teilweiser extremer Miniaturisierung der Module charakterisiert.

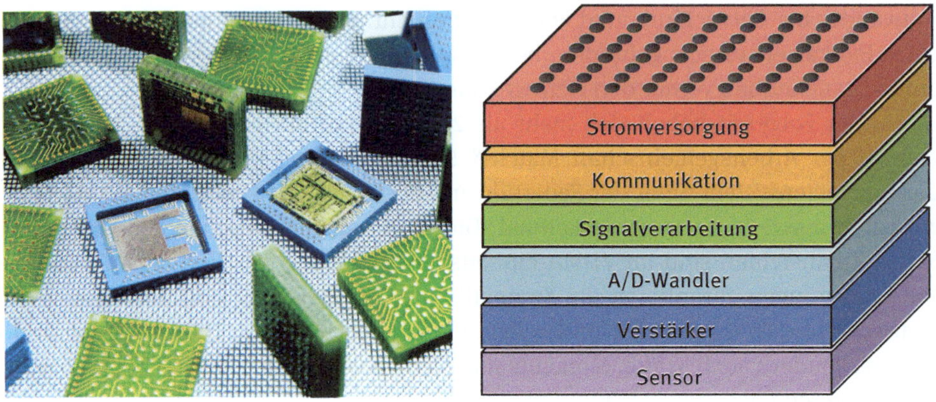

(a) (b)

Abb. 4.10: (a) Match-X-Bausteine in LTCC- und FR4-Technologie (Walz, 2002) und (b) Bausteingruppen.

4.1.4 Signalfluss bei analoger Signalverarbeitung

Wolf-Joachim Fischer

Sensorsignale durchlaufen bis zu einer Digitalisierung oder Busübertragung analoge Komponenten. Methoden der analogen Signalverarbeitung bzw. -vorverarbeitung werden häufig angewendet, um Einflüsse auf die Sensorsignale zu kompensieren. Typische Einflüsse sind Nichtlinearitäten (Kennlinie des Sensors) und Störungsgrößen (z. B. die Temperatur). Bei der Zusammenschaltung einzelner Signalverarbeitungskomponenten unterscheidet man zwischen

- seriellen Strukturen
- parallelen Strukturen und
- Schleifen mit negativer Rückkopplung.

Eine *serielle* Struktur ist in Abb. 4.11 dargestellt. Das Ausgangssignal y_i einer Stufe ist das Eingangssignal x_{i+1} der folgenden Stufe. Eine lineare und zeitinvariante Stufe ändert ein sinusförmiges Eingangssignal bezüglich der Amplitude und der Phase in einem dynamischen System durch den Frequenzgang G_i:

$$y_i = G_i \cdot x_i, \quad i = 1, 2, \ldots, n. \tag{4.1}$$

Der gesamte Frequenzgang einer seriellen Signalverarbeitungsstruktur ist dann gegeben durch:

$$G_{Res} = G_1 \cdot G_2 \cdot \ldots \cdot G_n. \tag{4.2}$$

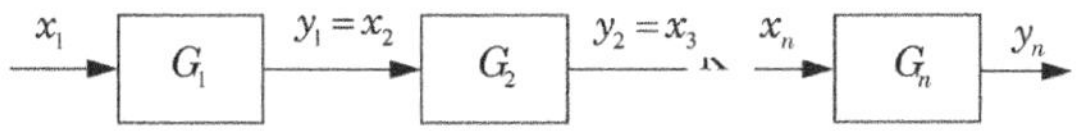

Abb. 4.11: Serielle Signalverarbeitungsstruktur.

Eine Linearisierung einer statischen nichtlinearen Sensorkennlinie kann erreicht werden, wenn eine Stufe verwendet wird, die eine inverse Übertragungskennlinie im Vergleich zu der des Sensors hat. Für die Temperaturkompensation in einer seriellen Struktur existieren auch integrierte Schaltungen.

Die Blockschaltung einer *parallelen* Struktur ist in Abb. 4.12 dargestellt. Mit den Einzelfrequenzgängen in Gln. (4.1) gilt:

$$G_{\text{Res}} = G_1 \pm G_2 \pm \ldots \pm G_n \tag{4.3}$$

Die wichtigste parallele Struktur ist die „Differenzen-Struktur“, die die Möglichkeit der einfachen Linearisierung und Elimination von Größen, die eine statische Sensorkennlinie beeinflussen, bietet. Bei dieser Methodik werden zwei Sensoren so angeordnet, dass sie entgegengesetzte Signale erzeugen. Einwirkende Störgrößen, wie die Temperatur, erzeugen hingegen Störsignale gleicher Polarität. Durch Differenzenbildung werden diese Störsignale dann eliminiert (siehe **!** auf der nächsten Seite).

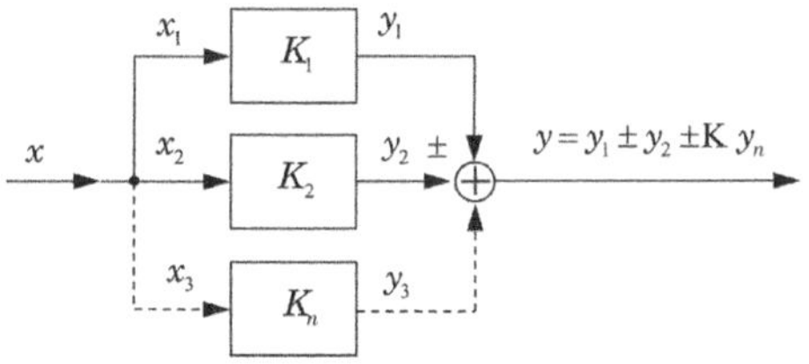

Abb. 4.12: Parallele Signalverarbeitungsstruktur.

Im Instrumentenverstärker in Abb. 4.24 sind die beiden Verstärkungszweige als negativ rückgekoppelte Schleifen ausgeführt. Diese Operationsverstärkerschaltungen sind am Eingang sehr hochohmig, was essentiell ist, um die Belastung der Messbrücke durch den Verstärker praktisch auszuschließen. Derartige *Rückkopplungsstrukturen* sind die dritte Variante zur Zusammenschaltung einzelner Signalverarbeitungskomponenten, wie in Abb. 4.13 dargestellt. Die Schleife ist ein geschlossener Kreis, wie der Regelkreis in der Automatisierungstechnik. Mit den Verstärkungen V des Vorwärtszweiges und R des Rückkopplungszweiges sowie dem Zusammenhang

$$y = V \cdot \left(x - x_{\text{k}}\right) = V \cdot \left(x - R \cdot y\right) \tag{4.4}$$

ergibt sich für den Frequenzgang:

$$\frac{y}{x} = \frac{V}{1 + R \cdot V} \quad . \tag{4.5}$$

Eine solche negative Rückkopplung ist die Grundlage für den Aufbau von präzisen und stabilen analogen Schaltungen mit Operationsverstärkern. Anstelle einer Verstärkungseinstellung über den Faktor V nimmt man die Verstärkungseinstellung einer analogen Schaltung über ein Widerstandsnetzwerk vor, das den Faktor R beeinflusst. Die Verstärkung des oberen Zweiges wird z. B. mit V = 10.000 sehr groß gewählt, wie sie für einen Operationsverstärker typisch ist. Für den Frequenzgang gilt dann näherungsweise nur noch die Abhängigkeit vom Rückkopplungszweig:

$$\frac{y}{x} = \frac{1}{R} \quad . \tag{4.6}$$

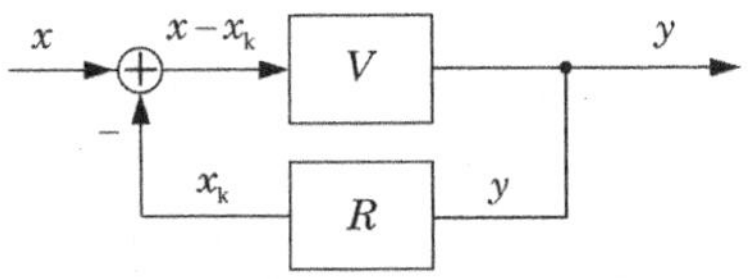

Abb. 4.13: Signalverarbeitungsstruktur mit negativer Rückkopplung.

! Ein Sensor soll die Kennlinie

$$y(x, \vartheta) = a_0 + a_1 \cdot x + a_2 \cdot x^2 + f(\vartheta)$$

besitzen. Zur Eliminierung von Störsignalen nach dem Differenzierungsprinzip werden zwei dieser Sensoren verwendet. Die Messgröße x wird dabei so umgeformt, dass sie auf die Sensoren mit

$$\xi_1(x) = x_0 - x$$

$$\xi_2(x) = x_0 + x$$

einwirkt. Das Ausgangssignal der beiden Sensoren beträgt dann (Abb. 4.14):

$$y_1(\xi_1, \vartheta) = a_0 + a_1 \cdot (x_0 - x) + a_2 \cdot (x_0 - x)^2 + f(\vartheta)$$

$$y_2(\xi_2, \vartheta) = a_0 + a_1 \cdot (x_0 + x) + a_2 \cdot (x_0 + x)^2 + f(\vartheta)$$

Die Differenzenbildung ergibt dann für y_{res} ein lineares und temperaturunabhängiges Signal:

$$y_{res}(x) = y_2(\xi_2, \vartheta) - y_1(\xi_1, \vartheta) = 2(a_1 + 2 \cdot a_2 \cdot x_0) \cdot x \, .$$

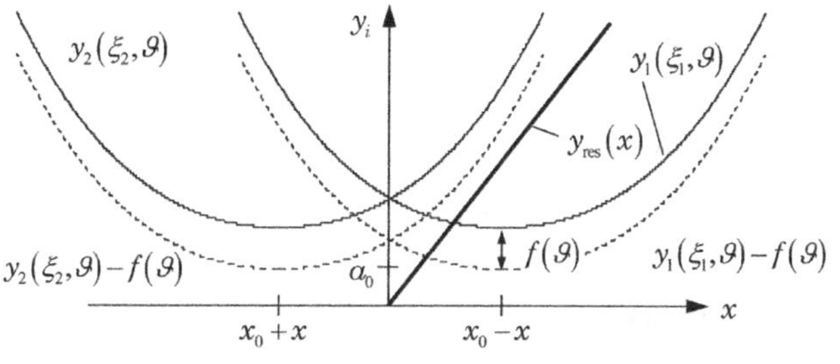

Abb. 4.14: Eliminierung eines überlagerten Störsignals nach dem Differenzenprinzip.

Eine Reihe von Vorteilen, beispielsweise eine sehr gute Stabilität und einen sehr großen Dynamikbereich bieten elektronische Rückkopplungen bei Sensoren. Dieses Grundprinzip wird erfolgreich bei Servo-Beschleunigungssensoren eingesetzt (Gevatter, 2006). Wie in Abb. 4.15 dargestellt, wird dabei die seismische Masse m über die Steuerung der elektrostatischen Kraft in ihrer Ruhelage gehalten. Die Elektrodenspannung dient als Maß für die anliegende Beschleunigung. Das Differenzsensorprinzip kann angewendet werden, wenn auf Vorder- und Rückseite der beweglichen Elektrode in Bewegungsrichtung jeweils eine Gegenelektrode angeordnet wird. Ohne Rückkopplung vergrößert sich dann beim Einwirken einer Beschleunigung die Ruhekapazität C_0 auf die Kapazität $C_1 = C_0 + \Delta C$ während sie sich auf der anderen Seite auf $C_2 = C_0 - \Delta C$ verringert und umgekehrt:

$$
\begin{aligned}
C_1 &= \frac{\varepsilon_0 A}{(d_0 - x)} \approx \varepsilon_0 \frac{A}{d_0}\left(1+\frac{x}{d_0}\right) = C_0\left(1+\frac{x}{d_0}\right) \\
C_2 &= \frac{\varepsilon_0 A}{(d_0 + x)} \approx \varepsilon_0 \frac{A}{d_0}\left(1-\frac{x}{d_0}\right) = C_0\left(1-\frac{x}{d_0}\right)
\end{aligned}
\tag{4.7}
$$

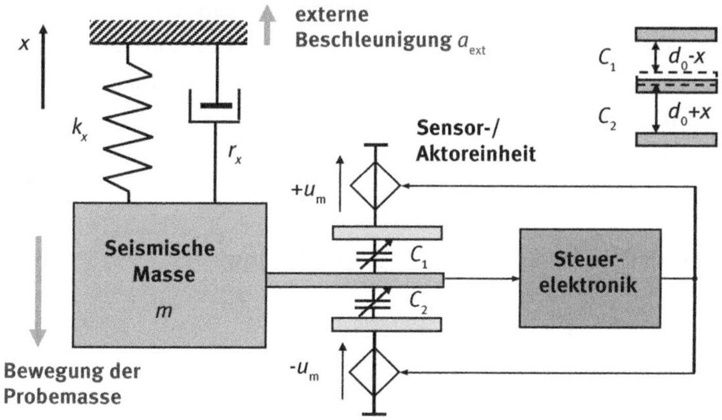

Abb. 4.15: (Servo-)Beschleunigungssensor mit negativer Rückkopplung.

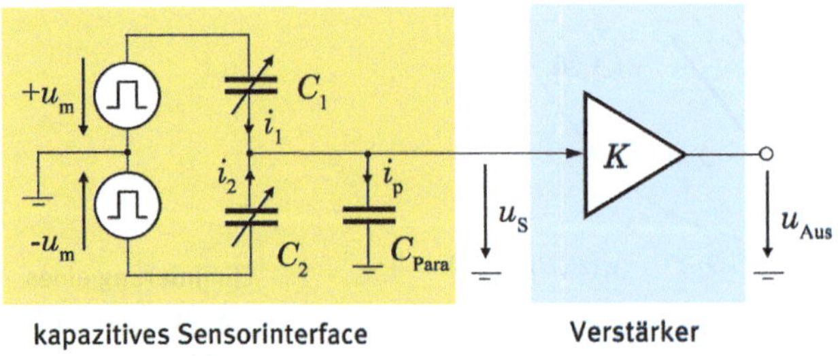

Abb. 4.16: Ansteuerung der Sensorelektroden und Verstärkung des Sensorsignales.

Wie in Abb. 4.16 dargestellt, werden die Elektroden zur Bestimmung ihrer Kapazitäten über die gegenphasigen Wechselspannungen u_m und $-u_m$ auf- und entladen. Bei dieser Schaltungsvariante folgt mit dem Knoten- und Maschensatz für die Sensorspannung u_S, wobei C_{Para} die parasitären Kapazitäten zusammenfasst:

$$i_p = i_1 + i_2 \rightarrow C_{Para}\frac{du_S}{dt} = C_1\frac{d(u_m - u_S)}{dt} + C_2\frac{d(-u_m - u_S)}{dt} \tag{4.8}$$

$$u_S = \frac{C_0\left(1+\frac{x}{d_0}\right)\cdot 2u_m}{2C_0 + C_{Para}} \approx \frac{2C_0}{(2C_0 + C_{Para})}\frac{u_m}{d_0}\cdot x. \tag{4.9}$$

Der Zusammenhang zwischen der Auslenkung x und der Sensorspannung u_S ist somit näherungsweise linear. Mit $C_0 > C_{Para}$ kann vereinfacht

$$u_S = \frac{u_m}{d_0}\cdot x \tag{4.10}$$

angenommen werden.

Die seismische Masse wird von einer Feder mit der Federkonstanten k_x gehalten und wird, unter anderem durch Luftströmungen, mit dem Reibungskoeffizienten r_x bedämpft. Die Masse m setzt sich aus allen Teilen zusammen, die in x-Richtung bewegt werden. Aus dem Kräftegleichgewicht

$$r_x\frac{dx}{dt} + k_x x = F_{ext} = ma_m \tag{4.11}$$

folgt im stationären Zustand, d. h. bei konstanter Beschleunigung:

$$k_x x = F_{ext} = ma_m. \tag{4.12}$$

Die Auslenkung der Masse beträgt in diesem Fall:

$$x = \frac{m}{k_x} a_m = \frac{1}{\omega_0^2} a_m . \tag{4.13}$$

Sie ist damit vom Quadrat der mechanischen Resonanzfrequenz $f_0 = \omega_0 / (2\pi)$ abhängig. Für größere Auslenkungen sind kleine Resonanzfrequenzen vorteilhafter, die dazu erforderlichen großen Strukturen verteuern hingegen mikromechanische Elemente und sind zudem empfindlich gegenüber Schockbelastungen.

Mit den Gln. (4.10) und (4.12) folgt für die Empfindlichkeit oder auch Sensitivität S zwischen der Beschleunigungskraft F_{ext} und der Sensorspannung:

$$S = \frac{u_S}{F_{\text{ext}}} = \frac{u_m}{d_0 F_{\text{ext}}} \cdot x = \frac{u_m}{d_0 k_x} . \tag{4.14}$$

Die Sensitivität steigt damit proportional mit der Ansteuerspannung u_{m} und sinkt mit größerer Federkonstante k_x und größerem Plattenabstand d_0 im Ruhezustand.

Zur Regelung der Plattenauslenkung soll die elektrostatische Kraft F_{el} infolge der Kondensatorspannung u_C genutzt werden:

$$F_{\text{el},1} = \frac{u_C^2 \varepsilon_0 A}{2(d_0 - x)^2} \quad \text{und} \quad F_{\text{el},2} = \frac{u_C^2 \varepsilon_0 A}{2(d_0 + x)^2} . \tag{4.15}$$

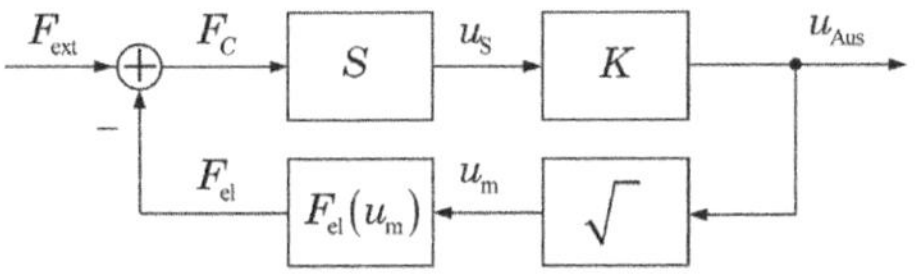

Abb. 4.17: Servo-Beschleunigungssensor mit negativer Rückkopplung (León, 2015).

Im Regelkreis wird die Sensorspannung mit dem Faktor K verstärkt und wegen der quadratischen Abhängigkeit von der Plattenspannung radiziert, wie in Abb. 4.17 dargestellt (León, 2015):

$$u_{\text{m}} = \sqrt{u_{\text{Aus}}} = \sqrt{K \cdot u_S} . \tag{4.16}$$

Aus dem Spannungsteiler in Abb. 4.16 und mit Gln. (4.10) resultieren die Kondensatorspannungen

$$\begin{aligned} u_{C1} &= u_m - u_S = u_m \left(1 - \frac{x}{d_0}\right) \\ u_{C2} &= -u_m - u_S = -u_m \left(1 + \frac{x}{d_0}\right) . \end{aligned} \tag{4.17}$$

Die Summe der beiden elektrischen Kräfte ergibt

$$F_{\mathrm{el}} = F_{\mathrm{el},1} - F_{\mathrm{el},2} = \frac{\varepsilon_0 A}{d_0} \frac{K u_{\mathrm{m}} x}{d_0} = \underbrace{\frac{C_0}{d_0}}_{V_{\mathrm{R}}} u_{\mathrm{Aus}} . \tag{4.18}$$

Mit der gewählten Radizierung ergibt sich der Verstärkungsfaktor $V_{\mathrm{R}} = C_0/d_0$ für den Rückkopplungszweig. Für das Kräftegleichgewicht der rückgekoppelten Anordnung folgt aus den Gln. (4.18) und (4.14):

$$\begin{aligned} F_{\mathrm{ext}} &= F_k + F_{\mathrm{el}} \\ m a_m &= k_x x + \frac{C_0}{d_0} u_{\mathrm{Aus}} = \frac{k_x d_0}{K u_{\mathrm{m}}} u_{\mathrm{Aus}} + \frac{C_0}{d_0} u_{\mathrm{Aus}} . \end{aligned} \tag{4.19}$$

Bei großer Verstärkung K verschwindet der erste Term und somit die Federkraft. Die elektrostatische Kraft kompensiert die Beschleunigungskraft $F_{\mathrm{el}} \approx F_{\mathrm{ext}}$, wodurch die seismische Masse in Ruhelage gehalten wird. Dadurch gibt es keine mechanische Begrenzung des Messbereiches und der Frequenzgang bzw. die Sensitivität S_{GK} des rückgekoppelten Sensors beträgt bei großer Verstärkung

$$S_{\mathrm{GK}} = \frac{u_{\mathrm{Aus}}}{F_{\mathrm{ext}}} = \frac{1}{V_{\mathrm{R}}} = \frac{d_0}{C_0} . \tag{4.20}$$

Durch die Gegenkopplung werden auch der Einfluss der Federkonstanten und die Stabilität von u_{m} um den Verstärkungsfaktor reduziert (León, 2015).

4.1.5 Signalfluss bei digitaler Signalverarbeitung

Uwe Marschner

Gegenüber der klassischen analogen Signalverarbeitung bietet die digitale Signalverarbeitung erhebliche Vorteile, wie höhere Stabilität, Zuverlässigkeit und Reproduzierbarkeit, höhere Flexibilität, einfachere Umsetzung von Varianten, Änderungen oder Erweiterungen sowie die Anwendung neuer Auswertemethoden.

Bei der digitalen Verarbeitung durchläuft das Messsignal die Blockschaltung in Abb. 4.18 und wird durch die Signalverarbeitungskomponenten geändert. Als erstes Glied der Blockschaltung reduziert ein Anti-Aliasing-Tiefpass höherfrequente Anteile des Messsignals. Als Kriterium dient das Abtasttheorem von Shannon. Es besagt, dass ein Signal mit einer maximalen Frequenz $f_{\max}$ durch eine Abtastung mit der Frequenz $f_{\mathrm{S}} > 2 \cdot f_{\max}$ vollständig beschrieben und rekonstruiert werden kann. Die halbe Abtastfrequenz ist auch als Nyquist-Frequenz bekannt. Ist die Bedingung nicht erfüllt, überlappen sich die Spektren des Messsignals und seiner periodischen Fortsetzung im

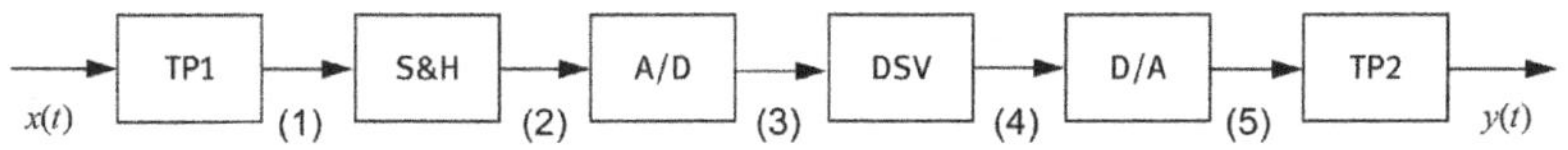

Abb. 4.18: Signalfluss in einem System zur digitalen Verarbeitung analoger Signale nach (Hoffmann, 2014) mit den Komponenten TP1: Anti-Aliasing-Tiefpass, S&H: Abtast- und Halteschaltung, A/D: Analog-/Digitalwandler, DSV: digitales Signalverarbeitungssystem, D/A: Digital-/Analogwandler, TP2: Rekonstruktionstiefpass.

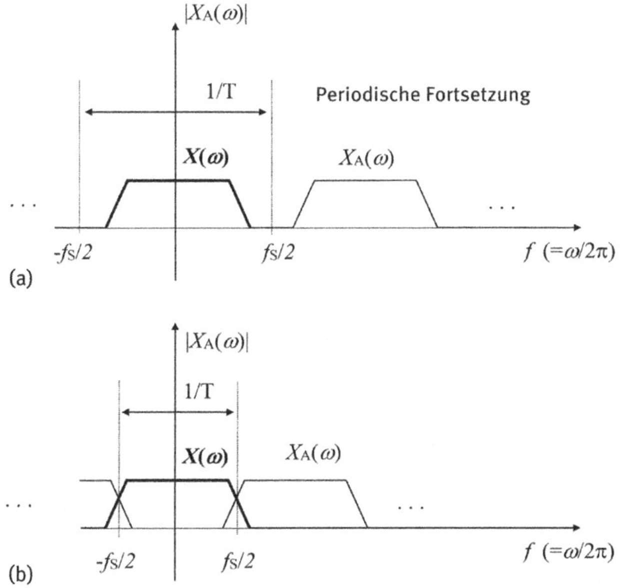

Abb. 4.19: Repräsentation eines abgetasteten Signals im Frequenzbereich. (a) Bei Abtastung mit $f_S > 2 \cdot f_{max}$ ist eine vollständige Rekonstruktion des Signals möglich. (b) Ist die Amplitude der im Messsignal enthaltenen Frequenzanteile oberhalb der halben Abtastfrequenz größer als die Auflösung des A/D-Wandlers, so kann das Messsignal nicht vollständig rekonstruiert werden. Der Grund ist die Überlappung des Spektrums des Messsignals mit seiner periodischen Fortsetzung.

Frequenzbereich, wie in Bild Abb. 4.19 gezeigt. Aufgrund des endlichen Abfalls des Amplitudenganges von Tiefpassfiltern wird praktisch mit etwa $f_S \geq 5 \cdot f_{max}$ abgetastet.

Die sich an den TP1 anschließende Abtast- und Halteschaltung bereitet das analoge Signal für die Analog-/Digitalwandlung vor. Die Abtast- und Halteschaltung lädt einen Kondensator C_S auf die Spannung $U_C = x(t)$ auf. Zum Zeitpunkt $t - k\Delta t$ wird das Eingangssignal abgetrennt und die Spannung U_C für die Dauer der Wandlung Δt konstant gehalten. Die Zeitdauer Δt ist die Abtastperiode. Das Messsignal liegt dadurch am Knoten (2) zeitdiskret und wertekontinuierlich vor[5]. Die Abtastwerte werden mit der Delta-Distribution

$$\delta(t)=\begin{cases}\infty & : \; t=0\\ 0 & : \; t\neq 0\end{cases} \quad \text{mit} \quad \int_{-\infty}^{\infty}\delta(t)\mathrm{d}t=1 \tag{4.21}$$

in der Form

$$x_A(t)=x(t)\sum_{k=-\infty}^{\infty}\delta(t-k\Delta t)=\sum_{k=-\infty}^{\infty}x(k\Delta t)\delta(t-k\Delta t) \tag{4.22}$$

dargestellt [Hoffmann 2014].

Der A/D-Wandler schränkt anschließend auch den Wertebereich des digitalen Signals im Knoten (3) auf eine endliche Anzahl diskreter Werte ein. Die Konsequenzen benennt Kap. 4.5.1.

Die digitalen Signale verarbeitet ein Automat $A=(X, Y, Z, f, g)$ mit

- dem Eingabealphabet X,
- dem Ausgabealphabet Y,
- der endlichen Menge von Zuständen $Z, |Z|<\infty$,
- der Überführungsfunktion $z(k+1)=g(z(k),x(k)), g: Z\times X\rightarrow Z$ und
- der Ergebnisfunktion $y(k)=f(z(k),x(k)), f: Z\times X\rightarrow Y$.

Die Funktionen f und g sind im Allgemeinen nichtlinear und zeitvariant. Für die Zeitdauer zwischen dem Start des Algorithmus und der Bereitstellung der Ergebnisse kann ein maximaler Wert angegeben werden. Diese Rechenzeit ist architekturabhängig. Da intelligente Implantate im Echtzeitbetrieb arbeiten, darf die Zeitspanne einen vorgegebenen Wert nicht überschreiten.

Die weitere Speicherung, Übertragung und Anzeige der verarbeiteten Messwerte erfolgt digital. Für analoge Ausgaben und Steuerungen kann das analoge Signal $y(t)$ vollständig durch Interpolation der Abtast- oder Samplingreihe mit der Spaltfunktion si(α) rekonstruiert werden (Abb. 4.20):

$$y(t)=\sum_{k=-\infty}^{\infty}u(k\Delta t)\,\mathrm{si}\frac{\pi}{\Delta t}(t-k\Delta t), \quad \mathrm{si}(\alpha)=\frac{\sin\alpha}{\alpha} \tag{4.23}$$

Dazu ist es ausreichend, das mit ω_g bandbegrenzte Ausgangssignal eines Digital-/Analogwandlers $u(k\Delta t)$ hinreichend kurz mit der Breite $\tau=1/fg$ auf einen Tiefpass mit der Grenzfrequenz ω_g zu leiten. Dann ist die Ausgangsspannung des Tiefpasses

$$y(t)\sim\sum_{k=-\infty}^{\infty}u(k\Delta t)2f_g\,\mathrm{si}\,\omega_g(t-k\Delta t) \tag{4.24}$$

5 Da dies auch der Fall in allen SC-Schaltungen ist, wird bei SC-Schaltungen von zeitdiskreter Signalverarbeitung gesprochen und nicht von digitaler.

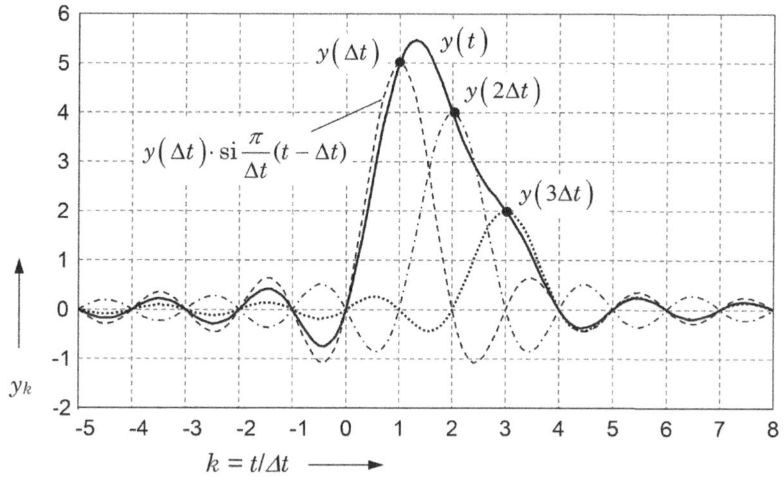

Abb. 4.20: Interpolation (durchgehende Kurve) der Abtastwerte durch die Abtast- oder Samplingreihe, gezeigt anhand von drei Abtastwerten bei $k = 1,2,3$ und ihrer zugehörigen Spaltfunktionen.

dem gewünschten Signalverlauf proportional (Hoffmann, 2014).

Die Analyse dieses Signalflusses ergibt, dass für die Konfiguration der digitalen Signalverarbeitungskomponenten

- die Bandbreite des Messsignals,
- der maximale auflösungsbedingte Messfehler des digitalen Signals und
- die Reaktionszeit des Systems

bekannt sein müssen. Mit diesen Vorgaben kann der Hardwareaufwand grob abgeschätzt werden. Daraus resultieren der Platz- und Energiebedarf für die Komponenten.

4.2 Sensoren

4.2.1 Sensorklassen

In der Messtechnik auch als *Aufnehmer* bezeichnet (DIN 1319-1), wandeln Sensoren eine Messgröße in ein Messsignal um (Gerlach, 2006). Da *Signale* energietragende Größen sind, können sie auch zu Stellzwecken dienen, z. B. in Druckminderern für Gasflaschen und im Bimetall-Thermostat. Das Messsignal ist dann die Stellkraft oder die Auslenkung des Stellgliedes.

Die Aufgabe eines elektrischen Sensors ist die Umwandlung einer Messgröße in ein elektrisches Signal zum Zweck der Messung. Dabei treten die in Kap. 3.1 besprochenen Ergebnisabweichungen auf. An Sensoren, die in funktionalen Implantaten eingesetzt werden, werden Forderungen an geringe Abmessungen und eine äußerst niedrige Leistungsaufnahme gestellt.

Im Sinne einer echten minimalinvasiven Messung und bei Berücksichtigung lokaler Gegebenheiten am Messort können die geometrischen Abmessungen der Sensoren nicht klein genug sein. Dem gegenüber steht die *Handhabbarkeit* des Mikrosystems durch den Operateur und auch die Frage der *Verankerung* des Systems.

Messgrößen können sieben Kategorien zugeordnet werden. Darunter fallen auch Parameteränderungen, beispielsweise des elektrischen Widerstandes. Da diese energiefrei sind, sind nicht alle Messgrößen Signale. Die sieben Kategorien sind:

1. Elektrische Größen: elektr. Spannung, Stromstärke, Widerstand, Kapazität,
2. Strahlungsgrößen: Intensität, Wellenlänge, Polarisation, Phase,
3. Geometrische Größen: Länge, Winkel,
4. Mechanische Größen: Kraft, Druck, Geschwindigkeit, Beschleunigung,
5. Thermische Größen: Temperatur, thermische Leitfähigkeit,
6. Magnetische Größen: magnetische Flussdichte, Feldstärke, Permeabilität,
7. Chemische Größen: Konzentration, pH-Wert, Potenzial.

Dazu zählen prinzipiell alle quantitativ bestimmbaren Eigenschaften physikalischer Objekte. Ein sehr umfangreiches Gebiet ist die Entwicklung chemischer Sensoren aufgrund der Vielzahl chemischer Substanzen. Großes Potenzial besitzt hier die Erforschung und Entwicklung integrierter fluidischer Prozessoren auf der Basis stimulierbarer Polymere (Richter, 2009a, 2009b).

In der Systemtheorie ist eine Unterteilung von Sensoren nach der Verwendung von Hilfsenergie gebräuchlich. Danach erzeugen *passive* Sensoren das Ausgangssignal direkt, d. h. ohne Hilfsenergie, beispielsweise durch elektrodynamische oder piezomagnetische Wandlung. Die gesamte elektrische Leistung muss von der physikalischen Domäne der Messgröße aufgebracht werden. Sie entsprechen vollständig den passiven Zweitoren der elektrischen Netzwerk- und Systemtheorie (Abb. 4.21). Bei einem *aktiven* elektromechanischen Wandler steuert die mechanische Eingangsgröße den Leistungsfluss zwischen einer inneren Hilfsenergiequelle und einem äußeren Verbraucher; im aktiven Sensor erfolgt eine Kennwertänderung (ΔR, ΔC o. ä.) (Werthschützky, 2008). Aktive Wandler sind daher nicht umkehrbar.

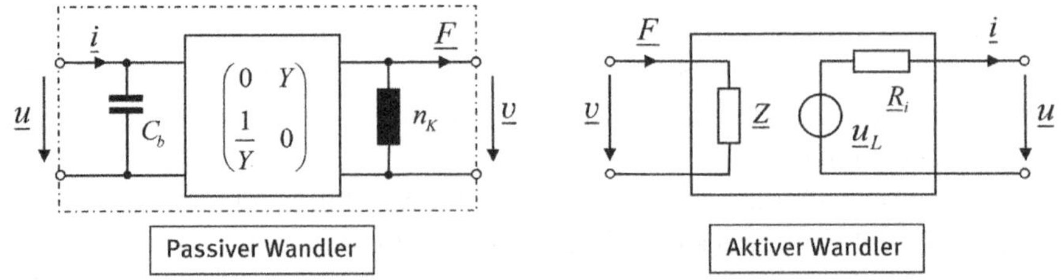

Abb. 4.21: Systemtheoretische Unterscheidung passiver und aktiver Wandler (Lenk, 1975).

In der Sensorliteratur werden die Begriffe passiv und aktiv auch in umgekehrter Zuordnung verwendet: aktive Sensoren erzeugen demnach direkt ein elektrisches Signal, während passive Sensoren ein elektrisches Signal beeinflussen (Nordmann, 2002). In einem Wandler mit inneren Energiequellen übernimmt hier ein passiver Zweipol die Steuerung der am Ausgang abgegebenen Leistung (Lenk, 1975 S. 20).

4.2.2 Implantierbare und extrakorporale Sensoren

Bernhard Clasbrummel

Tab. 4.3 zeigt den gegenwärtigen Bedarf an ausgewählten intra- und extrakorporal gemessenen Größen und implantierbaren Elektroden für die medizinische Diagnostik und Therapie. Potentielle Anwendungen der intrakorporalen telemetrischen Druckmessung wurden bereits in Kap. 2.1 genannt. Mit einer Breite des Sensors von ca. 0,9 mm zählt das ITES-System nicht zu den kleinsten. Neuere Drucksensoren erreichen Abmessungen von 0,16 mm × 0,1 mm × 1,3 mm (Silex Microsystems, Järfälla, Schweden). Auch wegen ihrer geringeren Stromaufnahme sind sie beispielhaft für die Anwendung in funktionalen Implantaten.

In die Tabelle wurden auch Elektroden mit aufgenommen. Eine Klasse medizinischer Mikroimplantate erfüllt Aufgaben der elektrischen Stimulation und/oder Messung, beispielsweise in Herzschrittmachern, Cochlea-Stimulatoren, neurologischen Stimulatoren im Gehirn oder elektrische Stimulation von Nerven im peripheren und zentralen Nervensystem mittels Cuff-Elektroden (Stieglitz 2004a, 2004b). Bei Letzteren sind die Elektrodenkontakte in eine Manschette (engl. Cuff) integriert, die sich selbst zusammenrollt. Die Manschette schmiegt sich infolge ihrer Elastizität passgenau an den Nerv an und bleibt lagestabil. Dabei wird ein enger Kontakt mit dem Nerv aufrechterhalten.

Wie in Kap. 3.1 dargelegt, sind die Sensorparameter, die zur Messunsicherheit beitragen, ebenso wichtig wie die eigentliche Sensitivität des Sensors. Ein heute noch unzureichend berücksichtigtes Problem ist die anregungsinduzierte Drift des Nullpunktes und des Übertragungsfaktors elektromechanischer Wandler. Implantierte Sensoren können nicht kalibriert werden, wenn man Absolutwert-Beschleunigungssensoren nicht einrechnet, die durch die Patientenlage von außen kalibriert werden können. Die Drift muss daher von vornherein in die Messunsicherheit einbezogen werden. Bei modernen Sensoren kann sie aber oft vernachlässigt werden.

Tab. 4.3: Medizinische Anwendungen für implantierbare und extrakorporale Sensoren nach B. Clasbrummel (2000). i: implantierbare Anwendung, p: perkutane Anwendung, e: externe Anwendung, m: mobile Anwendungen.

Sensoren für		Ort	Anwendung	Dringlichkeit	Häufigkeit
Druck	i	arteria radialis	Hypertonie	+	+++
	i, m	Gehirn	Hirndruck	+++	+
	p	Blase	Blasendruck	+	++
	i, m	Herz	li. Vorhofdruck (CHI)	++	+
		intrauterine	Fetaler Herzschlag	+	+++
		Auge	Glaukom Monitoring	+	+++
	i, m	Leber, Niere	nach Transplantation	++	+
	i, p	Extremitäten	Kompartment	++	+
		Wirbelsäule	Bandscheibendruck	+	++
		Aorta	indirekte Blutflussmessung	+	++
	i, p	Abdomen	Kompartment	++	++
Temperatur	i, m	Prothese, Wirbelsäule, Thorax	in Verbindung mit Druck- oder Beschleunigungssensorik	++	+++
	i, p, m	Gelenke	Therapiekontrolle	+	++
	i, p, m	Organe	Therapiekontrolle bei entzündlichen Vorgängen, Tumortherapie	+ / ++	+++
Beschleunigung	i, m	Prothese	Hüftprothesenlockerung	+	++
	e, m	Thorax	Atmung, Hustenmonitoring	++	++
	e	an Extremitäten	Therapieverlauf (M. Parkinson), neurologische Diagnostik	+	++
	e, m	an Extremitäten	Rehabilitationsverlauf nach Gelenkoperationen (Hüfte/Knie)	+	+++
	e, m	Bodyairbag	Schutz vor Schenkelhalsbruch	++	+++
Drehrate	i, m	Prothese	Hüftprothesenlockerung	+	+
	i	Wirbelsäule	Bewegungsanalyse nach OP	++	+
	e, m	Extremitäten	Rehabilitation, Diagnostik Neurologie	+	+++
Dehnung	i, m	Implantate	Knochenbruchheilung, Prothesenlockerung	+	++

Tab. 4.3: (fortgesetzt) Medizinische Anwendungen für implantierbare und extrakorporale Sensoren nach B. Clasbrummel (2000). i: implantierbare Anwendung, p: perkutane Anwendung, e: externe Anwendung, m: mobile Anwendungen.

Sensoren für		Ort	Anwendung	Dringlichkeit	Häufigkeit
Elektroden	i, p, m	Herz, Niere	Ödembildung, Ischämie, Abstoßung, Herzschwäche	+++	+++
	p, e, m	Hand, Fuß	Ödembildung, Ischämie, CHI, Sudeck	++	++
	i	Gehirn	Parkinson	+++	+
	i, m	Nerven, Muskel	Regeneration, Aktivität, Stimulation	+++	+

4.3 Aktive Messschaltung

Uwe Marschner

Die aktive Messschaltung – analoges Frontend – wandelt das elektrische Messsignal in ein normiertes, analoges Messsignal, das dem Analog-Digital-Wandler zugeführt wird. Die Normierung erfolgt mit dem Ziel, den Wertebereich des A/D-Wandlers auszunutzen. Andere Aufgaben der aktiven Messschaltung sind die Separation des elektrischen Messsignals von Störsignalen und seine Verstärkung. Da die aktive Messschaltung einen Beitrag zur Messunsicherheit liefert, muss sie rauscharm, mit geringer Nullpunktdrift und geringer Störgrößenabhängigkeit ausgeführt sein und darf nur unerheblich auf die Messgröße zurückwirken. Weitere Aufgaben betreffen die analoge Korrektur systematischer Fehler, wie die Linearisierung der Sensorkennlinie oder eine Autokalibrierung, eine Kompensation von Offset- und Verstärkungsfehlern, oder eine Korrektur des Temperaturgangs (Werthschützky, 2010).

Es kann festgestellt werden, dass sich derzeit nur einzelne Speziallösungen aktiver Messschaltungen im Einsatz befinden, deren Aufgabe über die Verstärkung und Normierung des elektrischen Messsignals hinausgeht. Es ist ein Trend weg von der analogen Signalverarbeitung und hin zur digitalen Signalverarbeitung zu verzeichnen. Ein Grund ist die vergleichsweise einfache Implementierung digitaler Signalverarbeitungsalgorithmen. Im Gegensatz dazu muss man bei analogen Schaltungen einen teilweise erheblichen Schaltungs- und Flächenaufwand sowie Kompromisse bei der Stabilität der Funktionsparameter in Kauf nehmen. Dies trifft vor allem bei der Filterung der Sensorsignale zu.

4.3.1 Grundschaltung Operationsverstärker

Operationsverstärker (OPV's) gehören zu den wichtigsten analogen integrierten Grundschaltungen. Ihr Klemmenverhalten zeigt einen Gleichspannungsverstärker mit sehr hoher Verstärkung, wobei der Eingang fast immer als Differenzeingang ausgelegt ist. Moderne, leistungsfähige Operationsverstärker als Grundbausteine analoger CMOS-Schaltungen zeichnen sich zudem durch hohe Bandbreiten, geringes Rauschen, eine niedrige Einzelversorgungsspannung von < 1,8 V, niedrigen Stromverbrauch und geringen Platzbedarf aus. CMOS-Transistoren erreichen heute ein niedriges Eigenrauschen von 2,7 $\mathrm{nV}/\sqrt{\mathrm{Hz}}$ bei 10 kHz und einen Stromverbrauch von 1 µA und darunter. Die Voraussetzungen für autarke Low-Power-Anwendungen sind damit gegeben. Es zeigt sich eine deutliche Tendenz zu CMOS-basierten Sensor- Interfacebausteinen. Auf Grund schaltungstechnischer und technologischer Fortschritte können nachteilige Bauelemente-Eigenschaften kompensiert und die Vorteile von CMOS-Technologien wie die höhere Integrationsdichte genutzt werden (Werthschützky, 2010). Die wichtigsten Kenngrößen von Operationsverstärkern sind in Tab. 4.4 angegeben.

Zur näherungsweisen Berechnung des Verhaltens einer Schaltung mit OPV ist es ausreichend, von seinen idealen Eigenschaften auszugehen. Der ideale OPV ist gekennzeichnet durch:
- unendliche Verstärkung und Bandbreite $V = \infty$, $B = \infty$
- unendlich hohe Gleichtaktunterdrückung CMRR = ∞
- unendlich hoher Differenz- und Gleichtaktwiderstand $r_\mathrm{d} = \infty$, $r_\mathrm{gl} = \infty$
- Ausgangswiderstand Null $r_\mathrm{a} = 0\,\Omega$
- zu vernachlässigende Ruheströme, Offset- und Driftgrößen
- Rauschfreiheit und
- Rückwirkungsfreiheit.

Bei diesen Annahmen ergeben sich zwei einfache Betrachtungsweisen des Klemmenverhaltens von OPV's:
1. Bei einem gegengekoppelten OPV sind beide Eingangsspannungen praktisch gleich.
2. In die Eingangsklemmen fließt kein Strom.

Wird der OPV in gegengekoppelten und mitgekoppelten Schaltungen eingesetzt, so hängt aufgrund seiner hohen Verstärkung das Klemmenverhalten der Schaltung praktisch nur vom Beschaltungsnetzwerk ab. Diese vereinfachte Betrachtung kann gut bei tiefen und mittleren Frequenzen vorgenommen werden. Bei höheren Frequenzen weicht der Frequenzgang eines OPVs in offener Schleife, d. h. ohne Rückkopplung, deutlich vom idealen Verhalten ab. Ab einer Grenzfrequenz nimmt die Verstärkung zunächst mit 20 dB pro Dekade ab und es tritt eine Phasenverschiebung zwischen Ausgangs- und Eingangsspannung von −45° auf. Je nach Innenschaltung

Tab. 4.4: Kenngrößen von Operationsverstärkern.

Kennwert	Definition	Typische Werte
Differenzverstärkung (Leerlaufverstärkung)	$V_d = U_a / U_d$	> 80 dB
Gleichtaktverstärkung	$V_{g1} = U_a / U_{g1}$	+ 20...–10 dB
Gleichtaktunterdrückung	$\mathrm{CMRR} = V_d / V_{g1}$	> 60...90 dB
Eingangsoffsetspannung (für $U_a = 0$)	U_F	1...3 mV
Eingangsoffsetstrom	$I_\mathrm{F} = I_\mathrm{P} - I_\mathrm{n}$	10 pA...10 nA
Differenzeingangswiderstand[1]	r_d	> 50...150 kΩ
Gleichtakteingangswiderstand[2]	r_gl	> 15 MΩ
Ausgangswiderstand[3]	r_a	150 Ω
Verstärkungs-Bandbreiten-Produkt (f_1-Frequenz)	$\lvert V_d \rvert = 1$	> 1 MHz
Slew Rate[4]	S_r	> 100 V/µs
Betriebsspannungsunterdrückung	$\mathrm{SVR} = \frac{\Delta U_F}{\lvert \Delta U_{\pm U_S} \rvert}$	< 200 µV/V

[1] Differenzieller Widerstand zwischen den beiden Eingangsklemmen

[2] Differenzieller Widerstand zwischen den beiden miteinander verbundenen Eingangsklemmen und Masse

[3] Differenzieller Widerstand zwischen Ausgang und Masse, wenn beide Eingänge auf Masse liegen

[4] max. Steigung der Ausgangsspannung im Bereich von 10...90 % des Endwertes bei Großsignal-rechteckaussteuerung am Eingang

eines OPVs treten bei noch höheren Frequenzen weitere Grenzfrequenzen auf, die den Verstärkungsabfall erhöhen und die Phase weiter verschieben. Ohne Kompensationsmaßnahmen kann bei höheren Frequenzen eine Mitkopplung auftreten, die Oszillationen in Gang setzt.

Abb. 4.22 zeigt wichtige Analogschaltungen mit Operationsverstärkern. Mit der Serien-Spannungsgegenkopplung in Abb. 4.22a ergibt sich mit

$$u_- = u_+ = u_E = \frac{R_2}{R_1 + R_2} u_A \tag{4.25}$$

die phasengleiche – *nichtinvertierende* – Spannungsverstärkung

$$V_u = \frac{u_\mathrm{A}}{u_\mathrm{E}} = 1 + \frac{R_1}{R_2}. \tag{4.26}$$

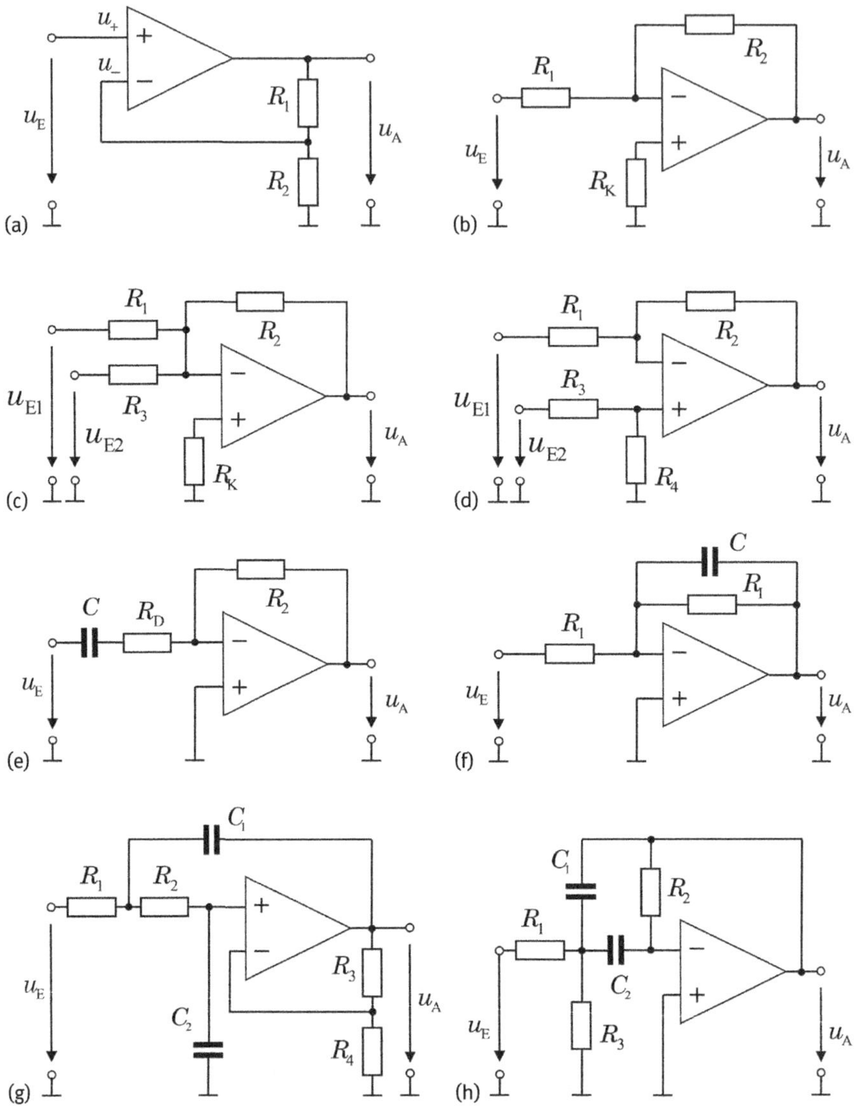

Abb. 4.22: Analogschaltungen mit Operationsverstärkern: (a) nichtinvertierender Verstärker (Elektrometerverstärker), (b) invertierender Verstärker, (c) Umkehraddierer, (d) Differenzverstärker (Subtrahierer), (e) Differenzierer, (f) Integrator (Ladungsverstärker), (g) Tiefpassfilter, (h) Bandpassfilter.

Eine positive Eingangsspannung ergibt eine ebenfalls positive, verstärkte Ausgangsspannung, weshalb die Schaltung auch *nichtinvertierender* Verstärker oder auch Elektrometerverstärker genannt wird. Mit $R_1 = 0$ ist die Verstärkung gleich Eins, die Schaltung ist dann ein *Spannungsfolger*. Wegen des sehr hohen Eingangswiderstandes im

Megaohm- bis in den Gigaohmbereich und sehr geringen Ausgangswiderstandes ist sie gerade für Messschaltungen von Bedeutung. Mit dem Spannungsfolger bzw. allgemein dem nichtinvertierenden Verstärker können Messschaltungen an hochohmige Sensoren gekoppelt werden, ohne sie nennenswert zu belasten (Lindner, 1999).

Koppelt man im Gegensatz zum nichtinvertierenden Verstärker die Ausgangsspannung, wie in Abb. 4.22b gezeigt, auf den invertierenden (–) Eingang zurück, dann führt ein positives Eingangssignal zu einem negativen – *invertierten* – Ausgangssignal. Da sich die Ausgangsspannung so einstellt, dass die Spannungen am invertierenden und nichtinvertierenden (+) Eingang idealerweise gleich sind und wenn der invertierende Eingang am Massepunkt liegt, entsteht am invertierenden Eingang eine *virtuelle Masse*. Der Eingangswiderstand ist damit gleich R_1 und somit deutlich niedriger als beim nichtinvertierenden Verstärker. Die Verstärkung beträgt

$$V_u = \frac{u_\mathrm{A}}{u_\mathrm{E}} = -\frac{R_2}{R_1}. \tag{4.27}$$

Der in Abb. 4.22b mit angegebene Widerstand R_K dient der Ruhestromkompensation und hat den Wert $R_K = R_1 \parallel R_2$.

Der invertierende Verstärker ist die Grundlage für den (Umkehr-)*Addierer* in Abb. 4.22c. Die Ausgangsspannung beträgt

$$-u_\mathrm{A} = \frac{R_2}{R_1} \cdot u_\mathrm{E1} + \frac{R_2}{R_3} \cdot u_\mathrm{E2}. \tag{4.28}$$

Der virtuelle Massepunkt verhindert Rückwirkungen der einzelnen Eingangsspannungen aufeinander.

Die Kombination von invertierendem und nichtinvertierendem Verstärker gestattet den Aufbau des *Differenzverstärkers* bzw. *Subtrahierers* in Abb. 4.22d. Mit

$$u_+ = u_- = \frac{R_4}{R_3 + R_4} \cdot u_\mathrm{E2} \tag{4.29}$$

erhält man die Ausgangsspannung u_A als Differenz der gewichteten Eingangsspannungen u_E1 und u_E2

$$u_\mathrm{A} = \frac{R_4}{R_3 + R_4} \frac{R_1 + R_2}{R_1} \cdot u_\mathrm{E2} - \frac{R_2}{R_1} \cdot u_\mathrm{E1}. \tag{4.30}$$

Ersetzt man beim invertierenden Verstärker den Widerstand R_1 durch einen Kondensator, dann bildet die Schaltung die zeitliche Ableitung des Eingangssignales. Zur Erhöhung des Eingangswiderstandes eines solchen *Differenzierers* und zur Unterdrückung der Schwingneigung bei höheren Frequenzen kann ein Widerstand R_D in Reihe zur Kapazität geschaltet werden. Dadurch wird der Arbeitsbereich des Differenzierers auf Frequenzen

$$f \ll \frac{1}{2\pi C R_\mathrm{D}} \tag{4.31}$$

eingeschränkt. Als Ausgangsspannung ergibt sich ohne Kompensation durch R_D:

$$u_A = -CR_2 \frac{\mathrm{d}u_\mathrm{E}}{\mathrm{d}t}. \tag{4.32}$$

Ersetzt man dagegen beim invertierenden Verstärker den Widerstand R_2 durch einen Kondensator, dann entsteht ein *Integrator* oder auch *Ladungsverstärker* (Abb. 4.22f). Nach Ablauf der Zeit t_1 beträgt die Ausgangsspannung beim idealen Integrator bei $R_\mathrm{I} = \infty$:

$$u_\mathrm{A} = -\frac{1}{CR_1} \int_0^{t_1} u_\mathrm{E}\, \mathrm{d}t + u_\mathrm{A}(0). \tag{4.33}$$

Integratoren sind nicht nur für die Tiefpassfilterung und Mittelwertbildung relevant, sondern auch für Funktionsgeneratoren und Analog-/Digitalumsetzer.

Ein realer Integrator integriert auch die Eingangsoffsetspannungen des realen Operationsverstärkers, so dass sich die Ausgangsspannung, wenn auch langsam ändert. Zur Kompensation dieses unerwünschten Effekts kann ein Widerstand R_I parallel zum Kondensator geschaltet werden. Unterhalb der Grenzfrequenz

$$f_\mathrm{g} = \frac{1}{2\pi C R_\mathrm{I}} \tag{4.34}$$

ist die Verstärkung dann gleich der eines invertierenden Verstärkers in Gln. (4.27) mit $R_2 = R_\mathrm{I}$. Für höhere Frequenzen zeigt der Amplitudenfrequenzgang einen Abfall von 20 dB/Dekade.

Mit umfangreicheren Rück- und Mitkopplungsnetzwerken, wie in den Abb. 4.22g und Abb. 4.22h dargestellt, können bestimmte Frequenzbereiche gezielt unterdrückt oder bevorzugt übertragen werden. Die Schaltungen werden *aktive RC-Filter* genannt. Der *aktive Tiefpass* in Abb. 4.22g wurde nach seinen Entdeckern *Sallen* und *Key* benannt. Sallen-Key-Filter weisen die Ordnung 2 auf. Filter höherer Ordnung können durch Hintereinanderschaltung mehrerer Sallen-Key-Filter realisiert werden. Für Tiefpassfilter kann die Übertragungsfunktion

$$\underline{B}(p) = \frac{V_0}{\Pi_k \left(1 + a_k \underline{P} + b_k \underline{P}^2\right)}, \quad \underline{P} = \mathrm{j}\Omega = \mathrm{j}\frac{\omega}{\omega_g} = \frac{p}{\omega_g} \tag{4.35}$$

mit der 3-dB-Grenzfrequenz $\omega_g / 2\pi$ und der Gleichspannungsverstärkung V_0 angegeben werden (Seifart, 1988). Das Filter hat die *Ordnung* der höchsten Potenz von $\underline{P}$ bei ausmultipliziertem Nenner. In großer Entfernung von der Grenzfrequenz fällt der Amplitudenfrequenzgang mit $n \cdot 20$ dB/Dekade ab. Die Koeffizienten a_k und b_k definieren die Filtercharakteristik. Für einen allgemeinen Tiefpass zweiter Ordnung ergeben sie sich aus den Bauelementen mit:

$$V_0 = 1 + \frac{R_3}{R_4}$$
$$a_1 = \omega_g \left[C_2 (R_1 + R_2) + C_1 R_1 (1 - V_0) \right] \tag{4.36}$$
$$b_1 = \omega_g^2 C_1 C_2 R_1 R_2 \,.$$

Für den Spezialfall $V_0 = 1$ können die Widerstände R_3 und R_4 entfallen und im Fall $R_1 = R_2 = R$ folgt umgekehrt für die Kapazitäten aus den gewünschten Filterkoeffizienten und der Grenzfrequenz f_g (Lindner, 1999):

$$C_1 = \frac{b_1}{a_1 \pi f_g R}$$
$$C_2 = \frac{a_1}{4 \pi f_g R} \,. \tag{4.37}$$

Ein Bandpass (Selektivfilter) 2. Ordung ist in Abb. 4.22h dargestellt und in Abb. 4.23 ein Beispiel. Mit der Resonanzverstärkung V_r, dem Gütefaktor Q und $C_1 = C_2 = C$ folgt für das Rückkopplungsnetzwerk:

$$R_2 = \frac{Q}{\pi f_r C}, \quad R_1 = \frac{R_2}{2|V_r|}, \quad R_3 = \frac{|V_r| R_1}{2Q^2 - |V_r|} \,. \tag{4.38}$$

!

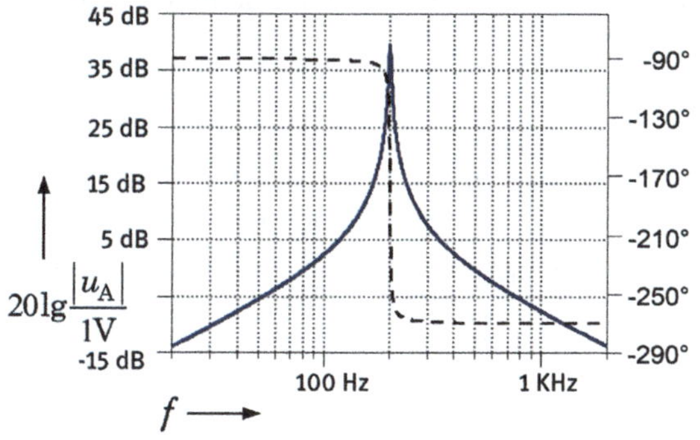

Abb. 4.23: Ein aktiver Bandpassfilter nach Abb. 4.22h mit dem Gütefaktor $Q = 50$, $f_r = 200$ Hz und $V_r = 100$ soll mit $C = 470$ nF realisiert werden. Gesucht sind die Widerstände. Lösung: Mit den Gln. (4.38) folgt für die Widerstände $R_1 = 847\ \Omega$, $R_2 = 169\ \text{k}\Omega$, $R_3 = 17\ \Omega$. Der Frequenzgang wurde mit LTSPICE berechnet.

4.3.2 Instrumentenverstärker

Für die verschiedenen Sensorklassen wurden jeweils angepasste Schaltungen entwickelt. Abb. 4.24 zeigt beispielhaft eine Analogschaltung zur Umwandlung der Widerstands- in eine Spannungsänderung und zur Temperaturkompensation eines piezoresistiven Drucksensors. Für die Auswertung der Widerstandsänderung des Sensors kommt typischerweise eine Wheatstonesche Messbrücke zum Einsatz. Die beiden Spannungsteiler gestatten den Abgleich der Diagonalspannung u_d auf den Wert Null bei einer Referenztemperatur. Die Diagonalspannung, die sich aufgrund einer Druckänderung ergibt, kann dann mit einem *Instrumentenverstärker* vergrößert werden (Pfeifer und Werthschützky, 1989). Diese präzise Operationsverstärker-Schaltung besitzt einen sehr hochohmigen Eingang, wodurch die Messbrücke nicht belastet wird. Mit zusätzlichen Widerständen können die Verstärkung (R_V) und der Nullpunkt (R_S) eingestellt werden.

Mit

$$u_{RV} = u_1 - u_2 \tag{4.39}$$

folgt

$$u_{1,i} - u_{2,i} = \left(1 + 2\frac{R_N}{R_V}\right) \cdot (u_1 - u_2) \tag{4.40}$$

und damit

$$u_p = u_{2,i} - u_{1,i} = \left(1 + 2\frac{R_N}{R_V}\right) \cdot (u_2 - u_1), \tag{4.41}$$

wenn die Verstärkung $V = n$ (in Abb. 4.24) gleich Eins gewählt wird (Schmidt, 1997).

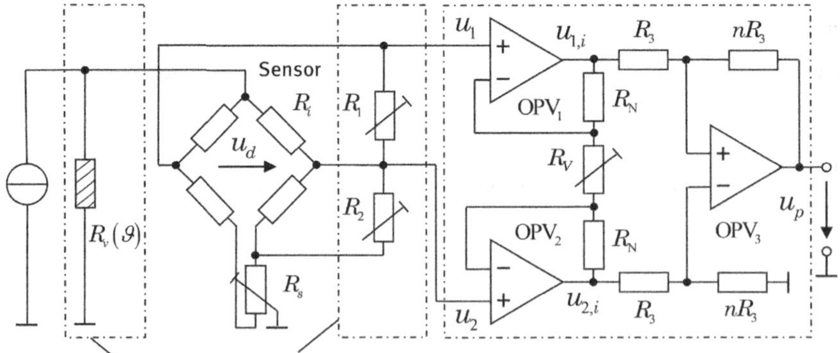

Abb. 4.24: Piezoresistiver Drucksensor mit analoger Signalverarbeitung.

Die Brücke ist unempfindlich gegen Temperatureinflüsse, wenn alle Widerstände die gleiche Temperatur besitzen. Der Temperatureinfluss auf den Drucksensor kann im einfachsten Fall durch zusätzliche Widerstände kompensiert werden. Während die Parallelschaltung eines geeigneten Widerstandes R_2 mit sehr kleinem Temperaturkoeffizienten den Temperaturkoeffizienten des Brückenzweiges senkt, bewirkt die Beschaltung der Konstantstromquelle mit dem temperaturabhängigen Widerstand $R_v(\vartheta)$ einen temperaturabhängigen Speisestrom (Lenk, 1975).

4.3.3 SC-Schaltungen

Nicolas Gay

Im Zusammenhang mit der Entwicklung integrierter Schaltungen sind geschaltete Kapazitäten (engl.: *Switched Capacitor* – SC) interessant, da bei aktiven SC-Filtern die Übertragungsfunktion nur vom Verhältnis von Kapazitäten bestimmt werden. Die Absolutwerte der Kapazitäten, die bei der Fertigung von integrierten Schaltungen eine große Streuung aufweisen, haben keinen Einfluss auf die Filtereigenschaften (Caves, 1977; Allen, 1984).

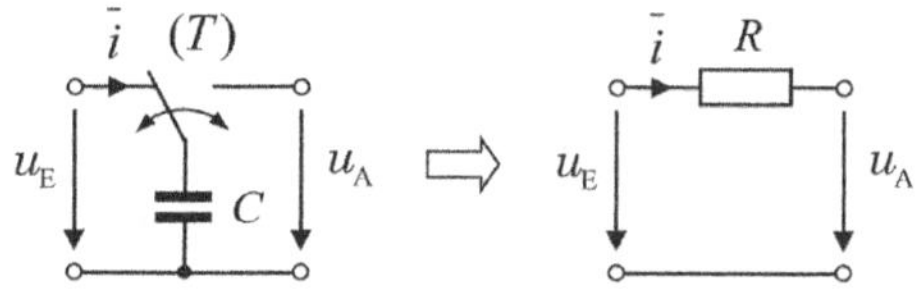

Abb. 4.25: Geschaltete Kapazität.

Die Grundidee der SC-Schaltungstechnik ist, in einer aktiven Schaltung die passiven Widerstände durch geschaltete Kondensatoren zu ersetzen. Schalter, die in CMOS-Technik hergestellt werden, laden und entladen dabei zeitdiskret Kondensatoren, so dass im Mittel ein proportionaler Spannungs-Strom-Zusammenhang auftritt. Eine ausführliche Erklärung der zugrunde liegenden Arbeitsweise von geschalteten Kapazitäten gibt z. B. Seifart (1988, S. 355 ff). Ist die Taktfrequenz T viel größer als die maximale im Signal enthaltene Frequenz, dann verhält sich eine geschaltete Kapazität C wie ein Widerstand (Abb. 4.25) mit

$$R = \frac{T}{C}\,. \tag{4.42}$$

Bei jeder Taktperiodendauer wird die Ladung auf dem Kondensator mit

$$\Delta Q = C\left(u_E - u_a\right) \tag{4.43}$$

geändert, was einen mittleren Strom von

$$\bar{i} = \frac{\Delta Q}{T} = \frac{C(u_E - u_a)}{T} \tag{4.44}$$

zur Folge hat.

Abb. 4.26 zeigt zwei mögliche Ausführungen eines SC-Widerstands mit den zugehörigen NMOS-Realisierungen. Die Schalter werden mit den entsprechenden digitalen Signalen φ_1 und φ_2 aus Abb. 4.27 gesteuert. Sie werden somit abwechselnd ein- und ausgeschaltet. Während der Totzeit, d. h., wenn beide Schalter ausgeschaltet sind, fließt kein Strom durch die Schaltung und deshalb bleibt die Ladung des Kondensators unverändert. Wird der Schalter S_1 geschlossen, so wird die Ladung ΔQ_1auf den Kondensator C transportiert, welche den Kondensator auf die Spannung u_1 auflädt. Das beschriebene idealisierte Verhalten eines SC-Widerstands ist nur dann gültig, wenn die Lade- und Entladezeiten des Kondensators im Vergleich zur Periode der Steuersignale sehr klein sind.

Der SC-Widerstandswert kann digital sehr einfach über die Änderung der Taktfrequenz gesteuert werden, was bei aktiven Widerständen, die mit einem Transistor realisiert werden, nicht der Fall ist.

Vom technologischen Gesichtspunkt aus braucht ein SC-Widerstand nur einen Bruchteil der Fläche, die der gleiche, aus resistivem Material integrierte Widerstand brauchen würde, allerdings mehr Fläche als eine aktive Last, die ein MOS-Transistor realisiert. Die CMOS-Technologie eignet sich sehr gut für SC-Schaltungen. Erstens ermöglicht die CMOS-Technologie sehr hochohmige Verstärkereingänge, welche Ladungsverluste der Kondensatoren verhindern, und zweitens lassen sich die auf dem Wafer befindlichen Kondensatoren mit genau den gleichen Eigenschaften durch den CMOS-Prozess (*Device Matching*) herstellen. Wenn eine SC-Schaltung so entworfen wird, dass das Ausgangssignal von den Kapazitätsverhältnissen abhängt, werden Temperatur- und Technologieeinflüsse praktisch eliminiert und eine genaue Ein-

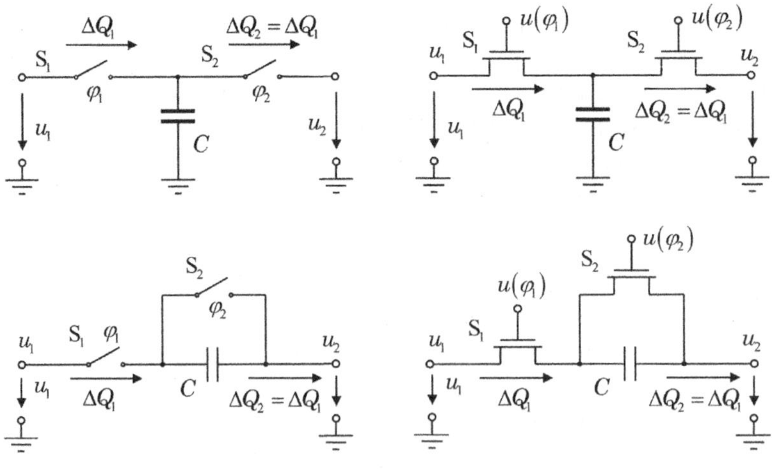

Abb. 4.26: SC-Widerstand: Ausführungen und NMOS-Realisierungen.

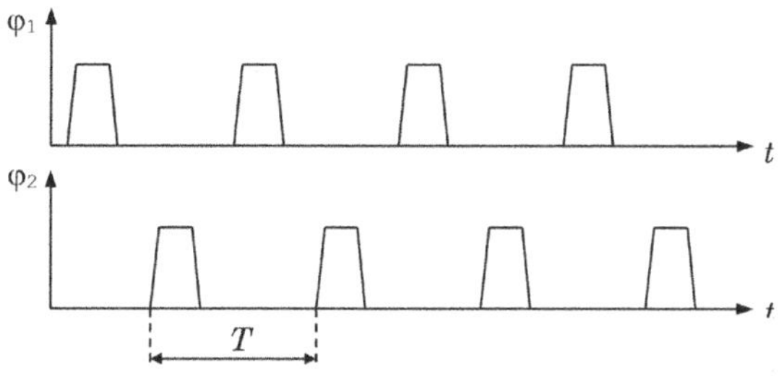

Abb. 4.27: Nicht überlappende Steuersignale für SC's.

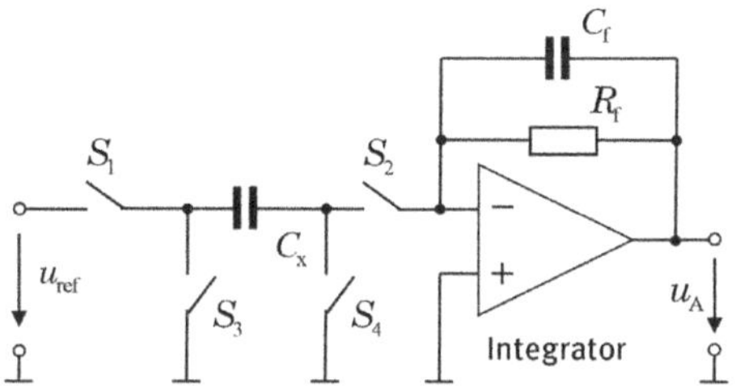

Abb. 4.28: Grundschaltung eines SC-Widerstandes mit einem Integrator.

stellung der Verstärkungsfaktoren ist möglich. Die Signalverstärkung übernimmt ein Operationsverstärker.

Abb. 4.28 zeigt die Grundschaltung, bei der ein Integrator über einen SC-Widerstand aufgeladen und entladen wird. Die Schalter S_1 bis S_4 werden von zwei nicht überlappenden Takten angesteuert. Zuerst werden S_1 und S_4 geschlossen, der Kondensator wird auf u_{Ref} aufgeladen. Dann öffnen diese Schalter und S_2, S_3 werden geschlossen, wodurch der Kondensator entladen wird. Der mittlere Entladestrom ist

$$\bar{i} = -\frac{u_{\mathrm{Ref}} \cdot C_x}{T} = -u_{\mathrm{Ref}} \cdot C_x \cdot f, \tag{4.45}$$

so dass die Spannung u_{a} am Ausgang

$$u_a = u_{\mathrm{Ref}} \cdot C_x \cdot f \cdot R \tag{4.46}$$

auch von der Kapazität C_x abhängig ist. Durch eine andere Schaltfolge (entladen über S_3, S_4, laden über S_1, S_2) kann die Polarität des Eingangsstromes umgekehrt werden.

Diese Schaltung stellt bereits einen einfachen Kapazitäts-/Spannungs- (C/U-) Umsetzer dar. Nachteilig ist die Abhängigkeit von verschiedenen Größen. Durch Verwendung einer zweiten Kapazität als Referenzgröße werden diese Nachteile vermieden. Eine einfache Schaltung zur Einbeziehung einer Referenzkapazität ist der *SC-Inverter*. In Abb. 4.29a ist die Grundschaltung eines Inverters mit OPV dargestellt, in Abb. 4.29b die gleichwertige Schaltung mit geschalteten Kapazitäten. Die Schalter S und $\overline{S}$ werden gegenphasig angesteuert, wodurch die Kondensatoren durch $\overline{S}$ und den virtuel-

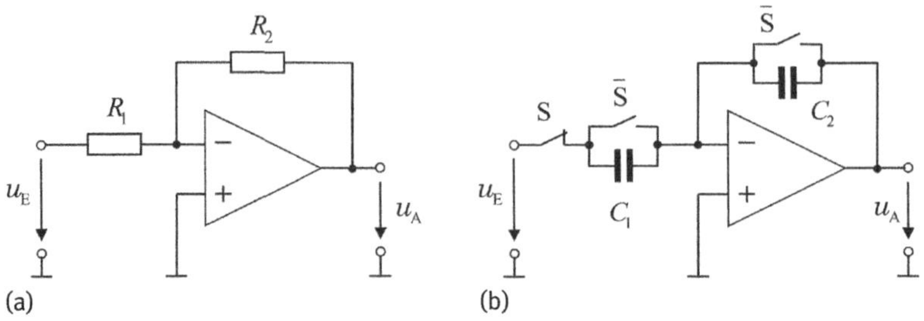

Abb. 4.29: Grundschaltung eines SC-Inverters.

len Nullpunkt periodisch entladen werden. Während der Ladephase wird bei zu vernachlässigendem Eingangsstrom am nichtinvertierenden Eingang die gleiche Ladung auf C_1 und C_2 bewegt, d. h.:

$$C_1 \cdot u_e = -C_2 \cdot u_a \tag{4.47}$$

bzw.

$$\frac{u_a}{u_e} = -\frac{C_1}{C_2}. \tag{4.48}$$

Das negative Vorzeichen ergibt sich durch die Definition der Richtung der Ausgangsspannung und somit des fließenden Stromes. Nach Gln. (4.48) ist das Verhältnis von Ausgangs- zur Eingangsspannung frequenzunabhängig. Wird also am Eingang ein breitbandiger Rechteckimpuls angelegt, so erscheint er invertiert und mit dem Kapazitätsverhältnis gewichtet ebenfalls am Ausgang.

Bei der Kombination von MOS-Schaltern mit Operationsverstärkern wirken sich die realen Bauelemente-Eigenschaften auf das Schaltungsverhalten aus. Dazu zählen die parasitären Kapazitäten und der Offset des OPV. Da die externen Kapazitäten typischerweise nur einige Piko-Farad betragen, entladen sie sich schon bei kleinen Sperrströmen. Daher ist es notwendig, dass die Schalter einen sehr hohen Öffnungswiderstand im Gigaohm-Bereich besitzen und dass der Operationsverstärker auch eine hohe Eingangsimpedanz aufweist. SC-Schalter der 2. Generation schalten zur Verringerung des Einflusses der parasitären Kapazitäten die Kapazität C_1 zwischen der Eingangsspannung und Masse um. SC-Schalter der 3. Generation halten zudem einen Anschluss des Kondensators immer auf virtueller Masse zur Beseitigung des Offset-Problems (Schubert, 2006).

Bei Hintereinanderschaltung zweier Inverter und Rückführung der Ausgangsspannung des zweiten Inverters auf den Eingang des ersten (Abb. 4.30) erhält man:

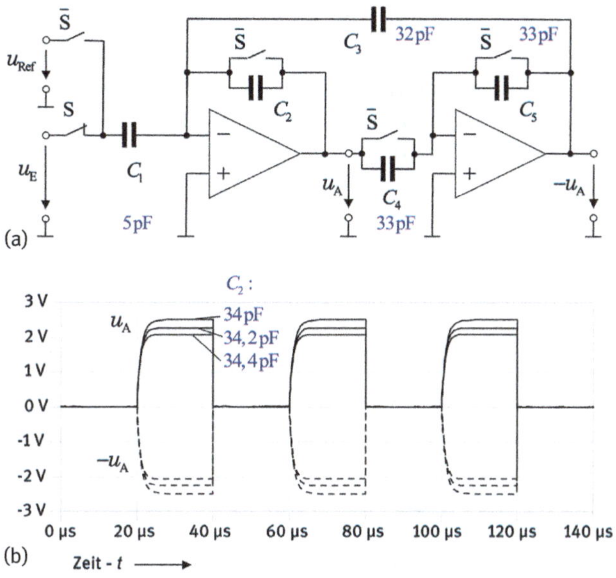

Abb. 4.30: (a) Grundschaltung einer aktiven Messschaltung für kapazitive Sensoren (C_2) mit Kennlinienlinearisierung mit Beispielwerten; (b) Zeitverläufe der Ausgangsspannungen. *Die Amplitude ist umgekehrt proportional zur Sensorkapazität C_2.*

$$
\begin{aligned}
&-i_a = i_{e_1} + i_{e_2} \quad \rightarrow \quad -Q_a = Q_{e_1} + Q_{e_2} \\
&-C_2 \cdot u_a = C_1 \cdot \left(u_e - u_{ref}\right) - C_3 \cdot u_a \\
&u_a = \frac{C_1}{C_2 - C_3}\left(u_{ref} - u_e\right).
\end{aligned}
\tag{4.49}
$$

Ersetzt man C_2 durch den Sensor und C_1 durch eine ebenfalls auf dem Wafer liegende Referenzkapazität, wird die Kennlinie durch den Einfluss der Rückkopplungskapazität C_3 linearisiert und gleichzeitig die temperaturbedingte Kapazitätsschwankung kompensiert.

Weitere Möglichkeiten zur Beeinflussung des SC-Schaltungsverhaltens sind neben der Veränderung der Taktfrequenz die Änderung der Pulsweite (Hurst, 1991) oder des Kapazitätsverhältnisses (Shafeeu, 1994). Damit kann z. B. ein analoger Spektralanalysator mit geringem Aufwand realisiert werden, der bereits Merkmale aus den Messgrößen eines Messobjektes extrahiert (Marschner, 1998).

4.3.4 Extraktion von Merkmalen und von indirekten Messgrößen

Einen großen Gewinn kann die analoge Signalvorverarbeitung durch die aktive Messschaltung erzielen, wenn sie aus dem elektrischen Messsignal bereits indirekte Messgrößen oder Merkmale des Messobjektes extrahiert. Vor allem bei kleiner Dynamik des Messsignals und kleinem Signal-/Rauschabstand entscheidet die Signalseparation über die Qualität und den Wertebereich des digitalen Messsignals. Bei bekanntem Messsignal kann ein Lock-In-Verstärker die Aufgabe der Separation des elektrischen Messsignals von Störsignalen lösen, wie durch das Messsystem zur Detektion von Hüftprothesenlockerungen demonstriert. Das Lock-In-Verfahren beruht auf einer phasenrichtigen Gleichrichtung des Messsignals mit anschließender Tiefpassfilterung (Dicke, 1946; Meade, 1982). Integrationslösungen sind bereits bekannt, beispielsweise aus Anwendungen in der Gassensorik (Ferri, 2001).

4.4 Anti-Aliasing-Filter

Wie in Kap. 4.1.5 erklärt, ist sicherzustellen, dass ein Analogsignal vor der Analog-/Digitalwandlung keine Frequenzanteile oberhalb der halben Abtastfrequenz enthält. Das Eingangssignal wird aus diesem Grund einer Anti-Aliasing-Filterung unterzogen. Die Filterung muss vor der A/D-Wandlung analog oder mit SC-Filtern erfolgen.

Als analoges Anti-Aliasing-Filter (AAF), das mit minimalem schaltungstechnischem Aufwand realisierbar ist, gilt das in Kap. 4.3.1 vorgestellte Sallen-Key-Filter. Aufgrund der Steilheit des Filters bestimmt die obere Grenzfrequenz des Filters den nutzbaren Frequenzbereich. Programmierbare AAF können mit geschalteten Kapazitäten (SC's) aufgebaut werden. SC-Filter unterliegen ebenso dem Aliasing mit dem Unterschied, dass die Schaltfrequenz typischerweise 100-fach höher ist, als die Abtastfrequenz des Analog-Digital-Wandlers. Ein einfaches Vorfilter zur Beseitigung der hohen Frequenzanteile ist ausreichend. In Abb. 4.31 ist das ein RC-Tiefpass, bei dem der Amplitudengang oberhalb von f_g einen Abfall von 20 dB/Dekade zeigt.

! Die Abtastfrequenz eines A/D-Wandlers betrage 20 kHz. Das SNR eines 12 Bit-A/D-Wandlers beträgt 74 dB (siehe Kap. 4.5.1). Gesucht ist die obere Grenzfrequenz eines Sallen-Key Butterworth-Tiefpasses (−40 dB/Dekade) zweiter und vierter Ordnung, mit der die Abtastbedingung erfüllt ist.
Lösung: Mit einem Sallen-Key Butterworth-Tiefpass zweiter Ordnung ist die Bedingung zwei Dekaden unterhalb der halben Abtastfrequenz von 10 kHz erfüllt, d. h. die obere Grenzfrequenz beträgt 100 Hz. Bei zwei hintereinander geschalteten Sallen-Key-Filtern beträgt der Abfall 80 dB/ Dekade, so dass sich eine obere Grenzfrequenz von 1 kHz ergibt.

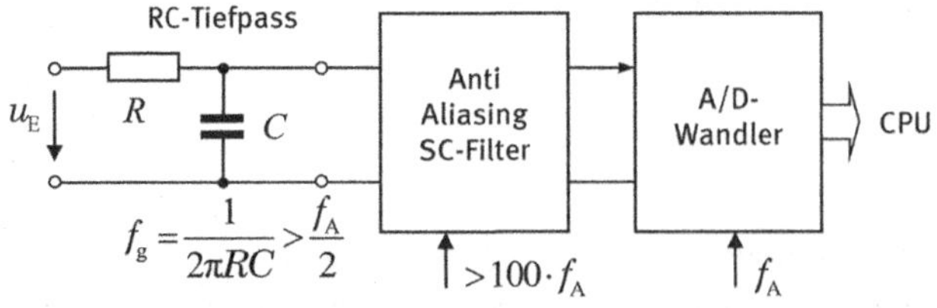

Abb. 4.31: Anti-Aliasing-Filter mit geschalteten Kapazitäten.

4.5 Analog-/Digital-Wandler

Wolf-Joachim Fischer, Uwe Marschner

4.5.1 Auflösung

Der Analog-/Digital-(A/D-)Wandler setzt die normierten Analogsignale in ein digitales Zahlenformat um, mit dem Ziel der digitalen Signalverarbeitung und -übertragung. Die Wandlung einer analogen Größe in eine digitale Zahl mit endlicher Stellenzahl (Bitanzahl) ist mit einem Informationsverlust verbunden, wie in Abb. 4.32 dargestellt. Der Informationsverlust heißt Quantisierungsfehler und äußert sich als Störung des Messsignals $U_{\mathrm{LSB}} = q$, die statistisch gleichmäßig über das Intervall $-\mathrm{LSB}/2 < q < \mathrm{LSB}/2$ verteilt ist. Das LSB ist das niedrigstsignifikante Bit, d. h., die niedrigste Stelle. Wird der digitalisierte Wert mit einem DA-Wandler in eine analoge Größe zurückgewandelt, so verursacht der Quantisierungsfehler ein Rauschen der Größe $u_{\mathrm{r,Ref}}$

$$\tilde{u}^2_{\mathrm{r,Ref}} = \frac{1}{u_{\mathrm{LSB}}} \int_{-u_{\mathrm{LSB}}}^{u_{\mathrm{LSB}}} \tilde{u}^2 \mathrm{d}u = \frac{u^2_{\mathrm{LSB}}}{12} \quad \Rightarrow \quad \tilde{u}_{\mathrm{r,Ref}} = \frac{u_{\mathrm{LSB}}}{\sqrt{12}}, \tag{4.50}$$

das dem Signalwert überlagert ist. Der Störabstand S als Verhältnis von maximaler Signalleistung zu mittlerer Störleistung ist daher

$$\mathrm{S} = 1{,}76\,\mathrm{dB} + 6{,}02 \cdot n\,\mathrm{dB} \tag{4.51}$$

mit der Auflösung n des A/D-Wandlers in Bit (Pfeifer, 2002). Tab. 4.5 gibt die Störabstände für typische Auflösungen von A/D-Wandlern und damit den Minimalfehler an, der nicht unterschritten werden kann.

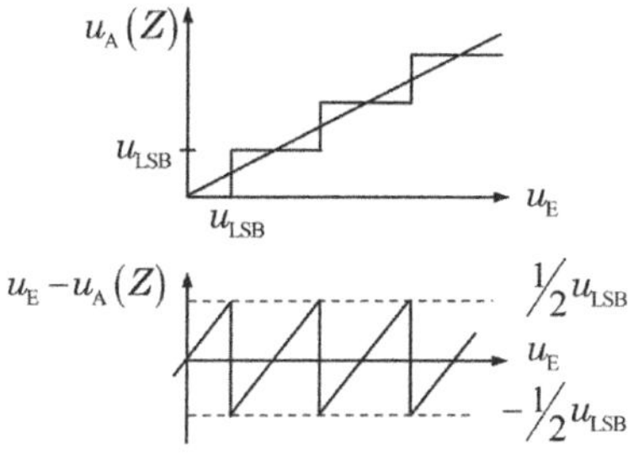

Abb. 4.32: Entstehung des Quantisierungsrauschens.

Tab. 4.5: Störabstände verschiedener Auflösungen und auflösungsbedingter Minimalfehler.

Auflösung n^* (Bit)	**Übersteuerungsbereich (Bit)**	**Normalbereich n (Bit)**	**S (Normalbereich) (dB)**	**Minimalfehler (%)**
8	7	6	37,9	1,6
10	8	7	43,9	0,7
12	10	8	49,92	0,32
16	13	11 (10)	61,96	0,08
24	20	17 (16)	98,08	0,001

Praktische Auflösungen werden höher gewählt, um die Digitalisierungsfehler gegenüber den Beiträgen der Signalverarbeitungskomponenten zum Messfehler vernachlässigen zu können. Dieser Wertebereich, der über den Normalbereich hinausgeht, wird nochmals unterteilt (Pfeifer, 2002). Dabei bezieht sich ein angegebener Messfehler einer Messeinrichtung auf eine 100 %ige Auslastung des Normalbereiches. Wie in Abb. 4.33 dargestellt, schließt sich an den Normalbereich ein zulässiger Übersteuerungsbereich an. Die Übersteuerung der Messkette führt im Allgemeinen zu einem erhöhten Messfehler. Der Bereich bis zur maximalen Auflösung des A/D-Wandler ist der Schutzbereich. Er gewährleistet, dass das Messsignal zu keinem Zeitpunkt den A/D-Wandler im Amplitudenbereich auslastet. Die Festlegung der Bereiche erfolgt willkürlich. Bei periodischen Signalen verringert sich die nutzbare Auflösung um ein Bit, da sich der Messfehler auf die Signalamplitude bezieht.

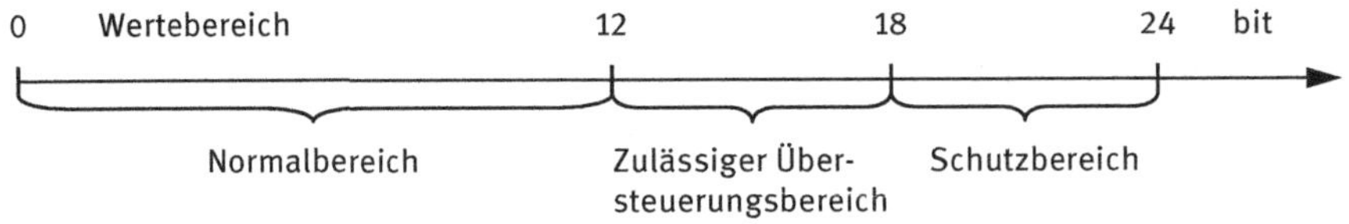

Abb. 4.33: Aufteilung des digitalen Wertebereiches.

Ein A/D-Wandler besitze eine Auflösung von 10 Bit und einen Eingangsspannungsbereich von 0 bis 10,24 V. Gesucht sind der maximale Quantisierungsfehler F und der Effektivwert des Quantisierungsrauschens $U_{r,eff}$. Lösung: Mit $q = U_{LSB}$ gilt

$$U_{LSB} = \frac{10{,}24\,V}{2^{10}} = 0{,}01\,V\,.$$

Damit beträgt der maximale Quantisierungsfehler

$$F = \pm U_{LSB} = \frac{U_{LSB}}{2} = 0{,}005\,V$$

und der Effektivwert des Quantisierungsrauschens:

$$\tilde{U}_{r,eff} = \frac{U_{LSB}}{\sqrt{12}} = 0{,}029\,V$$

Ein Temperatursensor misst die Temperatur im Bereich $\Delta T = 0$ bis 200° C. Die Messwerte sollen in ein Digitalsignal mit einem Quantisierungsfehler von $T_Q = 0{,}1°$ C gewandelt werden. Wie groß muss die Verarbeitungsbreite (Bitbreite) n des Wandlers mindestens sein? Geben Sie die minimale Verarbeitungsbreite an, wenn T_Q auf 0,5° C vergrößert wird.

$$T_Q = \frac{1}{2}\frac{\Delta T}{N} = \frac{1}{2}\frac{\Delta T}{2^n}$$

$$2^n = \frac{1}{2}\frac{\Delta T}{T_Q}$$

$$n = \frac{\lg\left(\frac{1}{2}\frac{\Delta T}{T_Q}\right)}{\lg 2}$$

$$n \geq \frac{\lg\left(\frac{1}{2}\frac{200°C}{0{,}1°C}\right)}{\lg 2} = \frac{3}{0{,}301} = 9{,}97$$

$$n \geq 10\,\text{bit}\,.$$

Für $T_Q = 0{,}5°$ C gilt:

$$n \geq \frac{\lg\left(\frac{1}{2}\frac{200°C}{0{,}5°C}\right)}{\lg 2} = 7{,}64$$

$$n \geq 8\,\text{bit}\,.$$

4.5.2 Umsetzungsgeschwindigkeit

Neben der Auflösung ist die Umsetzungsgeschwindigkeit ein weiterer wichtiger Parameter von A/D-Wandlern. Sie bestimmt die maximale Abtastrate. Tab. 4.6 zeigt derzeit übliche Abtastfrequenzen verschiedener Vitalparameter. Verglichen mit Abtastfrequenzen der Schwingungsdiagnostik bis 100 kHz sind sie deutlich geringer. Die Anforderungen an die Auflösung und Geschwindigkeit der A/D-Wandler steigen mit der Verfügbarkeit von Prozessoren mit hoher Verarbeitungsbreite und geringer Stromaufnahme.

Tab. 4.6: Abtastfrequenzen verschiedener Vitalparameter [Heinig 2008].

Signal	Messbereich/Sensor	Abtastfrequenz in Hz
Temperatur	Temperatursensor	1–0,1
Druck (statisch)	statischer Drucksensor	1–0,001
Druck (dynamisch)	breitbandiger Drucksensor	200
EEG	10–400 μV	>140
EMG	10–1000 μV	>140
EOG	10–400 μV	>35
EKG	100–1000 μV	200
Atemfluss	Durchflusssensor	>25
Sauerstoffsättigung S_pO_2	Pulsoximeter	2
Atemgeräusche	Mikrofon	>100

4.5.3 Verfahren

Für die Analog-/Digitalumsetzung haben sich verschiedene Verfahren etabliert. Wichtige Verfahren sind in Tab. 4.7 aufgelistet. Prinzipiell gilt, dass mit der Genauigkeit und der Umsetzungsgeschwindigkeit der Schaltungsaufwand steigt. Für höhere Auflösungen bis 24 Bit bei geringen Umsetzungsgeschwindigkeiten bis 100 μs bzw. Abtastfrequenzen bis 10 kHz sind Zählverfahren gebräuchlich. Für Abtastfrequenzen bis in den MHz-Bereich haben sich Wägeverfahren bewährt; für Abtastfrequenzen darüber bis in den GHz-Bereich die Parallelverfahren.

Für die Implementierung mit CMOS-Technologien eignen sich besonders sukzessive Approximationswandler und zunehmend Sigma-Delta-Wandler. Diese Schaltungen besitzen nur wenige Analogkomponenten und profitieren von einer Skalierung

Tab. 4.7: Wichtigste Eigenschaften verschiedener A/D-Umsetzungsverfahren.

Verfahren	Anzahl der Schritte	Anzahl der Referenzspannungen	Besonderheit
Parallelverfahren	1	$n = 2^N$	aufwändig, schnell
Wägeverfahren	$N = \mathrm{ld}\, n$	$N = \mathrm{ld}\, n$	
Zählverfahren	$n = 2^N$	1	einfach, langsam

der Technologien in Bezug auf eine Flächenreduzierung, Geschwindigkeitssteigerung und Reduzierung der Versorgungsspannung (Werthschützky, 2010).

Ein Teilgebiet der digitalen Signalverarbeitung beschäftigt sich mit adaptiven Abtastsystemen (Rieger, 2009; Miskowicz, 2006). Mit solchen verlustbehafteten Komprimierungsmethoden kann die Anzahl der Abtastwerte deutlich reduziert werden. Nachteilig ist dabei die Vergrößerung des Gesamtfehlers der Messeinrichtung.

Eine Nische besetzen die Fließkomma-A/D-Wandler (Mahmoud, 1992; Thompson 1999). Ihr Messbereich umfasst eine größere Dynamik als der Messbereich von Festkommawandlern. Die weitere Signalverarbeitung erfolgt ebenfalls mit Fließkommazahlen.

4.5.3.1 Integrierende Verfahren

Sehr einfach mit nur einer Referenzspannung aufzubauen, aber auch sehr langsam, sind *integrierende* oder auch *Zählverfahren*. Bei diesen Verfahren wird die analoge Eingangsgröße zunächst auf eine Zwischengröße im Zeitbereich abgebildet, die dann in den Digitalwert umgesetzt wird. Damit verbunden sind eine Mittelwertbildung des Eingangssignals, die sich vorteilhaft auf die Störunterdrückung auswirkt, und eine garantierte Monotonie. Die relativ lange Umsetzdauer ist für viele Anwendungen kein Nachteil.

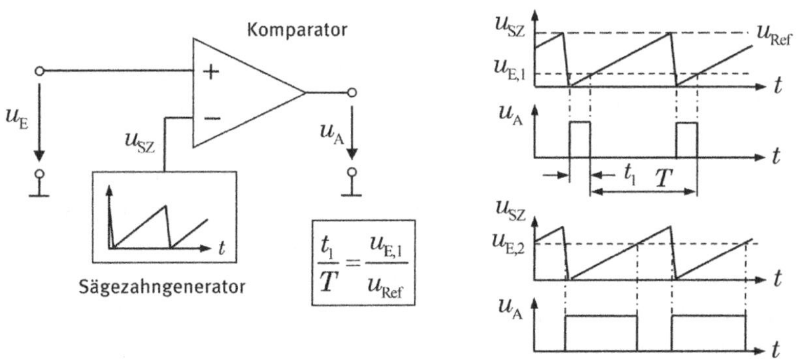

Abb. 4.34: Pulsweitenmodulator als integrierendes Verfahren.

Ein integrierendes Verfahren erzeugt ein *pulsweiten-* oder auch *pulsdauermoduliertes* Signal als zeitliche Zwischengröße, wie in Abb. 4.34 dargestellt. Die Referenzgröße wird durch einen Sägezahngenerator mit linearem Spannungsverlauf (Umschaltpunkte $u_{SZ} = 0$ und $u_{SZ} = u_{Ref}$) erzeugt. Ein Komparator schaltet den Ausgang beim Überschreiten der Eingangsspannung u_E auf 0 und beim Unterschreiten auf 1. Die Zeitdauer der Ausgangspulse ist damit ein Maß für die Eingangsspannung. Das Ergebnis ist nicht von einer absoluten Zeitmessung, sondern nur vom Verhältnis zweier Zeiten abhängig. Nichtlinearitäten in den Umschaltpunkten können die Genauigkeit nachteilig beeinflussen.

Die Umsetzung über die Zwischengröße Zeit hat den Vorzug, dass diese die Messinformation zwar zeitanalog, aber wertediskret trägt. Die Zwischengröße kann damit praktisch störungsfrei analog übertragen werden, da Störsignale im Wesentlichen die Signalamplitude überlagern. Es ist daher zweckmäßig, ein pulsweitenmoduliertes Signal für die Informationsübertragung über eine Sensorschnittstelle einzusetzen. Ein Pulsweitenmodulator ist folglich Bestandteil busfähiger Sensoren (siehe Kap. 6.3).

! Ein Periodendauerzähler wird mit einer Referenzfrequenz von $f_{ref} = 10$ MHz betrieben. Die Torzeit wird durch Teilung des Messsignals mit $N_T = 200$ und einem weiteren Binärteiler erzeugt. Das Messsignal hat die Periode 100 µs bzw. die Frequenz $f_x = 10$ kHz. Die Torzeit t_T beträgt dann:

$$t_T = \frac{N_T}{f_x} \cdot \frac{1}{2} = T_X \cdot N_T \cdot \frac{1}{2} = \frac{200}{10.000} \cdot \frac{1}{2} \mathrm{s} = 0{,}01\,\mathrm{s},$$

der Zählerstand nach Ablauf der Torzeit

$$Z = f_{ref} \cdot t_T = 100.000 \quad (\mathrm{ns})$$

und die Periodendauerauflösung

$$T_{min} = \frac{T_x}{Z} = \frac{100\,\mu\mathrm{s}}{10^5} = 1\,\mathrm{ns}.$$

Für die Umwandlung eines pulsweitenmodulierten Signals in ein digitales Zahlenformat werden nur digitale Komponenten benötigt: ein Zeitbasisoszillator, eine Torschaltung und ein Zähler, wie in Abb. 4.35 dargestellt. Ein Wandlungszyklus beginnt hier mit einer durch die Delay-Baugruppe verzögerten HL-Flanke, die den Zähler über den Reset-Eingang zurücksetzt. Während der Verzögerungszeit kann das Zählerergebnis des vorhergehenden Zyklus' vom Prozessor übernommen werden, bevor der Zähler zurückgesetzt wird. Nachdem das pulsweitenmodulierte Eingangssignal u_A auf H gegangen ist, öffnet sich die Torschaltung bzw. ein UND-Gatter für den Referenztakt *c*. Die Taktperioden, die während der Pulsweite t_2 anliegen, werden dann gezählt. Für eine hohe Wandlungsgenauigkeit ist eine konstante Wandlungsperiode *T* Vorausset-

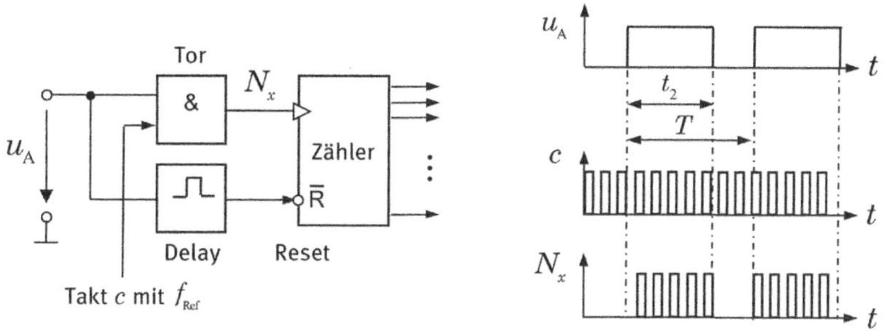

Abb. 4.35: Pulsweitendigitalisierung durch Zählung.

zung. Die Frequenz f_{Ref} des Referenztaktes bestimmt die Auflösung. Eine höhere Auflösung kann ebenfalls durch eine zusätzliche Teilung des Signals u_A erzielt werden. Man spricht dann von einem Periodendauerzähler. Bei einem Periodendauerzähler muss die durch N_T geteilte Messperiode anschließend durch zwei geteilt werden, damit das UND-Gatter während einer vollen Periode geöffnet bleibt.

4.5.3.2 Ladungsausgleichsverfahren

Eine weitere Klasse von integrierenden Analog-Digital-Umsetzern stellen die *Ladungsausgleichsverfahren-* oder *Charge Balancing*-Verfahren dar. Die zu messende Quelle liegt permanent am Integrator an. Durch einen Kompensationsstrom wird die Ladung auf dem Integrationskondensator konstant gehalten. Da nur die Ladungserhaltung durch den Komparator überwacht wird, werden an dessen statische Eigenschaften (z. B. Nullpunktfehler) keine Anforderungen gestellt.

In Abb. 4.36 ist die Schaltung eines Umsetzers nach dem Ladungsausgleichsverfahren dargestellt. Bei diesem Verfahren wird die Messspannung u_E permanent integriert und für die Zeitdauer t_1 zusätzlich die Referenzspannung u_{Ref}. Wenn die Ausgangsspannung u_A durch Integration der Messspannung den Wert Null erreicht hat, beginnt die Zeit t_1. Nach der Zeitdauer t_1 hat die Ausgangsspannung $u_A(t_1)$ den Wert

$$u_A(t_1) = \left(\frac{u_{Ref}}{R_2} - \frac{u_x}{R_x}\right) \cdot \frac{t_1}{C} \tag{4.52}$$

erreicht. Während der Zeit t_2 wird dieser Wert auf Null abintegriert:

$$u_A(t_1) - \frac{u_x}{R_1} \cdot \frac{t_2}{C} = 0. \tag{4.53}$$

Daraus ergibt sich für t_2:

$$t_2 = \left(\frac{u_{Ref}}{R_2} - \frac{u_x}{R_1}\right) \cdot \frac{R_1}{u_x} \cdot t_1 = \left(\frac{R_1}{R_2}\frac{u_{Ref}}{u_x} - 1\right) \cdot t_1. \tag{4.54}$$

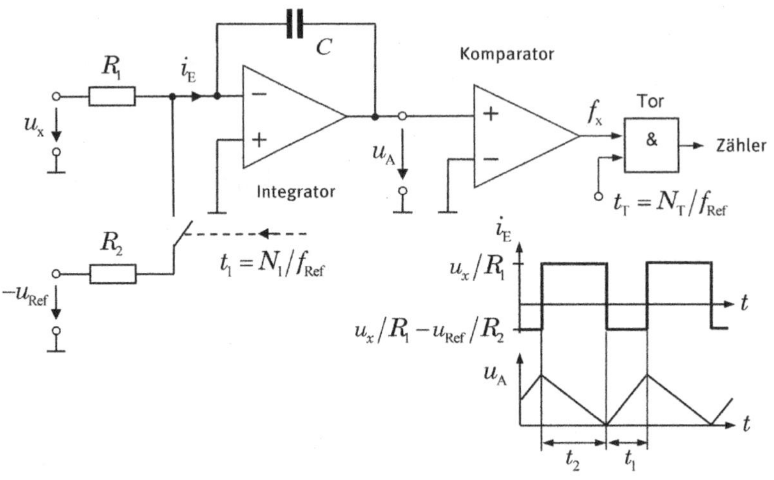

Abb. 4.36: Umsetzer nach dem Ladungsausgleichsverfahren.

Die Frequenz f_x ist zur Messspannung u_x proportional und beträgt

$$f_x = \frac{1}{t_1 + t_2} = \frac{1}{t_1} \cdot \frac{R_2}{R_1} \cdot \frac{u_x}{u_{Ref}}. \tag{4.55}$$

Damit handelt es sich um einen spannungsgesteuerten Oszillator (engl.: *Voltage Controlled Oscillator* – VCO). Die Genauigkeit der Umsetzung ist nicht von der Größe der Integrationskapazität abhängig. Aus der Referenzfrequenz f_{Ref} wird durch digitale Teiler die Zeit t_1 zur Hochintegration $t_1 = N_1 / f_{Ref}$ und die Torzeit $t_T = N_T / f_{Ref}$ zur digitalen Frequenzmessung gewonnen. Für das Digitalsignal gilt damit:

$$N_x = t_T \cdot f_x = \frac{N_T}{f_{Ref}} \cdot \frac{f_{Ref}}{N_1} \cdot \frac{R_2}{R_1} \cdot \frac{u_x}{u_{Ref}} = \frac{N_T}{N_1} \cdot \frac{R_2}{R_1} \cdot \frac{u_x}{u_{Ref}}. \tag{4.56}$$

Das Digitalsignal ist somit unabhängig von der Referenzfrequenz f_{Ref}.

Präzise AD-Wandler nach dem Ladungsausgleichsverfahren in CMOS-Technik lassen sich mit SC-Schaltungen aufbauen. In der in Abb. 4.37 dargestellten Schaltung wird die Sensorkapazität C_x als normaler SC-Widerstand (Block SC) und die Referenzkapazität C_{Ref} als invertierter SC-Widerstand (Block $\overline{\text{SC}}$ betrieben. Der Differenzstrom lädt die Integrationskapazität C_f und bestimmt damit die Frequenz. Durch die Rückkopplung muss im eingeschwungenen Zustand der Differenzstrom Null werden. Daraus lässt sich das Verhalten von Ausgangs- zu Referenzfrequenz bestimmen:

$$\frac{f_1}{f_{Ref}} = \frac{C_x}{C_{Ref}}. \tag{4.57}$$

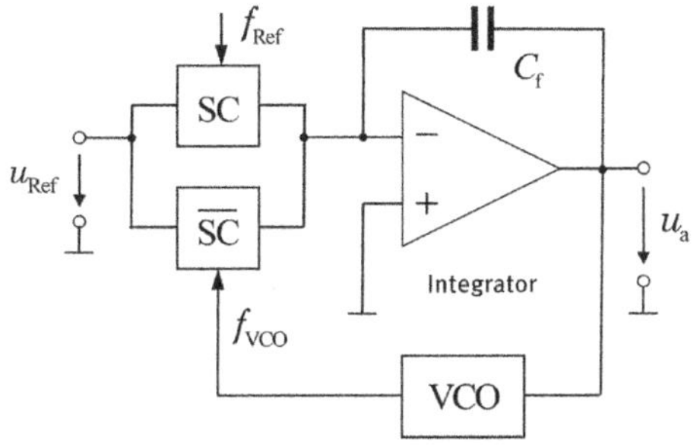

Abb. 4.37: Grundschaltung eines Kapazitäts-/Frequenzwandlers.

Es ist nur noch vom Kapazitätsverhältnis abhängig. An die Eigenschaften des Integrators werden keine hohen Anforderungen gestellt.

4.5.3.3 Sigma-Delta (ΣΔ)-Modulator

Aus den Ladungsausgleichsverfahren hervorgegangen ist der Sigma-Delta (ΣΔ) oder Delta-Sigma (ΔΣ)-Modulator. Moderne Sigma-Delta-Wandler bieten eine hohe Auflösung, ein sehr großes Signal-Rausch-Verhältnis, eine hohe Integration und einen geringen Stromverbrauch bei niedrigen Kosten, so dass sie für die A/D-Wandlung niedrigfrequenter Signale oftmals die erste Wahl sind.

Das hohe Signal-Rausch-Verhältnis erzielt der Sigma-Delta-Modulator durch Überabtastung des Analogsignales, analoge und digitale Filterung. Überabtastung bedeutet, dass das Analogsignal mit einer Bandbreite $f_A/2$ für das theoretisch die Abtastfrequenz f_A ausreichend ist, mit einer viel höheren Frequenz abgetastet wird. Abb. 4.38 verdeutlicht, wie eine Überabtastung mit $n \cdot f_A$ die Rauschleistung im Frequenzspektrum weiter verteilt und damit absenkt.

Die Rauschleistung im Spektrum bis zur Frequenz $f_A/2$ kann daher durch Überabtastung und anschließende digitale Filterung verringert werden. Setzt man die Rauschleistung des mit Überabtastung erhaltenen Spektrums wiederum in Gln. (3.20) nach der Bandbegrenzung (Filterung) auf das Spektrum bis $f_A/2$ ein:

$$\int_{-f_A/2}^{f_A/2} E^2(f)\,\mathrm{d}f = \int_{-f_A/2}^{f_A/2} \frac{u_{LSB}^2}{12} \cdot \frac{1}{n \cdot f_A}\,\mathrm{d}f = \frac{u_{LSB}^2}{12} \cdot \frac{1}{n}, \tag{4.58}$$

dann zeigt sich, dass eine Verdopplung der Abtastfrequenz ($n = 2$) die Rauschleistung halbiert. Die Halbierung verbessert das Signal-Rausch-Verhältnis (SNR) daher um 3 dB. Eine Vervierfachung der Abtastfrequenz verbessert das SNR um 6 dB, das entspricht nach Gln. (4.51) etwa der Erhöhung der Auflösung um ein zusätzliches Bit.

Das SNR lässt sich weiter verbessern, wenn zudem die Rauschenergie größtenteils in den ungenutzten Frequenzbereich zwischen $f_A/2$ und $n \cdot f_A/2$ verschoben wird. Wie in Abb. 4.39a dargestellt, enthält der ΔΣ-Modulator zu diesem Zweck einen ne-

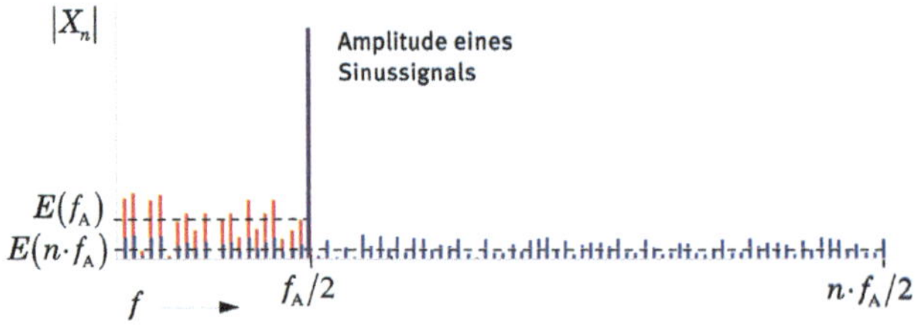

Abb. 4.38: Gleichverteilung des Quantisierungsrauschens im Frequenzbereich bei Abtastung mit der Frequenz f_A sowie bei Überabtastung mit $n \cdot f_A$. Die höchste Frequenz der spektralen Komponenten des Analogsignales darf nicht höher sein als $f_A/2$; hier beispielhaft durch eine einzelne Sinusschwingung mit der Frequenz $f_A/2$.

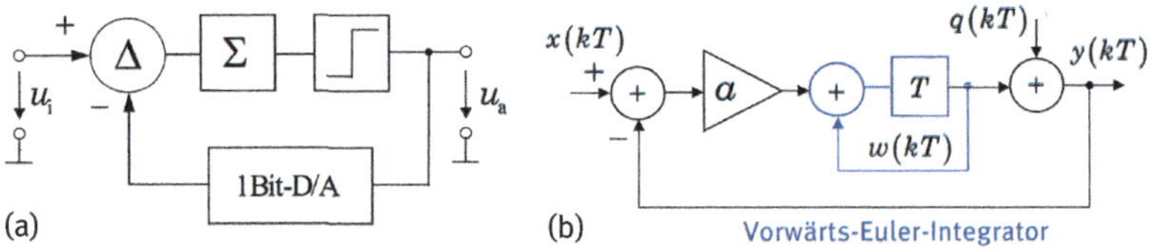

Abb. 4.39: (a) Blockschaltung eines Sigma-Delta-Modulators mit einer Differenzstufe Δ und einem Integrator Σ; (b) Zeitdiskreter Signalfluss eines linearisierten Sigma-Delta-Modulators.

gative Rückkopplungsschleife, die das auf 1 Bit quantisierte Ausgangssignale u_A dem Eingangssignal u_1 überlagert. Durch die bei der Quantisierung auftretende Zeitverzögerung bildet die Rückkopplungsschleife ein Hochpassfilter für das bei der Quantisierung verursachte Rauschen. Ordnet man vor dem 1-Bit D/A-Wandler (Quantisierer, z. B. Komparator) einen Integrator an, dann bleibt das Spektrum des Eingangssignales dagegen unverändert.

Für die Berechnung dieses Übertragungsverhaltens genügt das vereinfachte, linearisierte Modell des Sigma-Delta-Wandlers in Abb. 4.39b. Der nichtlineare Quantisierer wurde dabei durch eine additive, weiße Rauschquelle $q(kT)$ ersetzt und der Integrator nach dem Vorwärts-Euler-Prinzip modelliert. Die Differenzengleichungen für dieses System lauten:

$$\begin{aligned} w([k+1]T) &= w(kT) + ax(kT) - ay(kT) \\ y(kT) &= w(kT) + q(kT) \end{aligned} \tag{4.59}$$

und zur einfacheren Berechnung nach der Transformation in die z-Ebene:

$$\begin{aligned} W(z) &= [W(z) + aX(z) - aY(z)]z^{-1} \\ Y(z) &= W(z) + N(z). \end{aligned} \tag{4.60}$$

Umstellen nach $W(z)$ und Einsetzen in die obere Gln. (4.60) ergibt:

$$Y(z)=X(z)\frac{az^{-1}}{1-z^{-1}(1-a)}+N(z)\frac{1-z^{-1}}{1-z^{-1}(1-a)}\ . \tag{4.61}$$

Das Ausgangssignal enthält somit das Tiefpass-gefilterte Eingangssignal und das Hochpass-gefilterte Rauschsignal, wenn der Faktor α kleiner als Eins ist. Der Faktor α wird typischerweise so gewählt, dass die Grenzfrequenz oberhalb von $f_A/2$ liegt, so dass das Spektrum des Eingangssignals nicht geändert wird (Fischer, 2007). Die Hochpass-Filterung des Quantisierungsrauschens wird auch als Noise-Shaping bezeichnet (Abb. 4.40). Die dann im Frequenzband bis $f_A/2$ verbleibende Rauschleistung beträgt

$$\int_{-f_A/2}^{f_A/2}\left|N(f)\right|^2\,\mathrm{d}f=\frac{u_{\mathrm{LSB}}^2}{12}\cdot\frac{\pi^2}{3}\cdot\left(\frac{1}{n}\right)^3. \tag{4.62}$$

Eine Verdopplung der Abtastfrequenz verringert hier die Rauschleistung auf ein Achtel, das sind + 9 dB im SNR bzw. eine um 1,5 Bit höhere Auflösung. Der Faktor $\pi^2/3$ entspricht einer Verschlechterung des SNR um 5,17 dB.

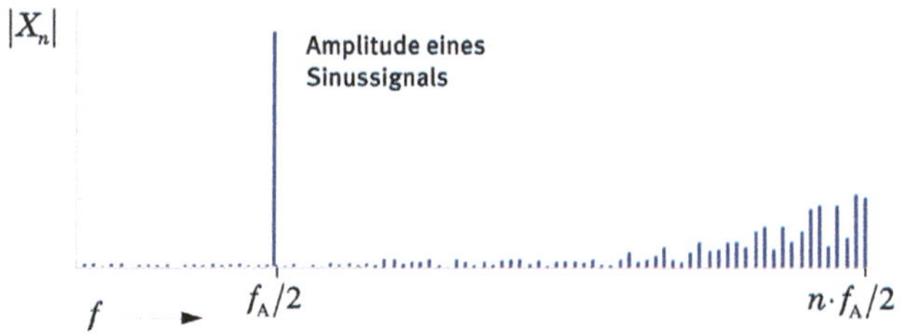

Abb. 4.40: Hochpassfilterung des Rauschens beim Sigma-Delta-Wandler (engl. *Noise shaping*).

In Abb. 4.41 ist eine SC-Schaltungsvariante eines Sigma-Delta-Wandlers dargestellt. Abhängig von der Komparatorausgangsspannung wird eine der beiden Referenzspannungen mit der nächsten Taktflanke an den Summationspunkt des Integrators geschaltet. Mit $u_{\mathrm{Ref.1}} > u_{\mathrm{In}} > u_{\mathrm{Ref.2}}$ und Gln. (4.46) folgt für die Ausgangsspannungsänderung während einer Taktperiode T:

$$\Delta u_I(T)=-\frac{C_x\cdot R_f\cdot T_{\mathrm{SC}}}{C_f}\int_0^T\left(u_{\mathrm{in}}-u_{\mathrm{Ref,2}}\right)\mathrm{d}t\ \left(\text{Aufwärtsintegration}\right) \tag{4.63}$$

$$\Delta u_I(T)=-\frac{C_x\cdot R_f\cdot T_{\mathrm{SC}}}{C_f}\int_0^T\left(u_{\mathrm{in}}-u_{\mathrm{Ref,1}}\right)\mathrm{d}t\ \left(\text{Abwärtsintegration}\right)$$

Mit der Anzahl n von Aufwärtsintegrationen und der Anzahl m von Abwärtsintegrationen folgt aus der Ladungsbalance, dass die Ausgangsspannung des Integrators im Mittel Null sein muss:

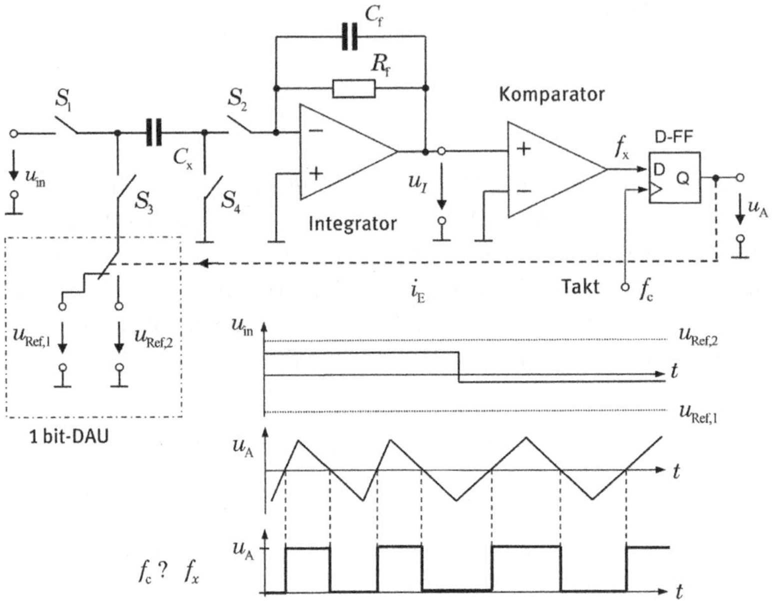

Abb. 4.41: Sigma-Delta-Wandler in SC-Technik. Bei hoher Eingangsspannung erfolgt eine kurze Aufwärtsintegration und lange Abwärtsintegration (DAU: Digital-/Analogumsetzer).

$$\frac{n}{n+m} = \frac{u_{in} - u_{Ref,1}}{u_{Ref,2} - u_{Ref,1}} \tag{4.64}$$

Da $n + m$ die Zahl der Takte während einer Messung ist, repräsentiert die Pulsdichte am Ausgang den Eingangswert.

! Ein A/D-Wandler mit einer Auflösung von 16 Bit und einer Abtastrate von 44,1 kHz (Audio-CD-Qualität) soll mit einem Sigma-Delta-Wandler realisiert werden. Gesucht ist die Abtastfrequenz.

Lösung: Nach Gln. (4.51) ist das SNR eines 16 Bit-ADU um 90,3 dB besser als das eines 1 Bit-ADU. Zudem muss die Verschlechterung des SNR beim Sigma-Delta-Wandler ausgeglichen wurden, so dass ein SNR von (90,3 + 5,17 = 95,5) dB realisiert werden muss. Die Taktfrequenz muss daher mit $n = 2^x$:

$$x = \frac{95{,}5\,\text{dB}}{9\,\text{dB}} = 10{,}6 \approx 11$$

erhöht, d. h. 11 Mal verdoppelt werden. Die Taktfrequenz beträgt damit:

$$f_T = 2^{11} \cdot 44{,}1\,\text{kHz} = 90{,}32\,\text{MHz}.$$

Das hochfrequente digitale Signal wird üblicherweise mit Kamm- und FIR-Filtern mehrstufig vor der weiteren Signalverarbeitung gefiltert. Zur weiteren Erhöhung des SNR können Sigma-Delta-Wandler auch mehrstufig aufgebaut werden.

4.5.3.4 Wägeverfahren

Beim Wägeverfahren wird ein digitaler Vergleichswert dem Wert des analogen Eingangssignals schrittweise angenähert; man bezeichnet das Verfahren auch als sukzessive Approximation des Eingangssignals. Eine einfache, aber langsame Realisierung ist in Abb. 4.42 dargestellt. Der Zählerstand eines Binär- bzw. Digitalzählers repräsentiert digital den umgesetzten Wert der Eingangsspannung. Den Vergleich der Eingangsspannung mit dem Digital/Analog-gewandelten digitalen Wert nimmt ein Komparator vor. Bei kleinerer digitaler Repräsentation erhöht der Komparator den Zählerstand, bei größerer Repräsentation verringert er ihn entsprechend durch Rückwärtszählen. Beim digitalen Signal wechselt das niedrigste Bit bei konstantem analogen Eingangssignal im Takt durch fortwährendes Vorwärts- und Rückwärtszählen, was das Quantisierungsrauschen generiert. Bei schnellen Signaländerungen sind entsprechend viele Zählschritte notwendig, um dem Signal zu folgen. Verbesserte Verfahren nutzen die Zweierpotenzen des Dualzählers aus, um das Signal schnell einzugrenzen, wenn mit dem höchstwertigen Bit begonnen wird.

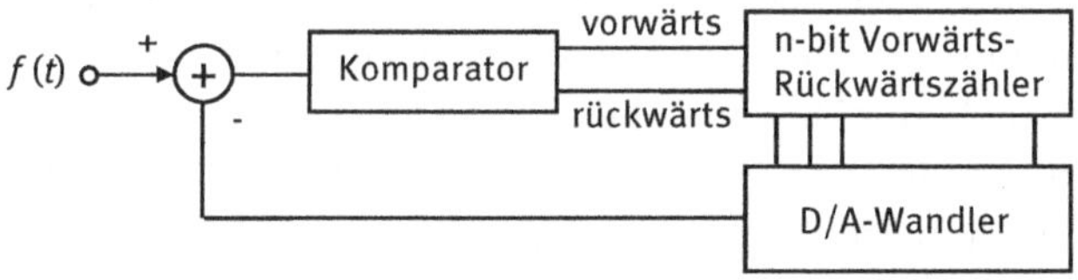

Abb. 4.42: Prinzip der Analog-/Digitalwandlung nach dem Wägeverfahren.

4.6 Mikroprozessor

Günther Despang, Steffen Netz, Uwe Marschner

4.6.1 Einordnung

Der Mikroprozessor verarbeitet die digitalen Signale. Mikrocontroller (µC) vereinen auf dem Chip neben dem Prozessor noch mindestens eine Peripheriefunktion. Bei freier Programmierbarkeit kann die digitale Signalverarbeitung bei gleichem Aufbau Aufgaben in verschiedenen intelligenten Implantaten übernehmen. Die zur Verfügung stehende Rechenkapazität ermöglicht die sensornahe Verarbeitung der Messwerte oder Aktor-Steuersignale. Darüber hinaus können Zusatzinformationen, wie das elektronische Datenblatt oder die digitale Unterschrift, lokal gespeichert werden.

Bei der Implementierung eines Befehlssatzes im Mikrosystem können dann auch Teilinformationen abgerufen werden. Neuere Mikrocontroller bieten eine hohe Funktionsdichte bei geringen Kosten und hoher Flexibilität. Zunehmend sind auch höherintegrierte analoge bzw. Mixed-Signal Sensorinterface-Bausteine verfügbar. Der AMA Fachverband für Sensorik erwartet, dass Sensorhersteller neben Einchip-Mikrorechnern zunehmend µC, FPGAs, digitale Sensor-Signal-Prozessoren, Programmierbare Logikbausteine (PLDs) und Halbleiter-Zusatzspeicher nutzen (Werthschützky, 2010).

4.6.2 Rechenleistung

Signalverarbeitungsalgorithmen bestehen wie jedes Computerprogramm aus einer Abfolge von einzelnen Befehlen. Jeder Befehl benötigt seinerseits eine bestimmte Zeitdauer zu seiner Ausführung, die wiederum vom angewendeten Prozessor abhängt. Linear ablaufende Befehlsketten werden durch Verzweigungen unterschiedlich kombiniert, die wiederum von den zu verarbeitenden Signalen abhängen.

Für jeden Signalverarbeitungsalgorithmus lässt sich bei jeder konkreten Implementierung auf einem Prozessor und bei Vorliegen fester Eingangsdaten somit eine Zeitspanne zwischen dem Start des Algorithmus und der Bereitstellung der Ergebnisse ermitteln. Variieren die Eingangsdaten, können minimale und maximale Rechendauer angegeben werden. Lässt man auch noch verschiedene Prozessoren zu, erhöht sich die Streubreite zwischen minimaler und maximaler Rechenzeit weiter.

Intelligente Implantate, die nicht nur Messaufgaben übernehmen, arbeiten ebenso wie industrielle Überwachungssysteme im Echtzeitbetrieb. Das bedeutet, dass die Ergebnisse der Signalverarbeitung innerhalb einer von der Applikation vorgegebenen Zeitspanne bereitgestellt werden müssen. Es kommen also nur solche Prozessoren in Frage, welche die Befehle genügend schnell abarbeiten. Die Signalverarbeitungsalgorithmen stellen also im Rahmen der konkreten Applikation Anforderungen an die Leistungsfähigkeit der Prozessoren bzw. an ihre Rechenleistung.

Die Anforderungen des Signalverarbeitungsalgorithmus und der Applikation an die Rechenleistung des Prozessors werden wegen der skizzierten Vielfalt der Einflussfaktoren nur selten als konkreter Zahlenwert angegeben. Anhaltspunkte zur erforderlichen Rechenleistung liefern Informationen,
- wie der mathematische Hintergrund des Algorithmus beschaffen ist,
- wie das zeitliche Regime in der konkreten Applikation aussieht und
- welche Hardware bei schon existierenden Lösungen eingesetzt worden ist.

Rechenleistung und Prozessorschnittstellen

Die Verbindung externer digitaler Schaltungskomponenten, wie Speicher oder A/D-Wandler, an den Prozessor kann über den parallelen Datenbus oder eine serielle Schnittstelle erfolgen. Die parallele Kommunikation ist zwar deutlich schneller und vereinfacht somit die Erfüllung von Echtzeitanforderungen, beansprucht dafür eine erhebliche Leiterplattenfläche für die Verdrahtung. Andererseits erfolgt die Kommunikation externer Komponenten über serielle Schnittstellen mit solch hohen Taktraten (typisch einige MHz), dass beispielsweise der A/D-Wandler problemlos seriell abgefragt werden kann.

4.6.3 Speicherbedarf

Die Befehle des Signalverarbeitungsalgorithmus und die digitalisierten Signaldaten müssen in Speichern abgelegt sein, damit sie vom Prozessor verarbeitet werden können. Die Signalverarbeitungsalgorithmen unterscheiden sich im Speicherbedarf für die Programme und Daten.

Der Speicherbedarf für die Daten richtet sich danach, wie der Algorithmus die Vorgeschichte des jeweils aktuellen Messwertes berücksichtigt. Dies können zurückliegende Eingangsvariablen, aber auch Ausgangsvariablen sein. Entsprechend der Art der Zwischenspeicherung und dem Zugriff auf die Daten kann nach Isermann (1992) unterschieden werden zwischen:

Online vs. offline Berechnung: charakterisiert die Kopplung von Prozess und Signalverarbeitung. Beim offline-Betrieb werden die Messwerte zwischengespeichert, bevor sie zu einem späteren Zeitpunkt verarbeitet werden. Ein online-System verarbeitet die Messwerte unmittelbar, da es direkt mit dem Prozess gekoppelt ist.

Blockverarbeitung vs. Echtzeitverarbeitung: Bei der Blockverarbeitung werden die Messwerte zunächst in einem Block gespeichert, bevor sie verarbeitet werden. Dieser Fall ist typisch für die offline-Verarbeitung. Die Echtzeitverarbeitung erfordert eine unmittelbare Verarbeitung der Messwerte und setzt daher eine online-Kopplung von Prozess und Signalverarbeitung voraus.

Nichtrekursive vs. rekursive Verarbeitung: Ein nichtrekursiv arbeitendes Verfahren berechnet das Modell einmalig aus den vorhandenen oder gespeicherten Messwerten. Im Gegensatz dazu verbessert ein rekursives Verfahren ein Modell fortlaufend mit Hilfe neuer Messwerte unter Verwendung eines Wichtungs- oder Vergessensfaktors.

Direkte vs. iterative Verarbeitung: Ein direktes Verfahren berechnet das Modell in einem Schritt oder „Zug“, d. h. die zu einem bestimmten Zeitpunkt gemessenen Prozessvariablen werden nur ein einziges Mal verarbeitet. Die iterativen Verfahren müssen mehrmals darauf zurückgreifen, wenn sie das Modell in mehreren Iterationszyklen an die Messwerte adaptieren oder es verbessern.

Zwei häufig benötigte Algorithmen der digitalen Signalverarbeitung sind die digitale Filterung und die Fouriertransformation. Digitale Filter verarbeiten typischerweise im Vergleich zu einer Fouriertransformation nur wenige Abtastwerte oder Zwischenergebnisse (< 50) aus der aktuellen Vorgeschichte. Auch der Programmaufwand ist vergleichsweise gering. Die Filter liefern ein digitales Ausgangssignal, bei dem alle Frequenzanteile des beim Design vorgegebenen Sperrbandes beseitigt und die des Passbandes durchgelassen worden sind. Die *Fouriertransformation* (FFT) ermittelt die Leistungsdichte in jedem der zugrunde liegenden Frequenzbänder. Je feiner die Frequenzbänder gestaffelt sein müssen, umso mehr Abtastwerte aus der aktuellen Vorgeschichte sind beim Start der FFT vorzuhalten. Bei oft verwendeten 1024 Abtastwerten und einer Abtastfrequenz von 1,024 kHz ergibt sich ein Spektrallinienabstand von 1 Hz, bei 10,24 kHz ein Abstand von 10 Hz.

Beim Entwurf intelligenter Implantate ist der Speicherbedarf der Signalverarbeitungsalgorithmen kritisch zu betrachten. Es handelt sich stets um miniaturisierte Systeme, bei denen sich die Massenspeicher der herkömmlichen Rechentechnik wegen des Platzmangels verbieten. Oft kann neben dem Prozessor auch kein weiterer Halbleiterspeicher platziert werden, so dass der Algorithmus mit dem vom Prozessor angebotenen Speicher vorliebnehmen muss, der auch heute nur selten über 256 KByte hinausgeht und oft deutlich kleiner ausfällt.

4.6.4 Genauigkeit

Die Genauigkeit beschreibt zunächst die Anzahl der Bits, mit denen alle Abtastwerte und Zwischenergebnisse im Mikrosystem dargestellt werden. Typisch sind Vielfache von 8 Bit (8, 16, 24, 32 Bit). Die tatsächlich erzielte Genauigkeit beschreibt die Anzahl der Bits, in denen der Abtastwert bzw. das Zwischenergebnis mit dem theoretisch erwarteten Wert übereinstimmt. Ursache der Abweichungen sind Fehler, die durch nahezu alle Komponenten des Mikrosystems eingeschleust werden.

Die erste Fehlerursache sind *Abweichungen* der analogen Komponenten (einschließlich der Sensoren und Aktoren) vor dem A/D- und nach dem D/A-Wandler von dem meist gewünschten linearen Verhalten sowie Einstreuungen von Störsignalen in diese Schaltungsteile. Einige dieser Fehler können in der nachfolgenden Signalverarbeitung wieder korrigiert werden (z. B. durch Kennlinienkorrektur und rauschmindernde Filterung).

Die zweite Fehlerursache sind die A/D- und die D/A-Wandler. Hier sind folgende Fehlerquellen zu berücksichtigen:

- die Analogkomponenten der Wandler,
- Abweichungen der Abtastzeitpunkte (*Jitter*),
- Diskretisierung der Amplitudenwerte.

Für die Wandler wird typischerweise ihre in Bit angegebene Genauigkeit bzw. Auflösung ausgewiesen (z. B. 12 Bit A/D-Wandler), wobei diese meist aber nur die Fehler durch die Diskretisierung der Abtastwerte berücksichtigt.

Eine grundlegende Eigenschaft aller Signalverarbeitungsalgorithmen besteht darin, weitere Fehler in den ermittelten Ergebnissen zu hinterlassen. Dies wird hauptsächlich von der eingesetzten Arithmetik des Prozessors bestimmt. Werden Gleitkomma-Berechnungen verwendet, fällt der Fehler niedriger aus als bei Festkomma-Arithmetik. Gleitkomma-Arithmetik erfordert ihrerseits aber eine wesentlich höhere Rechenleistung. Existiert im Prozessor eine spezielle Hardwareunterstützung zur Beschleunigung der Gleitkomma-Arithmetik, schlägt sich diese in einem höheren Stromverbrauch nieder, der dann seinerseits im Widerspruch zum meist gewünschten Batteriebetrieb des Mikrosystems steht.

Bei der digitalen Signalverarbeitung treten neben der Quantisierung (engl.: *small-scale finite word length effects – quantization*), die den Kleinsignaleffekten zugeordnet wird, auch Großsignaleffekte oder Überlauf (engl.: *large-scale finite word length effects – overflow*) auf. Prinzipiell gelten hier die gleichen Überlegungen wir in Abb. 4.33. Spontane und unerwünschte Oszillationen werden als Großsignal- oder Kleinsignalgrenzzyklen bezeichnet (engl.: *limit cycles*).

Quantisierungseffekte

In Bezug auf die Quantisierungseffekte in der Gleitkommaarithmetik unterscheiden Hämmerlin und Hoffmann (1989) drei mögliche Fälle:

1. numerisch instabile Rechnung,
2. gleiche Größenordnung der Fehler und
3. Fehlerdämpfung.

Für lineare zeitinvariante Systeme haben sich Normen- und Schablonenanalysen (engl.: *Norms and Templates Analysis*) etabliert. Während mit der Großsignal-Normenanalyse das größte akzeptable Eingangssignal bestimmt werden kann, dient die Rauschanalyse oder Kleinsignalnormenanalyse der Ermittlung des kleinsten akzeptablen Eingangssignals. Eine Voraussetzung für die Normenanalyse ist die Initialisierung aller verzögerten Signale mit dem Wert Null. Die Verzögerungsglieder werden dabei mit zufälligen Werten initialisiert und das Ausgangssignal beobachtet. Erreicht das Ausgangssignal nach endlicher Zeit einen konstanten Wert oder geht es gegen Null, so ist die Schaltung stabil für den untersuchten Fall. Je nach Variation der Analyse stehen Aussagen zur Kurzschlussstabilität, Stabilität bei konstantem Eingangssignal und Stabilität bei einem Zufallssignal am Eingang zur Verfügung.

Statistisch können die Quantisierungsfehler als stationäre Zufallsprozesse betrachtet werden. Das Rauschen an einem Knoten ist dann charakterisiert durch seinen Mittelwert, die Varianz und den maximalen Fehler $e_{\max}$ zwischen dem High-Level Signal mit praktisch unbegrenzter Genauigkeit und dem fehlerfreien „Bit-true"-Signal. Da definitionsgemäß für die Varianz eines Signals

$$\sigma^2 = D^2\{X\} = E\{(X-\mu)^2\} = E\{X^2\} - \mu^2, \tag{4.65}$$

gilt, kann der quadratische Mittelwert des Rauschsignales durch

$$E\left\{X^2\right\} = \sqrt{\mu^2 + \sigma^2} \tag{4.66}$$

beschrieben werden. Bei l_N Nachkommastellen lassen sich die statistischen Merkmale mit dem Quantisierungsschritt $q = 2^{-l_N}$ berechnen. Die voreingestellte Rundungscharakteristik bei allen genutzten Operationen ist *truncated*, d. h. die niedrigsten Ergebnisbits werden abgeschnitten. Daraus ergeben sich $e_{max} = 0$, $\mu = -q/2$ und $\sigma^2 = -q^2/12$ (Mentor Graphics, 1993) (siehe auch Kap. 4.5.1).

Diese Analyse der Quantisierungseffekte eignet sich nur für zeitdiskrete, zeitinvariante und lineare Systeme. Bei Systemen, die diese Bedingung nicht erfüllen, kann als Kriterium für die Funktionstüchtigkeit der Algorithmen die maximale relative Abweichung der Ausgangssignale bei einer eingeschränkten Verarbeitungsbreite im Vergleich zur High-Level Simulation herangezogen werden.

Beispielhaft ist die Auswirkung der Quantisierungseffekte anhand eines adaptiven Filters in Abb. 4.43 gezeigt. Das Filter ist Bestandteil eines von Mentor Graphics im Softwaremodul mentor_blocks vorgestellten Rauschminderers. Praktikable Festkomma-Verarbeitungsbreiten für die Ein- und Ausgangsvariablen sind fix <16,15> und für den internen Akkumulator fix <32,30> bei einer 32-stufigen Kette von Verzögerungsgliedern und einem Wichtungsfaktor $\gamma = 0{,}015625$. In der Standardimplementierung werden zunächst in einer Schleifenoperation die neuen Koeffizienten errechnet und anschließend der Ausgangsfehler, das Rückkopplungssignal und das gerundete Ausgangssignal. Bemerkenswert ist der geringe Einfluss des durch die hohe Anzahl an Multiplikationen hervorgerufenen Quantisierungsrauschens. Selbst bei lediglich 6 Nachkommastellen erreicht der max. relative Fehler $|\varepsilon| / |y^{HL}|$ nur 9,5 %. Das Fehlersignal ε und die Ausgangssignale sind in Abb. 4.44 dargestellt.

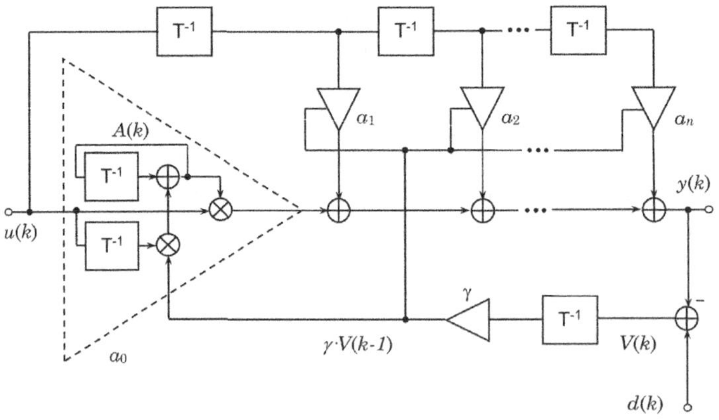

Abb. 4.43: Adaptives Filter eines Rauschminderers.

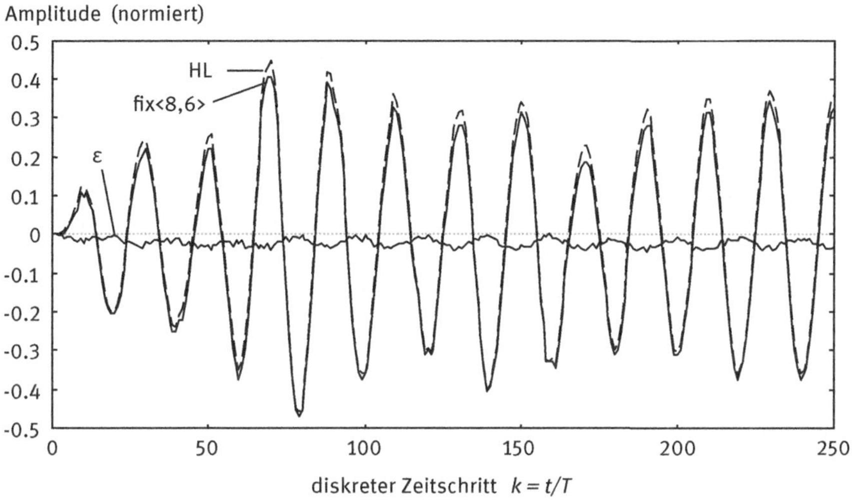

Abb. 4.44: Ausgangssignale des adaptiven Filters (HL = High Level: praktisch unbegrenzte Genauigkeit, fix <8,6>: Festkomma mit 6 Nachkommastellen, ε: Fehler).

Prozessor-Wortbreite vs. Genauigkeit

Die Wortbreite ist eine Eigenschaft des Prozessors. Sie wird in Bit angegeben. Der Prozessor lädt zu einem bestimmten Zeitpunkt immer genau ein Programm- und/oder Datenwort und verarbeitet es. Die Wortbreite kann sich zwischen Programmworten und Datenworten unterscheiden. Oft ist aber die Wortbreite beider Typen gleich groß.

Die Wortbreite stimmt nicht notwendigerweise mit der Genauigkeit der Berechnung überein, oft ist dies allerdings der Fall. Ist die erforderliche Genauigkeit größer als die Wortbreite des Prozessors, muss der Prozessor nacheinander mehrere Datenworte laden, um einen Abtastwert oder ein Zwischenergebnis zu verarbeiten. Das führt zu Einbußen in der Rechenleistung gegenüber größeren Wortbreiten. Eine große Breite der Datenworte erfordert aber eine umfangreiche Prozessorhardware, die sich wiederum in einem hohen Stromverbrauch äußert, der einem Batteriebetrieb abträglich ist.

4.6.5 Leistungsbedarf

Der Leistungsbedarf wird durch das Produkt der Betriebsspannung und des Stromverbrauchs eines implantierbaren medizinischen Mikrosystems bestimmt. Ein Hauptziel beim Entwurf dieser Mikrosysteme besteht in der Minimierung des Leistungsbedarfs.

Ein Haupt-Leistungsverbraucher ist der Prozessor. Die meist erforderliche hohe Rechenleistung kann letztendlich nur mit hohen Taktfrequenzen erzielt werden, wobei der Stromverbrauch mit der Taktfrequenz zunimmt. Mit der Auswahl der Signalverarbeitungsalgorithmen kann der Designer des Mikrosystems den Stromverbrauch beeinflussen, indem er Algorithmen mit geringer Rechenleistung einsetzt. Letztendlich bleibt aber doch der Zusammenhang, dass algorithmisch anspruchsvolle Mikrosysteme einen erhöhten Stromverbrauch haben.

CISC-Prozessoren (CISC = *Complex Instruction Set Computer*) und DSPs ermöglichen die schnelle Abarbeitung komplexer Befehle. Damit wird einerseits die Rechenleistung des Prozessors gesteigert, andererseits aber durch zusätzliche Hardware der Stromverbrauch erhöht. Es ist also immer genau zu untersuchen, ob für das angestrebte Mikrosystem nicht auch ein stromarmer RISC-Prozessor eingesetzt werden kann (RISC = *Reduced Instruction Set Computer*).

Eine weitere Quelle des Stromsparens besteht darin, das Mikrosystem nur in den Zeiten zu betreiben, in denen verarbeitungswürdige Ereignisse anfallen. Dieser Ansatz wird von modernen Prozessoren (z. B. der 5000er Serie der Texas Instruments DSPs) in dem Sinne unterstützt, das Teile des Prozessors abgeschaltet und in Abhängigkeit von externen Ereignissen wieder zugeschaltet werden können. Auch mit dem Bronchitissensor-ASIC (Despang, 2001) wurde diese Herangehensweise verfolgt. Eine solche Lösung ist immer davon abhängig, dass von einer zusätzlichen (und im Sinne des niedrigen Gesamt-Stromverbrauchs natürlich auch möglichst einfachen) Schaltung erkannt wird, ob gerade verarbeitungswürdige Ereignisse vorliegen.

Bereits ausgeführt wurde die Abhängigkeit des Stromverbrauchs von der erforderlichen Genauigkeit (Festkomma/Gleitkomma-Arithmetik und Bitbreite der Abtastwerte). Schließlich muss erwähnt werden, dass der Stromverbrauch eines Prozessors vom gerade abgearbeiteten Befehl abhängt und damit über der Zeit nicht konstant ist. Die der Batterie tatsächlich entnommene elektrische Ladung kann also nur über den Mittelwert der Stromaufnahme bestimmt werden.

Die erforderliche Betriebsspannung eines Prozessors hängt wesentlich von dessen Schaltungstechnik und diese wiederum von der angewandten Mikroelektronik-Technologie ab. Fortschritte in dieser Hinsicht schlagen sich über längere Zeiträume in der Verringerung der Betriebsspannung nieder. Üblich sind heute 3 V mit der Tendenz zu geringeren Betriebsspannungen (1,8 V und weniger). Mikroprozessoren mit besonders geringer Leistungsaufnahme werden *Low-Power-Prozessoren* genannt. Die Leistungsaufnahme der Prozessorschaltung ist so gering, dass sie intrakorporal keine spürbare Wärme abgibt.

Ein aktuelles internationales Forschungsthema ist die weitere Reduzierung des Energieverbrauches digitaler Schaltungen. Dabei werden Ansätze auf Systemebene verfolgt, die nicht nur die Signalverarbeitung und Schnittstellen optimiert, sondern auch die Schaltungstechnik. Großes Potenzial bei der Energieeinsparung bietet die Reduzierung der Betriebsspannung unter 0,5 V, die zum Sub-Threshold Betrieb führt. Die Idee, unter anderem von Vittoz, Swanson und Meindl, ist seit den 1970er Jahren bekannt, wurde aber zunächst wegen des Ansteigens der Leckströme nicht weiterverfolgt. Heute ist der Sub-Threshold-Betrieb für Low-Power-Systeme mit skalierten CMOS-Technologien die wichtigste Lösung. Eingesetzt werden bereits Logik- und

Speicherbausteine oder Stützschaltkreise, z. B. DC/DC Konverter (Kwong, 2009). Beispielsweise besitzt der Energy Harvesting Aufwärtsregler BQ25505 von TI eine minimale Leerlaufstromaufnahme von 325 nA, die zu berücksichtigen ist.

Von Wang und Chandrakasan (2005) wurde ein Sub-Threshold FFT-Prozessor vorgestellt. Die Leistungsaufnahme des Prozessors beträgt 90 nW bei einer Betriebsspannung von 180 mV und einer sehr geringen Taktfrequenz von 164 Hz. Bei geschätzten 57.000 Prozessorzyklen für eine 1024-Punkte-FFT benötigt dieser Prozessor dann allerdings fast 6 Minuten. Bei einer Taktfrequenz von 10 kHz und einer Betriebsspannung von 350 mV geben die Autoren eine Energie von 155 nJ/FFT an. Es wird erwartet, dass neue Materialien und Prozesse die Gate- und Kanal-Leckprobleme weiter verringern.

Theoretische Überlegungen von Zhirnov et al. (2003) führen auf eine maximale Integrationsdichte von $4{,}7\times10^{13}$ ladungsbasierten Binärschalten je cm^2 bei einer minimal erforderlichen Leistungsaufnahme von $3{,}7\times10^6$ W/cm^2, wenn eine minimale Schaltzeit von 0,04 ps angenommen wird. Leistungsaufnahme und Schaltzeit stehen in umgekehrter Proportionalität zueinander in Beziehung. Als kritische Dimension geben die Autoren ca. 1 nm an. Dies ist 9 × weniger, als von der „*International Technology Roadmap for Semiconductors* (IRTS)" für einen End-of-the-Roadmap MOSFET vorhergesagt. Als Hauptproblem wird der Abtransport der Wärme aus zukünftigen Schaltkreisen mit verkleinerten Strukturbreiten bei diesen kurzen Schaltzeiten gesehen.

4.6.6 Verfügbare frei programmierbare Prozessoren

Es gibt auf dem Markt diverse gut eingeführte Produktlinien (Tab. 4.8). Welche Kriterien sollten bei einer Entscheidung, neben der Verfügbarkeit, dem Preis und den oben genannten Parametern besonders beachtet werden?

Tab. 4.8: Beispiel für jede Leistungsklasse.

Hersteller	Name	Realisierung	Wordbreite	Stromverbrauch	Speicher	Peripherie
Philips	LPC210	LQFP	32/16	~30 mA	128k Flash 16-64k-RAM	GPIO, div. Timer, UART's, I^2C, SPI
Texas Instruments	MSP430	Diverse	16	~200uA	Diverse	Viele Konfigurationen, auch mit LCD-Interface
Atmel	AVR	TQFP, PDIP Opencore	8	~1 mA	1-128kB-Flash-ROM 128B-4kB EEPROM 0-4kB RAM	Timer, ADC, I^2C

1. Realisierung / Bauform

Für die hier zu betrachtenden Mikrosysteme sollte der Prozessor in SMD-Bauweise für Leiterplatten zu beschaffen sein. Für ein zu integrierendes System ist es ideal, wenn der Prozessor als IP-Core (*Intellectual Property*) beschaffbar ist. Dieser kann von Synthesetools in einen Schaltkreis integriert werden.

2. Peripherie

Die verfügbaren Produkte haben jeweils verschiedene Typen mit unterschiedlicher Peripherie, wie A/D- und D/A-Wandlern, Timern und Schnittstellen. Diese sind optimal auf den Prozessor abgestimmt und benötigen keine externen Ressourcen. Sie sollten aber in der Anwendung auch genutzt werden.

3. Speicher

Viele Anwendungen in der Signalverarbeitung benötigen einen großen Speicherplatz. Es ist daher wichtig, vor der Entscheidung für eine konkrete Hardware eine Abschätzung über den Speicheraufwand (Programm- und Datenspeicher) zu machen.

4. Entwicklungsumgebung

Alle Prozessoren können über ein Debug-Interface (SPI, JTAG o. a.) im Betrieb getestet und überwacht werden. Dazu gibt es meist eine graphische Entwicklungsumgebung zu kaufen. Anwendungen werden meist in der Programmiersprache C geschrieben, hardwarenahe Programme in Assemblersprache. Es ist immer mit einer Einarbeitungszeit für die unterschiedlichen Umgebungen zu rechnen. Für einige Prozessoren gibt es auch Open-Source-Entwicklungsumgebungen.

Zu den Low-Power-Prozessoren zählt der BelaSigna 300's CFX/HEAR Dual-Core Prozessor mit einer Stromaufnahme von 1...5 mA. Er enthält einen frei programmierbaren 24-Bit open-programmable DSP-Core und eine HEAR-Einheit. HEAR beschleunigt u. a. WOLA (engl. *Weighted Overlap Add*) Filterbank-Operationen, Vektor-Additionen, Subtraktionen, Multiplikationen und Statistikoperationen. Der Mikroprozessor wurde für den Einsatz in Audioanwendungen, z. B. Hörgeräte, entwickelt und für die Abarbeitung von Algorithmen, wie Dynamikkompression, Richtungsverarbeitung, Echounterdrückung und Rauschminderung, optimiert (ON Semiconductor, 2011).

Weitere etablierte Low-Power-Mikroprozessoren sind der Kalimba DSP-Kern und der Cortex-M4. Der 24-Bit Festkomma Kalimba DSP Coprozessor erreicht 64 MIPS. Bei der fortlaufenden Abarbeitung des SBC Decodierungsalgorithmus benötigt er 4 mW (CSR, 2008). Der Kalimba DSP-Kern ist Bestandteil des LM730 Bluetooth Multimedia Moduls. Der Cortex-M4 benötigt mit 0,06 mW/MHz im aktiven Modus nur rund 15 % der Energie eines Cortex-A15. Der Hersteller TI gibt an, bei einem typischen Betrieb eines Mobilgerätes die Leistungsaufnahme gegenüber der OMAP4-Familie um 60 % reduzieren zu können (Riemenschneider, 2011).

Andere verbreitete Low-Power-Prozessoren sind zum Beispiel:

- ARM, z. B. EFM32ZG110, Silicon Labs, 114 µA/MHz und MKL03ZXX, NXP, 50 µA/MHz,
- PIC16LF18313/PIC16LF18323, Microchip, 37 µA bei 1,8 V,
- 8051, z. B. EFM8SB1, Silicon Labs, 150 µA/MHz.

Eine Einchiplösung eines 125 kHz Transponder-Frontends mit frei programmierbaren Protokoll- und Anwenderfunktionen ist der Schaltkreis ST1 des Fraunhofer Instituts IPMS Dresden (Grätz, 2007). In der Schaltung sind eine 16 Bit RISC CPU, ein 8 kByte Datenspeicher, ein 8 kWorte Flash-Programmspeicher, ein RF-Frontend, eine digitale PLL zur Takterzeugung, ein integrierter Protokolldecoder, 16 digitale I/O-Ports, ein 10-Bit A/D-Wandler mit 4 Analogeingängen, 2 frei programmierbare Zähler/Zeitgeber, eine Echtzeituhr, ein I^2C-Buscontroller und ein Spannungsregler on-Chip integriert. Die 5V-Variante hat eine Standby-Stromaufnahme von 7 µA. Bei einer Taktfrequenz von 32,768 kHz beträgt die Stromaufnahme 24 µA und 1,2 mA bei 2 MHz. Die Schaltung erreicht eine Rechenleistung bis 10 MIPS. Eine Verbindung des 8-Bit-Controllers mit einem 868 MHz Frontend erlaubt eine Reichweite von bis zu 3 m bei einer Leistungsaufnahme von unter 7 µW (Gay, 2010).

Gegenwärtig sind revolutionäre Schaltungskonzepte Thema der Grundlagenforschung, wie die Spintronik als Technologie für das Quantencomputing oder neuronale Netze auf der Basis von Memristoren. Erste Konzepte wurden im Labor erprobt, von einer großtechnischen Nutzung ist man aber noch weit entfernt.

Eine der Forderungen an digitale Signalverarbeitungsmodule ist eine geringe elektromagnetische Abstrahlung. Durch metallische Abschirmungen wird die Abstrahlung verringert. Die Funktionstüchtigkeit in Umgebung starker und veränderlicher elektromagnetischer Felder, wie in Computertomographen oder bei Kurzwellenbehandlungen, ist nicht immer gegeben. Funktionsstörungen dürfen sich dabei nicht auf den Menschen auswirken.

4.7 Speicherarten

In Mikrosystemen werden Daten in flüchtigen und nichtflüchtigen Halbleiter-Speicher abgelegt. Flüchtige Speicher verlieren ihren Inhalt beim Abschalten der Betriebsspannung und werden daher als Zwischenspeicher für Berechnungen verwendet. Nichtflüchtige Speicher haben im Allgemeinen eine höhere Zugriffszeit und werden deshalb zur Speicherung von Daten verwendet, die längerer Zeit aufbewahrt werden müssen (z. B. Tabellen zur Kennlinien-Linearisierung). Außerdem werden dort die abzuarbeitenden Programme abgelegt. Aufgrund ihrer verfügbaren Speicherdichten, elektrischen Programmierbarkeit und geringen Stromaufnahme sind Flash-EEPROMS weit verbreitet. Bei den flüchtigen Speichern bieten sich statische RAM's (SRAM's) beim Einsatz in Mikrosystemen wegen der geringen Stromaufnahme an. Tab. 4.9 stellt die verschiedenen Speichertypen gegenüber.

Bei der Planung eines Mikrosystems ist zu beachten, dass die Speichergrößen heute rasant wachsen, bei gleichzeitig sinkenden Preisen, so dass zunehmend auch umfangreichere Signalverarbeitungs- und Kommunikationsalgorithmen integriert werden können.

Tab. 4.9: Übersicht Speichertypen (Despang, 2004).

	SRAM	**DRAM**	**ROM**	**PROM**	**EEPROM**	**Flash**
Datenerhalt beim Abschalten	nein	nein	ja	ja	ja	ja
Stromaufnahme	gering	hoch	gering	gering	gering	gering
Notwendigkeit des Auffrischens im eingeschalteten Zustand	nein	ja	nein	nein	nein	nein
Wiederbeschreibbarkeit	ja	ja	nein	nein	ja	ja
erreichbare Dichte	mäßig	sehr hoch	sehr hoch	mäßig	gering	hoch
erreichbare Schreib-geschwindigkeit	sehr hoch	hoch	-	gering	gering	gering
erreichbare Lesegeschwindigkeit	sehr hoch	hoch	mäßig	mäßig	mäßig	hoch
Lesezyklen	$>10^{15}$	$>10^{15}$	?	?	$>10^{15}$	$>10^{15}$
Schreibzyklen	$>10^{15}$	$>10^{15}$	-	1	10^4–10^6	10^5–10^6
Schreibspannung (V)	0,8–5	2,5–5	-	-	12–21	10–18
Schreibzeit (ns)	~	~	n.a	n.a	1–10 ms	1 µs-1 ms
Zugriffszeit (ns)	6–70	10–70	200–450	>35	40–70	55–120
Haltbarkeitsdauer der Daten (Jahre)	keine	keine	>10	>10	>10	>10
Preis-Verhältnis (ungefähr /kByte)	1				1.5	0.15

Flash-Speicher sind je nach Ausführung einer Speicherzelle als NAND- oder NOR-Flash klassifiziert. In Tab. 4.10 ist der Energiebedarf verschiedener Flash-Speicher aus (Mathur, 2006) aufgelistet. Es wird deutlich, dass der Toshiba 16 MB NAND Flash 21x energieeffizienter arbeitet im Vergleich zum Telos NOR, 65x besser als der Hitachi MMC und 407x besser als der Atmel NOR. NOR Flash-Speicher haben eine geringere

Speicherdichte als NAND-Speicher und benötigen mehr Energie für das Löschen und die Programmierung. Von Vorteil ist ihre geringe Direktzugriffszeit von weniger als 100 ns. Der NAND-Flash erlaubt hingegen im High-Speed Modus nur aufeinanderfolgendes Lesen und hat eine erheblich höhere Start-Latenz.

Tab. 4.10: Flash Energiebedarf je Byte (µJ) aus (Mathur, 2006).

Hersteller	**Read**	**Write**	**Löschen Bulk**	**Löschen (Seiten)**	**Total**
Atmel NOR	0,26	4,3	2,36	n/a	6,92
Telos NOR	0,056	0,127	n/a	0,185 (256)	0,368
Hitachi MMC	0,06	0,575	0,47	0,0033 (16)	1,108
Toshiba 16MB NAND	0,004	0,009	n/a	0,004 (32)	0,017
Micron 512MB NAND	0,027	0,034	n/a	0,001 (64)	0,062

NAND-Zellen sind weniger zuverlässig als NOR-Zellen und erfordern den Einsatz von Fehlerkorrekturcodes (ECC). Ein Standardverfahren ist das CRC-Verfahren (*Cyclic Redundancy Check*). Es stützt sich auf Polynomdivisionen und kann relativ einfach in Hardware realisiert werden. Die Berechnung des Fehlerkorrekturcodes mittels Software erfordert etwa das Vierfache des Flash-Stromverbrauches. Gewollte Manipulationen können sich einer solchen Fehlererkennung entziehen. Ist mit Angriffen zu rechnen, dann müssen weitergehende Sicherheitsalgorithmen implementiert werden, wie z. B. die Hashfunktionen MD5 (MD5-Hash: *Message-Digest Algorithm* 5) oder SHA (*Secure Hash Algorithm*). Die Manipulation eines Textes wird dabei durch die Generierung eines einzigartigen Textes mit fester Länge durch eine Hashfunktion verhindert. Das kann ein Ausschnitt des gesamten Textes sein, der anschließend z. B. mit dem PGP (*Pretty Good Privacy*)-Verfahren verschlüsselt wird. Er ist dann ein einzigartiger, unmanipulierbarer Fingerabdruck des Textes, der zusammen mit dem Text gesendet wird. Die Manipulation eines einzelnen Bits bewirkt ein komplett anderes Entschlüsselungsergebnis im Vergleich des Originaltextes, so dass diese aufgedeckt werden kann.

EEPROMs, Flash-EPROMs und gepufferte SRAMs werden bei Low-Power-ICs zunehmend durch FRAM-Speicher ersetzt (Ferroelectric RAMs). Die digitale Information wird in ihnen durch eine Polarisationsänderung eines ferroelektrischen FET Gate-Isolators dauerhaft bei praktisch unbegrenzter Lebensdauer gespeichert, 10^{10} Schreib- und Lesezyklen sind garantiert. Die Speicherzellen sind vergleichsweise groß. Hersteller sind u. a. Fujitsu und Cypress Semiconductor Corporation (z. B. FM25V20); Texas Instruments verwendet FRAMs in den MSP430 Mikrocontrollern.

4.8 Interne und externe Schnittstellen aktiver Mikrosysteme

Uwe Marschner

4.8.1 Allgemeine Kommunikationsanforderungen

Damit die über eine Schnittstelle übertragenen Signale vom Empfänger richtig interpretiert werden können, müssen Festlegungen zu den Signaleigenschaften getroffen werden. Das betrifft allgemein (Beikirch, 2001; Sikora, 2002; Frühauf, 1987):

Den Größen- und Wertebereich: Hier wird zwischen analogen und diskreten Signalen unterschieden. Analoge Signale sind durch ihren Pegelbereich, die zulässige ohmsche, kapazitive und induktive Belastung – in diesem Zusammenhang auch die Leitungslänge – und ihr Nutz-/Störsignalverhältnis charakterisiert. Diskrete Signale nehmen in den meisten Systemen nur zwei Zustände ein und sind dann binär.

Die Datenübertragungsbreite: Bei einer Übertragung über eine Leitung (neben der Masseleitung) handelt es sich um eine serielle Übertragung, bei gleichzeitiger Nutzung mehrerer Leitungen für die Daten um eine parallele Übertragung. Die Signale können in folgende Arten unterteilt werden:
- Informationssignale: Daten- und Adressbus
- Steuersignale: Busumschaltung, Signal- und Systemstatus
- Programmsignale: Festlegung gewünschter Abläufe und Funktionen
- Sondersignale: Interrupts etc.

Den zeitlichen Ablauf der Übertragung: Erfolgt die Übertragung synchron, so liefert eine Leitung ein Signal, das die Bereitstellung neuer Daten meldet. Eine asynchrone Übertragung kommt ohne ein solches Signal aus. Die Übertragung kann im Übertragungskanal auch verzögert werden. Bei digitaler Datenübertragung spricht man dann von einer FIFO-Struktur des Datenpfades (First In First Out). Kommunikation innerhalb von Software nutzt in der Regel einen adressierbaren Speicher.

Das Übertragungs- und Quittierungsprotokoll: Das Übertragungsprotokoll definiert die Art und Weise der Datenübertragung im Sinne technischer Verfahrensregeln für den Transfer und Austausch von Daten. Neben den eigentlichen Daten werden auch Reihenfolge und Format von Zusatzinformationen festgelegt, wie Datentest- und Quittierungsverfahren.

Das *Datenformat* definiert generell den Aufbau eines Datensatzes und somit seine Datenstruktur. Es ist eine Spezifikation der Datenverarbeitung, die festlegt, wie Daten beim Laden und Speichern programmtechnisch zu interpretieren sind. Dazu zählen auch die *Datentypen*, wie Bytes oder Worte, und die Informationsdarstellung, z. B. als vorzeichenbehaftete ganze Zahlen (Integer) oder gebrochene Zahlen im IEEE-Format (wie Short Real).

4.8.2 Intrakorporale drahtgebundene Signalübertragung

Ein Merkmal funktionaler Mikroimplantate ist, dass die Kopplung der elektronischen Mikrosystemkomponenten über serielle Schnittstellen erfolgt und nur wenige Verbindungsleitungen benötigt werden. Dies gilt auch für die eigentlichen Sensorsignale, wenn sie digital zur Verfügung stehen. Die digitalen Signale können störungsfrei im Körper übertragen werden, ohne dass sich die Signalqualität verschlechtert. Die Übertragung der Signale über drahtgebundene Schnittstellen erfordert:

- Einen Kabelquerschnitt im Bereich eines Millimeters und darunter. Bei medizinischen Sensornetzwerken sind auch größere Entfernungen im Körper zu überbrücken. Dort sind biokompatible Leitungen oder Ummantelungen zu verwenden. Kabel haben teilweise eine Mindeststeifigkeit aufzuweisen, z. B. wenn sie über Kanülen eingeführt (geschoben) werden, sowie eine Mindestzugfestigkeit.
- Geringe Übertragungsleistungen bei im Körper zulässigen Kleinspannungen. Durch die geringen Leitungsquerschnitte ist bei größeren Leitungslängen auch mit größeren ohmschen Widerständen von bis zu 100 Ω zu rechnen.
- Maßnahmen gegen elektromagnetische Störungen, z. B. durch Abschirmungen oder Verwendung digitaler Signale.
- Eine Mindestbandbreite, die beispielsweise bei Beschleunigungsmessungen oder bei digitalen Signalen 100 kHz und mehr betragen kann. Geringe Abstände zwischen Signal- und Masseleitungen und Abschirmung bedingen hohe Leitungskapazitäten, die bei hochohmigen Schnittstellen zu Tiefpassverhalten führen.

Für intrakorporale drahtgebundene Schnittstellen eignen sich flexible Trägerfolien. Sie dienen sowohl als Verdrahtungsträger, als auch als Träger der integrierten Schaltungen. Die Folie bietet somit einen mechanischen Halt für die Schaltung, der bei Verwendung eines Kabels ohne einen weiteren Verdrahtungsträger fehlt. In den letzten Jahren haben Folien insbesondere durch die zunehmende Miniaturisierung in der Schaltungstechnik an Bedeutung gewonnen. So finden sie z. B. aufgrund ihrer geringen Schichtdicke bereits Verwendung als Verdrahtungsträger bei der Herstellung ungehäuster IC´s im *Chip Size Package* (CSP), ermöglichen durch ihre Flexibilität neuartige Konzepte für Mikrosysteme oder sind Bestandteile von Sensorkomponenten, die mechanische und elektrische Funktion verbinden (z. B. Kraftsensoren). Als Basismaterial die Feinstleitertechnik werden Laminate mit Dünnkupfer sowie kleberlose Materialverbünde mit Kupferschichtdicken < 10 µm verwendet (Marschner, 2003). Ein Beispiel für eine solche drahtgebundene Schnittstelle ist die Verbindung zwischen Sensor und Telemetrie des ITES-Sensors. Unter Berücksichtigung der Sensorbreite, der späteren Applikation sowie technologischer Randbedingungen ist der Träger 0,8 mm breit und 100 mm lang. Die Position und Größe der Kontaktpads entspricht dem Chiplayout. Der Sensor ist über 5 Einzelleitungen mit der Telemetrieseite verbunden. Der minimale Abstand zwischen den Leitungen wurde auf 45 µm festgelegt, wodurch sich – bedingt durch die Lage von Leitbahnen zwischen Pads – eine Leiterbreite von 60 µm ergibt.

4.8.3 IMEX-Schnittstellendefinition medizintechnischer Mikrosysteme

Standardisierte herstellerneutrale Schnittstellen sind für die Entwicklung und Fertigung zueinander kompatibler Module unerlässlich. Dies gilt insbesondere für die Mikrosystemtechnik, da die teilweise extreme Miniaturisierung der Produkte nur durch eine starke technologische Spezialisierung einzelner Hersteller rentabel wird.

In den nachfolgenden Kapiteln werden die Schnittstellen der IMEX-Mikrosystemplattform in knapper Form vorgestellt. Sie wurden in enger und interdisziplinärer Kooperation von Wissenschaftlern der beteiligten Universitäten, industriellen Entwicklern und medizinischen Anwendern erarbeitet.

Die IMEX-Schnittstellen verbinden einzelne Module des Mikrosystem-Baukastens. Darauf basierende medizinische Systeme können auch nur einzelne Schnittstellen nutzen. Es gilt die Vereinbarung von Abb. 1.14 in der Einleitung in Bezug auf die Benennung der Schnittstellen:
- **S0:** Schnittstelle zwischen Gewebe/Biomaterial und einem physiologischen Sensor zur Aufnahme von biologischen Daten/Messgrößen oder Aktor für medizinische Systeme
- **S1:** Interface zwischen Sensor(en)/Aktor(en) und integrierten Schaltkreisen mit dem Ziel eines intelligenten Sensors/Aktors. Die Datenübertragung kann analog oder digital sein.
- **S2:** Interface zwischen Signalverarbeitungs- und Telemetrie- bzw. Datenübertragungselektronik oder zum PC.
- **S3:** Lokale oder globale drahtlose Verbindung einer integrierten, implantierbaren oder extrakorporalen Telemetrieeinheit mit einem externen Sende- und Empfangskopf oder z. B. Mobilfunknetz einschließlich der notwendigen Protokolle und Übertragungsverfahren.
- **S4:** Externe Schnittstelle, die digitale Signale des Mikrosystems oder einer Sende-/Empfangseinheit zu einer Datenbank und an ein Monitorsystem leitet.
- **S5:** (Monitor) Aufbereitung der empfangenen Daten, sowie Bereitstellung eines Mensch-Maschine-Interfaces (MMI).

Die Schnittstellen, die die Verbindung zum Menschen herstellen, unterscheiden sich von **S1** bis **S4**. Die Sensor-/Aktorschnittstelle **S0** zum menschlichen Körper hat direkten Kontakt mit dem Menschen und muss daher biokompatibel sein. Dies betrifft chemische Sensoren, die Messungen im Blut vornehmen ebenso, wie biokompatibel umhüllte Temperatur- oder Beschleunigungssensoren.

Die Telematik-Schnittstelle **S5** verbindet ebenfalls Mensch und Maschine. Sie ist eine Bedienungs- und Informationsschnittstelle, bei der vor allem Fragen der Ergonomie und des Softwaredesigns substantiell sind. Gerade in der medizintechnischen Anwendung kann ein intuitives Erfassen der Anzeigedaten und der Bedienung lebensnotwendig sein. Aus diesem Grund ist die einheitliche Festlegung von Standards auch für diese Schnittstelle von großer Bedeutung.

4.8.4 Schnittstellenauswahl

Die Definition der IMEX-Schnittstellen orientiert sich an den Trennlinien zwischen den elektronischen Hauptbaugruppen eines funktionalen Implantats, die im Allgemeinen auch Trennlinien zwischen verschiedenen Herstellungstechnologien sind. Die bekannten Schnittstellen unterscheiden sich teilweise nur marginal. Ein Systementwickler wird sich daher zuerst an der Kompatibilität der integrierten Schaltungen orientieren, bzw. am Aufwand, der notwendig ist, um die Kompatibilität logisch und physisch herzustellen. Für externe Schnittstellen sind die *eHealth* Standards zu berücksichtigen (Kap. 9).

Da der Prozessor im Zentrum des Systems liegt, wird von den Anwendern immer mehr die Forderung nach integrierten Schnittstellen erhoben. Aus diesem Grund werden bereits einige Prozessoren in einer Vielzahl von Derivaten angeboten, die jeweils eine oder mehrere Schnittstellen enthalten. Diese Schnittstellen müssen häufig noch konfiguriert werden, wobei eine Vielzahl von Registern initialisiert werden muss. Die Abläufe während der Kommunikation steuert die Software. Trotz vorgefertigter Softwaremodule erfordert die Programmierung und Testung der Schnittstellen einen hohen Aufwand.

4.9 Autarke Energieversorgungskonzepte

Uwe Marschner

Für die dauerhafte Energieversorgung funktionaler Implantate existiert derzeit noch keine Lösung, wenn von nuklearen Batterien abgesehen wird. Die Energie kann gegenwärtig nur von einer Batterie oder elektromagnetisch durch die Haut bereitgestellt werden (Becks, 2007).

Prinzipiell möglich ist eine Energiewandlung (engl. *Energy Harvesting*: Energie ernten) in der unmittelbaren Umgebung des Implantats. In Abb. 4.45 sind einige Möglichkeiten der elektrischen Energiegewinnung am menschlichen Körper zusammen mit den verfügbaren Leistungen angegeben. So kann etwa mit einem subkutanen Implantat aus dem Temperaturgradienten zur Körpertemperatur eine elektrische Spannung erzeugt werden. Mechanische Energie tritt in Form von Druckveränderungen und Beschleunigungen auf. Druckveränderungen entstehen u. a. in der Aorta durch

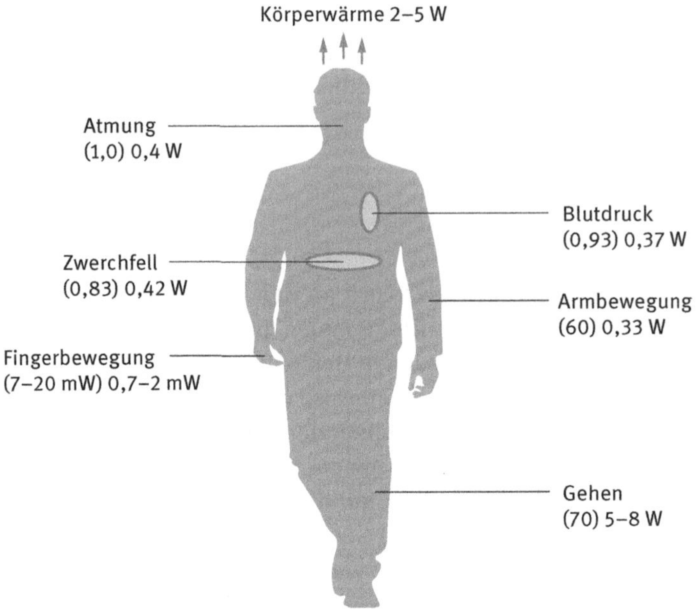

Abb. 4.45: Nutzbare Energie am menschlichen Körper (nach Starner (1996) modifiziert und mit freundlicher Genehmigung von Dr. J. Pelka und Dr. R. Hahn, FhG-Verbund Mikroelektronik).

die Pulswelle oder bei Muskelkontraktionen am Zwerchfell. Beschleunigungen sind auch mit Bewegungen des Körpers oder der Extremitäten verbunden.

Für die Umwandlung mechanischer Energie in elektrische Energie wurden in der Literatur verschiedene Prinzipien beschrieben und Demonstratoren vorgestellt. Diese Aufbauten besitzen einen nur sehr geringen Wirkungsgrad. International sind derzeit Aktivitäten zur Miniaturisierung elektromagnetischer, elektrostatischer, piezoelektrischer und piezomagnetischer Wandler zu verzeichnen (Hahn, 2006; Kanoun, 2008; Mitcheson, 2008).

Die Tab. 4.11 vergleicht die bisher erreichten Leistungsdichten bezogen auf die Fläche der Wandler (Mitcheson, 2008). Die Dicke solcher Wandler ist typischerweise klein gegenüber den anderen Abmessungen. Nach dieser Analyse bieten piezoelektrische Schwingungswandler das größte Potenzial für die intrakorporale Energiewandlung, wenn die direkte Sonneneinstrahlung ausgenommen und eine Temperaturdifferenz von 5°K als unrealistisch angesehen wird.

Auch wenn diese Leistungsdichten Richtwerte und sie von den am Wandler herrschenden Umgebungsbedingungen abhängig sind, so verdeutlichen sie, dass die gewinnbaren Leistungen im µW-Bereich liegen. Wenn die zur Verfügung stehenden Flächen funktionaler Implantate auf wenige Quadratmillimeter begrenzt und nur geringe Beschleunigungen, Druck- und Temperaturunterschiede angenommen werden, dann liegen sie noch weit darunter. Dem gegenüber benötigt ein aktiver drahtloser

Tab. 4.11: Leistungsdichten von Energiewandlern nach Mitcheson (2008).

Technologie	Leistungsdichte (μW/cm²)
Vibration – elektromagnetisch	4
Vibration – piezoelektrisch	500
Vibration – elektrostatisch	3,8
Thermoelektrisch, 5°K Differenz	60
Solar, im Gebäude	3,2

Transceiver Leistungen im Milliwattbereich bei Übertragungsraten von einigen Mbps. Die bislang mit derartigen Wandlern aus der Umgebung entzogenen Energiemengen reichen somit noch nicht aus, um die elektronischen Schaltungen der Implantate permanent zu versorgen. Mit einer geeigneten Energiespeicherung ist jedoch die kurzzeitige Energiebereitstellung für einen solchen Transceiver möglich.

Nachfolgend werden einige wichtige und interessante Konzepte zur autarken Energieversorgung vorgestellt.

4.9.1 Batterien und Akkumulatoren

Der Batteriebetrieb von Implantaten wird als komfortabel angesehen, da jeglicher Wartungsaufwand und zusätzliche Geräte entfallen. Aufgrund dieser Unabhängigkeit und dem Fehlen beweglicher Bauteile ist eine Batterie im Gehäuse die zuverlässigste Quelle.

Der Betrieb mit einer gehäusten Batterie hat zwei wesentliche Nachteile. Der gravierendste ist die begrenzte Batteriekapazität, die die elektrische Lebensdauer des Implantats bestimmt. Lithium-Batterien, die eine Energiedichte von 650–850 Wh/l besitzen, werden typischerweise kontinuierlich etwa 10 μW je Kubikzentimeter Batterievolumen entnommen (Calhoun, 2005). Aus diesem Grund werden Herzschrittmacher mit Li/J-Batterien je nach Fabrikat üblicherweise alle sechs bis zehn Jahre operativ ausgetauscht (Werner, 2005) und Hirnschrittmacher alle drei bis fünf Jahre (Siegmund-Schultze, 2008). Da dies eine große Belastung für die Patienten bedeutet, wurde von Straube (1992) ein intrakorporal wirkendes Patienten-Warnsystem vorgeschlagen, das eine Funktionskontrolle des Implantats durchführt, aber auch Anleitungen für den Patienten zur Durchführung pharmakotherapeutischer Handlungen und für Verhaltensweisen gibt.

Die Batterie ist auch ein bestimmender Faktor für die Größe des Schrittmachers; sie nimmt etwa die Hälfte des Schrittmachergehäuses ein. Der erste vollständig implantierbare Herzschrittmacher aus dem Jahr 1958 enthielt allerdings einen wieder aufladbaren Akkumulator. Dieser wurde drahtgebunden alle 15–20 min wieder aufgeladen, wofür der Patient einen externen Zugang besaß. Bemerkenswert ist, dass der erste Träger dieses Herzschrittmachers zwischen Oktober 1958 und Dezember 2001 insgesamt 24 chirurgische Eingriffe hinnahm. Er erhielt fünf Elektrodensysteme und 22 Impulsgeneratoren von 11 verschiedenen Schrittmachermodellen (Lüderitz, 2010).

An induktiv ladbaren Herzschrittmachern mit Akkumulatoren wird seit den 1960er Jahren gearbeitet (Casadei, 1971). Es dauerte bis 2004, bis an den BG-Kliniken Bergmannsheil der Ruhr-Universität Bochum wieder ein Herzschrittmacher mit von außen aufladbarem Akku implantiert wurde, diesmal zur Behandlung einer schweren chronischen Herzschwäche. Das Gerät gibt eine größere Leistung ab als ein Standardschrittmacher und funktioniert deshalb bei Batteriebetrieb nur etwa neun Monate (König, 2004). An der Universitätsklinik zu Köln ist 2008 erstmals ein Hirnschrittmacher implantiert worden, der einen wieder aufladbaren Akkumulator enthält. Die Lebensdauer des Gerätes ist mit neun Jahren angegeben (Siegmund-Schultze, 2008).

Der zweite Nachteil der chemischen Energiespeicher ist die Toxizität ihrer Bestandteile. Zudem sind z. B. die Flüssigelektrolyte kommerziell erhältlicher Lithiumakkumulatoren Hydrolyse-empfindlich. Bei Überladung oder Kurzschluss geht von ihnen Explosionsgefahr aus. Durch eine hermetische Kapselung lässt sich ein Kontakt dieser Stoffe mit dem Organismus aber praktisch ausschließen. Die Gehäuse sind aus Metall, was das Gewicht der Implantate erhöht und den Aufbau verteuert.

Potentiell implantierbar sind Batterien, bei denen die Körperflüssigkeit den Elektrolyten bildet. Solche Batterien wurden von Heller[6] vorgestellt und bewertet (Heller, 2006). Sie besitzen potentiell biokompatible subkutan implantierbare Anoden und Kathoden. Als Elektrolyt dient die subkutane interstitielle Flüssigkeit.

Eine Zelle hat als Anode Nafion[7]-beschichtetes Zink und als Kathode mit einem biokompatiblen Hydrogel beschichtetes Ag/AgCl. Die Kerninnovation liegt im Wachstum einer Hopeite[8]-Phase Zn^{2+}, die den festen Elektrolytfilm mit der entladenden Elektrode elektrisch verbindet. Der Film blockiert den Transport von O_2 zum Zink, was dessen Korrosion verhindert, erlaubt aber den notwendigen Zn^{2+}-Transport.

Die zweite potentiell implantierbare Zelle hat die gleiche Anode. Ein Hydrogelumhüllter und Bilirubin[9]-Oxidase[10]-beschichteter Kohledraht bildet die bioinerte Kathode. An dieser Kathode entzieht das Enzym der Glucose Elektronen indem das in der subkutanen Flüssigkeit gelöste O_2 zu Wasser elektroreduziert wird. Das Hydrogel stellt die elektrische Verbindung her.

6 für die Arbeiten ausgezeichnet mit der Fresenius Goldmedaille und dem Preis der Gesellschaft Deutscher Chemiker

7 Nafion: sulfoniertes Tetrafluorethylen-Polymer (PTFE; Handelsname: Teflon)

8 Hopeite: hydriertes Zinkphosphat mit der Formel: $Zn_3(PO_4)_2 \cdot 4H_2O$

9 Bilirubin: gelbes Hämoglobin-Abbauprodukt mit der Summenformel $C_{33}H_{36}N_4O_6$

10 Oxidasen: Enzyme, die die bei der Oxidation eines Substrates frei werdenden Elektronen auf Sauerstoff übertragen. Nach der EC-Klassifikation gehören sie zu den Oxidoreduktasen

In der dritten Zelle wird die Glucose des subkutanen Interstitiums an der implantierten Glucose-Oxidase (GO) Drahtanode zu Gluconolactone[11] elektrooxidiert, während das O_2 in der subkutanen Flüssigkeit an der Bilirubin-Oxidase Drahtkathode wieder zu Wasser elektroreduziert wird. In Anlehnung an den Stoffwechsel kann eine solche Zelle den Biobrennstoffzellen zugeordnet werden. Da der Körper die Glucosekonzentration regelt, bietet eine solche Zelle den Vorteil der ständigen Verfügbarkeit. Die Forschung auf diesem Gebiet befindet sich noch im Grundlagenstadium. Testzellen lieferten im Labormaßstab eine Woche lang Energie. Eine solche Zelle ist die potenziell kleinste implantierbare Zelle. Aktuelle Forschungen konzentrieren sich u. a. auf eine in Blut stabile Bilirubin-Oxidase Drahtkathode (BOD).

Tab. 4.12 vergleicht die Eigenschaften potentiell implantierbarer Mikrozellen mit den aktuell kleinsten kommerziell verfügbaren Batterien. Die Lebensdauer der im-

Tab. 4.12: Charakteristik kleiner kommerziell verfügbarer Batterien und projizierte Charakteristik potentiell implantierbarer Mikrozellen (Heller, 2006).

Zelle	**Li-MnO_2**	**alkalisch Zn-Luft**	**alkalisch Zn-MnO_2**	**Zn-AgCl (projiziert)**	**Zn-O_2 (projiziert)**	**Glucose-Luft (projiziert)**
Verfügbarkeit	Kommerz.	Kommerz.	Kommerz.	Labor	Labor	Labor
Einsatzgebiet	externe Elektronik	externe Elektronik	externe Elektronik	subkutanes Gewebe	subkutanes Gewebe	subkutanes Gewebe
Gehäuse	Stahl	Stahl	Stahl	ohne	ohne	ohne
Anode	Li	Zn	Zn	Zn	Zn	Draht-GOx
Kathode	C(MnO_2)	C(Mn)	C(MnO_2)	Ag/AgCl	Draht-BOD	Draht-BOD
Elektrolyt	Organisch	6 M KOH	6 M KOH	Subkutane Flüss.	pH 7,4 NaCl Puffer	pH 7,4 NaCl Puffer
Minimale Größe (mm^3)	200	50	200	0,1	0,05	0,01
Energiedichte (W/l)	300	150	200	50	10	1
Spezif. Energie (Wh/l)	650	1800	600	500	5000	50.000
Lebensdauer bei 37°C*	3 Jahre	1 Monat	1 Jahr	1 Monat	14 Tage	14 Tage

* bei einem Betriebsstrom von ca. 10 µA

11 Gluconolactone: anderer Name für D-(+)-Glucono-1,5-lacton (GDL), ein durch intramolekulare Esterbildung aus der Gluconsäure abgeleitetes Lacton mit der Summenformel $C_6H_{10}O_6$, in der EU als Lebensmittelzusatzstoff der Bezeichnung E 575 für Lebensmittel allgemein zugelassen

plantierbaren Zellen ist derzeit noch stark eingeschränkt, auch ist die Wirkungsweise im Serum z. T. noch nicht nachgewiesen worden. Langlebige implantierbare Mikrozellen würden die Vorteile chemischer Energiespeicher mit den biochemischen Abläufen im Körper verbinden und stellen damit eine Alternative zu anderen Verfahren der Energieversorgung dar.

4.9.2 Mikromechanische Generatoren

Mikromechanische Generatoren wandeln Bewegungsenergie in elektrische Energie um. Dazu verrichten sie mechanische Arbeit bei Schwingung oder Rotation (Beeby, 2006), typischerweise als passive Wandler (Abschnitt 4.2.1). Neben klassischen elektrischen und magnetischen Wandlerprinzipien sind piezoelektrische und piezomagnetische Materialen für den Aufbau mikromechanischer Generatoren von Bedeutung. Sie werden auch als Smart Materials bezeichnet (Chopra, 2002). Ein generelles Problem magnetischer Wandler sind Dauermagnete, da sie bei der Magnetresonanztomographie einen größeren Bereich um den Generator ausblenden.

4.9.2.1 Elektrostatische Wandler

Mechanische Energie kann mit einem flächigen Elektrodensystem mit variabler Kapazität in elektrische Energie umgewandelt werden. Nach Dötzel können solche *elektrostatischen Wandler* nach der Art der Veränderung des Elektrodenabstandes unterschieden werden, die senkrecht oder parallel zur Plattenausdehnung oder durch die Drehung einer Elektrode vonstattengehen kann (Gerlach, 2006 S. 264). Elektrostatischen Wandler sind auch für aktorische Anwendungen von Bedeutung, bei denen die Kraftwirkung des elektrostatischen Feldes auf die Elektroden in Mikroaktoren zur Auslenkung von Mikrospiegeln von Laserprojektionssystemen ausgenutzt wird. Bei geeigneter Gestaltung einer Stator- und Rotorelektrode kann auch ein elektrostatischer Motor aufgebaut werden, wie von Fan, Tai und Muller demonstriert (Fan, 1989). Die realisierten Rotoren hatten einen Durchmesser von 60 µm und 120 µm und erreichten 500 U/min. Die Eigenschaften eines elektrostatischen Aktors werden u. a. von der elektrischen Feldstärke E im Medium zwischen den Platten bzw. gespeicherten Energie $W_{\text{elektrostatisch}} = \varepsilon / 2 \cdot E^2$ bestimmt.

Für den Kleinsignalbetrieb in der Umgebung eines Arbeitspunktes besitzen diese Wandler näherungsweise den gleichen Wandlerfaktor in mechanisch-elektrischer Energietransmission, wie in elektrisch-mechanischer Richtung (Kap. 4.9.2.3). Der Arbeitspunkt wird durch eine an den Platten liegende Gleichspannung eingestellt. Die elektrostatische Energiedichte ist im makroskopischen Bereich auf 40 J/m^3 begrenzt, da die Durchbruchfeldstärke etwa $3 \cdot 10^6$ V/m beträgt. Ein äußerst positiver Effekt der Miniaturisierung elektrostatischer Wandler ist eine drastische Erhöhung der Durchbruchfeldstärke um das 50-fache bei geringen Abständen, was als Paschen-Effekt bekannt ist (Gerlach, 2006 S. 36). Bei einer typischen Spannung von 10 V und einem Elektrodenabstand von 0,05 µm erreicht die Energiedichte des elektrostatischen Feldes bereits die eines magnetischen Feldes mit einer magnetischen Flussdichte von 1 T, wie der Vergleich in Abb. 4.46 nach Judy (2001) zeigt.

Die Verringerung des Elektrodenabstandes *d* von elektrostatischen Wandlern führt zu einer Vergrößerung der Kapazität *C*(*d*), was bei konstanter Ladungsmenge auf den Elektroden eine Verringerung der Spannung bewirkt. Die Bewegung in an derer Richtung erhöht die Spannung, wie im Ladungs-Spannungsdiagramm Abb. 4.47 für den Pfad BD dargestellt. Dieser Zusammenhang bildete die Grundlage für einen am M.I.T. aufgebauten elektrostatischen Wandler (Meninger, 2001). Er ist so konstruiert, dass mechanische Schwingungen periodisch den Elektrodenabstand än-

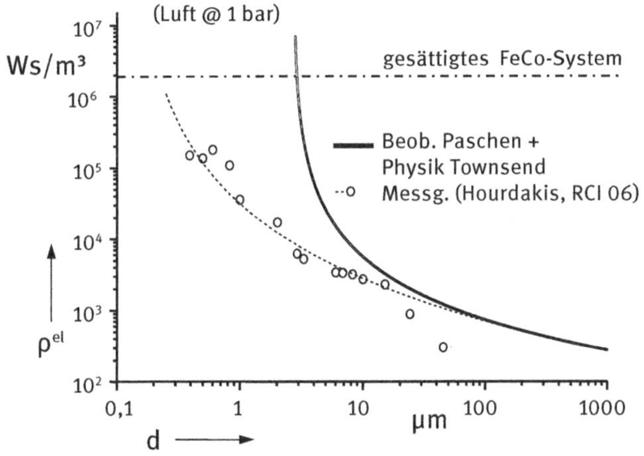

Abb. 4.46: Max. elektrostatische und magnetische Energiedichte ρ als Funktion des Stator-Rotor Abstandes (mit freundlicher Genehmigung von Dr. M. Plötner, IHM, TU Dresden).

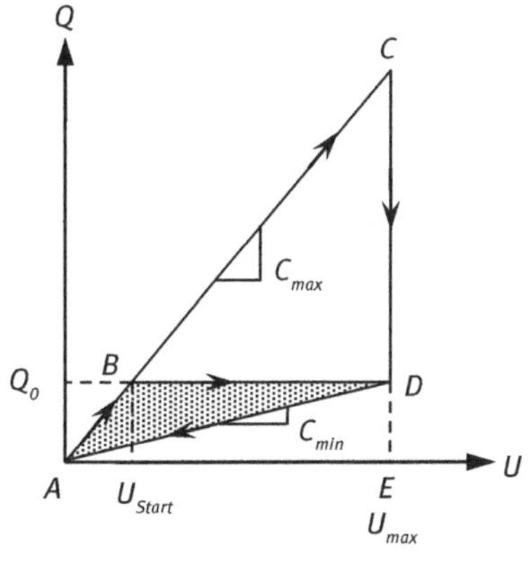

Abb. 4.47: Wandlungszyklen des elektrostatischen Wandlers (Meninger, 2001).

dern. Ein Wandlungszyklus, der eine Schwingungsperiode umfasst, beginnt mit dem Aufladen des Kondensators bei maximaler Kapazität mit der Initialisierungsladung Q_0 auf dem Pfad A-B. Beim vorgestellten Aufbau war die Aufladung in einer Zeit von 600 ns abgeschlossen, während die Verschiebung der Elektroden 400 µs in Anspruch nahm. Die Kapazität der Anordnung kann daher während des Aufladens als konstant angenommen werden; gleiches gilt für das spätere Entladen.

Der Pfad B-D markiert die Abstandsvergrößerung, hervorgerufen durch die mechanische Bewegung. Während dieser Zeit werden dem Kondensator keine Ladungen entnommen, so dass bei maximalem Elektrodenabstand die Spannung ihren maximalen Wert U_{max} erreicht. Anschließend wird der Kondensator in kurzer Zeit entladen, bis Spannung und Ladung auf dem Pfad D-A den Wert Null erreichen. Der schattierte Bereich in Abb. 4.47 markiert den Energiegewinn W_{Q}:

$$
\begin{aligned}
W_Q &= W_{Q_2} - W_{Q_1} = \int_{Q_1=0}^{Q_2=Q_0} \frac{Q}{C_{min}} \mathrm{d}Q - \int_{Q_1=0}^{Q_2=Q_0} \frac{Q}{C_{max}} \mathrm{d}Q \\
W_Q &= \frac{1}{2}\left(\frac{Q_0^2}{C_{min}} - \frac{Q_0^2}{C_{max}}\right) = \frac{1}{2}\left(C_{min} \cdot U_{max}^2 - C_{max} \cdot U_{min}^2\right)
\end{aligned}
\tag{4.67}
$$

Aus der Bedingung $Q = \text{konst.}$ folgt $C_{min} \cdot U_{max} = C_{max} \cdot U_{min}$ und somit

$$
W_Q = U_{max} \cdot U_{min}\left(C_{max} - C_{min}\right) \tag{4.68}
$$

Ein größerer Energiegewinn lässt sich erzielen, wenn während des Wandlungszyklus die Kondensatorspannung auf dem Pfad C-D in Abb. 4.47 konstant gehalten wird. Vorher wird der Kondensator auf A-C auf die maximale Spannung aufgeladen und bei maximalem Elektrodenabstand wieder entladen. Der Energiegewinn beträgt dann:

$$
\begin{aligned}
W_U &= W_{U_2} - W_{U_1} = \int_{U_1=0}^{U_2=U_{max}} U \cdot C_{max} \mathrm{d}U - \int_{U_1=0}^{U_2=U_{max}} U \cdot C_{min} \mathrm{d}U \\
W_U &= \frac{1}{2}\left(C_{max} - C_{min}\right) U_{max}^2
\end{aligned}
\tag{4.69}
$$

Der von Meninger et al. (2001) aufgebaute Demonstrator erzielte mit einer Kapazitätsänderung von $C_{\mathrm{max}} - C_{\mathrm{min}} = (260 - 2)$ pF, einer maximalen Elektrodenspannung von 8 V und einer Frequenz von 2,5 kHz eine Leistung von 8 µW. Theoretisch sind ca. 20 µW erreichbar. Die Energiedifferenz benötigte der elektronische Regler.

Die Gln. (4.67) und (4.68) bestätigen, dass sich der Energiegewinn mit der Spannung steigern lässt. Neben der zu beachtenden Durchbruchfeldstärke ist auch zu beachten, dass intrakorporal höhere elektrische Spannungen prinzipiell unerwünscht sind oder aber besondere Schutzmaßnahmen zu ergreifen sind. Zudem müsste eine höhere Spannung mit zusätzlichem Aufwand auf die Betriebsspannung der Implantat-Elektronik heruntertransformiert werden.

Elektrostatische Wandler sind aktuell als intrakorporale Generatoren nicht von Bedeutung. Die Energie, die während eines Zyklus gewandelt wird, ist äußerst gering. Beim mikromechanischen Demonstrator von Meninger et al. beträgt sie einige Nanojoule. Erst in Verbindung mit einer schnellen Zyklenfolge entstehen nennenswerte elektrische Energien. Demgegenüber liegt die Frequenz von Bewegungen von Körperteilen im Bereich weniger Hz oder darunter.

4.9.2.2 Piezoelektrische Generatoren

Die piezoelektrische Spannungserzeugung beruht auf einer Ladungsverschiebung in bestimmten anisotropischen Werkstoffen infolge mechanischer Belastung (piezo, griechisch: πιέζειν „drücken, pressen"). Piezoelektrische Materialien werden in Form von Kristallen, Keramiken und Polymeren angeboten (Frühauf, 2005). Wichtige Werkstoffe sind Quarz, Lithiumniobat, Zinkoxid, Bariumtitanat, Blei-Zirkonat-Titanat (PZT), Aluminiumnitrid (AlN) und Polyvinylidenfluorid (PVDF). Mit den Materialien werden für mikromechanische Anordnungen dünne Schichten durch Sputtern, MOCVD oder im Sol-Gel-Verfahren hergestellt (Gerlach, 2006). Für den Wandlerfaktor (Kap. 4.9.2.3) gilt:

$$Y = e\frac{A_{\mathrm{el}}}{l_{\mathrm{mech}}} = \frac{\sqrt{1-k^2}}{k\sqrt{C_B / n_K}}, \quad k^2 = \frac{1}{1+c\varepsilon / e^2}. \tag{4.70}$$

Dabei sind c, e und e die elastischen und piezoelektrischen Materialkonstanten (Ballas, 2009). PVDF-Piezopolymere besitzen einen deutlich niedrigeren Kopplungsfaktor als kristalline Schichten. Piezoelektrische Wandler besitzen eine sehr hohe elektrische Impedanz und können hohe Spannungen erzeugen.

In letzter Zeit ist eine Vielzahl piezoelektrischer Mikrogeneratoren vorgestellt worden. Sie nutzen einen mechanisch resonanten Aufbau, der große Auslenkungen erreicht. Von Nachteil ist die Einschränkung der Betriebsfrequenz auf die Resonanzfrequenz. Ein am IMEC entwickelter piezoelektrischer Biegeschwinger auf Aluminiumnitrit-Basis lieferte 60 µW auf einer Resonanzfrequenz von 500 Hz. Der Aufbau wurde mit einer Beschleunigungsamplitude von 2 g angeregt. Der Herstellungsprozess ist CMOS-kompatibel. Beim Betrieb des mechanischen Resonators in Vakuum wurde eine Leistungsabgabe von 85 µW gemessen (Elfrink, 2009).

Bleizirkonattitanat-Nanodrähte ließen Wang et al. auf einer elektrisch leitenden Strontiumtitanatoberfläche aufwachsen. Theoretisch kann nach Wang mit einem 0,5 µm dicken und 5 µm langen Draht bei einer axialen Kraft von 2,5 µN eine Piezospannung von ca. 1 V generiert werden. Mit sieben übereinander gestapelten Arrays auf einer Grundfläche von 6 mm² wurde bei periodischer Belastung bis 50 Hz eine maximale Spannung von 3,36 V gemessen. Die generierte Energie reichte aus, um eine Laserdiode jeweils für den Bruchteil einer Sekunde zu betreiben.

Eine piezoelektrische Membran wurde von Ellozy et al. (2004) zur Überwachung abdominaler Aorten-Aneurysmen eingesetzt. Die mechanische Energie wird über Ultraschall eingekoppelt. Ein Kondensator akkumuliert die Ladung so lange, bis genügend Energie zum Messen des Druckes und zur Erzeugung eines Ultraschallsignals zur Verfügung steht.

Von Interesse sind piezoelektrische Generatoren auch für die extrakorporale Energiewandlung. Piezofolien in der Sohle von Schuhen erreichen kurzzeitig etwa 90 mW je Kompression (Howells, 2009). Neue robuste Verbundwerkstoffe werden dabei aus Keramikfasern und organischem Binder hergestellt (Hufenbach, 2002). Im englischen Sprachraum werden diese ursprünglich vom Langley Research Centre der NASA entwickelten Werkstoffe als *Macro Fiber Composite* oder MFCs bezeichnet (Song, 2007). Sie erreichen Lastspiele von mehr als 10^8 bei einem linear-elastischen Dehnungslimit von 1000 ppm (0,1 %).

4.9.2.3 Kleinsignal-Netzwerkmodell elektrischer Wandler

Ein anschauliches Netzwerkmodell elektrischer Wandler kann angegeben werden, wenn nur kleine Auslenkungen der Wandlermechanik auftreten und somit nichtlineare Effekte vernachlässigt werden (Ballas, 2009 S. 248; Marschner, 2015). Man spricht auch vom Kleinsignalverhalten des Systems. Die *reversible* Verkopplung des mechanischen Koordinatenpaares Kraft $\underline{F}$ und Geschwindigkeit $\underline{v}$ und des elektrischen Koordinatenpaares Spannung $\underline{u}$ und Strom $\underline{i}$ mit Hilfe elektrischer Felder beschreibt das Zweitor in Abb. 4.48 in der komplexen Ebene. Der Wandlerfaktor in beide Energieübertragungsrichtungen ist gleich. Ein Teil der Energie wird periodisch in der mechanischen Nachgiebigkeit und der Kapazität der Anordnung gespeichert. Das resultierende Verhältnis von umgewandelter elektrischer Energie zu aufgebrachter mechanischer Energie beschreibt der Kopplungsfaktor k^2:

$$k^2 = \frac{W_{\text{el}}}{W_{\text{mech}}}. \tag{4.71}$$

Die Parameter der Netzwerkelemente können experimentell durch mechanisches Blockieren ($\underline{u} = 0$) und durch Kurzschließen des elektrischen Tores bestimmt werden. Bei elektrostatischen Wandlern gilt für den Wandlerfaktor

$$Y\,|_{A=\text{konst.}} = \frac{l_0^*}{U_0 C_B} \tag{4.72}$$

mit dem minimalen Plattenabstand l_0 und der Plattenspannung in Ruhelage U_0 wenn die Plattenfläche konstant bleibt und

$$Y\,|_{l_0=\text{konst.}} = \frac{b_0^*}{U_0 C_B} \tag{4.73}$$

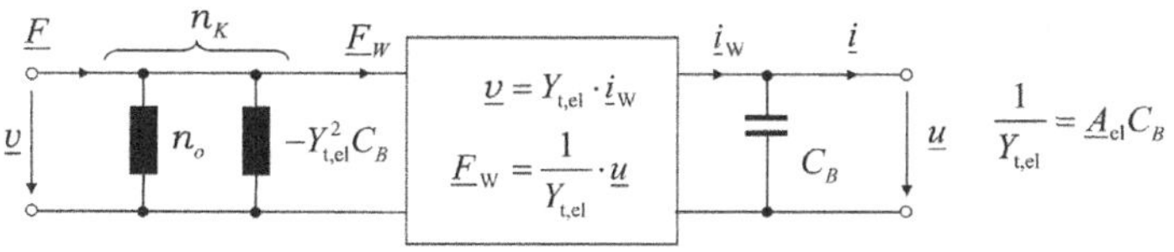

Abb. 4.48: Zweitorschaltung eines elektrischen Wandlers.

mit der maximalen Überlappung b_0^* zweier Platten in generatorischer Richtung mit konstantem Abstand l_0. Für piezoelektrische Wandler ist der Wandlerfaktor in Kap. 4.9.2.2 angegeben. Der reelle Wandlerfaktor Y verknüpft jeweils eine Fluss- mit einer Differenzgröße. Daher handelt es sich um eine gyratorische Verkopplung. Eine Schaltungsdarstellung mit transformatorischer Verkopplung kann angegeben werden. Der Wandlerfaktor ist dann rein imaginär.

4.9.2.4 Mikroelektromagnetische Generatoren

Mikroelektromagnetische Generatoren eignen sich aufgrund ihrer hohen Leistungsdichte und ihres Wirkungsgrades für die Energieversorgung autarker Mikrosysteme. Im Gegensatz zu elektrostatischen Aktoren und Generatoren lässt sich in *makroskopischen* magnetostatischen Systemen eine vielfach höhere Energiedichte

$$W_{\text{magnetostatisch}} = \frac{1}{2} \cdot \frac{B^2}{\mu} \tag{4.74}$$

erzeugen. Mit der typischen Flussdichte eines gebräuchlichen NdFeB-Dauermagneten von 1 T oder der limitierenden Sättigungsmagnetisierung typischer magnetischer Materialien in der gleichen Größenordnung resultiert in Luft eine Energiedichte von 416 kJ/m^3, das ist etwa die 10.000-fache Energiedichte eines elektrostatischen Feldes in Luft bei großen Elektrodenabständen (Judy, 2001).

Extrakorporal sind elektromagnetische Generatoren bereits im Einsatz, beispielsweise in Armbanduhren. Die Bewegungsenergie wird in einer rotierenden Masse zwischengespeichert, die die Uhrenfeder aufzieht. In dieser sind ca. 0,2 J gespeichert (Fischer, 2000 S. 324). Um höhere Leistungen aus der Bewegungsenergie zu gewinnen, hat ein amerikanisch-kanadisches Forscherteam der Simon Fraser University, University of Pittsburgh und University of Michigan einen Generator entwickelt, der neben dem Knie befestigt wird. Das System wandelt die Beugung und Streckung des Kniegelenkes über ein Getriebe und einen bürstenlosen Gleichstrommotor in elektrische Energie um (Donelan, 2008). Die unkomfortable Konstruktion, die in eine Knieorthese eingebaut ist und 1,6 kg wiegt, produzierte bei Tests eine elektrische Leistung von durchschnittlich 2,5 Watt bei einer Schrittgeschwindigkeit von 1,5 m/s.

Den Entwurf und den Aufbau eines $5 \times 5 \times 2\,\text{mm}^3$ großen Mikrogenerators beschreiben Pan und Wu (2007). Mit einer Achtpol-Maschine induzierten sie eine Wechselspannung von 112 mV in einer vierlagigen planaren Mikrospule mit 48 Windungen und einer Leitbahnbreite von 30 µm bei einer Winkelgeschwindigkeit von 234 rad/s. Der Generator stellte dabei eine Leistung von 412 µW bereit.

Die Leistungsparameter dieses Generators sind für die Versorgung von Implantaten ausreichend. Mit den angegebenen Abmessungen ist der Generator allerdings nicht zur intrakorporalen Energiewandlung geeignet; die Einordnung in die Mikrogeneratoren bezieht sich auch auf die Strukturbreiten der Spulenwindungen. Geeignete Spulen sind mit MEMS-Technologien nur sehr aufwändig zu integrieren, aus diesem Grund sind auch miniaturisierte Zylinder- und Rahmenspulen bei höheren Windungszahlen heute mit Draht gewickelt (El-Hami, 2004).

Ein Problem solcher Induktionsmaschinen ist die Abhängigkeit der induzierten Spannung von der Winkelgeschwindigkeit, die z. B. durch geeignete Schaufeln aus dem Blutfluss gewandelt werden könnte. Mit dem Einsatzort ist der Durchmesser der Turbine im Bereich eines Millimeters festgelegt. Hinzu kommen die Probleme, die im Zusammenhang mit der Verankerung des Stators in der Gefäßwand auftreten und die Aggressivität des Blutes. Eine dauerhafte Implantation verhindern außerdem die Magneten, die einen größeren Bereich um den Generator im MRT ausblenden.

4.9.2.5 Radionuklidgeneratoren

Eine praktisch unerschöpfliche Energiequelle sind radionuklide elektrische Generatoren. Die Umwandlung der Zerfallsstrahlung in eine elektrische Spannung kann zum Beispiel durch direkte Ladungssammlung, Szintillation, Beta-voltaisch oder thermoelektrisch vonstattengehen. Erste radionuklid betriebene Herzschrittmacher wurden 1972 von Parsonnet und seinen Kollegen implantiert (Parsonnet, 1990). Von 1973 bis 1987 implantierten sie 155 dieser Schrittmacher bei 132 Patienten am Gesundheitszentrum Newark-Beth in Israel. Die Lebensdauer der Schrittmacher war mit 20 Jahren angegeben.

Ein piezoelektrischer Oszillator mit einem Betastrahler als radionuklide Quelle wurde von Duggirala et al. vorgestellt (Lal, 2005; Duggirala, 2008). Als Energiequelle dient das synthetische Radionuklid ^{63}Ni mit einer Halbwertszeit von 100,3 Jahren und einer durchschnittlich freigesetzten Energie der Elektronen von 17,3 keV. Das Radionuklid kann galvanisch auf einem Träger abgeschieden werden, der sich gegenüber einem piezoelektrischen Unimorph befindet. Die maximale spezifische Aktivität des ^{63}Ni radionukliden Dünnfilms ist begrenzt auf 15–20 Ci/g oder 0,45–0,6 µW/cm^2. Die emittierten b-Elektronen erzeugen eine positive Ladung in der ^{63}Ni-Schicht und einen negativ geladenen piezoelektrischen Unimorph bei entsprechender Konstruktion. Die elektrostatische Kraft lenkt den Unimorph aus, bis beide Elektroden kurzgeschlossen werden. Damit wird der Unimorph entspannt und Eigenschwingungen werden angeregt. Die piezoelektrische PZT-Si Schicht auf dem AlN-Si Träger wandelt dann die mechanische Schwingungsenergie in elektrische Energie um. Bei längerer Akkumulation der Ladungen, z. B. im Verhältnis 1:100 bis 1:1000 zur Energieentnahme, kann die Unimorph-Auslenkung und somit die Energie der abklingenden Schwingung auf

10–1000 µW gesteigert werden. Der vorgestellte Demonstrator generierte bei einem Arbeitszyklus von 0,25 % eine Leistung von 12,95 µW in einer optimalen 521 kΩ-Lastimpedanz, wobei die ^{63}Ni-Schicht 2,9 mCi oder 0,3 µW abstrahlte. Der Wirkungsgrad der Anordnung betrug somit 3,97 %. Die periodisch kurzzeitig generierte Energie ist prinzipiell für die Abtastung eines Sensors und Übertragung des Abtastwertes geeignet.

Abgeschirmte Radionuklidgeneratoren wären die ideale Energiequelle für funktionale Implantate, wenn ein gesellschaftlicher Konsens und die damit verbundene Gesetzgebung dies zulassen würden.

4.9.2.6 Triboelektrische Generatoren

Triboelektrische Generatoren nutzen die Ladungstrennung bei Berührung und anschließender Trennung zweier Materialien. Sie können in Dünnschichttechnologie mit flexiblen Folien hergestellt werden und eignen sich für die Energiewandlung aus der Verbiegung von Oberflächen. Die umgewandelte Energie ist proportional zur Oberfläche, wobei hohe Spannungen erreicht werden (Türke, 2017).

Ein von Chen (2017) vorgestellter TENG (Triboelektrischer Nanogenerator), wurde mit AgNWs/CNT/PU (Silber Nanodraht/Kohlenstoffnanoröhren/Polyurethan)- Nanofasern hergestellt. Eine der Elektroden ist mit einem Film aus mikrostrukturiertem PDMS überzogen, der als Reibungsschicht dient. Der Dünnfilmgenerator kann in beliebige Richtungen gestreckt werden. Ein TENG mit Abmessungen von 35 mm × 35 mm erreichte eine Leistung von 3,875 mW bei Spitzenspannungen von 670 V.

4.9.2.7 Piezomagnetische Generatoren

Piezomagnetische Materialien zeigen einen ausgeprägten Zusammenhang zwischen mechanischem Zustand und Magnetisierung. Die Ausdehnung piezomagnetischer Materialien in Abhängigkeit von der Magnetisierung wurde 1842 von Joule beschrieben, die Abhängigkeit der Magnetisierung von der mechanischen Spannung 1865 von Villary. Die Zusammenhänge sind in einem großen Bereich quadratisch (Ballas, 2009 S. 288):

$$\begin{aligned} S &\sim H^2 \ \text{für}\ T = 0, \\ B^2 &\sim T \ \text{für}\ H = 0. \end{aligned} \tag{4.75}$$

Der Joule-Effekt ist volumeninvariant. Mit piezomagnetischen Materialien können sowohl Sensoren und Generatoren als auch Aktoren aufgebaut werden.

Bekannt gewordene piezomagnetische Generatoren sind als resonante Biegeschwinger ausgeführt (Staley, 2005; Wang, 2008). Der schwingende Biegebalken trägt eine piezomagnetische Schicht und ist von einer Spule umgeben. Ein Dauermagnet oder das bereits magnetisierte Material definieren den magnetischen Arbeitspunkt.

Der von Wang et al. vorgestellte Generator erzielte eine elektrische Leistungsdichte von 900 $\mu W/cm^3$.

Piezomagnetische Generatoren besitzen den Nachteil, dass außer dem Piezomaterial noch eine Spule und ein Magnet unerlässlich sind. Für die intrakorporale Energiewandlung mit piezomagnetischen Materialien sind derzeit keine Ansätze erkennbar, die piezoelektrischen Generatoren überlegen sind. Eine andere Situation bietet sich beim Aufbau magnetoelastischer Sensoren, wie bereits in Kap. 2.7 diskutiert.

4.9.2.8 Thermogeneratoren

Die mittlere Energieabgabe der Haut beträgt etwa 5 mW/cm^2. Sie kann von Thermogeneratoren in elektrische Energie gewandelt werden. Bereits seit 1999 wird diese Form der Energiewandlung kommerziell zum Betrieb von Armbanduhren genutzt (Böttner, 2002). Die Ausgangsspannung von Thermogeneratoren liegt im Bereich von 50 mV je Kelvin Temperaturdifferenz. Für den Betrieb von Standard-CMOS-Schaltungen ist hingegen eine Minimalspannung zwischen 0,8 und 3,3 V notwendig. Zum Zweck der Spannungstransformation wurde von Spies et al. (2009) und Pollak (2008) ein induktiver DC-DC Konverter mit einer minimalen Primärspannung von 20 mV auf der Basis von JFETs (*Junction Field Effect* Transistoren) präsentiert. Der Wirkungsgrad des Wandlers liegt je nach Last und Eingangsspannung bei 30 bis 80 Prozent. Sekundärseitig erzeugt er eine stabilisierte Spannung von beispielsweise 3,3 Volt.

Für den intrakorporalen Einsatz ist ein subkutaner Thermogenerator vorstellbar. Wegen der Schwierigkeiten infolge des Flächenbedarfs des implantierten Generators und wegen der schlechten Wirkungsgrade bekannter thermoelektrischer Wandlerprinzipien ist ein subkutaner Thermogenerator aber derzeit kein Thema. Im Zusammenhang mit der Entwicklung intelligenter Kleidung besinnt man sich gegenwärtig wieder auf dieses Prinzip der Energiewandlung.

4.9.2.9 Brennstoffzellen

Brennstoff-Mikrozellen auf der Basis von Wasserstoff, reformiertem Wasserstoff, Methanol, Ethanol, Ameisensäure und Ethylenglycol sind aus der Literatur bekannt (Kundu, 2007). Eine monolithisch integrierte Mikrobrennstoffzellenkaskade mit Palladium-basiertem Wasserstoffspeicher wurde von Erdler et al. (2006) vorgestellt. Ein Labor-Prototyp lieferte 0,54 V an 1 MΩ, wobei der Wasserstoff in vier 4 mm^2 großen und 50 µm dicken Palladiumschichten gespeichert wurde. Der Wasserstoff wird während der galvanischen Abscheidung des Palladiums mit eingeschlossen. Die Betriebsdauer des Prototypen betrug 170 Stunden.

Derartige Brennstoffzellen sind nur für den kurzzeitigen Betrieb von Implantaten geeignet. Die Nachführung des Brennstoffes wäre bei einer implantierten Brennstoffzelle nur über einen geöffneten Zugang durch die Haut möglich.

4.9.2.10 Elektromagnetische Hochfrequenz-Energieübertragung

Die drahtlose transkutane HF-Energieversorgung ist vor allem für batterielose Implantate geeignet, deren Elektronik eine höhere Leistung benötigt und die nur in größeren Zeitabständen aktiviert werden muss. Bei einem dauerhaften Betrieb, wie es beim Kunstherzen der Fall ist, muss der Patient die extrakorporale Energieversorgungseinheit am Körper tragen.

Zur Energieübertragung eignen sich niedrige Frequenzen besser, wie der prinzipielle Verlauf der Transmission elektromagnetischer Wellen durch biologischen Substanzen in Abb. 4.49 zeigt. Sehr kurzwellige bzw. hochfrequente Strahlung wird nahezu vollständig absorbiert. Bei besser geeigneten niedrigen Übertragungsfrequenzen kommt es zu keiner Ablösung einer elektromagnetischen Welle von der Sendeantenne, die Energie wird praktisch nur über das magnetische Feld übertragen. Sende- und Empfangsspule können in diesem Fall als lose gekoppelter Transformator modelliert werden (Kap. 8.5.3.1).

Wichtige Einflussfaktoren auf die Eigenschaften einer solchen induktiven Kopplung sind die Ausführung der Sende- und Empfangsspulen und die Datenrate. Das Bewertungskriterium ist die erzielbare Reichweite, d. h. der maximale Abstand der beiden Spulen, bei der die Transponderelektronik noch funktionstüchtig ist. Wird ein Kondensator parallel zur Empfangsspule geschaltet und der entstehende Schwingkreis auf die Übertragungsfrequenz abgestimmt, dann vervielfacht sich gleichzeitig die Versorgungsspannung für die Transponderschaltung näherungsweise um den Gütefaktor und die Reichweite des Transponders vergrößert sich auch ohne zusätzliche Schaltungsmaßnahmen zur Spannungsvervielfachung.

Ein Einflussparameter auf die Reichweite ist der Radius R der *Sendespule*. Bei einer Modellierung als Kreisstrom kann die von der Spule verursachte magnetische Feldstärke H_x in der Entfernung x von ihrem Mittelpunkt mit dem Gesetz von Biot-

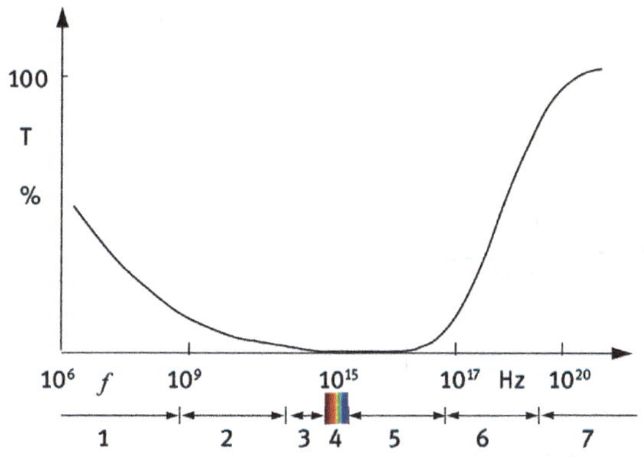

Abb. 4.49: Transmission A = f(*f*) elektromagnetischer Wellen durch biologischen Substanzen für Radiowellen (1), Mikrowellen (2), IR-Strahlen (3), sichtbare Licht- (4), UV- (5), Röntgen- (6) und γ-Strahlung (7) nach Eichmeier (1983) siehe auch Abb. 8.27.

Savart berechnet werden. Auf der Mittelachse ergibt sich die auf den fließenden Ringstrom I normierte magnetische Feldstärke

$$\frac{H_x}{I} = \frac{\sin^3[\arctan(R/x)]}{2 \cdot R} \,. \tag{4.76}$$

Sie ist in Abb. 4.50 aufgetragen. Man erkennt, dass die magnetische Feldstärke bei kleinem Spulenradius zwar größere Werte im Mittelpunkt annimmt, das Feld sich dafür in der Nähe der Spule konzentriert. Bei einem Radius von 1 m dagegen ist die Feldstärke in 1 m Entfernung nur um weniger als eine Größenordnung abgesunken, während die Feldstärke des Ringstromes mit 1 mm Durchmesser in dieser Entfernung bereits mehr als fünf Größenordnungen kleiner ist.

Bei *Empfangsspulen* beschreibt das Induktionsgesetz die lineare Abhängigkeit der induzierten Spannung U_i von der Windungszahl N, der magnetischen Flussdichte B, der Spulenfläche A und der Frequenz des Hochfrequenzfeldes:

$$U_i = N \cdot \frac{\mathrm{d}}{\mathrm{d}t} \int_A \vec{B} \cdot \mathrm{d}\vec{A} = N \cdot \int_A \frac{\mathrm{d}\vec{B}}{\mathrm{d}t} \cdot \mathrm{d}\vec{A} \tag{4.77}$$

und damit ebenfalls die quadratische Abhängigkeit vom Spulendurchmesser. Detaillierte Untersuchungen zum Einfluss der Spulengeometrie und anderer Systemparameter auf die übertragene Leistung wurden u. a. von Catrysse, Hermans und Puers (2004) publiziert.

Die starke Abhängigkeit der Feldstärke in der Transponderspule von der Entfernung zur Sendespule stellt besondere Anforderungen an den Spannungsregler zur Versorgung der Transponderelektronik. Die Spannungen im Transponderschwingkreis können im Nahbereich der Sendespule einige Hundert Volt erreichen. Eine einfache Spannungsbegrenzung würde die Überspannung in Wärme umwandeln, was intrakorporal unerwünscht ist. Andererseits können auch Spannungen unterhalb der

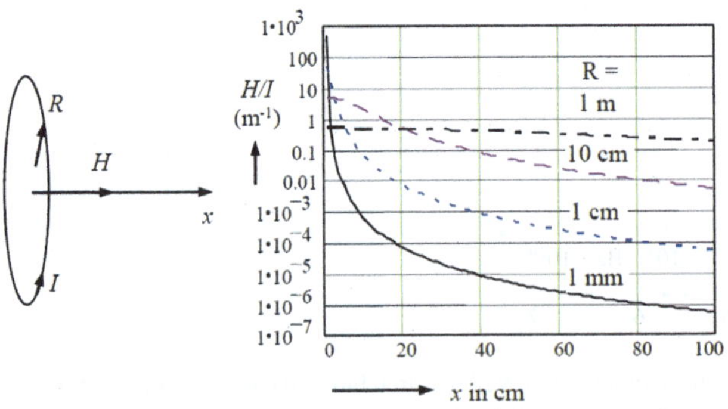

Abb. 4.50: Normierte magnetische Feldstärke auf der x-Achse eines ebenen Ringstromes.

Betriebsspannung mit speziellen Schaltungen (siehe Kap. 4.9.3) herauftransformiert werden, um die Reichweite zu erhöhen.

4.9.3 Energiemanagement

Das Energiemanagement autarker Mikrosysteme hat die Aufgaben der
- Transformation und Regelung der Versorgungsspannung,
- Steuerung der Versorgungsspannung einzelner Komponenten und
- Steuerung des Energieflusses.

4.9.3.1 Transformation und Regelung

Den Umgebungsenergiewandlern kann bis auf Ausnahmen nur eine geringe Spannung entnommen werden, obwohl sie ausreichend Energie zur Verfügung stellen. Zur Transformation dieser Spannung wurden spezielle DC-DC-Konverter vorgestellt. Ein Konverter wurde im Zusammenhang mit den thermoelektrischen Generatoren in Kap. 4.9.2.8 besprochen. Diese Klasse von Konvertern muss bereits bei niedrigen Spannungen (70 mV) arbeiten, niedrige Leckströme aufweisen und einen hohen Wirkungsgrad besitzen. Der von Pollak, Mateu und Spies (2008) entwickelte Konverter verwendet dazu einen JFET (*Junction Field Effect* Transistor), der die Wandlerspannung als Primärspannung eines Transformators schaltet („zerhackt"). Die Regelschaltung enthält eine spezielle Starthilfeschaltung und eine Schutzschaltung vor Überspannungen.

Steuert ein Controller die Energiewandlung bei nichtkontinuierlich verfügbarer Energie, so bestimmt dessen Leistungsaufnahme, ob auch geringe Energien transformiert und gespeichert werden können. Ein geeignetes Konzept auf Basis des DC/DC-Konverters MB39C811 mit Gleichrichtung, geringen Kapazitätsverlusten, dynamischer Komponentenabschaltung und Low-leakage Energiespeicherung wurde von Antsipkin (2016) vorgestellt.

4.9.3.2 Energiespeicherung

Aus der diskontinuierlichen und veränderlichen Umgebungsenergie des Implantats resultiert der Bedarf an einer Zwischenspeicherung der elektrischen Energie. Bei impulsförmiger Energie wird ein niederohmiger elektrischer Energiespeicher benötigt. Dafür eignen sich bei entsprechender Plattenausführung Kondensatoranordnungen. Eine große Kapazität kann durch eine große Plattenfläche, einen geringen Plattenabstand und durch eine hohe Permittivität ε des Isolators erzielt werden. Gegenwärtig bieten Doppelschichtkondensatoren mit mehr als 1000 F die höchsten Kapazitäten. Der Innenwiderstand beträgt 0,18 ... 0,35 mΩ und die Energiedichte ca. 5 Wh/l. Damit sind die geometrischen Abmessungen von Doppelschichtkondensatoren mit hohen Kapazitäten aus der Sicht intrakorporaler Anwendungen relativ groß.

Eine Lösung zur Erzielung hoher Kapazitäten in Dünnfilmtechnik wurde von Taroata vorgestellt (Taroata, 2009). Alle Freiflächen eines Verdrahtungsträgers werden zu diesem Zweck mit integrierten Kapazitäten gefüllt, die mit High-ε-Nanopartikel aufgebaut sind und 10 pF/mm^2 bis 150 pF/mm^2 erreichen. Alle Kondensatoren sind parallelgeschaltet; sie übernehmen die Zwischenspeicherung der Versorgungsspannung.

4.9.3.3 Dynamische Komponentenabschaltung

Eine Möglichkeit des Energiesparens ist die Abschaltung von Komponenten, die bei der Abarbeitung bestimmter Algorithmen nicht benötigt werden oder wenn keine Daten verarbeitet werden, siehe z. B. Belleville (2012). Der Prozessor befindet sich dann im Leerlauf. Diese Methodik ist unter dem Namen Advanced Power Management (APM) mittlerweile Stand der Technik bei Heim-PCs. Probleme beim Abschalten von Komponenten sind der zeitliche, energetische und der Speicheraufwand zum Sichern des letzten Prozessorzustandes. Das Zuschalten der Komponenten erfordert ebenfalls Zeit und Energie. Es können mehrere energiesparende Zustände (*Sleep States*) definiert werden. Generell gilt, je tiefer der Schlafzustand ist, umso geringer ist der Energiebedarf, aber umso länger die Latenzzeit bis zum Erreichen der Betriebsfähigkeit nach dem Zuschalten (Sinha, 2001).

4.9.3.4 Dynamische Justierung der Versorgungsspannung und der Taktfrequenz

Der Energiebedarf digitaler Komponenten ist von der Taktfrequenz f_T und der Höhe der Versorgungsspannung V_{DD} abhängig. Eine dynamische Steuerung von Taktfrequenz und Versorgungsspannung kann den Energiebedarf um 30–50 % senken, wenn der Datendurchsatz variiert (Gutnik, 1997). Dazu misst ein Auslastungsmonitor die Anzahl n_{idle} der Leerbefehlzyklen und berechnet die normierte Auslastung $\omega = (n_{idle} - n_Z)/n_Z$ bezogen auf die Gesamtzyklen in einem Zeitintervall. Basierend auf der gespeicherten Vorgeschichte von ω legt das Betriebssystem die Verarbeitungsrate $r = f_T/f_{ref}$ fest, die auf die Taktfrequenz f_{ref} bei einer Versorgungsspannung V_{ref} normiert ist. Die Verarbeitungsrate steuert dann V_{DD} und f_T für das folgende Zeitintervall (Sinha, 2001).

Bei der ereignisgesteuerten Messwerterfassung kann auch die Taktfrequenz in einem großen Bereich variiert werden. Im Überwachungsmodus wartet das System auf ein Ereignis. Dabei wird der Prozessor bei verminderter Taktrate, z. B. bei 32 KHz, betrieben. Einfache Auswertealgorithmen können ausgeführt werden, die einen Ereignisfall detektieren und die Erhöhung der Taktfrequenz auslösen. Mit der dann zur Verfügung stehenden vollen Rechenkapazität können komplexe Transformationen zur Diagnose oder Datenkompression ausgeführt werden.

Als Prozessortaktgenerator eignet sich eine digitale Phasenregelschleife (engl.: Phase Locked Loop – PLL). Im Fall eines Ereignisses erzeugt die digitale PLL Vielfache des verminderten Taktes im Bereich von einigen 10...100 MHz. Dem System steht dann die maximale Rechenleistung zur Verfügung. Während der Aktivierungsphase der PLL kann es zum Datenverlust kommen. Für die vorgesehenen Anwendungsfälle ist eine extreme Miniaturisierung, die die Integration der Elektronik in einen Chip erfordert, Voraussetzung.

Klassische PLL-Implementierungen stützen sich auf analoge Komponenten (Ellinger, 2008). Diese eignen sich aufgrund der Technologieabhängigkeit nicht für die Verwendung als IP-Core[12]. Ein neuerer Ansatz sind All-Digital PLLs (ADPLL). Ihre Hardwareimplementierung besteht komplett aus digitalen Standardzellen. Phasendetektor, Schleifenfilter und Frequenzteiler können in einer High Level Hardwarebeschreibungssprache in Form eines technologieunabhängigen Soft-Cores beschrieben werden. Ein Soft-Core ist eine spezielle Form eines IP-Cores. Aufwändiger zu implementieren ist der digital gesteuerte Oszillator (DCO). Bekannte DCOs erfordern für jede Zellbibliothek eine manuelle Feineinstellung der Frequenz und des Jitters. Jitter kennzeichnet die Genauigkeitsschwankung von digitalen Signalen. Von Eisenreich et al. (2007, 2009) wurde ein einfach implementierbarer DCO-Entwurf vorgestellt, der einen Standardzellen Low-Jitter DCO mit einer robusten Frequenzregelung kombiniert.

Quellenverzeichnis

Allen P, Sanchez-Sinencio E. Switched Capacitor Circuits. Van Nostrad Reinhold Electrical/Computer Science and Engineering Series, New York 1984.

ABRACON: AB18X5 Real-Time Clock with Power Management Family, 2014.

Antsipkin A, Marschner U, Schulz C. Low-Power Energy Management Circuit for Intracorporal PVDF Piezoelectric Energy Harvesters. Jahrestagung der Biomedizinischen Technik BMT 2016, Basel, 2016:SP-PP-01.

Arshak A, Arshak K, Lyons G, et al. Review of the potential of a wireless MEMS microsystem for biomedical applications. Sensor Review. 2005;25:277–286.

ATMEL. Datasheet Ultra Low Power BLE 4.1 SoC ATBTLC1000 QFN SoC 2016.

Ballas RG, Pfeifer G, Werthschützky R. Elektromechanische Systeme der Mikrotechnik und Mechatronik Dynamischer Entwurf – Grundlagen und Anwendungen. Berlin: Springer 2009.

Becks T, Clasbrummel B, Dehm J, et al. VDE-Positionspapier Funktionale Mikro-/Nano-Implantate. VDE Initiative MikroMedizin, Frankfurt: VDE 2007.

Beeby SP, Tudor MJ, White NM. Energy harvesting vibration sources for microsystems applications. Measurement Science and Technology. 2006;17:R175.

Beikirch H, Beierlein T, Hagenbruch O (Eds.). Parallele und serielle Interfaces. Taschenbuch Mikroprozessortechnik, München: Fachbuchverlag Leipzig im Carl Hanser Verlag 2001.

Belleville M, Condemine C (Eds.). Energy Autonomous Micro and Nano Systems. John Wiley & Sons, 2012.

Best R, Profos P, Pfeifer T (Eds.). Getastete Signale und ihre Übertragung. Handbuch der industriellen Messtechnik, Oldenbourg, 1994:210–218.

12 IP-Core: Teil einer integrierten Schaltung (IC), der das geistige Eigentum des Entwicklers/Herstellers enthält und der in verschiedenen ICs wieder verwendet wird.

Böttner H, Nurnus J. Thermoelektrische Wandler – Stand der Technik. 2. GMM Workshop Energieautarke Systeme, Dresden, 6./7. Juni, 2002:9–13.

Braune A. Vorlesungen zum Systementwurf, Institut für Automatisierungstechnik, Technische Universität Dresden, 2015.

Brenning H. Match-X Baukastensystem für modulare Mikrosysteme, Ausarbeitung zum Oberseminar Sensortechnik, Institut für Festkörperelektronik (IFE), Technische Universität Dresden, 2007.

Calhoun B, Daly D, Verma N, et al. Design considerations for ultra-low energy wireless microsensor nodes. IEEE Transactions on Computers. 2005;54:727–740.

Casadei F, Baldinger E. Induktiv ladbarer Herzschrittmacher für die Langzeitimplantation. Zeitschrift für Angewandte Mathematik und Physik (ZAMP). 1971;22:1–14.

Catrysse M, Hermans B, Puers R. An inductive power system with integrated bi-directional datatransmission. Sensors and Actuators A: Physical. 2004;115:221–229.

Caves J, Copeland M, Rahim C, Rosenbaum S. Sampled analog filtering using switched capacitors as resistor equivalents. IEEE J. Solid-State Circuits, SC. 1977;12:592–599.

Chen X, Song Y, Chen H, et al. Stretchable Thin-Film Generator with dual working modes for body motion Energy Harvesting. IEEE 30th International Conference on Micro Electro Mechanical Systems (MEMS), Las Vegas, NV, 2017:869–872.

Chopra I. Review of state of art of smart structures and integrated systems. AIAA Journal. 2002;40:2145–2187.

Clasbrummel B, Marschner U, Jettkant B. Konzept einer implantierbaren und extrakorporalen modularen Mikrosystemplattform. 2000.

CSR. BlueCore®5-Multimedia External BC57E687C. Product Technical Overview, 2008.

CYPRESS. FRAM FM25V20, 2015.

Dehm J, Marschner U, Jettkant B, Fischer W-J, Clasbrummel B. Messtechnik in der Medizin. Sensorik aktuell, Ausgabe II, AMA Fachverband für Sensorik e. V., 2005:9–11.

DeMarco T. Structured Analysis and System Specification. Prentice Hall 1979.

Despang, HG. Bronchitissensor. Annual Report 2001, Förderprojekt 5017/772 der Sächsischen Aufbaubank, Dresden, München: Fraunhofer Gesellschaft, Institut für Mikroelektronische Schaltungen und Systeme Duisburg, 2001.

Despang H, Holland H-J, Fischer W-J. Intrakorporale und extrakorporale modulare Mikrosystemplattform: Signalverarbeitung/Hardware. Fraunhofer Publica, http://publica.fraunhofer.de/oai.har, 2004.

Dicke R. The Measurement of Thermal Radiation at Microwave Frequencies. The Review of Scientific Instruments. 1946;17:268–275.

Donelan JM, Li Q, Naing V, et al. Biomechanical Energy Harvesting: Generating Electricity During Walking with Minimal User Effort. Science. 2008;319:807–810.

Duggirala R, Polcawich R, Dubey M, Lal A. Radioisotope Thin-Film Fueled Microfabricated Reciprocating Electromechanical Power Generator. Journal of Microelectromechanical Systems. 2008;17:837–849.

Eichmeier J. Medizinische Elektronik – Eine Einführung für Studierende der Ingenieurwissenschaften, Physik, Medizin und Biologie. Berlin, Heidelberg: Springer Verlag 1983.

Eisenreich H, Mayr C, Henker S, Wickert M, Schüffny R. A novel ADPLL design using successive approximation frequency control Microelectronics Journal. 2009;40:1613–1622.

Eisenreich H, Mayr C, Henker S, Wickert M, Schüffny R. A programmable clock generator HDL softcore. Circuits and Systems. 50th Midwest Symposium on MWSCAS 2007, 2007:1–4.

Elfrink R, Renaud M, Kamel T, et al. Vacuum-packaged piezoelectric vibration energy harvesters: damping contributions and autonomy for a wireless sensor system. Journal of Micromechanics and Microengineering. 2010;20(10):104001.

El-Hami M, Glynne-Jones P, White NM, et al. Design and fabrication of a new vibration-based electromechanical power generator. Sensors and Actuators A: Physical. 2001;92:335–342.
Ellinger F. Radio Frequency Integrated Circuits and Technologies. 2. Auflage, Berlin: Springer 2008.
Ellozy SH, Carroccio A, Lookstein RA, et al. First experience in human beings with a permanently implantable intrasac pressure transducer for monitoring endovascular repair of abdominal aortic aneurysms. Journal of Vascular Surgery. 2004;40:405–412.
Erdler G, Frank M, Lehmann M, Reinecke H, Müller C. Chip integrated fuel cell Sensors and Actuators A. Physical. 2006;132:331–336.
Fan L-S, Tai Y-C, Muller RS. IC-processed electrostatic micromotors. Sensors and Actuators. 1989;20:41–47.
Ferri G, Laurentiis PD, Natale CD, D'Amico A. A low voltage integrated CMOS lock in amplifier prototype for LAPS applications. Sensors and Actuators A. 2001;92:263–272.
Fischer W-J (Ed.). Mikrosystemtechnik. Würzburg: Vogel Verlag 2000.
Fischer G, Davis A. Delta-Sigma-Modulators. Course Introduction ELE444 – Advanced Electronic Design, The University of Rhode Island, Handouts Fall 2007, http://www.ele.uri.edu/Courses/ele444/fall2007/index_f07.html, Stand 01.04.2016.
Fischer W-J, Marschner U, Grätz H, Heinig A, Despang G. Möglichkeiten und Vorteile einer sensornahen Signalverarbeitung. Eingeladener Vortrag 12. GMA/ITG Fachtagung Sensoren und Messsysteme 2004, 15./ 16.04.04, VDI-Berichte 1829, Düsseldorf: VDI-Verlag, 2004:719–730.
Frühauf J. Werkstoffe in der Mikrotechnik. Leipzig: Fachbuchverlag 2005.
Frühauf U. Automatische Mess- und Prüftechnik. Berlin: Verlag Technik 1987.
Gattiker F, Umbrecht F, Neuenschwander J, Sennhauser U, Hierold C. Novel ultrasound read-out for a wireless implantable passive strain sensor (WIPSS) Sensors and Actuators A. Physical. 2008;145–146:291–298.
Gay N, Fischer W-J. Ultra-low-power RFID-based Sensor Mote. IEEE Sensors 2010 Conference, Waikoloa, USA, 2010.
Gerlach G, Dötzel W. Einführung in die Mikrosystemtechnik. Leipzig: Fachbuchverlag Leipzig im Carl Hanser Verlag: 2006.
Gevatter H-J, Grünhaupt U (Hrsg.). Handbuch der Mess- und Automatisierungstechnik in der Produktion, Springer Science & Business Media 2006.
Giloi W. Rechnerarchitektur. Berlin, Heidelberg, New York: Springer-Verlag 1981.
Goll J. Methoden und Architekturen der Softwaretechnik. Berlin, Heidelberg: Springer-Verlag 2012.
Goßner S. Grundlagen der Elektrotechnik, 9. bearb. u. erg. Auflage, Shaker Verlag 2016.
Grätz H, Heinig A, Deicke F, Fischer W-J. ST1 – ein freiprogrammierbarer Schaltkreis für 125 kHz Transponderlösungen. Mikrosystemtechnik KONGRESS 2007 Dresden, 2007:1099–1103.
Gutnik V, Chandrakasan A. Embedded power supply for low-power DSP. IEEE Transactions on Very Large Scale Integration (VLSI) Systems. 1997;5:425–435.
Hahn R. Energieversorgung von energieautarken Sensoren. In: 13. ITG-/GMA-Fachtagung Sensoren und Messsysteme, Freiburg/Breisgau, Berlin: VDE Verlag 2006:215–222.
Hatley DJ, Pirbhai IA. Strategien für die Echtzeit-Programmierung. Carl Hanser Verlag 1993.
Hatley DJ, Pirbhai IA. Strategies for Real-Time System Specification, Addison-Wesley 2013.
Heller A. Potenzially implantable miniature batteries. Analytical and Bioanalytical Chemistry. 2006;385:469–473.
Herrmann P. Rechnerarchitektur. Berlin, Heidelberg Springer-Verlag 2013.
Hildebrandt R. Softwaremethoden zur Senkung der Verlustenergie in Microcontrollersystemen, Technische Universität Dresden, Fakultät Elektrotechnik und Informationstechnik, Dissertation 2007.
Hoffmann R, Wolf M. Intelligente Signalverarbeitung 1. Heidelberg :Springer-Verlag 2014.
Howells CA. Piezoelectric energy harvesting. Energy Conversion and Management. 2009;50:1847–1850.

Hufenbach W, Gude M. Analysis and optimisation of multistable composites under residual stresses. Composite Structures. 2002;55:319–327.
Hurst P. Shifting the Frequency Response of Switched-Capacitor Filters by Nonuniform Sampling. IEEE Transactions on Circuits and Systems. 1991;38:12–19.
Isermann R. Identifikation dynamischer Systeme 1. Berlin, Heidelberg: Springer Verlag 1992.
Janschek K. Systementwurf mechatronischer Systeme. Berlin, Heidelberg: Springer-Verlag 2010.
Jaschinski H. Sensoren – Ein Überblick. Elektronik industrie 06, 2004.
Judy J. Microelectromechanical systems (MEMS): fabrication, design and applications. Smart Materials and Structures. 2001;10:1115.
Jung A, Gronewold TM, Tewes M, Quandt E, Berlin P. Biofunctional structural design of SAW sensor chip surfaces in a microfluidic sensor system. Sensors and Actuators B. Chemical. 2007;124:46–52.
Kanoun O, Wallaschek J. Energy Harvesting – Grundlagen und Praxis energieautarker Systeme. Renningen: expert verlag 2008.
Karl H, Willig A. Protocols and Architectures for Wireless Sensor Networks. Wiley-Interscience, 2007.
Klug C. Hard- und Software Co-Design für eine ereignisgesteuerte Bildverarbeitung in einem Mikrosystem. Diplomarbeit am Institut für Halbleiter- und Mikrosystemtechnik, TU Dresden 2003.
König J. Erster Herzstimulator mit von außen aufladbarem Akku implantiert, 2004, http://www.innovations-report.de/html/berichte/medizin-gesundheit/bericht-27640.html, Stand 12–03.2018
Küchemann D. Betriebssysteme für IoT-Geräte, Seminar Hot Topics in Communication Systems and Internet of Things Communciation and Networked Systems (ComSys), Universität Münster, Institute of Computer Science, WS2014/2015.
Kundu A, Jang J, Gil J, et al. Micro-fuel cells – Current development and applications. Journal of Power Sources. 2007;170:67–78.
Kwong J, Chandrakasan AP. Advances in Ultra-Low-Voltage Design. IEEE Solid-State Circuits Newsletter. 2009;13:20–27.
Lal A, Duggirala R, Li H. Pervasive power: a radioisotope-powered piezoelectric generator. IEEE Pervasive Computing. 2005;4:53–61.
Lenk A. Elektromechanische Systeme, Band 3: Systeme mit Hilfsenergie. Berlin: Verlag Technik 1975.
León FP. Messtechnik, Berlin, Heidelberg: Springer 2015.
Lerch R. Elektrische Messtechnik, analoge, digitale und computergestützte Verfahren. Berlin, Heidelberg: Springer-Verlag 2016.
Lindner, H. Taschenbuch der Elektrotechnik und Elektronik, Leipzig: Fachbuchverlag Leipzig im Carl Hanser Verlag 2004.
Lucklum R. Resonante Sensoren. Habilitationsschrift, Otto-von-Guericke-Universität Magdeburg, 2002.
Lüderitz B. 50 Jahre Herzschrittmacher. Wiener Medizinische Wochenschrift Skriptum, Springer-Verlag, 2010.
Mackensen E, Kuntz W. Intelligente, autarke Mikrosysteme für drahtlose Sensor-Aktor-Netzwerke. 2. GMM-Workshop Energieautarke Sensorik, Dresden 2002.
Mahmoud K, Wolffenbuttel R. A Floating-Point A/D Converter for Smart Sensors. Eighteenth European Solid-State Circuits Conference ESSCIRC, 92, 1992:351–354.
Marschner U. Semiadditivtechnik, Volladditivtechnik. In Jillek W, Keller G (Eds.). Handbuch der Leiterplattentechnik. Bad Saulgau: Eugen G. Leuze Verlag 2003.
Marschner U, Fischer W-J, Kranz E-G. Low Expense Architectures for a Dynamic Spectrum Analyzer Based on SC-Filters. The 1998 IEEE International Symposium on Circuits and Systems (ISCAS'98), Monterey, California, USA, May 31 – June 3, 1998.

Marschner U, Jossa I, Elender G, et al. Hybrid On-line Vibration Diagnosis Microsystem with Trend Analysis and Neural Classification. In: VDE World Microtechnologies Congress, EXPO 2000. Hannover, 2000.

Marschner U, Werthschützky R. Aufgaben und Lösungen zur Schaltungsdarstellung und Simulation elektromechanischer Systeme. Berlin, Heidelberg: Springer 2015.

Mathur G, Desnoyers P, Ganesan D, Shenoy P. Ultra-low power data storage for sensor networks. Proceedings of the 5th international conference on Information processing in sensor networks, ACM, 2006:374–381.

Meade ML. Advances in lock-in amplifiers. J. Phys. E: Sci. Instrum. 1982;15:395–403.

Meninger S, Mur-Miranda J, Amirtharajah R, Chandrakasan A, Lang J. Vibration-to-Electric Energy Conversion. IEEE Transactions on Very Large Scale Integration (VLSI) Systems. 2001;9:64–76.

Mentor Graphics Corporation. Norms and Templates Analysis. Wilsonville, Oregon 1993.

Miskowicz M. Send-On-Delta Concept: An Event-Based Data Reporting Strategy. Sensors. 2006;6:49–63.

Mitcheson PD, Yeatman EM, Rao GK, Holmes AS, Green TC. Energy Harvesting From Human and Machine Motion for Wireless Electronic Devices. Proceedings of the IEEE, 96. 2008:1457–1486.

Mokwa W, Schnakenberg U. Micro-transponder systems for medical applications. IEEE Transactions on Instrumentation and Measurement. 2001;50:1551–1555.

Moor C, Braecklein M, Jörns N. Aktueller Stand der Entwicklung drahtloser Sensoren für medizinische Anwendungen. Biomedizinische Technik. 2005;50:241–251.

Moser I, Jobst G, Urban G. Biosensor arrays for simultaneous measurement of glucose, lactate, glutamate, and glutamine. Biosensors and Bioelectronics. 2002;17:297–302.

Nordmann R, Birkhofer H. Maschinenelemente und Mechatronik. Shaker Verlag GmbH 2002.

Oh J-G, Choi B, Lee S-Y. SAW based passive sensor with passive signal conditioning using MEMS A/D converter. Sensors and Actuators A: Physical. 2008;141:631–639.

ON Semiconductor Phoenix. A. U. BelaSigna®300. 2011.

Pan C, Wu T. Development of a rotary electromagnetic microgenerator. J. Micromech. Microeng. 2007;17:120–128.

Parsonnet V, Berstein AD, Perry GY. The nuclear pacemaker: Is renewed interest warranted? The American Journal of Cardiology. 1990;66:837–842.

Pfeifer G, Werthschützky R. Drucksensoren, Berlin: Verlag Technik 1989.

Pfeifer G. Vorlesung „Elektromechanische Messtechnik“, Technische Universität Dresden, Fakultät Elektrotechnik und Informationstechnik, 2002.

Pollak M, Mateu L, Spies P. Step-up DC-DC Converter with Coupled Inductors for Low Input Voltages. Proceedings of PowerMEMs 2008 + microEMS 2008, 2008:145–148.

Rein D, Pahlke W. Mikromodule – der Weg zur flexiblen Fertigung von Messsystemen. MST-User-Forum. München, 11.11.2003. Productronica 2003.

Richter A, Paschew G. Optoelectrothermic Control of Highly Integrated Polymer-Based MEMS Applied in an Artificial Skin. Advanced Materials. 2009a;21:979–983.

Richter A, Klatt S, Paschew G, Klenke C. Micropumps operated by swelling and shrinking of temperature-sensitive hydrogels. Lab on a Chip. 2009b;9:613–618.

Rieger R, Taylor J. An Adaptive Sampling System for Sensor Nodes in Body Area Networks. IEEE Transactions on Neural Systems and Rehabilitation Engineering. 2009;17:183–189.

Riemenschneider F. TI stellt OMAP5 schon vor Mobile World Congress vor. http://www.elektroniknet.de/bauelemente/news/article/75207/0/TI_stellt_OMAP5_schon_vor_Mobile_World_Congress_vor, 2011.

Schmidt W-D: Sensorschaltungstechnik. Elektronik: 8, Würzburg: Vogel Verlag und Druck 1997.

Schneider P. Modellierungsmethodik für heterogene Systeme der Mikrosystemtechnik und Mechatronik, Technische Universität Dresden, Dissertation, 2010.

Schubert, M. Schaltungstechnik, Vorlesungsskript, FH Regensburg, 2006.
Scott MD, Boser BE, Pister KSJ. An ultralow-energy ADC for Smart Dust, IEEE Journal of Solid-State Circuits. 2003;38(7):1123–1129.
Seifart M. Analoge Schaltungen. Berlin: Verlag Technik 1988: S. 342.
Shafeeu H, Betts A, Taylor J. An Improved Tuning Technique for Switched Capacitor Filters. IEEE International Symposium on Circuits and Systems ISCAS'94. 1994;2:629–632.
Siegmund-Schultze N. Neue Generation von Parkinson-Hirnschrittmachern. Dtsch Arztebl. 2008;105:A-2354/B-2010/C-1958.
Sikora A, Drechsler R. Software-Engineering und Hardware-Design. München: Carl Hanser Verlag 2002.
Sinha A, Chandrakasan A. Dynamic power management in wireless sensor networks. IEEE Design & Test of Computers. 2001;18:62–74.
Song HJ, Choi Y-T, Wereley NM, Purekar AS. Analysis of Energy Harvesting Devices Using Macro-Fiber Composite Materials. ASME Conference Proceedings, 2007:289–298.
Spies P, Förster F, Mateu L, Pollak M. Power Management in Energy Harvesting Power Supplies. 1st International Workshop on Power Supply on Chip (PwrSoC) 08, 2009.
Spillner A. Das W-Modell: Vorteile der agilen Prozesse in einen konservativen Umfeld nutzen. In: GI-Regionalgruppe Bremen/Oldenburg, Bremen, 13. Mai 2003.
Sridhar V, Takahata K. A hydrogel-based passive wireless sensor using a flex-circuit inductive transducer. Sensors and Actuators A: Physical. 2009;155:58–65.
Stahlknecht P, Hasenkamp U. Einführung in die Wirtschaftsinformatik, Berlin, Heidelberg: Springer 2004.
Staley ME, Flatau AB. Characterization of energy harvesting potential of Terfenol-D and Galfenol. In Flatau AB (Ed.). Smart Structures and Materials 2005: Smart Structures and Integrated Systems, SPIE 5764, 2005:630–640.
Starner T. Human-powered wearable computing. In IBM Systems Journal, 1996;35(3.4):618–629.
Stieglitz T. Electrode materials for recording and stimulation. in: Horch KW. Neuroprosthetics. Theory and practice, Series on bioengineering & biomedical engineering Vol.2, New Jersey: World Scientific, 2004a:475–516.
Stieglitz T, Schuettler M, Koch KP. Neural Prostheses in Clinical Applications – Trends from Precision Mechanics towards Biomedical Microsystems in Neurological Rehabilitation. Biomedizinische Technik/Biomedical Engineering. 2004b;49:72–77.
Straube J. Integriertes Patientienwarnsystem für energiebetriebene Implantate. Offenlegungsschrift DE 4213993 A1, 1992.
Taroata D, Fischer W-J, Schmid G. Self-Assembled Monolayer for thin film capacitors on printed circuit boards. Proceedings 1. GMM-Workshop Mikro-Nano-Integration, GMM Fachbericht, Band 60, Seeheim 2009.
Teege G. Betriebssysteme. Skript zur Vorlesung, Universität der Bundeswehr München, Institut für Informatik, 2006.
Thompson D, Wooley B. A 15-bit pipelined floating-point A/D converter. Proceedings of the 25th European Solid-State Circuits Conference ESSCIRC, 99, 1999:170–173.
TI: bq25505 Ultra Low-Power Boost Charger With Battery Management and Autonomous Power Multiplexer for Primary Battery in Energy Harvester Applications 2015.
TI: OPV TLV854x 500-nA, RRIO, Nanopower Operational Amplifiers 2018.
Tränkler H-R. Messtechnik. Skriptum zur Vorlesung 2001.
Türke S. Energy Harvesting im Körper, Belegarbeit zum Oberseminar, Institut für Halbleiter- und Mikrosystemtechnik, Technische Universität Dresden, 2017.

VDMA – Verband Deutscher Maschinen- und Anlagenbau, Landesgruppe Nordost, TIBKAT, 2002: Modulare Mikrosystemtechnik : Match-X , [Teil 6,3]: Bausteine und Schnittstellen der Mikrotechnik, (2002), www.tib.eu, Stand 27.10.2016.

Walz J. Match-X Modulare Mikrosysteme – die Lösung für die Investitionsgüterindustrie, Pressemitteilung, Fraunhofer-Institut für Produktionstechnik und Automatisierung IPA, 22.03.2002.

Wang A, Chandrakasan A. A 180-mV subthreshold FFT processor using a minimum energy design methodology. IEEE Journal of Solid-State Circuits. 2005;40:310–319.

Wang L, Yuan FG. Vibration energy harvesting by magnetostrictive material. Smart Materials and Structures. 2008;17:045009.

Werner J. Wiederherstellung von Herz-Kreislauf-Funktionen. In Werner J (Ed.). Kooperative und autonome Systeme der Medizintechnik – Funktionswiederherstellung und Organersatz. München: Oldenbourg Wissenschaftsverlag, 2005:41–192.

Werthschützky R (Chefredakteur). Sensor-Trends 2014: Trends in zukunftsorientierten Sensortechnologien. Berlin: AMA Fachverband für Sensorik e. V. 2010.

Werthschützky R. Script zur Vorlesung „Mess- und Sensortechnik I“. FG Mess- und Sensortechnik, FB ETiT, TU Darmstadt 2008.

Yourdon E. Modern Structured Analysis. Yourdon Press Computing Series 1999.

Zhirnov V, Cavin RKI, Hutchby J, Bourianoff G. Limits to binary logic switch scaling – a gedanken model. Proceedings of the IEEE, 2003;91:1934–1939.

5 Biokompatible Aufbau- und Verbindungstechnik

Jürgen Uhlemann, Sabine Friedrich

5.1 Einführung

Mit elektrischer Hilfsenergie betriebene Medizinprodukte, sogenannte aktive Medizinprodukte, unterliegen in der Entwicklungs-, Produktions- und in der Nutzungsphase (Lifetime) besonderen Bedingungen, da ihre Anwendung ortsgebunden (auf oder im Körper) und in verschiedenen Zeiträumen (kurz-, mittel- und langfristig) am oder im Menschen erfolgt und er dabei unter keinen Umständen zu Schaden kommen soll.

Diese besonderen Bedingungen beziehen sich auf die
- Biokompatibilität und
- Biostabilität

dieser Produkte, deren Kriterien die Entwickler, Hersteller und Anwender unbedingt berücksichtigen sowie die Einhaltung definierter Grenzwerte bestimmter Parameter nachweisen müssen. Diese Personengruppen sind in ihrer Tätigkeit sowohl gesetzlichen, als auch normativen Regelungen unterworfen.

Das europäische Medizinprodukterecht, dessen Richtlinien im deutschen Medizinproduktegesetz und dessen Folgebestimmungen umgesetzt sind, schreibt in den „Grundlegenden Anforderungen" (zur Produktesicherheit, d. A.) vor, dass
- Produkte sicher sein müssen und zweckentsprechend eingesetzt werden,
- Produkte dem allgemein anerkannten Stand der Technik entsprechen (minimales Anwendungsrisiko, Signaleinrichtungen für Anzeige eines Fehlerfalls, Information über Restrisiken),
- Produkte vorgegebene Leistungen erbringen,
- sich die Leistungsparameter innerhalb der Lebensdauer der Produkte nicht soweit ändern, dass eine Gefährdung eintritt,
- Lagerung und Transport die Einsatzmerkmale und -leistungen nicht ändern,
- unerwünschte Nebenwirkungen keine unvertretbaren Risiken darstellen.

Mittel zur Einhaltung der Rechtsvorschriften sind Risikomanagement, Qualitätssicherungssysteme, Auditierungen, Zertifizieren und staatliche oder gewerbliche Kontrollen, z. B. durch fachlich qualifizierte „Benannte Stellen".

Methoden zur Durchsetzung der Anforderungen finden die Entwickler und Hersteller in den harmonisierten europäischen Normen, deren Anwendung die Vermutung zulässt, dass die vorgeschriebenen Anforderungen an die Auslegung und Konstruktion erfüllt sind und das Produkt somit in den Verkehr gebracht werden kann.

Allgemein anerkannt sind die Merkmale der Biokompatibilität, die mindestens in einer weitgehenden Übereinstimmung der
- stofflichen (Struktur- und Oberflächenkompatibilität) und
- energetischen (Bindungsverhältnisse, Bandstrukturen, Ladungsträger)

https://doi.org/10.1515/9783110349337-005

Beziehungen zwischen der toten Materie (hier dem aktiven Medizinprodukt, Implantat) und der lebenden Materie (hier dem Menschen, Patienten) an der gemeinsamen Grenzfläche bestehen. Für das elektrisch betriebene medizinische Gerät, insbesondere für ein langzeitig implantiertes Gerät, bedeutet dies, dass das Material an der Grenzfläche keine schädigende Wirkung auf das lebende Gewebe hat. Andererseits sollte die biologische Umgebung innerhalb der Nutzungsdauer des Produktes keine Funktionsbeeinträchtigung hervorrufen. Technologisch anspruchsvoll ist die Gestaltung sandwichartiger Grenzflächen zum Abbau von Gradienten der Bioinkompatibilität oder Biotoleranz.

Zur Gewährleistung der Produktfunktions- und -zuverlässigkeit ist die Wirkung der biologischen Umgebung – im Anwendungsfall sind das Körperflüssigkeiten, -gase und -gewebe – innerhalb der projektierten Anwendungsdauer auf die Werkstoffe und Funktionsmaterialien des Gerätes zu untersuchen. Die Ergebnisse liefern eindeutige Aussagen über die Biostabilität und mögliche Materialdegradationen. Daraus ergibt sich die dringende Aufgabe, die starre oder flexible Einhausung des Produkts so zu gestalten, dass das Ausmaß der Wechselwirkungen zwischen dem Anwendungsort und dem z. B. Implantat die geplante Funktionsdauer und die Leistungseigenschaften nicht beeinträchtigen.

5.2 Methoden

Auch zur Herstellung aktiver Medizinprodukte, wie Implantate, kommen alle bekannten Baugruppen- und Montagetechnologien der Aufbau- und Verbindungstechnik der Elektronik zur Anwendung. Unter Berücksichtigung der in Kap. 5.1 genannten Anforderungen ist eine sorgfältige Materialauswahl zwingend notwendig. Das Produkt benötigt eine zweckentsprechende Einhausung, die ausreichenden mechanischen Schutz und elektrische Signalübertragung oder -abschirmung gewährleistet sowie die biokompatible Grenzfläche bietet. Die Abb. 5.1 zeigt schematisch ein solches Produkt in seiner Anwendungsumgebung.

Gleichermaßen ist zu beachten, dass die am Fertigprodukt durchzuführende Sterilisation mittels feuchter Wärme, Gas oder Strahlungsenergie die ursprünglichen Materialeigenschaften und damit die Funktionsfähigkeit des Implantats ändern können.

Abb. 5.1 verdeutlicht die Wechselwirkung der Partner. Aus der biologischen Umgebung, im Beispiel ist es ein flüssiges Medium wie Blutplasma, versuchen verschiedene Ionen durch die semipermeable Membran der unterschiedlichen Polymerbeschichtungen in das Mikrosystem hinein zu diffundieren. Diesen Vorgang und seine Auswirkungen konnten wir messtechnisch erfassen, indem zeitbezogen die Menge, der durch eine bestimmte Membran diffundierten Ionen, bestimmt wurde, bei gleichzeitiger Messung der Veränderung elektrischer Parameter an definierten Dünn- oder Dickschichtbauelementen. Andererseits versuchen verschiedene Ionen der Träger-

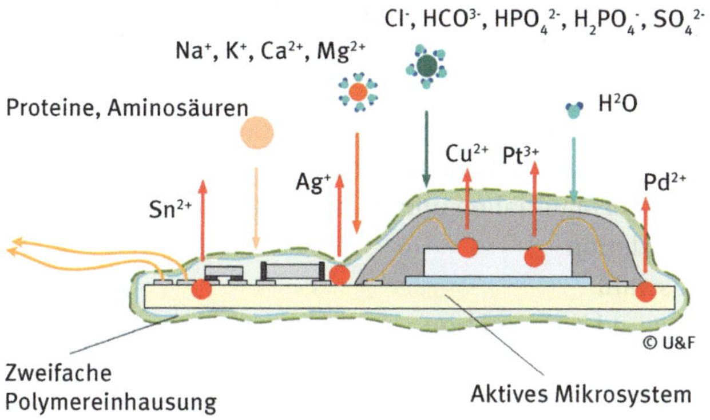

Abb. 5.1: Schematische Darstellung eines aktiven Medizinprodukts in einer biologischen Umgebung.

werkstoffe, Verbindungs- und Schichtmaterialien sowie der Bauelemente in die biologische Umgebung zu migrieren. Die Auswirkungen dieses Vorganges konnten wir ebenfalls messtechnisch erfassen, indem mittels in der Biologie und Medizin üblicher Zellkulturen Zytotoxizitätsuntersuchungen durchgeführt worden sind. Beim Kontakt des Mikrosystems mit wässrigen Lösungen sind die vergleichsweise kleinen Wassermoleküle (durchschnittlicher Moleküldurchmesser $d_{H2O} = 0{,}28\,\text{nm}$) besonders zu berücksichtigen. Sie sind zwar nahezu doppelt so groß, wie die nicht hydratisierten Ionen der ersten und zweiten Hauptgruppe, können aber bei Polymeren die Haftfestigkeit, das Quellvermögen und die elektrische Ladung beeinflussen.

Zur Beurteilung der Biokompatibilität und Biostabilität eines zu entwickelnden medizinischen Mikrosystems ist ein strategisches Lösungskonzept erforderlich. Es sind so viele wie nötige Informationen und Nachweise über die Biokompatibilität und -stabilität des Mikrosystems, insbesondere der eingesetzten Werkstoffe, zu erarbeiten, um die vom Gesetzgeber geforderten Bedingungen zu erfüllen. Wertvolle Arbeitsmittel sind die europäischen harmonisierten Normen

- der Reihe **Medizinische elektrische Geräte** DIN EN 60601 mit den Teilen 1, 1-xx und 2-xx; ... Festlegungen für die Sicherheit einschließlich der wesentlichen Leistungsmerkmale ...
- der Reihe **Biologische Beurteilung von Medizinprodukten** DIN EN ISO 10993 mit den Teilen 1 bis 18.

Ein aktives Medizinprodukt entsprechend Abb. 5.1 kann man, ähnlich dem Vorgehen beim Risikomanagement und ohne die Produktzulassung mittels eines Konformitätsbewertungsverfahrens zu berücksichtigen, in einem iterativen Prozess in mehreren Stufen entwickeln:

1. Zweckbestimmung des Produktes mit seinen Parametern, Leistungseigenschaften, der vorgesehenen Anwendungsdauer und dem Anwendungsort am/im Menschen
2. Auslegung und Konstruktion des Produktes
3. Auswahl der Materialien und Fertigungstechnologien
4. Biokompatibilitätsprüfungen von Materialien und Demonstratoren
5. Untersuchungen zur Biodegradation
6. Veränderung der Materialauswahl
7. Überarbeitung der Auslegung und Konstruktion

Die weiteren Ausführungen werden sich auf die Stufen 3 bis 5 beziehen.

Um die geeigneten Eigenschaften der Materialien im biologischen Umfeld zu ermitteln, sind
- physikalische und chemische Untersuchungen sowie
- in-vitro-Screening-Tests

durchzuführen. Methoden zur physikalischen und chemischen Charakterisierung der Materialien sind z. B.
- Bestimmung von Festigkeitswerten (Spannungswerte, Zug- und Druckkräfte)
- Ermittlung der chemischen Zusammensetzung
- Strukturaufklärung (Atomspektroskopie, Elektronen- und Röntgenspektroskopie u. a.)
- Oberflächenanalytik (Topographie, Energetik, Zeta-Potenzial-Bestimmung u. a.)
- elektrochemische Messungen (Korrosions- und Degradationsvorgänge, chemische Beständigkeit u. a.)
- Adhäsionsmessungen
- Wirkung hoher Energie auf Strukturänderungen (Auslagerungen, Sterilisationsuntersuchungen)

Die Methoden der in-vitro-Screening-Tests sind anzuwenden, um Materialinformation über das möglicher Weise toxische, karzinogene, antigenetische, mutagene und thrombische Verhalten des Werkstoffes zu erhalten. Hilfreich sind hierbei die Vorschriften und Algorithmen der Normenreihe DIN EN ISO 10993. Die gewonnenen Ergebnisse sind international vergleichbar.

Zu den Toxizitätsuntersuchungen gehören die Hämotoxizitätsermittlung nach Normenteil 4 und die Zytotoxizitätsermittlung nach Normenteil 5 (nachfolgend erläutert). Reaktionstests schließen Zellreaktion, Gewebereaktion, Blutreaktion und Immunreaktion ein.

Um einen hohen Aussagewert der eigenen Untersuchungsergebnisse zu erhalten, entschieden wir uns zur Entwicklung eines Modells, das die Stressverhältnisse eines mikroelektronischen Implantats im menschlichen Körper nachbildet. Dieses Modell basiert auf den laminaren Strömungsverhältnissen im Blutkreislauf und der chemischen Zusammensetzung des Blutplasmas. Die zellulären Bestandteile, Eiweiße und andere Kompartimente des Blutes wurden nicht berücksichtigt, um zunächst die dynamische elektrochemische Belastung von Demonstratoren abzubilden. Für diese komplexe Messanordnung wird gegenwärtig die Schutzrechtsfähigkeit geprüft.

Der Entwicklung folgend, dass immer mehr mikroelektronische Implantate auf Grund ihrer Baugröße und des Anwendungsortes flexibel eingehaust werden, untersuchten wir eine Vielzahl von medizinisch relevanten Polymeren auf ihre Eignung als Gehäusewerkstoff. Hierbei waren Fragen der Haftfestigkeit, des Aufbaus von Polymerverbunden, der Eigenschaftsänderungen durch Sterilisationsprozesse und der Diffusion von Ionen aus der Modellflüssigkeit „künstliches Blutplasma" zu beantworten. Zur Bestimmung der Ionendiffusion durch dünne Polymerschichten wurde ein Messplatz entwickelt, mit dem unter isothermen Bedingungen die zeitabhängige Diffusion von ein- bis dreiwertigen Ionen messbar ist.

5.3 Zytotoxizitätsuntersuchungen

Gegenstand der Untersuchungen waren die Materialien der Chip-On-Board-Technologie mit ihren Grund- und Hilfswerkstoffen, mit Schaltungsträgermaterialien, mit Verbindungswerkstoffen und ausgewählte Polymere.

Die Norm DIN EN ISO 10993-1 schreibt vor, dass für alle Kontaktdauern und alle Arten des Körperkontakts von Medizinprodukten (hier die zu untersuchenden Materialien) Zytotoxizitätsuntersuchungen gemäß Normenteil 5 durchzuführen sind. Die Kontaktdauern sind als kurzzeitig (≤ 24 h), länger (> 24 h bis 30 d) und dauernd (> 30 d) und die Körperkontakte von der Berührung auf der Oberfläche bis zum implantierbaren Produkt angegeben.

Für die biologische Prüfung der Zytotoxizität haben wir übliche standardisierte Verfahren, Substanzen, Zelllinien und Labore in den Bereichen Medizin und Biologie unserer Universität genutzt.

5.3.1 Materialproben im direkten Zellkontakt

Zahlreiche Werkstoffe und -systeme, die Grenzflächen zum Körper bilden können (vgl. Tab. 5.1), wurden für die Untersuchungen in Zellkulturgefäßen aufbereitet und mit adhärierenden Zellen zweier Standardlinien von Mausfibroblasten

- Type 3T3 clone A31 Mouse BALB/c embryo [ATCC: CCL-163] und
- Type NCTC clone L929 Mouse C3H connective tissue [ATCC: CCL-1]

in direkten Kontakt gebracht und über eine Dauer von 72 Stunden kultiviert. Im gleichen Versuchsablauf sind neben den Versuchskörpern Kontrollproben mitzuführen.

Auf dem positiven Kontrollmaterial, hier PVC-Teststreifen CTY 3010 (PORTEX Ltd., UK), sollte bei richtiger Kulturführung die Zellaussaat sterben, während sich auf dem negativen Kontrollmaterial, hier Borosilikatglas Typ 8330 (SCHOTT AG) und

Tab. 5.1: Eigenschaften von Grenzflächenwerkstoffen.

Typ	System
Leiterplatten Basismaterial FR4	35 µm Cu (einseitig) 17 µm Cu (zweiseitig) + (6–7) µm chem. Ni + 60 nm chem. Au 17 µm Cu (zweiseitig) + (6–7) µm chem. Ni + 800 nm galv. Au 35 µm Cu + galvanisch verstärkt auf 50 µm + 7 µm chem. Ni + 250 nm Pd + 60 nm flash-Au 35 µm Cu (zweiseitig) + (100 – 200) nm chem. Ag
Keramiksubstrate Al_2O_3	AgPt – Dickschichten Typen C 1076, C 4729 AgPd – Dickschicht Typ C 2030 AgCu – Dickschicht Typ CB 230 Au – Dickschicht Typ C 5007 Dielektrische Dickschicht Typ IP 222
Siliziumsubstrate, Padmetallisierung	Si (Dicke 660 µm), darauf 500 nm Oxid, darauf AlSi1Cu0,5 ca. 1 µm dick (X-FAB)
Low Temperature Cofiring Ceramic	Typ CT 700, Typ DP 951
Glaskeramik	Bioverit II
Bonddrähte	AlSi1, Au (umgeschmolzen zu Festkörper)

Polystyrol oder Polypropylen (www.tpp.ch), die Zellaussaat zu einer konfluenten Flächenbedeckung um 80 %–90 % gesund entwickelt.

Beispiele der Zellentwicklung auf den Probekörpern zeigen Abb. 5.2 bis Abb. 5.5. Gemäß Normenteil 5 ist eine qualitative oder quantitative Bestimmung der Zytotoxizität möglich.

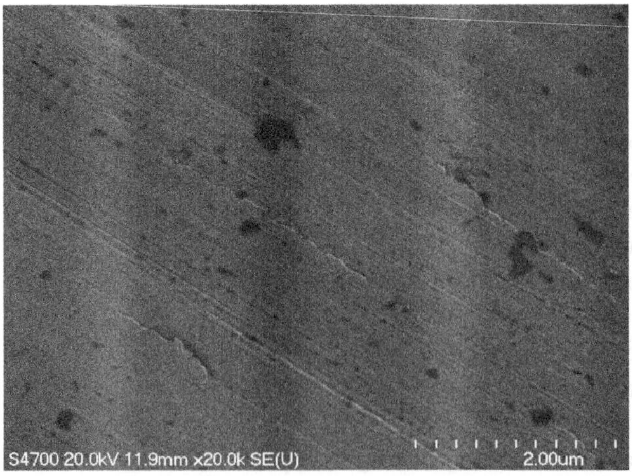

Abb. 5.2: Bonddrahtmaterial AlSi1 (umgeschmolzen, gewalzt), unbelastet, M 20.000:1.

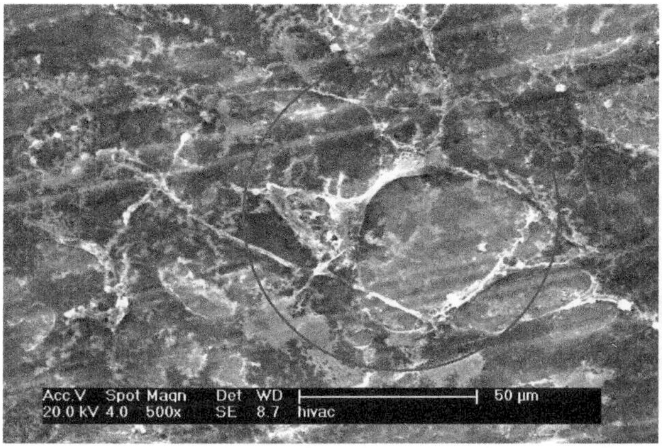

Abb. 5.3: Bonddrahtmaterial AlSi1 (umgeschmolzen, gewalzt), 72 Stunden Inkubation, gut entwickelte 3T3-Zellen, M 500:1.

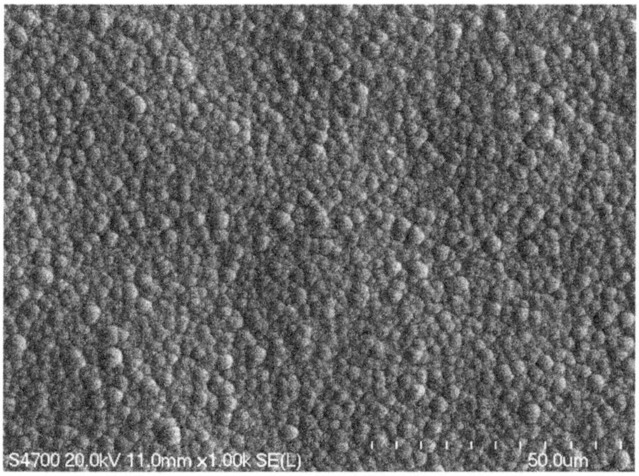

Abb. 5.4: FR4 mit 50 µm Cu + 7 µm chem. Ni + 0,25 µm Pd + 0,06 µm flash-Au; unbelastet, M 1.000:1.

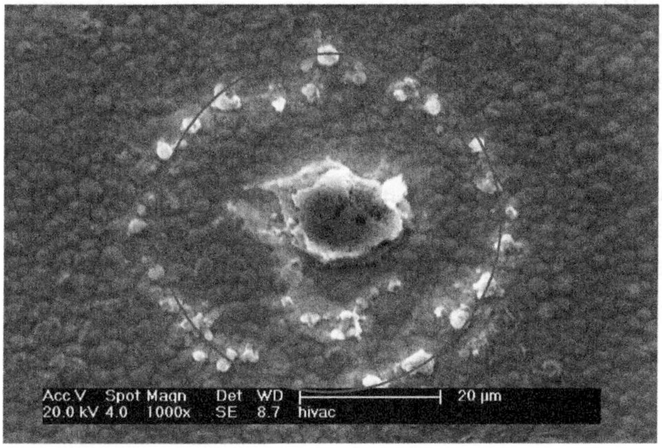

Abb. 5.5: FR4 mit 50 µm Cu + 7 µm chem. Ni + 0,25 µm Pd + 0,06 µm flash-Au; 72 Stunden Inkubation, abgekugelte tote 3T3-Zelle mit Filamenten, M 1.000:1.

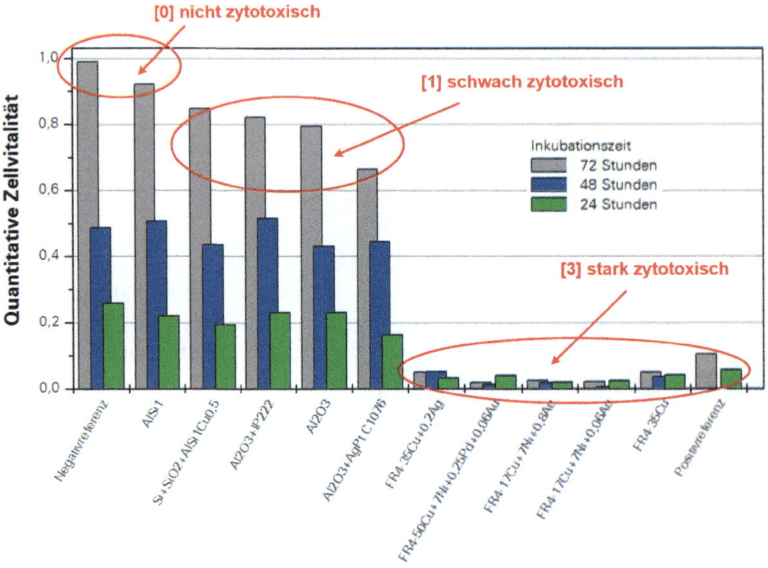

Abb. 5.6: Spektroskopisch ermittelte Entwicklung von 3T3 clone A31 Mausfibroblasten auf COB-Materialien.

Optische Untersuchungen der Zellen unter dem Lichtmikroskop hinsichtlich der Morphologie, der Ablösung, der Zelllyse u. a. führen zur qualitativen Beurteilung der Zytotoxizität der Materialien in den Graduierungen 0 = nicht zytotoxisch, 1 = schwach zytotoxisch, 2 = mäßig zytotoxisch und 3 = stark zytotoxisch. Genauer sind die Aussagen der spektroskopischen Messung des Stoffumsatzes der Zellen im Probengefäß. Hierbei wird am Ende der 72 stündigen Inkubation ein metabolischer Stoff zugesetzt, der von den noch lebenden Zellen im Stoffwechsel umgesetzt wird. Damit erfolgt eine Wellenlängenverschiebung des Maximums der Absorption.

Durch Verrechnung der Absorptionsmesswerte (Amplitude) aus der Nährlösung der jetzigen Zellkultur und von Referenzproben ergibt sich eine quantitative Aussage der stoffwechselbezogenen Aktivität der Zellen. Die Abb. 5.6 zeigt die Ergebnisse der spektroskopischen Messung einer Vielzahl von Grenzflächenmaterialien im direkten Kontakt mit 3T3-Zellen.

Sehr deutlich ist die zytotoxische Wirkung der kupferkaschierten Verdrahtungsträger mit ihren funktionellen Schichtsystemen zu erkennen. Im biologischen Kontakt wirken die Nebengruppenelemente Kupfer, Nickel, Palladium und Silber antibakteriell und toxisch. Dünne Goldschichten reichen zur Passivierung nicht aus, so dass eine gesonderte Einhausung für medizinische Anwendungen erforderlich ist.

5.3.2 Materialproben im indirekten Zellkontakt

Für die Materialgruppe der Pasten, Klebstoffe und Harze, die in den mikroelektronischen Produkten in kleineren Mengen vorkommen, wurde das Zytotoxizitätsprüfverfahren der Extraktion (Normenteile 5 und 12) angewendet. Aus einem Prüfobjekt werden mit Hilfe eines geeigneten polaren oder unpolaren Lösungsmittels verschiedene Bestandteile herausgelöst. Diese so gewonnen Extrakte oder ihre Verdünnungen werden zuzüglich zur normalen Nährlösung auf vitale Zellkulturen gegeben und mit diesen über bestimmte Zeiträume kultiviert. Die anschließende Bestimmung der Zellvitalität ist ein direktes Maß für die Zytotoxizität der Extrakte und somit der Freisetzung zytotoxischer Stoffe aus dem Prüfobjekt. In der Regel enthalten die Matrix- und Wirkkomponenten, die die elektrischen Eigenschaften der Materialgruppe ausmachen, die zytotoxischen Bestandteile (Edel- und Nichtedelmetalle).

Untersucht wurden die in Tab. 5.2 aufgeführten Materialien, wobei ein zytotoxischer Einfluss aus den Stoffen der Wirkkomponente oder ihrer Verbindungen erwartet wurde. Zum Einsatz kamen die gleichen Zelllinien, die schon für den direkten Zellkontakt verwendet wurden. Diese Zellen teilen (vermehren) sich nur dann, wenn sie in einer normalerweise nicht-toxischen Umgebung auf der Unterlage anhaften (adhärieren) können.

Zytotoxische Extrakte führen aber zum Absterben der Zellen. Die Abb. 5.7 und Abb. 5.8 zeigen Zellvitalitätsstufen nach 48 Stunden Einwirkzeit eines Extraktes. Die quantitative Vitalität der Zellen wurde nach Beendigung des Extraktkontakts mittels Prüfkit Cell Titer-Blue™ (CTB) der Promega Corporation bestimmt. Jeder Probe wurden 150 µl CTB zugegeben und weitere zwei Stunden bei 37° C, 5 Vol.-% CO_2 und gesättigter Luftfeuchte inkubiert. Es erfolgten drei Absorptionsmessungen des Überstandes bei zwei charakteristischen Wellenlängen. Der arithmetische Mittelwert der Absorptionswerte war nun auf den Mittelwert der Negativkontrolle zu normieren. Das

Tab. 5.2: Materialien der Extraktionsuntersuchungen.

Material	Funktion	Bezeichnung	Wirkkomponente
Keramik-Dickschicht	Leitpaste	C2030	Ag, Pd
	Leitpaste	C4729	Ag, Pt
	Passivierung	IP9025 ST	Blei-Borosilikatglas
	Widerstandspaste	R8931	RuO_2
Polymer-Dickschicht	Leitpaste	CB200	Cu
	Leitpaste	CB230	Ag, Cu
Klebstoff	leitfähiger Klebstoff	PC3300	Ag
Lot	bleifreies Lot	FTL 020 89/3/M	Sn, Ag, Cu (Sn-3,8Ag-0,5Cu)

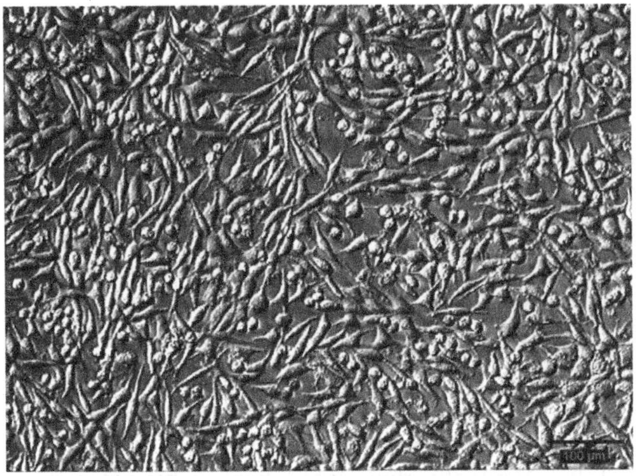

Abb. 5.7: Wirkung des schwach zytotoxischen Extrakts aus C2030 (AgPt) auf NCTC clone L929.

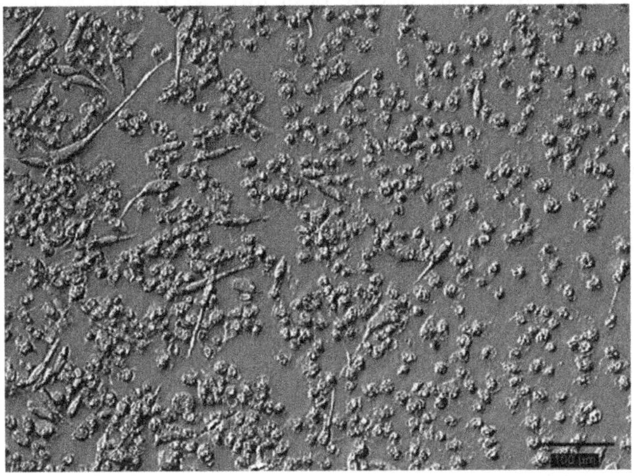

Abb. 5.8: Wirkung des stark zytotoxischen Extrakts aus PC3300 (Ag) auf NCTC clone L929.

jeweilige Ergebnis kann somit als quantitative Zellvitalität interpretiert werden, die bei korrekter Verfahrensweise für alle Proben kleiner als 1 sein muss, da die Negativkontrolle optimale Wachstumsbedingungen gegenüber allen anderen Proben aufweist. Die Abb. 5.9 enthält die Ergebnisse der Zytotoxizitätsprüfung für die meisten Materialien aus Tab. 5.2.

Die als schwach bis mäßig zytotoxisch gekennzeichneten Ergebnisse basieren auf Proben der Keramik-Dickschichten aus Tab. 5.2. Beim Extrakt des Materials C2030 ist die gute Zellentwicklung nach 48 Stunden in Abb. 5.7 zu sehen. Wahrscheinlich sind die Wirkbestandteile in der Matrix günstig eingebettet oder es liegen schon Verbindungen vor. Ungeeignet wegen ihrer starken Zytotoxizität sind die untersuchten Polymer-Dickschichtmaterialien und der leitfähige Klebstoff (vgl. Abb. 5.8). Auch hier

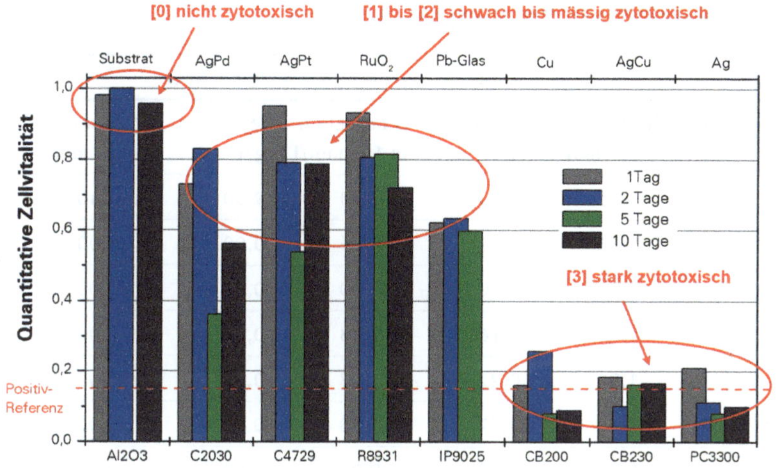

Abb. 5.9: Spektroskopisch ermittelte Entwicklung von NCTC clone L929 Mausfibroblasten im Kontakt mit Materialextrakten der Tab. 5.2 (Kirchner, 2007).

sollte bei der Anwendung dieser Materialien für medizinische Produkte eine weitgehend physikalisch und biochemisch stabile Einhausung vorgenommen werden.

5.4 Biostabilitätsuntersuchungen

5.4.1 Fluidische Materialdegradation

Unter Verwendung der Angaben aus den genannten Normenteilen 9, 13 und 16 konnten die Messplätze so gestaltet werden, dass die Untersuchungen Erkenntnisse über den Materialabbau im künstlichen Blutplasma (chemische Reaktionen, Auslaugung, Migration, Ablösung u. a.) und über den hydrolytische Abbau von Polymeren erbrachten. Als Modellflüssigkeiten kamen künstliches Blutplasma (*Artificial Blood Plasma* = ABP), künstliche Hirnflüssigkeit (*Artificial Cerebrospinal Fluid* = ACSF) und physiologische Kochsalzlösung (NaCl) zur Anwendung (vgl. Tab. 5.3).

Der Messplatz zur Nachbildung des Blutkreislaufes besteht aus den Grundbausteinen

- Steuerrechner (Steuerung, Messwerterfassung, -auswertung, -darstellung),
- Druckquelle (Pumpe) zur Nachbildung des peristaltisch arbeitenden Herzens,
- Schlauchsystem zur Nachbildung des Gefäßsystems,
- Thermostat und Entgasungseinrichtung,
- Druck-, Fluss- und Temperaturmessung,
- Strömungskammer für laminaren Fluss und Probenaufnahme.

Tab. 5.3: Aufbereitung von je einem Liter Modellflüssigkeit aus Salzen.

Salz	**ABP**		**ACSF**		**0,9 % NaCl**	
	Menge in g/l	**Stoffmenge in 10^{-3} mol/l**	**Menge in g/l**	**Stoffmenge in 10^{-3} mol/l**	**Menge in g/l**	**Stoffmenge in 10^{-3} mol/l**
NaCl	6,80	116,25	7,20	123,20	9,00	153,40
KCl	0,40	5,36	0,40	5,36	0,00	0,00
Na_2HPO_4	0,13	0,92	0,00	0,00	0,00	0,00
$MgSO_4$	0,10	0,83	0,16	1,33	0,00	0,00
$CaCl_2$	0,20	1,80	0,22	1,98	0,00	0,00
$NaHCO_3$	2,20	26,20	3,77	44,88	0,00	0,00
$NaH_2PO_4 \cdot H_2O$	0,03	0,22	0,00	0,00	0,00	0,00
KH_2PO_4	0,00	0,00	0,17	1,25	0,00	0,00

Die Werkstoffauswahl für die Bausteine des gesamten Kreislaufs erfolgte sorgfältig, damit Einflüsse auf die Messergebnisse ausgeschlossen werden konnten. So bestehen die Strömungskammer aus Polyetheretherketon, das Schlauchsystem aus Silikongummi und die Entgasungseinrichtung aus Borosilikatglas. In die fluidische Belastung wurden in Tab. 5.3 aufgeführte Grenzflächenmaterialien einbezogen. Die Abb. 5.10 und Abb. 5.11 zeigen beispielhaft die Degradationen eines solchen Materialsystems.

Sieht man sich die graphische Darstellung der ionischen Zusammensetzung der Modellflüssigkeiten in der Abb. 5.12 an, so überwiegen die einwertigen Ionen Na^+ und

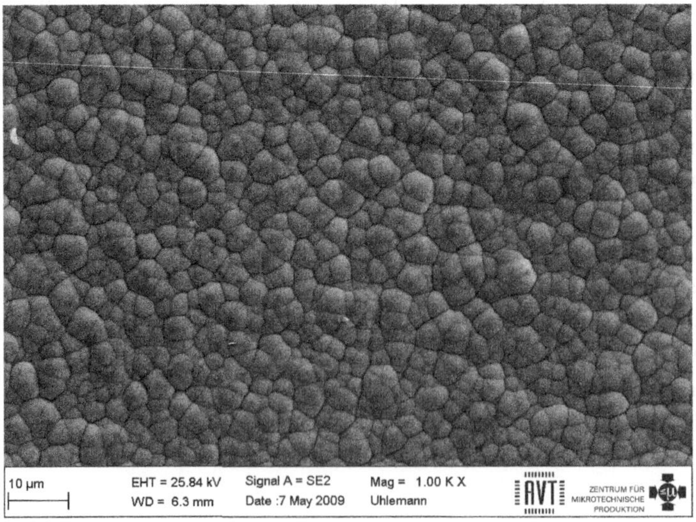

Abb. 5.10: Degradation von FR4-Leiterplatten-Trägermaterial: Cu + Ni + Au, unbelastet, M 1.000:1.

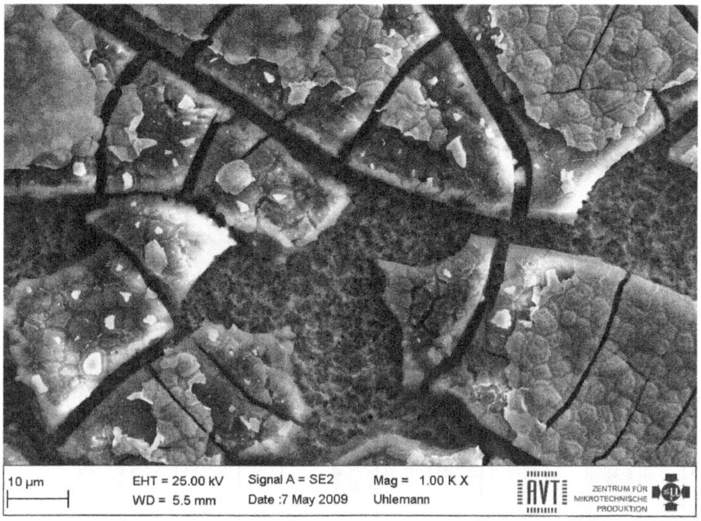

Abb. 5.11: Degradation von FR4-Leiterplatten-Trägermaterial: Cu + Ni + Au, belastet 120 Tage künstliches Blutplasma, M 1.000:1.

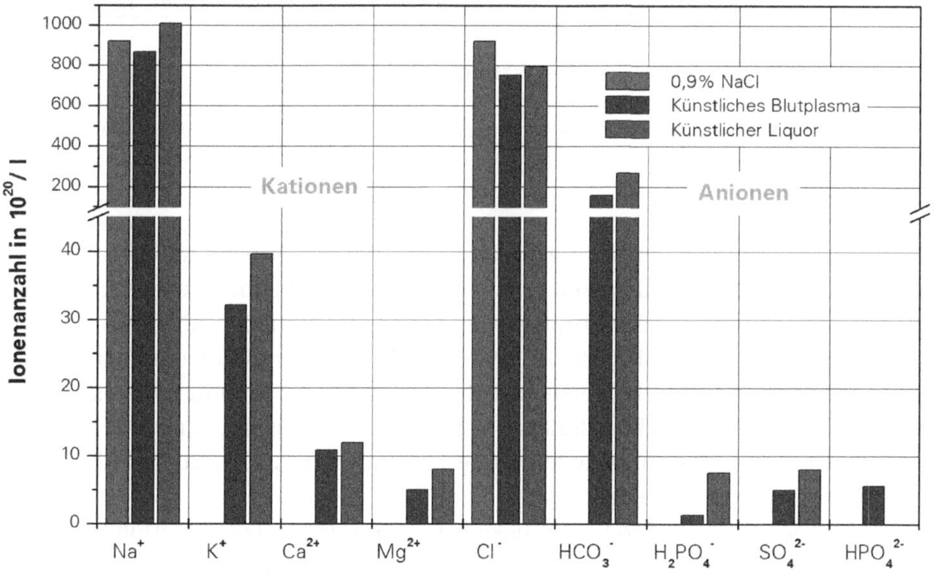

Abb. 5.12: Ionische Zusammensetzung der Modellflüssigkeiten.

Cl^-, was den Schluss gestattet, dass schon Belastungsuntersuchungen mit physiologischer Kochsalzlösung signifikante Ergebnisse liefern können. Hinzu kommt, dass diese Ionen einen sehr kleinen Ionenradius (Na^+ = 95 pm, Cl^- = 181 pm (Ardebili und Pecht, 2009; Bellmann, 2010) besitzen und in Verbindung mit polymeren Einhausungen zu berücksichtigen sind.

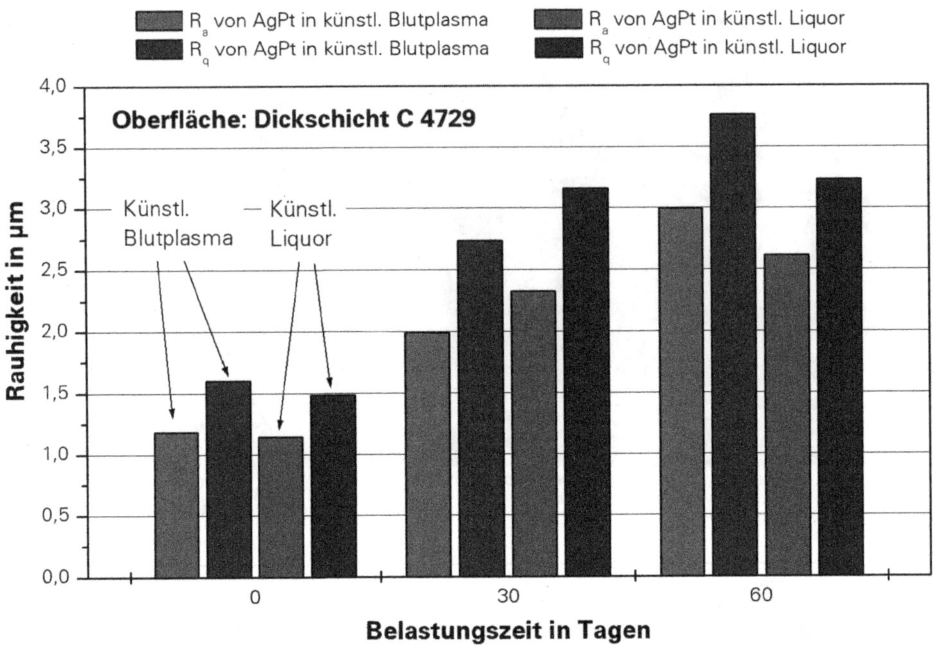

Abb. 5.13: Zunahme der Rauigkeit auf der Oberfläche von C 4729 in ABP und ACSF innerhalb von 60 Tagen (Beshchasna, 2010).

Zur Veranschaulichung der Degradation der Materialsysteme im dynamischen Kontakt mit einer Modellflüssigkeit ermittelten wir die flächenbezogenen Massenänderung unter Anwendung der Normenteile 1 bis 3 der DIN 50905 (DIN 50905-1:2009–09, DIN 50905-2:1987–01, DIN 50905-3:1987–01). Die Massenänderung Δm wird durch Wägen ermittelt. In einem der Versuche befanden sich in der Strömungskammer Proben des Keramik-Dickschichtmaterials C 4729 auf Keramikträgern, deren Oberflächen ungeschützt den Modellflüssigkeiten ausgesetzt waren (vgl. Abb. 5.13 bis Abb. 5.15). Der Messplatz war so ausgelegt, dass

- die Temperierung der Modellflüssigkeit zwischen 20° C ≤ ϑ ≤ 60° C erfolgt,
- der Druckabfall über der Messkammer $\Delta p_{max} = 30$ kPa und die
- Grenzgeschwindigkeit für laminaren Fluss $v_{max} = 72$ m/min bei ϑ = 20° C und $v_{min} = 36$ m/min bei ϑ = 60° C

betragen sollten. Messungen im Bereich der Körpertemperatur schlossen Einflüsse der Raumtemperatur aus. Die in den Abb. 5.13 bis Abb. 5.15 gezeigten Ergebnisse der Strömungsbelastungen erfolgten bei ϑ = 42° C.

Die Rauigkeit wurde mit einem Laserprofilometer gemessen. Bemerkenswert ist, dass sich die arithmetischen Mittenrauwerte R_a und die quadratischen Mittenrauwerte R_q des Systems AgPt im künstlichen Blutplasma in 60 Tagen etwa linear um mehr als 200 % ändern, während sie im künstlichen Liquor innerhalb der ersten 30 Tage

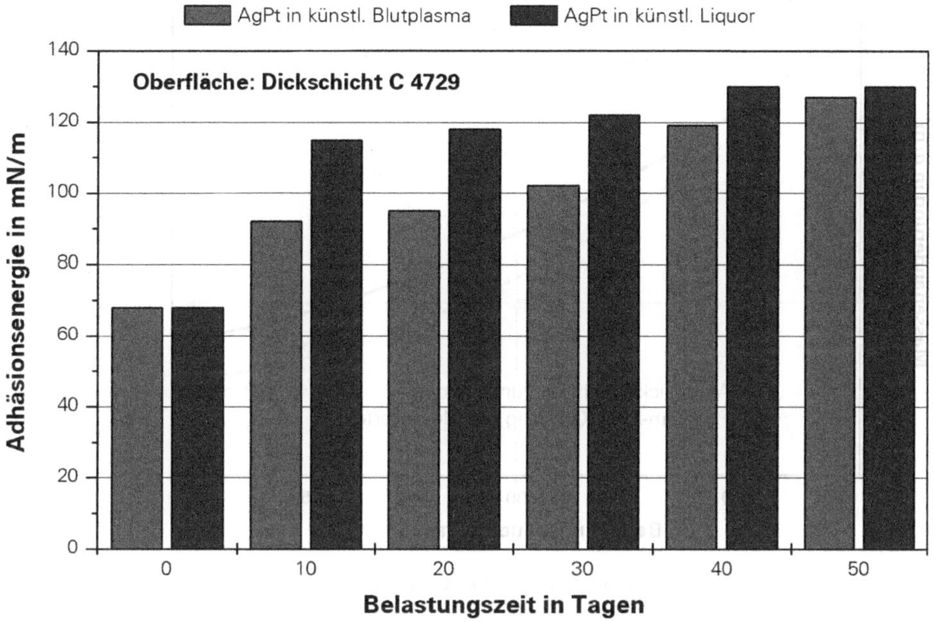

Abb. 5.14: Zunahme der Adhäsionsenergie auf der Oberfläche von C 4729 in ABP und ACSF innerhalb von 50 Tagen (Beshchasna, 2010).

um etwa 100 % und in den folgenden 30 Tagen nur noch um 15 % ansteigen. Die Oberflächen vergrößern sich in unterschiedlichem Ausmaß durch Materialabtrag.

Die Bestimmung der nominellen Adhäsionsenergie erfolgte durch Kontaktwinkelmessung nach Owens, Wendt, Rabel und Kaelble (Dörfler, 1994; Kaelble, 1977). Energetisch dokumentiert sich das System so, dass die Adhäsionsenergie in den ersten 10 Tagen beim Kontakt mit künstlichem Blutplasma 33 % zunimmt und dann in weiteren 40 Tagen nur noch einen Gradienten von etwa 10 % je Dekade besitzt (vgl. Abb. 5.14). Der Gradient des Adhäsionsenergiezuwachses des Systems im Kontakt mit künstlichem Liquor ist in den ersten 10 Tagen sehr hoch ($\Delta W_1 \approx 7\,\mathrm{mN/m \cdot Tag}$), um dann in den darauf folgenden 40 Tagen auf eine Gradienten von $\Delta W_2 \approx 0{,}3\,\mathrm{mN/m \cdot Tag}$ abzufallen. Energetisch ändert sich die Oberfläche im ACSF-Kontakt kaum noch, während die Rauigkeit noch etwas zunimmt.

Den Masseverlust aus der Keramik-Dickschicht C 4729 durch fluidische Belastung mit den Modellflüssigkeiten ABP und ACSF über einen Zeitraum von 60 Tagen zeigt Abb. 5.15. Bemerkenswert ist der stärkere Masseverlust durch Kontakt mit künstlichem Liquor, was aus höheren Anteilen an Kalium-, Hydrogenkarbonat-, Hydrogenphosphat- und Sulfationen resultieren kann.

Hinsichtlich der Anwendung solcher Schichten in einer realen biologischen Umgebung ist festzustellen, dass zwar die akzeptablen Toxizitätswerte einen Einsatz

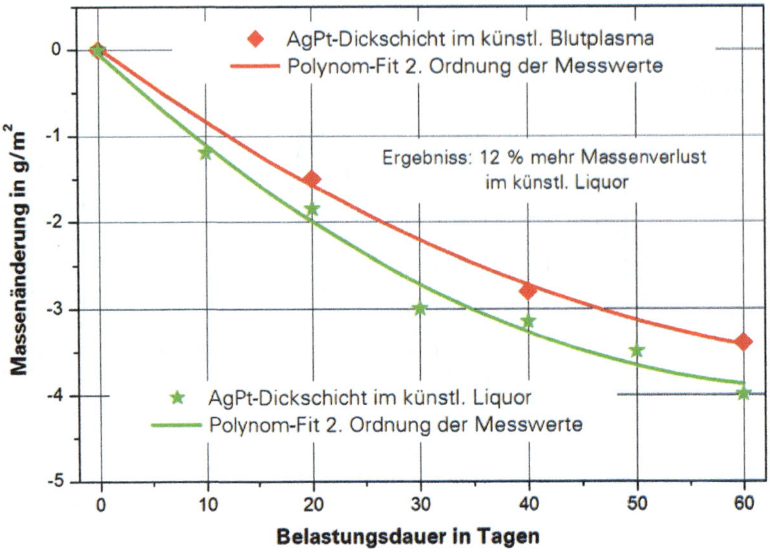

Abb. 5.15: Massenverlust von C 4729 in ABP und ACSF innerhalb von 60 Tagen.

ohne zusätzliche Passivierung für mittelfristige Anwendungen erlauben können, die Rauigkeitswerte und Masseverluste aber eine zusätzliche Einhausung erfordern.

5.4.2 Barriereeigenschaften von Polymerwerkstoffen

In den bisherigen Darlegungen ist deutlich geworden, dass die ausgewählten Elektronikmaterialien nicht ohne ein starres oder flexibles Gehäuse (ungeschützt) in einer biologischen Umgebung angewendet werden können. Die Wechselwirkungen führen zu beiderseitigen Schäden und die Elektronikmaterialien verlieren nach und nach ihre Funktionsfähigkeit. Insbesondere für kleine, flexible und aktive Langzeitimplantate ist eine biochemisch stabile Polymereinhausung der Medizinprodukte zweckmäßig.

Polymere müssen hierbei vielfältige physikalische, chemische, technologische und biologische Anforderungen erfüllen. Oftmals lehnen die Hersteller den Einsatz ihrer Produkte im medizinischen Bereich aus Haftungsgründen ab und nur wenige Materialien erfüllen die Kriterien der DIN EN ISO 10993 oder der amerikanischen *United States Pharmacopeia Convention (USP) Class VI*. Für unsere Untersuchungen haben wir geeignete Epoxidharze, Silikone, Polyurethan, Parylene C und Polytetrafluorethylen ausgewählt, die in Betracht kommen.

5.4.2.1 Untersuchungen der Ionenpermeabilität von Polymeren

Die bei der Untersuchung der Materialdegradation eingesetzten Modellflüssigkeiten beinhalten in großen Mengen die Anionen und Kationen, deren zeit- und temperaturabhängige Diffusion durch die semipermeable Membran der Polymereinhausung zu bestimmen war. Die Messung des ionenspezifischen Diffusionskoeffizienten D oder des Permeabilitätskoeffizienten P_K einer Polymerschicht haben wir auf die Leitfähigkeit zweier Flüssigkeiten (vor und nach der Membran) zurückgeführt, wobei im Messaufbau die Polymermembran eine ionenreiche Messkammer 1 (gelöste Salze) von einer anfangs ionenfreien Messkammer 2 (bidestilliertes, deionisiertes Wasser) trennte. Die Abb. 5.16 zeigt schematisch die Ionendiffusion durch die Membran.

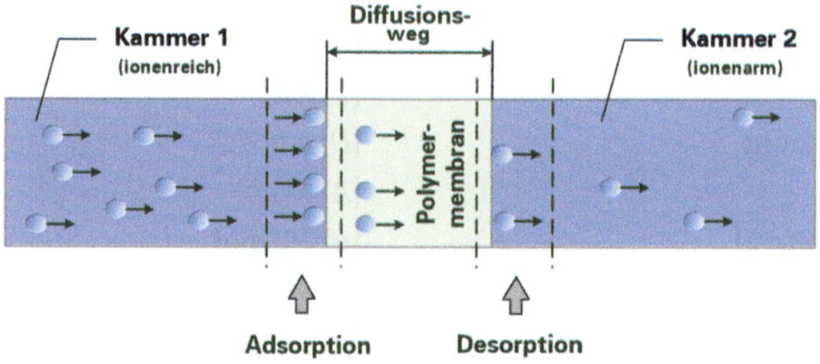

Abb. 5.16: Konzentrationgradientenbedingter Ionentransport durch eine Membran nach Bellmann (2010).

Die in Tab. 5.3 aufgeführten Salze zur Herstellung des Elektrolyten in Kammer 1 dissoziieren schnell im Wasser und werden charakterisiert durch ihre molare Grenzleitfähigkeit Λ_μ, die Ionenbeweglichkeit u_b, das Ionenvolumen V_i (ohne Hydrathülle) in nm^3 und dem Ionenradius r_i in nm (mit und ohne Hydrathülle).

Die elektrolytische Leitfähigkeit eines vollständig dissoziierten Stoffes wird ermittelt zu

$$\kappa(c) = \frac{1}{\rho} = \frac{x}{A \cdot R} = z_e \cdot c \cdot F \cdot (u_{b+} + u_{b-}) \tag{5.1}$$

mit	κ	elektrische Leitfähigkeit	$[\kappa(c)] = \text{mS/cm}$
	A	durchsetzte Fläche	$[A] = \text{m}^2$
	R	ohmscher Widerstand	$[R] = \Omega$
	ρ	spezifischer elektrischer Widerstand	$[\rho] = \Omega \times \text{m}$
	x	Weg (Membrandicke)	$[x] = \text{m}$
	c	Ionenkonzentration	$[c] = \text{mol/l}$
	u_{b+}	Kationenbeweglichkeit	$[u_{b+}] = \text{m}^2/(\text{s} \times \text{V})$
	u_{b-}	Anionenbeweglichkeit	$[u_{b-}] = \text{m}^2/(\text{s} \times \text{V})$
	F	Faradaykonstante ≈ 96485 C/mol	
	z_e	elektrochemische Wertigkeit.	

Wenn also die Leitfähigkeit des Elektrolyten von der Ionenkonzentration abhängt, so muss in der Messkammer 1 die Leitfähigkeit ab- und in der Messkammer 2 zunehmen.

Im ersten FICK'schen Gesetz (5.2) ist der Zusammenhang zwischen der Teilchenstromdichte J, der treibenden Ursache des chemischen Potenzials μ, der zurückgelegten Weglänge Δx, dem Konzentrationsgradienten $\partial c/\partial x$ und dem Diffusionskoeffizienten D erkennbar.

$$J = -K \cdot \frac{\partial \mu}{\partial x} = -K \cdot \frac{R \cdot T}{c} \cdot \frac{\partial c}{\partial x} = -D \cdot \frac{\partial c}{\partial x} = \frac{\mathrm{d}n}{\mathrm{d}t \cdot A} \tag{5.2}$$

mit	J	Teilchenstromdichte	$[J] = \mathrm{mol/m^2 \times s}$
	K	phänomenologische Konstante	$[K] = \mathrm{mol^2 \times s/kg \times m^3}$
	R	allgemeine Gaskonstante	$[R] = \mathrm{J/(K \times mol)}$
	T	Temperatur	$[T] = \mathrm{K}$
	D	Diffusionskoeffizient	$[D] = \mathrm{m^2/s}$
	A	Fläche	$[A] = \mathrm{m^2}$
	μ	chemisches Potenzial	$[\mu] = \mathrm{J/mol}$
	x	Weg	$[x] = \mathrm{m}$
	c	Ionenkonzentration im Elektrolyten	$[c] = \mathrm{mol/m^3}$
	n	Stoffmenge	$[n] = \mathrm{mol}$
	t	Zeit	$[t] = \mathrm{s}$

Stellt man die Gleichung (5.2) geringfügig um, so wird der Diffusionskoeffizient ermittelt aus

$$D = -\frac{\mathrm{d}n}{\mathrm{d}t \cdot A} \cdot \frac{\partial x}{\partial c} \tag{5.3}$$

Geht man von den differentiellen Größen zu Differenzengrößen über und kann messtechnisch die Konzentrationsunterschiede in den Kammern 1 und 2 ermitteln, so erhält man mit Gleichung (5.4) den Permeabilitätskoeffizienten P für die jeweilige Polymermembran zu

$$P = \frac{D}{\Delta x} = \frac{\Delta n}{\Delta t \cdot \Delta c \cdot A} \tag{5.4}$$

mit $[P] = \mathrm{m/s}$.

Alle experimentellen Untersuchungen fanden unter isothermen und isobaren Bedingungen statt. So wurde z. B. die Anordnung nach Abb. 5.16 in einem Exsikkator installiert und bei konstantem Unterdruck betrieben. Die Menge der durch die Polymermembran diffundierenden Ionen hängt von der Ausgangskonzentration in Kammer 1, vom Polymermaterial und seiner jeweiligen Schichtdicke ab. Die genäherte lineare Zunahme der Ionenkonzentration c_2 in der Kammer 2 für fünf ausgewählte Elektro-

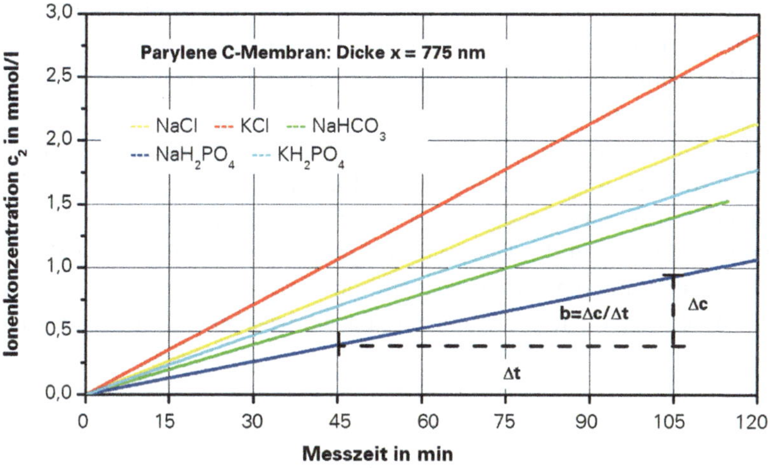

Abb. 5.17: Diffusion von ein- und zweiwertigen Ionen durch eine Parylene C-Membran nach Bellmann (2010).

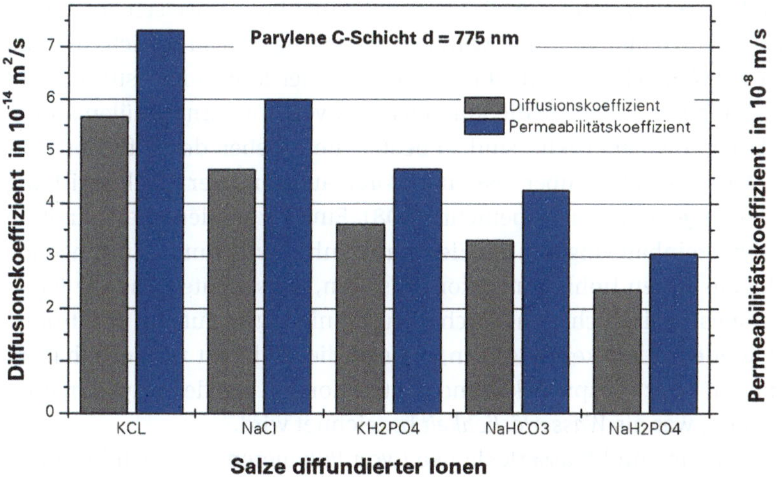

Abb. 5.18: Zugehörige Diffusions- und Permeabilitätskoeffizienten.

lyte, gemessen an einer Membran aus Parylene C der Dicke 775 nm, zeigt die Abb. 5.17. Die Ionenkonzentration c_1 in der Kammer 1 betrug zu Messbeginn für alle Flüssigkeiten 0,5 mol/l. Der differenzierte Anstieg der Geraden in Abb. 5.17 wird hervorgerufen durch die spezifische Ionenbeweglichkeit und die hydratisierten Ionendurchmesser der dissoziierten Salze.

Verändert man gezielt den Konzentrationsunterschied Δc über den Diffusionsweg Δx der Membran durch die molaren Mengen in der Kammer 1, so erzielt man unterschiedliche Diffussionskoeffizienten. Jedes Material besitzt eigene Diffusions- und Permeabilitätskoeffizienten.

Im Experiment konnten auf Grundlage der Leitfähigkeitsmessung in den Kammern 1 und 2 die Diffusions- und Permeabilitätskoeffizienten ermittelt werden (vgl. Abb. 5.18). Es handelt sich immer um die gleiche Parylene C-Membran mit einer durchsetzten Fläche von 18,25 cm^2 und der Dicke von 775 nm. Weiterhin waren die Messdauer mit $\Delta t = 120$ Minuten und die Start-Konzentrationsgradienten mit $\Delta c = 0{,}5$ mol/l konstant. Selektiv lassen sich die Ionenanteile mit dieser Messmethode nicht bestimmen.

5.4.2.2 Untersuchungen der hydrolytischen Stabilität von Polymeren

Neben den Ionen sind es vor allem die Wassermoleküle, die aufgrund Ihrer Kleinheit und Ihrer Polarität mit der Polymermatrix wechselwirken. Die *Wasseraufnahme* von Polymeren verläuft gewöhnlich nach dem ersten FICK'schen Gesetz, wonach ein Diffusionsstrom nur solange anhält, wie ein Konzentrationsgradient vorhanden ist (Ardebili, 2009). Einige Polymere, wie zum Beispiel Epoxidharze, weisen ein abweichendes Absorptionsverhalten auf. Hier wird kein Sättigungsniveau erreicht und die Polymerstruktur irreversibel verändert. Eine Reduktion der Kohäsionsfestigkeit und der Glasübergangstemperatur sowie die Kondensation von Wassermolekülen an Defekten innerhalb der Polymerstruktur sind zu beobachten. Neben den Diffusionsvorgängen werden Wassermoleküle über Risse und Poren aufgrund der Kapillarwirkung deutlich schneller aufgenommen (Habenicht, 2008). Eine vorhandene Delamination zwischen der Polymereinhausung und der Elektronikeinheit wird durch eindringende Wassermoleküle, die in den Hohlräumen kondensieren, fortschreiten und die Funktion des Implantates beeinträchtigen. Auch Verunreinigungen auf der Elektronikeinheit, die als Kondensationskeime wirken, können diesen Effekt zur Folge haben. Andererseits können Reaktionsprodukte und Restmonomere aus der Polymermatrix herausgelöst werden, was als *Wasserlöslichkeit* bezeichnet wird.

Die Wasseraufnahme und Wasserlöslichkeit von Polymeren lässt sich in Anlehnung an die Norm *Zahnheilkunde – Kunststoffe* DIN EN ISO 20795-1:2013-06 bestimmen. Diese Norm sieht einen dreistufigen Versuchsplan vor:

- Trocknung der Polymerproben bis zur Initialmasse m_1 bei 40° C im Exsikkator (800 Pa),
- Lagerung der Polymerproben in destilliertem Wasser bei einer Temperatur von 40° C bis zum Erreichen der Masse m_2 und
- erneute Trocknung (gemäß erstem Anstrich) bis zum Erreichen der Masse m_3.

Innerhalb dieses Versuchsplans erfolgte die gravimetrische Bestimmung der einzelnen Probenmasse mit einer Analysenwaage in regelmäßigen Abständen von 48 h.

Eine Polymerprobe gilt dann als trocken, wenn ihre Gewichtsdifferenz zwischen zwei Wägungen weniger als 0,2 mg betrug.

Die Wasseraufnahme und die Wasserlöslichkeit wurden mit den folgenden Gleichungen berechnet:

$$W_{sp} = \frac{m_2 - m_3}{V} \tag{5.5}$$

$$W_{sl} = \frac{m_1 - m_3}{V} \tag{5.6}$$

mit	W_{sp}	Wasseraufnahme	$[W_{sp}] = mg/cm^3$
	W_{sl}	Wasserlößlichkeit	$[W_{sl}] = mg/cm^3$
	m_1	Initialmasse	$[m_1] = mg$
	m_2	Probenmasse nach Wässerung	$[m_2] = mg$
	m_3	Masse nach 2. Trocknung	$[m_3] = mg$
	V	Probenvolumen	$[V] = cm^3$.

Die Abb. 5.19 veranschaulicht die Wasseraufnahme und Wasserlöslichkeit von ausgewählten Polymerproben nach einer Belastungszeit von 168 h. Bei den Polymermaterialien handelt es sich um Polyurethan (Chronoflex® AR von AdvanSource Biomaterials), Epoxidharz (EPO-TEK® 377 von EPOTEK Epoxy Technology) und Silikon (MED-6215 von NuSil Silicone Technology).

Ein weiterer Parameter, der die Wechselwirkung der Polymermatrix mit Wassermolekülen beschreibt, ist die Wasserdampfdurchlässigkeit (WVTR – *Water Vapour Transmission Rate*). Für die Bestimmung dieses Parameters wurden Polymerproben

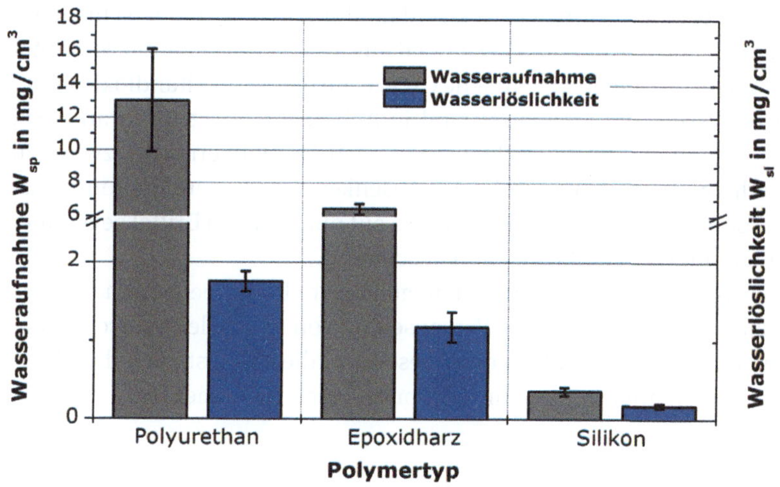

Abb. 5.19: Wasseraufnahme und Wasserlöslichkeit ausgewählter Polymere.

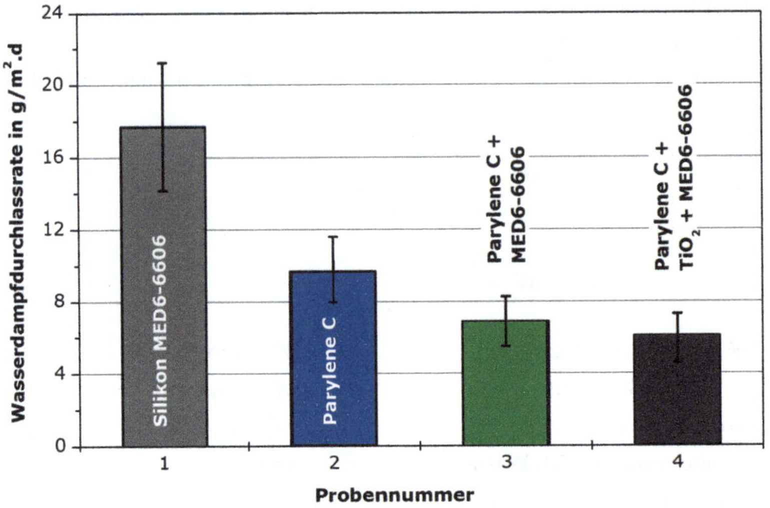

Abb. 5.20: Wasserdampfdurchlässigkeitsrate von Einzelschichten und Schichtsystemen.

mit einer Dicke von 10 µm hergestellt und mithilfe des kommerziellen Messsystems HiBarSens® (Sempa Systems GmbH, Germany) ermittelt [HiBarSens 2013].

Die Eigenschaften der verschiedenen Polymere variieren stark. Verschiedene Untersuchungen ergaben, dass Silikone bessere Barriereeigenschaften besitzen, wohingegen Epoxidharze zum Beispiel bessere Haftfestigkeiten auf Substratmaterialien aufweisen. Dieser Umstand legt die Kombination verschiedener Materialien in einem Schichtaufbau nahe, um die positiven Eigenschaften einzelner Polymere auszunutzen und gewisse Nachteile auszugleichen.

In einem ersten Versuch wurde die Wasserdampfdurchlässigkeit verschiedener Einzelschichten und Schichtaufbauten bestehend aus Silikon (MED6-6606 von NuSil Silicone Technology, ca. 10 µm dick), Parylene C (ca. 6 µm dick) und Titandioxid (TiO_2, ca. 23 nm dick) gemessen. Die Ergebnisse sind in Abb. 5.20 dargestellt. Titandioxid dient sowohl als zusätzliche Barriereschicht, wie auch als Haftvermittler zwischen Parylene C und Silikon. Bemerkenswert ist das Absenken der Wasserdampfdurchlässigkeit bei der Probe 4 durch ein Dreischichtsystem auf nur noch ein Drittel gegenüber dem der Probe 1 mit nur einer einfachen Silikonschicht.

Wie zu erwarten, besitzt ein Schichtsystem günstigere Barriereeigenschaften als eine Einzelschicht und ist daher für die Verkapselung von mikroelektronischen Implantaten zu bevorzugen. Dabei sollte jedoch besonders die Haftfestigkeit des Mehrschichtsystems berücksichtigt werden, um Delaminationen zu vermeiden.

5.5 Einfluss von Sterilisationsprozeduren

Wie bereits erwähnt, ist die Sterilisation ein für Medizinprodukte unumgänglicher Prozess, der unter keinen Umständen die Produkteigenschaften unzulässig beeinflussen darf. Oftmals geben die Hersteller der Polymermaterialien Empfehlungen zu den geeigneten Sterilisationsverfahren an.

Eine Sterilisation mit feuchter Wärme (Dampfsterilisation) findet bei Prozesstemperaturen von 121–134 °C statt und ist deshalb für thermosensible Materialien ungeeignet. Für Polymere, deren Glasübergangstemperatur oftmals unterhalb dieses Bereiches liegt, ist dieses Verfahren nicht zu bevorzugen. Günstiger wäre dann eine Ethylenoxid (EO)-Sterilisation, deren Prozesstemperatur deutlich niedriger bei 37–60 °C liegt. Allerdings wird das toxisch, kanzerogen und mutagen wirkende EO-Gas sehr gut von der Polymermatrix absorbiert, was lange Desorptionszeiten erforderlich macht. Zu beachten ist, dass insbesondere eine Sterilisation mittels Gammastrahlen die Polymerstruktur irreversibel verändern kann. Initiierte Vernetzungsreaktionen verbessern typischerweise die Festigkeit, den Elastizitätsmodul sowie die Wärmeformbeständigkeit, können aber auch zur Versprödung oder einem Anstieg der Leitfähigkeit führen (Schatt, 2002). Ein Kettenbruch hätte einen Abbau der Polymere zur Folge.

Untersucht wurde der Einfluss der verschiedenen Sterilisationsverfahren auf die Oberflächenenergie (nominelle Adhäsionsenergie) von Parylene C und Silikon (MED6-6606). Eine erhöhte Oberflächenenergie kann die Anlagerung von Zellen und Bakterien begünstigen, aber auch zu einer höheren Haftfestigkeit im Materialverbund führen. Die Oberflächenenergie wurde mithilfe der Kontaktwinkelmessung (Sessile Drop-Methode) bestimmt (Dörfler, 1994; Kaelble, 1977). Dabei wird die sogenannte Adhäsionsarbeit nach der *Young-Dupre-Gleichung* berechnet:

$$W_a = \sigma_l \cdot (1 + \cos\Theta) \tag{5.7}$$

Die Auswertung nach Owens, Wendt, Rabel und Kaelble führt zu der Gleichung:

$$W_{a,nom} = \frac{\sigma_l \cdot (1 + \cos\Theta)}{2\sqrt{\sigma_l^{\,d}}} = \sqrt{\sigma_s^{\,d}} + \sqrt{\sigma_s^{\,p}} \cdot \sqrt{\frac{\sigma_l^{\,p}}{\sigma_l^{\,d}}} = \sqrt{\sigma_s^{\,d}} + \sqrt{\sigma_s^{\,p}} \cdot \frac{\alpha_l}{\beta_l} \tag{5.8}$$

mit	W_a	Adhäsionsarbeit der Oberfläche	$[W_a] = \text{mN/m}$
	$W_{a,nom}$	Nominelle Adhäsionsenergie	$[W_{a,nom}] = (\text{mN/m})^{1/2}$
	Θ	Kontaktwinkel	$[\theta] = \text{Grad}$
	σ_l	Oberflächenspannung der Testflüssigkeit	$[\sigma_l] = \text{mN/m}$
	σ^d_l	Disperse Energiekomponente der Testflüssigkeit	$[\sigma^d_l] = \text{mN/m}$
	σ^p_l	Polare Energiekomponente der Testflüssigkeit	$[\sigma^p_l] = \text{mN/m}$
	σ^d_s	Disperse Energiekomponente der Oberfläche	$[\sigma^d_s] = \text{mN/m}$

σ^p_s	Polare Energiekomponente der Oberfläche	$[\sigma^p_s] = mN/m$
α_l/β_l	Quotient des polaren zum dispersen Energieterm der Testflüssigkeit	

Die Gleichung (5.8) dient der Berechnung der nominellen Adhäsionsenergie. Stellt man die Geradengleichung dar (siehe Abb. 5.21 und Abb. 5.22), entsprechen der Schnittpunkt mit der Ordinatenachse der dispersen Energiekomponente und der Anstieg der Geraden der polaren Energiekomponente der Oberfläche.

Die Abb. 5.21 zeigt eine moderate Zunahme des polaren Anteils der Oberflächenenergie durch eine fachgerechte Sterilisation von Parylene C-Proben mit standardisierten Verfahren.

Stellt man die Graphen der nominellen Adhäsionsenergie nach der Sterilisation der beiden unterschiedlichen Materialien Parylene C und MED6-6606 in einer gemeinsamen Abbildung dar, so wird der sehr stark erhöhte polare Anteil der Oberflächenenergie der Parylene C-Probe auf Grund der Plasma-Sterilisation mit H_2O_2 und damit die Zunahme der Reaktivität (vgl. Abb. 5.22) deutlich. Beide Materialien sind unabhängig von den Sterilisationsprozeduren hinsichtlich ihrer Oberflächenaktivität sehr unterschiedlich, wobei der Silikonwerkstoff nur halb so aktiv ist, wie Parylene C. Trotz Sterilisation ändern sich bei beiden Polymeren die polaren Anteile kaum, mit Ausnahme der Sterilisation des Parylene C im Plasma.

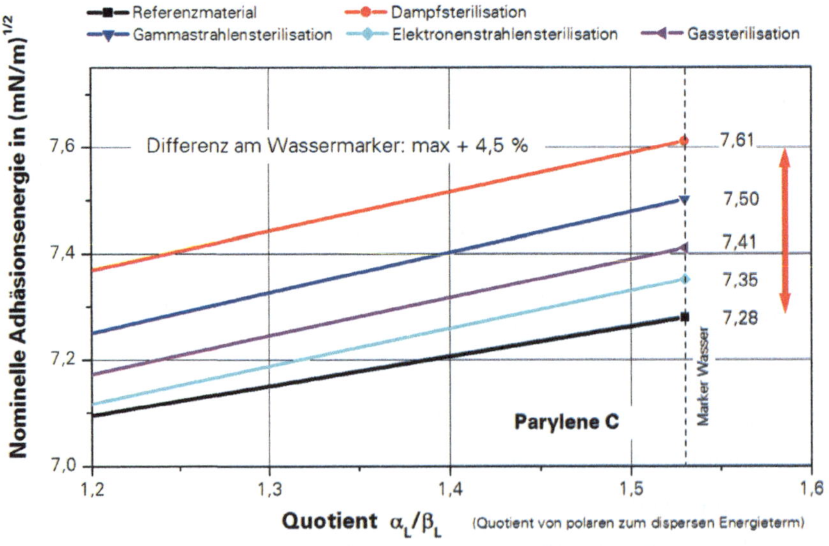

Abb. 5.21: Einfluss von Sterilisationsverfahren auf die nominelle Adhäsionsenergie von Parylene C.

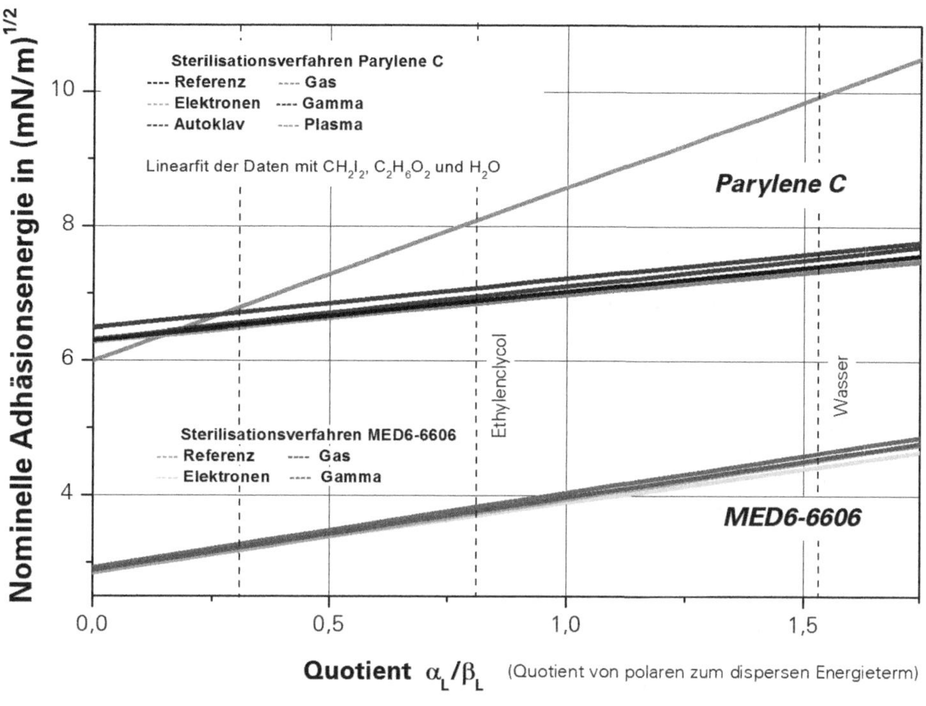

Abb. 5.22: Einfluss von verschiedenen Sterilisationsverfahren auf die nominelle Adhäsionsenergie von Parylene C und Silikon MED6-6606.

5.6 Zusammenfassung

Die Herstellung von mikroelektronischen Baugruppen und Erzeugnisse erfordert den Einsatz einer Vielzahl von Elementen, Verbindungen und Stoffen, die in ihrer biologischen und physiologischen Wirkung in unterschiedlichem Ausmaß gesundheitsschädlich sind und bleibende Schäden verursachen können. Da sie für die Funktion der Baugruppen und Erzeugnisse funktionell bedeutsam sind, müssen die Wechselwirkungen zwischen den Erzeugnissen und ihrer biologischen Anwendungsumgebung genau betrachtet und gegenseitige Beeinflussungen auf ein Mindestmaß beschränkt werden. Insbesondere für elektrisch aktive Langzeitimplantate ist die Gestaltung der Grenzfläche, des Erzeugnisgehäuses und der Anschlusselemente von herausragender Bedeutung. Im Beitrag wurden Algorithmen, Methoden, Verfahren und experimentelle Ergebnisse beschrieben, die dem Produktentwickler Wege zur Aufgabenlösung zeigen.

Quellenverzeichnis

Ardebili H, Pecht MP. Encapsulation Technologies for Electronic Applications. Hrsg. von James J. Licari. 1. Aufl. USA: Elsevier 2009.

Bellmann C. Ermittlung der Barriereeigenschaften von polymeren Einhausungsmaterialien der Aufbau- und Verbindungstechnik zum Schutz von Baugruppen in biologischer Anwendung. Diplomarbeit, TU Dresden, 2010.

Beshchasna N. Bestimmung der hydrolytischen Biostabilität von Materialien der Aufbau- und Verbindungstechnik der Elektronik. Dissertation, TU Dresden, 2010.

Dörfler HD. Grenzflächen- und Kolloidchemie. Weinheim: VCH Verlag 1994.

Habenicht G. Kleben. Bd. 6. Berlin, Heidelberg: Springer, 2008.

HiBarSens. Ultra-high barrier properties are finally measurable. https://www.encapsulation.fraunhofer.de/content/dam/fleet/de/documents/SEMPA/Datenblatt%20HiBarSens.pdf, Stand 01.04.2013.

Kaelble DH, Moacanin J. A surface energy analysis of bioadhesion. In: Polymer. 1977;18(5):475–482.

Kirchner R. Entwicklung einer Prüftechnologie der Zytotoxizitätsuntersuchung für kleinste Substratmengen von Materialien der Aufbau- und Verbindungstechnik (Festkörper und Extrakte). Diplomarbeit, TU Dresden, 2007.

Schatt W, Worch H. Werkstoffwissenschaften. Bd. 9, Weinheim: Wiley: VCH Verlag 2002.

DIN EN ISO 10993-1:2010-04; Biologische Beurteilung von Medizinprodukten – Teil 1: Beurteilung und Prüfungen im Rahmen eines Risikomanagementsystems.

DIN EN ISO 10993-4:2009-10; Biologische Beurteilung von Medizinprodukten – Teil 4: Auswahl von Prüfungen zur Wechselwirkung mit Blut.

DIN EN ISO 10993-5:2009-10; Biologische Beurteilung von Medizinprodukten – Teil 5: Prüfungen auf In-vitro-Zytotoxizität.

DIN EN ISO 10993-9:2010-04; Biologische Beurteilung von Medizinprodukten – Teil 9: Rahmen zur Identifizierung und Quantifizierung von möglichen Abbauprodukten.

DIN EN ISO 10993-12:2012-10; Biologische Beurteilung von Medizinprodukten – Teil 12: Probenvorbereitung und Referenzmaterialien.

DIN EN ISO 10993-13:2010-11; Biologische Beurteilung von Medizinprodukten – Teil 13: Qualitativer und quantitativer Nachweis von Abbauprodukten in Medizinprodukten aus Polymeren.

DIN EN ISO 10993-16:2010-06; Biologische Beurteilung von Medizinprodukten – Teil 16: Entwurf und Auslegung toxikokinetischer Untersuchungen hinsichtlich Abbauprodukten und herauslösbaren Bestandteilen.

DIN EN ISO 20795-1:2013-06; Zahnheilkunde – Kunststoffe – Teil 1: Prothesenkunststoffe.

DIN 50905-1:2009-09; Korrosion der Metalle – Korrosionsuntersuchungen; Teil 1: Grundsätze

DIN 50905-2:1987-01; Korrosion der Metalle – Korrosionsuntersuchungen; Teil 2: Korrosionsgrößen bei gleichmäßiger Flächenkorrosion.

DIN 50905-3:1987-01; Korrosion der Metalle – Korrosionsuntersuchungen; Teil 3: Korrosionsgrößen bei ungleichmäßiger und örtlicher Korrosion ohne mechanische Belastung.

6 Sensorschnittstelle S1

Uwe Marschner

6.1 Überblick

Die Schnittstelle S1 verbindet einen Sensor mit der Signalverarbeitungselektronik und transportiert die elektrische Messgröße. In den meisten Fällen ist die elektrische Spannung der Informationsträger. Bei einer analogen Signalübertragung ist die Sensorausgangsspannung eine Funktion der physikalischen Messgröße. Idealerweise ist diese Funktion linear, oftmals aber nichtlinear und mit anderen systematischen Messfehlern behaftet. Da die Schnittstelle typischerweise hochohmig ist, schwächt sie induzierte Störspannungen nur unwesentlich. Viele Sensoren enthalten daher schon einen Analog-/Digital-Umsetzer oder spannungsgesteuerten Oszillator für eine Modulation und schließen damit Störeinflüsse während der Datenübertragung praktisch aus. Die zwei wichtigsten seriellen digitalen Sensorschnittstellen sind die modulationsbasierte Übertragung und die Protokollübertragung. Da die Protokollübertragung bereits ein Rechenwerk voraussetzt, ist sie im Kap. 7 als Komponentenschnittstelle eingeordnet. Die allgemeinen Eigenschaften der verschiedenen Signalformen listet Tab. 6.1 auf.

Tab. 6.1: Eigenschaften von Sensorsignalen.

Eigenschaft	**Signalform**		
	Amplituden-analog	**Frequenz-analog**	**digital**
mögliche statische Genauigkeit	begrenzt	unbegrenzt	Praktisch unbegrenzt
dynamische Charakteristik	i. a. sehr gut	begrenzt durch die Umwandlungsparameter	begrenzt durch die Abtastrate und die Übertragungsgeschwindigkeit
Rauschsicherheit	gering	gut bei Frequenzmodulation (FM)	gut bei Pulse Code Modulation (PCM)
mögliche arithmetische Operationen	begrenzt oder aufwendig	Division und Integration leicht machbar	jede Operation mit DSP machbar
Verbindung zum Digitalrechner (PC)	durch A/D-Wandlung	durch Frequenzzähler	direkt bei geeignetem Code und Signalpegel

https://doi.org/10.1515/9783110349337-006

6.2 Amplituden-analoge Signalübertragung

6.2.1 Störeinflüsse

Die drahtgebundene Übertragung eines analogen Signals erfolgt prinzipiell im geschlossenen Stromkreis über zwei Leitungen. Diese einfachste Form der Signalübertragung hat den Nachteil, dass elektromagnetische Felder, die die Leitungen durchdringen, Störspannungen dem Übertragungssignal überlagern, wenn die elektrische Spannung als Informationsträger dient. Die Felder haben ihren Ursprung z. B. in benachbarten Leitungen, die andere Signale übertragen, in den 50 Hz Hausnetzleitungen und allen Arten von Hochfrequenzsendern, wie Rundfunk- und Fernsehantennen oder Handys. In der Industrieelektronik ist aus diesem Grund eine Schnittstelle weit verbreitet, die den elektrischen Strom als Informationsträger nutzt. Die Stromstärke liegt dabei in einem Bereich von 0–20 oder 4–20 mA. Induzierte Spannungen sind hier wirkungslos, der Leistungsbedarf dieser Schnittstelle liegt aber deutlich über einer Spannungsschnittstelle. Diese in der Industrieelektronik gebräuchlichen Stromstärken sind für einen intrakorporalen Einsatz auch nicht vertretbar.

Elektrische Felder können abgeschirmt werden, wenn eine Leitung mit dem Referenzpotential („Masse“) verbunden und die zweite Leitung mit einem koaxialen Geflecht oder einer Folie abgeschirmt wird. Die Abschirmung wird ebenfalls mit dem Referenzpunkt verbunden und wirkt wie ein Faraday'scher Käfig. Magnetische Felder elektrischer Ströme durchdringen allerdings diesen einfachen Schirm und induzieren eine elektrische Spannung in der Signalleitung. Zu ihrer Abschirmung müsste der Schirm aus einem Material mit sehr hoher magnetischer Permeabilität bestehen, was sehr kostenintensiv ist. Eine einfache Gegenmaßnahme ist das Verdrillen der Signal- mit einer Masseleitung, um die induzierte Spannung örtlich umzupolen.

6.2.2 AMA PrimSens-Schnittstelle

Mit PrimSens hat der der AMA Fachverband für Sensorik e. V. in Zusammenarbeit mit Sensorherstellern und den Fraunhofer Instituten IZM und IIS eine Empfehlung für eine analoge Sensorelement-Schnittstelle erarbeitet. Zu einem Sensorelement gehören bei dieser Definition ein Sensor, eine analoge Messschaltung und eine elementinterne Stabilisierung der Versorgungsspannung am Sensorelement, wie in Abb. 6.1 dargestellt. Das Ausgangssignal des Sensorelementes kann sich genormt um entweder ± 1,23 V (PrimSens 3,3 V) oder ± 2,46 V (PrimSens 5 V) um ein frei wählbares Bezugspotenzial ändern und ist unabhängig von der Betriebsspannung. Die Betriebsspannung kann zwischen 3,3 und 12 V liegen. Genormt ist auch die mechanische Schnittstelle mit Layouts für Pfostenstecker bzw. Lötkontakte (Pitch = 1,27) und Kabel-Steckverbinder (Pitch = 0,5). In den ein- oder doppelreihigen Kontaktanordnungen

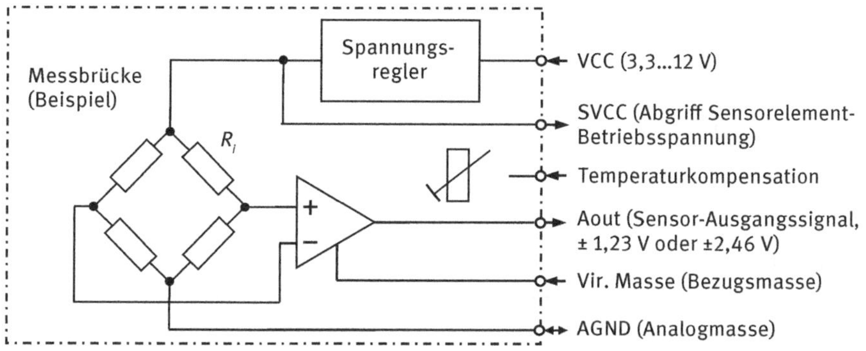

Abb. 6.1: PrimSens-Schnittstelle. Sie bedient Sensorelementmodule mit internem Spannungsregler, Offsetabgleich und Kalibrierung.

sind die analogen und digitalen Signale räumlich getrennt und elektrisch voneinander entkoppelt (AMA, 2004).

In PrimSens-MEM kann die Schnittstelle um eine digitale I^2C-Schnittstelle (I^2C-Clock und I^2C-Data) mit der digitalen Spannungsversorgung (DGND und DVCC) zur Kommunikation mit einem Datenspeicher eines elektronischen Datenblatts (siehe Kap. 6.3.2) erweitert werden (Jaschinski, 2004).

6.2.3 Differenzielle Signalübertragung

Für die nahezu störungsfreie analoge Signalübertragung über größere Entfernungen hat sich die differenzielle (symmetrische) Signalübertragung bewährt. Vor der Übertragung wird das Signal mit einem invertierenden Verstärker negiert und sowohl das originale, als auch das negierte Signal übertragen (Abb. 6.2). Auf der Empfängerseite zieht ein Subtrahierverstärker die beiden Signale voneinander ab, woraus das verstärkte Originalsignal resultiert. Da Störspannungen in den Leitern näherungsweise den gleichen zeitlichen Verlauf haben, heben sie sich bei der Subtraktion auf und werden eliminiert. Voraussetzungen für die nahezu vollständige Auslöschung der Störungen sind für jeden der Leiter des Leitungspaares die gleiche Leitungsimpedanz, die gleiche Quellimpedanz und gleiche Lastimpedanz.

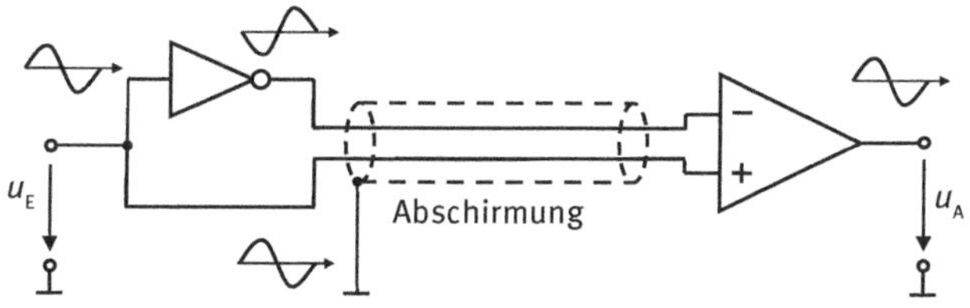

Abb. 6.2: Differenzielle Signalübertragung.

6.3 Modulationsbasierte Übertragung

Die modulationsbasierte Signalübertragung nutzt ein Trägersignal, das durch das Nutzsignal (z. B. Sensorsignal) verändert bzw. moduliert wird. Je nach genutztem Wertebereich – kontinuierlich oder diskret – unterscheidet man zwischen analogen und digitalen Modulationsverfahren. Wichtige analoge Modulationsverfahren sind die Amplitudenmodulation, die Frequenz- und die Phasenmodulation, wichtige digitale Modulationsverfahren die kodierte Modulation, das *Amplitude Shift Keying* (ASK), das *Frequency Shift Keying* (FSK) und das *Phase Shift Keying* (PSK).

Die Vorteile eines analogen Wertebereiches mit digitaler Datenübertragung vereinigt die Pulsdauermodulation (PDM). Sie ist auch als Pulsweitenmodulation (PWM) bekannt und kann mit geringem Aufwand am Sensor integriert werden. Auf der Empfängerseite kann das nahezu rechteckförmige Signal vom Prozessor bereits digital verarbeitet werden. Ein analoger Wert wird bei der PDM digital als Verhältnis einer Impulsweite t_W zur Periodendauer T bzw. Tastverhältnis (engl.: *Duty Cycle*) D eines Rechteckimpulses

$$D = \frac{t_W}{T} \tag{6.1}$$

übertragen. Während das Tastverhältnis einen kontinuierlichen Wertebereich besitzen kann, sichert der Rechteckimpuls die nahezu ungestörte Signalübertragung.

Die bestimmenden Kenngrößen für den übertragbaren Dynamikbereich sind neben den Störgrößen die in Abb. 6.3 dargestellte Impulsanstiegszeit (engl.: *rise time*) t_r und -abfallzeit (engl.: *fall time*) t_f. Wenn wie in Kap. 4.5.3.1 ein Tor mit dem pulsweitenmodulierten Signal einen hochfrequenten Takt blockiert, dann wird das Tor nach t_r geöffnet und nach $t_W = t_{H+}t_f$ geschlossen. Bei gleicher Anstiegs- und Abfallzeit $t_{r=}t_f$ resultiert lediglich eine Verschiebung der Toröffnung. Die maximale Änderung der Impulsdauer kann nach dem Abtasttheorem $\Delta t_W = T/2$ betragen (Mäusl, 1991). Für die Signalübertragung sind die Leitungseigenschaften zu berücksichtigen, wie in Kap. 7.1 diskutiert. Die verlustfreie Übertragung der Impulsfolge $u(t)$

$$u(t) = u_B \frac{t_W}{T}\left[1 + 2\sum_{n=1}^{\infty} \frac{1}{n\frac{t_W}{T}\pi} \sin\left(n\frac{t_W}{T}\pi\right) \cdot \cos\left(n\omega_p t\right)\right] \tag{6.2}$$

setzt einen Kanal mit unendlicher Bandbreite voraus. Für kurze Impulsanstiegs- und Abfallzeiten auf der Empfängerseite sind demnach eine große Bandbreite des Übertragungskanals und ein Abschluss längerer Leitungen mit dem Wellenwiderstand erforderlich.

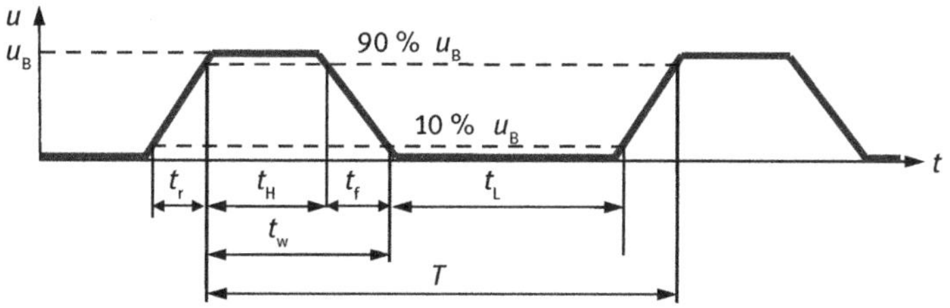

Abb. 6.3: Kenngrößen eines pulsweitenmodulierten Signals.

6.3.1 SC-Oszillator als aktive Messschaltung und Sensorschnittstelle

Torsten Eggers, Uwe Marschner

Für den mikromechanischen Drucksensor in Kap. 2.3.1 wurde eine *Switched-Capacitor*-(SC)-Schaltung als integrierender Kapazitäts-Tastverhältnis-Wandler gewählt. Die Schaltung generiert im Unterschied zu den aktiven Messschaltungen in Kap. 4.3.3 ein pulsweiten- bzw. pulsdauermoduliertes Ausgangssignal, das mit geringem Aufwand in eine Binärzahl im Prozessor gewandelt werden kann (Kap. 4.5.3.1) und gleichzeitig die Messinformation über die Sensorschnittstelle übertragen kann.

Die Messschaltung basiert auf den Schaltungen von Cichocki und Unbehauen (1990) sowie Yin, Zhang und Li (1991). Sie wurde in einem kommerziellen 0,7 µm CMOS-Prozess mit analogen Schaltungserweiterungen einschließlich Poly-Si-Substrat-Kondensatoren, hochohmige Poly-Si Widerständen und low-V_T PMOS-Transistoren entworfen und hergestellt.

Abb. 6.4 zeigt die Schaltung und die Signale des integrierten SC-Wandlers. Beim Zustand K = „0" sind die Referenzkapazität C_r und C_x parallel geschaltet, beim Zustand K = „1" die Kapazitäten C_r und C_0. Mit jedem aktiven Takt Φ_A werden C_r und C_x auf U_r geladen und C_0 entladen. Sobald Φ_B aktiv ist, erhält die Integrationskapazität anschließend die Ladung

$$\Delta q_1 = \left(C_x - C_0 + C_r\right) \cdot U_r, \tag{6.3}$$

die der Operationsverstärker durch Erhöhung seiner Ausgangsspannung $U_{\text{int out}}$ um

$$\Delta U_{\text{int out+}} = \frac{C_x - C_0 + C_r}{C_F} U_r \tag{6.4}$$

ausgleicht. Im Ergebnis ist C_0 geladen, C_x und C_r sind hingegen durch den virtuellen Massepunkt des invertierenden Integratoreingangs entladen. Jeder Takt Φ_A erhöht die Ausgangsspannung stufenweise bis die Referenzspannung U_r des Komparators erreicht ist, der schließlich K = „1" setzt. Jetzt sind C_r und C_0 parallel geschaltet. Sie

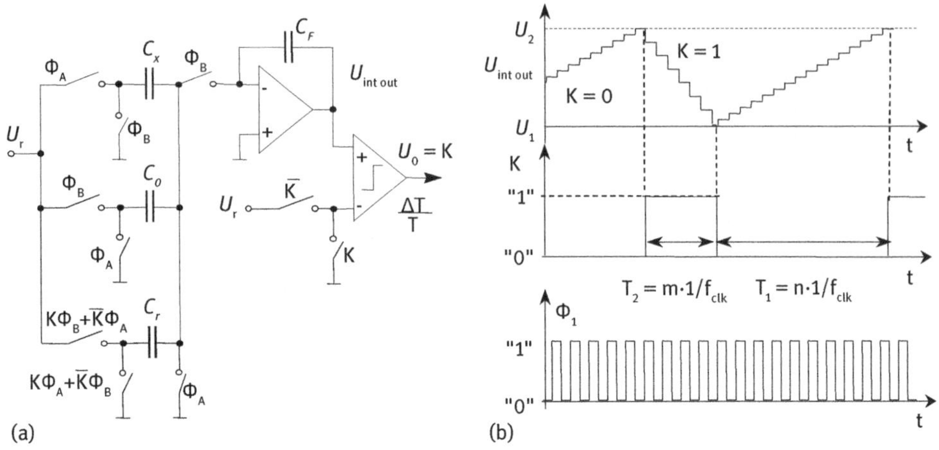

Abb. 6.4: Schaltung und Signale des SC-Wandlers.

werden bei jedem Takt Φ_A entladen; lediglich C_x wird diesmal auf U_r geladen. Mit aktivem Φ_R wird C_F nun die Ladung

$$\Delta q_0 = \left(C_x - C_0 - C_r\right) \cdot U_r \tag{6.5}$$

entnommen, auf die der Integrator mit einer Verringerung seiner Ausgangsspannung um

$$\Delta U_{\text{int out}-} = \frac{C_x - C_0 - C_r}{C_F} U_r \tag{6.6}$$

so lange reagiert, bis die neue Referenzspannung $U_1 = 0\,\text{V}$ erreicht ist. Der Komparator schaltet um auf K = „0“ und der Wandlungszyklus beginnt von vorne.

Die Verweildauern in den Zuständen K = „0“ und K = „1“ betragen $T_1 = n/f_{\text{clk}}$ und $T_2 = m/f_{\text{clk}}$. Mit $U_2 = U_r$ und $U_1 = 0$ ist

$$n = \frac{U_r}{\Delta U_{\text{int out}+}} = \frac{C_F}{C_x - C_0 + C_r} \tag{6.7}$$

und

$$m = \frac{U_r}{\Delta U_{\text{int out}-}} = \frac{C_F}{C_x - C_0 - C_r}. \tag{6.8}$$

Daraus resultiert die Pulsdauermodulation dT:

$$dT\left(C_X\right) = \frac{\Delta T}{T} = \frac{T_1 - T_2}{T_1 + T_2} = \frac{C_X - C_0}{C_r} = \frac{\Delta C}{C_r}. \tag{6.9}$$

Die Anzahl der Spannungssprünge in jedem Integrationszyklus bestimmt die theoretisch erreichbare Auflösung des Oszillators. Seine Übertragungsfunktion ist nahezu unabhängig von der Referenzspannung; diese muss aber stabil sein während eines Wandlungszyklus. Die Sensitivität und der Messbereich der Oszillatorschaltung sind durch den Wert der On-Chip-Kapazität C_r begrenzt. Die integrierte Schaltung des ITES-Demonstrators liest die Offset-kompensierte Kapazität $\Delta C = C_x - C_0$ des Drucksensors mit einer Auflösung von 10 Bit = 0,1 % bei einer Abtastrate von 100 Samples/s aus. Die Schaltung benötigt eine 3,5 V Spannungsversorgung bei ca. 100 µA und einen 125 kHz-Takt, den die Telemetrieschaltung bereitstellt.

6.3.2 Sensorschnittstelle IEEE 1451.4 mit elektronischem Datenblatt

Uwe Marschner

Die Initiative IEEE 1451.4 einiger Sensor- und Messtechnikhersteller verfolgt den Ansatz, Analogsensoren für Mess- und Automatisierungssysteme automatisch konfigurieren lassen zu können (Mark, 2010; National Instruments, 2006). Die Integration von Sensoren in Messsysteme soll durch eine „Plug & Play"-Fähigkeit stark erleichtert werden. Dazu ist im Sensor ein Speicherchip integriert, der ein standardisiertes elektronisches Datenblatt (TEDS = *Transducer Electronic Datasheet*) enthält, wie in Abb. 6.5 dargestellt. Das Messsystem übernimmt diese Daten automatisch und bezieht sie in die Messwertverarbeitung mit ein. Neben den standardmäßig abgelegten Sensordaten kann der Anwender zusätzliche Informationen in den zur Verfügung stehenden 256 Bit ablegen.

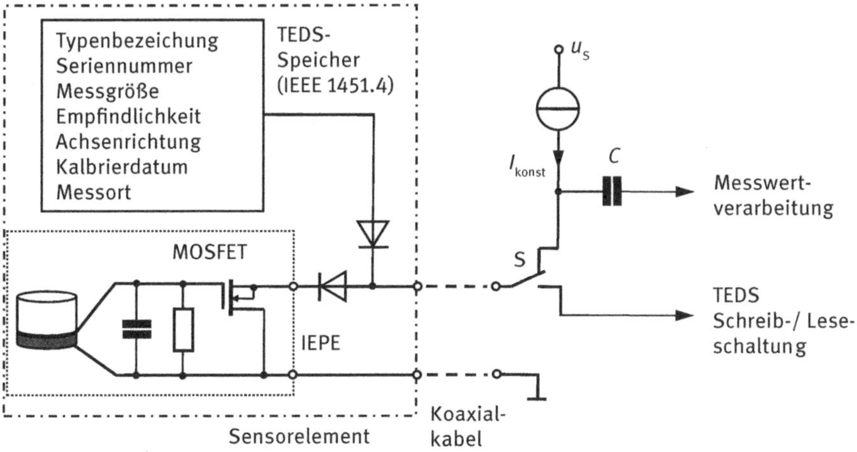

Abb. 6.5: Piezoelektrischer Sensor mit IEPE- (*Integrated Electronics Piezo Electric*-) Schnittstelle und elektronischem Datenblatt (TEDS) nach IEEE 1451.4. Versorgungsstrom, Messsignal und TEDS-Daten können über eine Zweidrahtleitung übertragen werden.

Für die Kommunikation wird die 1-Wire-Schnittstelle verwendet. Analog- und Digitalwerte werden zusammen übertragen; im Sensor trennen sie Dioden wieder. Bei Verwendung eines Sensors mit IEPE (*Integrated Electronics Piezo Electric*)-Schnittstelle versorgt das Messgerät einen MOSFET im Sensor mit einem Konstantstrom. Dabei stellt sich ein Arbeitspunkt von 8–12 V bei sehr niedriger Ausgangsimpedanz ein. Das Messsignal besitzt den Arbeitspunkt als Gleichanteil. Ein Kondensator *C* kann ihn beseitigen. Die Abfrage des TEDS-Inhalts erfolgt mit TTL-Pegel, wobei die Polarität umgekehrt zur Konstantstromquelle ist.

Quellenverzeichnis

AMA Fachverband für Sensorik e. V.: PrimSens-Empfehlung. Datenblatt, 2004.

Cichocki A, Unbehauen R. A switched-capacitor interface for capacitive sensors based on relaxation oscillators. IEEE Transactions on Instrumentation and Measurement. 1990;39(5):797–799.

Firmeninformation: Das „Plug & Play Sensors Programm. mpa 7/8, 2003.

Jaschinski H. Sensoren – Ein Überblick. elektronik industrie. 2004;06:27–29.

Mark J, Hufnagel P. The IEEE 1451.4 Standard for Smart Transducers. https://standards.ieee.org/develop/regauth/tut/1451d4.pdf, 2010, Stand 27.1.2017.

Mäusl R. Digitale Modulationsverfahren. Heidelberg: Hüthig Buch Verlag 1991.

National Instruments. An Overview of IEEE 1451.4 Transducer Electronic Data Sheets (TEDS), https://standards.ieee.org/develop/regauth/tut/teds.pdf, 2006, Stand 27.1.2017.

Ohm J, Lüke HD. Signalübertragung: Grundlagen der digitalen und analogen Nachrichtenübertragungssysteme. Berlin, Heidelberg: Springer-Verlag 2002.

Pahlke W, Rein D. Mikromodule – der Weg zur flexiblen Fertigung von Messsystemen. MST-User-Forum, München, 11.11.2003.

Weber M. Elektronisches Datenblatt nach IEEE 1451.4. Information der Metra Mess- und Frequenztechnik Radebeul, https://www.mmf.de/messtechnik.htm, Stand 01.03.2018.

Yin D, Zhang Z, Li J. A simple switched-capacitor-based capacitance-to-frequency converter. Analog Integrated Circuits and Signal Processing. 1991;1(4):353–361.

7 Komponentenschnittstelle S2

Birger Jettkant, Peter Dültgen, Uwe Marschner

7.1 Überblick

Die Schnittstelle S2 ist die digitale lokale Hardwareschnittstelle zwischen Signalverarbeitungs- und Telemetrie- oder Interfaceelektronik zu externen Netzwerken und trennt damit die Bereiche Sensorik und Kommunikation (Abb. 7.1). Das Signalverarbeitungsmodul zwischen den Schnittstellen S1 und S2 bereitet die vom Sensor gelieferte elektrische Messgröße oder die Steuersignale für einen Aktor auf und ist charakterisiert durch

- implementierte Signalverarbeitungsalgorithmen,
- die zu ihrer Abarbeitung in Echtzeit erforderliche Hardware (Controller, DSPs) und
- die für diese Hardware erforderliche Aufbau- und Verbindungstechnik.

Besonders dieses Modul ist geeignet, bei gleichem Aufbau Aufgaben in verschiedenen Mikrosystemen zu übernehmen und die Ergebnisse über die Schnittstelle S2 bereitzustellen. Die Schnittstelle S2 ist in der Lage, Informationen zu einem Interfacemodul, z. B. einem Gateway zu globalen Netzwerken oder einer Telemetrieeinheit, wie Bluetooth oder ZigBee, zu übertragen. Je nach genutztem Standard kann die Übertragungsrate dabei theoretisch höhere Werte annehmen, als bei der S1 oder einer telemetrischen Übertragung über die S3. Die Schnittstelle S2 kann auch weitere elektronische Komponenten mit dem Signalverarbeitungsmodul verbinden. Dazu zählen externe Speichermodule, z. B. EEPROMs, Taktgeber und weitere busfähige Sensormodule, wie GPS.

Generell gilt, dass der Energieaufwand bei einer höheren Übertragungsrate aufgrund der Umladung der parasitären und Leitungskapazitäten ebenfalls höher ist. Bei höheren Übertragungsraten kann zudem die Signalverzerrung auf längeren, nicht mit dem Wellenwiderstand abgeschlossenen, Verbindungsleitungen nicht mehr vernachlässigt werden. Je nach Frequenz zeigen die Verbindungsleitungen auch indukti-

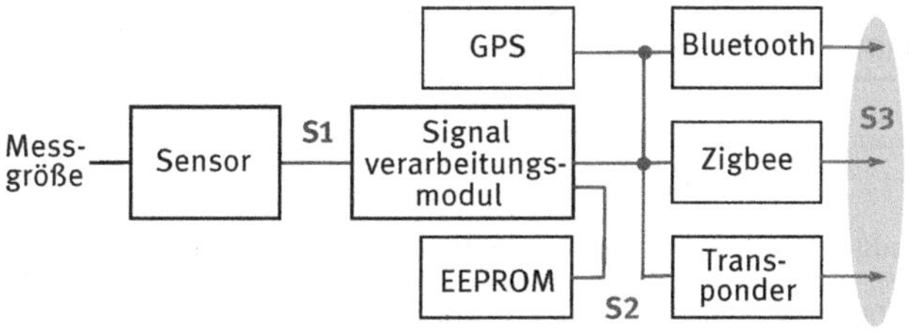

Abb. 7.1: Komponentenschnittstelle S2 zur Kommunikation des Signalverarbeitungsmoduls mit externen Schnittstellen und anderen Systemkomponenten.

https://doi.org/10.1515/9783110349337-007

ves oder kapazitives Verhalten und damit Hochpass- oder Tiefpassverhalten. Einzelne Spektralkomponenten der Rechtecksignale des Senders werden dadurch bevorzugt oder geschwächt übertragen und den Empfänger erreicht statt des Reckecksignals eine andere Signalform. Bei einem hochohmigen, nicht mit dem Wellenwiderstand abgeschlossenen Empfängereingang werden die Signale auch wieder reflektiert. Die reflektierten Signale überlagern die gesendeten, so dass sie teilweise vom Empfänger nicht mehr erkannt werden können. Als Kriterium gilt die Wellenlänge λ der Spektralkomponenten bei einer Wellengeschwindigkeit c:

$$\lambda = \frac{c}{f} \,. \tag{7.1}$$

Ist die Wellenlänge kleiner das Vierfache der Leitungslänge, dann ist die Leitung mit dem Wellenwiderstand abzuschließen. Ist die Wellenlänge größer, dann kann von kapazitivem Verhalten der Leitung ausgegangen werden; der Übertragungskanal wirkt dann wie ein Tiefpass, der die Signalsprünge des Rechtecksignals exponentiell verschleift. Mit $c \approx 300.000$ km/s ergibt sich für 100 MHz eine Wellenlänge von 3 m und für 1 GHz eine Wellenlänge von 30 cm. Bei letzterer ist Wellenverhalten somit bereits bei einer Leitungslänge von $\lambda/4 = 7{,}5$ cm zu beobachten.

Serielle Schnittstellen, wie Ethernet, USB oder S-ATA (siehe Kap. 7.8), übertragen die Signale differenziell, wie in Kap. 6.2.3 beschrieben. Bei kurzen Leitungslängen, die nicht im gestörten Umfeld betrieben werden, ist dies nicht erforderlich.

Tab. 7.1 stellt die Charakteristika verbreiteter serieller Komponentenschnittstellen gegenüber (Eckert, 2015). Die UART kann nur eine Punkt-zu-Punkt Verbindung herstellen, die SPI ein Single-Master-Netzwerk mit mehreren passiven Knoten (Slaves) und die I^2C ein Multi-Master-Netzwerk.

Die Projektgruppe „Buskoppler", die 2004 ca. 20 Sensorhersteller und die Nutzerorganisationen LNO, CiA, AS-I und DIN-MB umfasste, orientiert auf die SPI als S2-Schnittstelle. Die Interoperabilität erzielt die Buskopplerempfehlung durch ein systemneutrales Geräteprofil des Signalverarbeitungsmoduls. Das Buskoppler-Modul wird durch XML beschrieben und besitzt den Schicht 2 Funktionsumfang (Pahlke, 2003).

Tab. 7.1: Übersicht über verbreitete serielle Komponentenschnittstellen (Eckert, 2015).

	UART	**I^2C/TWI**	**SPI**
Leitungen	1...2	2	(2...3) + 1 je Chip
Konnektivität (Master:Slave)	1:1	m:n	1:n
Distanz	einige Meter	einige Zentimeter	< 1 m
Geschwindigkeit	1200-115k2 Baud (Einige Mbaud)	100–400 kbit/s (Bis zu 5Mbit/s)	>> 10Mbit/s
Timing	asynchron	synchron	synchron

7.2 Referenzmodell des Übertragungssystems

In einem Nachrichtenübertragungssystem werden die einzelnen Module als Dienstbenutzer bezeichnet, die eine Menge von Daten – eine *Nachricht* – von der *Quelle* zur *Senke* übertragen. Typischerweise werden Nachrichten mehrstufig kodiert, bevor sie über Leitungen übertragen werden. Zur Beschreibung der Kodierungs- und Dekodierungsstufen haben sich Schichtenmodelle bewährt. Das bekannteste ist das OSI-(engl.: *Open Systems Interconnection*)-Referenzmodell für Netzwerkprotokolle. Auf dem OSI-Referenzmodell beruhen Netzprotokolle der öffentlichen Kommunikationstechnik. Neben dem OSI-Referenzmodell ist das TCP/IP-Referenzmodell im privaten und kommerziellen Bereich etabliert. Es ist bei der Funktion der Schichten und der Dienste flexibler handhabbar und nicht so streng organisiert, wie das OSI-Referenzmodell. Beispielsweise darf beim TCP/IP-Referenzmodell eine obere Schicht mittlere Schichten umgehen und direkt untere Schichten nutzen. Im nachfolgenden Abschnitt wird der hierarchische Aufbau der Netzwerkprotokolle anhand der Schichten des OSI-Referenzmodells kurz erläutert.

Für die Interoperabilität zwischen Geräten und Services mit gleicher Transportschicht (d. h. USB, Bluetooth usw.) sind einheitliche Standards die Grundvoraussetzung. Die Continua Health Alliance als Organisationseinheit der Personal Connected Health Alliance (PCHA) hat zu diesem Zweck Design Guidelines für medizintechnische Geräte, Gateways und Services erarbeitet, die Thema von Kap. 9.4 sind. Lokale Schnittstellen innerhalb eines Systems, die keine Plug & Play Interoperabilität gewährleisten, sind keiner *Continua Certified Device Class* zugeordnet und somit auch nicht von Continua zertifiziert.

7.2.1 Das OSI-Referenzmodell

Ende der 70er Jahre startete die ISO „*International Standards Organization*" eine Initiative zur Ordnung des Chaos in den Netzwerkprotokollen und zur Schaffung einer einheitlichen Basis für alle Formen der Datenkommunikation. Das OSI-Modell ist eine gute Ausgangsbasis für neue Entwicklungen im Bereich Kommunikationsprotokolle und wird daher hier kurz vorgestellt. Dabei orientierte sich das OSI-Modell an der SNA-Struktur von IBM, die ebenfalls aus sieben funktionalen Schichten besteht (Abb. 7.2).

Die untersten drei Schichten – die Bitübertragungsschicht, die Sicherungsschicht und die Vermittlungsschicht – beziehen sich immer auf eine Punkt-zu-Punkt Verbindung. Die Transportschicht und die darüber liegenden Schichten beziehen sich auf die Verbindung Ende-zu-Ende.

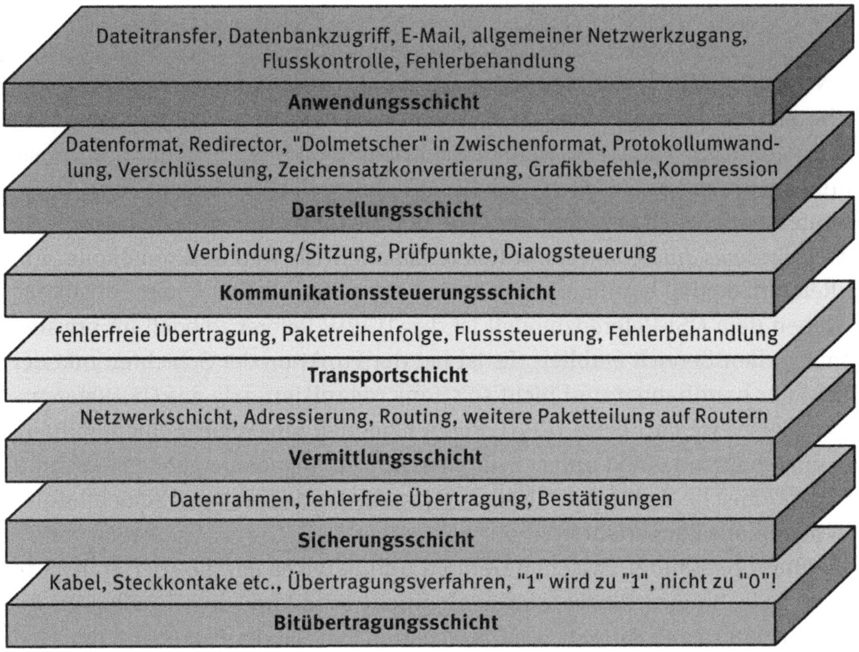

Abb. 7.2: OSI-Schichtenmodell.

Physical layer – Bitübertragungsschicht

Durch die Bitübertragungsschicht wird festgelegt, wie der ungesicherte Transfer der einzelnen Informationen erfolgen soll. Das physikalische Medium – die Leitung – bleibt jedoch unberücksichtigt. Im Einzelnen sind festgelegt:

- die funktionale Bedeutung der Schnittstellenleitungen, Steckerform und dessen Belegung,
- die elektrischen Strom-, Spannungs- und Impedanzverhältnisse und,
- die Bitrate, wie schnell und auf welche Weise die Daten übertragen werden (synchron/asynchron).

Eine *parallele* Bitübertragung nutzt mehrere Kanäle, z. B. 8 Leitungen für die Übertragung eines Bytes. Zusatzleitungen können für Steuersignale und den Takt zur Synchronisation von Sender und Empfänger vorgesehen werden. Wegen des hohen Verdrahtungsaufwandes bei paralleler Übertragung werden Daten bei größeren Entfernungen dagegen *seriell* übertragen. Ist keine Taktleitung vorhanden, muss der Empfänger in der Lage sein, den Takt aus dem Datensignal zurückgewinnen zu können. Bei einer *asynchronen* Datenübertragung zwischen Geräten wird jedes zu übertragende Byte durch ein Startbit und ein oder zwei Stoppbits (engl. *Stopbits*) ergänzt. Das zu übertragende Byte kann dadurch vom Empfänger richtig erkannt werden. Ohne Datenübertragung befindet sich die Leitung in Ruhe. Bei *synchroner* Datenübertragung ist dies nicht der Fall. Es wird ein Ruhebitmuster (*Flag*) mit dem hexadezimalen Wert „7E“ oder binär „01111110“ übertragen. Nutzerdaten dürfen dieses Flag nicht enthalten.

Für galvanisch entkoppelte Systeme darf das Übertragungssignal darüber hinaus keinen Gleichanteil besitzen. Die Umwandlung der Bits in entsprechende Signale übernimmt ein Leitungskodierer (Abb. 7.3). Einige gebräuchliche Leitungscodes sind in Abb. 7.4 dargestellt.

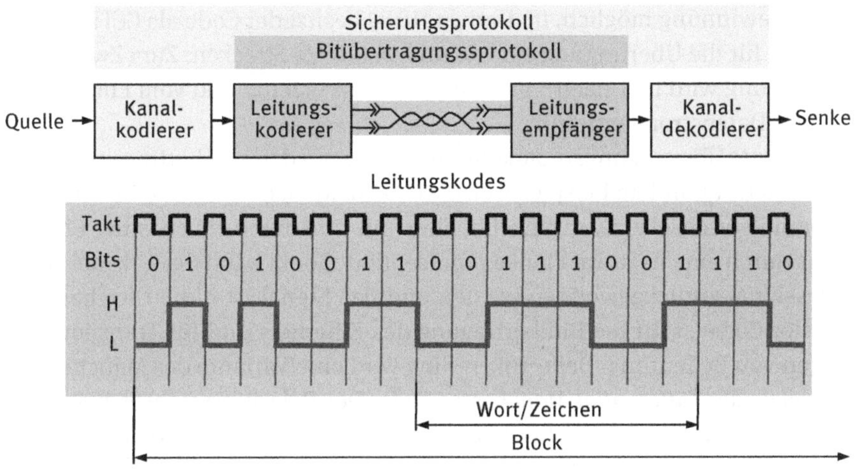

Abb. 7.3: Übertragungssystem mit zweifacher NRZ-Umkodierung.

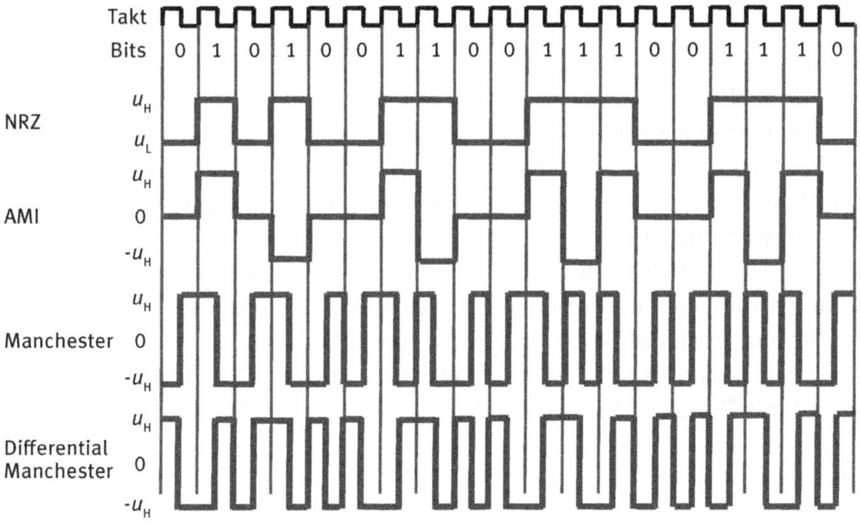

Abb. 7.4: Leitungscodes.

Tritt bei der Übertragung von aufeinanderfolgenden Nullen oder Einsen keine Zustandsänderung auf der Leitung auf, gilt ein Übertragungsprotokoll als *bitfolgeabhängig* bzw. *intransparent*. Die einfachste Form dieser Bitkodierung realisiert der er NRZ-Code (engl. *No Return to Zero*). Die Signalspannung nimmt für die Dauer einer Taktperiode den Wert u_L für eine Null und u_H für eine Eins an. Das Signal besitzt damit einen Gleichanteil und erlaubt keine Taktrückgewinnung. Ein weiterer bitfolgeabhängiger Code ist der AMI-Code (engl.: *Alternate Mark Inversion*). Eine Eins wird bei diesem Code alternierend durch u_H und $-u_H$ repräsentiert. Das Signal besitzt deshalb keinen Gleichanteil. Da bei Null-Folgen kein Pegelwechsel erfolgt, ist auch hier keine Taktgewinnung möglich. Im Derivat HDB3 besitzt der Code als CCITT-Standard Bedeutung für die Übertragung auf 2, 8 und 34 MBit/s-Strecken. Zum Zweck der Taktrückgewinnung wird hier nach 3 mal Null eine Eins erzeugt und vom Empfänger wieder aus dem Datenstrom entfernt.

Bittransparente Übertragungsprotokolle sind hingegen den zu übertragenden Daten gegenüber neutral, indem beispielsweise wie beim Manchester-Code in der Taktmitte ein Polaritätswechsel erzwungen wird. Eine Null wird durch eine positive Flanke und eine Eins durch eine negative Flanke repräsentiert. Somit kann der Takt aus dem Übertragungssignal zurückgewonnen werden und das Signal ist ohne Gleichanteil. Der Manchester-Code ist für die Bitübertragung des Ethernets und für Transponderübertragungen von Bedeutung. Beim Token-Ring wird eine Variante des Manchester-Codes eingesetzt: der *Differential-Manchester-Code*. Der Polaritätswechsel zwischen u_H und $-u_H$ bei einer Null findet am Taktbeginn und in der Mitte der Taktperiode statt, bei einer Eins nur in der Mitte. Im Token-Ring werden Codeverletzungen zum Zweck der Rahmensynchronisation eingesetzt.

Data link layer – Sicherungsschicht

Die Sicherungsschicht regelt den Zugriff auf das Übertragungsmedium zwischen zwei direkt benachbarten Stationen, um eine weitgehend fehlerfreie Übertragung zu gewährleisten. Einzelne Zeichen bzw. Worte werden auf dieser Schicht zu Blöcken (auch Rahmen oder Frames) zusammengefasst, Prüfsummen dieser Blöcke berechnet und hinzugefügt. Auf diese Weise kann der Empfänger überprüfen, ob ein Block richtig übertragen wurde und fehlerhafte Blöcke teilweise korrigieren. Auf dieser Ebene kann auch eine Flusskontrolle eingerichtet werden, indem der Empfänger nach einer vorgegebenen Anzahl von Blöcken den fehlerfreien Empfang bestätigt. Die Rückmeldung gestattet eine dynamische Anpassung der Blockübertragung.

Die Netzwerkstandards auf den Schichten 1 und 2 des OSI-Schichtenmodells legen die Standards für lokale Netze (LAN) fest. In Tab. 7.2 sind die einzelnen Normen aufgelistet.

Tab. 7.2: IEEE 802-Normen.

802.1	Internetworking
802.2	Logical Link Control (LLC)
802.3	Carrier-Sense Multiple Access with Collision Detection (CSMA/CD) LAN (Ethernet)
802.4	Token Bus LAN
802.5	Token Ring LAN
802.6	Metropolitan Area Network (MAN)
802.7	Breitband-Übertragungstechnologie
802.8	Glasfaser-Übertragungstechnologie
802.9	integrierte Sprach-/Datennetze
802.10	Netzwerksicherheit
802.11	Drahtlose Netzwerke
802.12	Demand Priority Access LAN 100BaseVG-AnyLAN

Network layer – Vermittlungsschicht

Das Schalten von Verbindungen und die Wege-Wahl (das Routing) und die Weitervermittlung von Datenpaketen übernimmt die Vermittlungsschicht. Diese Schicht wurde früher als Netzwerkschicht bezeichnet. Sie stellt netzwerkübergreifende Adressen bereit und aktualisiert Routingtabellen. Die Vermittlungsschicht kann die Datenübertragung über verschiedene Teilnetze mit verschiedenen Netzwerkprotokollen veranlassen und ist für das Erkennen und Beseitigen von im Netz entstandenen Duplikaten und kreisenden Datenpaketen verantwortlich.

Transport layer – Transportschicht

Auf der Ebene der Transportschicht sind die Charakteristika des Netzes nicht mehr sichtbar. Auf dieser Schicht wird der Datendurchsatz für einzelne Anwendungen angefordert und ggf. durch mehrere Verbindungen durch das Netz sichergestellt. Der Datenstrom der Anwendungen wird hier zudem in *Service Date Units* segmentiert, die ebenfalls Schichtspezifische Informationen beinhalten. Gesplittete Service Data Units werden auf dieser Schicht wieder richtig zusammengefügt.

Je nach Leistungsmerkmal wird zwischen fünf Transportschicht-Klassen unterschieden. Sicherheitsmechanismen gestatten weitere Fehlerkontrollen.

Session layer – Kommunikationssteuerungsschicht

Die Kommunikationssteuerungsschicht organisiert die Phasen der Kommunikation, d. h., Verbindungsaufbau, Datentransfer und Verbindungsabbau und somit die

Prozesskommunikation zwischen zwei Systemen. Mit Hilfe von *Fixpunkten* (Check Points) kann die Sitzung nach einem Ausfall einer Transportverbindung wieder synchronisiert werden. Für die Kommunikation einigen sich die Kommunikationspartner u. a. auf die Parameter für die Flusskontrolle, die Größe von Pufferspeichern und die Art der Verbindung (vollduplex/halbduplex).

Presentation layer – Datendarstellungsschicht

Die Aufgabe der Darstellungsschicht ist es, den syntaktisch korrekten Datenaustausch zwischen Systemen zu ermöglichen, die unterschiedliche Datenformate verwenden. Dazu ist ggf. eine Umsetzung auf eine vereinbarte Syntax und zurück notwendig. Weitere Aufgaben der Schicht sind Kompression und Verschlüsselung der Daten.

Application layer – Anwendungsschicht

Die Anwendungsschicht stellt die Verbindung zwischen den Anwendungen und den unteren Schichten her und dafür Dienste und Netzmanagement bereit. Auch File-Transfer und E-Mail-Anwendungen sind hier angesiedelt.

7.3 UART

Tom Gothan

Die UART (*Universal Asynchronous Receiver/Transmitter*; auch SCI, ACIA, ASCC oder ACE) ist eine um 1960, von Gordon Bell entwickelte Schnittstelle zur asynchronen seriellen Datenübertragung. Bell benötigte eine Schnittstelle zur Kommunikation zwischen dem PDP-1 und einem Fernschreiber (Teletype). Dazu mussten parallele Signale in serielle Signale (und umgekehrt) gewandelt und versendet werden. Western Digital brachte 1971 mit dem WD1402A die erste UART auf einem Chip heraus. Um 1990 entwickelte National Semiconductor eine UART mit eingebautem Pufferspeicher (National Semiconductor 16550). Heute ist die UART eine Standardschnittstelle zur Übertragung von seriellen Daten mit der Charakteristik in Tab. 7.3. Moderne µController bieten meist mehrere, frei konfigurierbare UART-Ports zur Kommunikation mit anderen Bausteinen, wie Sensoren, Aktoren, Bluetooth- oder WLAN-Modulen.

Der Datenrahmen einer UART Botschaft besteht immer aus einem Start- beziehungsweise Stoppbit. Das übertragene *Datum* (Payload) ist je nach Einstellung 5 oder 8 Bit lang. Des Weiteren kann der Nutzer ein Paritätsbit zur Überprüfung der Richtigkeit der Übertragung fordern. In Abb. 7.5 ist der typische Aufbau einer UART-Botschaft mit 8 Datenbits und einem Paritätsbit dargestellt.

In Abb. 7.6 ist der allgemeine Aufbau eines UART-Bausteins mit einem Sende- und Empfangspuffer skizziert und in Abb. 7.7 die Verbindung zweier UART's. Zum Senden von Daten schreibt der µController ein Datum in das Sende-Datenregister (TDR). Die

Tab. 7.3: Charakteristik der UART-Schnittstelle.

Hamming Distanz	**2**
Maximale Baudrate	(abhängig vom Medium), bis 500kbit/s (und mehr)
Maximale Leitungslänge	(abhängig vom Medium), bis zu 900 m (RS232)
Übertragungsleitungen (Duplex)	2
Leistungsaufnahme	Typisch (PC16540C) 5,5 V · 10 mA = 55 mW
Übertragungsverfahren	TTL
Teilnehmer Anzahl	2
Nutzdatenrate	Maximal 80 % (8 Datenbits, 1 Start/Stoppbit), praktisch < 72 % (Paritätsbit)

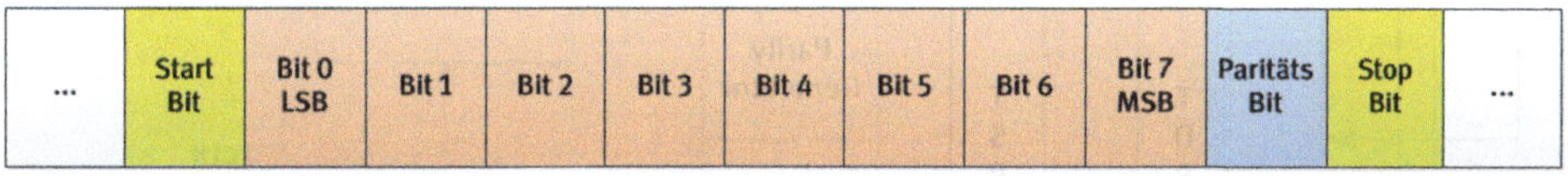

Abb. 7.5: UART-Botschaft.

darin enthaltenen Daten werden automatisch vom Sende-Schieberegister (TSR) ausgelesen und von Parallel auf Seriell umgesetzt. Die Übertragung beginnt mit dem Setzten des Startbits auf den Ausgang (TxD) durch die Sende-Synchronisationsschaltung (TC), welche zudem den Sendetakt für das Sende-Schieberegister vorgibt. Dieses schiebt mit jedem Taktimpuls ein Bit des Datums auf den Ausgang. Der Parity-Generator schreibt nach der Übertragung des Datums das ermittelte Paritätsbit. Am Ende des Sendevorgangs wird durch die Sende-Synchronisatonsschaltung ein Stoppbit gesetzt.

Die Empfangseinheit ist analog zur Sendeeinheit aufgebaut, mit dem Unterschied, dass die Daten die Schaltung in der anderen Richtung durchlaufen. Die Empfangs-Synchronisationsschaltung (RC) wird durch eine negative Flanke am Eingang (RxD) aktiviert. Das erste Bit wird als Startbit interpretiert und dient als Triggerpunkt. Die folgenden Bits werden vom Empfangs-Schieberegister (RSR) eingelesen und von Seriell zu Parallel gewandelt. Das ermittelte Datum wird in das Empfangs-Datenregister (RDR) geschoben und kann vom μController oder Prozessor ausgelesen werden. Der Parity-Checker berechnet während der Übertragung des Datums die Parität. Diese wird mit dem am Ende eintreffenden Paritätsbit verglichen. Im Fehlerfall wird ein Flag (Parity-Error) im Statusregister gesetzt.

Der Sende- und Empfangstakt wird durch den Baudratengenerator vorgegeben. Im einfachsten Fall schaltet dieser das an den TCLK (Transmitter Clock) beziehungsweise RCLK (Receiver Clock) angelegte Taktsignal durch. Mit Hilfe eines programmier-

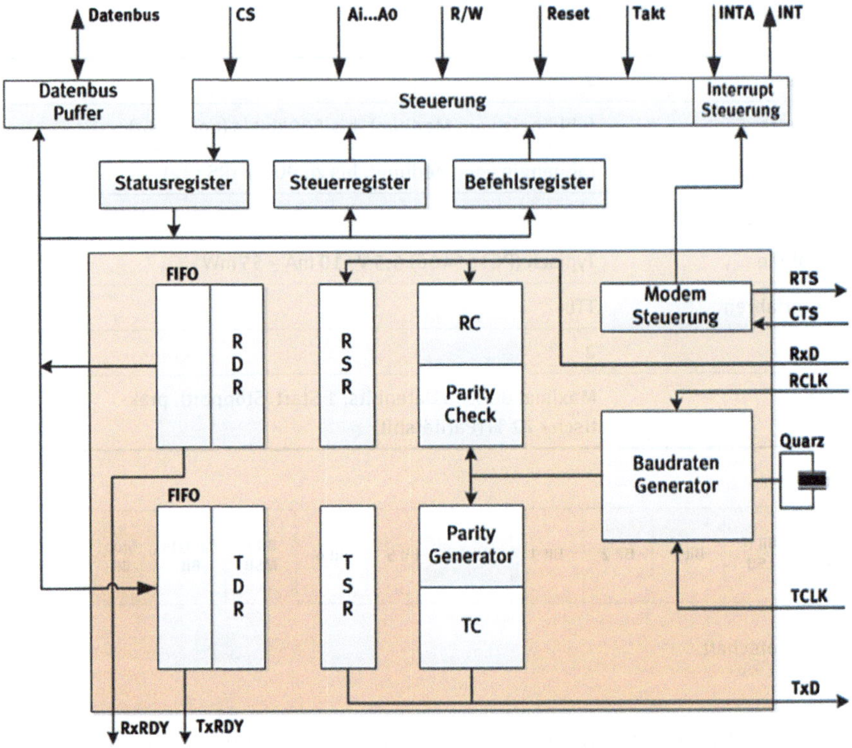

Abb. 7.6: UART-Baustein.

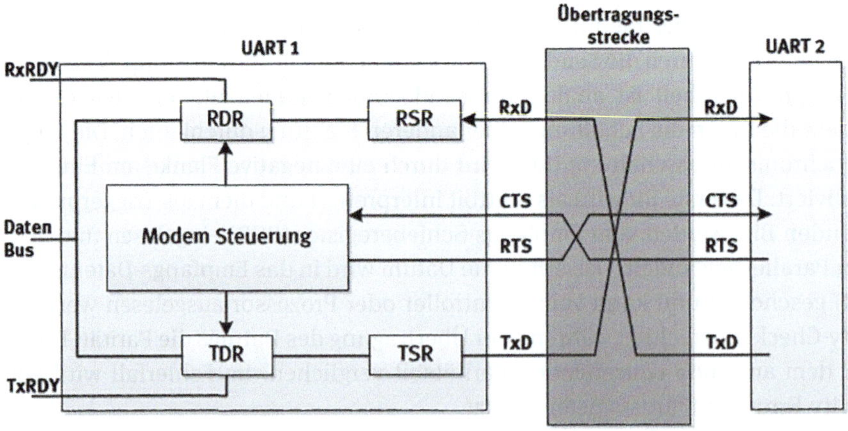

Abb. 7.7: Verbindung zweier UART's.

baren Frequenzteilers, welcher im Steuerregister konfiguriert wird, kann der Takt verändert werden. Ein externer Quarz stabilisiert die Grundfrequenz.

Eine Besonderheit der UART ist der Sende- und Empfangspuffer (TDR, RDR). Dieser als FIFO (*First In First Out*) ausgelegte Speicher hält die eingehenden Daten vor, bis sie verarbeitet wurden. Der µController kann Datenblöcke in die UART schreiben ohne auf das Ende der Übertragung des vorherigen Blocks warten zu müssen. Die Empfangseinheit kann eingehende Datenblöcke zwischenspeichern, bis sie vom µController ausgelesen werden. Beide Puffer können dem µController über ein Flag im Steuerregister ihren derzeitigen Zustand signalisieren (Tab. 7.4). Das TxRDY-Flag (*Transmitter Ready*) zeigt an, dass der Puffer leer ist und neue Daten hineingeschrieben werden können. Das RxRDY-Flag benachrichtigt den µController, dass der Empfangspuffer voll ist und ausgelesen werden muss. Die Größe der Puffer ist abhängig von der verwendeten UART. Typischerweise sind diese 16 Byte groß. Es existieren auch Modelle ohne Puffer.

Bei PCs erzeugt und liest die UART den Datenstrom der als COM-Port bekannten seriellen Schnittstelle. Der Datenstrom durchläuft dort Pegelwandler, die Spannungen auf den Daten- und Steuerleitungen zwischen +3 V und +15 V für logisch Null und −15 Volt bis −3 Volt für logisch Eins bereitstellen. Das Spannungsintervall von −3V bis +3 V ist nicht definiert. Die gesendeten Signale dürfen keine Werte dieses Intervalls nur durchlaufen. Diese Spannungsbereiche und den zulässigen Eingangswiderstand von 3 bis 7 kOhm regelt die RS232-Norm der US-amerikanischen Standardisierungskomitee Electronic Industries Association (EIA). Der RS232-Standard nutzt einen Teil der im ITU-Standard V.24 spezifizierten Leitungen. In Tab. 7.5 sind die genutzten Leitungen der beiden am häufigsten verwendeten RS232-Schnittstellen aufgelistet. Zusätzliche Leitungen in 25-poligen Verbindungen ermöglichen auch synchrone Datenübertragungen (Tab. 7.5).

In funktionalen Implantaten sind UARTs vor allem für die serielle Kommunikation zwischen integrierten Schaltungen von Bedeutung. Die speziellen Pegelwandler der RS232-Schnittstellen sind dazu nicht erforderlich. Weitere Informationen geben Bähring (2002), George (2014) und Santo (2009).

Tab. 7.4: UART-Register.

Steuerregister		
WL	Wordlength	Anzahl der Datenbits an (5 oder 8)
SB	Stoppbit	Anzahl der Stoppbits
TCS/ RCS	Transmitter/Receiver Clock Select	Verwendeter Takt (intern/extern) für Schiebe-register
BR	Baudrate	Frequenzteiler für Baudratengenerator
Befehlsregister		
TEN/REN	Transmitter/Receiver Enable	Sender bzw. Empfänger ein-/ausschalten
TIE/RIE	Transmitter/Receiver Interrupt Enable	Interruptsteuerung für Sender bzw. Empfänger ein-/ausschalten
PME	Parity Mode Enable	Datenübertragung mit Paritätsbit ein-/aus-schalten
PM	Parity Mode	Parität: odd-, even-, mark-, space-Parity
REM	Receiver Echo Mode	Wenn gesetzt: Alle auf RxD eingelesenen Daten werden auf TxD ausgegeben
SBRK	Send Brake Charakter	Wenn gesetzt: Brake Charakter wird gesendet → Empfänger bricht Empfang ab
DTR	Data Terminal Ready	Prozessor signalisiert Kommunikationspart-ner Bereitschaft zum Datenaustausch
RTS	Request To Send	Signal, das Prozessor ein Datum senden will
Statusregister		
IF	Interrupt Flag	Unterbrechungsanforderung
TxRDY oder TDRE	Transmitter Ready/Transmitter Data Register Empty	Sendepuffer (TDR) ist frei
RxRDY oder RDRF	Receiver Ready oder Receiver Data Register Full	Empfangspuffer (RDR) ist voll
DSR	Data Set Ready	Kommunikationspartner signalisiert Prozes-sor Bereitschaft zum Datenaustausch
DCD	Data Carrier Detect	Trägersignal entdeckt, zum Übertragen von analogen Signalen benötigt
CTS	Clear to Send	Modem signalisiert Prozessor Bereitschaft zur Datenübertragung
BI	Break Interrupt	Break Charakter (siehe SBRK) am Eingang
PE, FE, OE	Parity, Framing, Overrun Error	Übertragungsfehler

Tab. 7.5: Leitungsbelegung der seriellen Schnittstelle nach dem RS232-Standard.

9 polig (DB9)	25 polig (DB25)	Bez.	Belegung
1	8	DCD	Träger erkannt
2	3	RXD	Empfangsdaten
3	2	TXD	Sendedaten
4	20	DTR	DEE bereit
5	7	GND	Signalmasse
6	6	DSR	betriebsbereit
7	4	RTS	Sendeanforderung
8	5	CTS	Sendebereitschaft
9	22	RI	ankommender Ruf
	1	CG	Schutzerdung
	9	TV+	positive Prüfspannung
	10	TV-	negative Prüfspannung
	11	CK	hohe Sendefrequenz
	12	2. DCD	HK Träger erkannt
	13	2. CTS	HK Sendebreit
	14	2. TXD	HK Sende Daten
	15	TXC	Sendetakt
	16	2. RXD	HK Empfangsdaten
	17	RXC	Empfangstakt
	18		belegt
	19	2. RTS	HK Sendeanforderung
	21	SQD	Signalqualität
	23	CH	Hohe Empfangsfrequenz
	24		Belegt
	25		Belegt

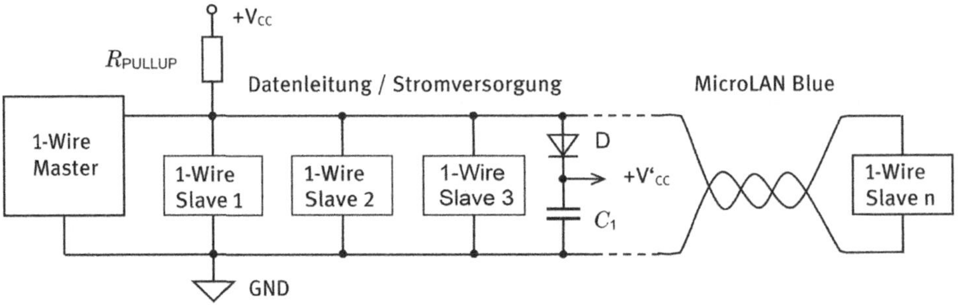

Abb. 7.8: 1-Wire Netzwerk mit Signalleitungen. Größere Entfernungen werden mit einem Twisted Pair-Kabel überbrückt.

7.4 Eindrahtschnittstelle 1-Wire Net (MicroLAN)

Bernhard Kleiner

Das 1-Wire® Netzwerk, auch bekannt unter dem Namen MicroLAN™, ist ein ursprünglich von Dallas Instruments (jetzt Maxim Corporation) entwickeltes preiswertes Bussystem zur Kommunikation mit Microcontrollern über Twisted-Pair-Kabel (Masse und Signalleitung). Die Signalleitung transportiert neben den Daten auch die Versorgungsspannung. Dies ermöglicht die Einsparung einer zusätzlichen Leitung. Sensoren und andere 1-Wire-Bausteine mit integriertem A/D-Wandler liefern kalibrierte, digitale Messdaten. Dies vereinfacht die Planung und den Aufbau eines Sensornetzwerkes.

Charakteristik des Standards IEEE P1451.4

Das 1-Wire®-Protokoll ist Bestandteil des IEEE 1451.4 „*Mixed-Mode Interface for Smart Transducers*“-Standards (Kap. 6.3.2). Anwendungen sind zum großen Teil in der Sensortechnologie zu finden sowie in integrierten Lösungen.

Jeder 1-Wire-Baustein enthält in einem ROM eine unverwechselbare 64-Bit-Identifizierung (Abb. 7.9). Dadurch lässt sich eine praktisch unbegrenzte Anzahl von 1-Wire-Bausteinen in einem Netzwerk betreiben, das als Open-Drain, Master/Slave, Multi-Drop-Bus Architektur definiert ist.

Kabellängen von 300 m bei mehr als 100 Teilnehmer sind im Netzwerk möglich. Die Ankopplung an einen Host-Mikrocontroller kann über Softwarelösungen erfolgen, einen seriellen Schnittstellenbaustein, wie den DS2480, oder einen speziellen 1-Wire-Mastercontroller. Die Kommunikationskontrolle erfolgt strikt durch den Master. Keinem Slave ist die Verbindungsaufnahme mit einem anderen Slave gestattet.

Hardwarekonfiguration

Die 1-Wire-Bausteine sind über längere Entfernungen mittels Twisted-Pair Leitungen – in Abb. 7.8 schematisch dargestellt – verbunden. Die Busversorgungsspannung $V_{PUmin} =$ 2,8 V sichert ein 4,7 kΩ Pullup-Widerstand (an $+V_{CC}$). Bei großen Leitungslängen und mehreren angeschlossenen 1-Wire-Bausteinen ist darauf zu achten, dass über diesen V_{PUmin} auch anliegt. Die Spannungsdifferenz zu $V_{IH\,MIN}$ benötigen angeschlossene Slaves, die ihre Versorgungsspannung aus dem Bus beziehen (siehe Abb. 7.10). Bei i-Buttons reicht diese Spannung für eine Zeitspanne von 1 µs aller 120 µs aus, um einen internen Glättungskondensator von nominal 800 pF wieder aufzuladen.

Eine hohe Kabelinduktivität kann Spannungsspitzen verursachen, der zu einem Bit-Error führt. Die Ursache ist der Strom, der beim Abschalten des Master-Transistors noch in der Leitung fließt, bevor die Spannung in den Leitungskapazitäten entladen wird. Abhilfe schafft ein längerer Abschaltvorgang oder das Zuschalten einer Schottky-Diode über den 1-Wire Bus zum Sperren der Überspannung. Eine bevorzugte Verbindung für 1-Wire Netzwerke ist ein Twisted-Pair Kabel der Kategorie 5, welches eine niedrige elektrischen Kapazität und Widerstandswerte ausweist.

Wenn für einen 1-Wire-Baustein die Versorgungsspannung V'_{CC} explizit bereitgestellt werden muss, kann die Schaltung in Abb. 7.8 eingesetzt werden. Die Diode verhindert, dass die Kondensatorspannung den Bus auf H-Pegel hält. Ist die Kapazität von C_1 größer als 800 pF, dann ergeben sich entsprechend größere Zeitkonstanten für die Aufladung.

MSB LSB	MSB LSB	MSB LSB
8-Bit CRC	Serielle 48-Bit-Zahl	8-Bit Family-Code

Abb. 7.9: Eindeutige 64-Bit Registrierungsnummer für 1-Wire Slave.

Signaldefinition

Das 1-Wire Netz arbeitet mit konventionellen CMOS/TTL Logik-Pegeln, bei dem physisch[13] eine Null mit weniger als 0,8 V und eine Eins mit mehr als 2,2 V definiert ist. Der reguläre Arbeitsbereich für eine Eins liegt zwischen 2,8 und 6 Volt. Der Pull-Up Widerstand setzt den Bus im inaktiven Modus auf Eins-Zustand. Die logischen Zustände „High“ und „Low“ der Datenbits sind allerdings nicht über die physischen Pegel definiert, sondern über die Länge eines Null-Impulses. Das ist die Verweildauer auf dem Null-Pegel: max. 15 µs für Low und max. 60 µs für High im Normalmodus. Ein zu übertragendes Byte setzt sich aus den logischen Bit zusammen, die aus der unterschiedlichen Impulsbreite erkannt werden können. Die Kommunikation kann

13 Physisch bedeutet hier „auf die Hardwarepegel bezogen“, logisch: „auf die Informationseinheiten (Bits und Bytes) bezogen“

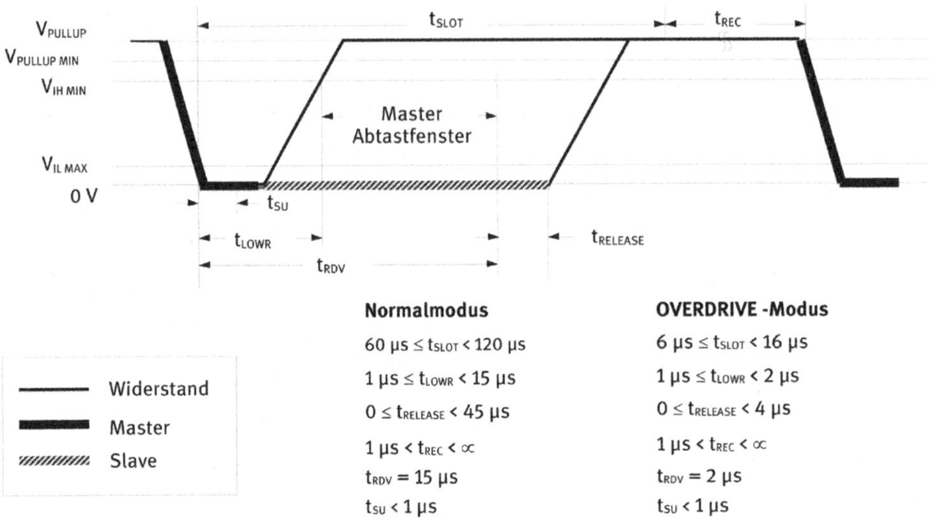

Abb. 7.10: 1-Wire Lese-Signale (Dallas Maxim Semiconductor: Application Note 74).

neben dem Normalmodus auch mit höherer Übertragungsgeschwindigkeit im Overdrivemodus (OD) erfolgen. Der Null-Impuls für ein Low ist dann 2 µs lang und für High 6 µs.

Die Übertragung der Daten erfolgt im LSB-Mode in definierten Zeitfenstern, welche von jedem Gerät intern einheitlich getaktet und mit einer vom Master generierten fallenden Flanke synchronisiert werden. In Abb. 7.10 ist sie durch die hervorgehobene Linie gekennzeichnet. Ein Schreibvorgang des Masters beginnt, in dem er den Bus für max. 15 µs (OD: 2 µs) auf Null zieht. Bei einem Lesevorgang gibt er den Bus bereits nach 1 µs wieder frei, den dann ein Slave auf Null für die Low- oder High-Dauer ziehen kann. Der Master tastet innerhalb eines Fensters den Bus ab, um den Zustand zu erfassen. Ein Standard-Kommunikationsintervall umfasst einen Zeitbereich von 60–120 µs, danach muss der Bus zur Aufladung interner Stromversorgungskondensatoren für mindestens 1 µs auf H-Pegel gesetzt werden.

1-Wire Protokoll

Der Bus-Master startet jeden Kommunikationszyklus mit einem Reset-Impuls, der mit einer Dauer von mindestens 480 µs (OD: 48 µs) den Bus auf Null-Pegel setzt. Jedes Slave-Gerät ist so programmiert, dass es 15 µs bis 60 µs nach Beendigung des Reset-Impulses diesen, wie in Abb. 7.11 zu sehen, mit einem Bereitschaftsimpuls quittiert. V_{PU} ist die Versorgungsspannung, die der Pullup-Widerstand bereitstellt. In der Quittierungsphase ist keine andere Kommunikation erlaubt. I-Button-Bausteine sind so konfiguriert, dass sie automatisch einen Bereitschaftsimpuls generieren, wenn sie an einen 1-Wire-Bus angeschlossen werden.

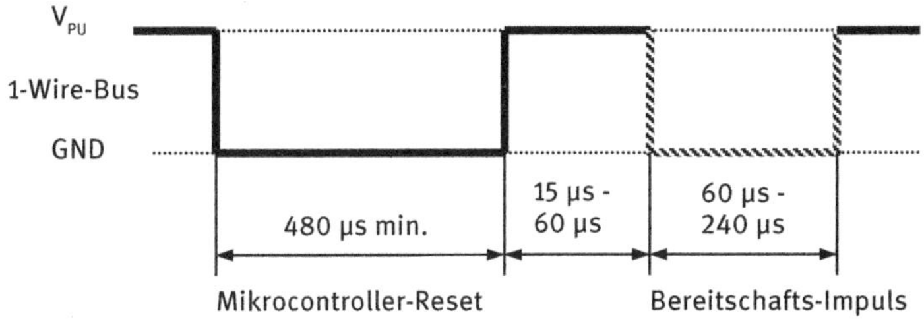

Abb. 7.11: Beginn eines 1-Wire-Kommunikationszyklus (Dallas Maxim Semiconductor: Application Note 74).

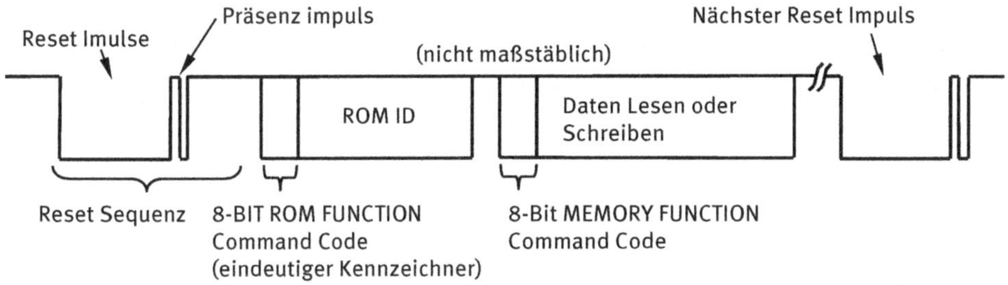

Abb. 7.12: Typischer Kommunikationszyklus im 1-Wire Netzwerk (Dallas Maxim Semiconductor: Application Note 74).

Nach der Initialisierung folgen der Befehl sowie Daten, wie in Abb. 7.12 gezeigt. Je nach Befehlsmodus werden Daten vom Master gesendet oder empfangen.

Initialisierung des 1-Wire Netzwerks

Jedes Dallas 1-Wire Bauteil hat eine eindeutige 64-bit Registrierungsnummer im Read-Only Memory (ROM) gespeichert, welche zur individualen Adressierung durch den 1-Wire Busmaster genutzt wird. Wenn die ROM-Nummern der Slave Geräte am 1-Wire Bus nicht bekannt sind, können diese über einen Suchalgorithmus ermittelt werden. Der Suchalgorithmus ist eine binäre Suche, bei der die Zweige folgen bis eine ROM-Nummer oder ein „Blatt“ gefunden ist. Bei nachfolgenden Prüfungen werden jeweils andere Zweige genommen, bis alle ROM-Nummern gefunden wurden. Der CRC dient zur Überprüfung der Sicherheit der Busleitung zur Kontrolle von Bit-Error Problemen.

Master

Das Master-Interface kann software- sowie hardwaretechnisch umgesetzt werden. Wichtig ist die elektrische Anbindung an den Bus, welche modellhaft in Abb. 7.13 dargestellt ist. Ein Transistor erzeugt den Null-Pegel auf der Datenleitung. Ein Mikrocontroller mit einer 115,2 kps UART kann als Master dienen. Die UART unterstützt 1-Wire-

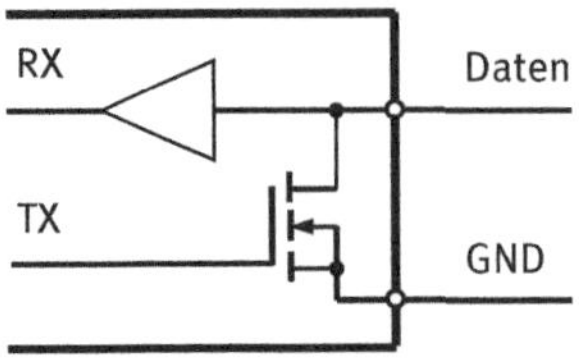

Abb. 7.13: 1-Wire Masteranbindung.

Timing, in dem für jedes 1-Wire Bit ein Byte gesendet wird, und somit kurze und lange Zeiteinheiten – High und Low im Gesamtverlauf – erstellt werden. Im Lese-Modus wird der Signalverlauf im Empfangsregister gespeichert und somit die Pegelwechsel des Slaves erfasst. Als Entwicklungstool sind PC-1-Wire Master Anwendungen üblich, die über eine COM-Port-Schnittstelle mit dem Bus kommunizieren. Eine solche Softwarelösung ist TMEX von Dallas.

7.5 SPI-Schnittstelle

Uwe Marschner

Das SPI (engl.: *Serial Peripheral Interface* (SPI)) ist eine serielle synchrone Vollduplex-Schnittstelle, die von Motorola für kurze Distanzen mit Taktfrequenzen bis in den MHz-Bereich (1…70 MHz) zwischen den Peripheriekomponenten und einem oder mehreren Mikrocontroller entwickelt wurde. Eine Vielzahl kommerziell verfügbarer peripherer Komponenten sind mit dem SPI ausgestattet, wie

- Sensoren, vor allem Temperatur und Drucksensoren,
- Analog-Digital- und Digital-Analog-Wandler,
- EEPROM- und Flash-Speicher, z. B. die MMC Speicherkarte,
- Zeitgeber (engl.: *Real Time Clocks*, RTC),
- elektronische Potentiometer, LCD-Controller,
- Kommunikationsmodule, wie USB- oder Zigbee-Controller.

Ähnlich wie das Microwire-Interface von National Semiconductor ist es nach dem Master-Slave-Prinzip organisiert. Die Teilnehmer (Slaves) erhalten vom Master das Taktsignal über die SCLK-Leitung (auch SCK, engl.: *Serial Clock*), Daten über die SDO-Leitung (auch MOSI, engl: *Serial Data Out* bzw. *Master Output Slave Input*) und die Aufforderung zur Kommunikation über die SS-Leitung (auch CS oder STE, engl.: *Slave Select*, *Chip Select* oder *Slave Transmit Enable*). Daten empfängt der Master über den SDI (engl.: *Serial Data In*)-Eingang. Konfigurationsfreie Komponenten besitzen nur den SDO, über den sie Daten senden nachdem sie über CS aktiviert werden. Im Gegensatz dazu besitzen Ausgabekomponenten oft nur den SDI.

Die Slaves können in verschiedenen Topologien angeordnet werden, die in Abb. 7.14 dargestellt sind. In einer sternförmigen Anordnung wird jeder Slave über eine eigene Slave Select-Leitung angesprochen. Alle Serial Data In-Eingänge der Slaves sind mit dem Serial Data Out-Ausgang des Masters verbunden und alle Serial Data Out-Ausgänge der Slaves mit dem Serial Data In des Masters. In Abb. 7.14 ist ein ZigBee-Modul auf diese Weise mit einem Microcontroller und einem weiteren Slave verbunden. In einer Daisy-Chain-Kaskade hingegen durchlaufen die Daten alle Slaves. Da es nur eine Slave Select-Leitung gibt, mit der alle Slaves verbunden sind, können sie nur über ihre jeweiligen Vorgänge angesprochen werden. In Gegensatz zur Stern-Topologie ist kein beliebiger Zugriff auf die Slaves möglich und die Kommunikation daher langsamer. Eine SPI-Verbindung zwischen zwei Mikrocontrollern kann installiert werden, wenn gleichzeitige Zugriffe auf den Bus ausgeschlossen werden. Einige Mikrocontroller besitzen zu diesem Zweck eine integrierte Hardware zur Fehlererkennung. Der Zugriff auf den Bus kann ebenfalls durch einen Bus-Arbiter geregelt werden. Man spricht dann von einer Arbitrierung.

Die SPI-Schnittstelle kann sehr flexibel konfiguriert werden. So kann der Nutzer die Taktfrequenz, die Wortlängen, die Bitreihenfolge (LSB oder MSB zuerst) und die Taktflankenrichtung (LH oder LH) festlegen, bei der die Daten übergeben und übernommen werden. Das Fehlen einer festen Vorgabe für das Protokoll hat den Nachteil, dass SPI-fähige Komponenten nicht kompatibel zueinander sind. Jedes SPI-System hat daher eine eigene Konfiguration des Mikrocontrollers, der als Master den Bus steuert. Einige Mikrocontroller unterstützen deshalb die In-System-Programmierung über SPI. Eine logische Schaltung kann dabei direkt innerhalb des laufenden Systems programmiert werden.

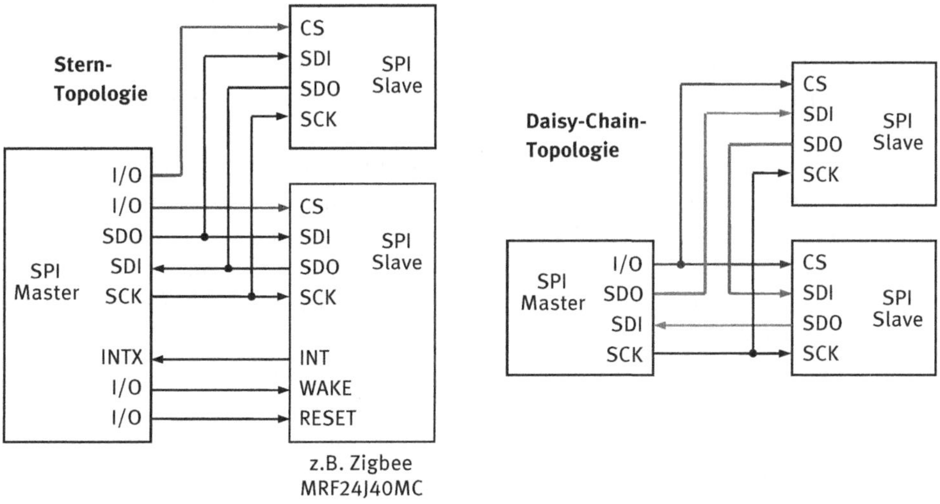

Abb. 7.14: Übertragungssystem mit zweifacher Umkodierung (SDO = MOSI, SDI = MISO).

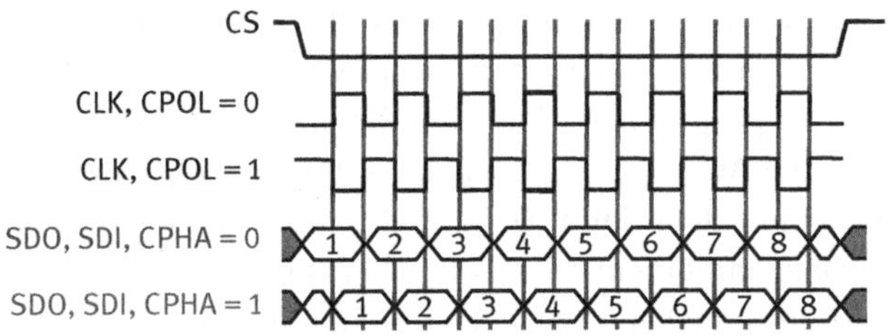

Abb. 7.15: SPI-Leitungskodierung.

Die Signale werden auf allen Leitungen mit unipolarem NRZ-Code übertragen. Wie in Abb. 7.15 dargestellt, kann die Triggerung der Datenübernahme mit Hilfe der Parameter Taktpolarität (engl.: *Clock Polarity* CPOL) und Taktphase (engl.: *Clock Phase* CPHA) eingestellt werden. Die Taktpolarität steuert den Zeitpunkt der Datenbereitstellung durch den Slave. Bei CPHA = 1 stellt der Slave die Daten beim ersten Flankenwechsel bereit; bei CPHA = 0 bereits bei der Aktivierung durch die CS-Leitung.

Eine neue Variante der Schnittstelle ist das QSPI. Es enthält eine Warteschlange für Sende- und Empfangsdaten. Diese Hardwaresteuerung entlastet die Software.

7.6 I²C-Schnittstelle

Eine weitere Standardschnittstelle von Embedded Systemen mit Microcontrollern ist der I²C-Bus (engl.: *Inter-Integrated Circuit*). Dieses Übertragungsverfahren wurde 1979 von Philips Semiconductors entwickelt. Eine lizenzfreie Alternative ist das Two-Wire-Interface (TWI). I²C ist ein serieller bidirektionaler 2-Drahtbus für relativ geringe Geschwindigkeiten. Im Standardmodus werden 100 kBit/s übertragen. Inzwischen gibt es Spezifikationen bis zu 3,4 Mbit/s. Es können bis zu 127 Geräte angeschlossen werden. Der Bus zeichnet sich durch geringe Kosten und einfache Programmierbarkeit aus.

Das I²C-Interface verwendet außer der Masseleitung zwei serielle Leitungen: eine bidirektionale Datenleitung (SDATA) und eine Taktleitung (SCLK). Mögliche Teilnehmer auf dem Bus sind Slaves und Master. Der Master stellt den Takt bereit und leitet die Datenübertragung ein. Prinzipiell sind mit dem I²C-Interface auch Multimaster-Systeme realisierbar. Niederohmige Leitungen können bei geringeren Übertragungsgeschwindigkeiten Entfernungen von 2...3 m überbrücken.

Wie der 1-Wire-Bus in Kap. 7.4 sind die I²C-Teilnehmer über einen Open-Drain-Anschluss mit den Bus-Leitungen verbunden und diese über externe Pull-Up-Widerstände, typischerweise zwischen 1 kΩ und 10 kΩ, mit der Versorgungsspannung (Abb. 7.16). Im Ruhezustand befindet sich der Bus im Zustand H (High, *rezessives* Bit). Daten werden somit aktiv L (Low, *dominantes* Bit) übertragen. Dadurch sind Hard-

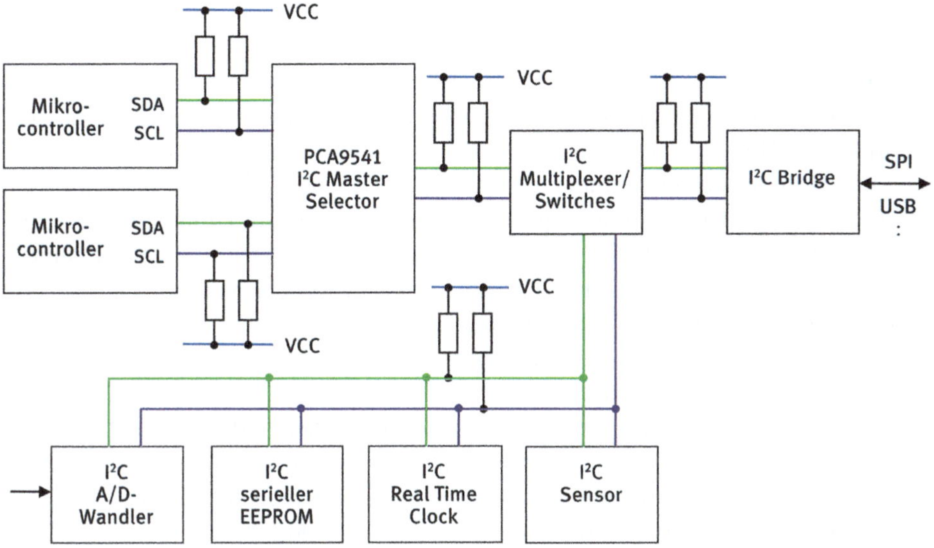

Abb. 7.16: I²C-Topologie und Komponenten.

warebeschädigungen ausgeschlossen, wenn mehrere Teilnehmer gleichzeitig mit der Übertragung beginnen.

Der Protokollaufbau des I²C-Busses wird im Folgenden beschrieben. Jede Kommunikation auf dem Bus beginnt mit einer Start Condition (Startbedingung). Eine Startbedingung ist die High-Low-Flanke auf SDATA während High-Level auf SCLK. Auf dem Bus können zwei Arten von Anfragen gestellt werden, beide vom Master. Die Leseanfrage/Schreibanfrage wird im ersten Byte kodiert. Das erste gesendete Byte enthält die Adresse des angesprochenen Teilnehmers. Es wird auch als Device Select Code bezeichnet. Es enthält drei Teile: den Device Type Identifier (Bit 7 downto 4), den Chip Enable (Bit 3 downto 1) und das RW (Read/Write) Bit (Bit 0). Das LSB trägt die Information über Lese- oder Schreibzugriff, wobei „1" Lesen und „0" Schreiben bedeutet. Nach jedem Byte generiert der Empfänger ein Acknowledge-Bit (ACK), indem er SDATA auf Low zieht. Dies signalisiert dem Sender, dass 8 Bit empfangen wurden. Dabei wird aber nicht die inhaltliche Korrektheit der empfangenden Daten überprüft. Wird dieses nicht generiert, erkennt dies der Master und erzeugt die Stop Condition (Stoppbedingung). Als Stop Condition gilt die Low-High-Flanke auf SDATA, während SCLK stabil auf High bleibt. Die Generierung der Bits auf dem Bus geschieht während des Low-Levels von SCLK und das Einlesen der jeweiligen Information während des High-Levels.

7.7 Multichannel Buffered Serial Port (McBSP)

Eine große Flexibilität beim Systemaufbau bieten spezielle Ein-/Ausgabeprozessoren, die universell programmierbar sind. So ermöglicht das mehrkanalgepufferte serielle Port (engl.: *Multichannel Buffered Serial Port* McBSP) von Texas Instruments (TI) eine direkte Schnittstelle zu anderen TI-DSPs, Codecs und anderen Geräten. Es ist für Übertragungsraten im Audiofrequenzbereich vorgesehen und unterstützt primäre Audio-Modi, wie AC97 und I^2S-Modi. Darüber hinaus kann das McBSP programmiert werden, um andere serielle Formate zu unterstützen, ist aber nicht für die Verwendung als Hochgeschwindigkeitsschnittstelle geeignet.

Das McBSP bietet folgende Funktionen (Texas Instruments, 2012):
- Vollduplex-Kommunikation
- doppelgepufferte Datenregister für einen kontinuierlichen Datenstrom
- unabhängige Frames und Taktung für Empfang und Übertragung
- externer oder interner Frequenz-programmierbarer Schiebetaktgeber
- Mehrkanal-Übertragung und Empfang von bis zu 128 Kanälen
- eine große Auswahl an Datengrößen, einschließlich 8, 12, 16, 20, 24 und 32 Bits
- µ-Law und A-Law-Companding
- 8-bit Datenübertragungen mit der Option LSB oder MSB zuerst
- programmierbare Polarität für Frame-Synchronisation und Datentakte
- flexibel programmierbare interne Takt- und Frame-Generierung
- zusätzlicher McBSP-Puffer FIFO (BFIFO), der unabhängig beschrieben und gelesen werden kann
- 256 Byte RAM für jeden FIFO (Lesen und Schreiben).

Der McBSP besteht aus einem Datenpfad und einem Steuerpfad, der mit externen Geräten verbunden ist. Separate Pins für Übertragung und Empfang kommunizieren Daten an diese externen Geräte. Die CPU kommuniziert mit dem McBSP unter Verwendung von 32-Bit breiten Steuerregistern, die über den internen Peripheriebus zugänglich sind. Bei Leitungslängen > 10...20 cm sind spezielle Leitungstreiberschaltungen erforderlich.

In Abb. 7.17 sind der Datenpfad und der Steuerpfad des McBSP dargestellt. Der Datenstrom ist in Elemente unterteilt, die 8, 12, 16, 20, 24, oder 32 Bits lang sein können. Im Datenpfad liegt für die Empfangsdaten am DR-Eingang zuerst das Receive Shift Register (RSR), in das die Daten geschrieben werden sobald das Frame Synchronization Signal (FSR) in den aktiven Zustand gewechselt hat. Nach dem Empfang eines vollständigen Elements wird dieses in das Receive Buffer Register (RBR) übernommen und anschließend in das Data Receive Register (DRR) kopiert, wodurch der CPU durch das Setzen das RRDY Status Bit im Serial Port Control Register (SPCR) gleichzeitig die Verfügbarkeit neuer Daten angezeigt werden. Daten im µ-law oder A-law-Format können dazwischen noch Hardware-unterstützt dekodiert, d. h. von 8 auf 16 Bit expandiert werden.

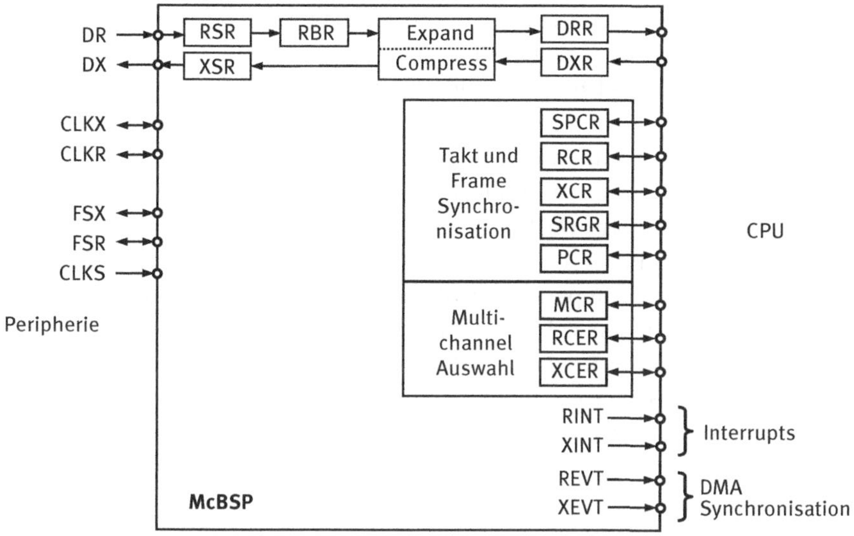

Abb. 7.17: Blockdiagramm des McBSP. Die Clock- und Frame-Pins (Anschlüsse) können bidirektional betrieben werden.

Zu sendende Daten schreibt die CPU in das Data Transmit Register (DXR), wodurch gleichzeitig das XRDY Bit im Serial Port Control Register (SPCR) zurückgesetzt wird. Sendedaten können ebenfalls Hardware-unterstützt in das µ-law oder A-law-Format kodiert werden, bevor sie vom DXR in das Transmit Shift Register (XSR) kopiert werden, wobei gleichzeitig das XRDY-Bit wieder gesetzt wird. Von dort werden die Daten auf die DX-Leitung geschoben, sobald am Transmit Frame Synchronization (FSX)-Eingang eine aktive Flanke auftritt.

Das McBSP kann einen internen oder externen Takt verwenden. Über das Receive Clock (CLKR)-Pin kann ein Referenztakt für den Empfänger oder den Sample Rate Generator empfangen oder dieser durch das McBSP unterstützt werden. In gleicher Weise kann der Sendetakt über das Transmit Clock (CLKX)-Pin gesteuert oder unterstützt werden. Die Taktquelle wird durch die Modebits CLK(R/X)M im Pin Control Register (PCR) gewählt. Jede Taktquelle kann intern durch einen Teiler heruntergetaktet werden, um den Schnittstellentakt bereitzustellen. Der über das CLKS- bzw. das CLKX-Pin empfangene externe Takt steuert den Sample Rate Generator. Die Takt- und Framesynchronisation wird über folgende Register eingestellt:

- **Serial Port Control Register (SPCR)**: Free-running/soft mode during emulation halt, Frame-sync generator reset bit, Sample-rate generator reset bit, Transmit interrupt (XINT) mode bit, Transmit synchronization error bit, Transmit shift register empty bit, Transmitter ready bit, Transmitter reset bit, Digital loop back mode enable bit, Receive sign-extension and justification mode bit, Clock stop

mode bit, DX enabler bit, Receive interrupt (RINT) mode bit, Receive synchronization error bit, Receive shift register full bit, Receiver ready bit, Receiver reset bit.
- **Receive Control Register (RCR)**: Receive phases bit, Receive frame length (number of words) in Phase 1 und 2, receive word length (number of bits) in Phase 1 und 2, Receive companding mode bit, Receive frame ignore bit, Receive data delay bit, Receive 32-bit reversal enable bit
- **Transmit Control Register (XCR)**: Transmit phases bit, transmit frame length (number of words) in Phase 1 und 2, transmit word length (number of bits) in Phase 1 und 2, Transmit companding mode bit, Transmit frame ignore bit, Transmit data delay bit, Transmit 32-bit reversal feature enable bit.
- **Sample Rate Generator Register (SRGR):** Sample-rate generator clock synchronization bit, CLKS polarity clock edge select bit, Sample rate generator input clock mode bit, Sample-rate generator transmit frame-synchronization mode bit, next active frame-sync signal, frame-sync pulse (FSG) width, Sample-rate generator clock (CLKG) divider value
- **Pin Control Register (PCR)**: Transmit frame-synchronization mode bit, Receive frame-synchronization mode bit, Transmit clock mode bit, Receive clock mode bit (Digital loop back mode enable/disable), Sample rate generator input clock mode bit, Transmit frame-synchronization polarity bit, Receive frame-synchronization polarity bit, Transmit clock polarity bit, Receive clock polarity bit.

Die Multichannel-Steuerung erfolgt über die folgenden Register:
- **Multichannel control register (MCR)**: Transmit multichannel partition mode bit, Transmit partition B block bit, Transmit partition A block bit, Transmit current block indicator, Transmit multichannel selection mode bit, Receive multichannel partition mode bit, Receive partition B block bit, Receive partition A block bit, Receive current block indicator, Receive multichannel selection mode bit.
- Enhanced Receive Channel Enable Register Partition A/B, C/D, E/F, G/H (RCERE0-RCERE3)
- Enhanced Transmit Channel Enable Register Partition A/B, C/D, E/F, G/H (XCERE0-XCERE3).

Ein zusätzlicher McBSP-Puffer FIFO (BFIFO) erhöht die Toleranz bei Änderungen der Host/DMA Controller-Antwortzeit. Der BFIFO kann unabhängig beschrieben und gelesen werden. Folgende Register steuern den BFIFO:
- BFIFO Revision Identification Register (BFIFOREV).
- Write FIFO Control Register (WFIFOCTL): Write FIFO enable bit, Write word Anzahl je DMA event (32-bit), Write word Anzahl per transfer (32-bit words),
- Write FIFO Status Register (WFIFOSTS): Write level. Anzahl an 32-bit words aktuell im Write FIFO.
- Read FIFO Control Register (RFIFOCTL): Read FIFO enable bit, Read word Anzahl je DMA event (32-bit), Read word Anzahl je Transfer (32-bit words),

- Read FIFO Status Register (RFIFOSTS): Read level. Anzahl an 32-bit words aktuell im Read FIFO.

Mit den Enhanced Receive Channel Enable Register (RCEREO-RCERE3) und Enhanced Transmit Channel Enable Register (XCEREO-XCERE3) wird eines der 128 Elemente für Empfang bzw. Senden ausgewählt. Das Buffer FIFO (BFIFO) Revision Identification Register (BFIFOREV) enthält Revisionsdaten für den Puffer FIFO (BFIFO).

Das McBSP ist ausführlich in Texas Instruments (2012) beschrieben.

7.8 Drahtgebundene externe Schnittstellen

7.8.1 USB

Übersicht

In vielen Bereichen wird die RS232 von der USB-Schnittstelle abgelöst, die auch Continua-konform ist. Neben Plug- und Play-Fähigkeit im laufenden Betrieb stehen höhere Übertragungsgeschwindigkeiten und eine Stromversorgung für externe Geräte zur Verfügung. Im „Full Speed“, „High Speed“ und „Super Speed + “ erreicht sie bis 12 MBit/s (1,5 MByte/s) in der Version USB 1.0, 480 MBit/s (60 MByte/s) in der Version 2.0 und max. 10 Gbit/s in der Version USB 3.1 Gen 2.

USB ist eine serielle, bidirektionale und isochrone, d. h. zeitrichtige, *Direktverbindung* zwischen einem USB-Port und einem USB-Gerät. Ein solches Gerät kann auch ein Verteiler (*Hub*) sein, an das weitere USB-Geräte angeschlossen werden können. Durch weitere Hubs können Baumstrukturen mit 5 Ebenen aufgebaut werden. Ein einzelner Host-Controller kann dort die Kommunikation mit max. 127 Geräten steuern. USB-Geräte und Hubs können zu einem beliebigen Zeitpunkt mit dem USB verbunden und von diesem getrennt werden. Beim Verbinden erfolgt eine automatische Anmeldung im System, beim Trennen werden alle Informationen über ein Gerät aus der Host-Software gelöscht. Bevor der Controller einem neuverbundenen Gerät eine eindeutige Adresse zuteilt, legt der Controller nach dem Verbinden beide Datenleitungen für mindestens 10 ms auf Massepotenzial. Dieses Signal wird vom Gerät als Reset interpretiert. Der USB sieht vor, dass ein Gerät dem Host mit Hilfe eines *Device-Deskriptors* u. a. die Hersteller- und Produkt-ID sowie Gerätetreiberkonfigurationen, wie die Datenrate und die Geräteklasse, mitteilen kann. Jeder Geräteklasse ist ein Treiber zugeordnet. So ist die Geräteklasse 0Fh für Personal Healthcare-Geräte vorgesehen. Jedes Gerät kann 31 *Endpunkte* (Unteradressen) besitzen. Der Endpunkt 0 ist der Erkennung und Konfiguration des USB-Gerätes vorbehalten, je 15 Endpunkte sind als Empfänger konfigurierbar (IN-Endpunkte) und 15 als Sender (OUT-Endpunkte).

Die Daten werden bidirektional und differenziell über eine verdrillte Doppelader (engl.: *Twisted Pair*, Impedanz 90 Ω) übertragen. Das gesamte Kabel ist bei einer max. Länge von 5 m abgeschirmt. Eine Gleichspannung zur Energieversorgung von USB-

Geräten wird über zwei separate Leitungen bereitgestellt. Im Zusammenspiel mit dem Energiemanagement eines Prozessors können über den USB auch periphere Geräte abgeschaltet werden. Eine direkte Verbindung von zwei USB-Kabeln ist nicht möglich.

Übertragungsprotokolle

Mit der Stromversorgung eines USB-Gerätes wird eine Übertragungspipe eingerichtet. Pipes können in Stream- (Datenfluss-) und Message- (Nachrichten-) Pipes unterteilt werden. Message-Pipes haben eine USB-definierte Datenstruktur, Stream-Pipes hingegen nicht. Über eine Message-Pipe Kontroll-Pipe 0 können Informationen zur weiteren Geräte-Konfiguration sowie Status- und Kontroll-Informationen bereitgestellt werden. Message-Pipes bilden eine Ausnahme. Pipes sind prinzipiell unidirektional, d. h. für eine bidirektionale Verbindung zwischen USB-Host und USB-Gerät sind mindestens zwei Pipes erforderlich. Bestandteil einer Pipe im engeren Sinne ist ein Pufferspeicher (First In – First Out).

USB-Controller-Chips unterstützen einen der folgenden vier *Kommunikationsstandards*, die sich in ihrer Leistungsfähigkeit und der Implementierung von bestimmten Funktionen unterscheiden:
- Universal Host Controller Interface
- Open Host Controller Interface
- Enhanced Host Controller Interface
- Extensible Host Controller Interface.

Der Nutzer muss den jeweils dazu passenden Treiber verwenden.

Alle Bus-Transaktionen umfassen bis zu drei *Pakete*. Die Übertragung beginnt zusätzlich mit einem Synchronisationsfeld (SYNC). Es enthält einen SOP-Begrenzer (*Start Of Packet*), der den Anfang des Pakets markiert. Auf das SYNC-Feld folgt ein PID (*Packet Identifier*). Wie in Abb. 7.18 gezeigt, enthalten die ersten vier Bits des PID den Pakettyp und die folgenden 4 Bits das Einerkomplement der ersten 4 Bits. Dadurch ist die Überprüfung des PID auf Übertragungsfehler möglich. Vier verschiedene Pakettypen sind gestattet:
- Start-Of-Frame-Pakete (8 Bit PID → 11 Bit Frame Number → 5 Bit CRC5),
- Token-Pakete (8 Bit PID → 7 Bit ADDR → 4 Bit ENDP → 5 Bit CRC5),
- Daten-Pakete (8 Bit PID → 0–1023 Bytes → 16 Bit CRC16) und
- Handshake-Pakete (8 Bit PID).

Das Start-Of-Frame-Paket enthält eine 11-Bit Frame-Nummer. Diese wird pro Frame vom Host um 1 erhöht. Hat sie den Maximalwert von 07FFh erreicht, beginnt die Zählung von vorne.

Mit dem *Token*-Paket bestimmt der Host-Controller die Art und Richtung der Transaktion sowie die Geräte-Adresse ADDR und Endpunkt-Nummer ENDP. Es können insgesamt 128 verschiedene Geräte angesprochen werden, wobei die Adresse 0

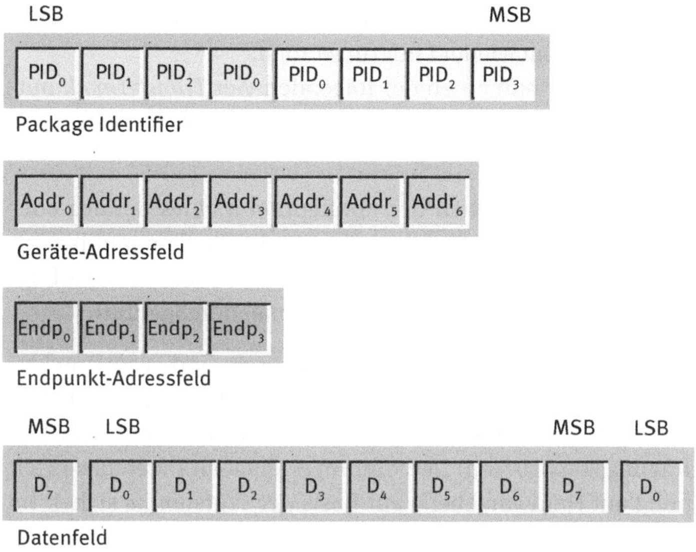

Abb. 7.18: Bestandteile der Übertragungspakete.

die Standard-Adresse darstellt, die für normale Operationen nicht zugelassen ist. Geräte, die mehr als eine Pipe zur Übertragung nutzen, können über das ENDP-Feld 16 verschiedene Endpunkte in USB-Geräten adressieren. Für langsame Geräte sind nur maximal 2 Endpunkte vorgesehen.

Jedes angeschlossene Gerät dekodiert die Adress-Felder und selektiert sich im Falle der Übereinstimmung selbst. Das nächste USB-Paket ist ein Datenpaket der Datenquelle oder die Mitteilung, dass keine Daten zu übertragen sind. Darauf reagiert der Empfänger generell mit einem Handshake-Paket, um eine erfolgreiche oder fehlerhafte Übertragung anzuzeigen.

Die Pakete enden mit einem CRC (*Cyclic Redundancy Check*)-Feld, das ein CRC-Generator aus einem gegebenen Frame von Datenbits generiert. Grundlage ist ein Generator-Polynom, das Sender und Empfänger definieren, z. B. $G(X) = X5 + X2 + 1$ für 5-Bit Token-CRCs, das das Bitmuster 00101 ergibt und $G(X) = X16 + X15 + X2 + 1$ für 16-Bit Daten-CRCs, das das 1000000000000101 ergibt. Der Datenframe wird durch zusätzliche Bits so ergänzt, dass das Polynom aus Datenbits und der entstehenden Prüfsumme durch das Generatorpolynom teilbar ist. Das Ergebnis ist gleich Null, wenn der Frame korrekt übertragen wurde. Die Berechnung kann durch Schiebe- und XOR-Operationen berechnet werden, die mit einfachen Registeroperationen in den Empfängern ausgeführt werden können. Mit Hilfe von CRCs können Einzel- und Doppel-Bit-Fehler erkannt werden.

Vor dem Senden werden die Pakete einem Bit-Stuffing unterzogen. Dazu wird auf sechs aufeinanderfolgenden Einsen eine Null zusätzlich in den Datenstrom eingefügt, und danach das Signal NRZI-verschlüsselt. Auf der Empfangsseite müssen die zusätzlichen Bits aus dem Datenstrom wieder entfernt werden.

Angeschlossene Geräte können nun einen der folgenden vier *Transfermodi* nutzen. Alle Transfers erfolgen in der Reihenfolge: Start-Of-Frame-Paket → Token-Paket → Daten-Pakete → Handshake-Paket.

Kontroll-Transfers: Kontroll-Transfers dienen der Konfiguration eines Gerätes oder der Anzeige von Status-Informationen beispielsweise für die Erstkommunikation nach der Detektion eines Gerätes mit dem Endpunkt 0. Die Datenübertragung erfolgt verlustfrei, d. h. fehlerkorrigiert und wird generell bidirektional durchgeführt.

Bulk-Transfers: Für große Datenmengen, die nicht zeitkritisch sind, wie Druckerdaten oder USB-Festplattendaten, ist der Bulk-Transfer vorgesehen. Bulk-Transfers veranlasst der Controller nach Abschluss aller isochronen und Interrupt-Transfers bei vorhandenen Übertragungskapazitäten. Den ordnungsgemäßen Datenaustausch stellt eine Fehlererkennung auf Hardwareebene auf Basis der Prüfsumme sicher. Im Bedarfsfall können Transaktionen wiederholt werden.

Interrupt-Transfers: Interrupt-Transfers werden für die Übertragung kleiner Datenmengen zu nicht genau bestimmbaren Zeiten verwendet. Dieser Modus wird z. B. von Geräten der HID-Klasse, wie Tastaturen oder Mäusen verwendet. Die Datenübertragung erfolgt dabei mit der höchsten Geschwindigkeit, die das Gerät unterstützt.

Isochrone Transfers: Isochrone Transfers werden in Echtzeit erstellt, übermittelt und empfangen. Der Modus ist für Full-Speed- und Hi-Speed-Geräte, wie USB-Soundkarten, vorgesehen. Zusammen mit den Daten werden Timing-Informationen übertragen. Bei der Pufferung an den entsprechenden Endpunkten entstehen Latenzzeiten. Wurde ein isochroner Transfer vom Controller aktiviert, so ist die benötigte Datenrate garantiert. Es muss dann mit der Rate geliefert werden, mit der er empfangen werden soll (Abb. 7.19).

Die für medizinische Geräte notwendige galvanische Trennung bzw. Isolation von Sender und Empfänger erfordert zusätzliche schaltungstechnische Maßnahmen. Die primären Herausforderungen bei der Entwicklung eines USB-Isolators sind die korrekte Bestimmung der Richtung der Datenübertragung und, wenn die Treiber de-

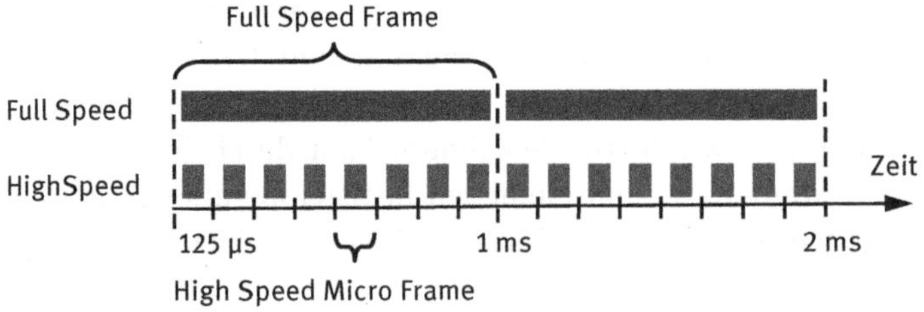

Abb. 7.19: USB 2.0 Isochrone Daten-Frames. Beim Full Speed Frame erfolgt das Polling jede Millisekunde, beim High Speed Micro Frame alle 125 µs.

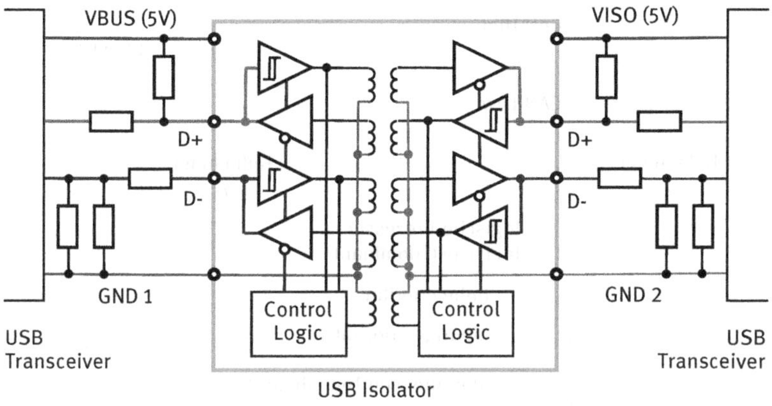

Abb. 7.20: Integrierter USB-Isolator ADuM4160.

aktiviert werden, die Ermöglichung des Leerlauf-Buszustandes. Abb. 7.20 zeigt beispielhaft die integrierte Schaltung eines USB-Isolators. Die paketorientierte Natur der USB-Daten ermöglicht eine einfache Methode zur Ermittlung der Datenrichtung. Wenn der Bus im Leerlauf ist, halten Pull-up- und Pull-Down-Widerstände den USB im Ruhezustand ohne Puffertreiber.

Ein aktuelles Problem bei der Verwendung von USB-Controllern sind unzureichende Sicherungen gegen das Einschleusen von Malware oder Viren in ein System.

7.8.2 CAN (Controller-Area-Network)

Aus dem Automobilbau ist die CAN-Schnittstelle für ihre hohe Datensicherheit bekannt; mit ihr werden im Fahrzeug elektronische Baugruppen wie Steuergeräte oder intelligente Sensoren untereinander vernetzt. Das CAN-Bus-System vollzieht den Datenaustausch zwischen den Steuergeräten auf einer einheitlichen Plattform. Die CAN-Schnittstelle kommt heute auch in Magnetresonanz- und Computertomographen, Blutgewinnungsmaschinen, Laborgeräte oder Herz-Lungen-Maschinen zum Einsatz. CAN-Protokolle sind als ISO 11898 international für die Layer 1 (physische Schicht) und 2 (Datensicherungsschicht) im ISO/OSI-Referenzmodell standardisiert.

Busmedium ist Twisted-Pair-Kabel. Darüber überträgt der CAN-Bus mit einer Übertragungsrate von 50 kBit/s bei 1000 m Leitungslänge und bis 1 MBit/s bei 40 m Leitungslänge und ist aufgrund einer Nachrichtenpriorisierung echtzeitfähig. Jedes Steuergerät auf dem CAN-Bus ist gleichberechtigt und kann Daten senden und empfangen. Genutzt wird ein nachrichtenorientiertes Protokoll. Die Nachricht wird mit einer Nachrichtenkennung (Identifier) gekennzeichnet. Alle Netzknoten prüfen anhand des Identifier, ob die Nachricht für sie relevant ist.

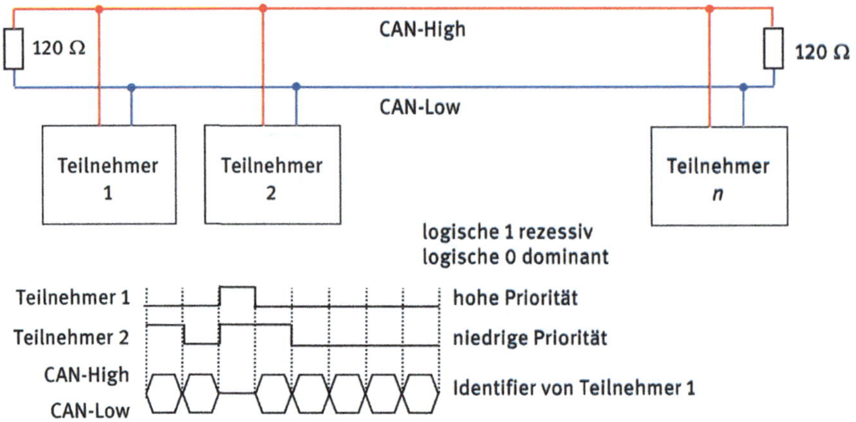

Abb. 7.21: CAN-Bus Topologie und Wired-AND Priorisierungsverfahren.

Über den Identifier lässt sich der Rang bzw. die Dringlichkeit einer Nachricht ablesen. Da der CAN-Bus eine Multi-Master-Topologie und damit auch den gleichzeitigen Sendungsbeginn von Nachrichten zulässt, enthalten wichtigere Nachrichten mehr dominante Bits an vorderer Stelle, die die rezessiven Bits überschreiben, wie in Abb. 7.21 dargestellt. Der Absender der unwichtigeren Nachricht stoppt in diesem Fall seine Ausgabe und versucht es nach dem Ende der Nachricht erneut.

Die Identifier von Nachrichten können unterschiedlich lang sein (11 Bit oder 29 Bit), ebenso die Datenpakete. Einem Datenfeld ist daher ein Steuerfeld vorangestellt, dass die Länge des Datenpakets anzeigt. Über den CAN-Bus können Nachrichten sowohl durch die Teilnehmer unaufgefordert versandt werden, als auch auf Anforderung. Für die Kommunikation stehen vier verschiedene standardisierte Frames zur Verfügung:

- Daten-Frame
- Remote-Frame zur Anforderung eines Daten-Frames von einem anderen Teilnehmer,
- Error-Frame zur Fehlermeldung an alle Teilnehmer, die daraufhin den fehlerhaften Frame verwerfen und
- Overload-Frame zum Einfügen einer Zwangspause zwischen Daten- und Remote-Frames.

In einem Daten-Frame folgt auf das Datenfeld ein 16 Bit-CRC-Prüfsummenfeld mit dem Generatorpolynom X15 + X14 + X10 + X8 + X7 + X4 + X3 + 1. Den korrekten Empfang eines Frames quittiert der jeweilige Teilnehmer mit dem Setzen eines dominanten ACK-Bits. Erkennen mehrere Teilnehmer einen Fehler, so senden sie im Anschluss aneinander Error-Frames. Verfälschte Nachrichten werden daher mit großer Wahrscheinlichkeit erkannt. Diese Redundanz gestattet zudem die Erkennung fehlerhaft arbeitender Teilnehmer, die in zwei Stufen vom BUS getrennt werden können. Die CAN-Schnittstelle arbeitet dadurch sehr zuverlässig.

7.8.3 IEEE1394

IEEE 1394 (ebenso bekannt als FireWire™ und i.LINK™) ist ein sich etablierender Standard für die Hochgeschwindigkeitsübertragung von digitalen Daten. Es wird erwartet, dass der größte Anteil von Systemen für digitale Bilderfassung, digitales Drucken, Massenspeicherung u. a. diesen Busstandard benutzen wird. IEEE 1394 verbindet zahlreiche Vorteile gegenüber anderen Buslösungen:

- Hohe Bandbreite (gegenwärtig bis zu 400 MBit/s); dennoch können Bauelemente mit unterschiedlichen Geschwindigkeiten gemischt werden,
- Dünnes serielles Kabel (4 oder 6 abgeschirmte Leitungen) mit einer Länge bis zu 4,5 m,
- Einfach im Gebrauch: keine Festlegung von Gerätenummern oder komplizierter Aufbau durch den Endnutzer,
- Nutzer kann Geräte hinzufügen oder wegnehmen, während der Bus aktiv ist,
- Flexible Topologie.

IEEE 1394 führt zwei verschiedene Arten der Datenübertragung aus: die asynchrone Übertragung wird zu Steuer- und Kontrollzwecken benutzt, während die isochrone Übertragung eine feste Bandbreite garantiert. Letzteres ist besonders wichtig für die Echtzeitübertragung von z. B. digitalen Videos.

7.8.4 IEEE-488-Bus (GPIB- Interface)

Bereits 1965 wurde von Hewlett Packard der erste Entwurf für ein Dreidraht-Hand-Shake Verfahren zur Steuerung und Datenübertragung von Messgeräten entwickelt. Acht Datenleitungen sowie acht Kontroll- und Steuerleitungen werden beim IEEE-488 Bus über ein 25 poliges Kabel geführt und Daten bidirektional übertragen. Bis zu einer Länge von 20 m können max. 31 Geräte angeschlossen werden. Bei Verwendung gut geschirmter Leitungen und Adapter lassen sich auch Entfernungen von 40 und sogar 65 m erreichen. Die Übertragungsrate beträgt typisch 1,5 MBytes/s. Bus Extender erlauben eine Kabellänge bis 300 m mit einer maximalen Übertragungsrate von 900 kBytes/s. Über LWL Extender können 2 km mit einer max. Übertragungsrate von 1 MBytes/s (IEEE 488.1) oder 2,2 MBytes/s (HS 488) überbrückt werden. Die Verwendung des HS 488-Protokolls erlaubt bis 20 m Leitungslänge eine Übertragungsrate von bis zu 8 MBytes/s. Eine galvanische Trennung bis 1600 V, wie auch eine direkte Ankopplung an das Ethernet (Übertragungsrate 50 kBytes/s) ist durch zusätzliche Module (z. B. NI-GPIB-ENET) möglich.

Der aktuelle Standard für die Hardware ist ANSI/IEEE Std 488.1-1987 – Revision of ANSI/IEEE Std 488-1978. Die Erweiterung der Hardwarespezifikation durch die Standardisierung der Formate, Protokolle und Befehle erfolgte 1987, eine Revision 1992 mit der IEEE Std 488.2.

Die Norm IEEE488 definiert einen parallelen, 8 Bit breiten Bus, der heute überwiegend zur Steuerung von Messgeräten in der Labortechnik Anwendung findet. Firmen wie HP und Commodore verbreiteten den Bus zwischenzeitlich auch als Peripherie-Schnittstelle z. B. für den Anschluss ihrer Drucker, Plotter und externen Festplatten. Neben dem Namen „lEEE488" existieren weitere, z. T. von anderen Normungsgremien eingeführte Bezeichnungen: HP-IB, GP-IB, IEC 625 oder DIN IEC 625.

Bussteuerung und -verwaltung

Der lEEE488-Bus ist ein Master/Slave-System, bei dem in der Regel ein Rechner die sogenannte Controller-Funktion übernimmt und den Buszugang der anderen Teilnehmer regelt. Vor der eigentlichen Nutzdaten-Übertragung muss dieser Controller das gewünschte Endgerät, je nach erforderlicher Daten-Richtung, als *Talker* oder *Listener* adressieren.

Eine Ausnahme des Master/Slave-Betriebs ist der *„Listen-only"*-Modus: Geräte wie z. B. Drucker nehmen in diesem Modus unabhängig von einer Adressierung alle Daten entgegen, die auf dem Bus übertragen werden. Beim Betrieb eines einzelnen Druckers an einem Oszilloskop kann so z. B. auf die Konfiguration der Adressen verzichtet werden.

Bussignale

Alle Signale des IEEE488-Busses werden in Open-collector-Technik als TTL-Pegel übertragen. Die 16 Leitungen lassen sich in 3 Gruppen unterteilen:

1. Datenbus (DIO1-DIOB) Abhängig vom Zustand des Steuerbusses werden über die Datenleitungen Nutzdaten oder Adressinformationen übertragen.
2. Steuerbus (ATN, IFC, REN, SRQ, EOI):
   - **ATN** (Attention) dient der Unterscheidung von Adressinformation und Nutzdaten. ATN = „LOW" kennzeichnet die Übertragung einer Adressinformation.
   - **IFC** (Interface clear) wird zur Initialisierung aller angeschlossenen Geräte aktiviert.
   - **REN** (Remote enable) wird zur Umschaltung aller Teilnehmer vom Lokalbetrieb in den Schnittstellenbetrieb verwendet.
   - **SRQ** (Service Request) stellt die Interrupt- Leitung des IEEE 488-Busses dar. Bus-Teilnehmer können hierüber dem Controller melden, dass z. B. Daten zur Abholung bereit stehen.
   - **EOI** (End or identify) muss in Abhängigkeit vom Zustand der ATN-Leitung betrachtet werden: mit diesem Signal kann z. B. das letzte Byte einer Datenübertragung angezeigt werden.

3. Handshake-Bus (DAV, NRFD, NDAC) Diese Signale dienen der Flusskontrolle bei der Datenübertragung. Vergleichbar zum Strobe-Signal der Centronics-Schnittstelle wird durch Setzen von DAV das Anliegen eines gültigen Bytes auf den Datenleitungen signalisiert. Über NRFD und NDAC zeigt ein Listener seine Bereitschaft zur Datenübernahme bzw. die erfolgte Datenübernahme an.

7.9 Vergleich

In Tab. 7.6 sind die Eigenschaften der beschriebenen drahtgebundenen Übertragungsstandards zusammengefasst.

Tab. 7.6: Eigenschaften drahtgebundene Übertragungsstandards.

	USB	CAN	RS232	IEEE1394	IEEE488	I²C
Leitungslänge		40 m	ca.10 m		20 m (8 Masse- u. 16 Signalleitungen)	1 m
Datenrate	Bis 480 M bit/s	0,1 bis 1 M bit/s	ca.115 kbit/s	400/ 800 MBit	Bis zu 30 Mbit/s	100kbit (400kbit)
Anzahl Teilnehmer	Peer-to-peer Erweiterung über HUBs bis zu 127	2^{11} bzw. 2^{29} Adress-Bits	Peer-to-peer	64	15	127
Datensicherheit	Paritäts-Bit	CRC Bitstuffing Quittierung Fehlerhandling	Paritäts-Bit			Acknowledge-Bit

Quellenverzeichnis

Andrä C. Dynamische Speicherbelegung in einem Transientenlogger-ASIC bei der Signalverarbeitung. Studienarbeit, Technische Universität Dresden, Institut für Halbleiter- und Mikrosystemtechnik, 2005.

Awtrey D. Transmitting Data and Power over a One-Wire Bus. Sensors, ADVANSTAR PUBLICATION, U.S.A., Feb. 1997.

Bähring H. Mikrorechnertechnik Band II – Busse, Speicher, Peripherie und Microcontroller. 3. Auflage, Berlin, Heidelberg: Springer Verlag, 2002.

Dallas Maxim Semiconductor. Application Note 74, Reading and Writing 1-Wire® Devices Through Serial Interfaces, Stand 01.03.2018.

Dallas Maxim Semiconductor. Application Note 1796, Overview of 1-Wire Technology and Its Use, https://www.maximintegrated.com/en/app-notes/index.mvp/id/1796, Stand 01.03.2018

Dallas Maxim Semiconductor. Application Note Application Note 147, Supplying Power via the 1-Wire Bus, http://tom-itx.no-ip.biz:81/~webpage/pdf/1wire/ Supplying% 20Power% 20to% 201Wire.pdf, Stand 01.03.2018.

Dallas Maxim Semiconductor. Application Note 126, 1-Wire Communication Through Software, https://www.maximintegrated.com/en/app-notes/index.mvp/id/126, Stand 01.03.2018.

Dallas Maxim Semiconductor. Application Note 2420, 1-Wire Communication with a Microchip PICmicro Microcontroller, http://techwww.in.tu-clausthal.de/site/Dokumentation/OneWire/ApplicationNotes/App2420_1WMic.pdf, Stand 01.03.2018.

Dallas Maxim Semiconductor. Application Note 162, Interfacing the DS18X20/DS1822 1-Wire Temperaturesensor in a Microcontroller Environment, https://www.maximintegrated.com/en/app-notes/index.mvp/id/162, Stand 01.03.2018.

Dietzschkau M. Die Standards USB und IEEE 1394. Ausarbeitung zum Proseminar IBM-PC, Technische Universität Chemnitz, Fakultät für Informatik, Prof. Dr.-Ing. W.Rehm, SoSe 2000. https://www.tu-chemnitz.de/informatik/RA/news/stack/kompendium/vortr_2000/usb_fw/, Stand 01.03.2018.

Eckert J. Drahtgebundene Kommunikation, DIY Personal Fabrication Dokumentation. Seminar im Master- und Bachelorstudium, Informatik 7, Lehrstuhl für Rechnernetze und Kommunikationssysteme, Friedrich-Alexander-Universität Erlangen-Nürnberg, 2015.

Firmeninformation. Das „Plug & Play Sensors Programm, mpa 7/8 2003.

George L. Using UART of PIC Microcontroller – Hi Tech C. http://electrosome.com/uart-pic-microcontroller-hi-tech-c/, Stand 24.4.2014.

Ohm J, Lüke HD. Signalübertragung: Grundlagen der digitalen und analogen Nachrichtenübertragungssysteme, Berlin, Heidelberg: Springer-Verlag 2013.

Pahlke W, Rein D. Mikromodule – der Weg zur flexiblen Fertigung von Messsystemen. MST-User-Forum, München, 11.11.2003.

Rost M, Wefel S. Sensorik für Informatiker: Erfassung und rechnergestützte Verarbeitung nichtelektrischer Messgrößen. Oldenbourg: Walter de Gruyter 2016.

Santo B. 25 Microchips That Shook the World. IEEE Spectrum. 2009;46(5):34–43.

Schalomon S. Universal Serial Bus (USB). https://www.tu-chemnitz.de/informatik/RA/news/ stack/kompendium/vortraege_97/usb/datenfl.html, Stand 01.03.2018.

Texas Instruments. KeyStone Architecture Multichannel Buffered Serial Port (McBSP) – User Guide. Literature Number: SPRUHHO, May 2012.

Weber M. Elektronisches Datenblatt nach IEEE 1451.4. Information der Metra Mess- und Frequenztechnik Radebeul, https://www.mmf.de/messtechnik.htm, Stand 01.03.2018.

8 Drahtlose Schnittstelle S3

Andreas Heinig

8.1 Einleitung

Die *drahtlose* Schnittstelle umfasst die Art der Datenübertragung einschließlich der notwendigen Protokollinformationen, die Beschreibung der Verbindungsaufnahme zwischen zwei oder mehreren Teilnehmen, und die Auswahl des geeigneten Mediums. Die Beschreibung der Dateninformationen ist in der S4-Schnittstelle enthalten.

In der Medizintechnik werden Sensoren und Aktoren mit einer elektronischen Verarbeitungseinheit verbunden. Dabei spielt die Übertragung der Daten von mehreren Teilsystemen zu einer Auswerteeinheit und zurück eine große Bedeutung. Gerade beim Implantat muss über diese Schnittstelle die notwendige Energie als auch der Datenaustausch erfolgen. Durch den Aufbau auch komplexer Systeme wurden in der Industrie eine Reihe verschiedener Verfahren entwickelt. Das betrifft sowohl die drahtlosen wie auch drahtgebundene Übertragungsmöglichkeiten. Alle wichtigen Verfahren haben Vor- und Nachteile. Diese sollen in diesem Kapitel dargestellt werden und so dem Anwender Hinweise für eine Implementierung geben. Um eine Vergleichbarkeit der vielen bekannten Möglichkeiten und Verfahren zu erreichen, muss ein Bewertungskatalog erstellt werden, an dem sich alle untersuchten Datenübertragungssysteme messen können. Die Parameter des Bewertungskataloges müssen eine Antwort auf mehrere notwendige Fragen ermöglichen:

- Erfüllt das Übertragungssystem die technischen Anforderungen, die die gestellte Aufgabe mit sich bringt? (Zum Beispiel: Kann die für eine Auswertung erforderliche Datenmenge übertragen werden?)
- Ermöglicht das Übertragungsverfahren das Erreichen geforderter Gebrauchseigenschaften? (Zum Beispiel: Verbleibt dem Anwender entsprechend der zu erwartenden Einsatzsituation genügend Bewegungsfreiheit)
- Kann das Übertragungssystem in dem Bereich, in dem die gestellte Aufgabe durchgeführt werden muss, auch eingesetzt werden? (Zum Beispiel: Sind die verwendeten Übertragungsfrequenzen in den gesetzlichen Bestimmungen und Vorschriften des zu erwartenden Anwendungsbereiches zulässig?)
- Erlaubt das Übertragungssystem eine technische Realisierung, die aus wirtschaftlichen Gesichtspunkten sinnvoll ist und beim Anwender aus einer Vielzahl von Aspekten heraus Akzeptanz und Vertrauen erwarten lässt? (Zum Beispiel: Sind die Material- und Herstellungskosten in vertretbarem Rahmen?)

Die Eigenschaften der Übertragungssysteme können von Aufgabe zu Aufgabe unterschiedlich zu Vorteilen, aber auch zu Nachteilen führen. Es ist daher sinnvoller, die zu untersuchenden Verfahren an diesem allgemeingültigen Bewertungskatalog zu

https://doi.org/10.1515/9783110349337-008

messen, als eine Bewertung direkt für konkrete Aufgaben vorzunehmen, welche in jedem Falle nur eine begrenzte Auswahl darstellen könnte.

8.2 Anforderungen

Reichweite

Die Reichweite eines Übertragungsverfahrens beeinflusst die Gebrauchseigenschaften des Endgerätes wesentlich. Soll zum Beispiel eine Langzeitmessung im Alltag vorgenommen werden, sollte die Bewegungsfreiheit des Anwenders möglichst wenig eingeschränkt sein. Andererseits kann die Reichweite der Übertragung bei einer sehr kurzen Messwertaufnahme oder wenn die Messaufgabe generell in einem stationären Bereich stattfindet, eine untergeordnete Rolle spielen. Die Reichweite wird hauptsächlich von den Übertragungsfrequenzen beeinflusst.

Es ist allgemein zu erwarten, dass eine Erhöhung der Reichweite:

- eine höhere Teilnehmerzahl berücksichtigen muss,
- die abgestrahlte Leistung vergrößert,
- strengere gesetzliche Bestimmungen berücksichtigen muss,
- den Leistungsverbrauch erhöhen kann.

Datenübertragungsrate

Die erreichbare Datenübertragungsrate bestimmt, ob ein Übertragungsverfahren für die Lösung des gestellten Problems überhaupt in Frage kommt, in Grenzfällen beeinflusst sie zumindest die Gebrauchseigenschaften. Prinzipiell steigt die Datenübertragungsrate mit der Übertragungsfrequenz.

Eine Erhöhung der Datenrate:

- erhöht den Leistungsverbrauch,
- kann die Kosten steigern.

Übertragungsfrequenzen

Die benutzten Übertragungsfrequenzen bestimmen die grundsätzlichen Eigenschaften der Übertragung. Bei dieser Bewertung sollen aber auch die Verfahren mitberücksichtigt werden, welche nicht auf Funkübertragung basieren, wie zum Beispiel die Infrarotübertragung und die drahtgebundene Übertragung, für die der Begriff Übertragungsfrequenz nur im weitesten Sinne gilt. Die gewählte Übertragungsfrequenz bestimmt das grundlegende Verhalten bezüglich:

- Reichweite der Übertragung,
- Datenübertragungsrate,
- Zeit zur Verbindungsaufnahme,
- Anzahl der möglichen Teilnehmer,
- Fehleranfälligkeit,

- abgestrahlte Leistung,
- Leistungsverbrauch,

und hat damit Einfluss auf die Verträglichkeit mit den gesetzlichen Bestimmungen, die Baugröße und die Kosten. Der Wahl der geeigneten Übertragungsfrequenz kommt damit eine entscheidende Schlüsselrolle bei der Auswahl eines Übertragungsverfahrens für eine bestimmte Aufgabe zu.

Zeit für die Verbindungsaufnahme

Die Zeit, die das Übertragungssystem benötigt, um eine Verbindung zur Datenübertragung aufzubauen, beeinflusst die Gebrauchseigenschaften des Gesamtsystems. Die Forderungen können hier je nach Aufgabe von einer permanenten Verbindung (Zeit zur Verbindungsaufnahme gleich Null Sekunden) bis zu einer nur gelegentlichen Datenübertragung (Zeit zur Verbindungsaufnahme unkritisch). Es sind aber auch Spezialfälle möglich, in denen nur in bestimmten Situationen (zum Beispiel die Messwerte erreichen einen Grenzwert) eine Verbindung aufgebaut wird, diese dann aber schnell zustande kommen muss.

Die Häufigkeit und Dauer der Verbindungsaufnahme beeinflusst die Berücksichtigung der Teilnehmerzahl und den Leistungsverbrauch.

Anzahl der möglichen Teilnehmer

Die Zahl der möglichen Teilnehmer bestimmt die Gebrauchseigenschaften des Gesamtsystems. Es muss ermöglichen, dass mehrere Anwender das gleiche Produkt zur gleichen Zeit (Berücksichtigung der Übertragungsrate, Zeit der Verbindungsaufnahme) und am gleichen Ort (Reichweite der Übertragung) verwendet werden können. Das ist im Wesentlichen von der Komplexität des verwendeten Protokolls abhängig und beeinflusst deshalb die Kosten.

Besonders wichtig ist dabei die Forderung, dass sich unterschiedliche Teilnehmer gegenseitig nicht beeinflussen und die ordnungsgemäße Funktion der einzelnen Geräte nicht gestört wird.

Fehleranfälligkeit

Die Fehleranfälligkeit beeinflusst entscheidend die Akzeptanz durch den Anwender. Die Fehleranfälligkeit kann durch das verwendete Protokoll, geeignete Prüfinformationen und Redundanzen im Datenstrom verringert werden. Unterschiedliche Übertragungsfrequenzen werden unterschiedlich stark von äußeren Störgrößen beeinflusst. Eine verringerte Fehleranfälligkeit kann zur Folge haben, dass:

- die nutzbare Übertragungsrate sinkt,
- die Kosten sich erhöhen.

Sendeleistung

Die abgestrahlte Leistung muss den gesetzlichen Bestimmungen und den lokalen Vorschriften im Einsatzbereich genügen. Eine hohe abgestrahlte Leistung kann auch die Akzeptanz durch den Anwender negativ beeinflussen. Eine geringe abgestrahlte Leistung

- kann die Reichweite verringern,
- verringert den Leistungsverbrauch.

Gesetzliche Bestimmungen

Die gesetzlichen Bestimmungen und lokalen Vorschriften, die für den Einsatz bestimmter Übertragungsfrequenzen, dem Abstrahlen größerer Leistungen, der Störabstrahlung überhaupt, der Verwendung bestimmter Bauteile bis hin zu einer erforderlichen Zulassung und Zertifizierung des zukünftigen Produktes gelten, sind bei der Auswahl des Übertragungsverfahrens zu berücksichtigen.

Leistungsbedarf

Der Energiebedarf begrenzt die einsetzbaren Energiequellen und beeinflusst damit die Einsatzdauer und die Kosten des zu entwickelnden Systems. Damit bestimmt der Leistungsverbrauch die Gebrauchseigenschaften wesentlich mit.

Baugröße (Abmessungen)

Die zu erwartende Baugröße beeinflusst die Gebrauchseigenschaften und hängt von den technischen Randbedingungen der gewählten Lösung ab und kann durch die Kosten beeinflusst werden.

Wirkungsgrad

Im physikalischen Sinne ist der Wirkungsgrad das Verhältnis zwischen der Nutzenergie zur eingesetzten Energie. Angewendet auf die Übertragungsverfahren lassen sich mehrere Arten unterscheiden. Bei den funkbasierten Verfahren kann als Eigenschaft die abgestrahlte Energie zur empfangenen Energie als Wirkungsgrad angegeben werden.

Modulationsverfahren

Nicht nur bei der drahtlosen Übertragung wird die zu übertragende Information auf ein Trägersignal aufmoduliert. Auch serielle Bussysteme nutzen diese Art der Signalübertragung. Das Trägersignal kann sowohl eine sinusförmige Schwingung als auch eine Rechteckimpulsfolge sein. Ziel ist es, eine sichere Datenübertragung zu gewährleisten. Das bedeutet, dass ein möglichst großer Signal-Rauschabstand erreicht werden muss. Je nach Übertragungsart haben die verschiedenen Verfahren dabei Vor- und Nachteile. Die Modulationsart ist Teil der Spezifikation.

Verschlüsselung

Wenn sensible personengebundene Daten übertragen werden, kann es notwendig sein, die Daten verschlüsselt zu übertragen, um es Dritten zu erschweren an die Daten heranzukommen (Gerwing, 2009).

8.3 Überblick

Die drahtlosen Schnittstellenstandards werden nachfolgend in Funksysteme, Transponder und optische Systeme unterteilt. Die gemeinsame Eigenschaft der Funksysteme ist die drahtlose Übertragung von Informationen von einem Punkt zu einem anderen. Dabei hat sich in letzter Zeit eine Vielzahl von Systemen entwickelt, die meist speziell für ein Applikationsgebiet entstanden sind. Es werden Frequenzbänder von einigen hundert KHz bis in den GHz-Bereich verwendet. Bei den Transpondern wird neben dem Signal auch die Energie mit übertragen. Das ist vor allem bei Implantaten notwendig, wenn nicht nach einiger Zeit die Batterie gewechselt werden soll. Im Weiteren werden die einzelnen Systeme kurz vorgestellt.

Tab. 8.1: Übersicht über drahtlose Schnittstellenstandards.

	Bluetooth			**DECT**	**Konnex**	**WLAN**	**BAN**
Frequenzen	2,4 GHz			1,88 u. 1,9 GHz	868,3 MHz	2,4 GHz	402 ... 405 MHz
Reichweite	1 m	10 m	100 m	40 m indoor 350 m outdoor	25 m indoor 200 m outdoor	37 m indoor 122 m outdoor	1–2 m
Sendeleistung	1 mW	2,5 mW	100 mW	250 mW		100 bzw. 200 mW	25 µW
Datenrate	768 Kbit/s bzw. 433,9 Kbit/s			32 Kbit/s	16384 Baud	11 Mbit/s	180 Kbit/s
Zeit Verbindungsaufnahme	2–10 s				sofort		100–384 ms
Anzahl Teilnehmer	8 pro Piconet Scatternet verbindet 2 Piconet			30–40 asynchrone Verbindungen	Peer-to-Peer	48 Adress-Bits	16
Fehleranfälligkeit	Frequenzhopping				CRC-Prüfung		
Leistungsverbrauch	Ca. 40 mA			Ca. 60 mA	Ca 15 mA		130 mW

Tab. 8.1: (fortgesetzt) Übersicht über drahtlose Schnittstellenstandards.

	ZigBee	NanoNet	Transponder	IrDA
Frequenzen	868, 915 MHz, 2,4 GHz	2,4 GHz	125 KHz...2,4 GHz	
Reichweite	10–100 m	60 m indoor 700 m outdoor	bis zu 3 m	4 m sichtbar
Sendeleistung				
Datenrate	10–100 Kbit/s	11 Mbit/s	ca. 40kbit (13MHz-System)	bis 16 Mbits/s
Zeit Verbindungsaufnahme			nach der Energieübertragung sofort	bis 650 ms
Anzahl Teilnehmer	255	48 Adress-Bits	bis zu 248 Adress-Bits (begrenzt durch Energie und räumliche Ausdehnung des Magnetfeldes)	8
Fehleranfälligkeit	CRC-Prüfung		CRC-Prüfung	CRC-Prüfung
Leistungsverbrauch	20 mA senden	53 mA senden 17 mA empfangen	Passiv aus dem Magnetfeld	

8.4 Funksysteme

Andreas Heinig

8.4.1 Bluetooth

Übersicht

Im Jahre 1994 gab man bei der schwedischen Mobilfunkfirma Ericsson eine Studie mit dem Ziel in Auftrag, die Machbarkeit einer preiswerten und stromsparenden Funkverbindung zwischen Handy und Zubehör zu ermitteln. Hauptziel war es, einen drahtlosen Ersatz für die bisherigen Kabelverbindungen zu finden, welche störanfällig, unkomfortabel und deren Steckverbindungen häufig inkompatibel waren. Im Ergebnis entstand Bluetooth. Ericsson ist im Besitz der Bluetooth-Zeichenrechte. Historisches Vorbild und Namensgeber für dieses schnurlose Funkverfahren ist der Wikinger-König Harald Blaatand (dänischer Name, deutsch: Blauzahn bzw. englisch: Bluetooth).

Im Mai 1998 hat die Bluetooth Special Interest Group (SIG) den Standard erstmals vorgestellt. Die SIG wurde von Ericsson, IBM, Intel, Nokia und Toshiba gegründet.

Bluetooth ist ein freies, nicht lizenzpflichtiges Funkverfahren. Vorteile von Bluetooth sind die Offenheit des Verfahrens, die weltweite Frequenzverfügbarkeit, geringer Energieverbrauch und die Ausbaufähigkeit von zehn auf hundert Meter. Bluetooth hat das Potenzial, alle kurzen Datenkabel zu ersetzen. Die Bluetooth-Technik nutzt das frei verfügbare Funknetz ISM (Industrial Scientific Medical), das mit 2,45-GHz arbeitet. Dieser Frequenzbereich ist weltweit für jedermann frei nutzbar (einzige Ausnahme: Frankreich). Da auch andere Anwendungen dieses Frequenzband nutzen, sind gegenseitige Störungen möglich. Insbesondere WLAN (schnurloses Netzwerk) kann durch Bluetooth gestört werden. Aber Bluetooth erweist sich als recht störungsfest und lässt sich von WLAN kaum aus dem Tritt bringen. Im Höchstfall können 127 Geräte miteinander verbunden werden.

Die maximale Reichweite beträgt etwa zehn Meter. Leistungsverstärkt soll eine Reichweite bis zu 100 Meter möglich sein. Für die Nahfeldanwendungen, für die Bluetooth gedacht ist, reicht diese geringe Reichweite jedoch völlig aus und hat sogar den Vorteil, dass immer genügend freie Übertragungskanäle zur Verfügung stehen, da diese nicht von weit entfernten Bluetooth-Geräten blockiert werden.

Übertragen werden die Daten auf mehreren synchronen Datenkanälen und einem asynchronen Datenkanal. Synchrone Kanäle übertragen in beide Richtungen jeweils 64 kBit/s (das entspricht einem ISDN-Kanal) und sind speziell für Sprachübertragungen ausgelegt. Der asynchrone Datenkanal überträgt mit maximal 721 kBit/s in der einen und 57,6 kBit/s in der anderen Richtung. Bei der optional nutzbaren symmetrischen Übertragung auf diesem Kanal sind 432,6 kBit/s in beide Richtungen möglich. Die insgesamt zur Verfügung stehende Übertragungsrate beträgt bei Bluetooth somit etwa 1 MBit/s.

Alle übertragenen Daten können mit einem bis zu 128 Bit langen Schlüssel chiffriert werden. Zur Authentifizierung dient ein ebenfalls 128 Bit langer Schlüssel. Alle Bluetooth-Geräte haben eine eigene 48 Bit-Adresse. Es können also über 281 Billionen verschiedene Geräte auseinander gehalten werden. Auch die adaptive Reichweitenbegrenzung auf die besagten zehn Meter trägt zur Sicherheit bei, da so eine Manipulation des Datenstroms nur aus unmittelbarer Nähe möglich ist.

Innerhalb der letzten Jahre haben sich mehr als 2.000 Unternehmen der SIG angeschlossen. Sie kommen unter anderem aus der Informations- und Kommunikationsbranche, der Unterhaltungselektronik und dem Fahrzeugbau.

Inzwischen haben alle führenden Mobilfunk- und Computerhersteller Bluetooth-Produkte entwickelt. Bluetooth-Module beinhalten neben der Steuerung und Verschlüsselung auch die komplette Sende- und Empfangstechnik. Alle modernen Smartphones kommunizieren mittlerweile über eine Bluetooth-Schnittstelle. Viele Bluetooth-Geräte können mit einer drahtlosen Bluetooth-Freisprecheinrichtung genutzt werden oder ermöglichen eine schnurlose Anbindung des Handys an einen Laptop.

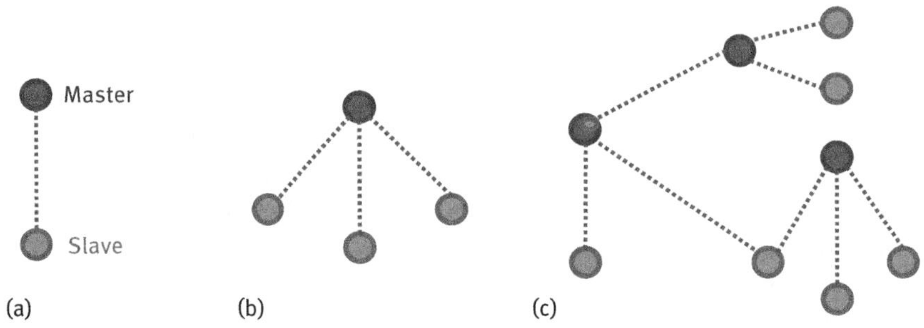

Abb. 8.1: Schematische Verschiedene Verbindungsmöglichkeiten: (a) Point to Point, (b) Piconet, (c) Scatternet.

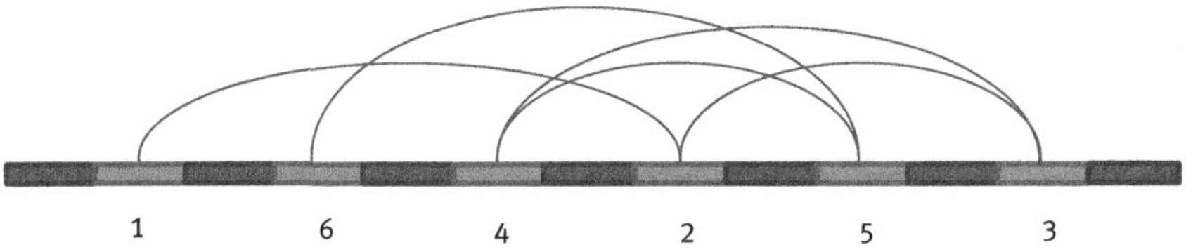

Abb. 8.2: Frequenzsprünge (Hopping).

Systemarchitektur

Bluetooth bietet zwei Verbindungsmöglichkeiten an, Point-to-Point-Verbindungen und Point-to-Multipoint-Verbindungen (Abb. 5.1). In einen Bluetooth Netz gibt es immer einen Teilnehmer mit Master-Funktion und einen oder bis zu acht weitere Teilnehmer, die als Slave fungieren (Schiller, 2000). Im Grunde kann jeder der Teilnehmer als Master arbeiten. Der Teilnehmer, der zuerst ein Bluetooth Netz gründet, wird automatisch zum Master ernannt. Er synchronisiert alle weiteren Teilnehmer, die hinzukommen. Ein solches Netz nennt man in der Bluetooth Terminologie ein Piconet. Ein Master kann sich wiederum einem anderen Piconet als Slave anschließen, man spricht dann von einem Scatternet.

Bluetooth arbeitet mit 79 Frequenzbändern. Diese Frequenzbänder werden 1600 Mal pro Sekunde durchsprungen (Frequenz Hopping, Abb. 8.2). Näheres zum Frequenz Hopping im Abschnitt Frequenzbereich. In einem Piconet synchronisiert der Master die Hopping-Frequenz unter allen Teilnehmern. Jedes Piconet besitzt eine eigene Hopping Reihenfolge und kann so identifiziert und von anderen Netzen unterschieden werden (Schiller, 2000).

Frequenzbereich

Bluetooth arbeitet wie DECT oder IEEE 802.11 im lizenzfreien ISM Band (2,4000 bis 2,4835 GHz). 79 Trägerfrequenzen im Abstand von 1 MHz stehen zur Kommunikation

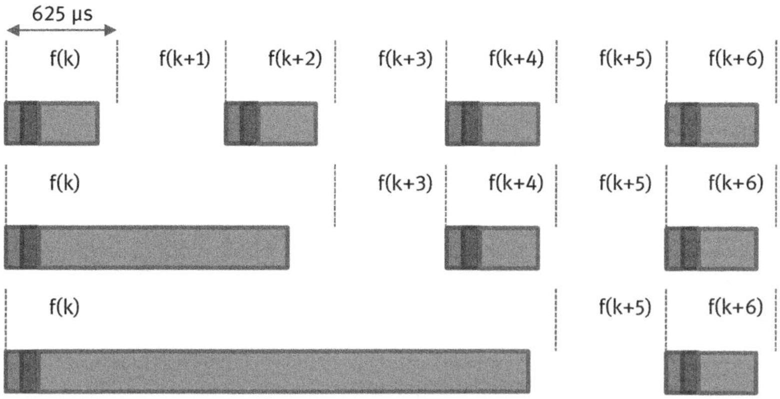

Abb. 8.3: Nutzung mehrerer Zeitschlitze für ein Datenpaket (max. 5).

zu Verfügung. Diese 79 Kanäle werden anhand einer vom Master des Piconets errechneten Sprungsequenz angesprungen. Die Sprungrate für die Frequenzwechsel liegt bei 1600 Sprünge (Hops) in der Sekunde.

Zur Übertragung der Daten wird ein kombiniertes Frequenzsprungverfahren mit Zeitmultiplex (TDD *Time Division Duplex*) eingesetzt, in welchem Master und Slave abwechselnd Daten senden und empfangen. Ein Datenpaket wird innerhalb eines Zeitschlitzes gesendet oder empfangen. Werden größere Datenmengen übertragen, so ist es möglich, bis zu 5 Zeitschlitze hintereinander für ein Datenpaket zu nutzen (Abb. 8.3). Nach dem Ende des Paketes wird die Sprungsequenz wieder auf die des Masters synchronisiert.

Bluetooth-Protokolle und Dienste (Profile)

Das Bluetooth-Protokoll lässt sich in vier Hauptgruppen einteilen (Abb. 8.4 und Abb. 8.5):

1. Kernprotokolle (Baseband, LMP, L2CAP, SDP)
2. Kabelersatz-Protokolle (RFCOMM)
3. Telefonie-Protokolle (AT-Commands, TCS Binary)
4. Aufgesetzte Protokolle (PPP TCP/IP ...)

Die Bluetooth Kernprotokolle umfassen alle exklusiven Bluetooth-spezifischen Protokolle, die von der Bluetooth SIG entwickelt wurden. RFCOMM und TCS wurden auch von dieser SIG entwickelt, basieren aber auf ETSI TS 07.10 und der ITU-T Recommendation Q.931. Die Kernprotokolle sind auf allen Geräten vorhanden.

Das **Baseband** ermöglicht eine physikalische Funkverbindung zwischen zwei oder mehreren Bluetooth-Einheiten. Je nach Anforderung wird eine synchrone oder eine asynchrone Übertragung eingerichtet. Das Baseband setzt zudem die Daten-

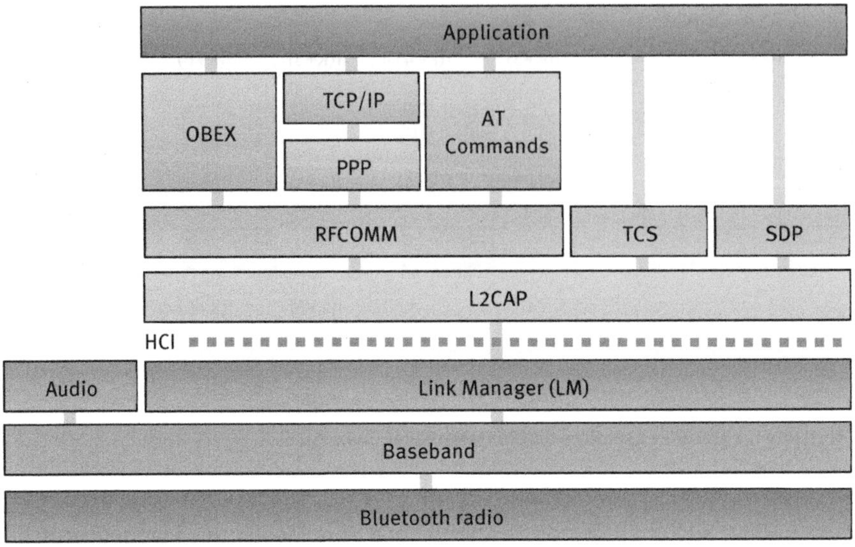

Abb. 8.4: Aufbau des Bluetooth Protocol Stacks (Moor, 2001).

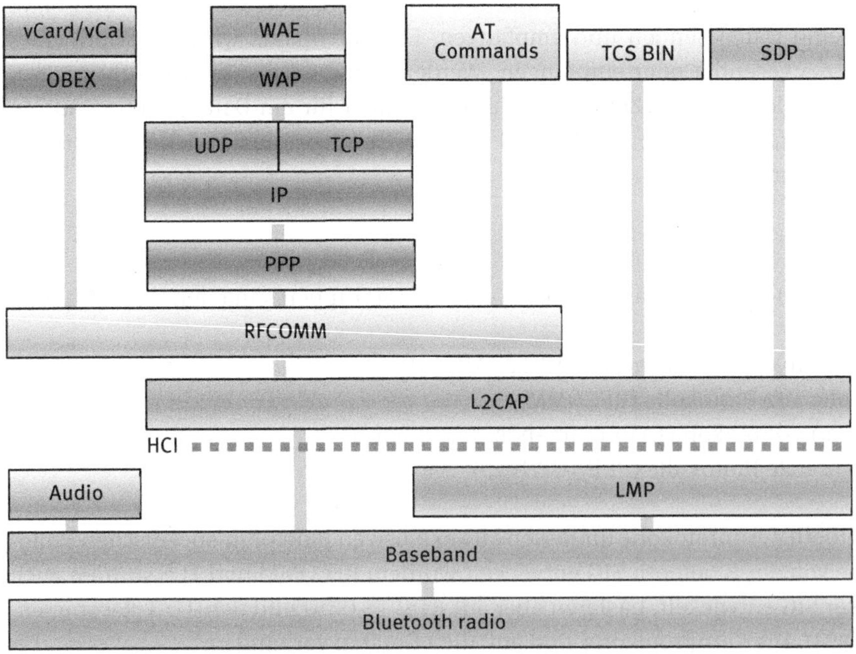

Abb. 8.5: Bluetooth-Protokollstruktur.

pakete zusammen und synchronisiert Sender und Empfänger. Zur Fehlerkorrektur wird die Forward Error Correction eingesetzt. Die Verschlüsselung der Pakete wird ebenfalls auf der Baseband-Ebene vollzogen. Das Basisbandprotokoll ist eine Kombination aus Leitungs- und- Paketvermittlung und arbeitet mit zwei Verbindungstypen. Das Synchronous Connection Oriented Link (SCO) wird hauptsächlich für Sprachübertragung genutzt, welche eine synchrone leitungsvermittelte Verbindung benötigt. Für diese Art von Verbindung reserviert der Master von vorneherein zwei Zeitschlitze. Dem gegenüber steht Asynchronous Connectionless Link (ACL). Dies ist angedacht für typische Datenübertragungen mit entweder symmetrischen oder asymmetrischen, paketvermittelten Punkt-zu-Mehrpunkt-Übertragungen (Schiller, 2000; Bray, 2001). Bei einer Verbindung mit SCO beträgt die Übertragungsrate 64 kbit/s und ist somit vergleichbar mit ISDN. Verbindungen mit ACL können in symmetrischer Form Datenraten von maximal 432,6 kbit/s mittels fünf Zeitschlitzen, ungeschützt erreichen. In asymmetrischer Form ist der ungeschützte Datenstrom mit maximal 721 kbit/s in die eine Richtung und 57,6 kbit/s in die entgegengesetzte Richtung möglich. Über dem Link Manager, der unter anderem für den Stromsparmodus zuständig ist, befindet sich die Host Controller Schnittstelle (HCI). Die Hersteller von Bluetooth Chips bieten eine Einchip-Lösung, welche alle Schichten implementiert und eine Zweichip-Lösung, bei der die beiden Chips an der HCI Schicht getrennt werden an (Abb. 8.4 und Abb. 8.5).

Mit erfolgreichem Aufbau auf der Baseband-Ebene erfolgt die Aktivierung der **Link-Manager**-Ebene. Link-Manager-Signalisierungspakete werden über das Baseband mit höchster Priorität übertragen. Im ersten Schritt signalisiert der Master dem Slave grundsätzliche Bereitschaft, eine Verbindung auf dieser Ebene aufzubauen. Falls vom Slave diese Bereitschaft erwidert wird, setzt sich der Verbindungsaufbau in den meisten Fällen durch Einschalten der Sicherheitsmechanismen Authentication, Pairing und Encryption an dieser Stelle fort. Der Verbindungsaufbau wird schließlich mit dem erfolgreichen Austausch der PDU „Setup-Complete“ auf Link-Manager-Ebene beendet.

In weiter oben liegenden Schichten werden Dienste (Profile) wie OBEX, PP und TCP/IP, sowie ein virtuelles serielles Schnittstellen-Protokoll und weitere Profile angeboten (Specification of the Bluetooth System, Profiles Version 1.1. 2001; Specification of the Bluetooth System, Core Version 1.1. 2001).

Das **Logical Link Control and Adaptation Protocol (L2CAP)** ermöglicht durch den Austausch entsprechender Informationen das Einrichten und Konfigurieren von L2CAP-Kanälen. Festgelegt werden so Systemparameter, die Zuverlässigkeit des aufgebauten Kanals und Quality-of-Service-Einstellungen (QoS). Werden mehrere L2CAP-Kanäle auf dem gleichen ACL-Link aufgebaut, übernimmt L2CAP außerdem das Multiplexing der Kanäle von und zu den höheren Schichten. Des Weiteren ist L2CAP für Segmentation and Reassembly (SAR) der zu übertragenden beziehungsweise zu empfangenen Datenpakete verantwortlich.

Eine aufgebaute L2CAP-Verbindung ist auch Voraussetzung für die Übertragung des **Service Discovery Application Protocols (SDAP)**. Dieses setzt ein Clientserver-Konzept um, bei dem der Service Discovery Protocol (SDP) Client Informationen des SDP-Servers abfragen kann. Der SDP-Client interessiert sich dabei für die von der SDP-Serverseite angebotenen Services, unter anderem mit zusätzlichen Angaben über Eigenschaften oder notwendige Parameter. Der SDP-Server ist als Datenbank bestehend aus „Service Records" aufgebaut. Deren Inhalte beschreiben die vom SDP-Server unterstützten Profiles und Eigenschaften. Nach erfolgreicher Auskunft muss für die Nutzung eines angebotenen Services eine neue L2CAP-Verbindung eingerichtet werden.

Die aufgeführten Bluetoothprotokolle können genutzt werden, um den Aufbau der Datenverbindung zwischen dem Master und dem Slave zu verfolgen. Darüber hinaus kann der Datenstrom kontrolliert werden. Unregelmäßigkeiten in der Übertragung sowie Verbindungsabbrüche lassen sich durch die Dokumentation des Protokolls interpretieren. Die Anzahl an implementierten Profilen bestimmt die Bluetooth-Funktionalitäten eines Gerätes. Für die energieeffiziente Übertragung kleiner Datenmengen, wie von Sensordaten, wurde für die neue Protokollarchitektur Bluetooth V4.0 Low Energy das Profil GATT (*Generic Attribute Profile*) entwickelt.

Sicherheit

Bluetooth bietet gegenseitige Authentifizierung, sowie Verschlüsselung auf Basis eines gemeinsamen geheimen Schlüssels, dem sog. Link Key. Das Sicherheitsmanagement ist im Link Manager untergebracht. Begegnen sich zwei Bluetooth Geräte zum ersten Mal, so wird ein Initialisierungsschlüssel generiert. Dieser setzt sich aus der weltweit einmaligen 48 Bit MAC Adresse jedes Bluetooth Gerätes, einer geheimen PIN und einer Zufallszahl zusammen. Der geheime PIN ist bis zu 128 Bit lang und wird über Tastatur o. ä. vom Anwender eingegeben. Des Weiteren wird ein Link Key erzeugt, der mit dem Initialisierungsschlüssel verschlüsselt wird. Der Link Key wird von beiden Geräten permanent gespeichert. Bei einer Authentifizierung wird der Link Key der beiden Teilnehmer verglichen. Bei jeder Kommunikation wird auf Basis des Link Keys auch ein sogenannter Encryption Key erzeugt. Die Verschlüsselung erfolgt über einen Stream Cipher (Schiller, 2000, Specification of the Bluetooth System, Core Version 1.1. 200)].

Der Übertragungsbereich von Bluetooth liegt hauptsächlich in einem Umkreis von 10 m (Schiller, 2000). Diese geringe Reichweite schließt ein Abhören der Sende- und Empfangsdaten nahezu aus, da ein potentieller Angreifer sich somit in unmittelbarer Nähe des Gerätes aufhalten müsste. Durch die rein zufällige Sprungsequenz ist das gleichzeitige Abhören aller Kanäle mit einem hohen technischen Aufwand verbunden (Moor, 2001).

Leistung, Energiesparmodi und Reichweite

Bluetooth soll als preiswerter und stromsparender Ersatz für Kabelverbindungen eingesetzt werden. Hierauf wurde in der Spezifikation besonderen Wert gelegt. Es sind mehrere Ruhezustände definiert. Nimmt ein Bluetooth Gerät nicht an einem Piconet teil, so geht es in den Standby-Modus, von dem es nur vom Master wieder mit einer erneuten Authentifizierung erweckt werden kann. Ist ein Teilnehmer nur sehr selten aktiv, kann der sog. PARK-Modus aktiviert werden, welcher dem Teilnehmer erlaubt, in einem Piconet synchronisiert zu bleiben. Der Hold Modus baut auf dem PARK Modus auf. Das Gerät ist nach dem „Aufwecken" sofort zur Kommunikation fähig, jedoch wird hier mehr Strom verbraucht. Der Sniff-Modus zuletzt hat unter den Stromsparmodi die größte Leistungsaufnahme. Dieser Zustand ermöglicht einer Station, den Datenverkehr in etwas größeren Zeitabständen zu verfolgen. Bluetooth Produkte werden in drei Leistungsklassen eingeteilt:

Klasse 1:	100 mW	Reichweite max. 100 m
Klasse 2:	2,5 mW	Reichweite max. 50 m
Klasse 3:	1 mW	Reichweite max. 10 m

Laut Literatur (Bray, 2001, Specification of the Bluetooth System, Core Version 1.1. 2001) kann die Geräteklasse 1 eine maximale Entfernungen von 100 m überbrücken. Üblicherweise werden jedoch Geräte mit einer maximalen Reichweite von 10 m eingesetzt (Bray, 2001). Wie auch bei anderen Kommunikationstechniken, die ebenfalls das ISM-Band benutzen (WLAN 802.11, DECT), reduzieren Störeinflüsse wie dichtes Mauerwerk und metallische Umgebung die Reichweite. Interferenzen beim Einsatz unterschiedlicher Techniken werden aufgrund der häufigen Frequenzwechsel und der kleinen Pakete auf Seite von Bluetooth minimiert. Bei WLAN oder DECT muss mit Einbußen in der Bandbreite gerechnet werden (Schiller, 2000; Bray 2001).

Für Anwendungen mit deutlich geringerem Stromverbrauch und geringere Kosten wurde Bluetooth um Bluetooth Low Energy (auch Bluetooth LE – BLE oder Bluetooth Smart) ab der Spezifikation 4.0 erweitert. Bluetooth LE-Geräte müssen zusätzlich den LE-Protokollstapel unterstützen, um sich verbinden zu können.

Tab. 8.2 vergleicht aktuell verfügbare Bluetooth Chipsets. Die meisten Geräte bieten nur einen Single-Modus an und verwenden die Version 4.1 der Bluetooth-Spezifikation.

Applikationen

Bluetooth oder andere Nahfeld-Übertragungstechnologien werden das Kabel zwischen dem PDA oder Tablet und den medizinischen Anschlüssen ersetzen. Nur durch den Wegfall der physischen Verbindungen wird eine ausreichende Akzeptanz bei den Patienten zu erreichen sein. Das Bluetooth-Protokoll eignet sich darüber hinaus auch deswegen, da Authentifizierungs- und Verschlüsselungsmechanismen bereits implementiert sind.

Tab. 8.2: Übersicht über Bluetooth Chipsets (Argenox Technologies LLC, 2018).

	Mode	Integrierter Prozessor	Flash	RAM	Stromaufnahme BLE (RX/TX)	Mittlere Stromaufnahme[1)]
Texas Instruments CC2540/ CC2541	Single Mode v4.0	8051	128 kB/ 256 kB	8 kB	17,9 mA/ 18,2 mA to 14,7 mA/ 14,3 mA	325 µA/ 6,8 µA
Texas Instruments CC256x	Dual Mode Classic + BLE/ ANT	None – extern	-	-	-	-
Texas Instruments CC26xx	Single Mode BLE v4.1	Cortex-M3	128 kB	20 kB	5,9 mA	-
Nordic Semiconductor nRF51822	Single Mode v4.1/ ANT	Cortex-M0	128 kB/ 256 kB	16 kB/ 32 kB	9,7 mA/ 8 mA	15,5 µA/ 5,6 µA
Nordic Semiconductor nRF8001	Single Mode v4.0	None	None	None	14,6 mA/ 12,7 mA	-
Dialog Semiconductor DA14580	Single Mode BLE v4.1	Cortex-M0	32 kB OTP	42 kB + 8 kB	4,9 mA/ 4,9 mA	-
Cypress Semiconductor PSoC 4 BLE / PRoC BLE	Single Mode BLE v4.1	Cortex-M0	128 kB/ 256 kB	16 kB/32 kB	15,6 mA/ 16,4 mA	18,9 µA/ 6,2 µA
CSR CSR101x	Single Mode BLE v4.1	16-bit RISC	64 kB	64 kB	16 mA	28 µA/ 10,8 µA

[1)] 1 sec / 4sec Verbindungsintervall

Die sich im Konsortium SIG zusammengeschlossenen Firmen haben sich zur Aufgabe gemacht, Produkte für einen breiten Markt zu entwickeln. Es sind verschiedene Produktgruppen für Personal Area Networks (PAN), Local Area Networks (LAN) und Wide Area Networks (WAN) (Kap. 3.8) auf dem Mark erhältlich. Es sind jedoch auch Kabelersatz Module erhältlich, die auf die Serielle Schnittstelle aufgesetzt werden und ein Kabel simulieren. Dabei können Datenübertragungsraten von 115,2 kbit/s erreicht werden.

8.4.2 DECT

Ein weiterer Vertreter der Funksysteme ist DECT. 1992 legte das Europäische Standardisierungsinstitut für Telekommunikation (ETSI) den DECT-Standard (ETSI EN 300175) fest. DECT steht für: „*Digital Enhanced Cordless Telecommunication*". Seither haben sich drahtlose DECT-Telefone im Haus- und Firmenbereich in mehr als 100 Länder verbreitet. In den USA ist der DECT Standard unter dem Namen PWT (*Personal Wireless Communication*) wiederzufinden. Allerdings arbeitet dieses System in einem anderen Frequenzbereich.

Zur Gründungsstunde gab es bereits zwei Systeme in Europa: den britischen CT2 Standard und den schwedischen CT3 Standard. Der DECT Standard ersetzt ältere analoge schnurlose Telefonsysteme, die beispielsweise nach dem CT1 Standard und CT1+ Standard arbeiten. Diese analogen Systeme bieten nur eine eingeschränkte Sicherheit, da sie keine ausreichenden Verschlüsselungsverfahren für die Sprachübertragung einsetzen und eine relativ geringe Kapazität besitzen. DECT ist eine leistungsstärkere Alternative zum britischen GT2 Standard (Schiller, 2000; van de Berg, 1994).

Typische Einsatzorte von DECT sind Büros, Firmengelände, Messen, Kliniken oder Heimbereiche. Das System erlaubt auch das Installieren von Zugangspunkten zu herkömmlichen Festnetzen, wie beispielsweise in Bahnhöfen und öffentlichen Gebäuden. Weiterhin kann DECT zur Überbrückung des Abschnitts zwischen Netzbetreiber und Kunden eingesetzt werden. Neue Anbieter können somit ihren Dienst an den Kunden erbringen ohne größere Verkabelungen vorzunehmen.

DECT besteht grundlegend aus einem festen und aus einem mobilen Teil. Der feste Teil (FP = *Fixed Part*) kann aus einer oder mehreren Basisstationen (RFP = *Radio Fixed Part*) bestehen. Der mobile Teil wird „*Portable Part*" (PP) genannt. In der Literatur findet man auch die Begriffe FT (*Fixed Radio Termination*) und PT (*Portab-*

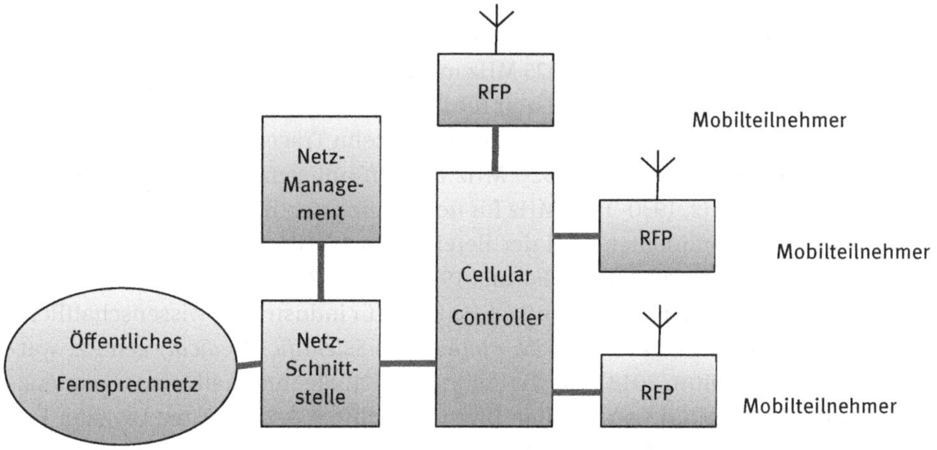

Abb. 8.6: Struktur des DECT Systems (Blank, 1995).

le Radio Termination) (Schiller, 2000). DECT ist für die Punkt zu Punkt Verbindung zwischen Fixed Part und Portable Part ausgelegt. Es besteht jedoch die Möglichkeit mehre PPs an ein RFP zu koppeln. Es können somit mehrere Mobiltelefone mit einer Basisstation verbunden werden. Ebenso ist es möglich, mehrere Basisstationen im FP zu verwenden (Abb. 8.6).

Dieser Sachverhalt kann genutzt werden, um beispielsweise eine größere Fläche oder einen Gebäudekomplex mit DECT abzudecken. Eine Handover-Funktion ist bei DECT möglich. Das Zusammenspiel der einzelnen Basisstationen wird dann mittels einem FPC (*Fixed Part Controller*) geregelt. Die maximale Anzahl der sich in einem DECT-Netz befindlichen Portable Parts kann mit 10.000 User/km^2 beziffert werden (DECT Forum, 1997; Kozlik, 2009).

DECT definiert nur den drahtlosen Zugang zu einem Netz (Dienst) und nicht das Netz selbst. Auch die Anwendung des Netzes ist nicht von DECT definiert. Aus diesem Grund ist das System für alle existierenden Netze und Anwendungen transparent und zugänglich. Telefonnetze wie ISDN werden ebenso unterstützt wie Datennetze (X.25, X.400). Selbst zum nahen Verwandten, dem GSM-Netz, kann DECT Zugang gewähren. Die MSC (Mobilvermittlung, bei GSM) erkennt nicht, ob die drahtlose Schnittstelle mit GSM oder mit DECT überbrückt wird. Da der Kern von DECT sehr einfach gehalten ist, müssen alle Zusatzdienste in die lokalen oder globalen Netze integriert werden (Schiller, 2000; IDG, 2018; DECT Forum, 1997; Blank, 1995). DECT unterscheidet sich grundlegend von anderen Mobilfunksystemen in der nicht vorhandenen zentralen Vermittlung und Verwaltung. Die Vermittlung von Gesprächen oder dergleichen geschieht in übergeordneten Schichten (Schiller, 2000; IDG Interactive GmbH, 2018; DECT Forum, 1997; Blank, 1995). Die Protokollarchitektur ist zu großen Teilen an das OSI-Basisreferenzmodell (Open System Interconnection, International Standards Organisation 1984) angelehnt (Schiller, 2000).

Der Frequenzbereich von DECT wurde in Europa mit 1880–1900 MHz definiert (Schiller, 2000). In diesem Band sind zehn Trägerfrequenzen im Kanalabstand von 1728 kHz festgelegt. Von der ETSI wurden darüber hinaus Erweiterungsbänder in den Bereichen 1900–1980 MHz, 2010–2025 MHz und 2400–2480 MHz spezifiziert. Die Allgemeinzuteilung der Bundesnetzagentur für DECT gilt derzeit bis 31. Dezember 2025.

In den USA ist der Frequenzbereich der ersten zehn Trägerfrequenzen bereits belegt, so dass hier das Band 1910–1920 MHz für den unlizenzierten Betrieb und die Bänder 1850–1910 MHz, 1930–1990 MHz für den lizenzierten Betrieb freigegeben wurden. Auf anderen Kontinenten wird der Bereich von 1,5 GHz bis 3,6 GHz verwendet (IDG Interactive GmbH, 2018; DECT Forum, 1997; Kozlik, 2009). Zusätzlich kann auch in Europa das öffentlich freigegebene 2,4 GHz Band für industrielle, wissenschaftliche und medizinische Anwendungen (ISM = *Industrial, Scientific, Medical*) genutzt werden (Bundesnetzagentur, 2018). Die Verteilung der Kanäle innerhalb eines Frequenzbandes folgt einem Multi Carrier/Time Division Multiple Access, Time Division Duplex Algorithmus (MC/TDMA/TDD). Dies bedeutet, dass mehrere Trägerfrequenzen zur Verfügung stehen (MC). Innerhalb einer Trägerfrequenz können 24 Zeitschlitze für die verschiedenen Kanäle nacheinander genutzt werden (TDMA). Die Downlink-Übertragung zwischen Basisteil und Mobilteil, sowie die Uplink-Übertragung in entgegengesetzter Richtung finden auf einer Trägerfrequenz in verschiedenen Zeitschlitzen gemultiplext statt (TDD) (IDG Interactive GmbH, 2018; DECT Forum, 1997; Kozlik, 2009). Es stehen insgesamt 120 Kanäle zur Datenübertragung zu Verfügung, die vollkommen störungsfrei parallel betrieben werden können (DECT Forum, 1997). Die Auswahl des jeweiligen Übertragungskanals wird von der Basisstation bestimmt.

Um bei DECT eine entsprechende Sicherheit zu gewährleisten, wird vor jedem Verbindungsaufbau eine Authentisierung vorgenommen. Hierzu sendet die Basisstation eine zufällige Bitfolge an das Mobilgerät. Basisstation und Mobilgerät verrechnen diese Bitfolge gemäß einem Algorithmus mit einem bestimmten Schlüssel (64 Bit), der nur für ein berechtigtes Mobilgerät passt. Das Mobilgerät sendet das Ergebnis zurück an die Basisstation, welche diese Antwort mit dem selbst errechneten Ergebnis vergleicht. Durch diese Methode (Challenge and Response) wird erreicht, dass der Schlüssel nicht über Funk übertragen werden muss, und dass aus einmaligem Abhören keine Missbrauchsmöglichkeit entsteht (DECT Forum, 1997; Kozlik, 2009). Während der Funkverbindung können die übermittelten Signale (Sprache oder Daten) verschlüsselt werden. Hierzu wird während des Ausweisens auf beiden Seiten (Mobilgeräte und Basisstation) ein Schlüssel errechnet, der nicht über Funk übertragen wird.

Mit Hilfe dieses Schlüssels werden die Signale vom Sender codiert und vom Empfänger decodiert. Das Verschlüsseln ist Teil des DECT-Standards, jedoch nicht verbindlich. Die Nennleistung ist mit 250 mW (24 dBm) festgelegt. DECT verwendet zum Senden Zeitschlitze. Normalerweise wird von den 24 möglichen Zeitschlitzen lediglich einer verwendet. Somit reduziert sich die gemittelte Sendeleistung auf ca. 10,4 mW (DECT Forum, 1997; Kozlik, 2009; Fraunhofer Institut für integrierte Schaltungen, 2018). Die maximale Entfernung zwischen Feststation und Mobilteil wird im Allgemeinen im Inhouse-Betrieb mit 30–50 m und im Freien mit 250–350 m angegeben. Mit entsprechenden Richtantennen ist eine Reichweite von bis zu 5 km möglich (IDG Interactive GmbH, 2018; Kozlik, 2009).

Für DECT ist eine Reihe von Diensten vorhanden. Generic Access Profile (GAP) ist das grundlegende DECT-Interface. Es beschreibt den Zugang eines jeden DECT-Gerätes. Bei DECT-Telefonen ist beispielsweise GAP die Voraussetzung dafür, dass Mobiltelefone unterschiedlicher Hersteller untereinander kommunizieren können. Auch beim Aufbau eines DECT-Netzes müssen die unterschiedlichen Basisstationen den GAP Dienst unterstützen (DECT Forum, 1997; Kozlik, 2009). Des Weiteren sind u. a. Dienste für die Benutzung von GSM Protokollen (GIP-Dienst), ISDN Zugangstechnologie (IAP- und IIP Dienste) und für den Umgang mit Datendiensten (DSP Profil) vorhanden. DSP unterscheidet grundlegend zwischen mobilen und statischen Profilen. Eine weitere Unterteilung kann nach der Datenrate und der Datensicherheit vorgenommen werden. Ein fortgeschritteneres Profil ist das sog. DECT Multimedia Access Profile (DMAP). Dieses wurde 1999 (EN 301 650) in die DECT Spezifikation aufgenommen (TSI EN 300 175–7). Es definiert den europaweiten Standard für mobile Multimedia Anwendungen. Das DMAP Profil ermöglicht durch sein verbessertes Management der Kanalbündelung (*Dynamic Resource Management, Application Balancing*) eine maximale Ausnutzung der Bandbreite (Schiller, 2000).

DECT hat sich als Kommunikationsstandard für drahtlose Telefone etabliert. Zurzeit sind Basisstationen für Analog- und Ethernet-Anschluss erhältlich. Auch Endgeräte mit USB-Anschluss stehen zu Verfügung. Somit ist eine Verbindung mit einem Laptop in ein DECT-Netz möglich. Allerdings sind diese Applikationen selten auf dem Markt vertreten, da bei einem Einsatz als DECT-Netz höhere Datenübertragungsraten als 128kbit/s erwünscht sind.

Eine Weiterentwicklung des ETSI-DECT-Standards ist DECT ULE (*Ultra Low Energy*). DECT ULE-Geräte können in der Regel mit vorhandenen DECT-Basisgeräten kommunizieren. Für die Kommunikation mit Sensoren wurden integrierte Schaltungen entwickelt, wie der SC14SPNODE von Dialog Semiconductor (2014). Er enthält neben dem DECT RF Baseband Prozessor u. a. einen 16 Bit Gen2DSP-Signalprozessor speziell für Anwendungen im Audiobereich, einen 16 Mbit QSPI FLASH, eine interne Antenne, zwei Antennenumschalter und einen 20,736 MHz Quarz. Für Bitraten von 1,152 Mbit/s bis 3,456 Mbit/s wurde das SmartBeat™ System on a Chip DA14495 entwickelt. Es vereinigt einen 32-bit ARM® Cortex™-M0 Prozessor mit einer Taktfrequenz von 165 MHz, einen 32-bit, 290 MHz Cadence Tensilica® HiFi-3 DSP Core, ein USB 2.0 HS/FS-Interface (USB 3 Type-C-kompatibel) und weitere serielle Schnittstellen, wie SPDIF, PDM, SPI, UARTs, I^2C sowie einen Dual-Input 10-bit A/D-Wandler und ein integriertes Management für Li-Ionen und Li-Polymer Akkumulatoren.

8.4.3 Konnex

Die Konnex Association (https://www.knx.org/) wurde im Mai 1999 gegründet, um die Hausbusse BCI (Batibus Association), EIBA (EIB Association) and EHSA (European Home Systems Association) in einen Standard zu vereinen. Übertragungsmedien sind:

- Twisted Pair,
- Powerline,
- RF.

Konnex ist hauptsächlich für die Gebäudeautomatisierung gedacht, es werden aber ausdrücklich Schnittstellen zu tragbaren Geräten erwähnt. Damit könnte der Standard auch für medizinische Anwendungen von Interesse sein.

8.4.4 WLAN IEEE802.11

Der am meisten verbreitete Standard für Wireless LANs (WLAN) ist der IEEE 802.11 Standard (Schiller, 2000). Das Institute of Electrical and Electronics Engineers (IEEE) veröffentlichte 1997 die Definition des 802.11 Standards. Die Spezifikation gehört zur Gruppe der lokalen Netze, wie Ethernet (802.3) oder Token Ring (802.5). Der Standard definiert nach dem OSI-Schichtenreferenzmodell die beiden untersten Schichten, die Bitübertragungsschicht (Physical Layer) und die Verbindungs- oder Sicherungsschicht (Data Link Layer). 1999 definierte das IEEE noch zusätzlich die Standards 802.11a und 802.11b. Diese unterscheiden sich hauptsächlich in der Übertragungsgeschwindigkeit und der Übertragungstechnik. IEEE 802.11 definiert eine Übertragungsgeschwindigkeit von maximal 2 Mbit/s und arbeitet mit Frequency Hopping Spread Spektrum (FHSS). IEEE 802.11b erreicht Übertragungsraten von 5,5 Mbit/s bzw. 11 Mbit/s und arbeitet mit dem Spreizverfahren Direct Sequence Spread Spectrum (DSSS). IEE802.11a schließlich definiert eine Übertragungsgeschwindigkeit von bis zu 54 Mbit/s und baut mit dem Übertragungsverfahren OFDM (*Orthogonal Frequency Division Multiplexing*) auf dem DSSS-Verfahren auf (Schiller, 2000; BAKOM, 2018; WI-FI Alliance, 2018; Wireless LAN Association, 2018; IEEE Standard 802.11, 1997). In der Folgezeit wurde die Standard-Familie 802.11 um die Verfahren Transmission Power Control (TPC) und Dynamic Frequency Selection sowie um weitere Kanalschema und Kanalabstände erweitert. Der im Dezember 2013 verabschiedete Standard 802.11ac ermöglicht eine schnellere Datenübertragung mit einer Bruttodatenrate von 1,3 Gbit/s.

Um ein Wireless LAN zu betreiben, sind grundsätzlich zwei Geräte notwendig (üblicherweise Mobilstation und Access Point). Diese können je nach Szenario unterschiedlich miteinander kommunizieren. Es sind zwei Nutzerszenarien möglich. Der sogenannte Ad Hoc Modus, in Wireless LAN auch Independence Basic Service Set (IBSS) genannt, verbindet eine oder mehrere Mobilstationen direkt miteinander. Er kommt ohne jegliche Infrastruktur aus. Der zweite Modus ist das Infrastructure Network (ESS). In einem Infrastruktur Netzwerk werden mehrere Mobilstationen mit einem oder mehreren Access Points verbunden. Mehrere Access Points können mit einem lokalen Netz oder wiederum mit einem WLAN miteinander verbunden werden. Hierbei spricht man in der IEEE Terminologie von einem Distribution System (DS). Das Gesamtsystem wird von der IEEE als Basic Service Set (BSS) bezeichnet. Es besteht die Möglichkeit, eine dritte Station als Repeater zwischen zwei sich nicht aufgrund ihrer Entfernung erreichenden Stationen zu schalten.

Access Points (AP) unterstützen ein „Roaming“ ihresgleichen in Zusammenarbeit mit dem Distribution System, welches für die transparente Datenübertragung zuständig ist. Des Weiteren unterstützen APs die Synchronisation aller Stationen innerhalb ihres BSS und steuern den Medienzugriff für zeitbeschränkte Dienste. Die IEE 802.11-Normierung umfasst lediglich die untersten 2 Schichten des OSI-Referenzmodells, die Bitübertragungsschicht (Physical Layer) und die Medienzugriffssteuerung (MAC). Es existieren vier Varianten der Bitübertragungsschicht. Eine nutzt infrarotes

Licht, die drei anderen Funkwellen zur Datenübertragung. IEEE 802.11 arbeitet in seiner ursprünglichen Spezifikation mit Frequency Hopping Spread Spektrum (FHSS). Mit dieser Art des Sprungfrequenzverfahrens ist es möglich mehrere drahtlose Netze am selben Ort zu betreiben (Schiller, 2000; BAKOM, 2018; IEEE Standard 802.11, 1997).

IEEE 802.11b baut mit dem Spreizverfahren Direct Sequence Spread Spectrum (DSSS) auf FHSS auf; die Spreizung der Signalbandbreite wird um einen Faktor erweitert. Mehrere Verbindungen können gleichzeitig im gleichen Kanal ablaufen (Schiller, 2000; BAKOM, 2018). IEE802.11a definiert das Übertragungsverfahren OFDM (*Orthogonal Frequency Division Multiplexing*). Das Frequenzband liegt hier im Vergleich zu den vorangegangenen Definitionen bei 5 GHz. Die damit beschäftigte Arbeitsgruppe arbeitet verstärkt mit der BRAN (*Broadband Radio Access Network*) von ETSI (*European Telecommunications Standards Institute*) zusammen. Da diese Normierung bisher kaum auf dem Markt vertreten ist, soll hier nicht weiter auf IEEE802.11a eingegangen werden. Die MAC-Schicht ist vorrangig für die Medienzugriffssteuerung zuständig, ihr obliegen jedoch auch Aufgaben wie Roaming, Authentifizierung und die Steuerung von Energiesparmaßnahmen. Das Zugriffsverfahren CSMA/CA (*Carrier Sense Multiple Access/Collision Avoidance*) bei Wireless LANs ähnelt stark dem von Ethernet. CSMA/CA jedoch versucht Kollisionen möglichst zu vermeiden, da bei Funknetzen eine Kollision nicht zuverlässig erkannt werden kann (Schiller, 2000; WI-FI Alliance, 2018; WiFi Planet, 2018).

WLAN arbeitet in den beiden Spezifikationen IEEE802.11 und IEEE 802.11b im lizenzfreien ISM-Band (ISM = *Industrial Scientific Medical*). Dieses Band erstreckt sich in Europa zwischen 2,4000 und 2,4835 GHz. Das ISM Band ist weltweit für unlizenzierte Anwendungen im GHz-Frequenzbereich reserviert. Die Definition von IEEE 802.11a weicht hiervon ab, das hier genutzte Band erstreckt sich von 5,150–5,250 GHz (Schiller, 2000; WI-FI Alliance, 2018; WiFi Planet, 2018). Seit 2014 ist mit dem Standard IEEE 802.11ad der Betrieb im 60-GHz-Bereich bis zu 7 Gbit/s auf Strecken einiger Meter ohne Hindernisse in der Verbindungslinie im Gespräch.

WLAN besitzt zwei Sicherheitsmechanismen: die Verschlüsselung der Daten, sowie die Authentifizierung. Mit Hilfe der Authentifizierung wird jedem Access Point ein Name zugeteilt. Jede Mobilstation enthält eine weltweit eindeutige MAC-Adresse (Abkürzung für *Media Access Control*). Alle MAC-Adressen der berechtigten Mobilstationen, welche auf einen Access Point zugreifen dürfen, werden in Listen geführt. Die Verschlüsselung der untersten beiden Schichten des OSI-Referenzmodells wird in IEEE 802.11 mit der WEP-Verschlüsselung (*Wired Equivalent Privacy*) durchgeführt. Hierbei wird der WEP-Schlüssel konstant gehalten und ein Initialisierungsvektor im Klartext übertragen. Der Initialisierungsvektor ist lediglich 48 Bit lang und wird zufällig erzeugt. Eine Weiterentwicklung von WEP ist die Verschlüsselungsmethode WEPplus. Hier ist der Initialisierungsvektor 128 Bit lang und der zuvor konstant gehaltene WEP-Schlüssel wird periodisch erneuert. WEPplus vermeidet schwache Schlüssel und ist dadurch resistenter. Beim Einsatz eines Ad Hoc Netzes ist diese Verschlüsselungsmethode nicht verfügbar (WI-FI Alliance, 2018; BSI, 2018; Wireless LAN Association,

2018; IEEE Standard 802.11, 1997; WiFi Planet, 2018). WEB wird vom Sicherheitsstandard 802.11i abgelöst. Die Verschlüsselung nimmt der *Advanced Encryption Standard* (AES) innerhalb der WPA2-Spezifizierung (*Wi-Fi Protected Access*) vor, der zurzeit als nicht entschlüsselbar gilt, wenn keine trivialen Passwörter verwendet werden.

Im Moment stellt IPSEC (*Internet Protocol Security*) die Methode der Wahl dar. IPsec ist eine Protokoll-Suite, die eine gesicherte Kommunikation über potentiell unsichere IP-Netze wie das Internet ermöglichen soll. Damit wird die gesamte Verschlüsselung auf die IP-Ebene verlagert. Voraussetzung hierfür ist ein TCP/IP Protokoll. Die erhöhte Sicherheit geht jedoch zu Lasten eines Zuwachses an Overhead und somit zu einer Verringerung der Bandbreite.

IEEE legt folgende Leistungen für die mobilen Wireless LAN Adapter fest:

- IEEE802.11, 802.11b max. 20 dBm (100 mW) und
- IEEE802.11a max. 22 dBm (200 mW).

Die Reichweiten differieren je nach Gerätegröße und Ort der Anwendung. Access Points besitzen in geschlossenen Räumen eine Reichweite von maximal 80 m. Außerhalb von Gebäuden erreichen sie hingegen eine Reichweite von bis zu 450 m. PC-Module können im Gebäudeinnern eine Entfernung von bis zu 70 m überbrücken, im Freien sogar bis zu 350 m. Grundsätzlich ist die Reichweite abhängig von der örtlichen Umgebung. Eine direkte Sichtverbindung zwischen zwei Teilnehmern kann eine größere Entfernung überbrücken als ein Netz innerhalb eines Gebäudes mit Stahlbetonwänden, da die Hochfrequenzwellen von Metall und dichtem Mauerwerk gedämpft werden (WI-FI Alliance, 2018; IEEE, 2018; WiFi Planet, 2018). Die Reichweite kann mit Richtantennen bis auf 40 km erhöht werden.

Dienste sind in den Spezifikationen nach IEEE nicht implementiert. Für den Benutzer bedeutet dies eine völlige Transparenz. Die Netzwerkverbindung kann wie jede kabelgebundene Verbindung eingesetzt werden. Alle Anwendungen und Dienste (z. B. TCP/IP, WWW, Dateiaustausch, Zugriff auf Netzwerkdrucker), die in einem Netzwerk verfügbar sind, können auch unter WLAN uneingeschränkt eingebunden werden. Der einzige Unterschied ist die eingeschränkte Datenübertragungsrate. Wireless LAN nach IEEE 802.11.x ist in unterschiedlichsten Hardwarekomponenten integriert. Was die Mobilen Stationen anbelangt, so sind diese ebenfalls in Form von USB-Adaptern für den Desktop-Rechner erhältlich. Der Zugriff auf die Karten kann wie der Zugriff auf LANs geschehen (Fa. Proxim, 2018).

8.4.5 Wireless Personal Area Network (WPAN) IEEE802.15

Die IEEE 802.15 Working Group for Wireless Specialty Networks (WSN) fasst den Konsens für Personal Area Networks oder drahtlose Kurzstrecken-Netzwerke unter dem Namen 802.15 WPAN™ zusammen. Der Schwerpunkt liegt auf mobilen Geräten, deren Kommunikation und Interoperabilität.

Aktuell arbeiten in der Working-Group die folgenden Task Groups:
- **IEEE 802.15.1:** WPAN/Bluetooth™
- **IEEE 802.15.2:** Coexistence (Koexistenz WPAN – WLAN)
- **IEEE 802.15.3:** WPAN High Rate (neuer Standard für WPAN mit > 20 Mbps)
- **IEEE P802.15.3a:** WPAN Alternate Higher Rate (WPAN mit > 110 Mbs)
- IEEE 802.15.3b-2006: Verbesserte Implementierung und Interoperabilität
- IEEE 802.15.3c-2009: mmWave WPAN im 57–66 GHz Frequenzband
- **IEEE 802.15.4**: WPAN Low Rate (Standard für lange Batterielaufzeit drahtloser Sensornetze [WSN] und für direkt am Körper getragene Sensoren und Aktoren in einem Wireless Body Area Network [WBAN])
- **Task Group 5:** WPAN Mesh-Networking
- **IEEE 802.15.6:** Body Area Networks
- IEEE 802.15.7: Visible Light Communication
- IEEE P802.15.8: Peer Aware Communications
- IEEE P802.15.9: Key Management Protocol
- IEEE P802.15.10: Layer 2 Routing.

Für Implantate sind vor allem die Standards IEEE 802.15.4: WPAN Low Rate und IEEE 802.15.6: Body Area Networks von Bedeutung, aber auch der weiterentwickelte Bluetooth Low Energy (Kap. 8.4.1).

Neben dem geringen Energieverbrauch sind kleine Komponentenabmessungen Voraussetzungen für Transceiver in intelligenten Implantaten. Dieser Herausforderung stellte sich beispielsweise das WISERBAN-Projektkonsortium. Dabei wurden auf Funkebene UDSM-CMOS-Schaltkreise (*Ultra Deep Submicron-Complementary Metal-oxide Semiconductor*) mit MEMS-Komponenten, wie z. B. BAW-HF-Resonatoren (Bulk Acoustic Wave, BAW), SAW-HF-Filter (Surface Acoustic Wave, SAW), Niedrigfrequenz-Siliziumresonatoren (SiRes) und rekonfigurierbaren Kleinstantennen kombiniert.

8.4.6 IEEE 802.15.4 WPAN Low Rate

Mit dem Fokus des Energiemanagements und der Einfachheit eines standardisierten Protokolls wurde der Standard IEEE 802.15.4 für Wireless Personal Area Networks (WPAN) entwickelt, wobei der Standard die untersten beiden Schichten des OSI-Referenzmodells definiert. Anderen Standards wie ZigBee stellt er Funktionen über Service Access Point bereit. Die Netzknoten können als „*Reduced Function Devices*“ (RFD) und „*Full Function Devices*“ (FFD) in einer Sterntopologie, Peer-to-Peer oder einer Baumstruktur realisiert werden.

8.4.7 ZigBee

Für drahtlose Netzwerke mit geringem Datenaufkommen und Reichweiten bis 100 Meter wurde 2002 die ZigBee-Allianz gegründet und die Spezifikation ZigBee (aktuelle Fassung von 2014) entwickelt, die auf dem Standard IEEE 802.15.4 WPAN Low Rate aufsetzt (Kap. 8.4.5). Eigenständige Derivate sind der Standard ZigBee-RF4C (*Radio Frequency for Consumer Electronics*) für die einfache Fernsteuerung von Geräten und ZigBee IP für drahtlose Netzwerke mit Anbindung an das Internet. ZigBee gehört neben Z-Wave und Enocean zu den weit verbreiteten Funkstandards im Smart Home. Avisiert sind auch Anwendungen in der kabellosen Sensorik, im Automobilbereich und der Patientendatenübertragung. Eine herstellerübergreifende Kompatibilität ist erst mit Standard ZigBee 3.0 gewährleistet.

Als Frequenzen werden 2,4 GHz weltweit, 915 MHz für den amerikanischen Markt und 868 MHz für den Europäischen Markt genannt. Es sind bis zu 254 Teilnehmer in einem Netzwerk verbunden. ZigBee unterscheidet zwischen drei verschiedenen Rollen im Netzwerk: Endgeräte (ZigBee End Device, ZED), Router (ZigBee-Router, ZR) und Koordinatoren (ZigBee coordinator, ZC). Mit diesen Geräten wird das ZigBee Wireless Personal Area Network (WPAN) aufgebaut.

Die Identifizierung eines Netzwerks erfolgt über eine 64-Bit erweiterte PAN-ID. Daten werden mit einer erweiterten Version des CCM Mode-Verfahrens (CCM*) mit dem Blockverschlüsselungsalgorithmus AES-128 verschlüsselt. Aktuell weisen die verwendeten Protokolle sicherheitskritische Schwachstellen auf.

8.4.8 nanoNET

Speziell zur Vernetzung von Sensoren und Aktoren wird zurzeit ein neuer Standard entwickelt. Er soll vor allem in der Industrie eingesetzt werden und zeichnet sich durch einen sehr geringen Leistungsverbrauch aus. Für den Standard nanoNET von der Firma Nanotron Technologies (Nanotron Technologies, 2018) werden spezielle ASICs entwickelt. Gesendet wird im 2,4 GHz ISM Band. Die Übertragungsrate beträgt bis zu 2 Mbit/s. Damit können je nach Anwendungsfall auch Daten mehrerer Sensoren oder Aktoren übertragen werden.

8.4.9 Body Area Network

Das Body Area Network (BAN) ist, wie der Name schon sagt, ein spezielles Netz für die Verbindung von Sensoren am Körper des Menschen. Es ist ein spezialisiertes Netzwerkkonzept im Rahmen des Standards IEEE 802.15 (Kap. 8.4.5) und wird als Monitorsystem eingesetzt. Mittels verschiedener Sensoren werden Messwerte wie Blutdruck, Temperatur, EKG, usw. aufgenommen und über das BAN weitergeleitet. Das

Netzwerk besteht in der Regel aus einer *Body Central Unit* (BCU) und mehren *Body Sensor Units* (BSU). Die Verbindung zwischen den BSUs und der BCU erfolgt drahtlos. Die Datenübertragungsrate ist vom jeweiligen Übertragungsverfahren abhängig und wird an die zu übertragenden Daten angepasst. Von der BCU werden die Daten mittels anderer Netzwerke wie DECT oder Bluetooth usw. zu übergeordneten Netzwerken weitergereicht und dort in Standardformaten in medizinische Gateways eingespeist. Die Übertragung zwischen der BCU und den BSUs erfolgt bidirektional. Die Sensoren werden in einer bestimmten Reihenfolge nach ihren Messwerten abgefragt. Die Reichweite zwischen der BCU und der BSU beträgt bis 2 m. In das BAN werden auch Transpondersysteme für implantierbare Applikationen einbezogen.

8.4.10 Medical Implant Communication Service (MICS)

Speziell für drahtlos kommunizierende medizinische Implantate ist unter dem Namen Radiofrequenz Medical Implant Communication Service (MICS, in den USA als Medical Device Radiocommunications Service – MedRadio) ein Frequenzband von 401 bis 406 MHz (je nach Region auch nur 402 bis 405 MHz) reserviert. Es erlaubt eine bidirektionale Kommunikation z. B. mit Herzschrittmachern (Kap. 2.9.3). Für die Kommunikation stehen je nach Spezifikation zwei bis zehn Kanäle mit bis zu 300 kHz zur Verfügung. Die Sendeleistung ist mit 25 µW EIRP (–16 dBm) angegeben.

Ein kommerziell erhältlicher Transceiver-Chip (aktuell ZL70323) bietet zehn MICS Kanäle im 402–405 MHz-Band und zwei ISM Kanäle im 433–434 MHz-Band. Die Datenrate kann zwischen 18,18, 40, 200 und 400 kbit/s gewählt werden. Der Chip besitzt eine Durchschnittsstromaufnahme von 5 mA (TX/RX) und 290 nA im SLEEP/ SNIFF-Modus (1 Sekunde Strobe Periode).

8.5 Transponder

Wolf-Joachim Fischer

8.5.1 Transponderklassifikation

Der Begriff Transponder umfasst eine Klasse elektronischer Geräte, deren Gemeinsamkeit darin besteht, das ein Gerät – die Lese-Schreib-Einheit oder kurz Reader – eine Anfrage an ein oder mehrere Geräte, für die im Allgemeinen die englische Bezeichnung *Tags* üblich ist, stellt. Der Tag sendet dann Daten an den Reader zurück. Eine Verbindungsaufnahme vom Tag zum Reader ist nicht möglich.

Der Begriff *Transponder* ist ein Kunstwort und setzt sich aus den beiden englischen Worten TRANSmitter und resPONDER zusammen. Damit wird die beschriebene besondere Form der Verbindungsaufnahme zwischen Reader und Tag ausgedrückt.

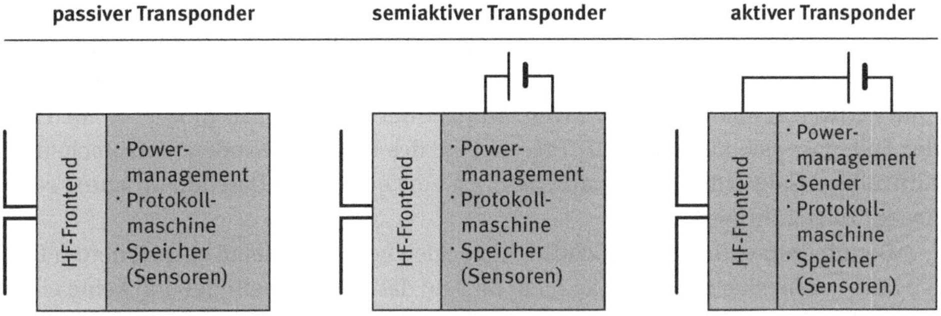

Abb. 8.7: Energieversorgung der RFID-Tags.

Weiterhin ist es üblich, die Klasse der Transponder durch die Bezeichnung RFID-Transponder einzugrenzen. Dabei ist RFID die Abkürzung für *Radio Frequency Identification*. In den Anfängen der Transpondertechnik waren dabei Funkfrequenzen im Lang- und Kurzwellenbereich von 125 kHz bzw. 13,56 MHz gemeint. Nach dem Jahr 2000 haben dann zunehmend Transponder im UHF-Bereich mit Frequenzen von 850 MHz bis 950 MHz an Bedeutung gewonnen. Perspektivisch werden für spezielle Anwendungen wie der Authentifikation von Produkten auch Transponder, die bei Frequenzen oberhalb 60 GHz arbeiten zum Einsatz kommen (Lischer, 2015; Dagan, 2014). Bei diesen Frequenzen ist die Antenne des RFID-Tags so klein, dass sie mit auf dem Siliziumchip integriert werden kann. Diese Chips sind extrem klein und haben eine Chipgröße von kleiner einem Quadratmillimeter.

Die für den RFID-Tag notwendige elektrische Energie ist eine entscheidende Größe für RFID-Transponder. Es stellt sich die Frage, wie wird die Energie bereitgestellt und wann ist sie verfügbar. In Abhängigkeit davon wird zwischen passiven-, semiaktiven und aktiven Transpondern unterschieden (Abb. 8.7).

Passive RFID-Transponder gewinnen die für den Betrieb des RFID-Tags notwendige elektrische Energie ausschließlich aus dem vom Reader abgestrahlten magnetischen oder elektromagnetischen Feld. Passive Transponder können daher nur dann arbeiten, wenn sie sich im Feld des Readers befinden und die aus dem Feld gewonnene elektrische Spannung für den Betrieb der Elektronik ausreichend hoch ist. Der Eingangsteil des RFID-Tags (HF-Frontend) enthält die für die Energieversorgung notwendigen Schaltungen zur Gleichrichtung der HF-Wechselspannung und zur Ableitung des Systemtakts für die Elektronik des RFID-Tags aus dem Feld. Weiterhin sind auch der Demodulator zur Gewinnung der Digitaldaten aus dem Feld sowie die für die Rückübertragung von Daten zum Reader notwendige Schaltung zur Lastmodulation bzw. zur modulierten Rückstreuung im HF-Frontend enthalten.

Die Datenübertragung zwischen Reader und RFID-Tag erfolgt in der Regel auf Basis international genormter Protokolle wie zum Beispiel ISO18000-2. Die Protokollmaschine wertet die ankommenden Digitaldaten aus und veranlasst entsprechende

Aktionen wie zum Beispiel das Lesen und die Rückübertragung von Daten aus dem Speicher des RFID-Tags. Im einfachsten Fall wird nur die für eine eindeutige Identifikation des RFID-Tags notwendige Identifikationsnummer, die für jeden produzierten Chip weltweit einmalig ist, übertragen. Aufgabe der Protokollmaschine ist es auch für den Fall, dass sich mehrere RFID-Tags im Feld des Readers befinden, entsprechende Antikollisionsalgorithmen abzuarbeiten, um eine eindeutige Datenübertragung zum Reader zu gewährleisten.

Der im Chip vorhandene nichtflüchtige Speicher behält seine gespeicherten Daten auch, wenn sich der RFID-Tag nicht im Feld des Readers befindet und keine elektrische Energie für die Elektronik zur Verfügung steht. Er wird in der Regel am Ende der Fertigung beim Chiphersteller programmiert. Im Falle von EEPROM-Speichern ist auch eine elektrische Neuprogrammierung möglich. Allerdings muss dabei gesichert sein, dass eine Veränderung der gespeicherten Identifikationsnummer nicht möglich ist.

Für Sonderanwendungen ist es möglich, dass der RFID-Chip einen integrierten Sensor enthält bzw. ein externer Sensor an ein entsprechendes Interface des Chips angeschlossen wird. Die Sensormessdaten werden im Falle eines passiven Transponders unmittelbar zum Reader übertragen. Eine Speicherung im nichtflüchtigen Speicher ist allerdings auch möglich.

Da bei passiven Transpondern die für den Betrieb der Sensoren erforderliche elektrische Energie auch aus dem Feld des Readers gewonnen werden muss, ist die Reichweite von RFID-Tags mit Sensoren deutlich kleiner als die von RFID-Tags, die ausschließlich für die Identifikation eingesetzt werden.

Semiaktive RFID-Transponder verfügen im Gegensatz zu passiven Transpondern im RFID-Tag über eine eigene Energiequelle. In der Regel ist das eine Batterie. Alternative Energiequellen wie Solarzelle oder Thermogenerator kommen in Einzelfällen aber auch zur Anwendung. Diese Energiequelle versorgt die gesamte Elektronik außer dem HF-Frontend mit elektrischer Energie. Ein Betrieb dieser RFID-Tags außerhalb des Feldes des Readers ist damit möglich. Das ist besonders dann von Interesse, wenn im RFID-Tag Sensoren betrieben werden. Diese Sensoren können damit in programmierbaren Zeitintervallen Sensordaten aufnehmen und speichern. Der RFID-Tag kann auf diese Weise als Datenlogger eingesetzt werden. Die Implementierung einer Sensorsignalverarbeitung ist bei Bedarf ebenfalls möglich. Damit ist die Berechnung von Mittelwerten der Sensordaten oder die Überprüfung einer Überschreitung von Grenzwerten direkt auf dem Chip möglich.

Das Frontend des semiaktiven RFID-Tags wird aber weiterhin mit Energie, die aus dem Feld gewonnen wird, versorgt. Eine Datenkommunikation mit dem Reader ist ausschließlich möglich, wenn sich der RFID-Tag im Feld des Readers befindet.

Aktive Transponder verfügen immer über eine eigene Energiequelle sowie eine Baugruppe mit Modulator und Sendeverstärker für das Senden. Im Gegensatz zu passiven- und semiaktiven Transpondern können sie selbst eine Kommunikation mit anderen Funksystemen aufbauen. Sie sind daher Kap. 8.4 zugeordnet.

Close Coupling Transponder	Remote Coupling Transponder	Long Range Transponder
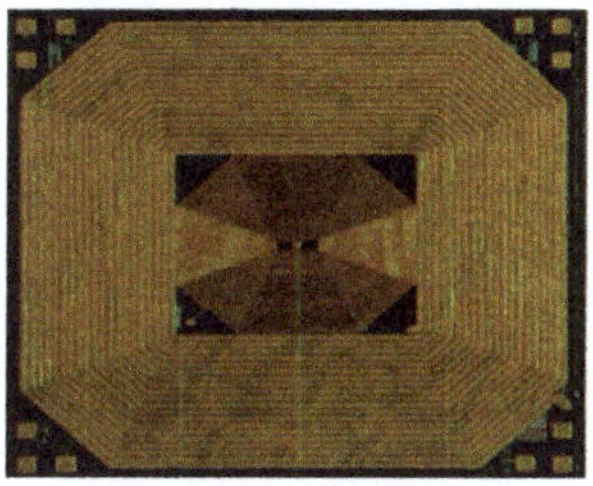	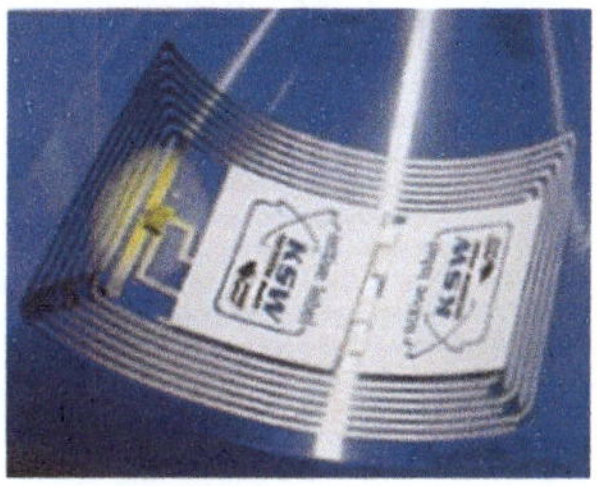	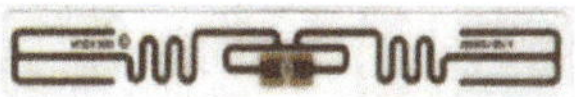
Reichweite bis 1 cm	Reichweite bis 1 m	Reichweite 1 bis 10 m

Abb. 8.8: Klassifizierung von RFID-Transpondern nach der Reichweite (mit freundlicher Genehmigung der Microsensys GmbH Erfurt, KSW Microtec AG, Dresden und FHG IPMS, Dresden).

In Abhängigkeit der erzielbaren Reichweite werden RFID-Transponder in *Close Coupling-*, *Remote Coupling-* und *Long Range* Systeme eingeteilt (Abb. 8.8). Bei Close Coupling Transpondern ist die Antenne auf dem Chip integriert. Im Falle von RFID-Transpondern, die im Nahfeld arbeiten, ist das eine Spule. Bei RFID-Transpondern im Fernfeld kommen Dipol- oder Schlitzantennen zur Anwendung. Die sehr geringe Reichweite ist für sicherheitskritische Anwendungen von Vorteil, da sie ein Abhören der übertragenen Informationen erschwert.

8.5.2 RFID-Frequenzen

Verantwortlich für die Frequenzzuordnung sind staatliche Einrichtungen und supranationale Organisationen wie die Internationale Fernmeldeunion (ITU), die Europäische Konferenz der Verwaltungen für Post und Telekommunikation (CEPT) und die Europäische Konferenz der Verwaltungen für Post und Telekommunikation (Internationale Fernmeldeunion, 2018). Die Regierungen der Länder setzen diese Frequenzzuordnungen in nationales Recht um. In Deutschland veröffentlicht die Bundesnetzagentur im Frequenzplan (2018) die Aufteilung des Frequenzbereiches von 9 kHz bis 275 GHz sowie die Festlegungen für diese Frequenznutzungen wie zum Beispiel die maximal zulässige Sendeleistung bzw. die maximal erlaubte magnetische Feldstärke.

Die für Anwendungen wichtigsten Frequenzen sind 128 kHz, 13,56 MHz und 850 MHz bis 950 MHz. Die Frequenzen 128 kHz und 13,56 MHz gehören zu den ISM-Frequenzen (*Industrial-Scientifical-Medical*), die international genormt und für RFID-Transponder freigegeben sind (Abb. 8.9). Für den UHF-Bereich ist eine solche Normung nicht gelungen. Daher gibt es landesspezifische Frequenzen, die im Bereich zwischen 850 MHz und 950 MHz liegen.

Neben den Frequenzen sind auch die zugelassenen Strahlungsleistungen der Antennen in den einzelnen Ländern verschieden. Die Strahlungsleistung wird dabei

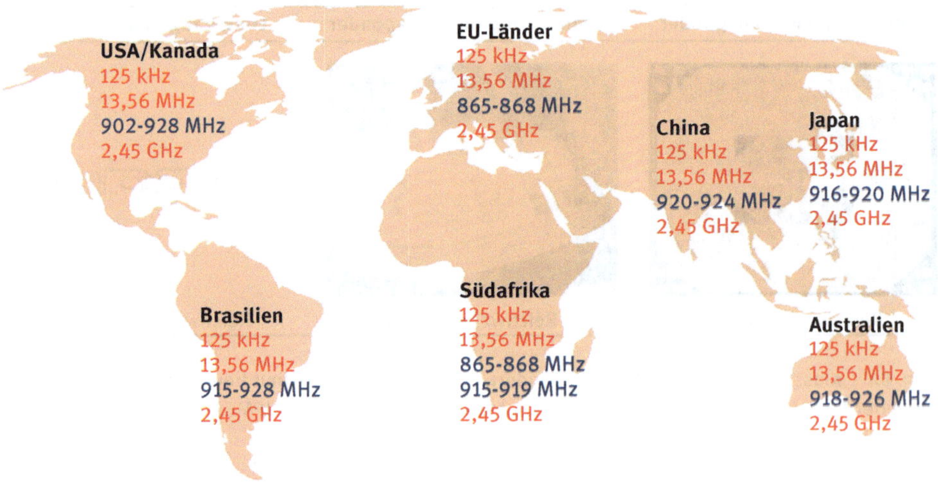

Abb. 8.9: International zugelassene Frequenzbereiche für RFID.

entweder als effektive Strahlungsleistung ERP (*Effective Radiated Power*) oder als äquivalente isotrope Strahlungsleistung EIRP (*Equivalent Isotropic Radiated Power*) angegeben. Bei der Strahlungsleistung EIRP wird die in die Antenne eingespeiste Leistung mit dem Antennengewinn multipliziert. Bezugsantenne ist dabei der isotrope Strahler, der einen Antennengewinn von 1 hat. Bei der effektiven Strahlungsleistung ERP dagegen wird als Bezugsantenne der Halbwellendipol verwendet, dessen Antennengewinn gegenüber dem isotropen Strahler 1,64 beträgt. Zwischen EIRP und ERP besteht daher der Zusammenhang

$$\mathrm{EIRP} = 1{,}64 \cdot \mathrm{ERP} \tag{8.2}$$

In Tab. 8.3 sind die zugelassenen Frequenzen und Strahlungsleistungen für ausgewählte Länder zusammengestellt (GS1, 2014).

Für die Kommunikation zwischen Reader und RFID-Tag kommen verschiedene Techniken zum Einsatz: *FHSS:* Frequency Hopping Spread Spectrum-Verfahren, *LBT:* Listen Before Talk-Verfahren und *ETSI:* gemäß ETSI-Standard 302 208.

Inzwischen ist es gelungen, die Antennen und HF-Eingangsteile der UHF-Transponder so breitbandig auszulegen, dass sie weltweit im gesamten Bereich zwischen 850 MHz und 950 MHz arbeiten.

Tab. 8.3: In ausgewählten Ländern verwendete Frequenzen, Leistungen und Techniken für RFID-Anwendungen im UHF-Bereich.

Land	**Frequenz in MHz**	**Leistung**	**Technik**
Deutschland	865,6–867,6	2 W ERP	ETSI
USA / Kanada	902–928	4 W EIRP	FHSS
Japan	916,7–920,9	4 W EIRP	LBT
China	920,5–924,5	2 W FHSS	FHSS
Australien	920–926 918–926	4 W EIRP 1 W EIRP	
Brasilien	902–907,5 915–928	4 W EIRP 4 W EIRP	FHSS FHSS
Südafrika	865,6–867,6 915,4–919	2 W ERP 4 W EIRP	ETSI FHSS

8.5.3 Funktionsprinzip von RFID-Transpondern

RFID-Transponder arbeiten entweder im Nah- oder Fernfeld des Readers. Im Nahfeld findet keine Ablösung der elektromagnetischen Welle von der Antenne statt. Der Reader und der RFID-Tag sind in diesem Fall induktiv (magnetisch) oder sehr selten kapazitiv gekoppelt. Abb. 8.10 zeigt die Ausbreitung einer elektromagnetischen Welle von der Antenne.

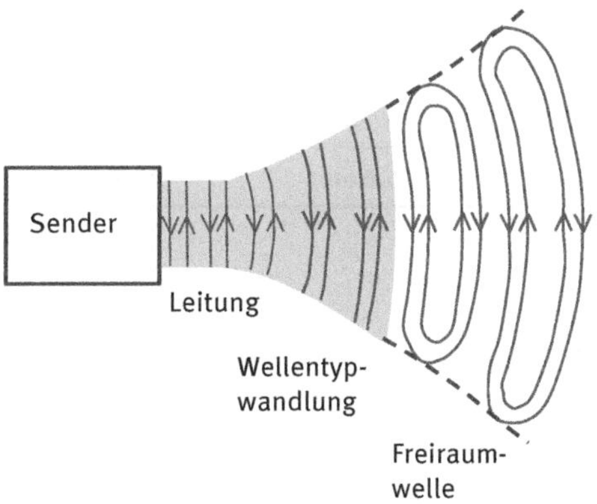

Abb. 8.10: Ausbreitung einer elektromagnetischen Antenne von der Antenne eines Senders.

Der Abstand d, bei dem ein Übergang vom Nah- zum Fernfeld beginnt, ist von der Wellenlänge λ abhängig. Als Grenze für das reaktive Nahfeld gilt

$$d \ll \frac{\lambda}{2\pi}. \tag{8.3}$$

In einer Entfernung von 4·λ beginnt das Fernfeld. Die elektromagnetische Welle löst sich von der Antenne ab und breitet sich als Freiraumwelle aus. Der Bereich dazwischen wird als strahlendes Nahfeld bezeichnet. Während es im Nahfeld eine induktive oder kapazitive Rückkopplung vom RFID-Tag zum Reader gibt, die gezielt für die Datenübertragung vom RFID-Tag zum Reader genutzt wird, existiert eine solche Rückkopplung im Fernfeld nicht. Die Tab. 8.4 zeigt für verschiedene Frequenzen den Übergang vom Nah- zum Fernfeld sowie die Größe, die ein λ/2-Dipol bei den verschiedenen Frequenzen hätte. Aufgrund der Größe kommen Dipolantennen bei RFID-Transpondern erst im UHF-Bereich zur Anwendung. Im Nahfeld bei 128 kHz und 13,56 MHz werden Spulen eingesetzt, die gewickelt oder mittels Ätz- oder Drucktechniken hergestellt werden.

Tab. 8.4: Übergang vom Nah- zum Fernfeld.

Frequenz	Wellenlänge λ	Grenze reaktives Nahfeld (λ/2)	Beginn des Fernfeldes (4λ)	λ/2-Dipol
< 135 kHz	> 2222 m	> 353 m	8888 m	> 1111 m
13,56 MHz	22,1 m	3,5 m	88,4 m	11 m
886 MHz	33,9 cm	5,4 cm	135,6 cm	16,9 cm
2,44 GHz	12,3 cm	1,96 cm	49,2 cm	6,2 cm
24 GHz	1,25 cm	2 mm	5 cm	0,62 cm
60 GHz	5 mm	0,8 mm	20 mm	2,5 mm
77 GHz	3,9 mm	0,6 mm	15,6 mm	2 mm

8.5.3.1 Induktiv gekoppelte RFID-Transponder

Im Nahfeld kommt fast ausschließlich die induktive Kopplung zwischen Reader- und RFID-Tag-Antenne zur Anwendung. Kapazitiv gekoppelte RFID-Transponder sind technisch möglich, haben aber eine sehr geringe Bedeutung für Anwendungen. Das Prinzip der induktiven Kopplung wird als Transformatorkopplung oder auch, da kein Transformatorkern verwendet wird, als lose gekoppelter Transformator (Abb. 8.11) bezeichnet.

Der Reader erzeugt in der Spule des Readers (Primärspule) einen magnetischen Fluss. Aufgrund des sehr geringen Kopplungsgrades k, der im Allgemeinen unter 10 %

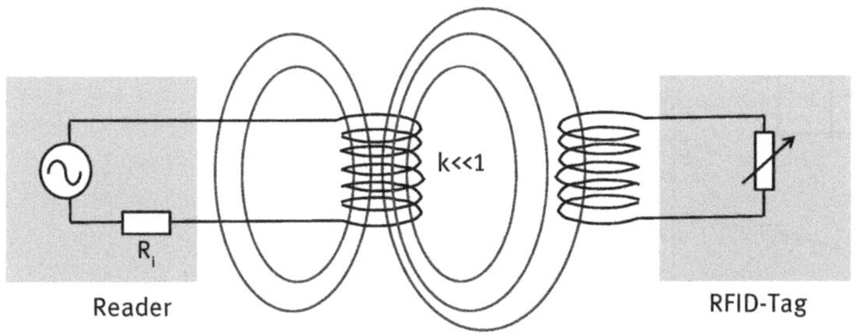

Abb. 8.11: Lose gekoppelter Transformator.

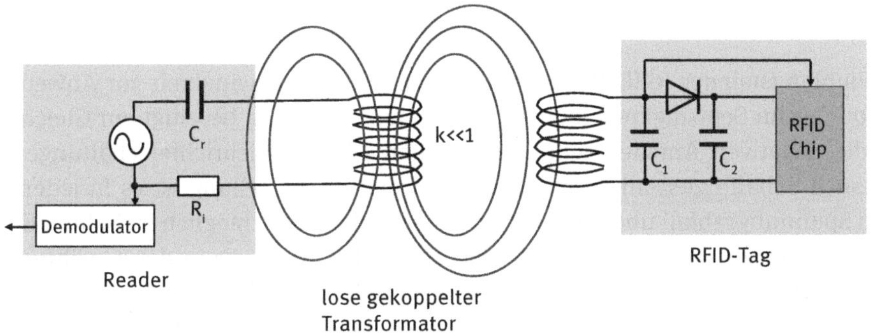

Abb. 8.12: RFID-Transponder mit Schwingkreisen im Primär- und Sekundärkreis des lose gekoppelten Transformators.

liegt, erreicht nur ein kleiner Teil dieses Magnetflusses die Antenne (Sekundärspule) des RFID-Tags und induziert dort eine Wechselspannung. Durch Gleichrichtung und Glättung wird die für den Betrieb der Elektronik des RFID-Tags notwendige Gleichspannung erzeugt, wie Abb. 8.12 zeigt. Außerdem wird aus der Wechselspannung am Ausgang der Sekundärspule ein Taktsignal für die Elektronik abgeleitet.

Die für den Betrieb der Elektronik notwendige Versorgungsspannung beträgt je nach eingesetzter CMOS-Technologie 1 V bis 3 V. Solche Spannungen lassen sich mit einem lose gekoppelten Transformator und unter Berücksichtigung der gesetzlich festgelegten maximalen Leistung des Readers nur bei sehr geringen Abständen erzeugen.

Eine deutliche Verbesserung lässt sich erreichen, wenn sowohl beim Reader als auch beim RFID-Tag Schwingkreise, die auf die gesetzlich festgelegte Frequenz abgestimmt sind, eingesetzt werden. Im Reader wird dabei ein Reihenschwingkreis eingesetzt. Im Resonanzfall kommt es dabei zu einer Spannungsüberhöhung, die bei mehreren Hundert Volt liegen kann. Bei Berührung bricht diese Spannung aufgrund der sich verringernden Güte sofort zusammen und ist daher ungefährlich.

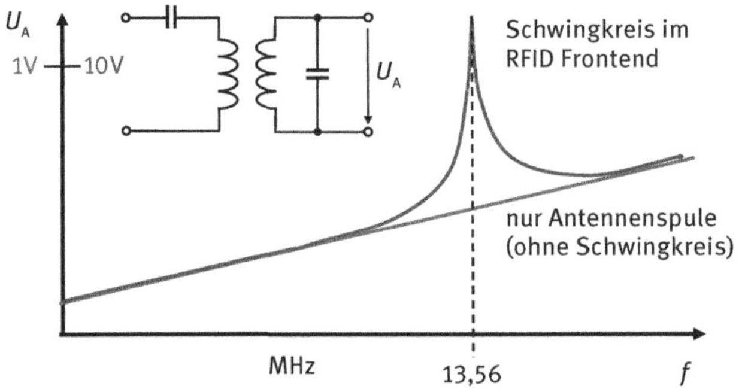

Abb. 8.13: Im Eingangsschwingkreis des RFID-Tags induzierte Spannungsamplitude U_A.

Im Empfangsteil des RFID-Readers kommt ein Parallelschwingkreis zur Anwendung. Von der im Schwingkreis induzierten Wechselspannung beseitigt ein Gleichrichter die negativen Anteile. Neben klassischen Diodengleichrichterschaltungen werden auch Schaltungen mit Transistoren verwendet. Zielstellung ist es in jedem Fall, den Spannungsabfall über dem Gleichrichter so klein wie möglich zu halten. Es werden daher vorzugsweise Schottkydioden eingesetzt, wenn sie in der gewählten CMOS-Technologie verfügbar sind. Für den Betrieb des RFID-Tags ist eine Mindestspannung erforderlich. Wird diese unterschritten funktioniert der RFID-Tag nicht mehr. Damit wird auch die maximal erzielbare Reichweite zwischen Reader und RFID-Tag bestimmt. Der prinzipielle Spannungsverlauf in Abhängigkeit der Frequenz am Ausgang des Schwingkreises ist in Abb. 8.13 dargestellt.

Die Spannung am Ausgang der Gleichrichterschaltung kann im Extremfall, wenn der RFID-Tag direkt auf die Readerantenne gelegt wird, sehr groß werden. Die Elektronik des RFID-Readers muss daher durch spezielle Schaltungen vor solchen Überspannungen geschützt werden.

Die Resonanzfrequenz eines Schwingkreises wird durch Kapazität C und die Induktivität L bestimmt und kann näherungsweise mit der Thomsonschen Schwingungsgleichung berechnet werden:

$$f_0 = \frac{1}{2\pi\sqrt{L \cdot C}}\,. \tag{8.4}$$

Für einen 125 kHz-Schwingkreis ergeben sich beispielhaft eine Induktivität $L = 350\,\mu\text{H}$ und eine Kapazität $C = 4{,}6\,\text{nF}$. Ein 13,56 MHz Schwingkreis lässt sich mit den Bauelementen $L = 6\,\mu\text{H}$ (4 bis 6 Windungen einer Rahmenspule) und $C = 23\,\text{pF}$ herstellen. Diese Beispiele zeigen, dass die für einen 125 kHz-Schwingkreis notwendigen Bauelemente nicht im Chip integrierbar sind und für die Induktivität eine gewickelte Spule eingesetzt werden muss. Die für einen 13,56 MHz-Schwingkreis erforderliche, wesentlich kleinere Kapazität kann dagegen im RFID-Chip integriert werden. Die Spule kann auf einem Träger als Planarspule in Druck- oder Ätztechnik hergestellt werden.

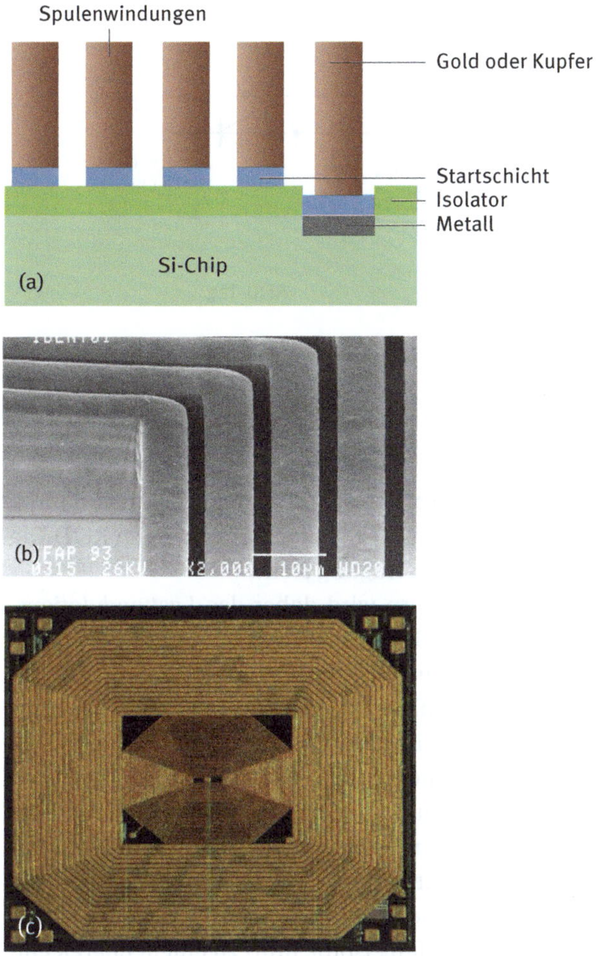

Abb. 8.14: Herstellung von Antennenspulen auf dem CMOS-Chip mit einem Galvanikprozess (a) Prinzipdarstellung für die Spulenfertigung mit einen Add-on-Galvanikprozess (b) REM-Aufnahme galvanisch hergestellter Spulenwindungen (c) Mikrofotografie einer Spule auf einem RFID-Chip (mit freundlicher Genehmigung der Microsensys GmbH, Erfurt).

Im Falle von RFID-Tags mit geringer Reichweite (Close Coupling Transponder) ist eine Integration der Spule auf dem Chip prinzipiell möglich. Da die Aluminium- oder Kupferleitbahnen in der CMOS-Technologie einen relativ hohen spezifischen Widerstand haben, ist eine Fertigung von Spulen mit vielen Windungen damit nicht möglich. Der Spulenwiderstand wäre zu groß, so dass sich damit keine hohen Schwingkreisgüten realisieren ließen. Einen Ausweg bietet eine Technologie, bei der mit einem Add-on-Prozess zur CMOS-Standardtechnologie die Spulen galvanisch hergestellt werden (Abb. 8.14). Mit dem Galvanikprozess lassen sich Leiterbahnen aus Kupfer mit hohem Aspektverhältnis und damit kleinem Spulenwiderstand fertigen.

Beim RFID-Transponder ist sowohl eine Datenübertragung von Reader zum RFID-Tag als auch in umgekehrter Richtung möglich. Im Reader wird das Trägerfeld mit der zu übertragenden Information moduliert. Grundsätzlich stehen dafür verschiedene

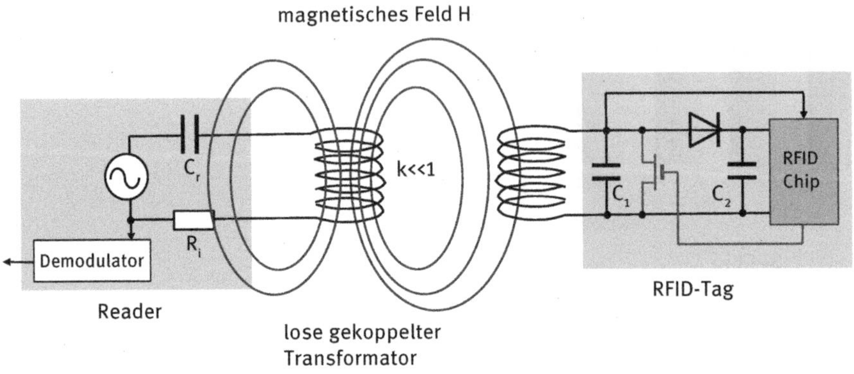

Abb. 8.15: Datenübertragung vom RFID-Tag zum Reader mittels Lastmodulation.

Modulationsverfahren zur Verfügung. Weit verbreitet ist die Amplitudenmodulation. Wesentlich kritischer ist die Übertragung vom RFID-Tag zum Reader, da im RFID-Tag dafür nur eine geringe elektrische Energie zur Verfügung steht.

Bei induktiv gekoppelten RFID-Transpondern wird daher das *Lastmodulationsverfahren* eingesetzt. Diese Verfahren basiert dabei darauf, dass eine Impedanzänderung im Sekundärkreis des lose gekoppelten Transformators auch zu einer Änderung des Stromes im Primärkreis führt. Das Funktionsprinzip der Lastmodulation zur Datenübertragung bei RFID-Transpondern ist in Abb. 8.15 dargestellt (Finkenzeller, 2005). Der Feldeffekttransistor im RFID-Tag ändert seine Impedanz in Abhängigkeit der Spannung, die an seinem Gate anliegt. Eine hohe Spannung am Gate hat eine niedrige Impedanz zur Folge während umgekehrt eine niedrige Spannung, die unterhalb der Schwellspannung des Transistors liegt, zu einer hohen Impedanz führt. Bei der Lastmodulation steuert der zu übertragende digitale Datenstrom das Gate dieses Transistors an. Der Quasi-Kurzschluss der Empfangsspule führt zu einem Energieentzug aus dem magnetischen Feld und in der Folge zu einer, wenn auch sehr kleinen, Stromänderung bzw. Spannungsänderung über dem Widerstand R_i im Reader. Der Demodulator im Reader kann diese Signale aus dem Trägerfrequenzsignal gewinnen und für die Weiterverarbeitung als digitalen Datenstrom wieder zur Verfügung stellen.

8.5.3.2 Backscatter-Transponder

Backscatter-Transponder (*to backscatter*, engl.: zurückstreuen) arbeiten im Fernfeld des Readers und nutzen das aus der Radartechnik bekannte Back-Scatter-Verfahren. Das Grundprinzip besteht dabei darin, dass eine am RFID-Tag eintreffende elektromagnetische Welle des Readers in Abhängigkeit von der Antennenimpedanz der RFID-Tag-Antenne stark oder weniger stark, im Idealfall gar nicht, rückgestrahlt wird. Die Antennenimpedanz kann durch die elektronische Schaltung des RFID-Tags geändert werden. Das wird für die Datenübertragung vom RFID-Tag zum Reader genutzt.

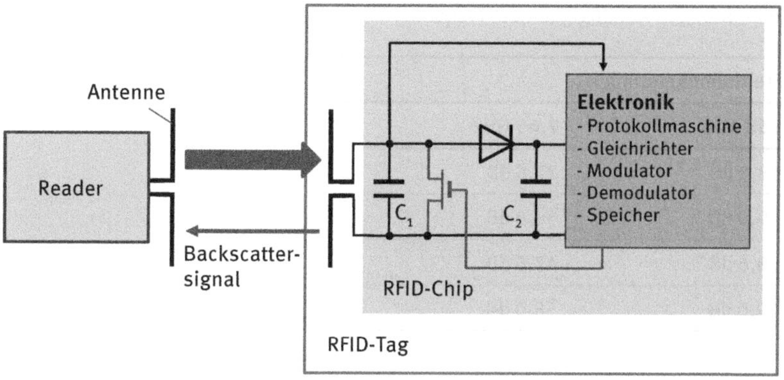

Abb. 8.16: Prinzipaufbau eines Backscatter-Transponders.

Das Verfahren wird als modulierte Rückstreuung bezeichnet. Die Abb. 8.16 zeigt den prinzipiellen Aufbau eines Backscatter-Transponders.

Der Zusammenhang zwischen der Leistung P_s am Ausgang eines Senders (Reader) und der am Eingang des Empfängers (RFID-Tag) zur Verfügung stehenden Leistung P_e im Abstand d wird bei bekanntem Antennengewinn G_s der Sendeantenne und G_e der Empfangsantenne durch die Gleichung für die *Freiraumdämpfung* a_{FSL}:

$$\begin{aligned} a_{FSL} &= \frac{P_s}{P_e} = \frac{(4\pi)^2 d^2}{G_s G_e \lambda^2} \\ a_{FSL} \text{ in dB} &= 10\log\left(\frac{P_s}{P_e}\right) \\ &= 32{,}45 + 20\log\left(\frac{d}{\text{km}}\right) + 20\log\left(\frac{f}{\text{MHz}}\right) - 10\log(G_s) - 10\log(G_e) \end{aligned} \tag{8.5}$$

beschrieben. Die Freiraumdämpfung, üblicherweise in dB, gibt dabei an, wie die Leistungsdichte einer elektromagnetischen Welle im freien Raum reduziert wird.

Ein einfaches Beispiel (Finkenzeller, 2005) zeigt, wie die erzielbare Reichweite eines RFID-Backscatter-Transponders abgeschätzt werden kann. Die Sendeleistung des Readers beträgt 500 mW EIRP. Benötigt die Elektronik des RFID-Tags eine Leistung von 5 µW und hat der Gleichrichter einen Wirkungsgrad von 10 %, so müssen am Eingang des RFID-Tags 50 µW bereitgestellt werden. Für die Freiraumdämpfung ergibt sich damit:

$$a_{FSL} = \frac{P_s}{P_e} = \frac{500\,\text{mW}}{50\,\mu\text{W}} = 10000 = 40\,\text{dB}. \tag{8.6}$$

Tab. 8.5: Freiraumdämpfung in Abhängigkeit der Frequenz.

Abstand r	Freiraumdämpfung a_{FSL}	
	868 MHz	**2,45 GHz**
0,3 m	18,6 dB	27,6 dB
1 m	29,0 dB	38,0 dB
3 m	38,6 dB	47,6 dB
10 m	49,0 dB	58,0 dB

Aus Tab. 8.5 ergibt sich damit eine minimale Reichweite von 3 m. Das Beispiel zeigt auch, dass bei hohen Frequenzen der Wirkungsgrad des Gleichrichters maßgeblich die Leistungsfähigkeit und speziell die erzielbare Reichweite bestimmt.

Die Größe eines Backscatter-Transponders wird in erster Linie durch die Größe der Antenne bestimmt. Im UHF-Band bei 850 MHZ bis 950 MHz werden überwiegend λ/2 Dipolantennen eingesetzt. Die Länge des Dipols ist frequenzabhängig und liegt bei den genannten Frequenzen bei ungefähr 17 cm. Demgegenüber ist die Größe des Chips vernachlässigbar, da sie nur ungefähr 1 mm² beträgt.

8.5.4 Übertragungs- und Modulationsverfahren

Für die Daten- und Energieübertragung zwischen Reader und RFID-Tag wird entweder das Vollduplexverfahren (FDX), das Halbduplexverfahren (HDX) oder das Verfahren der sequentiellen Übertragung (SEQ) eingesetzt (Abb. 8.17).

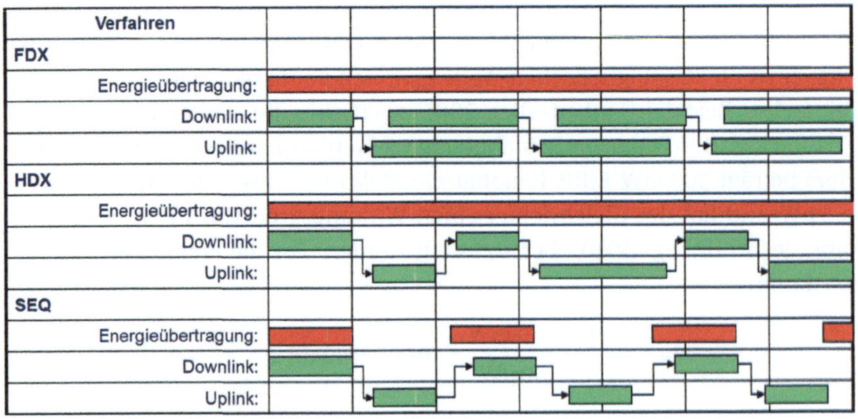

Abb. 8.17: Datenübertragungsverfahren (Finkenzeller, 2015).

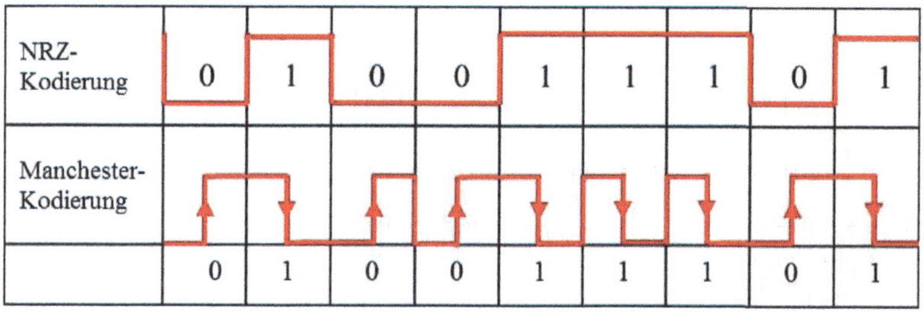

Abb. 8.18: NRZ- und Manchester-Kodierung.

Die Verfahren unterscheiden sich dadurch, wann Energie und wann Daten vom Reader zum RFID-Tag (downlink) bzw. vom RFID-Tag zum Reader (uplink) übertragen werden. Beim *Vollduplexverfahren* erfolgt eine zeitgleiche Datenübertragung vom Reader zum RFID-Tag und vom RFID-Tag zum Reader. Dabei wird auch permanent Energie vom Reader zum RFID-Tag übertragen. Im Gegensatz dazu wird beim *Halbduplexverfahren* die Datenübertragung vom Reader zum RFID-Tag und umgekehrt zeitversetzt durchgeführt. Energie wird bei diesem Verfahren auch permanent übertragen. Bei der *sequentiellen Übertragung* erfolgt die Energieübertragung gepulst. In den Pausen werden Daten vom RFID-Transponder zum Reader übertragen.

Zur Kodierung der digitalen Daten stehen mehrere Kodierungsverfahren zur Verfügung. Bei RFID-Transpondern werden in erster Linie die NRZ-Kodierung (Non-Return to Zero Encoding) und die *Manchester-Kodierung* eingesetzt. In Abb. 8.18 sind am Beispiel der Kodierung des digitalen Datenstromes 10110010 beide Verfahren dargestellt.

Die *NRZ-Kodierung* ist sehr simpel. Eine binäre 1 wird durch ein High-Signal (H) und eine binäre 0 durch ein Low-Signal (L) dargestellt. Nachteilig ist, dass es bei langen Folgen von binären Nullen keine Signaländerung gibt. Beim *Manchesterverfahren* dagegen wird jedes binäre Signal durch einen Signalwechsel kodiert. Jede binäre 1 wird durch eine negative Flanke und jede binäre 0 durch eine positive Flanke in der Halbperiode kodiert. Damit wird der Nachteil der NRZ-Kodierung, dass bei langen 0-Folgen kein Signalwechsel auftritt, vermieden. Die Manchester-Kodierung wird häufig für die Übertragung von Daten vom RFID-Tag zum Reader mittels Lastmodulation eingesetzt.

Bei der Amplitudenmodulation verändert das niederfrequente Datensignal, das eine Frequenz von einigen Kilohertz hat, das hochfrequente Trägersignal. Bei einer Seitenbandmodulation, wie sie bei RFID-Transpondern häufig verwendet wird, besteht das hochfrequente Signal aus der Trägerfrequenz und dem Seitenband. Der Modulationsgrad m gibt bei der Amplitudenmodulation das Verhältnis der Amplitude des Datensignals zur Amplitude des Trägersignals in Prozent an (Abb. 8.19).

Die *Amplitudenumtastung* ASK (*Amplitude-Shift Keying*) ist ein Sonderfall der Amplitudenmodulation. Das zu übertragende Datensignal kann nur diskrete Werte, im

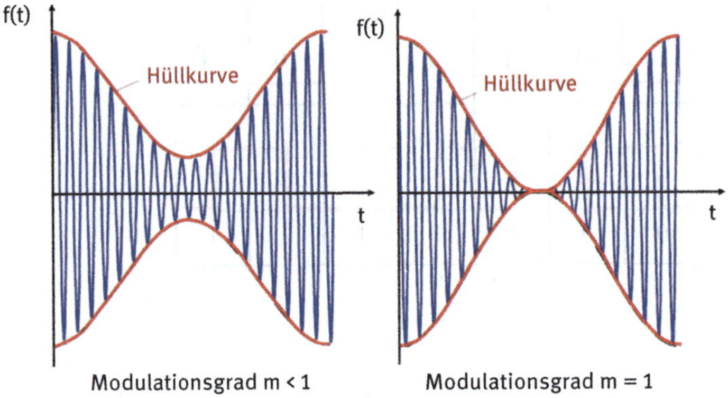

Abb. 8.19: Definition des Modulationsgrades.

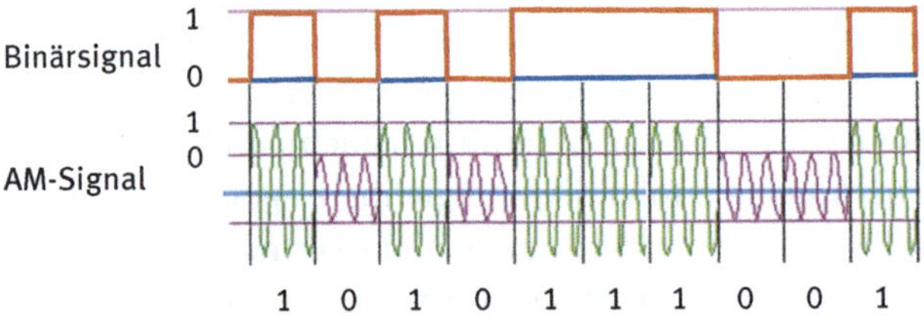

Abb. 8.20: ASK-Modulation.

Falle von Digitalsignalen die Werte 0 und 1, annehmen. Damit kann auch die Amplitude des modulierten Signals nur diskrete Werte annehmen (Abb. 8.20). Ein Modulationsgrad von 100 % bedeutet in diesem Fall, dass der Sender ein- bzw. ausgeschalten wird.

Eine große Herausforderung für den Reader besteht darin, das extrem kleine Signal, das von RFID-Tag zum Reader gelangt, aus dem großen Signal, das am Schwingkreis des Readers anliegt, zu extrahieren. Eine Lösung besteht darin, dass der RFID-Tag sein Lastmodulationssignal nicht auf der Trägerfrequenz, sondern einem Seitenband zurücküberträgt.

Hat das Trägersignal s_T die Amplitude A und die Frequenz Ω und das Nutzsignal die Amplitude a und die Frequenz ω_N, so gilt:

$$\begin{aligned} s_T &= A \cdot \cos(\Omega \cdot t) \\ s_N &= a \cdot \cos(\omega_N \cdot t). \end{aligned} \tag{8.7}$$

Für das amplitudenmodulierte Signal s_{AM} ergibt sich somit

$$s_{AM} = A \cdot \left[1 + \mathrm{m} \cdot \cos(\omega_N \cdot t)\right] \cdot \cos(\Omega \cdot t), \tag{8.8}$$

wobei m der Modulationsgrad ist. Diese Gleichung lässt sich umformen in

$$s_{AM} = A \cdot \cos(\Omega \cdot t) + \frac{A \cdot m}{2}\left[\cos((\Omega - \omega_N) \cdot t) + \cos((\Omega + \omega_N) \cdot t)\right]. \tag{8.9}$$

Aus dieser Gleichung wird ersichtlich, dass sich das Nutzsignal auf den Seitenbändern $\Omega - \omega_N$ und $\Omega + \omega_N$ befindet (Abb. 8.21).

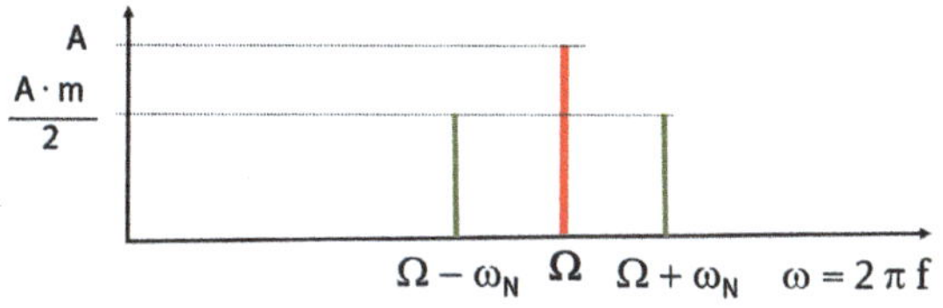

Abb. 8.21: Seitenbandmodulation.

Um einen genügenden Frequenzabstand zwischen Datensignal und Trägersignal zu erreichen, wird ein Hilfsträger verwendet. Im Falle eines 13,56 MHz-Transponders ist das ein Hilfsträger mit der Frequenz 212 kHz. Das Datensignal wird zunächst auf den Hilfsträger moduliert. In einem zweiten Schritt wird das resultierende Signal auf die Trägerfrequenz moduliert. Der Abstand der Seitenbänder von der Trägerfrequenz beträgt damit 212 kHz (Abb. 8.22).

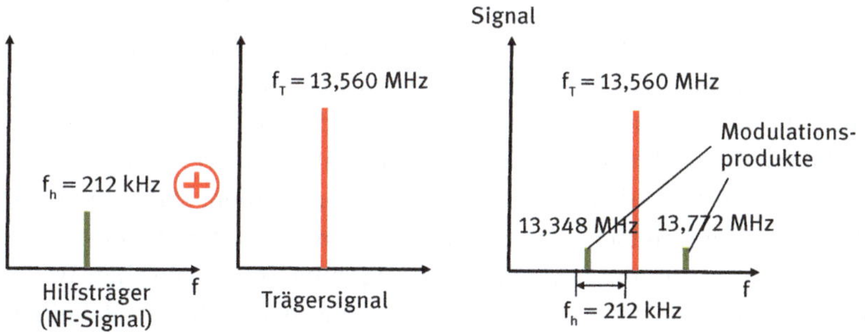

Abb. 8.22: Trägerfrequenz und Seitenbänder eines 13,56 MHz RFID-Transponders (Finkenzeller, 2015).

8.5.4.1 SAW-Transponder

SAW-Transponder (engl.: *Surface acoustic wave*) basieren auf der Nutzung des piezoelektrischen Effekts. Es sind rein passive Bauelemente ohne eigene Elektronik und Energiequelle. Im einfachsten Fall besteht der SAW-Transponder aus einer Antenne und einem piezoelektrischen Substrat, auf dem sich eine Elektrodenstruktur befindet (Abb. 8.23). Für das Substrat werden verschiedene piezoelektrische Materialien wie Quarz oder Lithiumniobat verwendet. Die Antenne, die im Allgemeinen nicht mit auf

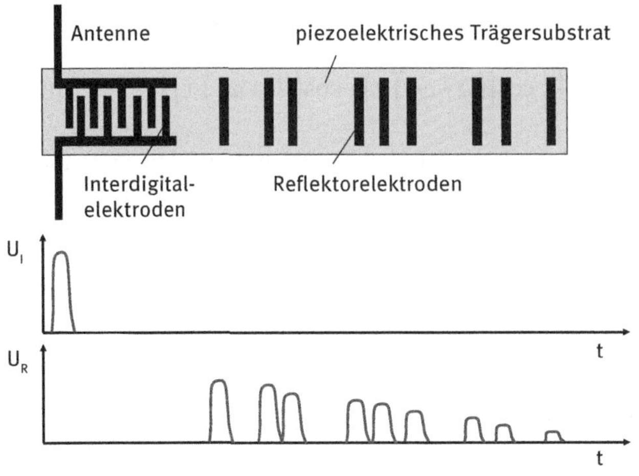

Abb. 8.23: Prinzipaufbau und Funktion eines SAW-Transponders.

dem Substrat integriert ist, ist mit einer Gruppe von Interdigitalelektroden elektrisch verbunden.

Das Antennensignal hat ein elektrisches Feld über den Interdigitalelektroden zur Folge. Aufgrund des inversen piezoelektrischen Effektes führt das zur Erzeugung einer mechanischen Welle (akustische Welle), die sich im Substrat an der Oberfläche ausbreitet. An den Reflektorelektroden werden Teile der mechanischen Welle in Richtung Interdigitalelektroden reflektiert. Der piezoelektrische Effekt führt dazu, dass das die akustische Welle in den Interdigitalstrukturen eine elektrische Spannung generiert, die über die Antenne als Welle abgestrahlt wird. Durch unterschiedliche Abstände der Reflektorelektroden können binäre Informationen, wie zum Beispiel eine Identifikationsnummer, auf dem SAW-Chip gespeichert werden. Das sich merkliche, auswertbare Laufzeitunterschiede zwischen den reflektierten Signalen ergeben, hat seine Ursache darin, dass die Phasenverzögerung der akustischen Welle um Größenordnungen größer als die einer elektromagnetischen Welle ist. Bei einer Frequenz von 100 MHz und einer materialabhängigen Ausbreitungsgeschwindigkeit der akustischen Welle von zum Beispiel 3000 m/s ergibt sich eine Phasenverzögerung von 3,3 µs/cm. Diese große Phasenverzögerung führt auch dazu, dass das vom SAW-Transponder zurückgesendete Signal wesentlich später am Reader eintrifft als alle von Hindernissen reflektierten Signale. Damit ist eine eindeutige Trennung von Nutz- und Störsignalen durch den Reader möglich.

8.5.5 Transponder mit Sensoren

Für viele Anwendungen gerade auch im Medizinbereich sind RFID- und SAW-Transponder mit Sensoren von großem Interesse. Die Sensoren können dabei entweder im RFID-Chip bzw. dem SAW-Tag integriert sein oder sie sind als externe Bauelemente über geeignete Schnittstellen an die Tags angeschlossen.

Bei RFID-Transpondern ist die Integration von Temperatursensoren im RFID-Chip sowohl bei induktiv gekoppelten als auch Backscatter-Transpondern verbreitet. Temperatursensoren können in der CMOS-Technologie relativ einfach mit den vorhandenen Bauelementen integriert werden ohne dass Änderungen am Technologieprozess erforderlich sind. Das Sensorsignal wird bei passiven Transpondern, die nur im Feld des Readers arbeiten können, direkt an den Reader übertragen. Bei semiaktiven Transpondern ist eine Speicherung des Messsignals in einem nichtflüchtigen Speicher auf dem RFID-Chip möglich. Die für den Sensor und die zusätzliche Elektronik notwendige Energie muss im Falle passiver RFID-Transponder aus dem magnetischen bzw. elektromagnetischen Feld gewonnen werden. Passive RFID-Transponder mit integrierten Sensoren haben daher eine geringere Reichweite als RFID-Transponder für Identifikationsanwendungen.

Wesentlich größere Möglichkeiten ergeben sich, wenn externe Sensoren über Schnittstellen (Gay, 2008) an den RFID-Chip angeschlossen werden. Besitzt der externe Sensor eine I^2C- oder CAN-Bus-Schnittstelle, so erfolgt der Anschluss an den RFID-Tag über einen digitalen Eingang. Voraussetzung ist allerdings, dass der RFID-Tag das entsprechende Protokoll verarbeiten kann. Neben Temperatursensoren werden Druck-, Beschleunigungs- und Feuchtesensoren eingesetzt (Abb. 8.24). Da der RFID-Chip die elektrische Energie für diese externen Sensoren bereitstellen muss, können nur Sensoren mit sehr niedrigem Leistungsbedarf eingesetzt werden.

Der Anschluss externer Sensoren mit analogem Ausgang an einen RFID-Chip ist dann möglich, wenn auf dem Chip ein Analog-/Digitalwandler (ADC) integriert ist. Dabei ist zu berücksichtigen, ob es sich um resistive oder kapazitive Sensoren handelt. Eine notwendige Anpasselektronik muss auf dem RFID-Chip ebenfalls integriert sein oder muss extern realisiert werden.

Eine für viele Anwendungen notwendige Datenlogger-Funktion lässt sich nur mit semiaktiven Transpondern realisieren. Eine Alternative ist der Einsatz von Grenzwertsensoren. Überschreitet das Sensoreingangssignal einen Grenzwert, so ändert der Grenzwertsensor irreversibel seine elektrischen Eigenschaften. Dabei ist je nach verwendetem Wirkprinzip sowohl eine Widerstands- als auch Kapazitätsänderung möglich. Die für diesen Wandlungsprozess notwendige Energie wird durch die physikalische oder chemische Eingangsgröße selbst bereitgestellt. Eine elektrische Energiequelle ist nicht erforderlich.

Grenzwertsensoren können daher auch außerhalb des Feldes des Readers eingesetzt werden. Das Auslesen der Zustandsinformation des Grenzwertsensors erfolgt zu einem beliebigen Zeitpunkt über den RFID-Tag, wenn er sich im Feld des Readers

(a)

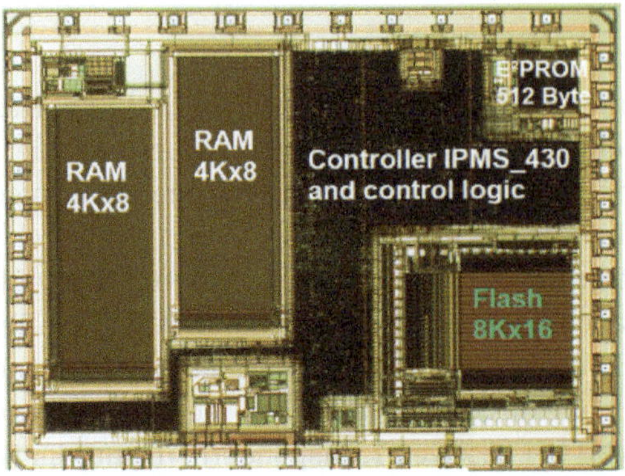

(b)

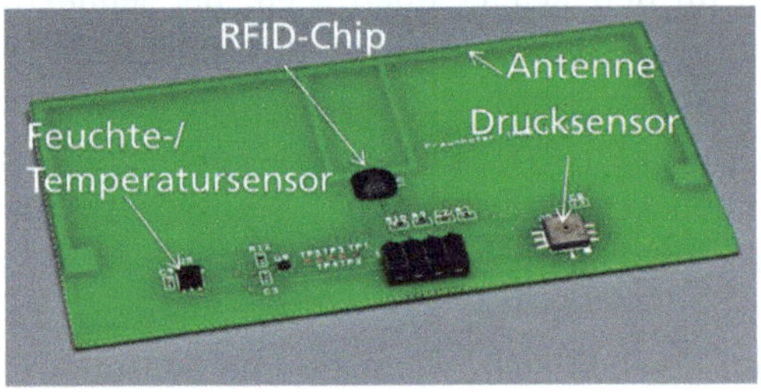

Abb. 8.24: (a) 125 kHz-RFID-Chip für Sensoranwendungen mit A/D-Wandler, digitalen Ports und freiprogrammierbarem 16bit Controller, der zur Implementierung von Bus-Protokollen genutzt werden kann (Quelle FHG-IPMS), (b) 868 MHz RFID-Transponder-Evaluation-Kit mit externem Feuchte-, Temperatur- und Drucksensor (mit freundlicher Genehmigung von FHG IPMS, Dresden).

befindet. Der RFID-Chip muss über ein entsprechendes Interface verfügen, wenn Grenzwertsensoren eingesetzt werden sollen. Im einfachsten Fall lässt sich die Zustandsänderung von sehr hohem Widerstand zu sehr niedrigem Widerstand über ein digitales Port feststellen. Ein Nachteil der Grenzwertsensoren besteht darin, dass sie ausgetauscht werden müssen, wenn sie sich irreversibel verändert haben.

Ein Beispiel für einen Grenzwertsensor ist der von Sauer (2013) entwickelte Feuchtegrenzwertsensor (Abb. 8.25). Im Funktionsbereich des Sensors befinden sich Silbernanopartikel, die jeweils mit einer nichtleitenden Polymerhülle umgeben sind. Ein Stromfluss in diesem Bereich ist nicht möglich. Der Sensor ist extrem hochohmig. Die Nanopartikel sind von einem Salzreservoir umgeben. Bei Einwirkung von Feuchte diffundiert das Salz, wenn ein Feuchtegrenzwert überschritten ist, in Richtung Nanopartikel und löst die Polymerhülle auf. Dieser Prozess wird als Sinterprozess bezeichnet. Die leitfähigen Nanopartikel bilden nun sehr gut leitfähige Pfade zwischen den Sensorelektroden. Der elektrische Widerstand hat sich auf Werte unterhalb 100 Ohm reduziert. Dieser Prozess ist irreversibel.

Auch bei SAW-Transpondern ist ein Einsatz von Sensoren möglich. Bekannt sind Anwendungen als Gassensoren. Eine dünne Schicht, die für das zu detektierende Gas sensitiv ist, wird auf der Oberfläche des piezoelektrischen Substrats aufgebracht. Lagern sich die zu detektierenden Gasmoleküle an der sensitiven Schicht an, so erhöht sich deren Masse minimal. Diese Masseänderung ändert die Ausbreitungsgeschwindigkeit der mechanischen Welle an der Substratoberfläche. Die sich ergebende Lauf-

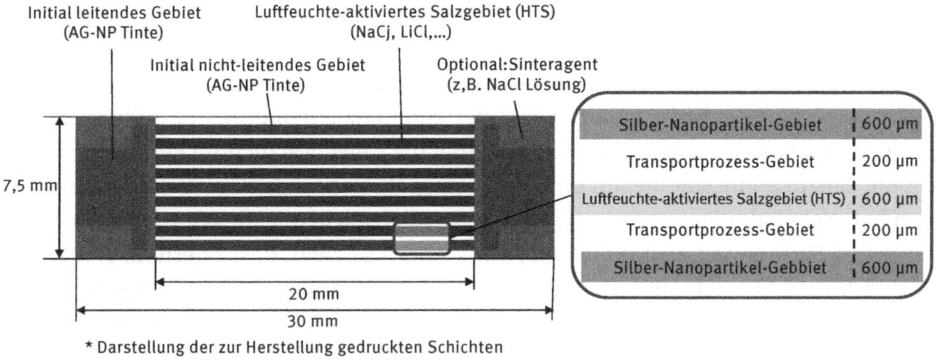

Abb. 8.25: Feuchtegrenzwertsensor.

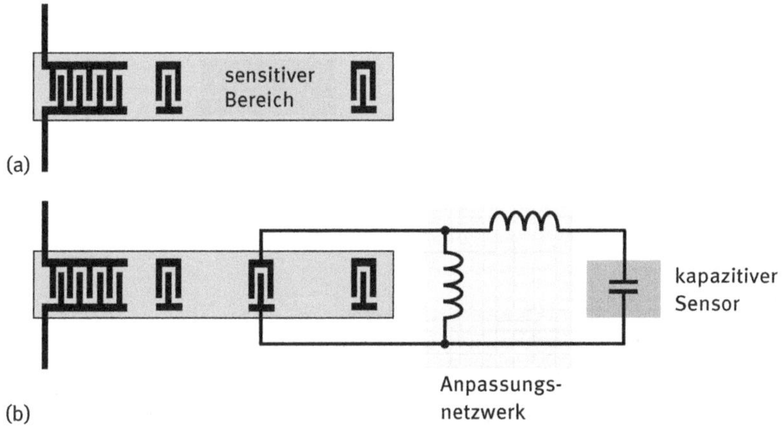

Abb. 8.26: SAW-Transponder mit Sensoren: (a) Der Sensor befindet sich auf der Oberfläche des piezoelektrischen Substrats und (b) Der externe kapazitive Sensor ist über ein Anpassnetzwerk mit dem SAW-Chip verbunden.

zeitänderung ist ein Maß für die Stärke des Sensorsignals (Abb. 8.26a). Der Anschluss externer Sensoren an einen SAW-Chip ist ebenfalls möglich. Dabei wird das Reflexionsverhalten an einer Reflektorelektrode in Abhängigkeit des Sensorsignals verändert. Für den Anschluss externer Sensoren ist im Allgemeinen ein Anpassnetzwerk erforderlich (Fu, 2005) (Abb. 8.26b).

8.5.6 Einfluss von Körpergewebe auf die Wellenausbreitung

Für die Anwendung von RFID-Transpondern für Implantate ist zu berücksichtigen, dass das Körpergewebe in Abhängigkeit der Frequenz einen großen Einfluss auf die *Eindringtiefe* hat. Als Eindringtiefe wird dabei die Gewebeschichtdicke definiert, bei der die Leistungsflussdichte auf ein Drittel ihres Wertes an der Oberfläche abgenommen hat. Neben der Frequenz hat die wässrige Kochsalzlösung des Gewebes einen erheblichen Einfluss auf die Eindringtiefe. Die Abb. 8.27 zeigt, dass oberhalb von 1 GHz die Eindringtiefe stark abnimmt und auf Werte von kleiner 1 cm zurückgeht. Auch bei den heute vielfach verwendeten Transpondern im UHF-Bereich beträgt die Eindringtiefe nur wenige Zentimeter. Sehr gut eignen sich dagegen induktiv gekoppelte Transponder mit Frequenzen von 125 kHz bzw. 13,56 MHz für Implantatanwendungen (siehe auch Kap. 4.9.2.10).

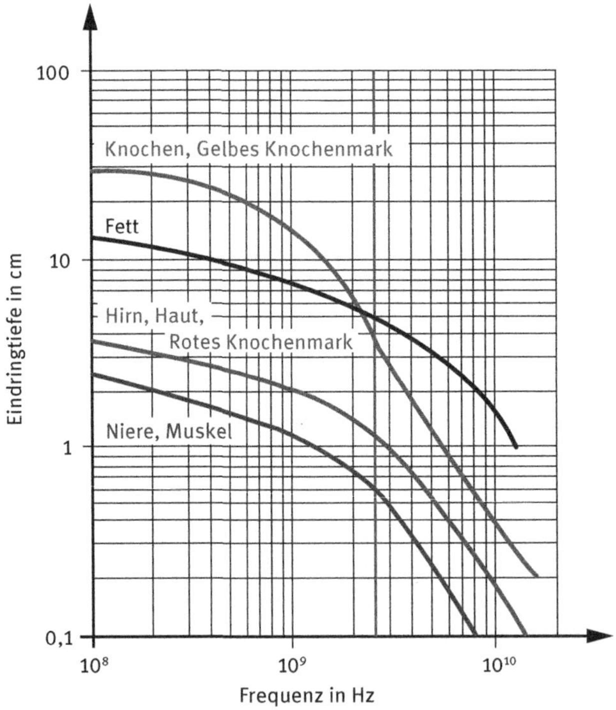

Abb. 8.27: Frequenzabhängige Eindringtiefe elektromagnetischer Strahlung in Körpergewebe (mit freundlicher Genehmigung der Landesanstalt für Umweltschutz Baden-Württemberg, 2017).

8.6 Infrarotübertragung mit IrDA

Andreas Heinig

Bei dieser Kopplungsart handelt es sich auch um eine drahtlose Informationsübertragung. Auf einen Lichtstrahl, im infraroten Bereich gesendet, wird die Dateninformation aufmoduliert. Damit lassen sich Übertragungen bis zu 5 Meter mühelos erreichen. Sender und Empfänger müssen sich aber sichtbar gegenüberstehen. Anwendung findet diese Technik vor allem in tragbaren Computersystemen und Handys. In der Medizintechnik wäre eine Übertragung von körpernahen Sensordaten zu einer Auswertung möglich. Dabei lassen sich auch Geräte wie Handys oder Notebooks integrieren. Auf zwei Standards soll näher eingegangen werden soll.

IrDA steht für *Infrared Data Association*, eine Gruppe von ca. 150 Firmen. IrDA hat bisher eine Sammlung an Standards für eine physikalische und die softwarespezifischen Schichten, die für die Kommunikation zwischen zwei Infrarotgeräten notwendig sind, veröffentlicht. Der Aufbau dieser Schichten richtet sich nach dem ISO-OSI Referenzmodell. Die Tab. 8.6. zeigt die etwaige Entsprechung (Johannsen, 1998).

Tab. 8.6: Aufbau der IrDA-Schichten im ISO-OSI Referenzmodell.

Anwendung	
Darstellung	IrOBEX
Sitzung	-
Transport	IrLMP & Tiny TP
Vermittlung	-
Sicherung	IrLAP
Bitübertragung	SIR

Das **IrLAP**-Protokoll bietet eine verlässliche Verbindung zwischen zwei Geräten an.

IrLMP erlaubt das Benutzen mehrerer logischer Kanäle über eine einzige IrLAP-Verbindung.

Tiny TP ist eine Flusssteuerung für IrLMP, die Deadlocks (Verklemmungen) von IrLMP verhindert und gleichzeitig eine Segmentierung und zugehörige Zusammenfügung von Daten bietet.

IrOBEX ist schließlich ein Standard zur Übertragung der Semantik und Syntax von Daten, d. h. eine Vereinheitlichung der Übertragung spezieller Datentypen wie Files, Termine oder Adressen.

IrDA Lite: Die Spezifikation von IrDA Lite beschreibt eine minimale Implementation der IrDA-Schichten, die notwendig ist, um mit anderen IrDA-Implementationen kompatibel zu sein. Die Idee ist, die Komplexität und die Größe des notwendigen Codes einer Implementierung herabzusetzen und trotzdem noch in der Lage zu sein, mit einem anderen Gerät zu kommunizieren.

Ein weiterer Vorteil einer minimalen Implementation ist der geringere Bedarf an RAM oder ROM, der z. B. in PDAs ein kritischer Faktor sein kann. Die Strategien für IrDA Lite sind:

IrLAP
- Übertragungsrate fest 9600 bps
- Datengröße fest 64 Bytes
- Window Size ist eins
- 500 ms turn around time
- Disconnect/Threshold time von 3 Sekunden.

IrLMP: Bei IrLMP benutzt nur eine einzige Applikation die IrDA Verbindung, es existiert also nur eine Verbindung (außer der IAS-Verbindung). Weitere Eigenschaften von IrLMP sind:
- Es werden keine point-to-multipoint Verbindungen unterstützt.
- Da nur eine Applikation gleichzeitig die Verbindung nutzt, darf ein IrLMP-Disconnect über einen IrLAP-Disconnect abgewickelt werden.
- Es existiert kein exklusiver Modus.
- Es dürfen nicht mehrere Objekte desselben Namens in der IAS-Datenbank eingetragen sein (was grundsätzlich eine bessere Lösung ist).
- Das einzig notwendige Attribut ist der LSAP-SEL, der entweder unter IrDA:IrLMP:LsapSel oder IrDA:TinyTP:LsapSel als Typ Integer eingetragen sein kann.
- Die Namen der Attributnamen sollten so klein gewählt werden, dass ein GetValueByClass query in ein einzelnes 64 Byte Paket passt.

ACK Frames sollten ignoriert werden, ohne die Verbindung abzubrechen.

Solche optischen Datenübertragungsverfahren mittels Leuchtdioden (LEDs) sind sehr schnell und bieten den Vorteil hoher Störsicherheit. Unter Laborbedingungen wurden 224 Gigabit pro Sekunde erzielt. Seit 2011 werden die Aktivitäten durch ein Li-Fi-Konsortium vorangetrieben, zu dem die norwegische IBSENtelecom, die israelisch-amerikanische Supreme Architecture, TriLumina (USA) und das Fraunhofer-Institut für Photonische Mikrosysteme zählen.

Quellenverzeichnis

Argenox Technologies LLC. A Guide to Selecting a Bluetooth Chipset. http://www.argenox.com/bluetooth-low-energy-ble-v4-0-development/library/a-guide-to-selecting-a-bluetooth-chipset/, Stand 01.03.2018.

BAKOM Bundesamt für Kommunikation, Schweiz. https://www.bakom.admin.ch/dam/bakom/de/dokumente/bakom/telekommunikation/Technologie/WLAN/factsheet_wlan.pdf.download.pdf/factsheet_wlan.pdf, Stand 01.03.2018.

Blank H-J, Janik H. Telekommunikation für Profis. Haar bei München: Markt und Technik Verlag GmbH, 1995.

Bluetooth und IEEE802.11. Elektronik Revue 11, November 2002-11-28.

Bray J, Sturman C. Bluetooth – Connection Without Cables. London: Prentice-Hall International 2001.

BSI Bundesamt für Sicherheit in der Informationstechnik. https://www.bsi.bund.de/DE/Home/home_node.html, Stand 01.03.2018.

Bundesnetzagentur. https://www.bundesnetzagentur.de, Stand 01.03.2018.

Bundesnetzagentur. Frequenzplan.https://www.bundesnetzagentur.de/DE/Sachgebiete/Telekommunikation/Unternehmen_Institutionen/Frequenzen/Grundlagen/Frequenzplan/frequenzplan-node.html, Stand 01.03.2018.

Dagan H, Shapir A, Teman A, Mordakhay A. A Low-Power Low-Cost 24 GHz RFID Tag With a C-Flash Based Embedded Memory. IEEE Journal of Solid-State Circuits. 2014;49:1942–1957.

DECT Forum. DECT The Standard explained, 1997, http://www.dectweb.com/DECTForum/publicdocs/TechnicalDocument.PDF, Stand 01.03.2018

DECT WEB. http://www.dectweb.com/sitemap.htm, Stand 01.03.2018.

Dialog Semiconductor. Datenblatt SC14SPNODE SF DECT Module with integrated Antenna and FLASH, 2014.

Fa. BrainBoxes. http://www.brainboxes.com/docs, Stand 01.03.2018.

Fa. CSR. https://www.qualcomm.com/, Stand 01.03.2018.

Fa. National Semiconductor. http://www.ti.com/, Stand 01.03.2018.

Fa. Proxim. www.proxim.com, Fa. Symbol. https://www.zebra.com/de/de.html. Hewlett Packard Enterprises: https://www.hpe.com/de/de/networking.html, Stand 01.03.2018.

Fa. Wireless Futures. http://www.wirelessfutures.co.uk/, Stand 01.03.2018.

Finkenzeller K. RFID-Handbuch: Grundlagen und praktische Anwendungen induktiver Funkanalagen, Transponder und kontaktloser Chipkarten. 7. Aufl., München: Carl Hanser Verlag, 2015.

Fraunhofer Institut für integrierte Schaltungen (IIS). https://www.iis.fraunhofer.de/, Stand 01.03.2018.

Fu Q, Stab H, Fischer W-J. Wireless passive SAW sensors using single-electrode-type IDT structures as programmable reflectors. Sensors and Actuators A. 2005;122:203–208.

Gay N, Fu Q, Hildebrandt R, et al. An ultra-low-power sensor interface built around a reconfigurable incremental sigma-delta modulator for sensor networks employing electro-magnetic backscatter. IEEE Asia Pacific Conference on Circuits and Systems APCCAS 2008, DOI: 10.1109/APCCAS.2008.4746014, 2008.

Gerwing H, et al. Drahtlose Kommunikationssysteme und ihre Sicherheitsaspekte, Broschüre des Bundesamtes für Sicherheit in der Informationstechnik, 2009, https://www.bsi.bund.de/SharedDocs/Downloads/DE/BSI/Publikationen/Broschueren/Drahtlose-Komsysteme.pdf?__blob=publicationFile&v=2, Stand 01–03.2018.

Grundlagen der Telematik. Präsentation FH-Mannheim, Fachbereich Informatik.

GS1. Regulatory status for using RFID in the EPC Gen 2 band (860 to 960 MHz) of the UHF spectrum, 31 October 2014, http://www.gs1.org.

IDG Interactive GmbH. DECT: die Alternative zu Bluetooth, https://www.tecchannel.de/a/dect-die-alternative-zu-bluetooth,401492, Stand 01.03.2018.
IEEE – Institute of Electrical and Electronics Engineers. http://www.ieee.org, Stand 01.03.2018.
IEEE Standard 802.11 1997, IEEE Standard 802.11 a 1999, IEEE Standard 802.11 b 1999.
IEEE 802.15 Working Group for Wireless Specialty Networks (WSN), http://www.ieee802.org/15/, Stand 01.03.2018.
Internationale Fernmeldeunion. Wikipedia. https://de.wikipedia.org/wiki/Internationale_Fernmeldeunion. Stand 01.03.2018.
Johannsen L, Müller K. Kommunikation zwischen PDAs über IrDA. Studienarbeit, Mai, TecO, Universität Karlsruhe, 1998.
Kozlik J. DECT, 2009, http://www.kozlik-info.de/dect/dect.html, Stand 01.03.2018.
Landesanstalt für Umweltschutz Baden-Württemberg (Hsg.). Elektromagnetische Felder im Alltag. 2017 http://www4.lubw.baden-wuerttemberg.de/servlet/is/13758/, Stand 01.03.2018.
Lischer S, Heiss M, Landwehr M, Fischer W-J. A 24 GHz RFID System-on-a-Chip with On-Chip Antenna, compatible to ISO 18000–6 C / EPC C1G2. 2015 IEEE International Conference on Microwaves, Communications, Antennas, and Electronic Systems, 2015.
Moor C. Entwicklung einer drahtlosen Datenstrecke zur Übermittlung von medizinischen Messsignalen mittels Bluetooth Technologie. Diplomarbeit, Universität Karlsruhe 2001.
Microsemi. Datenblatt Implantable Medical Transceiver ZL70103, Stand 01.07.2018.
Nanotron Technologies. http://www.nanotron.de/, Stand 01.03.2018.
Offizielle Homepage der Bluetooth Mitglieder. www.bluetooth.org, Stand 01.03.2018.
Sauer S, Türke A, Weder A, Fischer W-J. Inkjet Printed Humidity Threshold Monitoring Sensor Solution with Irreversible Resistance Change for Passive RFID applications. Proceedings IEEE Sensors 2013, Baltimore, USA. 2013;2:721–724.
Schiller J. Mobilkommunikation. München: Addison-Wesley Verlag 2000.
Specification of the Bluetooth System. Profiles Version 1.1. Bluetooth SIG 2001.
Specification of the Bluetooth System. Core Version 1.1. Bluetooth SIG 2001.
TSI EN 300 175–7 Security ETSI EN 300 175–1 Overview ETSI EN 301 650 DMAP.
van de Berg PHG, Brouwer FB. The architecture and performance of a DECT-PCS implementation, Proceedings of IEEE Vehicular Technology Conference (VTC), Stockholm, 1994;2:1074–1078.
WI-FI Alliance. https://www.wi-fi.org/, Stand 01.03.2018.
WiFi Planet. http://www.wi-fiplanet.com/, Stand 01.03.2018.
Wireless LAN Association. https://wlanassociation.org/, Stand 01.03.2018.
ZigBee Alliance. ZigBee Smart Energy Standard, 2014.

9 Datenformat-Schnittstelle S4

9.1 Überblick

Peter Dültgen, Uwe Marschner

S4 ist die externe Schnittstelle, die digitale Signale des Mikrosystems oder einer Sende-/Empfangseinheit zu anderen Mikrosystemen, einer Datenbank und an ein Monitorsystem leitet. Sie unterscheidet sich von der Schnittstelle S2 durch den umfangreicheren Informationsgehalt und definiert bei vorhandener Schnittstelle S3 das Datenformat. Auf der Ebene der Kommunikationssteuerung sollen die zu übertragenden Daten oder Kommandos beispielsweise mit einem einheitlichen Header, mit Prüfsummen, Datum/Zeit, Datenflusskontrolle, Absender, Adressat und Rücksender versehen werden und die Möglichkeit zur Verschlüsselung aufweisen. Getrennt von der datenbeschreibenden Schicht des Formats wird auf vorhandene Datenübertragungsprotokolle wie TCP/IP aufgesetzt. Bekannte Datenformate sind in ihrer universellen Anwendbarkeit eingeschränkt, wenn beispielsweise ein Format

- nur bestimmte Dateninhalte erkennen und beschreiben kann,
- nur mit großen Dateninhalten umgehen kann, da für sehr geringes Datenvolumen (z. B. ein einzelner Messwert) der Overhead zu groß wäre,
- nicht für embedded Systems mit beschränkten Ressourcen ausgelegt ist,
- nur die reine Übertragung vorsieht und Interaktionen (Aktor-Sensor, Fernwartung) nicht möglich sind,
- proprietäre Protokolle nicht erkennt.

Für die Bearbeitung und Ablage von den o. g. Informationszusammenhängen existieren bislang keine standardisierten, plattformübergreifenden Dateiformate. Aufgrund der Defizite der vorhandenen Formate und Protokolle wurde innerhalb des IMEX-Projektes (Implantierbare und extrakorporale modulare Mikrosystemplattform) ein Datenformat für die Übertragung von Mikrosystemdaten und Nutzung in externen Evaluierungs- und Speichergeräten vorgeschlagen (IEC ITA©IEC:2005), das bislang nicht in einen Standard überführt wurde.

Eine erfolgversprechende Kooperation der in die IEEE Standards Association eingebundenen und anderer Organisation zur Sicherstellung der Interoperabilität von *eHealth* Lösungen ist die im Februar 2014 gegründete *Personal Connected Health Alliance* (PCHA). Die Plug & Play Interoperabilität über die gesamte Kommunikationskette wird durch eine propagierte Referenzarchitektur ermöglicht (Kap. 9.4.3). Die PHCA ist selbst keine formelle Standardisierungsorganisation. Vielmehr wählt sie für die zu unterstützenden Anwendungsgebiete geeignete Standards, Frameworks, Profile und/oder Spezifikationen aus. Auf diese wird in Kap. 9.4.8 und Kap. 9.5 näher eingegangen. Als weiterführende Literatur wird auf Band 6: Biomedizinische Technik – Medizinische Informatik (Dickhaus und Knaup-Gregori, 2015) verwiesen.

https://doi.org/10.1515/9783110349337-009

9.2 Problemstellung

Gerd Gottlebe

Die Medizin ist wie alle anderen maßgeblichen Lebensbereiche der modernen Zivilisation – etwa Wirtschaft, Militär, Verkehr und Bildung – mittlerweile eng mit der Nutzung informationsverarbeitender technischer Systeme verbunden. Waren die 1970er Jahre noch stark von der Entstehung und Nutzung zentraler Rechenzentren in größeren medizinischen Einrichtungen wie z. B. Universitätskliniken geprägt, haben die Entwicklung der elektronischen Schaltungstechnik, der Mikroprozessortechnik und der darauf aufbauenden Personalcomputertechnik maßgeblich die dezentrale und zunehmend mit eigener Intelligenz ausgestattete Informationsverarbeitung in medizintechnischen Systemen geprägt.

Orientiert man sich ausschließlich an der alltäglichen medizinischen Praxis, können zwei Hauptformen der medizinischen Informationsverarbeitung unterschieden werden: die klassische Medizinische Datenverarbeitung und die Medizintechnische Informationsverarbeitung.

9.2.1 Medizinische Datenverarbeitung

Unter diesem Begriff sollen alle Vorgänge der
1. Erfassung
2. Speicherung
3. Verdichtung
4. Archivierung
5. Weiterleitung
6. Präsentation

beliebiger medizinischer Informationen in unterschiedlichster Form, d. h. hinsichtlich Art der Information und verwendetem Datenträger, mit rechentechnischen Mitteln verstanden werden. Bei der Art der Information kann es sich beispielsweise um folgende Formen handeln:
- *Patientendaten:* Name, Vorname, Alter, Anschrift, Gewicht
- *Anamnesedaten:* personengebundene, verbal beschreibende Merkmale der Krankheitserscheinung(en)
- *Befunddaten:* Laborwerte; Ergebniswerte manueller und apparativer Untersuchungsmethoden; zusammenfassende verbale (ärztliche) Beschreibungen des festgestellten Krankheitszustandes
- *Bilddaten:* Röntgenaufnahmen; Fotografien
- *Therapiedaten:* verbal formulierte Behandlungsvorschriften; Dosierung medikamentöser oder apparativer Behandlungen

War noch bis etwa Mitte des 20. Jahrhunderts das Papier hauptsächlichster Datenträger – von wenigen Ausnahmen wie etwa der fotografische Aufnahme äußerlich zugänglicher Bereiche oder dem Röntgenbild abgesehen – wird in der aktuellen Medizin neben diesen klassischen Formen die gesamte Vielzahl elektronischer digitaler Medien[14] für die Datenübertragung und -speicherung genutzt, die sich folgendermaßen grob klassifizieren lassen:

- Festkörperspeicher (Flash-Karten, SIM-Karten, USB-Sticks)
- Massenspeicher (CD-ROM, DVD, Festplatten)
- Computernetzwerke (LAN, Internet, Clouds)
- Funkdatenverbindungen (Nahbereich/Fernbereich).

Im Zentrum der Medizinischen Datenverarbeitung steht die Informationsverdichtung, d. h. die Verknüpfung einer bestimmten Menge eingehender Informationen unterschiedlicher Form und unterschiedlichen Inhaltes zu einer neuen Ergebnismenge, die mittels (menschlicher) logischer Schlussfolgerungen, mathematischer Algorithmen und statistischer Analysen entsteht. Das können zum Beispiel ärztliche Befundaussagen anhand klinischer Untersuchungen und apparativer Messwerte oder Aussagen über die gesundheitliche Entwicklung von Bevölkerungsgruppen in einer bestimmten Region anhand statistischer Erhebungen sein.

In der täglichen medizinischen Praxis haben sich zwei Formen der Medizinischen Datenverarbeitung herausgebildet, für die weiterhin einheitlich dieser Begriff im übergeordneten Sinne verwendet werden soll:

1. das Arztpraxissystem und
2. das Klinische Informationssystem.

Mit dem Begriff *Arztpraxissystem* sei die Gesamtheit der rechentechnischen Ressourcen in einer ambulanten Arztpraxis, etwa der des Hausarztes, umschrieben. Sie besteht aus den Hardwarekomponenten, den Betriebssystemkomponenten und einer spezialisierten Software – der Praxissoftware im engeren Sinne –, mit der die oben genannten Aufgaben der Patientendatenverwaltung, Befunderhebung, etc. bis hin zur kaufmännischen Abrechnung der erbrachten ärztlichen und medizinischen Versorgungsleistungen realisiert werden. Ein Arztpraxissystem wird in der Regel aus wenigstens zwei bis gegen zehn vernetzten Rechnern bestehen. Mindestens ein Rechner wird in der Patientenaufnahme zum Beispiel zur Erfassung der Patientenstammdaten

---

14 Analoge Medien wie das Magnetband als Datenträger sind hier bewusst ausgeklammert, da sich deren kostspieliger Einsatz in der Massenmedizin ohnehin nicht durchsetzen konnte und diese zum anderen durch die Digitaltechnik weitestgehend verdrängt sind. Als Ausnahme dürfen hier zurzeit noch bestimmte bildgebende Verfahren wie die Röntgentechnik genannt werden, bei denen teilweise noch analoge Bilder entstehen und auf Film entwickelt werden. Dem historisch interessierten Leser sei dazu ein Blick in (Michel, 1982) empfohlen, wo zahlreiche Beispiele die Anfänge der dezentralisierten rechentechnischen Informationsverarbeitung in der Medizin beschreiben.

via Chipkarte eingesetzt, mindestens ein weiterer Rechner steht dem Arzt zur Eingabe und zum Abruf weiterer Patienteninformationen wie Befunde, Medikation etc. zur Verfügung.

Klinische Informationssysteme realisieren letztlich die gleichen Aufgaben, jedoch weist die klinische Einrichtung (Städtisches Krankenhaus, Spezialklinik, Kureinrichtung) ein deutlich höheres Patientenaufkommen, ein wesentlich breiteres Spektrum an Informationen und eine deutlich höhere Zahl an Nutzern auf. Dementsprechend ist die Zahl der vernetzten Rechner auch bei relativ kleinen Einrichtungen mindestens in einem zweistelligen Bereich bei deutlich größer als zehn.

9.2.2 Medizintechnische Informationsverarbeitung

Mit diesem Begriff soll Folgendes beschrieben sein: die Aufnahme biomedizinischer Informationen aller Art direkt am Menschen mittels technischer Geräte sowie deren weitere Aufbereitung und Übertragung an weiterverarbeitende Systeme.

Im einfachsten Fall kann das ein elektronisches Fieberthermometer sein; in einem komplexen Anwendungsfall wird mit einer bestimmten medizinischen Untersuchungsmethodik – z. B. der Polysomnografie – eine Vielzahl physiologischer Parameter und Größen wie Herzfrequenz, Blutdruck, Atmung, Sauerstoffsättigung des Blutes, Muskelbewegungen, Hirnströme etc. erfasst und nach vorgegebenen Algorithmen ausgewertet. Diese Ergebnisse werden immer an weiterverarbeitende Systeme übergeben: im ersteren Fall kann das die etwas altmodisch anmutende, aber immer noch in Anwendung befindliche „Fieberkurve“ sein, die heute natürlich wesentlich komplexer aussieht als vor 50 Jahren, aber in der alltäglichen klinischen Praxis oftmals noch mit Papier und Bleistift geführt wird. Im zweiten Fall wird das zum Beispiel eine auf einem lokalen Computer installierte Datenbank sein, die aber ebenso gut auf dem zentralen Rechner eines Krankenhauses oder im Netzwerk einer Arztpraxis lokalisiert sein kann.

Für die medizintechnischen Geräte ist die Informationsverarbeitung in zwei Kategorien zu teilen. Zum einen geht es um die gleichen informationsverarbeitenden Vorgänge, wie sie bereits in der oben genannten Medizinischen Datenverarbeitung benannt sind. Zum anderen sind in den Geräten rein technische informationsverarbeitende Prozesse wie in allen anderen Geräten und Anlagen der Messtechnik, Automatisierungstechnik etc. erforderlich, um beispielsweise die Messwerterfassung zu steuern, Abgleichvorgänge durchzuführen oder – im Beispiel der Computertomographen[15] – die in Zeit und Raum hochpräzise Positionierung eines komplexen Quellen- und Detektorsystems durchzuführen.

---

15 Computertomographie (CT): Bildgebendes Verfahren zur Darstellung körperinnerer Gewebeschichtungen (Band 7 der Lehrbuchreihe Biomedizinische Technik – Medizinische Bildgebung)

Gerade die letztgenannte Untersuchungsmethodik veranschaulicht den Wandel der medizinischen Gerätetechnik sehr deutlich, ist doch dieses Diagnoseverfahren erst durch die Verfügbarkeit der Computer- resp. Mikroprozessortechnik und deren Integration in die Messtechnik selbst möglich geworden. Es vereint als sogenanntes Bildgebendes Verfahren sowohl die Steuerung der Messtechnik im Sinne der technischen Informationsverarbeitung als auch die Erfassung der Strahlungsmessdaten, deren Verrechnung und daraus resultierend die Erstellung der Bilddaten im Sinne der Medizinischen Datenverarbeitung.

Die Zusammenführung der Medizinischen Datenverarbeitung und der Medizintechnischen Informationsverarbeitung dürfte sich in einer neuen qualitativen Dimension Anfang der 1990er Jahre entwickelt haben. Durch die zunehmende und schnell Massencharakter annehmende Verfügbarkeit dezentraler Rechentechnik in Form von Personal Computern, Workstations etc., verbunden mit der beginnenden Vernetzung dieser lokalen Systeme, und durch die oben umrissene Integration rechentechnischer Ressourcen in die medizinische Gerätetechnik, liegen Möglichkeit und Erfordernis nahe, beide Systeme miteinander zu verbinden, das heißt einen entsprechenden Datenaustausch auf direktem Weg durchzuführen.

Die klassische Verbindung zwischen beiden Systemen ist in Abb. 9.1 skizziert. Ein Bediener gibt, falls notwendig, Daten in ein medizintechnisches Gerät ein und führt die Steuerung des Gerätes aus. Die einzugebenden Daten können zum Beispiel die allgemeinen Patientenangaben Name, Vorname, Alter und Geschlecht sein. Die Steuerung besteht in einem einfachen Fall aus dem Start und dem Beenden zum Beispiel einer EKG-Registrierung[16]; auf dem Registrat (Papier oder Wiedergabe einer elektronischen Auszeichnung am Bildschirm) erscheinen zum Zwecke der Zuordnung der Aufzeichnung die eingegebenen Patientendaten. Nach einer Auswertung entweder manuell durch den Bediener oder mittels im Gerät integrierter Rechentechnik werden die Ergebnis- und Befundwerte vom Bediener in ein Medizinisches Datenverarbeitungssystem zur weiteren Verwendung übertragen.

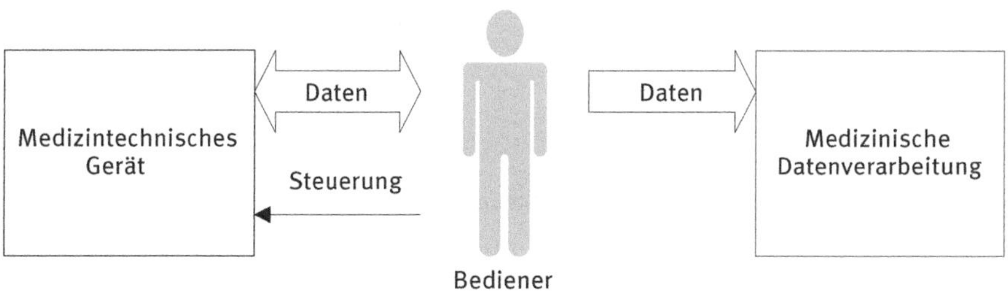

Abb. 9.1: Indirekte Datenverbindung zwischen einem medizintechnischen Gerät mit integrierter Informationsverarbeitung und einem System zur Medizinischen Datenverarbeitung.

16 EKG (ausführlich: Elektrokardiogramm; Elektrokardiographie): Band 9 der Lehrbuchreihe Biomedizinische Technik – Automatisierte Therapiesysteme

Bei der naheliegenden direkten Verbindung zweier informationsverarbeitender Systeme (Abb. 9.2) geht es primär um die Realisierung der Datenverbindung: die Patientendaten sollen in das medizintechnische Gerät ohne manuelle Übertragungen eingespeist werden; umgekehrt sollen die mittels integrierter Rechentechnik im medizintechnischen Gerät ermittelten Untersuchungsergebnisse ohne weitere „Tipparbeit" seitens des Bedieners und zeitnah an das übergeordnete medizinische Datenverarbeitungssystem übergeben werden. Dabei soll es von zweitrangiger Bedeutung sein, ob die Steuerung des Gerätes durch den Bediener auf der Seite des medizintechnischen Gerätes selbst erfolgt und die Daten nach Abschluss der Untersuchung an das medizinische Datenverarbeitungssystem übergeben werden oder ob die Steuerung des medizintechnischen Gerätes durch den Bediener über das medizinische Datenverarbeitungssystem erfolgt und die Daten nach Abschluss der Untersuchung in das medizinische Datenverarbeitungssystem übernommen werden. In beiden Fällen bestehen folgende technologischen Probleme hinsichtlich der Quelldaten, die aus dem medizintechnischen Gerät in ein übergeordnetes medizinisches Datenverarbeitungssystem zu übertragen sind:

1. der Inhalt der Daten ist wesentlich abhängig von der Art des medizintechnischen Gerätes und damit unterschiedlich,
2. das Format der Daten ist abhängig von der Konstruktion des medizintechnischen Gerätes; in der Regel ist dies ausschließlich vom Hersteller des Gerätes festgelegt,
3. das Protokoll der physischen Verbindung[17] ist abhängig von der technischen Ausführung der Schnittstelle und damit ebenfalls primär herstellerabhängig.

Auf der Seite des medizinischen Datenverarbeitungssystems besteht das Problem, korrespondierend vor allem mit dem vorgenannten Punkt 2, die Vielzahl an Formaten

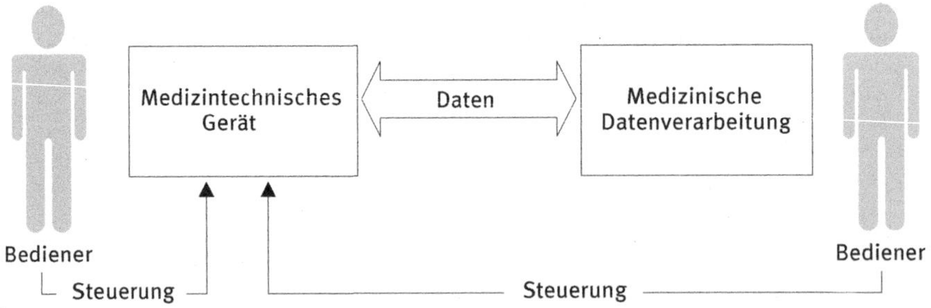

Abb. 9.2: Direkte Datenverbindung zwischen einem medizintechnischem Gerät mit integrierter Informationsverarbeitung und einem System zur Medizinischen Datenverarbeitung.

17 Hierzu sei auf das OSI-Referenzmodell der Verbindung informationsverarbeitender Systeme verwiesen (Kap. 7.2). Als Physische Verbindung sollen vereinfacht die Schichten Bitübertragungsschicht (Physical Layer) bis Transportschicht verstanden werden, die als kompakte elektronischer Schaltkreise integriert vorliegen.

der aufzunehmenden Quelldaten identifizieren und verarbeiten zu müssen. Theoretisch bedeutet dies die permanente Abstimmung aller Hersteller von medizintechnischen Geräten mit allen Herstellern medizinischer Datenverarbeitungssysteme, was praktisch weder machbar noch sinnvoll ist.

Die Lösung liegt in der Standardisierung der Datenschnittstelle, wobei sowohl technische Weiterentwicklungen und Neuerungen wie auch inhaltlich neuartige Untersuchungsverfahren durch einen entsprechenden Standard unterstützt werden müssen. Außerdem sind Möglichkeiten zu schaffen, auch die Steuerung medizintechnischer Geräte durch übergeordnete Datenverarbeitungssysteme auszuführen oder wenigstens zu unterstützen.

9.3 Lösungsansatz

Ausgehend von den letztgenannten Überlegungen sind an eine rechnergestützte Schnittstelle zwischen den vorgenannten medizinischen informationsverarbeitenden Systemen (Medizintechnisches Gerät und Medizinische Datenverarbeitung) folgende Forderungen zu stellen:

1. Die Schnittstelle muss **offen** sein. Änderungen in Format und Inhalt der Daten, insbesondere Erweiterungen, die zum Beispiel auf neueren Erkenntnissen in Medizin und Technik beruhen, müssen durch die Schnittstelle langfristig bedient werden.
2. Die Schnittstelle muss **skalierbar** sein. Sowohl kleine Geräte wie zum Beispiel ein Pocket-EKG-Gerät[18] als auch komplexe Großgeräte wie der bereits erwähnte Computertomograph sollen über diese Schnittstelle mit den weiterverarbeitenden Informationssystemen kommunizieren können.
3. Die Schnittstelle muss **portabel** sein. Üblicherweise bestehen Arztpraxis- und Klinikinformationssysteme aus Rechnern einer gleichen Prozessorlinie und aus direkt verwandten Betriebssystemen, jedoch sind diese Hard- und Softwareplattformen von Haus zu Haus unterschiedlich. Auch innerhalb einer Einrichtung können unterschiedliche Plattformen existent sein. In jedem Fall ist zu garantieren, dass die Datenquelle mit jeder dieser Plattformen kommunizieren kann.

Die Vermittlung der Informationen zwischen beiden Systemen kann nach folgendem Architekturmodell (Abb. 9.3) realisiert werden. Die Datenverbindung wird über ein logisches Interface, hier als Schnittstellen-Applikation bezeichnet, hergestellt. Diese

18 Pocket-EKG-Gerät: EKG-Geräte in Handflächengröße, mit dem sich das EKG durch Auflegen der Daumen auf ein integriertes Elektrodenpaar erfassen und auf einem ebenfalls integrierten Display anzeigen lässt. Ein Mikroprozessor nimmt elementare EKG-Auswertungen vor, zum Beispiel die Ermittlung der Herzfrequenz.

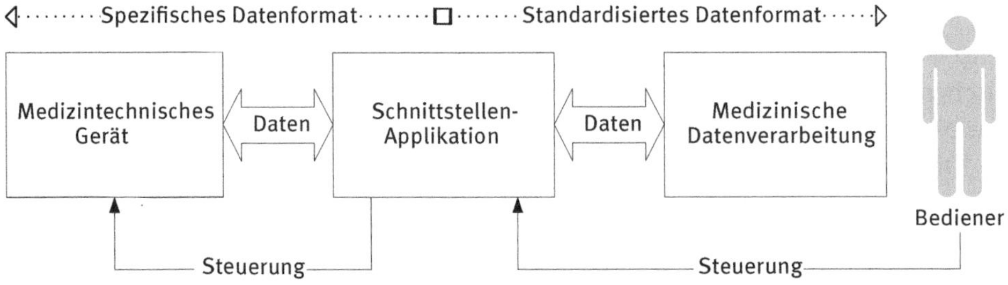

Abb. 9.3: Modell einer Datenverbindung zwischen einem medizintechnischen Gerät mit integrierter Informationsverarbeitung und einem System zur Medizinischen Datenverarbeitung mittels rechnergestützter Schnittstelle.

ist physisch bevorzugt auf einer rechentechnischen Ressource des medizinischen Datenverarbeitungssystems lokalisiert. Die Applikation verfügt über alle funktionellen Mittel, das medizintechnische Gerät zu steuern und die damit erfassten und (vor-)verarbeiteten Daten aufzunehmen. Diese Seite der Schnittstelle ist gerätespezifisch: Steuerung sowie Dateninhalt und Datenformat sind durch die Art des Gerätes und die Konstruktion des Herstellers vorgegeben. Die Schnittstellen-Applikation transformiert die vom Gerät eingehenden Daten in einen allgemeingültigen Standard, der von dem nachgeschalteten medizinischen Datenverarbeitungssystem in jedem Fall weiterverarbeitet werden kann und in die systemeigene Datendarstellung integrierbar ist. In dieser Betrachtung wird nur auf den Datenfluss vom Gerät zum nachgeschalteten Informationssystem Bezug genommen, da dieses Datenaufkommen wesentlich höher ist als das vom übergeordneten System zum Gerät. Hier handelt es sich in aller Regel um die Patientenstammdaten oder einige wenige spezifische Parameter, die an das Gerät zu übermitteln sind. Es gilt dann aber umgekehrt, Daten aus dem standardisierten Format in das spezifische Format des Gerätes zu überführen, was ebenfalls in der Schnittstellen-Applikation auszuführen ist.

Die Lokalisierung der Schnittstellen-Applikation auf einer rechentechnischen Ressource des weiterverarbeitenden Systems ist mehr oder weniger historisch bedingt. Beide Seiten haben sich technologisch zunächst unabhängig voneinander entwickelt. Die eingangs erläuterte Notwendigkeit, beide Systeme – Gerät und Datenverarbeitung – direkt miteinander zu verbinden, ist erst später als ein weiterer technologischer Schritt entstanden, demzufolge auch die Herausbildung und Beschreibung der entsprechenden Standards. Konsequenterweise sind die Schnittstellen-Applikationen seitens der Gerätehersteller zur Verfügung zu stellen, da nur diese über alle Informationen zum Datenaufkommen ihres spezifischen Gerätes verfügen. Andererseits sind die standardisierten Datenformate offengelegt und damit auch dem betreffenden Hersteller zugänglich.

Neue gerätetechnische Entwicklungen können bei Verfügbarkeit ausreichender rechentechnischer Ressourcen die Datentransformation direkt in das Gerät integrieren, so dass keine zusätzlichen Schnittstellen-Applikationen seitens des Herstellers bereitgestellt werden müssen. Am logischen Datentransfer nach Abb. 9.3 ändert sich dadurch jedoch nichts.

Entsprechend der zu Beginn vorgenommenen Unterscheidung der medizinischen Datenverarbeitungssysteme haben sich zwei wesentliche Standards entwickelt:
- die Schnittstelle GDT (ausführlich: Gerätedatenträger) für den Bereich der Arztpraxissysteme und
- die Schnittstelle HL7 (ausführlich: *Health Level Seven*) für den Bereich der Klinischen Informationssysteme.

Beide Schnittstellen arbeiten nach ähnlichen Grundprinzipien, betrachtet werden die Schwerpunkte Netzwerkarchitektur und Formatstruktur.

9.3.1 Netzwerkarchitektur

Die Netzwerkarchitektur zur Verbindung beider Systemarten, Medizintechnisches Gerät und Medizinische Datenverarbeitung ist in der Regel als Client-Server-Verbindung realisiert. Zwangsläufig ergeben sich zwei Modelle.

Nach Modell 1 (Abb. 9.4) ist die Schnittstellen-Applikation eine Client-Anwendung und die medizinische Datenverarbeitung der Server. Hier besteht vor allem die Mög-

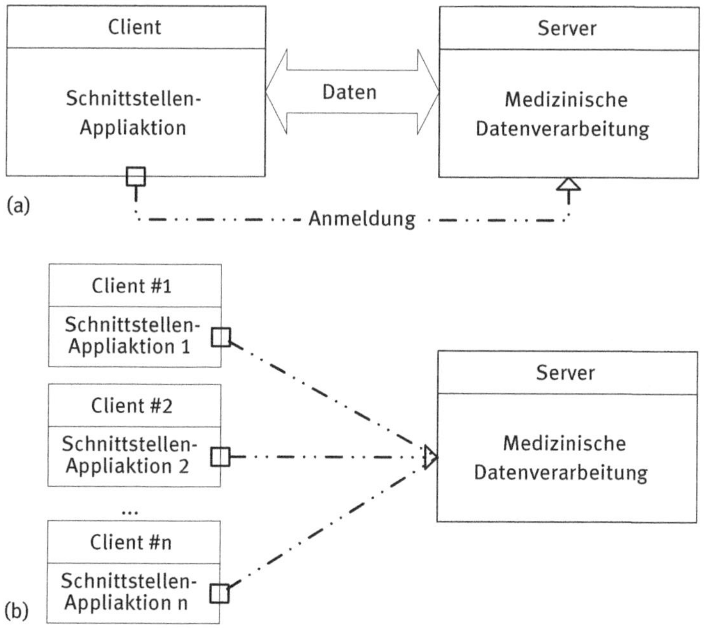

Abb. 9.4: Netzwerkarchitektur Modell 1 zur Verbindung Medizintechnischer Geräte und Medizinischer Datenverarbeitung.

lichkeit, dass sich mehrere Schnittstellen-Applikationen und damit eine entsprechende Anzahl medizintechnischer Geräte am Server anmelden können (Abb. 9.4b). Beispielsweise kann man sich die Praxis eines Internisten vorstellen, in der neben einem EKG-Gerät ein Ultraschallgerät zur Darstellung von Gefäßen und ein Laborautomat zur Bestimmung des Blutzuckers installiert sind. Alle drei Geräte liefern ihre spezifischen Messdaten des in Untersuchung befindlichen Patienten über ihre jeweilige Schnittstellen-Applikation direkt in der Praxis-EDV ab. Umgekehrt werden die Patientenstammdaten des betreffenden Patienten konsistent an alle drei Geräte übertragen, so dass Mehrfacheingaben und damit Fehler vermieden bzw. minimiert werden.

Die Umkehrung in Modell 2 (Abb. 9.5) realisiert die Schnittstellen-Applikation als Server-Anwendung, die Medizinische Datenverarbeitung ist gegenüber der Schnittstelle der Client. Diese Architektur ist sinnvoll anzuwenden, wenn es sich bei dem der Schnittstelle zugehörigen medizintechnischen Gerät um ein kostenintensives Großgerät handelt, der erwähnte CT zum Beispiel, das in einer größeren Einrichtung oder in einer Region nur einmal angeschafft und installiert wurde. Mehrere Arztpraxen und klinische Einrichtungen können sich mit ihrer Medizinischen Datenverarbeitung als Client an der Schnittstelle anmelden und von dort die Daten ihrer jeweiligen Patienten abrufen.

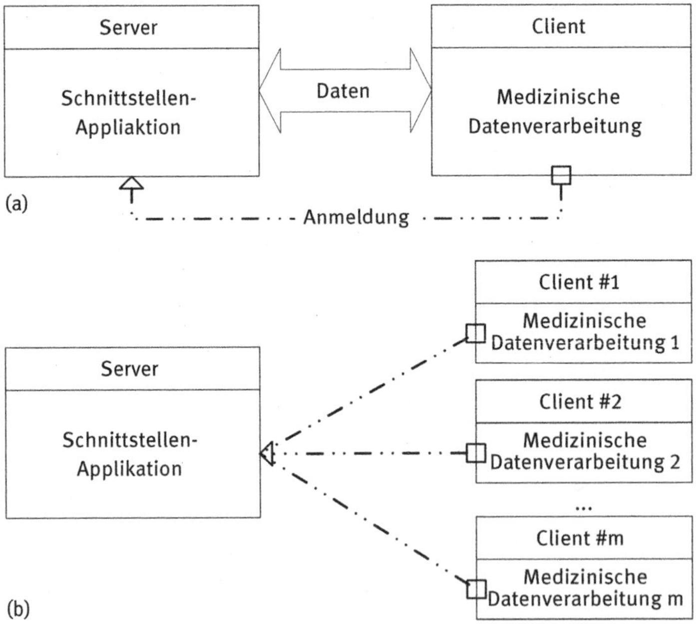

Abb. 9.5: Netzwerkarchitektur Modell 2 zur Verbindung Medizintechnischer Geräte und Medizinischer Datenverarbeitung.

9.3.2 Formatstruktur

Beide Datenformate GDT und HL7 sind vollständig textorientiert. Dies ist sicherlich zunächst ein Ergebnis der historischen Entwicklung. Das Entstehen der Datenformate liegt Anfang der 1990er Jahre. Zu dieser Zeit waren Personal Computer mit dem Betriebssystem DOS die gängigsten dezentralen Rechnersysteme; die Bildschirmausgaben waren vorwiegend (ASCII-)zeichenorientiert. Ein zweiter Aspekt für die Verwendung eines textbasierten Formates ist dessen Allgemeingültigkeit und dessen direkte Sichtbarkeit: der Nutzer kann auf jeder Hardware- und Betriebssystem-Plattform mit jedem Textprogramm den entsprechenden Text lesen und bearbeiten.

Die unterschiedlichen Dateninhalte – Patientenangaben, Messwerte, Diagnosen etc. – sind in entsprechenden Klassen zusammengefasst; jeder Klasse ist ein mehrstelliger Zahlenbasiscode zugeordnet. Ein konkreter Texteintrag, zum Beispiel der Name des Patienten, wird als Feld innerhalb der Klasse in einer Zeile notiert. Am Anfang der Zeile steht ein Zahlencode, der aus dem jeweiligen Basiscode der Klasse abgeleitet ist. Code, Feldinhalt und weitere Einträge in der Zeile sind durch Separatoren getrennt. Abb. 9.12 zeigt die allgemeine Grundstruktur der beiden Datenformate GDT und HL7. Auf sie wird in Kap. 9.5 weiter eingegangen.

9.4 Personal Connected Health Alliance

Eine Kooperation zwischen Continua, mHealth Summit und HIMSS

Christoph Fischer

9.4.1 Einführung

Die *Personal Connected Health Alliance* (PCHA) wurde im Februar 2014 als erste Kooperation dieser Art gegründet, um Verbraucher durch personalisierte und vernetzte Gesundheitslösungen in ihr Gesundheitsmanagement einzubinden und individualisierte Versorgung als ein kritisches Element zu Entlastung der Gesundheitssysteme zu fördern. Die PCHA ist eine weltweit arbeitende, nicht-kommerzielle Allianz, welche folgende Organisationen und Aktivitäten zusammenführt:

- die *Continua Design Guidelines* (CDG) mit Plug & Play Interoperabilität, sowie einem Test- und Zertifizierungsprogramm,
- den *mHealth Summit* mit seinen internationalen Networking-Veranstaltungen, seinem Schulungsprogramm und seiner Vordenkerposition und
- die *Healthcare Information and Management Systems Society* (HIMSS) mit weltweiter Präsenz zur Unterstützung von lokalen Empfehlungen und zur Marktentwicklung.

In diesem Zuge ist die im Juni 2006 gegründete Continua Health Alliance als Organisationseinheit in die PCHA übergegangen, während ihre Aktivitäten weiterhin unter dem Label Continua fortgeführt werden. Die PCHA arbeitet daran, das Bewusstsein für benutzerfreundliche und personalisierte Gesundheitstechnologien zu verbessern und den Zugang zu diesen zu erleichtern. Dies soll jedem Individuum die Möglichkeit bieten, seine Gesundheit und sein Wohlbefinden jederzeit und überall selbst zu managen (PHCA, 2015a).

Dies wird technisch durch *Interoperabilität* (engl. *Interoperability*) zwischen den beteiligten Systemen erreicht. Unter Interoperabilität versteht man dabei die Fähigkeit eines Systems mit anderen Systemen Daten eindeutig und unmissverständlich auszutauschen, sowie die ausgetauschten Informationen zu verstehen (PHCA, 2015b). Hierbei kommt Continua bei der Entwicklung einer Plug & Play Interoperabilität für personalisierte Gesundheitssysteme über die gesamte Kommunikationskette durch Zusammenführung von internationalen Industriestandards eine führende Rolle zu.

Dieses Vorgehen deckt sich mit den Ausschreibungen der Gesundheitsbehörden verschiedenster Länder mit dem Ziel skalierbare Gesundheitsdienstleistungen zu entwickeln, welche etablierte Industriestandards verwenden. Diese Industriestandards umfassen u. a. die Standardfamilie *IEEE 11073 Personal Health Device* (PHD), das *IHE Patient Care Device* (PCD) *Technical Framework* und den *HL7 Personal Healthcare Monitoring Report* (PHMR).

Um eine Plug & Play Interoperabilität zu ermöglichen, erstellt, pflegt und veröffentlicht Continua einen Satz von Richtliniendokumenten (*Continua Design Guidelines*), welche die Schnittstellen für den sicheren Austausch von medizinischen Daten zwischen Sensoren, Gateways und Services eindeutig spezifizieren, in den zugrundliegenden Standards Uneindeutigkeiten ausräumen und durch Produktzertifizierung die konsistente Implementierung sicherstellen. Die drei Anwendungsgebiete sind Health & Fitness, Aging Independently und Disease Management.

Im Dezember 2013 wurden die Continua Design Guidelines von der *International Telecommunication Union* (ITU) in den Status eines internationalen Standards erhoben. Unter der Bezeichnung *Recommendation ITU-T H.810 Interoperability Design Guidelines for Personal Health Systems* (ITU, 2013) übernimmt die formelle Standardisierungsorganisation für Telekommunikation, Information und Kommunikationstechnologien innerhalb der Vereinten Nationen die Continua Design Guidelines.

Der folgende Text soll einen Überblick über den Aufbau der Continua Design Guidelines, die Referenzarchitektur von Continua, die verwendeten Schnittstellen, das Test- und Zertifizierungsprogramm und zugrundeliegenden Standards geben.

9.4.2 Continua Design Guidelines

Die Continua Design Guidelines (CDG) setzen sich aus einer Reihe von Richtliniendokumente zusammen, welche von der PCHA jährlich aktualisiert und erweitert werden. Tab. 9.1 zeigt die verschiedenen Richtliniendokumente von CDG 2016 + Errata (Version 6.1).

Tab. 9.1: Richtliniendokumente der Continua Design Guidelines.

Nummer	Bezeichnung
H.810	System Overview
H.811	Personal Health Devices (PHD) Interface
H.812	Services Interface
H.812.1	Observation Upload Capability
H.812.2	Questionnaire Capability
H.812.3	Capability Exchange Capabiliy
H.812.4	Authenticated Persistent Session Capability
H.813	Healthcare Information System (HIS) Interface

9.4.3 Referenzarchitektur

Die Plug & Play Interoperabilität über die gesamte Kommunikationskette wird durch eine von Continua propagierte Referenzarchitektur ermöglicht (PHCA, 2015b). Diese Referenzarchitektur sieht verschiedene Geräteklassen mit unterschiedlichen Funktionen und deren Schnittstellen vor (siehe Abb. 9.6).

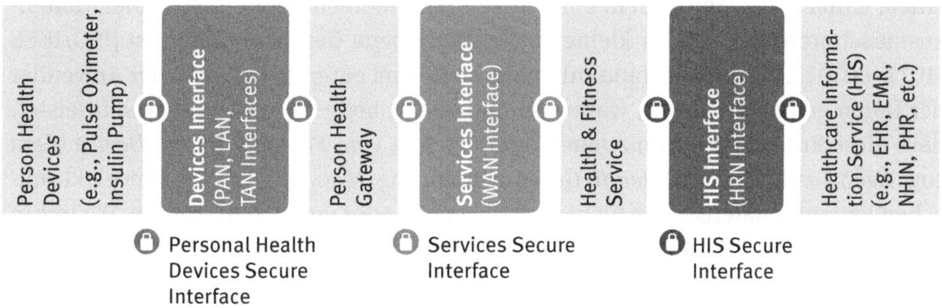

Abb. 9.6: Referenzarchitektur von Continua.

Das *Personal Health Devices* (PHD) Interface definiert mit Hilfe der Standardfamilie IEEE 11073 PHD den Datenaustausch über verschiedene Transportschichten (z. B. Bluetooth, USB) zwischen Personal Health Devices (z. B. Personenwaage, Pulsoximeter, Schlaftherapiegerät) und einem Personal Health Gateway (z. B. Smart Phone, Tablet, PC). Je nach Anwendungsgebiet und verwendeter Transportschicht wird weiter unterschieden in Touch Area Network (TAN), Personal Area Network (PAN) und Local Area Network (LAN) Interface.

Das *Services Interface* spezifiziert über die IHE PCD-01 Transaction, wie Daten zwischen einem Personal Health Gateway und einem Health & Fitness Service (z. B. Telehealth Service) ausgetauscht werden. Dies stellt damit ein Wide Area Network (WAN) Interface dar.

Das *Healthcare Information System* (HIS) Interface gibt mit Hilfe des auf HL7 basierenden Personal Health Monitoring Report (PHMR) vor, wie Daten zwischen einem Health & Fitness Service und einem Healthcare Information System (z. B. elektronische Patientendatensysteme) ausgetauscht werden. Es wird daher auch *Health Records Network* (HRN) Interface genannt.

Die CDG misst Sicherheit (engl. *Security*) und Datenschutz (engl. *Privacy*) große Bedeutung zu und berücksichtigt dies in der gesamten Referenzarchitektur durch eine Kombination aus Identitätsmanagement (engl. *Identity Management*), Zustimmungsverwaltung und -sicherstellung (engl. *Consent Management and Enforcement*), Instanzenauthentisierung (engl. *Entity Authentication*), Vertraulichkeit (engl. *Confidentiality*), Integrität (engl. Integrity), Autorisierung (engl. Authorization), Nichtabstreitbarkeit der Herkunft (engl. *non-repudiation of origin*) und Auditierung (engl. *Auditing*).

9.4.4 Personal Health Devices Interface

Die Standardfamilie IEEE 11073 Personal Health Devices (PHD) wurde entwickelt, um speziell die Interoperabilität von personalisierten Gesundheitsgeräten (z. B. Thermometer, Blutdruckmessgerät, Insulinpumpe) zu adressieren. Dabei lag der Fokus auf einem einfachen Datenmodell, eindeutigen Datennomenklaturen und einem Datenaustauschprotokoll, das für kleine batteriebetriebene Geräte optimiert ist [ISO/IEEE 11073–00103:2012]. Diese Standardfamilie stellt zum einen sicher, dass der Anwender der Daten genau weiß, was, wann, wo und wie gemessen wurde und gewährleistet, dass diese kritischen Informationen auf dem Weg vom *Personal Health Device* (dem sog. Agent) zum *Personal Health Gateway* (dem sog. Manager) bis hin zum elektronischen Patientendatensystem nicht verloren gehen oder modifiziert werden. Weiterhin ermöglicht diese Standardfamilie einen Datenaustausch unabhängig von der Transportschicht, zum Beispiel über ein Touch Area Network (z. B. NFC), Personal Area Network (z. B. Bluetooth Low Energy) und Local Area Network (z. B. ZigBee).

Es gibt eine Vielzahl von Messmethoden, gemeinsamen Geräteattributen, gerätespezifischen Attributen und Geräteevents, welche durch eine IEEE 11073 Datennachricht erfasst werden können. Beispielsweise können die Daten eines Blutdruckmessgerätes, die Art der Messung (z. B. oszillometrische Messmethode), bis zu 18 gemeinsame Geräteattribute (z. B. Hersteller, Model, Seriennummer), 25 oder mehr gerätespezifische Attribute (z. B. Messeinheiten, Status, Zeit) und 7 Geräteevents (z. B. Konfiguration, Update) enthalten. Das Protokoll zum Austausch dieser Informationen stellt sicher, dass nur sich ändernde Daten übertragen werden.

Das Beispiel in Abb. 9.7 zeigt, dass nur Messwerte plus Zeitstempel übertragen werden, da Gerätedaten, Einheiten, usw. dem Empfänger bereits durch vorherige

Message:	Description:
0xE7 0x00	APDU CHOICE Type (PrstApdu)
0x00 0x3E	CHOICE.length = 62
0x00 0x3C	OCTET STRING.length = 60
0x00 0x54	invoke-id
0x01 0x01	CHOICE (Remote Operation Invoke | Confirmed ↩ Event Report)
0x00 0x36	CHOICE.length = 5
0x00 0x00	obj-handle = 0 (MDS object)
0x00 0x49 0x00 0x50	event-time (set to 0xFFFFFFFF if Relative Time ↩ is not supported)
0x0D 0x1D	event-type = MDC_NOTI_SCAN_REPORT_FIXED
0x00 0x2C	event-info.length = 44
0xF0 0x00	ScanReportInfoFixed.data-req-id = 0xF000
0x00 0x00	ScanReportInfoFixed.scan-report-no = 0
0x00 0x02	ScanReportInfoFixed.obs-scan-fixed.count = 2
0x00 0x24	ScanReportInfoFixed.obs-scan-fixed.length = 36
0x00 0x01	ScanReportInfoFixed.obs-scan-fixed.value[0]. ↩ obj-handle = 1
0x00 0x12	ScanReportInfoFixed.obs-scan-fixed.value[0]. ↩ obs-val-data.length = 18
0x00 0x03	Compound Object count (3 entries)
0x00 0x06	Compound Object length (6 bytes)
0x00 0x78	**Systolic BP = 120 (mmHG)**
0x00 0x50	**Diastolic BP = 80 (mmHG)**
0x00 0x64	**Mean BP = 100 (mmHG)**
0x20 0x07 0x12 0x06 **0x12 0x10 0x00 0x00**	**Absolute-Time-Stamp = 2007-12-06T12:10:0000**
0x00 0x02	ScanReportInfoFixed.obs-scan-fixed.value[1]. ↩ obj-handle = 2
0x00 0x0A	ScanReportInfoFixed.obs-scan-fixed.value[1]. ↩ obs-val-data.length = 10
0xF2 0x58	**Pulse = 60.0 (1/min)**
0x20 0x07 0x12 0x06 **0x12 0x10 0x00 0x00**	**Absolute-Time-Stamp = 2007-12-06T12:10:0000**

Abb. 9.7: Beispiel einer IEEE 11073 Nachricht (↩: kein Zeilenumbruch).

Nachrichten einmalig bekannt gemacht worden sind. Für weitere Details siehe Continua Design Guidelines (PCHA, 2015b; ISO/IEEE 11073–20601, 2014; ISO/IEEE 11073–10407, 2010).

Die Übertragung solch einer Vielzahl von Attributen ist wahrscheinlich nicht für alle Anwendungen des Gesundheitsmonitorings notwendig oder sinnvoll. Daher arbeitet Continua mit Fachexperten aus dem Gesundheitswesen zusammen, um eine Untermenge aus der Vielzahl von Attributen zu bestimmten, die sich für benutzerfreundliche Lösungen des Gesundheitsmonitorings eignet. Ferner besteht eine enge Zusammenarbeit mit der Bluetooth SIG, um sicherzustellen, dass die Bluetooth Low Energy Profile für das Gesundheitswesen diese Attribute enthalten und dass Kompatibilität zum IEEE 11073 Datenformat vorliegt. Zudem wurde die Auswahl der möglichen Transportschichten auf eine für die unterstützen Anwendungsgebiete sinnvolle Anzahl beschränkt (siehe Abb. 9.8).

Die Sicherheit (z. B. Datenvertraulichkeit, Integrität und Authentifizierung) des Personal Health Devices Interface wird durch in die darunter liegenden Transportschichten eingebaute Mechanismen (z. B. Bluetooth Sicherheitsmerkmale) erreicht.

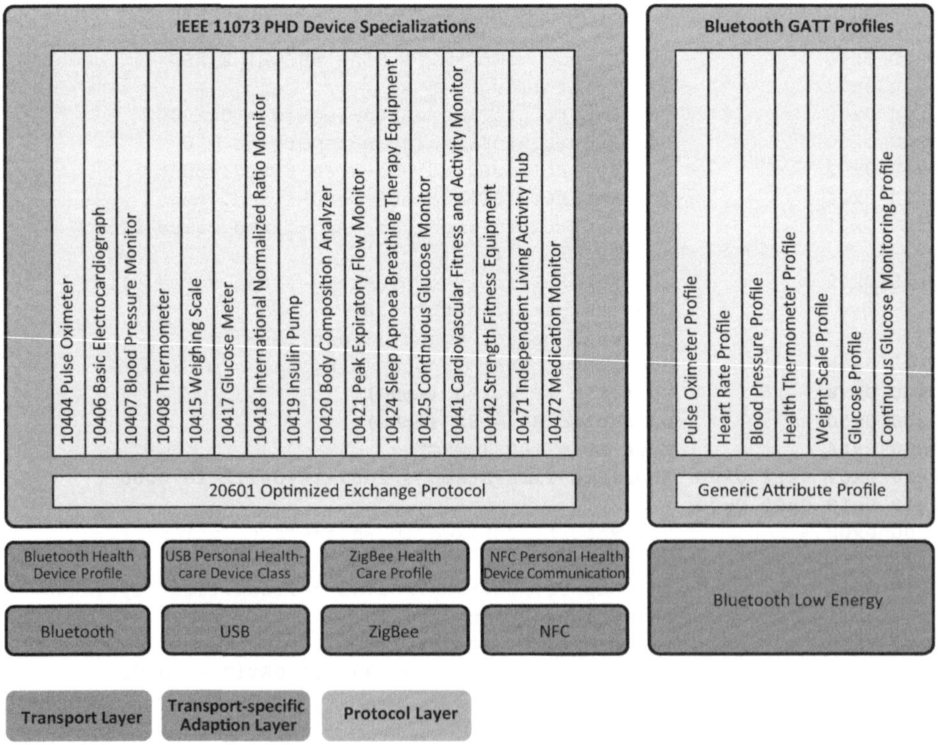

Abb. 9.8: Protokollschichten des Personal Health Devices Interface.

9.4.5 Services Interface

Das Services Interface ermöglicht über ein Wide Area Network das Hochladen von Gerätemessungen, den Austausch von Fragebögen und deren Antworten, Zustimmungsverwaltung, Fähigkeitsaustausch und authentifizierte dauerhafte Verbindung zwischen einem Personal Health Gateway (dem sog. Client) und einem Health & Fitness Service (dem sog. Server). Durch Verwendung der IHE Spezifikationen und HL7 Standards, Bereitstellung von Implementierungsrichtlinien und einer Interface-Zertifizierung wird die Interoperabilität sichergestellt.

Die Sicherheit des Services Interface wird durch Zustimmungsverwaltung (HL7 CDA R2 Consent Directive), Zustimmungssicherstellung (XML Encryption Specification), Auditierung (IHE ATNA), Vertraulichkeit, Integrität, Serviceauthentisierung (WS-I BSP, TLS 1.2) und Instanzenauthentisierung (WS-I BSP, WS-Security + SAML 2.0 oder OAuth) gewährleistet.

9.4.5.1 Gerätemessungen

Gerätemessungen (engl. *Device Observation*) stellen eine Einweg-, Punkt-zu-Punkt-Übertragung von einzelnen oder einer Serie von Messungen zwischen einem Personal Health Gateway und einem Health & Fitness Service dar. Die hierzu verwendete IHE PCD-01 Transaction ist ein Profil innerhalb der HL7 Version 2.6 für die Übertragung von Daten aus Patientenversorgungsgeräten zwischen dem *Personal Health Gateway* (dem sog. Device Observation Reporter) und Health & Fitness Service (dem sog. Device Observation Consumer). Die Nachrichtenstruktur der HL7 V2 Unsolicited Observation Result (ORU^R01) wird zur Erfassung und Übermittlung von Sensordaten verwendet. In dieser Nachrichtenstruktur gibt es vier Hauptsegmente: Nachrichtenkopf, Patientenidentifikation, Messanfrage und Messergebnisse. Die IEEE 11073 Nomenklatur ist in der PCD-01 Nachricht erhalten, um sicherzustellen, dass die Messinformation eindeutig vom Empfänger der Messung verstanden wird. Diese PCD-01 Nachricht wird dann unter Verwendung von standardisierten Webservices über das Internet übertragen.

Das Beispiel in Abb. 9.9 zeigt die gleichen Nutzdaten wie in Abb. 9.7 als PCD-01 Nachricht mit allen Pflichtfeldern kodiert. In der Continua Design Guidelines und IHE Patient Care Device Technical Framework Volume 2 Transactions finden sich weitere Details.

Alternativ können solche Messungen auch über den HL7 hData Framework Standard kombiniert mit dem hData REST Transport Binding (OMG) hochgeladen werden. Hierbei stellt hData eine RESTful Programmierschnittstelle (API) für den einfachen und skalierbaren Informationsaustausch dar. Hierzu werden entfernte Operationen für den Zugriff auf Komponenten von Patientendaten und die Übertragung von Nachrichten zu einem elektronischen Patientendatensystem definiert. hData organisiert diese Informationen für den Webzugriff, definiert Webservices für die Datenverwendung und Erstellung, standardisiert die Annotierung der Metadaten und unterstützt bekannte Authentifizierungs- und Autorisierungsmodelle wie zum Beispiel OpenID und OAuth 2.0. hData wurde in Zusammenarbeit von HL7 und Object Management Group (OMG) standardisiert.

```
MSH|^~\&;|Gateway Inc.^ECDE3D4E58532D31^EUI-64||||20071206144500-↩
0500||ORU^R01^ORU_R01|MSGID123456789|P|2.6|||NE|AL|||||IHE PCD ORU-↩
R012006^HL7^2.16.840.1.113883.9.n.m^HL7
PID|||996-756-495^^^&2.16.840.1.113883.19.5&ISO^PI||John^^Doe^^^^L
OBR|1|JOXP-PCD^Gateway App^ECDE3D4E58532D31^EUI-64|JOXP-PCD^Gateway ↩ App^ECDE3D4E58532D31^EUI-
64|182777000^monitoring of patient^SNOMED-↩ CT|||20071206121000|20071206121000
OBX|1||531981^MDC_MOC_VMS_MDS_AHD^MDC|0|||||||X|||||||ECDE3D4E58532↩
D31^^ECDE3D4E58532D31^EUI-64
OBX|2|CWE|68218^MDC_ATTR_REG_CERT_DATA_AUTH_BODY^MDC|0.0.0.1|2^↩
auth-body-continua||||||R
OBX|3|ST|532352^MDC_REG_CERT_DATA_CONTINUA_VERSION^MDC|0.0.0.1.1|↩
5.0||||||R
OBX|4|NM|532353^MDC_REG_CERT_DATA_CONTINUA_CERT_DEV_LIST^MDC|↩
0.0.0.1.2|4||||||R
OBX|5|CWE|68218^MDC_ATTR_REG_CERT_DATA_AUTH_BODY^MDC|0.0.0.2|2^auth-body-continua||||||R
OBX|6|CWE|532354^MDC_REG_CERT_DATA_CONTINUA_REG_STATUS^MDC|↩
0.0.0.2.1|1^unregulated(0)||||||R
OBX|7|CWE|68218^MDC_ATTR_REG_CERT_DATA_AUTH_BODY^MDC|0.0.0.3|↩
2^auth-body-continua||||||R
OBX|8|CWE|532355^MDC_REG_CERT_DATA_CONTINUA_AHD_CERT_LIST^MDC|↩
0.0.0.3.1|0^observation-upload-soap||||||R
OBX|9|CWE|68220^MDC_TIME_SYNC_PROTOCOL^MDC|0.0.0.4|532234^MDC_TIME↩
_SYNC_NONE^MDC||||||R
OBX|10|NM|8221^MDC_TIME_SYNC_ACCURACY^MDC|0.0.0.5|120000000|264339↩
^MDC_DIM_MICRO_SEC^MDC|||||R
OBX|11||528391^MDC_DEV_SPEC_PROFILE_BP^MDC|1|||||||X|||||||↩
1234567800112233^^1234567800112233^EUI-64
OBX|12|ST|531970^MDC_ID_MODEL_MANUFACTURER^MDC|1.0.0.1|Medical ↩
Company Inc.||||||R
OBX|13|ST|531969^MDC_ID_MODEL_NUMBER^MDC|1.0.0.2|Pressure Master ↩
2000 1.0.0||||||R
OBX|14|CWE|68218^MDC_ATTR_REG_CERT_DATA_AUTH_BODY^MDC|1.0.0.3|2↩
^auth-body-continua||||||R
OBX|15|ST|532352^MDC_REG_CERT_DATA_CONTINUA_VERSION^MDC|↩
1.0.0.3.1|2.0||||||R
OBX|16|NM|532353^MDC_REG_CERT_DATA_CONTINUA_CERT_DEV_LIST^MDC|↩
1.0.0.3.2|24583~8199~16391~7||||||R
OBX|17|CWE|68218^MDC_ATTR_REG_CERT_DATA_AUTH_BODY^MDC|1.0.0.4|↩
2^auth-body-continua||||||R
OBX|18|CWE|532354^MDC_REG_CERT_DATA_CONTINUA_REG_STATUS^MDC|↩
1.0.0.4.1|1^unregulated(0)||||||R
OBX|19|CWE|68219^MDC_TIME_CAP_STATE^MDC|1.0.0.5|1^mds-time-capab-↩
real-time-clock(0)||||||R
OBX|20|CWE|68220^MDC_TIME_SYNC_PROTOCOL^MDC|1.0.0.6|532224^MDC_TIME_↩
SYNC_NONE^MDC||||||R
OBX|21|DTM|67975^MDC_ATTR_TIME_ABS^MDC|1.0.0.7|20071206121000||||||↩
R|||20071206121000
OBX|22||150020^MDC_PRESS_BLD_NONINV^MDC|1.0.1|||||||X|||20071206121000
OBX|23|NM|150021^MDC_PRESS_BLD_NONINV_SYS^MDC|1.0.1.1|120|266016^MDC↩
_DIM_MMHG^MDC|||||R
OBX|24|NM|150022^MDC_PRESS_BLD_NONINV_DIA^MDC|1.0.1.2|80|266016^MDC↩
_DIM_MMHG^MDC|||||R
OBX|25|NM|150023^MDC_PRESS_BLD_NONINV_MEAN^MDC|1.0.1.3|100|266016^MDC↩
_DIM_MMHG^MDC|||||R
OBX|26|NM|149546^MDC_PULS_RATE_NON_INV^MDC|1.0.0.8|60.0|264864^MDC↩
_DIM_BEAT_PER_MIN^MDC|||||R|||20071206121000
```

Abb. 9.9: Beispiel einer PCD-01 Nachricht (↩: kein Zeilenumbruch).

9.4.5.2 Fragebögen

Patientenangaben (engl. *Patient Reported Outcome*) oder Fragebögen (engl. *Questionnaires*) werden im klinischen Umfeld zur direkten Datenerhebung beim Patienten verwendet. Die Continua Design Guidelines ermöglichen den interoperablen Austausch von Fragebögen über das Services Interface. Hierzu werden Fragebögen, wie im HL7 *Implementation Guide for Questionnaire Form Definition* (CDA QFD) beschrieben, dargestellt und dann mithilfe HL7 Version 3 (hData Record Format Release 1 und hData REST Binding for RLUS Specification 1.0.1) übertragen.

9.4.5.3 Zustimmungsverwaltung

Zustimmungsverwaltung (engl. *Consent Management*) ist ein System, Prozess oder ein Satz an Richtlinien, welche es einem Patienten ermöglicht, selbst zu bestimmen, auf welche Gesundheitsinformationen er seinem Gesundheitsdienstleister Zugriff gewähren möchte. Continua ermöglicht die elektronische Erfassung und Übertragung von Zustimmungsrichtlinien über das Services Interface. Die Zustimmung erfolgt entsprechend dem HL7 Implementation Guide for CDA Release 2.0: Consent Directive. Als Transportprotokoll für den Austausch von Zustimmungsdokumenten wird hData über HTTP verwendet. Die Zustimmungssicherstellung wird durch die Verwendung des IHE *Document Encryption* (DEN) Profil garantiert. Alternativ kann das IHE IT Infrastructure Technical Framework Supplement Cross-Enterprise *Document Reliable Interchange* (XDR) als Transportprotokoll zum Hochladen von Zustimmungsdokumenten auf einen Server eingesetzt werden. Wenn das XDR Protokoll benutzt wird, verwendet die Zustimmungssicherstellung den XML Verschlüsselungsstandard, um einen spezifischen Empfänger zu adressieren.

9.4.5.4 Fähigkeitsaustausch

Fähigkeitsaustausch (engl. *Capabilities Exchange*) reduziert die Menge an Informationen, welche vorkonfiguriert in einem Gerät hinterlegt werden müssen, um Plug & Play Interoperabilität zu erreichen. Die Contina Design Guidelines ermöglichen den Austausch von Fähigkeitsinformationen zwischen einem Personal Health Gateway und einem Health & Fitness Service. Hierzu wurden die Eigenschaften eines Gerätes oder eines Services definiert und festgelegt, wie die Übertragung dieser Informationen gestartet werden kann. Der Informationsaustausch erfolgt in XML oder JSON über HL7 Version 3 (hData Record Format Release 1 über TLS 1.1 bei Verwendung von OAuth).

9.4.5.5 Authentifizierte dauerhafte Verbindung

Eine authentifizierte dauerhafte Verbindung (engl. Authenticated Persistent Session) ermöglicht einem Continua Cloud Service, über Mobilfunk zu einem Gateway einen dauerhaft gesicherten Kanal zu etablieren, bei dem Bandbreite, Energie und IP-Adressen möglicherweise limitiert und/oder zeitweilig unterbrochen sind. Der Kanal ist insofern dauerhaft, da er selbst bei Verlust der IP-Verbindung erhalten bleibt und reaktiviert wird, sobald die IP-Verbindung wiederhergestellt ist. Der Industriestandard SMS wird dazu verwendet einen Funkgateway aufzuwecken, wenn sich dieser im Energiesparmodus befindet oder seine IP-Verbindung verloren hat. Die authentifizierte dauerhafte Verbindung erlaubt einem Cloud Service, Kommandos zu einem Gateway zu schicken und rechtzeitig Antworten zu erhalten ohne ein kontinuierliches Polling-Verfahren zu benötigen. Dies reduziert den Bedarf an Bandbreite und spart Gateway-Energie. Die authentifizierte dauerhafte Verbindung verwendet hierzu *RESTful Exchange* um einen Kommunikationskanal aufzubauen und für den Austausch von Nachrichten *Message Queue Telemetry Transport* (MQTT), einen einfachen Protokollstandard basierend auf dem Publish-/Subscribe-Prinzip.

9.4.6 Healthcare Information System Interface

Das *Healthcare Information System* (HIS) Interface ermöglicht den elektronischen Austausch von Gesundheitsdaten durch Anwendung des auf HL7 basierenden *Personal Healthcare Monitoring Report* (PHMR) zwischen einem Health & Fitness Service (dem sog. HIS Sender) und einem *Healthcare Information System* (dem sog. HIS Receiver). PHMR ist spezifiziert von HL7 zum Transport von persönlichen Gesundheitsberichten zu einem elektronischen medizinischen Datenverwaltungssystem, welches auch Gerätemessungen enthält. Continua verwendet PHMR basierend auf einer Sammlung von einer oder mehreren PCD-01 Nachrichten (siehe Kap. 9.4.5.1) zur Übertragung von Patientendaten. Das nachfolgende Beispiel in Abb. 9.10 zeigt die gleichen Nutzdaten als PHMR Nachricht mit allen Pflichtfeldern kodiert wie in den Beispielen davor (siehe Abb. 9.7 und Abb. 9.9). Es ist deutlich zu erkennen, wie die Struktur der Extensible Markup Language (XML) und die für organisationsübergreifenden Datenaustausch notwendigen zusätzlichen Metadaten (z. B. Code und Codierungssystem) die Nachricht vergrößern. Die Größe der Nachricht spielt aber bei der heutzutage typischerweise zur Verfügung stehenden Bandbreite zwischen Servern keine Rolle mehr. Für weitere Details siehe Continua Design Guidelines (PCHA, 2015b) und HL7 Implementation Guide for CDA (HL7, 2010).

```
<?xml version="1.0" encoding="UTF-8"?>
<?xml-stylesheet type="text/xsl" href="cda.xsl"?>
<ClinicalDocument xmlns="urn:hl7-org:v3" ↩
xmlns:xsi="http://www.w3.org/2001/XMLSchema-instance" ↩
xsi:schemaLocation="urn:hl7-org:v3 CDA.xsd">
        <typeId root="2.16.840.1.113883.1.3" extension="POCD_HD000040"/>
        <templateId root="2.16.840.1.113883.10.20.9"/>
        <id root="db734647-fc99-424c-a864-7e3cda82e703"/>
        <code code="53576-5" codeSystem="2.16.840.1.113883.6.1"/>
        <title>Personal Healthcare Monitoring Report</title>
        <effectiveTime value="20080501123333"/>
        <confidentialityCode code="N" codeSystem="2.16.840.1.113883.5.25"/>
        <languageCode code="en-US"/>
        <recordTarget>
                <patientRole>
                        <id extension="996-756-495"
root="2.16.840.1.113883.19.5"/>
                        <patient>
                                <name>
                                        <given>John</given>
                                        <family>Doe</family>
                                        <suffix/>
                                </name>
                                <administrativeGenderCode code="M" codeSys ↩
tem="2.16.840.1.113883.5.1"/>
                                <birthTime value="19320924"/>
                        </patient>
                </patientRole>
        </recordTarget>
        <component>
                <structuredBody>
                        <component>
                                <section>
                                        <templateId
root="2.16.840.1.113883.10.20.1.16"/>
                                        <templateId
root="2.16.840.1.113883.10.20.9.2"/>
                                        <code code="8716-3"
codeSystem="2.16.840.1.113883.6.1"/>
                                        <title>Vital Signs</title>
                                        <text>
                                                <paragraph>Blood Pressure Cuff
Results</paragraph>
                                                <table border="1" width="100%">
                                                        <tbody>
                                                                <tr>
        <th>Date/Time</th>
        <th>Systolic BP</th>
        <th>Diastolic BP</th>
        <th>Mean BP</th>
        <th>Pulse</th>
                                                                </tr>
                                                                <tr>
        <td>2007/12/06 12:10:00</td>
        <td>120 mmHg</td>
        <td>80 mmHg</td>
        <td>100 mmHg</td>
        <td>60.0 1/min</td>
                                                                </tr>
                                                        </tbody>
                                                </table>
                                        </text>
                                        <entry typeCode="COMP">
                                                <organizer classCode="CLUSTER"
moodCode="EVN">
```

Abb. 9.10: Beispiel einer PHMR Nachricht (↩: kein Zeilenumbruch). (S. 431–435)

```
                                                            <templateId
root="2.16.840.1.113883.10.20.1.35"/>
                                                            <id root="b606a959-
baab-4836-84a8-97c4e9857533"/>
                                                            <code code="46680005"
codeSystem="2.16.840.1.113883.6.96" ↩ displayName="Vital signs"/>
                                                            <statusCode
code="completed"/>
                                                            <component>
                                                                   <observation
classCode="OBS" moodCode="EVN">
        <templateId root="2.16.840.1.113883.10.20.1.31"/>
        <templateId root="2.16.840.1.113883.10.20.9.8"/>
                                                                          <id
root="fde90f67-529b-49e4-871b-bab296e8d499"/>
                                                                          <code
code="271649006" codeSystem=↩ "2.16.840.1.113883.6.96" codeSystemName="SNOMED CT"
↩
displayName="Systolic blood pressure">
        <translation code="MDC_PRESS_BLD_NONINV_SYS" ↩
codeSystem="2.16.840.1.113883.6.24" codeSystemName="MDC" ↩
displayName="Systolic BP"/>
        </code>
        <statusCode code="completed"/>
        <effectiveTime value="20071206121000"/>
        <value xsi:type="PQ" value="120" unit="mm[hg]"/>
        <participant typeCode="DEV">
        <participantRole>
        <id root="1.2.840.10004.1.1.1.0.0.1.0.0.1.2680" ↩
assigningAuthorityName="EUI-64" extension="1F-3E-46-78-9A-BC-DE-F1"/>
        </participantRole>
        </participant>
                                                                   </observation>
                                                            </component>
                                                            <component>
                                                                   <observation
classCode="OBS" moodCode="EVN">

        <templateId root="2.16.840.1.113883.10.20.1.31"/>
        <templateId root="2.16.840.1.113883.10.20.9.8"/>
                                                                          <id
root="7e21aa1e-a786-40e2-a269-eca392ff5f08"/>
                                                                          <code
code="271650006" codeSystem=↩
"2.16.840.1.113883.6.96" codeSystemName="SNOMED CT" ↩
displayName="Diastolic blood pressure">
        <translation code="MDC_PRESS_BLD_NONINV_DIA" ↩
codeSystem="2.16.840.1.113883.6.24" codeSystemName="MDC" ↩
displayName="Diastolic BP"/>
        </code>
        <statusCode code="completed"/>
        <effectiveTime value="20071206121000"/>
        <value xsi:type="PQ" value="80" unit="mm[hg]"/>
        <participant typeCode="DEV">
        <participantRole>
               <id root="1.2.840.10004.1.1.1.0.0.1.0.0.1.2680" ↩
assigningAuthorityName="EUI-64" extension="1F-3E-46-78-9A-BC-DE-F1"/>
        </participantRole>
        </participant>
        </observation>
                                                            </component>

                                                            <component>
                                                                   <observation
classCode="OBS" moodCode="EVN">
```

Abb. 9.10: (Fortsetzung) Beispiel einer PHMR Nachricht (↩: kein Zeilenumbruch). (S. 431–435)

```
        <templateId root="2.16.840.1.113883.10.20.1.31"/>
        <templateId root="2.16.840.1.113883.10.20.9.8"/>
                                                                        <id
root="10252df8-57a9-4705-8d0c-999e28453230"/>
                                                                        <code
code="6797001" codeSystem="2.16.840.1.113883.6.96↩
" codeSystemName="SNOMED CT" displayName="Mean blood pressure">
        <translation code="MDC_PRESS_BLD_NONINV_MEAN" ↩
codeSystem="2.16.840.1.113883.6.24" codeSystemName="MDC" ↩
displayName="Mean BP"/>
        </code>
        <statusCode code="completed"/>
        <effectiveTime value="20071206121000"/>
        <value xsi:type="PQ" value="100" unit="mm[hg]"/>
        <participant typeCode="DEV">
        <participantRole>
                <id root="1.2.840.10004.1.1.1.0.0.1.0.0.1.2680" ↩
assigningAuthorityName="EUI-64" extension="1F-3E-46-78-9A-BC-DE-F1"/>
        </participantRole>
        </participant>
        </observation>
                                                        </component>
                                                        <component>
                                                                <observation
classCode="OBS" moodCode="EVN">
        <templateId root="2.16.840.1.113883.10.20.1.31"/>
        <templateId root="2.16.840.1.113883.10.20.9.8"/>
                                                                        <id
root="f15b3846-269a-4c22-8bd5-9bb37fff94bc"/>
                                                                        <code
code="78564009" codeSystem="2.16.840.1.↩
113883.6.96" codeSystemName="SNOMED CT" displayName="Pulse rate">
        <translation code="MDC_PULS_RATE_NON_INV" codeSystem=↩
"2.16.840.1.113883.6.24" codeSystemName="MDC" displayName="Pulse"/>
        </code>
        <statusCode code="completed"/>
        <effectiveTime value="20071206121000"/>
        <value xsi:type="RTO_PQ_PQ">
        <numerator value="60.0"/>
        <denominator value="1" unit="min"/>
        </value>
        <participant typeCode="DEV">
        <participantRole>
                <id root="1.2.840.10004.1.1.1.0.0.1.0.0.1.2680"↩
assigningAuthorityName="EUI-64" extension="1F-3E-46-78-9A-BC-DE-F1"/>
        </participantRole>
        </participant>
        </observation>
                                                        </component>
                                                </organizer>
                                        </entry>
                                </section>
                        </component>
                        <component>
                                <section>
                                        <templateId
root="2.16.840.1.113883.10.20.1.7"/>
                                        <templateId
root="2.16.840.1.113883.10.20.9.1"/>
                                        <code code="46264-8"
codeSystem="2.16.840.1.113883.6.1"/>
                                        <title>Medical Equipment</title>
                                        <text>
                                                <!-- Device information -->
                                                <table border="1" width="100%">
```

Abb. 9.10: (Fortsetzung) Beispiel einer PHMR Nachricht (↩: kein Zeilenumbruch). (S. 431–435)

```
                                                                    <tbody>
                                                                            <tr>

        <th>System Type</th>
        <th>System Model</th>
        <th>System Manufacturer</th>
        <th>System ID</th>
        <th>Production Spec</th>
        <th>Regulated</th>
                                                                            </tr>
                                                                            <tr>

        <td>Blood Pressure Monitor</td>
        <td>Pressure Master 2000</td>
        <td>Medical Company Inc.</td>
        <td>1F-3E-46-78-9A-BC-DE-F1</td>
                                                                                    <td>

Unspecified:<br/>
        Serial Number: 584216<br/>
        Part Number: 69854<br/>
        Hardware Revision: 2.1<br/>
        Software Revision: 1.1<br/>
        Protocol Revision: 1.0<br/>
        Prod Spec GMDN:
                                                                                    </td>
        <td>Regulated</td>

                                                                            </tr>
                                                                    </tbody>
                                                            </table>
                                                    </text>
                                                    <entry typeCode="COMP">
                                                            <organizer classCode="CLUSTER"
moodCode="EVN">
                                                                    <templateId
root="2.16.840.1.113883.10.20.9.4"/>
                                                                    <id root="5a2ddd7e-
f725-40f7-94f4-35d99218e587"/>
                                                                    <statusCode
code="completed"/>
                                                                    <effectiveTime
value="20070801"/>
                                                                    <participant
typeCode="SBJ">
        <participantRole classCode="MANU">
        <templateId root="2.16.840.1.113883.10.20.1.52"/>
        <templateId root="2.16.840.1.113883.10.20.9.9"/>
                                                                                    <id
root="1.2.840.10004.1.1.1.0.0.1.0.0.1.2680" ↩
assigningAuthorityName="EUI-64" extension="1F-3E-46-78-9A-BC-DE-F1"/>
                                                                                    <code
nullFlavor="OTH">
        <originalText>Regulated Device</originalText>
        </code>
        <playingDevice>
        <code code="32033000" codeSystem= ↩
"2.16.840.1.113883.6.96" codeSystemName="SNOMED CT" ↩
displayName="Arterial pressure monitor">
                <translation code="MDC_DEV_SPEC_PROFILE_BPM" ↩
codeSystem="2.16.840.1.113883.6.24" codeSystemName="MDC" ↩
displayName="Blood Pressure Monitor"/>
        </code>
        <manufacturerModelName>
                Model: Pressure Master 2000
                Serial number: 584216
                Part number: 69854
```

Abb. 9.10: (Fortsetzung) Beispiel einer PHMR Nachricht (↩: kein Zeilenumbruch). (S. 431–435)

```
            Hardware revision: 2.1
            Software revision: 1.1
            Protocol revision: 1.0
            Unspecified (free text comment):
        </manufacturerModelName>
        </playingDevice>
        <scopingEntity>
        <desc>Medical Company Inc.</desc>
        </scopingEntity>
        </participantRole>
                                                            </participant>
                                                            <component>
                                                                    <!-- sampling
frequency observation -->
                                                                    <observation
classCode="OBS" moodCode="DEF">
        <templateId root="2.16.840.1.113883.10.20.9.10"/>
                                                                            <code
code="MDC_ATTR_TIME_PD_SAMP" codeSystem=↵
"2.16.840.1.113883.6.24"/>
        <value xsi:type="PQ" value="10" unit="ms"/>
        </observation>
                                                            </component>
                                                            <component>
                                                                    <!-- device
resolution observation -->
                                                                    <observation
classCode="OBS" moodCode="DEF">
        <templateId root="2.16.840.1.113883.10.20.9.6"/>
                                                                            <code
code="17441009" codeSystem="2.16.840.1.113883.↵
6.96" displayName="Resolution threshold (observable entity)"/>
        <value xsi:type="PQ" value=".1" unit="mmHg"/>
        </observation>
                                                            </component>
                                                    </organizer>
                                            </entry>
                                    </section>
                            </component>
                    </structuredBody>
            </component>
    </ClinicalDocument>
```

Abb. 9.10: (Fortsetzung) Beispiel einer PHMR Nachricht (↵: kein Zeilenumbruch). (S. 431–435)

Mit Hilfe der *Extensible Stylesheet Language* (XSL) kann eine PHMR Nachricht zudem direkt in einen von Menschen lesbaren Report umgewandelt werden (siehe Abb. 9.11). Continua legt für die Übertragung dieser Gesundheitsberichte das IHE *Cross-Enterprise Document Sharing* (XDS) Profil fest. XDS stellt ein verteiltes Kollaborationskonzept dar, das den Austausch von Gesundheitsberichten zwischen Krankenhäusern und Gesundheitsdienstleistern über ein Wide Area Network ermöglicht. Dazu speichert ein XDS Register Metadaten, um die Dokumente zu empfangen, während jede beliebige Anzahl von XDS Repositorien die Dokumente selbst speichert. IHE *Patient Identifier Cross-Reference* (PIX) und XDS werden vom Health Records Network für Kreuzreferenzen von Patientenidentifikationen und organisationsübergreifenden Dokumentenaustausch verwendet.

Das HIS Interface wird durch Vertraulichkeit, Integrität und Authentisierung (TLS 1.1 und IHE XDM S/MIME), Instanzenauthentisierung (IHE XUA und IHE XUA++),

Personal Healthcare Monitoring Report

Patient:	John Doe		
Date of Birth:	September 24, 1932	**Sex:**	Male
Contact Info:	address not available Telecom information not available	**Patient IDs:**	996-756-495 2.16.840.1.113883.19.5
Document Id:	db734647-fc99-424c-a864-7e3cda82e703		
Document Created:	May 1, 2008, 12:33:33		

Table of Contents

- Vital Signs
- Medical Equipment

Vital Signs

Blood Pressure Cuff Results

Date/Time	Systolic BP	Diastolic BP	Mean BP	Pulse
2007/12/06 12:10:00	120 mmHg	80 mmHg	100 mmHg	60.0 1/min

Medical Equipment

System Type	System Model	System Manufacturer	System ID	Production Spec	Regulated
Blood Pressure Monitor	Pressure Master 2000	Medical Company Inc.	1F-3E-46-78-9A-BC-DE-F1	Unspecified: Serial Number: 584216 Part Number: 69854 Hardware Revision: 2.1 Software Revision: 1.1 Protocol Revision: 1.0 Prod Spec GMDN:	Regulated

Abb. 9.11: Beispiel einer PHMR Nachricht umgewandelt in einen Report.

Identitätsmanagement (IHE Patient Identity Feed HL7 V3, IHE PIXV3 Query Transaction und IHE Patient Demographics Query HL7 V3 Transaction), Zustimmungsverwaltung (HL7 CDA R2 Consent Directive), Zustimmungssicherstellung (IHE Document Encryption Profile), Nichtabstreitbarkeit der Herkunft (IHE Document Digital Signature) und Auditierung (IHE ATNA) gesichert.

9.4.7 Test- und Zertifizierungsprogramm

Das Test- und Zertifizierungsprogramm von Continua stellt Interoperabilität zwischen Geräten und Services mit gleicher Transportschicht (d. h. USB, Bluetooth usw.) sicher, indem es die Einhaltung der Continua Design Guidelines und der zugrunde liegenden Standards verifiziert. Hierzu werden die Geräte entsprechend Ihres Typs (z. B. Pulsoximeter, Blutdruckmessgerät, Thermometer, Personenwaage), verwendeter Transportschicht (d. h. TAN, PAN, LAN, WAN und HRN Interface) und Rolle (d. h. Agent/Manager, Device Observation Reporter/Consumer und HIS Sender/Receiver) in sogenannte Continua Certified Device Classes unterteilt.

Derzeit ist für die Zertifizierung die Mitgliedschaft in der PCHA Voraussetzung. Das Zertifizierungsprogramm erfolgt dann in vier Schritten:

1. **Vorbereitung:** Der Hersteller/Entwickler schließt die Produktentwicklung ab und macht sich mit dem Zertifizierungsprozess vertraut und beginnt unter Verwendung von vorgeschriebenen Testtools und Testskripten für die Transportschicht und Continua Certified Device Class mit den Vorabtests.

2. **Antrag:** Sobald der Hersteller/Entwickler bereit ist, stellt es einen entsprechenden Antrag bei einem Prüflabor, welches einen Termin für die Zertifizierung nennt.
3. **Test:** Die Zertifizierung ist typischerweise innerhalb von wenigen Tagen abgeschlossen. Die Vorort-Teilnahme des Herstellers/Entwicklers ist nicht notwendig, wird aber empfohlen.
4. **Zertifizierung:** Die Zertifizierung wurde bestanden, wenn alle vorgeschriebenen Tests erfolgreich durchlaufen wurden. Für nichtbestandene Tests kann in begründbaren Ausnahmen (z. B. bestätigtes Bug im Testtool, Fehler im Standard) eine Sonderfreigabe (sog. Waiver) bei Continua beantragt werden.

Zur Unterstützung des Entwicklungsprozesses und zur Vorbereitung der Zertifizierung stellt Continua hierfür Referenzcodes für Prototypenentwicklung (d. h. CESL und mCESL) und entwicklungsbegleitende Testtools (d. h. Continua Test Tools) für Mitglieder bereit. Außerdem können Entwickler während sog. Continua Plugfests ihre Prototypen gegen Produkte anderer Hersteller ausprobieren und mit ausgewählten Referenzgeräten testen. Die offizielle Zertifizierung erfolgt dann in entsprechend akkreditierten Prüflaboren mit verschiedenen Standorten rund um die Welt.

9.4.8 Zugrunde liegende Standards

Die PHCA ist selbst keine formelle Standardisierungsorganisation. Vielmehr wählt Continua für die zu unterstützenden Anwendungsgebiete geeignete Standards, Frameworks, Profile und/oder Spezifikationen aus. Die Aufgabe besteht nun darin Lücken, Mehrdeutigkeiten oder Fehler, die einer Interoperabilität im Wege stehen, mit Unterstützung der ursprünglichen Verfasser zu beseitigen. Falls dies nicht möglich ist, werden von Continua ergänzende Anforderungen in den Continua Design Guidelines festgelegt. Hierzu arbeitet Continua direkt als Organisation oder indirekt über Continua Mitglieder in den jeweiligen Arbeitsgruppen der Standardisierungs- und Technologieorganisationen wie Health Level Seven (HL7), Institute of Electrical and Electronics Engineers (IEEE), Bluetooth Special Interest Group (Bluetooth SIG) und Integrating the Healthcare Enterprise (IHE) zusammen.

Health Level Seven (HL7)

Health Level Seven (HL7) bezeichnet zum einen eine Organisation und zum anderen von dieser Organisation herausgegebene Standards im Gesundheitswesen (HL7-Benutzergruppe in Deutschland e. V., 2009). Die Zahl 7 im Namen bezieht sich dabei auf die Schicht 7 des ISO/OSI-Referenzmodelles für die Kommunikation (ISO 7498-1) und drückt damit aus, dass hier die Kommunikation auf Applikationsebene beschrieben wird. HL7 wurde 1987 gegründet, um einen Standard für klinische Informationssysteme zu verfassen. HL7 Inc. ist eine amerikanische Normengruppe, die seit 1994 vom American National Standards Institute (ANSI), dem nationalen amerikanischen Normeninstitut akkreditiert ist. HL7 hat mehr als 4000 Mitglieder weltweit und mit ihr verbundene Organisationen, so genannte Affiliates, existieren inzwischen in über 30 Ländern (Kap. 9.5.2).

Institute of Electrical and Electronics Engineers (IEEE)

Das Institute of Electrical and Electronics Engineers (IEEE) ist ein Berufsverband von hauptsächlich aus den Bereichen Elektrotechnik und Informationstechnik stammenden Ingenieuren mit mehr als 430.000 Mitgliedern in über 160 Ländern weltweit (IEEE Homepage, 2018). Das IEEE wurde 1963 durch den Zusammenschluss des American Institute of Electrical Engineers mit dem Institute of Radio Engineers gegründet. IEEE ist Herausgeber diverser Fachzeitschriften, Veranstalter von einigen Fachtagungen und bildet über die IEEE Standards Association (IEEE-SA) Gremien für die Standardisierung von Techniken, Hardware und Software.

Bluetooth Special Interest Group (Bluetooth SIG)

Die Bluetooth Special Interest Group (Bluetooth SIG) ist eine internationale Interessengemeinschaft von mittlerweile mehr als 27.000 Organisationen (Bluetooth SIG Homepage, 2018). Sie wurde 1998 von den Firmen Ericsson, IBM, Intel, Nokia und Toshiba gegründet. Die Bluetooth SIG arbeitet als Eigentümer des Bluetooth-Warenzeichens und Herausgeber der Bluetooth-Spezifikation an der Entwicklung und Verbreitung der Bluetooth-Technologie (Kap. 8.4.1).

Integrating the Healthcare Enterprise (IHE)

Integrating the Healthcare Enterprise (IHE) ist eine Initiative von Fachleuten des Gesundheitswesens mit dem Ziel, die Kommunikation zwischen verschiedenen IT-Systemen und Medizingeräten zu verbessern (IHE Deutschland Homepage, 2018). Die Initiative wurde 1998 durch ein Konsortium von Experten aus den Bereichen Radiologie und Informationstechnologie ins Leben gerufen. IHE fördert den Einsatz von etablierten internationalen Standards wie DICOM und HL7 zur Optimierung der Prozesse innerhalb eines Krankenhauses, einer Praxis oder auch zwischen einzelnen Einrichtungen des Gesundheitswesens. Dabei setzt IHE auf die Zusammenarbeit von Anwendern, Implementierern und Entwicklern. Das Ergebnis ist ein umfangreiches technisches Rahmenwerk als Implementierungsleitfaden sowie eine Reihe von Testtools für Anwender und Hersteller.

9.5 Protokoll-Standards

Gerd Gottlebe

9.5.1 xDT-Schnittstellen zu Arztpraxissystemen

Für die Kommunikation im Bereich der niedergelassenen Ärzte hat sich mit *xDT* (auch *KVDT*) eine Gruppe von Datenaustauschformaten etabliert. Dazu gehören die Standards für den *Abrechnungsdatentransfer* (ADT), *Behandlungsdatentransfer* (BDT), die Behandlungsdatenträger für Augenheilkunde (BDT-A), den *Gerätedatentransfer* (GDT) und den *Labordatentransfer* (LDT). Das Zentralinstitut für die kassenärztliche Versorgung in der Bundesrepublik Deutschland (ZI) ist die für den Standard verantwortliche Institution. Die gemeinsame Syntax der Formate ist textorientiert, wobei jedes Feld als eine Zeile in die Datei zusammen mit einem gemeinsamen Feldverzeichnis geschrieben wird.

Das **BDT-Datenaustauschformat** wurde für einen Datenaustausch des gesamten in der Arztpraxis gesammelten Datenumfangs zwischen Praxis-Programmen verschiedener Hersteller entwickelt. Er beschreibt und kategorisiert die Informationen durch Feldbeschreibungen und durch die eindeutige Zuordnung zu definierten Sätzen. Behandlungsdatenträger speichern Datenpakete, die aus Sätzen bestehen. Diese wiederum sind zusammengesetzt aus Satzidentifikation, Satzlänge und eventuell einigen Datenfeldern. Mehrere Sätze können über die eindeutige Patientenkennung zugeordnet werden (Haeberlin, 1999). Die Satzidentifikation bestimmt genau eine Satzart und die verschiedenen Satzarten sind in der Satzbeschreibung des BDT definiert. Für jede Satzart gibt eine Satztabelle die zulässigen Datenfelder und eine eindeutige Anordnung vor. Datenfelder bestehen aus Feldlänge, Feldidentifikation, Feldinhalt und der Feld-Ende-Markierung. Für jede Feldidentifikation ist dabei genau eine Feldtabelle definiert und für jeden Feldinhalt genau eine Regeltabelle. Die Feldtabelle gibt die Regeltabelle vor und ist unabhängig von der Satzart definiert.

Seit 1998 liegen Datensatzbeschreibungen (sog. Profile) beispielsweise für Diabetes mellitus und die Tumordokumentation mittels BDT vor. Inzwischen sind BDT-Profile für Hypertonie, Asthma und eine Erweiterung des BDT für die Belange der Augenheilkunde hinzugekommen. Damit ist das ZI dem Wunsch nach einheitlichen Formaten für die Erfassung von Daten bei einigen chronischen Erkrankungen nachgekommen.

Zur Übermittlung der für die Kassenabrechnung relevanten Daten an die kassenärztliche Vereinigung dient das **Abrechnungsdatentransfer-Format** (ADT). Zu den übermittelten Daten zählen Krankenscheine, kodierte Diagnosen und Gebührenziffern.

Für die Anforderung von Laboruntersuchungen und die Übermittlung der Ergebnisse dieser Untersuchungen ist das **Labordatentransfer-Format** (LDT) vorgesehen.

Die Datenübertragung zwischen medizinischen Messgeräten oder externen Programmen und der Praxis-Software soll über die **Gerätedatenträger-Schnittstelle** (GDT) erfolgen. Die GDT wurde von einer unabhängigen Fachgruppe, dem Qualitätsring Medizinische Software (2013), kurz QMS, erarbeitet, „... um eine standardisierte Schnittstelle zwischen Praxis-EDV-Systemen und medizintechnischen Geräten zu definieren.“ Der Fachgruppe als Verein können natürliche Personen, Firmen, Behörden etc. beitreten. Insbesondere für Firmen ist mit einer Mitgliedschaft die Berechtigung verbunden, ihre spezifische Lösung zur Verbindung von medizintechnischem Gerät und Arztpraxissystem zertifizieren zu lassen und dafür offiziell die Bezeichnung „GDT VX.x“ zu verwenden. Dies gilt gleichermaßen für Hersteller medizintechnischer Geräte wie von Arztpraxissystemen.

Vom Qualitätsring Medizinische Software (2013) sind folgende Kommunikationsarten definiert:
- Datentransfer über die serielle Schnittstelle,
- Datentransfer über eine von beiden Seiten genutzte Datei,
- Programm-Programm-Schnittstelle.

Dem Stand der Technik geschuldet, werden vom Qualitätsring Medizinische Software nur die beiden ersten Arten des Datentransfers beschrieben; die Anlehnung an DOS-basierte Systeme ist vor allem bei dem Vorgehen des Datenaustausches über eine Datei sehr deutlich. Naheliegender und bereits in der Praxis realisiert sind softwaretechnische Lösungen, die der oben vorgestellten Schnittstellen-Applikation und den entsprechenden Kommunikationsmodellen entsprechen (Abb. 9.3 bis Abb. 9.5). Da das eigentliche Datenformat unabhängig von der Kommunikationsart definiert ist, soll im Folgenden nur auf den Kern dieses Formates eingegangen werden.

Die auszutauschenden Daten sind in sogenannte BDT-Sätze eingeteilt, deren Konfiguration sich an den inhaltlich zu lösenden Aufgaben der medizinisch-technischen Praxis orientiert. Bei der BDT-Schnittstelle (ausführlich: Befund-Datenträger, siehe Kap. 9.5.3.8) (Qualitätsring Medizinische Software, 2013) handelt es sich um die umfassende Definition eines standardisierten Datenformates in der Medizin für die Übermittlung von Patientendaten, Befunden, Diagnosen, Therapiemaßnahmen sowie Kostenstellen und Leistungsabrechnung ärztlicher Tätigkeiten mittels eines elektronischen Datenträgers. Ähnliche Mechanismen wurden zum Beispiel im Bereich der kaufmännischen und steuerlichen Abrechnungen entwickelt, bekannt unter der Bezeichnung DATEV. Die in der GDT-Schnittstellenbeschreibung enthaltenen Datensätze sind eine Untermenge der BDT-Schnittstelle. Neben der GDT-Schnittstelle gibt es weitere Untermengen für jeweils begrenzte Anwendungsbereiche: LDT – ...; ADT – ... und andere (s.o.).

Tab. 9.2 gibt eine Übersicht der aktuell definierten Satzarten. Die Satzarten sind durch einen vierstelligen Zahlencode definiert. Die Richtung des Datenflusses wird durch die Satzart bestimmt. Es gibt keinen Datenaustausch im Sinne eines Dialoges.

Tab. 9.2: Satzarten der GDT-Schnittstelle.

Übertragungsrichtung		Satzart	
MTG	MEDV	Code	Inhalt
	→	6300	Stammdaten anfordern
	←	6301	Stammdaten übermitteln
	←	6302	Neue Untersuchung anfordern
	→	6310	Daten einer Untersuchung übermitteln
	←	6311	Daten einer Untersuchung anfordern

Lediglich die Satzart 6300 „Stammdaten anfordern“ erhält von dem angesprochenen Praxissystem einen Antwortsatz 6301 „Stammdaten übermitteln“.

Die Sätze bestehen aus zeilenweise angeordneten Feldern, die im Allgemeinen verschiedenen Feldklassen zugehörig sind. Der Begriff der Feldklasse entspricht dem verallgemeinerten Begriff der Codeklasse (siehe Abb. 9.12). Je Satzart ist eine bestimmte Menge an Feldern unbedingt bereitzustellen, andere Felder sind optional. Jeder Satz wird in der ersten Zeile mit einer festgelegten Kennziffer eingeleitet, der sogenannten Satzidentifikation. Damit wird die Eröffnung eines neuen Satzes über-

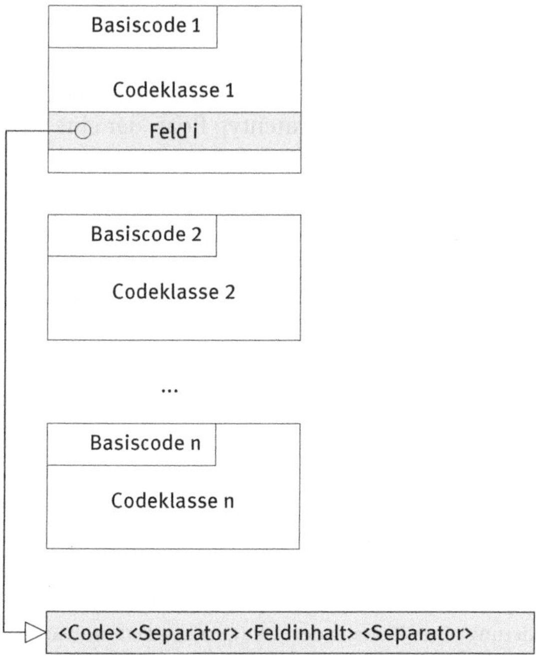

Abb. 9.12: Grundstruktur der textorientierten Datenformate GDT und HL7.

haupt markiert. Nach dieser Satzkennung folgt der Code für die Satzart als Inhalt des ersten Feldes = erste Zeile. In der zweiten Zeile wird die Länge des gesamten Satzes mitgeteilt, in den nachfolgenden Zeilen folgen dann die eigentlichen Datenfelder.

Den Aufbau eines Feldes zeigt Abb. 9.13. Das Feld wird mit einer dreistelligen Angabe der Zeilenlänge eingeleitet. Die nachfolgende zahlenkodierte vierstellige Feldkennung legt den Inhalt des Feldes eindeutig fest (vgl. Tab. 9.3). Das Feld wird mit den Steuerzeichen CR und LF[19] abgeschlossen, die damit das Ende der Textzeile markieren. Zeilenlänge und Feldkennung werden gegebenenfalls mit führenden Nullen aufgefüllt. Die Zeilenlänge insgesamt ist auf 255 Zeichen begrenzt; die Angabe der Zeilenlänge schließt die Länge der Angabe selbst und die beiden Steuerzeichen ein. Es bestehen Möglichkeiten, längere Inhalte wie den Befundtext auf mehrere Zeilen aufzuteilen. Außerdem können Verweise auf komplette Dateien, z. B. eine vollständige EKG-Aufzeichnung, über ihren Dateinamen an das weiterverarbeitende Praxissystem übermittelt werden. Allerdings sind dann unbedingt die Vereinbarungen beider Seiten über den Ort der Datenablage sowie weitere festgelegte Konventionen einzuhalten. Die Tab. 9.3 gibt eine Übersicht über die definierten Feldklassen, soweit diese verallgemeinerbar sind. Detailinformationen können in (Qualitätsring Medizinische Software, 2013) nachgelesen werden. Für ‚x' bzw. ‚xx' sind weitere Ziffern zu setzen, wobei die dementsprechende Nummerierung nicht zwangsläufig fortlaufend sein muss. Einige Kennziffern sind besonders exponiert, wie zum Beispiel die Satzkennung ‚8000' und sind deshalb einzeln aufgeführt.

Für die praktische programmtechnische Umsetzung sind folgende Anmerkungen zu machen:
- für jeden Feldinhalt sind Formatangaben (alphanumerisch, numerisch – hier ganzzahlig – float, Datum, Uhrzeit) verbindlich
- für jeden Feldinhalt sind entweder eine maximale Obergrenze oder genau ein fester Wert der Länge vorgegeben; Ausnahme ist der Datentyp float, der eine variable Länge besitzen kann

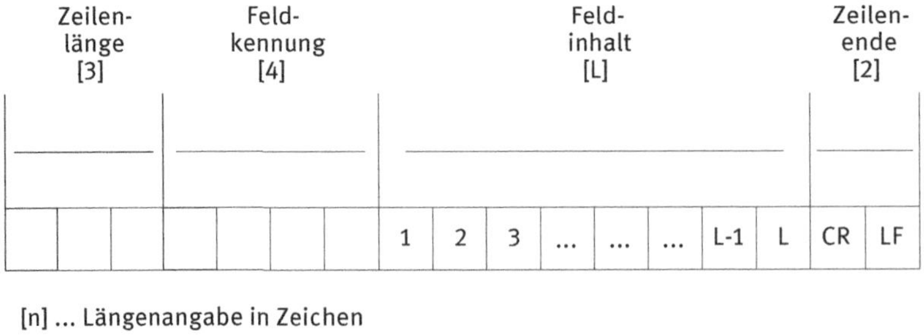

Abb. 9.13: Struktur eines GDT-Feldes.

19 ASCII-Steuerzeichen unter 20 H zur Markierung eines Zeilenendes: CR (*Carriage Return*, Wagenrücklauf,- 0DH); LF (*Line Feed*, Zeilenvorschub,- 0AH)

Tab. 9.3: Feldklassen* der GDT-Schnittstelle.

Feldklasse	Inhalt	Anmerkungen
01xx	Softwareangaben	Angaben zu Bezeichnung, Hersteller und Version des medizintechnischen Gerätes bzw. der Arztpraxissoftware, aus der die GDT-Daten stammen
3000	Patientenidentifikation	Patientennummer, einrichtungsabhängig
3xxx	Angaben zum Patienten	Name, Vorname etc. des untersuchten/behandelten Patienten (Stammdaten)
62xx	Angaben zur Untersuchung	Zeit der Untersuchung, Diagnose, Befunde, Ergebnisse
630x	Dateiverweise	falls angelegt, Angaben zu einer Datei mit weiterführenden Untersuchungsdaten
6330–6399	Freie Kategorien	Bezeichner und Inhalte freier Kategorien
8000	Satzidentifikation	Kennziffer zur Einleitung eines Datensatzes
8100	Satzlänge	Angabe über die Länge eines Satzes in Anzahl Zeichen
8315, 8316	Identifikation der GDT-Komponenten	Identifikation von Gerät und Praxis-EDV, die im Rahmen der konkreten Installation vergeben werden (Kennzeichnung Sender und Empfänger)
8402	Geräte- und verfahrensspezifisches Kennfeld	mit diesem Feld wird die aktuell durchgeführte gerätespezifische Untersuchung gekennzeichnet; dazu gibt es weitere Codierungsvorschriften
84xx (außer 8402)	Angaben zu durchgeführten Tests und Probenentnahmen	Art des Tests bzw. der Probenentnahme, Werte, Maßeinheiten, Normbereiche
8990	Signatur	Signatur des Behandelnden Arztes
9106	Zeichensatz	Kennziffer für den verwendeten Zeichensatz; es können bis zu 9 Zeichensätze für die ASCII-Zeichen verwendet werden (Codepages)
9218	GDT-Version	Versionsnummer der verwendeten GDT-Schnittstelle; z. B. Version 2.01

* Die hier angegebene Zusammenfassung der Klassen ist vom Autor vorgenommen und so nicht Bestandteil der GDT-Schnittstellenbeschreibung [Qualitätsring Medizinische Software, 2013]. Dort werden alle Feldkennziffern einzeln aufgeführt.

– für einige Felder sind weitere Regeln zur Konsistenzprüfung des Inhaltes festgelegt.

Für die Datenübertragung über eine serielle Schnittstelle sind zusätzlich Übertragungsprotokoll und Fehlerprüfverfahren (CRC) vorgegeben.

Die beiden nachfolgenden Beispiele zeigen den Aufbau des Datensatzes 6300 „Stammdaten anfordern“ (Tab. 9.4), der vom medizintechnischen Gerät (resp. der Schnittstellen-Applikation) an die medizinische Datenverarbeitung (das Arztpraxissystem) gesendet wird und den Datensatz 6301 „Stammdaten übermitteln“ (Tab. 9.5), der als Antwort vom Arztpraxissystem an das medizintechnische Gerät übermittelt wird.

In Beispiel 1 (Tab. 9.4) sind nur die obligatorischen Felder der Datensätze aufgeführt, in Beispiel 2 (Tab. 9.5) sind weitere optionale Felder aufgenommen; die obligatorischen Felder sind in der Spalte „Feldkennung“ fettgedruckt. Zur besseren Verständlichkeit des Funktionsprinzips zeigen die Tabellen in den einzelnen Zeilen die Zusammensetzung der Einträge. Die letzte Spalte zeigt den tatsächlich zu notierenden Eintrag.

Tab. 9.4: Beispiel 1: Aufbau eines GDT-Satzes 6300 „Stammdaten anfordern“.

Zeilennummer	Feldlänge [Zeichen]	Feldkennung	Feldeintrag	Feldinhalt	Notation des tatsächlichen Eintrages[1]
#1	13	**8000**	6300	Satzidentifikation	01380006300←↓
#2	14	**8100**	00051	Satzlänge	014810000051←↓
#3	14	**9218**	02.01	GDT-Version	014921802.01←↓
#4	10	**3000**	0[2]	Patientenidentifikation	01030000←↓

[1] Die Symbole ←↓ stehen für den definierten Zeilenabschluss <CR><LF>; vgl. Abb. 9.13 und Fußnote 20.

[2] Ist in dem Gerät die Patientenidentifikation noch nicht bekannt, ist dieser Eintrag mit Nullen in der vorgegebenen Länge bis zur maximalen Länge des Eintrages aufzufüllen oder als Leereintrag zu notieren. Bei der Antwort des Praxissystems wird dann die entsprechende Patientenkennung übermittelt (s. Beispiel 2).

Tab. 9.5: Beispiel 2: Aufbau eines GDT-Satzes 6301 „Stammdaten übermitteln“.

Zeilen-nummer	**Feldlänge [Zeichen]**	**Feldken-nung**	**Feldeintrag**	**Feldinhalt**	**Notation des tatsächlichen Eintrages**[1]
#1	13	**8000**	6300	Satzidentifikation	01380006300←↓
#2	14	**8100**	00xxx	Satzlänge	014810000051←↓
#3	14	**9218**	02.01	GDT-Version	014921802.01←↓
#4	17	**3000**	80004421	Patienten-identifikation[2]	017300080004421←↓
#5	15	**3101**	Naeser	Name des Patienten	0153101Naeser←↓
#6	14	**3102**	Bruno	Vorname ~	0143102Bruno←↓
#7	17	**3103**	14101929	Geburtsdatum ~	017310314101929←↓
#8	12	3104	Dr.	Titel ~	0123104Dr.←↓
#9	21	3105	491410291234	Versicherten-nummer ~	0213105491410291234←↓
#10	22	3106	01067 Dresden	Wohnort ~	022310601067 Dresden←↓
#11	25	3107	Berliner Str. 74	Straße ~	0253107Berliner Str. 74←↓
#12	10	3108	5[3]	Versichertenart ~	01031085←↓
#13	10	3110	1[4]	Geschlecht ~	01031101←↓
#14	12	3622	170	Größe ~[5]	0123622170←↓
#15	11	3623	78	Gewicht ~[6]	011362378←↓

[1] Die Symbole ←↓ stehen für den definierten Zeilenabschluss <CR><LF>; vgl. Abb. 9.13 und Fußnote 20.
[2] Diese und alle weiteren Patientenangaben fiktiv.
[3] Zugelassene Einträge: 1 – Mitglied; 3 – Familienversicherter; 5 – Rentner
[4] Zugelassene Einträge: 1 – männlich; 2 – weiblich
[5] Angabe als *float*-Wert in [cm]
[6] Angabe als *float*-Wert in [kg]

9.5.2 HL7 – Schnittstelle zu Klinischen Informationssystemen

Gerd Gottlebe, Peter Dültgen

In klinischen Einrichtungen wie Krankenhäusern, Universitätskliniken und Spezialkliniken ist das Informationsaufkommen hinsichtlich Umfang, Vielfalt und Komplexität naturgemäß höher als in einer Arztpraxis. Informationen sind über eine Vielzahl von Abteilungen – Patientenaufnahme, Kliniken und Stationen, Abteilungen mit

Dienstleistungscharakter wie Apotheke, Labor und Röntgen, Versorgung (Medizinische Bedarfsartikel), Medizintechnik (in größeren Häusern als eigenständige Abteilungen etabliert), Verwaltung – auszutauschen. Die zunehmende Ausstattung mit Computertechnik bis hin zur Station oder zum Arbeitsplatz des Arztes dient nicht nur dem schnellen und sicheren Informationsaustausch medizinischer Daten, sondern auch wesentlich der Entwicklung der Arbeitsorganisation zum Beispiel durch Bereitstellung von Pflegeplanungssystemen (Kempers, 2002), Abrechnungssystemen für die Leistungserfassung und Kostenrechnung sowie Dokumentenmanagementsystemen (Kaiser, 2004). Mittlerweile haben sich vor allem in größeren Einrichtungen die hinsichtlich Funktionsumfang hochkomplexen datenbankbasierten Krankenhausinformationssysteme (KIS) etabliert, in denen neben der elementaren Patientendatenverwaltung Funktionen zur Dokumentation von Diagnostik und Therapie, Aufnahme- und Entlassmanagement, Bettenplanung und -reinigung, Transportmanagement u. v. a. m. integriert sind.

Zur Erfassung, Übermittlung und Archivierung aller patienten- und leistungsrelevanten Informationen hat sich für den Bereich der Klinischen Informationssysteme der Standard „Health Level 7“, kurz HL7 benannt, herausgebildet (HL7 Deutschland e. V., 2018). Er hat seinen Ursprung 1987 in den USA. HL7 ist sowohl vom US-amerikanischen ANSI als auch von der UNO im Rahmen der ISO-Standardisierung anerkannt und festgeschrieben. Mittlerweile gibt es auch in Deutschland ein organisiertes Benutzerforum, die HL7-Benutzergruppe in Deutschland e. V., die sich maßgeblich um Einführung, Verbreitung und Weiterentwicklung dieses Standards bemüht.

Derzeit gilt HL7 als der wichtigste Kommunikationsstandard im deutschen Gesundheitswesen und vernetzt einzelne Abteilungen eines Krankenhauses untereinander. Seit der Version 2.4 ist HL7 ein ANSI-Standard, welcher in 15 Kapitel für unterschiedliche Domänen innerhalb des Gesundheitswesens gestaffelt ist. Je nach Anwendungsart kann auf eine passende Domäne und somit auf vorgefertigte Nachrichtenstrukturen zurückgegriffen werden. Innerhalb einer HL7-Nachricht wird beschrieben, auf welche Art und Weise die Inhalte weiterverarbeitet werden sollen. Die nachrichtenorientierte Vorgehensweise von HL7 hat den Vorteil, dass die Kommunikation unabhängig von der verwendeten Software und dem damit verbundenen Datenmodell ist (Heitmann, 2001). Für verschiedene Aufgaben sind in HL7 unterschiedliche Segmente definiert, die wie ein Baukastensystem zu maßgeschneiderten Nachrichten zusammengesetzt werden können. Die verschiedenen Nachrichten, die sich so zusammensetzen lassen, sind ebenfalls in Gruppen sortiert. Beispielsweise wurden solche Nachrichten zusammengefasst, welche die administrativen Patientendaten behandeln. Die Nachrichten einer anderen Gruppe dienen z. B. der Mitteilung von Bestellungen, wieder eine andere Gruppe dient der Mitteilung von Untersuchungsbefunden usw. Seit der Version 3 wird in Anlehnung an den XML-Standard eine logische Trennung der Nachrichten-Syntax und der Nachrichten-Definition vorgenommen. Insofern ist es konsequent, dass HL7-Umsetzungen seit der Revision ausschließlich unter XML unterstützt werden.

Entsprechend des komplexen Charakters des Informationsaufkommens ist dieser Standard stärker strukturiert als der vom Anliegen her vergleichbare Standard Befunddatenträger (BDT), in dem wie bereits erwähnt der oben erläuterte Standard Gerätedatenträger (GDT) eingebettet ist.

Die Strukturierung von HL7 erfolgt nach Gruppen, Nachrichten, Segmenten und Feldern (Abb. 9.14). Diese Strukturelemente sind in ihren Ausführungsformen[20] fest definiert, wobei entsprechend der Weiterentwicklung des Standards Ausführungen hinzukommen, geändert oder gestrichen werden und – entsprechend nationalen Anforderungen resp. Bedingungen – landesspezifische Ausführungen existieren. Gruppen, Nachrichten und Segmente werden über einen festgelegten Namen bestehend aus 3 Zeichen (Buchstaben und Ziffern) gekennzeichnet.

Die *Gruppen* fassen zunächst Aufgabenbereiche zusammen. Dazu gehört beispielsweise die Erfassung der Stammdaten eines Patienten in der Gruppe „Administrative Patientenangaben" (ADT). Andere Gruppen befassen sich mit der Übermittlung von Befunden oder der Realisierung von Bestellungen medizinischer Produkte, die für einen Pflegevorgang an einem Patienten benötigt werden.

Nachrichten dienen der Beschreibung einzelner Aktivitäten innerhalb eines Aufgabenbereiches; sie können durchaus mit den sogenannten Geschäftsprozessen in der Softwareentwicklung mittels UML (Erler, 2000) verglichen werden. Die Nachricht entspricht am ehesten dem Begriff „Datensatz" des Standards BDT (vgl. Tab. 9.2), ist jedoch tiefer strukturiert. Für die Gruppe ADT gibt es beispielsweise folgende Nachrichten (nach [HL7 Deutschland e. V., 2018]:

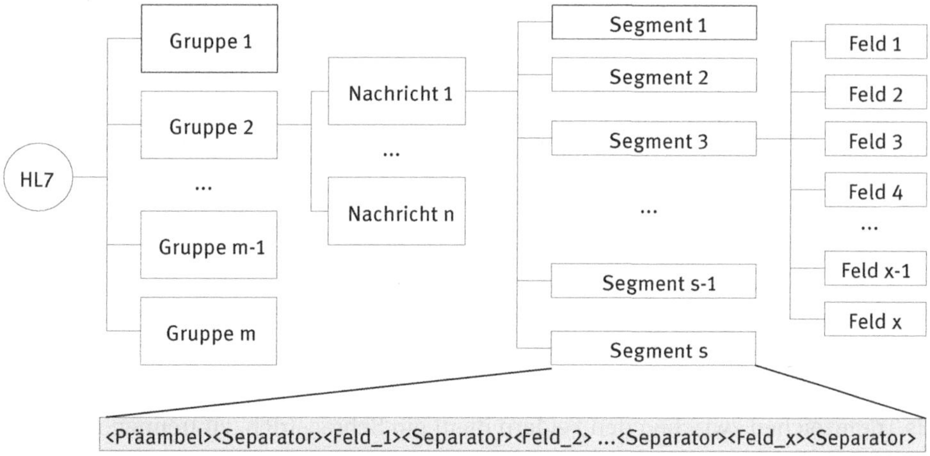

Abb. 9.14: Grundlegende Struktur des Standards HL7.

20 Gemeint sind hier die einzelnen Gruppen, Nachrichten etc., die im Einzelnen wiederum je nach ihrem Inhalt gegliedert sind.

- Nachricht zur Übermittlung der **Aufnahme** eines Patienten (Abkürzung: A01),
- Nachricht zur Übermittlung der **Verlegung** eines Patienten (Abkürzung: A02),
- Nachricht zur Übermittlung der **Entlassung** eines Patienten (Abkürzung: A03).

Nachrichten sind weiter in *Segmente* eingeteilt, in denen bestimmte, inhaltlich zusammenhängende Arten von Informationen zusammengefasst sind. Die sogenannte „*Abstract Message Definition*" legt fest, welche Segmente in einer bestimmten Nachricht zu stehen haben, wobei Segmente in verschiedenen Nachrichten genutzt werden können. Das „*Message Header Segment*" (MSH) muss am Anfang jeder Nachricht stehen und enthält Angaben zum Aufbau der betreffenden Nachricht.

Ein Segment nimmt eine definierte Anzahl von *Feldern* auf, die in der BDT-Beschreibung bereits direkt zum BDT (GDT)-Satz zusammengefasst sind. Das Feld ist der eigentliche Träger der Information, die mit dem *Feldinhalt* wiedergegeben ist. Ein Feld kann aus einem einzelnen Eintrag im ASCII-Format oder aus zusammengesetzten Begriffen – Zahlen und Ziffern eingeschlossen – bestehen. Im Unterschied zum BDT-Satz, in dem jedem Feld eine vierstellige Zahl als Feldkennung vorangestellt ist, werden die Felder eines Segmentes fortlaufend nummeriert, die Nummerierung wird jedoch nicht mit in das Segment aufgenommen. Dafür werden die Felder durch ein festgelegtes Trennzeichen unterschieden. Nicht besetzte Felder werden mit einem Leerzeichen belegt. Für die Felder bestehen Vorschriften hinsichtlich Länge, Datentyp und Format ähnlich wie beim BDT-Standard, vgl. auch (Qualitätsring Medizinische Software, 2013). Ein Regelwerk, die „*Encoding Rules*" legt verbindlich zum Beispiel das zu verwendende Trennzeichen zwischen den Feldern, Trennzeichen innerhalb von Feldinhalten u. a. fest.

Im Beispiel in Tab. 9.6 enthält das Segment „*Patient Information*" (PID) die folgenden ersten Felder[21].

Mit den bereits in Beispiel 2 zum Aufbau des GDT-Satzes 6301 „Stammdaten übermitteln" (s. o. Tab. 9.5) verwendeten Daten beginnt ein PID-Segment dann mit:

```
PID/2/491410291234/80004421/_/Naeser+Bruno+""+""+""+""/_/19291014/...
```

Abb. 9.15: Ausführung des HL7-Segmentes PID. Zur Verdeutlichung der tatsächlichen Schreibausführung stehen Unterstriche für Leerzeichen.

Als Trennzeichen zwischen den Feldern dient ein Schrägstrich, zu trennende Angaben innerhalb eines Feldinhaltes – der Name des Patienten wird hier aus dem Nachnamen und weiteren Vornamen zusammengesetzt – werden mit einem Plus-Zeichen (+) unterschieden. Zu beachten ist, dass nicht besetzte Felder mit einem Leerzeichen

21 Die zugehörigen Formatangaben sind der Einfachheit halber nicht mit aufgeführt.

Tab. 9.6: Beispiel der Zusammensetzung des HL7-Segmentes PID, Patienteninformation (nach HL7 Deutschland e. V., 2018).

Feldnummer	Feldinhalt	Feldwert
Präambel	Name des Feldes, hier: PID	PID
1	Segmentnummer	2
2	Patientenidentifikationsnummer, extern	491410291234
3	Patientenidentifikationsnummer, intern	80004421
4	Patientenidentifikationsnummer, alternativ	
5	Name des Patienten	Naeser, Bruno
6	Geburtsname des Patienten	
7	Geburtsdatum des Patienten	14101929
...		

markiert sind, während nicht besetzte, aber definierte Teileinträge in Feldinhalten durch Anführungszeichen ohne weitere Textzeichen einzutragen sind.

Derzeit befasst sich die Benutzergruppe HL7 Deutschland mit der Harmonisierung der Nachrichtenstandardisierung und der Standardisierung der klinischen Dokumentation. Hierzu werden Anbindungen an weitere wichtige Standards im Gesundheitswesen (CCOW, LOINC) vorangetrieben. Weiterführende Informationen geben Dickhaus und Knaup-Gregori (2015).

9.5.3 Weitere Standards

Peter Dültgen

Es existiert eine Vielzahl weiterer Standards im Bereich des Austauschs medizinischer Daten. Die nachfolgend kurz beschriebenen Standards stellen nur einen Ausschnitt bekannter und etablierter Austauschformate dar, die derzeit in der Medizintechnik genutzt werden.

9.5.3.1 DICOM

Für die Bildverarbeitung und -übertragung in der Medizin hat sich der herstellerunabhängige offene Standard DICOM (*Digital Imaging and Communications in Medicine*) international durchgesetzt. Über diesen können Computertomographien, Endoskopien, Sonographien etc. direkt übernommen werden. Der Standard DICOM wird immer umfangreicher und enthält neben den eigentlichen Bilddaten eine Vielzahl von zusätzlichen Informationen (Patientendaten, Kommunikationsmodell, Workflow etc.).

Beim DICOM Standard werden nicht nur die Rohdaten, sondern auch Instruktionen und Informationen über die beabsichtigte Verwendung der Daten innerhalb einer Nachricht mit übertragen. Mit Hilfe dieser Nachrichten werden bei DICOM Daten über medizinische Netzwerke ausgetauscht.

Anders als z. B. bei der Feldbus-Technologie des Maschinen- und Anlagenbaus handelt es sich beim DICOM-Standard um eine *Formatbeschreibung* und nicht um ein Protokoll. Bei DICOM wird nicht der Datenaustausch selbst beschrieben, sondern eine Struktur definiert, innerhalb derer zusätzliche Informationsangaben vorgenommen werden können. Für mikrosystemtechnische Netzwerke stellt dies eine wichtige Voraussetzung dar, da (anders als bei den Feldbussen) die Inhalte nicht fest vorgeschrieben werden können. Um aber verschiedene Dateninhalte handhaben zu können, sind beschreibende Informationen zwingend notwendig.

Der DICOM-Standard ist im Bereich der medizinischen Bildverarbeitung und -übertragung unentbehrlich. Da der Standard speziell für diesen Zweck entwickelt wurde, ist er für die Handhabung beliebiger Dateninhalte nicht verwendbar. Es existieren weitere wichtige Bilddatenformate (PDF, ICC Farbcode, JPG, etc.), deren Behandlung an dieser Stelle zu weit führen würde. In klinischen Workflows hat DICOM ebenso seine Grenzen. Für solche Interoperabilitäts-Anwendungsfälle bietet die Integrated Healthcare Enterprise (IHE)-Initiative, die auf DICOM (und HL7) aufsetzt, Profile zur Auswahl von Funktionen aus diesen Standards an.

9.5.3.2 HCP

Das HCP-Protokoll beschreibt den Datenaustausch zwischen heterogenen Systemen im Rahmen der Einführung der *Health Professional Card* (HPC, auch elektronischer Heilberufsausweis – HBA). Der HBA ermöglicht (Zahn-)Ärzten und Apothekern Zugriff auf medizinische Daten der elektronischen Gesundheitskarte und ist ein zentraler Bestandteil deren Sicherheitskonzeptes. Das gemeinsame Pilotprojekt der Kassenärztlichen Vereinigung Bayerns und der Bayerischen Landesärztekammer dient der sicheren und offenen Online-Übertragung von medizinischen Daten unter Berücksichtigung der Rechtslage. Die Anwender können dezentral räumlich voneinander getrennt Daten trotz unterschiedlich verwendeter Systeme austauschen.

Unter Vermeidung proprietärer Insellösungen ist eine beweisbare Sicherheitsstruktur aus vorhandenen Komponenten und Modellen das Ziel. Einer der Hauptaspekte des Projekts liegt in der Schaffung eines neuen und offen liegenden Standards.

Die auszutauschenden Informationen werden in Form von Mails über das Internet in sog. HCPP-Nachrichten mit den Nutzdaten als Attachments versendet (Horster, 2013). Die Information selbst ist in einem der im Gesundheitswesen üblichen Datenformate aufgebaut und kann von jedem HCPP-Subsystem bearbeitet werden. Die Nutzdaten befinden sich zusammen mit einer in XML definierten HCPP Steuerungsdatei innerhalb der Nachricht. Grundsätzlich ist festzuhalten, dass eine HCPP-Nachricht auch von einem nicht HCPP-konformen System empfangen werden kann, ohne dass hierbei jedoch das spezifische HCPP-Handling ausgelöst würde. Durch die Transportverschlüsselung wird zudem verhindert, dass die Nutz-, Steuer oder Nachrichten-Daten durch Dritte zur Kenntnis genommen werden können.

9.5.3.3 Clinical Documentation Architecture

Die Kassenärztliche Bundesvereinigung hat 2003 mit einer Umstellung der elektronischen Dokumentationsbögen begonnen. Im Hinblick auf eine zukünftige, durch die elektronische Patientenakte kommende digitale Erfassung und Weiterverarbeitung der Daten wurde das bisherige xDT-System aufgegeben und eine komplett XML-basierte Lösung angestrebt. Die Clinical Document Architecture (CDA) ist eine von der HL7-Gruppe erarbeitete Dokumentenarchitektur für klinische Inhalte. Sie gilt als der erste offizielle Standard im Gesundheitswesen auf der Basis von XML.

Ein CDA-Dokument weist folgende Eigenschaften auf:

- Persistenz
- geregelte Verwaltung
- Möglichkeit zur Authentifizierung
- Ganzheit der Authentifizierung
- Direkte Lesbarkeit (kein Binärformat).

CDA als klinisches Dokument ist ein definiertes und komplettes Informationsobjekt, das Texte, Bilder und andere multimediale Objekte enthalten kann. Auch wenn die Verwendung von CDA mittelfristig stark steigen wird, sind derzeitige Lösungen noch sehr aufwändig. Dies liegt insbesondere daran, dass die klinischen Daten nachträglich für eine CDA-Kompatibilität modifiziert werden müssen. Die generische Implementierung besitzt daher eine hohe Priorität und wird von mehreren Seiten vorangetrieben (Noelle, 2004).

9.5.3.4 CORBAmed

CORBA (*Common Object Request Broker Architecture*) ist eine Middleware-Technologie, die von der OMG (*Object Management Group*) definiert wurde. CORBA ist eine objektorientierte Technologie, mit der skalierbare und wieder verwendbare Software entwickelt werden kann, die unabhängig von Hardware-Plattformen und Betriebssystemen ist. CORBAmed ist das medizintechnische Segment, welches die Technologien für die Interoperabilität des globalen Gesundheitswesens definiert. Insbesondere spezifiziert CORBAmed standardisierte, objektorientierte Schnittstellen zwischen Dienstleistungen und Funktionen in der Gesundheitsversorgung. So kann eine hohe Interoperabilität zwischen den verschiedenen Plattformen, Sprachen und Anwendungen geschaffen werden. Einige der Hauptaktivitäten von CORBAmed für den IT-Bereich im Gesundheitswesen liegen auf dem Gebiet der Patientenidentifikation, dem Zugang zu medizinischen Bildinformationen sowie dem Austausch klinischer Befunde (OMG, 1999).

9.5.3.5 EDF

Das *European Data Format* (EDF) ist ein Datenaustausch-Format für Multichannel-Aufnahmen biologischer Signale. EDF ist mittlerweile ein de-facto Standard für EKG-, EEG- und PSG-Aufnahmen (Elektrokardiogramm, Elektroenzephalographie und Polysomnografie) (Kemp, 2003).

Der *Header* ist fest vorgegeben und wird mit ASCII-Zeichen ausgefüllt, wobei freie Stellen mit Leerzeichen ausgefüllt werden. Im *Record* wird spezifiziert, wie viele Signale mit welcher Rate und über welchen Zeitraum gemessen werden. Nach dem Header beginnt die Wiedergabe der Datensätze. Datensätze mit einer Größe von bis zu 64 KByte können problemlos gehandhabt werden.

Im Jahr 2002 wurde der Standard erweitert (EDF+). Der Hauptkritikpunkt bei EDF war, dass nur eine zusammenhängende Messung protokolliert werden konnte und nicht mehrere Messungen zu unterschiedlichen Zeitpunkten. EDF+ erlaubt nun eine nicht-kontinuierliche Speicherung der Daten in einer Datei. Das Spektrum aufzuzeichnender Vitalparameter wurde erweitert um diskontinuierliche Signale, Stimuli und Ereignisse. Zudem können Anmerkungen in freier Form hinzugefügt werden.

9.5.3.6 CEN TC251 PT5-021 (VITAL)

Um speziell die Interoperabilität zwischen den verschiedensten medizinischen Geräten (z. B. Blutdruckmesser, Spirometer, Pulsmesser, Herzschrittmacher) zu gewährleisten, wurde der internationale CEN Standard für die *Vital Signs Information Repräsentation*, kurz VITAL erarbeitet. Dieser Standard beschreibt die geräteunabhängige Übertragung und Darstellung von Vitalparametern und definiert ein allgemeines Daten- und Kommunikationsmodell, um auf diese Daten zugreifen zu können (Zywietz, 1998).

Um eine automatisierte Gerätekommunikation zu ermöglichen, müssen sämtliche kommunizierten Informationselemente eindeutig identifizierbar sein. Hierzu bedient sich VITAL eines objektorientierten Informationsmodells. Eine sowohl auf Agenten- wie auf Managerseite vorhandene *Medical Data Information Base* (MDIB) enthält anwendungsbezogene Instanziierungen von den in diesem Modell definierten Objekten und Attributen. In einer umfangreichen Nomenklatur für sämtliche in der MDIB verwendbaren Modellelemente, Gerätetypen, Dimensionen und Maßeinheiten sowie medizinischen Messwerte und Zustände wurden Codes definiert, die diese eindeutig identifizieren. Um diese für Entwickler und Anwender sprachlich eindeutig zu bezeichnen, wurde eine spezielle Namensgebung für die eindeutige semantische Zuordnung eingeführt.

Eine bedeutende Rolle spielt die Übertragung von Echtzeitdaten sowie die automatische Konfiguration und Abstimmung der miteinander vernetzten Geräte. Speziell das Überschreiten von lebensgefährlichen Grenzwerten einzelner Vitalparameter muss sofort erkannt werden und eine Alarmkette auslösen. Der Einsatzbereich von VITAL reicht vom Intensivbereich einer Klinik bis hin zu verschiedenen Szenarien im Homecare-Bereich.

9.5.3.7 Terminologiestandards

In vielen Fällen ist medizinischen Begriffen ein Code zugeordnet. Diese sind in Terminologiestandards zusammengefasst. Wichtige Standards sind LOINC, SNOMED, UCUM, ICD und OIDs (siehe auch Heitmann in [Dickhaus und Knaup-Gregori, 2015]).

LOINC (*Logical Observation Identifier Names and Codes*) ist ein äußerst zukunftsträchtiger Standard für den Bereich der Labordatenkommunikation. LOINC klassifiziert und kennzeichnet Laborbestimmungen, Radiologiebefunde und Vitalwerte in eindeutiger Weise. Jeder Laborwert wird mit einem LOINC-Code versehen. In sechs Detailebenen kann der Benutzer entscheiden, wie viele Informationen er anderen Nutzern zur Verfügung stellen will (LOINC, 2017). LOINC kann als Datenbank mit eindeutig identifizierbaren Inhalten beschrieben werden. Neben dem Befund enthält es Angaben zur Messgröße, zur verwendeten Maßeinheit, zur Methode und der Messzeit (Huff, 1998). Es existiert eine enge Bindung von LOINC an den HL7-Standard und die HL7 Group. In den USA ist LOINC weit verbreitet. Das Format liefert potentiell nicht nur Lösungen für die Labordatenkommunikation, sondern auch für die Vitaldatenkommunikation sowie ganz allgemein für eine standardisierte, eindeutige Beschreibung und Verwaltung klinischer Daten. Allerdings ist LOINC kein eigenständiges Datenaustauschformat, sondern kann vielmehr als terminologische Festlegung zur inhaltlichen Beschreibung klinischer Messgrößen in anderen Formaten eingesetzt werden (Semler, 2008).

SNOMED steht für die Systematisierte Nomenklatur der Medizin (*Systematized Nomenclature of Human and Veterinary Medicine*) und ist international eine der wichtigsten Nomenklaturen. In Deutschland bestehen lizenzrechtliche Probleme.

Der *Unified Code for Units of Measure* **(UCUM)** standardisiert die Übermittlung von Maßeinheiten physikalischer Größen, z. B. des Blutdrucks mit Bildungsvorschriften auf der Basis des SI-Einheitensystems.

Für die internationale Klassifikation von medizinischen Diagnosen wird von der *World Health Organization* (WHO) die Internationale statistische Klassifikation der Krankheiten und verwandter Gesundheitsprobleme **(ICD)** herausgegeben.

International sind Identifikatoren für Informationsobjekte als *Object Identifier* **(OID)** eindeutig und hierarchisch als eine Folge von Zahlen standardisiert.

9.5.4 Weiterentwicklung der Schnittstellenformate

Gerd Gottlebe, Peter Dültgen

Bei der elektronischen Übermittlung von medizinischen Befunddaten werden die Schwächen der medizinischen Dokumentation und das Fehlen von standardisierten Schnittstellen deutlich. Deshalb nimmt der problemlose Datenaustausch zwischen mehreren medizinischen Einrichtungen derzeit den höchsten Stellenwert bei den Standardisierungsbestrebungen im Gesundheitswesen ein (Isele, 2018).

Die vorangehenden Ausführungen beziehen sich auch auf die älteren Versionen dieser medizinischen Datenformate und damit auf die grundlegenden Probleme und Lösungsansätze. Deutlich erkennbar sind noch die Wurzeln in DOS: beispielsweise dürfen in dem hier behandelten GDT-Format V2.1 Dateien nicht mehr als 8 ASCII-Zeichen haben, die Längen der Feldeinträge sind häufig (zu) begrenzt etc.

Auch andere Lebensbereiche, Wissenschaft und Technik haben das Problem, allgemeingültige und von allen handhabbare Datenformate zur Beschreibung ihrer spezifischen Sachinhalte nutzen zu können. Hier bildet sich gegenwärtig, vor allem initiiert durch die Entwicklungen im Internet, die Scriptsprache XML als ein solcher universeller Standard heraus, der auch mittlerweile zumindest in den Standard HL7 seit spätestens der Version V2.4. Einzug gehalten hat (Dültgen, 2006).

Zusammenfassend kann ein eindeutiger Trend zu XML-basierten Lösungen ausgemacht werden. Mittlerweile versuchen alle Beteiligte des Gesundheitswesens, XML-Lösungen für den homogenen Datenaustausch zu generieren. Neben der Verwendung von XML entwickelt sich in HL7 im Rahmen der aktuellen Version 3 seit etwa 2003 auch eine völlig neue Methodologie in der Strukturierung und Realisierung der zu bewältigenden Informationsprozesse. Diese ist unter Anlehnung an die bereits erwähnten UML modell- und objektorientiert; eine umfassende Beschreibung liefert das sogenannte *Message Development Framework* (MDF). Interessenten seien zu weiterführenden Betrachtungen auf (Blobel, 2003) verwiesen.

Abschließend sei noch auf die administrativen Aktivitäten in Deutschland hinsichtlich Zusammenführung der Standards BDT/GDT für den ambulanten Praxisbereich und HL7 für den Klinischen Bereich verwiesen. Seit dem Jahr 2000 fasst das Projekt **SCIPHOX** (*Standardized Communication of Information Systems in Physician Offices and Hospitals using XML*) alle Aktivitäten, Beschreibungen, Technologische Umsetzungen etc. bezüglich Schaffung dieses gemeinsamen Standards zusammen (Heitmann, 2003). Technologische Grundlage ist eine Spezifikation namens *Clinical Document Architecture* **(CDA),** einem ANSI Standard, der innerhalb der HL7-Gruppe erarbeitet wurde und vollständig XML-basiert ist. Beteiligt sind an diesem Projekt unter anderem maßgeblich die beiden bereits genannte HL7-Benutzergruppe in Deutschland für HL7 und der Qualitätsring Medizinische Software QMS für BDT/GDT, verschiedene Kassenärztliche Vereinigungen, Universitäten sowie Hersteller medizinischer Informationssysteme. Diese Zusammenführung ist konsequent hinsichtlich der mittlerweile verfügbaren Informationstechnologien: auch Arztpraxen und Krankenhäuser kommunizieren zunehmend auf elektronischem Weg mit dem Ziel einer umfassenderen, kosteneffektiven und qualitätsgesicherten Betreuung der Patienten. Der Vorteil der individuellen Anpassung bei gleichzeitiger Nutzung einer standardisierten Dokumentenstruktur wird sich in Zukunft noch stärker durchsetzen. Parallel dazu werden etablierte Standards wie DICOM weiterhin existieren.

Quellenverzeichnis

Blobel B. Quo vadis HL7.- HL7-Mitteilungen, Ausgabe 2003;15:5–6.

Blobel B. Contribution of Medical Informatics to Health: Integrated Clinical Data and Knowledge to Support Primary, Secondary, Tertiary and Home Care. OS Press, 2004.

Bluetooth SIG Homepage. About us. https://www.bluetooth.com/about-us, Stand 01.03. 2018.

Dickhaus H, Knaup-Gregori P (Hrsg.). Lehrbuchreiche Biomedizinische Technik – Medizinische Informatik, Berlin/Boston: Walter de Gruyter GmbH, 2015.

Dültgen P. Entwicklung eines Datenaustauschformats im Rahmen einer Referenzarchitektur für mobile telemedizinische Netzwerke, Dissertation, Ruhr-Universität Bochum, Schriftenreihe des Lehrstuhls für Produktionssysteme, 2006.

Erler Th. Das Einsteigerseminar UML. Kaarst: bhv Verlag, 2000.

Haeberlin V. Schnittstellenkonzepte in Tumordokumentationssystemen. Dissertation, Justus-Liebig-Universität Gießen, Fachbereich Medizinische Informatik, 1999.

Heitmann K, Blobel B. HL7 – viel mehr als gute Nachrichten ... In: Jäckel A. Telemedizinführer Deutschland Ausgabe 2002, Medizin Forum AG Ober-Mörlen. 2001:225–229.

Heitmann KU. SCIPHOX geht in die nächste Runde. HL7-Mitteilungen. 2003;15:19–26.

HL7 Deutschland e. V. HL7 – Die Organisation. http://hl7.de/hl7/hl7-die-organisation/, Stand 01.03. 2018.

HL7. HL7 Implementation Guide for CDA Release 2: Personal Healthcare Monitoring Report. DSTU Release 1.1, Oktober 2010.

HL7-Benutzergruppe in Deutschland e. V. HL7 Kommunikationsstandards für das Gesundheitswesen – Ein Überblick. März 2009.

Horster P. Systemsicherheit: Grundlagen, Konzepte, Realisierungen, Anwendungen. Berlin, Heidelberg: Springer-Verlag 2013.

Huff SM, et al. Development of the Logical Observation Identifier Names and Codes (LOINC) vocabulary. Journal of the American Medical Informatics Association: JAMIA. 1998;5(3):276–292.

IEEE Homepage. IEEE at a Glance: https://www.ieee.org/about/today/at_a_glance.html, Stand 01.03.2018.

IEC ITA©IEC:2005 (International Technical Agreement), Micro System Data Format Specification, www.iec.ch/standardsdev/publications/pdf_ita/IEC_MSD_Format(ITA).pdf, Stand 01.03. 2018

IHE Deutschland. Über uns. http://www.ihe-d.de/ueber-uns/, Stand 01.03. 2018.

IHE. IHE Patient Care Device (PCD) Technical Framework, Volume 2 (PCD TF- 2): Transactions. Revision 1.0, August 2011.

Isele C, Kaufmann P, Schütze B, et al. Leitfaden für die Erstellung eines IT-Sicherheitskonzeptes, https://www.ztg-nrw.de/wp.../10/20171027_IT-Sicherheitskonzept_Leitfaden-2.pdf, Stand 01.03.2018.

ISO/IEEE 11073–00103:2012 — Health informatics — Personal health device communication Part 00103: Overview.

ISO/IEEE 11073–20601:2014 — Health informatics — Personal health device communication Part 20601: Application profile — Optimized Exchange Protocol.

ISO/IEEE 11073–10407:2010 — Health informatics — Personal health device communication — Part 10407: Device specialization — Blood pressure monitor.

ITU. Recommendation ITU-T H.810 Interoperability Design Guidelines for Personal Health System. Dez. 2013.

Kaiser S. Lohnt der Einsatz von DRT-Lösungen in Krankenhäusern? – Der Computerführer für Ärzte, 2004:60–62.

Kelvin Lim (TCWG Chair). The Path to Continua Certification. Dezember 2014.

Kemp B, Olivan J. European data format 'plus' (EDF +), an EDF alike standard format for the exchange of physiological data. Clin Neurophysiol. 2003;114(9):1755–1761.

Kempers S. EDV-gestützte Pflegeplanung und Pflegedokumentation. Heilberufe. Das Pflegemagazin, 2002;54(9):34–36.

LOINC/Regenstrief Institute: LOINC User Guide. 2017, https://loinc.org/downloads/loinc/#users-guide, Stand 01.03.2018.

Michel J, Reissmann H-C; Schumann H (Hrsg.). Automatisierte Erfassung und Verarbeitung von Biosignalen in Forschung und Praxis; Ergebnisse der experimentellen Medizin. Publikationsreihe der Gesellschaft für experimentelle Medizin der DDR, Band 40; Berlin: Verlag Volk und Gesundheit 1982.

Noelle G, Bader E, Yordanova I, Lichtner F. Plausibilisierung von CDA-Dokumenten mit Hilfe von XSLT als Instrument der Qualitätssicherung. Telemedizinführer 2004:225–229.

OMG. CORBAMed: Healthcare Domain Specifications, 1999, https://staff.info.unamur.be/ven/ CIS/OMG/domains/corba% 20med% 20specificaton.pdf, Stand 01.03.2018

PCHA. Whitepaper Fundamentals of Data Exchange. Sept. 2015a.

PCHA. Continua Design Guidelines Version 2016 + Errata. Dez. 2015b.

Qualitätsring Medizinische Software: Anbindung von medizinischen Messgeräten (GDT 3.0 – Gerätedaten-Träger) – Schnittstellenbeschreibung zum systemunabhängigen Datentransfer zwischen Arzt-Informations-Systemen und med. Messgeräten, Darmstadt, 2013, www.qms.de, Stand 01.03.2018.

Semler SC. LOINC – Einführung und Übersicht. LOINC – Standardisierung der elektronischen Labordatenkommunikation Workshop auf der DGKL-Jahrestagung, Mannheim, 23.09.2008, https://www.tmf-ev.de/DesktopModules/Bring2mind/DMX/Download.aspx?Method=attachment&Command=Core_Download&EntryId=3330&PortalId=0, Stand 01.03.2018

Zywietz C. Standardized representation of vital signs for continuous care in cardiology. Computers in Cardiology 1998, Cleveland, OH, 1998;25(Cat. No.98CH36292):205–208.

10 Mensch-Maschine-Interaktion

Anna-Maria von Saucken, Anna Zirk, Bettina Seifert

10.1 Fehler in der Mensch-Maschine-Interaktion im medizinischen Kontext

10.1.1 Mensch-Maschine Interaktion und die Rolle der Benutzerschnittstelle

Das zielgerichtete Zusammenwirken von Personen mit technischen Systemen zur Erfüllung eines fremd- oder selbstgestellten Auftrages wird von Hauß und Timpe (2002) als *Mensch-Maschine-Interaktion* bezeichnet. Auch im Arbeitssystem Krankenhaus interagiert medizinisches Fachpersonal zunehmend mit technischen Systemen, die Unterstützung für verschiedenste Aufgaben und Arbeitsabläufe des klinischen Alltags bieten sollen. Die zunehmende Technisierung erfordert eine bestmöglich gestaltete und auf die Bedürfnisse der Nutzer angepasste Interaktion zwischen Mensch und Maschine. Die Kommunikation zwischen beiden findet dabei über eine Benutzerschnittstelle – das sogenannte *Interface* – statt. Moran definiert die Benutzerschnittstelle als das Fenster des Mensch-Maschine Systems, über welches der Benutzer über Eingabe- und Ausgabekomponenten auf verfügbare Funktionen eines Systems zugreift (1981). Die Autoren Nardi und Zarmer (1990) beschreiben zwei zentrale Aufgaben einer Benutzerschnittstelle:
1. die Weitergabe von Benutzereingaben als Programmbefehle an die Software sowie
2. die semantische und visuelle Repräsentation verfügbarer Funktionen mittels Bedienelementen und Controls:

> The user interface has both syntactic functions – supplying commands and arguments to programs – and semantic functions – visually presenting application semantics and supporting problem solving condition. (Nardi und Zarmer, 1990, S. 1)

Aus der zentralen Rolle der Benutzerschnittstelle in der Mensch-Maschine-Interaktion und dem bedeutenden Stellenwert von Sicherheit im Arbeitskontext Krankenhaus ergibt sich die Dringlichkeit und der Bedarf nach einfach zu verstehenden und intuitiv zu bedienenden Interfaces. Hier setzt die Human Factors Forschung an. Salvendy (2012) definiert *Human Factors* als Wissenschaft, die sich mit der Rolle des Menschen in komplexen Systemen, dem Design von technischen Hilfsmitteln sowie der Anpassung der menschlichen Arbeitsumgebung zugunsten des Menschen auseinandersetzt. Die menschlichen Faktoren (*Human Factors*) umfassen dabei alle physischen, psychischen und sozialen Eigenschaften des Menschen, insofern diese das Handeln in und mit soziotechnischen Systemen beeinflussen oder von diesen beeinflusst werden (Badke-Schaub, Holfinger und Lauche, 2008; Lauche, 2012). Mit dem Wissen

https://doi.org/10.1515/9783110349337-010

über die Eigenschaften und kognitiven Fähigkeiten des Menschen und unter Zuhilfenahme psychologischer Methoden zur Analyse des Zusammenspiels von Mensch und Maschine wird sich der Anforderung nach nutzergerechten Systemen genähert.

10.1.2 Was ist nutzergerechte Software medizinischer Geräte?

Im medizinischen Kontext kommen technische Lösungen vor allem mit dem Ziel der Vereinfachung von Arbeitsabläufen und damit auch der Erhöhung der Patientensicherheit zum Einsatz. Die Sicherheit der Patienten kann jedoch nur gewährleistet werden, wenn das klinische Personal in der Lage ist, die jeweiligen Systeme (fehlerfrei) zu nutzen. Voraussetzung hierfür ist, eine auf die Bedürfnisse der Nutzer zugeschnittene Benutzerschnittstelle. Hancock, Pepe und Murphy (2005) entwickelten in diesem Kontext ein hierarchisches Modell zu den Bedürfnissen des Menschen im Umgang mit technischen Systemen. Das Modell bezieht sich auf die drei Ziele Sicherheit, Funktionalität und Effektivität (Badke-Schaub et al., 2008). Die Realisierung dieser Ziele ist von zentraler Bedeutung bei der Entwicklung *nützlicher* Software. Nielsen unterteilt *Usefulness* zum einen in *Utility*, welche sich mit der Fragestellung nach dem mit dem System erreichbaren Nutzen beschäftigt, und zum anderen in *Usability*, welche das „Ausmaß, in dem der Benutzer die Systemfunktionalität tatsächlich nutzbringend einsetzen kann" (Nielsen, 1993, S. 25), untersucht. Die Norm DIN EN ISO 9241 definiert den Begriff *Gebrauchstauglichkeit* (engl. *Usability*) angelehnt an die vorgestellte Definition von Nielsen (1993). Dabei bilden folgende drei Konzepte den Kern einer gebrauchstauglichen Produktgestaltung:
- *Effektivität:* Effektivitätsmaße sollen „den Grad der Genauigkeit und Vollständigkeit, mit der Benutzer Ziele [unter Verwendung des Systems] erreicht", erfassen (DIN EN ISO 9241-11 1998).
- *Effizienz:* Effizienzmaße „setzen den erreichten Grad an Effektivität ins Verhältnis zum Aufwand an Ressourcen". Dieser Aufwand kann „psychische oder physische Beanspruchung, Zeit, Material oder monetäre Kosten enthalten" (DIN EN ISO 9241-11 1998).
- *Zufriedenheit:* Zufriedenstellungsmaße wie Kontrollvermögen und positives Benutzererleben beziehen sich auf das Ausmaß in dem Benutzer von Beeinträchtigungen frei sind sowie ihre Einstellungen zur Nutzung des Produktes (DIN EN ISO 9241-11 1998). Die Nutzerzufriedenheit wird auch als *Joy of use* bezeichnet.

Die Abb. 10.1 stellt das „System von Arbeitsaufgabe, Computer und Nutzer" dar (Zapf, Brodbeck und Prümper, 1989, S. 179). Später wurde das Zusammenspiel von Aufgabe, Benutzer und Software als „Dreieck der Softwareergonomie" bezeichnet (Abele, Hurtienne und Prümper, 2007, S. 9), in welchem die Softwareergonomie im konkreten Nutzungskontext die optimale Passung zwischen Aufgabe, Benutzer und Technik darstellt. Dabei unterscheiden die Autoren, bezugnehmend auf die Definition des

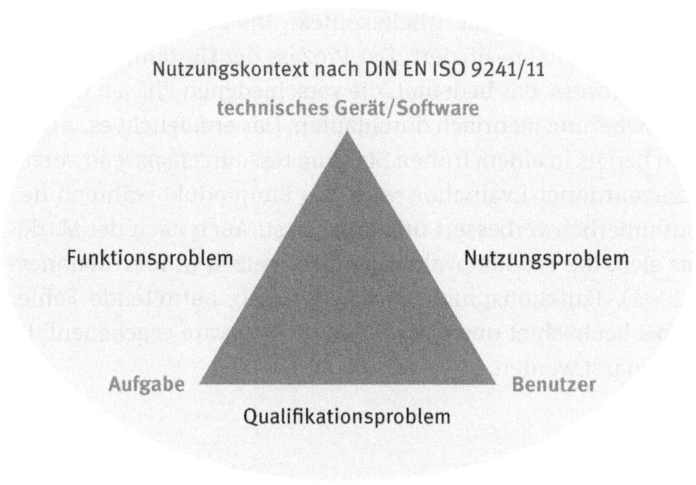

Abb. 10.1: Dreieck der Softwareergonomie, angelehnt an Zapf et al. (1989).

Nutzungskontextes nach DIN EN ISO 9241-11, auftretende Probleme innerhalb eines konkreten Nutzungskontextes grundlegend in *Nutzungsprobleme* und *Funktionsprobleme* (Abele et al., 2007). Abele et al. bezeichnen Usability, sprich Gebrauchstauglichkeit, einer Software „als gegeben, wenn in einem konkreten Nutzungskontext die Passung zwischen Aufgaben, Benutzern und Technik [...] optimal ist" (2007, S. 9).

10.1.3 User Centered Design

Nutzer haben das Potenzial, Bedienelemente fehlzuinterpretieren oder aber ihre Aufgaben in der Interaktion mit dem jeweiligen System auf unerwartete Art und Weise durchzuführen (Nielsen, 1994). Derartige Probleme bei der Bedienung können zu Problemen in der Praxis führen (Balzert, 1996). Die bloße Motivation und Anstrengung seitens der Entwickler und Designer sind demnach für die Entwicklung optimaler Interfaces nicht ausreichend (Nielsen, 1994). Aus diesem Grund bedarf die Realisierung einer nutzerfreundlichen Software der Einbindung des Nutzers in den gesamten Entwicklungs- und Gestaltungsprozess. Je früher die Anforderungen der Nutzer im Usability Engineering Prozess eingebunden werden, umso eher lassen sich ihre Bedürfnisse in die Produktanforderungen übertragen und umsetzen. Als Methoden hierfür eignen sich unter anderem Interviews und Fragebögen, Fokusgruppen und Beobachtungen (vgl. Nielsen, 1994).

Eine Richtlinie, welche eine starke Einbindung des Nutzers vorsieht, stellt hierbei die ISO 9241-210 dar. Der Gestaltungsprozess erfolgt dabei in der Regel durch ein interdisziplinäres Team bestehend aus u. a. Produktmanagern, Design-Experten, Ingenieuren und Psychologen und basiert auf einem umfassenden Verständnis der

Nutzer, ihren Arbeitsaufgaben sowie ihrem Arbeitskontext. Die Produktanforderungen werden schon zu Beginn genau spezifiziert. Der Prozess der Gestaltung an sich folgt dabei einem iterativen Prozess, das bedeutet, die verschiedenen Phasen werden mit dem Ziel der Qualitätssicherung mehrfach durchlaufen. Das ermöglicht es, Änderungen und Anpassungen bereits in einem frühen Stadium ressourcensparend vorzunehmen. Mittels benutzerzentrierter Evaluation wird das Endprodukt während des gesamten Prozesses kontinuierlich verbessert und angepasst. Auch nach der Markteinführung empfiehlt es sich, die Produktevaluation fortzusetzen (Abras, Maloney-Krichmar und Preece, 2004). Funktionsprobleme sowie häufig auftretende Fehler im Umgang können hierbei beobachtet und erfasst und die Software gegebenenfalls erneut verbessert und angepasst werden.

10.1.4 Human Error

Stanton (Zit. 2005, S. 139) definiert menschliche Fehler in der Mensch-Maschine-Interaktion als „a contributory factor in a high proportion of incidents in complex, dynamic systems“. Im Jahre 1992 formulierte die Vereinigung Cockpit im *Human-Factors Konzept*, basierend auf Ciceros Zitat „Errare humannum est [...]“, die Annahme, dass jeder Mensch (auch) in der Interaktion mit Maschinen Fehler macht (Wiedermann, 2011). Das Interesse für so genannte *Human Errors* – von Menschen verursachte Fehler, entstand jedoch bereits zu Zeiten der industriellen Revolution, als sich die Interaktion von Menschen und technischen Systemen intensivierte (Budniak, 2010; Stanton, 2005; Wiedermann, 2011). Insbesondere in den späten 70er Jahren und zu Beginn der 80er Jahre nahm die Human Factors Forschung nach Katastrophen wie Tschernobyl (1986, Nuklearkatastrophe), das Bhopal-Unglück (1984, 40 Tonnen austretende Gase einer Pestizidfabrik töten 3800 Menschen), die Teneriffa Flugzeugkatastrophe (1977, zwei Flugzeuge kollidieren, 574 Menschen sterben) stark zu, da als Ursache (zumindest teilweise) Human Errors, also menschliche Fehler, identifiziert wurden.

Auch der Zeit der industriellen Revolution entstammen die Begriffe *high-risk* (risikoreich) oder *safety critical* (sicherheitskritisch) zur Charakterisierung komplexer dynamischer Systeme, typischerweise aus den Industrien der Luftfahrt oder Marine, des Zugverkehrs oder der Nuklearindustrie sowie der petrochemischen Industrie (Donchin et al., 2003; La Coze, 2016; Stanton, 2005). Auch die Mensch-Maschine-Interaktion in einem medizinischen Arbeitssystem, beispielsweise auf einer Intensivtherapiestation (folgend ITS) oder in einem Operationssaal erfolgt in einem sicherheitskritischen Kontext (Mistry, 2008; Nemeth 2008).

10.1.5 Fehlerursachen im Umgang mit medizinischer Software

Trotz Richtlinien zu Gestaltungs- und Entwicklungsprozessen lassen sich Fehler im Umgang mit technischen Systemen nicht vollständig eliminieren. Wie eine Statistik zu Fehlern im Umgang mit Medizinprodukten des Bundesinstituts für Arzneimittel und Medizinprodukte zeigt, wurde im Zeitraum 01.01.2005 bis 31.12.2015 eine Gesamtanzahl von 8.946 Fehlern erfasst, deren Ursachen im Design oder der Konstruktion von medizinischen Geräten, Instrumenten oder Software zu finden sind (Bundesinstitut für Arzneimittel und Medizinprodukte, 2016). Fast 18 Prozent (N = 1584) davon sind auf unzureichende Funktionalität, Ergonomie oder unzureichende Gebrauchstauglichkeit zurückzuführen. Zahlreiche Studien weisen darauf hin, dass in der Mensch-Maschine-Interaktion auftretende Defizite zahlreiche Risiken in sich bergen – sowohl für die Patienten als auch für das OP-Team, welches z. B. mit Stress reagieren kann (Berguer, Smith und Chung, 2001; Frese, 1987; Matern et al., 2006; Radermacher et al., 1992; Seyffert, Kraft und Prümper ,2011). Aus auftretenden Fehlern können neben psychologischen auch ökonomische Probleme, in Form hoher Kosten für Hersteller medizinischer Geräte und Klinikbetreiber, entstehen (Shneidermann, 1993). Nicht zuletzt hieraus ergibt sich zweifelsfrei der Bedarf nach konkreten Empfehlungen für eine ergonomische Gestaltung von Benutzerschnittstellen im Softwareentwicklungsprozess über bisherige Normen hinaus.

10.1.6 Fehlerkategorisierung

Die Beobachtung und Analyse von Fehlern, welche in der Interaktion mit medizinischer Software auftreten, kann wertvolle Erkenntnisse zum Verständnis von Problemen im Umgang mit selbiger liefern. Fehlertaxonomien können dabei helfen, die beobachteten Fehler zu kategorisieren und Ursachen zu verstehen um darauffolgend Anforderungen an die Software abzuleiten und in den Softwareentwicklungsprozess (auch in der Weiterentwicklung existierender Software Releases) einfließen zu lassen. Fehler in der Mensch-Maschine-Interaktion haben unterschiedlichste Ursachen und entsprechend existieren unterschiedliche Herangehensweisen bzgl. ihrer Klassifizierung. Die Autoren Senders und Moray machen die Diversität existierender Fehlertaxonomien deutlich: „There may be almost as many taxomic schemes as there are people interested in the study of error“ (Zit. nach Senders und Moray, S. 82; Vgl. Löber, 2012, S. 18).

In den vergangenen Jahren wurde zahlreiche Taxonomien von Forschern vorgestellt (Frese und Zapf, 1991; Hacker, 1986; Norman, 1981; Rasmussen, 1982; Reason, 1994). Die Autoren Rosser et al. (2005), Zhang et al. (2004), Rubin et al. (2003), Dovey et al. (2002) und Kostopoulou (2006) entwickelten Taxonomien für menschliche Fehler im Gesundheitswesen, wie beispielsweise Medikationsfehler in niedergelassenen Arztpraxen oder auf der ITS eines Krankenhauses. Hartwig, Denger und Schneider

(1991) entwickelten die Taxonomie MERP (*Taxonomy of Medication Errors*) der NCC (*National Coordinating Council for Medication Error Reporting and Prevention*) – einer US-amerikanischen unabhängigen Gesellschaft, die 27 nationale Organisationen zusammenfasst, welche sich mit der Patientensicherheit und Medikationsfehlern befassen.

Im Folgenden sollen zwei, auf dem Gebiet der Mensch-Maschine-Interaktion etablierte Fehlertaxonomien vorgestellt werden (Kensik, Prümper und Frese, 1995; Löber, 2012; Rohe et al., 2005; v. Saucken, 2017; Stanton, 2006).

10.1.6.1 Fehlertaxonomie nach Reason

Basierend auf der ursachenorientierten Fehlerunterscheidung von Norman (1981) und Rasmussen (1982), der eine Differenzierung zwischen den drei Ausführungsebenen der Handlungsregulation (Fertigkeitsbasiertes, Regelbasiertes und Wissensbasiertes Handeln) entwickelte, gliedert Reason (1990, 1994) drei Fehlertypen nach *mistakes, lapses* und *slips* wie Abb. 10.2 deutlich macht.

Mistakes bezeichnen echte Fehler. Hierbei handelt es sich bewusst durchgeführte, jedoch auf Planungsebene als falsch zu bezeichnende, Maßnahmen. Mistakes können *regelbasiert* (Rule-based) oder *wissensbasierte* (knowledge-based) sein (Mistele, 2007; Löber, 2012). Auch nicht durchgeführte Maßnahmen können einen Mistake darstellen.

Lapses, sogenannte Aussetzer, können auf Grund von fehlendem Erinnerungsvermögen auftreten und beruhen dementsprechend auf Gedächtnisproblemen. Ihre Ursache ist somit auf der Ebene der Informationsspeicherung zu finden.

Slips sind Ausrutscher, die bei der Ausübung von Handlungen somit auf der Ebene der Durchführung auftreten können. Bei dieser Fehlerart werden die richtigen Maßnahmen falsch durchgeführt (Mistele, 2007; Weingardt, 2004). Slips beruhen nach Reason (1994) auf Aufmerksamkeitsproblemen.

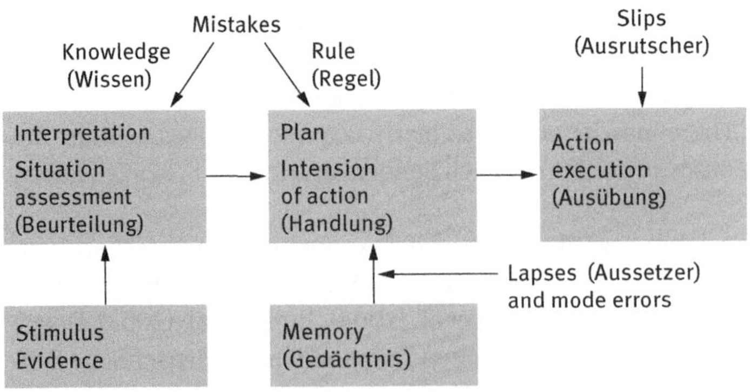

Abb. 10.2: Fehlertaxonomie in Anlehnung an Reason (1997).

10.1.6.2 Fehlertaxonomie nach FAUST

Die Besonderheit der FAUSTschen Fehlertaxonomie ist die hinzukommende Betrachtung handlungstheoretischer Ebenen zur Klassifikation von Fehlern (Hacker, 1986; Ulich in Frese und Zapf, 1991; Rasmussen, 1983). Ein Ziel dieser Taxonomie ist es, einen ordnenden und verständlichen Rahmen für Fehlerereignisse im Kontext einer Mensch-Maschine-Interaktion darzustellen.

Die Fehlertaxonomie wurde 1989 von Zapf et al. entwickelt, erstmals vorgestellt und erhebt den Anspruch als „psychologisches Klassifikationsschema Fehler auf einer psychologischen Ebene zu beschreiben und zu klassifizieren." Die Fehlertaxonomie enthält „nicht beobachtbare Mechanismen des kognitiven Apparates, die man wiederrum (zumindest partiell) bereits als Ursachen phänomenaler Fehler bezeichnen kann" (Zit. nach Zapf et al., 1998, S. 184).

In der FAUSTschen Taxonomie werden drei Annahmen für die Definition eines Fehlers zusammengetragen. Dabei treten Fehler bei einem zielorientierten Verhalten auf, *wobei Maschinen keine Fehler dieser Art unterlaufen*, da „Maschinen keine Intentionen und keine Ziele außer denen, die ihnen von Menschen gegeben wurden", besitzen (Zit. nach Zapf et al., 1989, S. 179). Die zweite Annahme besagt, dass Fehler ein Nichterreichen des Ziels oder Teilziels beinhalten, wobei man nur dann von Fehlern spricht, wenn das angestrebte Ziel verfehlt worden ist. In der dritten Annahme wird eine Handlung nur dann als ein Fehler definiert, wenn sie potentiell vermeidbar gewesen wäre.

Die Fehlertaxonomie wurde im Rahmen des BMBF geförderten Projekts FAUST „Fehleranalyse zur Untersuchung von Software und Training" (Projektträger Arbeit und Technik, FKZ 01 HK 601/8) von Prümper um Kategorien für Funktionsprobleme erweitert und in der von Prümper final entwickelten Version zur Fehlerkategorisierung verwendet (Prümper, 1994).

Handlungsregulatorische Überlegungen zur Analyse von Fehlern in der Mensch-Computer-Interaktionen unterteilen auftretende Probleme in *Funktionsprobleme* und *Nutzungsprobleme*. Dabei interessieren besonders die *Nutzungsprobleme*, da diese das Resultat einer *mismatch*-Situation zwischen dem Benutzer und einem Computersystem darstellen. In der handlungsorientierten Fehlertaxonomie werden diese Nutzungsprobleme nach Schritten im Handlungsprozess und Regulationsebenen unterschieden. Dabei werden die *Regulationsebenen* in eine intellektuelle Regulationsebene, eine Ebene der flexiblen Handlungsmuster und eine sensomotorische Regulationsebene unterteilt. Die Handlungen auf den unterschiedlichen *Regulationsebenen* unterscheiden sich nach ihrem jeweiligen Fertigkeits- und Automatisierungsgrad.

Die Tab. 10.1 zeigt die FAUSTsche Fehlertaxonomie, eine handlungsorientierte Taxonomie der Nutzungsprobleme nach Prümper (1994) und Zapf et al. (1989).

Fehler auf der *Regulationsgrundlage* treten bei fehlendem Faktenwissen auf, was bedeutet, dass der Nutzer verschiedene Handlungsschemata nicht anwenden kann, weil ihm die notwendigen Informationen aus der Wissensbasis für die Ausführung der konkreten Aufgabe fehlen.

Tab. 10.1: FAUSTsche Fehlertaxonomie.

Regulationsgrundlage	Wissensfehler		
Regulationsebenen	Schritte im Handlungsprozess		
	Ziele/Planung	Gedächtnis	Rückmeldung
Intellektuelle Regulationsebene	Denkfehler	Merk-/Vergessensfehler	Urteilsfehler
Ebene der flexiblen Handlungsmuster	Gewohnheitsfehler	Unterlassensfehler	Erkennensfehler
Sensomotorische Regulationsebene	Bewegungsfehler		

Auf der intellektuellen Regulationsebene werden komplexe Handlungen reguliert, für die noch keine ausgereiften Handlungsabläufe zur Verfügung stehen und erst überlegt werden müssen. Während des Handlungsprozesses unterscheidet man auf dieser Ebene *Denk-, Vergessens-* und *Urteilsfehler* voneinander. **Denkfehler** treten bei der Planung von Handlungen auf. Bei einem Denkfehler stellt der Nutzer unrealistische Ziele auf oder trifft falsche Entscheidungen, obwohl das nötige Wissen zur Verfügung steht, da Pläne erst entwickelt werden. **Merk- und Vergessensfehler** können während der Planspeicherung auftreten, wenn aufgestellte Pläne über einen längeren Zeitraum im Gedächtnis abgespeichert werden müssen. Dabei wird das Generieren von Urplänen an einer bestimmten Stelle vergessen. **Urteilsfehler** können bei der Wahrnehmung und Interpretation von Systemreaktionen als Folge der eigenen Handlung des Nutzers auftreten.

Fehler auf der Ebene der flexiblen Handlungsmuster treten bei gut beherrschten Handlungen auf. In dieser Phase sind die Handlungsmuster im Gedächtnis abgespeichert und somit für den Nutzer jederzeit abrufbar. Auf dieser Ebene wird zwischen *Gewohnheits-, Unterlassens-* und *Erkennensfehlern* unterschieden.

Gewohnheitsfehler können während einer Planungsphase auftreten, wenn unbewusst ein falsches Handlungsmuster abgerufen wird. Wenn in einer Planungsphase ein sehr gut beherrschtes und verfügbares Handlungsschema nicht ausgeführt wird, in dem es übersprungen oder erst zu einem späteren Zeitpunkt abgerufen wird, spricht man von **Unterlassensfehlern.** Ein Unterlassensfehler tritt nach der FAUSTschen Fehlertaxonomie während der Planungsphase auf der Ebene der flexiblen Handlungsmuster auf (Prümper, 1994). Ein **Erkennensfehler** kann während der Rückmeldephase auftreten, wenn bei gut beherrschten Handlungen ein informationsträchtiges Signal als Rückmeldung auf die Handlung des Nutzers von diesem übersehen oder verwechselt wird.

Fehler auf der sensomotorischen Regulationsebene treten während stark automatisierten Handlungen auf. Automatisierte Handlungen auf dieser Ebene sind nicht bewusstseinspflichtig und teilweise nicht einmal bewusstseinsfähig. Die sogenannten *Bewegungsfehler* bezeichnen in der Mensch-Computer-Interaktion vor allem falsche Tastendrücke oder Bewegungen mit der Maus.

Zapf et al. (1989) und Prümper (1994) stellen in der FAUSTschen Taxonomie eine weitere Abgrenzung von Nutzungsproblemen bzw. ergonomischen Problemen vor und grenzen sog. *Ineffizienzen* von diesen ab, da „[...] meistens das Oberziel existiert, ökonomisch zu arbeiten, das dann nicht erfüllt ist.“ (Zit. nach Zapf et al., 1998, S. 183). Zwischen den vorgestellten Fehlern und Ineffizienzen herrscht ein fließender Übergang, wobei man von Ineffizienzen spricht, wenn ein einfacherer und schnellerer Weg zur Lösung der Aufgabe ungenutzt zur Verfügung steht. Ineffizienzen können dabei aus zwei Gründen auftreten. Wenn dem Nutzer die effizientere Arbeitsweise nicht bekannt ist, sprechen die Autoren von *Ineffizienz-Wissen*. Von *Ineffizienz-Gewohnheit* spricht man, wenn der Nutzer den umständlicheren Lösungsweg aus Gewohnheit wählt.

Während vorgestellte Nutzungsprobleme, ausgehend vom Dreieck der Softwareergonomie (Zapf et al., 1989), aus einer mangelnden Passung zwischen dem Benutzer und der Software resultieren und Ineffizienzen, welche zu einem zwar umständlicherem Lösungsweg aber dennoch zur Erreichung des Ziels führen, definiert die Taxonomie eine weitere Oberkategorie – die sogenannten Funktionsprobleme. Funktionsprobleme liegen dann vor, wenn eine unzureichende Passung zwischen der Software und der zu erledigenden Aufgabe gegeben ist. Diese treten dann auf, wenn ein Computersystem die geeignete Funktionalität nur unvollständig oder gar nicht sowie eine gänzlich ungeeignete Funktionalität für die Erledigung der Aufgabe aufweist.

Prümper (1994) unterscheidet vier Arten von Funktionsproblemen: Handlungsblockaden, Handlungsunterbrechungen, Handlungswiederholungen und Handlungsumwege.

Handlungsblockaden treten auf, wenn Arbeitsziele aufgegeben oder abgeändert werden müssen, weil das System das Erreichen der Arbeitsziele blockiert. *Handlungswiederholungen* sind dadurch gekennzeichnet, dass Arbeitsziele nur durch das Wiederholen von Handlungsschritten erreicht werden können. Wenn ein Arbeitsablauf durch erzwungene Wartezeiten wegen zusätzlich erforderter Handlungen unterbrochen wird, spricht man von *Handlungsunterbrechungen*. Ein *Handlungsumweg* liegt vor, wenn die Funktionsprobleme des Computers bekannt sind und diese durch zusätzlichen Aufwand kompensiert werden.

10.2 Anwendung und Vergleich zweier Fehlertaxonomien am Beispiel medizinischer Geräte im Operationssaal

In einer Feldstudie wurden zwischen Juni und Oktober 2010 in sechs Kliniken 87 laparoskopische Eingriffe in 17 verschiedenen Operationssälen hinsichtlich auftretender Probleme in der Mensch-Maschine-Interaktion beobachtet. Hierbei handelte es sich um elektive laparoskopische Standardeingriffe der medizinischen Fachbereiche Allgemeinchirurgie, Gynäkologie und Urologie.

Innerhalb der Studie wurden 92 Chirurgen und 121 Schwestern und Operationstechnische Assistenten (OTA) beobachtet und bei Bedarf befragt. Der Fokus der Interaktionsbeobachtung lag innerhalb des OP-Teams auf den operierenden Chirurgen (OC), assistierenden Chirurgen (AC), instrumentierenden bzw. sterilen Schwestern (SS) sowie dem Springer (SP). Die Erfahrung des OP-Personals mit laparoskopischen Eingriffen und den dazugehörigen medizinischen Geräten lag im Durchschnitt bei M = 7,66 Jahren. Der Einfluss der variierenden Gruppenstärke (Anzahl Personen) des OP-Teams (zusätzlicher auszubildender Springer in OP-Saal und damit eine zusätzliche Person, die auf Kommandos der Chirurgen medizinische Geräte steuern können müsste) auf zu untersuchende Fragestellungen wurde im Anschluss analysiert und ausgeschlossen um eine Verzerrung der Ergebnisse zu vermeiden.

Eine retrospektive Fehleranalyse der erfassten Daten sollte Fragen beantworten wie:

- „Welche Arbeitsschritte sind objektiv nötig, um Aufgaben zu erledigen und in welchem Umfang werden diese vom Gesamtsystem unterstützt?"
- „An welcher Stelle kommt es zu ergonomischen Brüchen?"
- „Welche Probleme resultieren aus ergonomischen Brüchen?"

Die beobachteten ergonomischen Brüche wurden mit Hilfe der Fehlertaxonomien nach Reason (1990) und FAUST (Prümper, 1994; Zapf et al., 1989) klassifiziert sowie die Ergebnisse beider angewandter Taxonomien gegenüber gestellt und verglichen.

10.2.1 Methode

Im Rahmen der Feldstudie wurden für jeden operativen Eingriff folgende Parameter von zwei unabhängigen Beobachtern protokolliert, im Anschluss eines jeden Eingriffs abgeglichen und zu einem Ablaufprotokoll zusammengefasst:

- zeitlicher Ablauf des operativen Eingriffs,
- verwendete medizinische Geräte,
- Anzahl, Art und Positionen der beteiligten Personen,
- sequentielle Abfolge der Steuerung (Aktion und ausführende Person) medizinischer Geräte (Bsp. Hoch-Regelung Bedienung HF-Generator über Touch Panel),
- auftretende ergonomische Brüche, bzw. Fehler in der Interaktion mit medizinischen Geräten,
- sonstige Angaben zum operativen Eingriff (Operationstechnik), Patienten sowie OP-Saal (ASA, BMI, Besonderheiten OP-Saal, IT Infrastruktur, Tageslicht).

In einem weiteren Schritt wurden die erhobenen Daten der konsolidierten Protokolle digitalisiert, auftretende Nutzungs- und Funktionsprobleme identifiziert und für die

Fehleranalyse extrahiert (N = 470). Danach erfolgte die Zuordnung der extrahierten Fehlerbeschreibungen zu den Fehlerkategorien der jeweiligen Taxonomien nach Reason und FAUST wie folgt.

Für die Kategorisierung nach Reason wurde mit zwei Ratern ein Einführungstraining anhand von zusammengestellten Fehlerbeispielen aus der Literatur (Patientsafety, 2010; Müller, 2011) durchgeführt. Im Anschluss kategorisierten beide Rater unabhängig voneinander die in einer Microsoft Excel-Liste präsentierten 470 Fehlerbeschreibungen. Nach Abschluss des Zuordnungsvorgangs wurde die Inter-Rater-Reliabilität nach Kappa errechnet sowie nicht übereinstimmend kategorisierte Fehlerbeschreibungen sowie rein technische Funktionsprobleme entfernt. Aus diesem Vorgehen resultierten N = 241 Nutzungsprobleme.

Auf Grund der Komplexität der Kategorisierung nach FAUST wurde bei dieser Taxonomie, auch nach durchgeführtem Training mittels FTB-MCI Trainingsfragebogen (Prümper, 1994), auf eine unabhängige Zuordnung durch die Rater verzichtet. Stattdessen erfolgte die Kategorisierung der Fehlerbeschreibungen im Rahmen einer Expertenfokusgruppe mit Diskussion und gemeinsamer Abstimmung durch die jeweilige Zuordnung der Problembeschreibung (N = 336).

Auf die als technischen Funktionsfehler kategorisierten Problembeschreibungen im Sinne eines Ausfalls medizinischer Geräte oder Funktionsausfälle einer Software (Bugs) wird im Ergebnisteil nicht weiter eingegangen, da Nutzungsprobleme – und damit Usability-Probleme, bzw. die Minderung dieser – die zentrale Fragestellung dieser Untersuchung darstellt.

10.2.2 Ergebnisse Nutzungsprobleme kategorisiert nach Reason

Die Abb. 10.3 zeigt die – um die nicht übereinstimmend kategorisierten Nutzungsprobleme bereinigte – Verteilung der Nutzungsprobleme (N = 241) kategorisiert nach Reason (1990).

Die Ergebnisse der Kategorisierung von Nutzungsproblemen nach Reason zeigen das hohe Auftreten von Rule-Based Mistakes (46 %) und Unterlassungsfehlern (Lapses, 34 %). Wie bereits beschrieben entstehen Rule-Based Mistakes auf der Planungsebene im Prozess der menschlichen Informationsverarbeitung und werden bewusst durchgeführt oder auch bewusst „nicht durchgeführt".

Bei Lapses handelt es sich um Fehler durch eine Unterlassung von Handlungsschritten die „vergessen werden" wenn eine Sequenz von Handlungsschritten ausgeführt werden soll und unterbrochen wird (Reason, 1990).

Im Folgenden werden die Fehlerkategorien exemplarisch anhand von konkreten Beobachtungen aus den laparoskopischen Eingriffen vorgestellt.

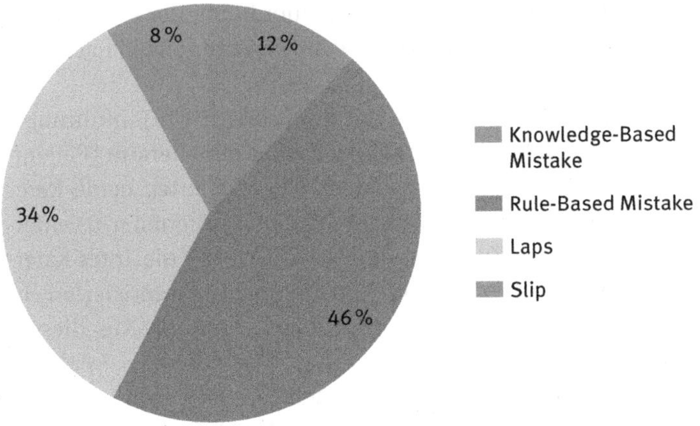

Abb. 10.3: Verteilung der Nutzungsprobleme kategorisiert nach Reason (N = 241).

Rule-Based Mistake (46,5 %)

Ein Beispiel für einen Rule-Based Mistake nach Reason ist folgendes Szenario:

> In einem Integrierten OP-Saal bittet der Operateur (Chirurg) die sterile Schwester verbal das Raumlicht anzuschalten, das OP- Licht auszuschalten sowie den Insufflator auszuschalten. Die sterile Schwester hat das Touch Panel vor sich und könnte über eine Anwahl der entsprechenden Benutzeroberflächen problemlos das Raumlicht, das OP-Licht sowie den Insufflator über das Touch Panel im sterilen Bereich steuern. Da die sterile Schwester aber nicht reagiert, steht der Springer auf, geht zum Wandschalter und schaltet das Raumlicht an sowie das OP-Licht aus. Danach geht der Springer im unsterilen Bereich zum Laparoskopieturm, auf dem die medizinischen Geräte platziert sind, und schaltet den Insufflator direkt am Frontpanel des Geräts aus. Auf Nachfrage antwortet die sterile Schwester, dass traditionell in einem konventionellen OP-Saal ja auch der Springer die Steuerung der Geräte übernimmt.

Laps (34 %)

Ein Beispiel für einen Laps stellt das folgende Szenario dar:

> Integrierter OP-Saal: In einem integrierten OP-Saal fragt der Operateur das OP-Team ob der Sauger schon funktioniert, da er diesen während der Operation benötigt. Der Sauger hätte vor Beginn der Operation betriebsbereit sein müssen. Der Springer hätte den Sauger vor OP-Beginn anschalten müssen.

Knowledge-Based Mistake (12 %)

Knowledge-Based Mistakes nach Reason sind Nutzungsprobleme, bei denen dem User zur erfolgreichen Bearbeitung der Aufgabe die nötigen Informationen bzw. das nötige Wissen fehlt, wie folgendes Szenario beschreibt:

> In einem konventionellen OP-Saal bittet der operierende Chirurg den Springer, die Einstellung der Funktion „Autostop" bei dem auf bipolaren Strom eingestellten HF-Generator vorzunehmen. Der Springer weiß jedoch nicht wie die Aufgabe auszuführen ist und kommuniziert dies an den Chirurgen. Der Chirurg gibt darauf hin verbal eine Anleitung zu den vorzunehmenden Einstellungen am Gerät.

Slip (7,5 %)

Das folgende Szenario ist nach Reasons Fehlertaxonomie einem Slip zuzuordnen:

> In einem konventionellen OP-Saal ist der Springer gezwungen, den Button „Start Gas" am Insufflator Frontpanel zwei Mal zu drücken (das erste Mal drückte der Springer den Button nicht fest genug).

10.2.3 Ergebnisse Nutzungsprobleme kategorisiert nach FAUST

Abb. 10.4 zeigt die – um die nicht übereinstimmend kategorisierten Nutzungsprobleme bereinigte – Verteilung der Nutzungsprobleme kategorisiert nach FAUST (N = 336).

Dabei handelt es sich bei 336 ergonomischen Problemen um Nutzungsprobleme N = 241 (71,7 %) und „durch den Menschen verursachte" Funktionsprobleme N = 95 (28,3 %), die folgend weiter nach FAUST kategorisiert wurden.

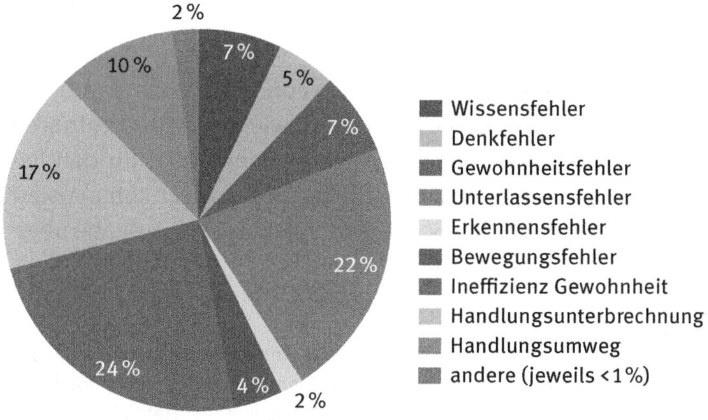

Abb. 10.4: Verteilung der Nutzungs- und Funktionsprobleme nach FAUST.

Die am häufigsten aufgetretenen Nutzungsprobleme N = 241 (71,7 %) nach FAUST entsprechen den Kategorien Ineffizienz Gewohnheit (23,5 %, N = 79), Unterlassensfehler (22 %, N = 74), Wissensfehler (6,8 %, N = 23), Gewohnheitsfehler (6,8 %, N = 23) und Denkfehler (5,1 %, N = 17). Diese werden im Folgenden exemplarisch aus den Beobachtungen der laparoskopischen Eingriffe vorgestellt.

Ineffiziente Gewohnheit (23,5 %)

Die folgende Problembeschreibung wurde in der Expertenfokusgruppe einer Ineffizienz Gewohnheit zugeordnet:

> In einem integrierten OP-Saal soll die sterile Schwester den OP-Tisch über das Touch Panel steuern. Die sterile Schwester reagiert nicht und die Anästhesie übernimmt die Aufgabe.
> Die sterile Schwester übernimmt ihre Aufgabe, den OP-Tisch zu steuern, in einem integrierten OP-Saal nicht. Aus Gewohnheit aus einem konventionellen OP-Saal gehört die Steuerung des OP-Tisches nicht zu ihren Aufgaben. Deswegen übernimmt die Anästhesie diese Aufgabe. Allerdings gehört die Steuerung des OP-Tisches in einem integrierten OP-Saal nicht zu den Aufgaben der Anästhesie.

Unterlassensfehler (22 %)

Ein klassisches Beispiel für diese Kategorie beschreibt einen unterlassenen Weißabgleich während der Operation.

> Bei einer beidseitigen Leistenhernie wechseln, nach erfolgreichem Abschluss der Hernie auf der einen Seite, operierender Chirurg und assistierender Chirurg die Positionen um die zweite Seite zu operieren. Dabei vergisst der operierende Chirurg, dass der Patient noch zur (alten) anderen Seite gekippt auf dem OP-Tisch gelagert ist. Erst nach einem Hinweis der Anästhesie wird vom Chirurgen die korrekte Lagerung angewiesen.

Wissensfehler (6,8 %)

Ein typischer Wissensfehler beschreibt die Situation, wenn ein OP-Team-Mitglied eine Aufgabe nicht ausführen kann, weil er/sie nicht weiß, wie diese durchzuführen ist. Dieser folgend beschriebene Wissensfehler hat kein Risikopotential für den Patienten, da das OP-Team die Aufgabe gemeinsam erledigt. Der Springer kompensiert das fehlende Wissen der instrumentierenden Schwester, indem er ihre Aufgabe übernimmt und das OP-Team somit ihr gemeinsames Ziel erreicht:

> Der operierende Chirurg fragt die instrumentierende Schwester während der Operation bezüglich des Morcellator-Geräts, welches er gerade benutzt: „Worauf muss ich beim Morcellator drücken [um den Morcelliervorgang zu starten]?“. Die instrumentierende Schwester antwortet: „Schwarzer Knopf“. Auf Nachfrage antwortet der Chirurg, er habe das Gerät im Gegensatz zu seinen Kollegen noch nicht oft benutzt.

Gewohnheitsfehler (6,8 %)

Die folgende Problembeschreibung wurde in der Expertenfokusgruppe einem Gewohnheitsfehler zugeordnet:

> In einem integrierten OP-Saal zählt die Insufflatorsteuerung zu den Aufgaben der instrumentierenden Schwester aus dem sterilen Bereich. Der Springer steuert unaufgefordert die Gaszufuhr aus dem sterilen Bereich direkt am Gerät auf „GAS AN". Dies hat zur Folge, dass die Chirurgen die laufende Gaszufuhr nicht mitbekommen haben und demnach die Gaszufuhr beim Patienten auch nicht überwachen. Der Springer hätte nicht unaufgefordert das medizinische Gerät steuern sollen.

Dieser Gewohnheitsfehler entsteht wie einige Fehler „Ineffizienz Gewohnheit" daraus, dass ein OP-Mitglied die neue Aufgabenverteilung in einem integrierten OP-Saal nicht beachtet. Die Umstellung von einem konventionellen zu einem integrierten OP-Saal löst Nutzungsprobleme in der Interaktion aus, da sich das OP-Personal nicht ausreichend an die neue Aufgabenverteilung in einem integrierten OP-Saal gewöhnt hat.

Denkfehler (5,1 %)

Das folgende Beispiel eines Denkfehlers nach FAUST verfügt über ein Risikopotential für den Patienten, da der Chirurg für den Eingriff nicht das optimale Instrument ausgewählt hat. Außerdem zieht der beobachtete Fehler einen Folgefehler nach sich: „Chirurg kommt durch zu kurzes Instrument nicht gut an das Operationsgebiet heran". Dieser Folgefehler beschreibt einen Handlungsumweg für den Operateur, da er bei dem Versuch, das zu kurze Instrument zu kompensieren, viele zusätzliche Bewegungen in der Instrumentenführung in Kauf nehmen muss. Der Folgefehler birgt ebenfalls ein Risikopotential für den Patienten.

> Der operierende Chirurg nutzt für einen laparoskopischen Single-Port Eingriff ein gerades (nicht gebogenes) chirurgisches Instrument, welches aber für die Singleport-OP nicht funktioniert, wie er selbst nach kurzer Zeit feststellt. Also wechselt er zu einem gebogenen Instrument mit dem Kommentar „gebogene Instrumente sind blöd, da man irgendwann einen Knoten in der Hand bekommt". Nun wechselt er wieder zu dem geraden Instrument, das aber (wie schon bemerkt) zu kurz ist und sich nicht eignet, im Operationsfeld optimal zu operieren.

Die am häufigsten auftretenden „durch den Menschen verursachten" Funktionsprobleme N = 95 (28,2 %) nach FAUST entsprechen den Kategorien Handlungsunterbrechungen (17 %, N = 57) und Handlungsumweg (10,4 %, N = 35). Diese werden im Folgenden exemplarisch aus den Beobachtungen der laparoskopischen Eingriffe vorgestellt. Dabei ist zu beachten, dass es sich bei FAUST um N = 241 direkt beobachtete Nutzungsprobleme handelt. Die N = 95 Funktionsprobleme, wurden als solche definiert, weil sie direkt als nicht zur Verfügung stehende Funktion interpretiert wurden.

Diesen N = 95 direkt beobachteten Funktionsproblemen gehen nicht direkt beobachtbare Nutzungsprobleme voraus. Es ist nicht zu beobachten, ob beispielsweise ein Springer eine Voreinstellung an einem Gerät unterlassen hat. Dieser Unterlassensfehler ist erst auf Grund eines direkt beobachtbaren Funktionsfehlers erkennbar. Somit handelt es sich bei den N = 95 direkt beobachteten Funktionsproblemen um N = 95 vorausgegangene Nutzungsprobleme.

Handlungsunterbrechungen (17 %)

Der operierende Chirurg muss sich die Fußpedale zur Steuerung des HF-Generators für das Bipolare Scheiden mit dem HF-Gerät selbst holen. Somit muss der Chirurg seinen Arbeitsplatz verlassen und seine Arbeitsaufgabe unterbrechen, weil die erforderliche Funktion nicht zur Verfügung steht. Der operierende Chirurg verlässt den sterilen Bereich und schiebt die Fußpedale mit dem Fuß zu seinem Arbeitsplatz. Der Springer hatte es in der Vorbereitung für diesen Arbeitsschritt versäumt, die Pedale für den Chirurgen zu positionieren.

Diese Handlungsunterbrechung wird nach FAUST als Funktionsfehler klassifiziert. In der reinen Beobachtung steht die erforderliche Funktion nicht zur Verfügung. Allerdings geht dieser Handlungsunterbrechung für den Chirurgen ein Nutzungsfehler durch den Springer voraus. An dieser Stelle wird die problematische Abgrenzung von Funktionsfehlern und Nutzungsfehlern nach der Kategorisierung von FAUST deutlich. Die reine Beobachtung lässt eine Kategorisierung als Funktionsfehler in der Interaktion von Chirurg und dem Hoch-Frequenz-Gerät (folgend HF) zu. Allerdings handelt es sich dabei nicht um einen klassischen Systemausfall des HF-Gerätes, da die erforderliche Funktion nicht ausgefallen ist, sondern durch einen Nutzungsfehler, der in der Springer-HF-Geräte-Interaktion entstanden ist.

Der vorausgegangene Nutzungsfehler in der Springer-HF-Gerät-Interaktion könnte als Denkfehler kategorisiert werden. Nach Reason wird dieser vorausgegangene Fehler als Laps kategorisiert. Reason sieht die Differenzierung nach Nutzungs- und Funktionsproblemen nicht vor. Deswegen wurde dieses Fehlerbeispiel nach Reason als Laps kategorisiert, da kein Systemausfall in dem Sinne, dass die Funktion vom Gerät nicht zur Verfügung steht, vorliegt.

Diese Interpretation und Vorsicht bei der Kategorisierung von Funktionsproblemen nach FAUST findet sich auch bei Handlungsunterbrechungen.

Handlungsumweg (10,4 %)

> Der operierende Chirurg ist gezwungen, sich bei einem rektal eingeführten Instrument für Darmanastomose um 180 Grad zu drehen, um auf den Monitor schauen zu können und sein in situ platziertes Instrument sehen zu können. Der Springer hätte den Monitor des assistierenden Chirurgen nach dem Positionswechsel neu für den Chirurgen platzieren sollen, was zu seinen intraoperativen Routineaufgaben zählt.“

Entsprechend der Kategorisierung nach FAUST kommt es zu einem Handlungsumweg in der Interaktion zwischen operierendem Chirurg und Monitor. Der operierende Chirurg wählt einen umständlicheren Weg als nötig, um seine Arbeitsaufgabe durchführen zu können. Dieser umständlichere Weg wird nicht durch einen klassischen Systemausfall des Monitors bedingt. Dem Handlungsumweg als Funktionsfehler nach FAUST geht ein Nutzungsfehler in der Springer-Monitor-Interaktion voraus. Die reine Beobachtung ist ein Funktionsfehler, allerdings bedingt durch einen zuvor vom Springer bedingten Nutzungsfehler. Es wird der Interaktionsqualität nicht gerecht, wenn dieser beobachtete Funktionsfehler nicht im Kontext betrachtet wird. Dem Monitor einen Systemausfall zu unterstellen, wäre nicht differenziert genug, allerdings wird dieser ohne Kontextwissen beobachtet.

In der Tab. 10.2 werden die direkt beobachten Funktionsprobleme und die Verteilung der angenommenen Nutzungsprobleme als Vorfehler dargestellt.

Dabei ist zu erkennen, dass den beobachteten Funktionsproblemen 91,6 % Unterlassensfehler vorausgehen, welche nicht direkt beobachtet werden konnten. Diese Unterlassensfehler konnten nicht direkt beobachtet werden, da der Beobachter nicht wissen konnte, welche Handlung gerade nicht ausgeführt wird. Erst nachdem eine fehlende Funktion beobachtet werden konnte, konnte von einem Nutzungsproblem im Vorfeld ausgegangen werden.

Somit ergibt sich eine Verteilung der direkt beobachteten und angenommenen Nutzungsprobleme für N = 336, wie in Abb. 10.5 zu erkennen. Am Diagramm ist zu

Tab. 10.2: Ergebnisse der Beobachtung und angenommene Nutzungsprobleme.

	Wissensfehler	**Denkfehler**	**Unterlassensfehler**	**Gesamt**	
				N	%
Handlungsblockade	0	0	1	1	1,1
Handlungswiederholung	0	0	2	2	2,1
Handlungsunterbrechung	6	2	49	57	60
Handlungsumweg	0	0	35	35	36,8
	6 (6,3 %)	2 (2,1 %)	87 (91,6 %)	95	100

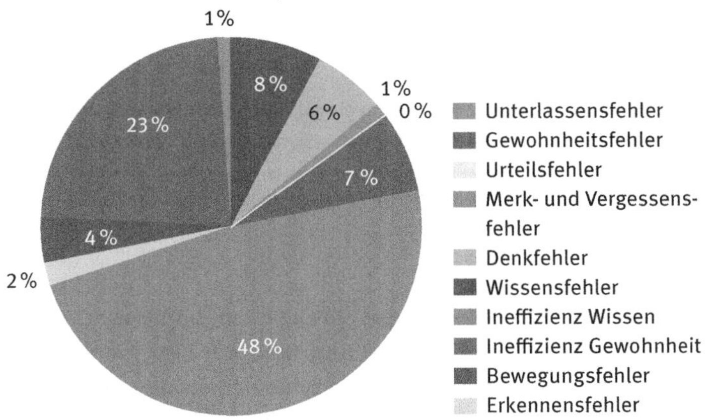

Abb. 10.5: Verteilung der direkt beobachteten und angenommenen Nutzungsprobleme für N = 336.

erkennen, dass der Anteil der Unterlassensfehler von 22 % auf 48 % deutlich ansteigt. Den direkt beobachteten Funktionsproblemen geht zu 91,6 % (N = 87 von insgesamt N = 95 [100 %]) ein Nutzungsfehler der Kategorie Unterlassensfehler voraus.

10.2.4 Vergleich und Zusammenhang der Fehlertaxonomien

Die Abb. 10.6 stellt die Ergebnisse Fehlerkategorisierung nach FAUST und Reason in absoluten Häufigkeiten gegenüber. Es zeigt sich, dass beinahe alle Wissensfehler (nach FAUST, n = 29) den Knowledge-Based Mistakes nach Reason zugeordnet wurden. Besonders auffällig sind die Übereinstimmungen beider Fehlertaxonomien in den Kategorien Wissensfehler (FAUST), Unterlassensfehler (FAUST) und Ineffizienz Gewohnheit (FAUST).

Unterlassensfehler nach FAUST auf der Ebene der flexiblen Handlungsmuster werden zu 100 % den Laps nach Reason zugeordnet. Beide Fehlerkategorien dominieren jeweils die Fehlerverteilungen.

Ineffizienz Gewohnheit (FAUST) und Gewohnheitsfehler (FAUST) werden überwiegend als Rule-Based Mistake (Reason) kategorisiert und auf das traditionelle Rollenverständnis in konventionellen OP-Sälen bezüglich neuer Aufgaben in einem integrierten OP-Saal für medizinisches Personal zurückgeführt.

Um den Zusammenhang beider Fehlertaxonomien statistisch zu überprüfen, wurde Cramers V als korrelatives Zusammenhangsmaß berechnet. Der Wertebereich von Cramers V liegt zwischen 0 und 1. Der Wert 0 drückt die stochastische Unabhängigkeit und 1 den perfekten Zusammenhang aus (vgl. Brosius, 2005). Es ergab sich ein *Cramers V* = 0,848, was nach Rea und Parker (1992) als sehr starker Zusammenhang zu interpretieren ist.

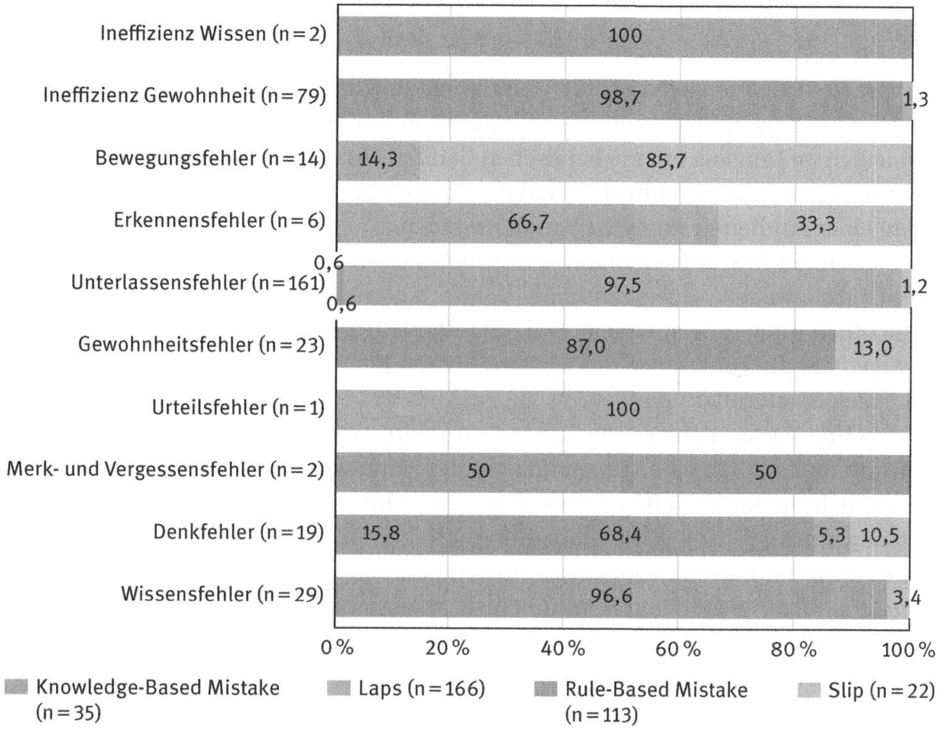

Abb. 10.6: Fehlerkategorisierung nach FAUST und Reason in absoluten Häufigkeiten.

Die Kategorisierung nach FAUST zeigte sich als zeitaufwendiger gegenüber der Kategorisierung identifizierter Probleme nach Reason. Beispielsweise führt FAUST die Unterscheidung von Ineffizienzen ein. Auf Grund der Abgrenzung der Ineffizienzen war es überhaupt möglich zu erkennen, dass viele als „Knowledge Based Mistake" (Reason) kategorisierte Nutzungsprobleme nicht auf Grund von fehlendem Wissen entstanden, sondern auf Grund von Gewohnheiten.

Zusammenfassend eignen sich beide handlungstheoretische Fehlertaxonomien für eine retroperspektive Fehleranalyse der Mensch-Maschine Interaktion im OP-Saal. Die Fehlertaxonomie nach Reason ist hilfreich für eine unkomplizierte, schnelle und systematische Identifikation von Nutzungsproblemen im OP-Saal, beispielsweise zur Trenderfassung oder Verschaffung eines Überblicks des Arbeitssystems OP-Saal.

Um jedoch eventuelle Muster bei dem Auftreten von Nutzungsproblemen erkennen und qualitative Maßnahmen, wie Fehlervermeidungs- und Fehlermanagementvorschläge, zur Vermeidung dieser Nutzungsprobleme entwickeln zu können, ist eine differenziertere Unterscheidung von Nutzungsproblemen, wie durch die FAUSTsche Taxonomie (Prümper, 1994; Zapf et al., 1989) beschrieben, unter Umständen zielführender.

10.3 Fazit

Die vorgestellte Untersuchung stellte eine wichtige Vorarbeit zur gezielten Ableitung von Maßnahmen zur Vermeidung und Prävention des Auftretens von ergonomischen Problemen im Umgang mit medizinischen Geräten dar. Anforderungen für eine Optimierung der Benutzerschnittstelle und der Ablauflogik medizinischer Geräte können so auf einer fundierten Analyse abgeleitet werden.

So können in einem weiteren Schritt beispielsweise ausgewählte Elemente der Benutzerschnittstelle medizinischer Geräte aufgrund erhobener Wissensfehler hinsichtlich ihrer „Erlernbarkeit" (vgl. ISO 9241-110) so verbessert und neu gestaltet werden, dass die Funktionen des Systems für den Benutzer intuitiv erschließbar und somit „leicht erlernbar" sind.

Die Unterlassensfehler, bzw. Lapses, erfordern eine Verbesserung der gesamten Software hinsichtlich einer Unterstützung des Benutzers im Ablauf der Erledigung ihrer Arbeitsaufgabe in allen notwendigen Teilschritten. Die neue Workflow-Unterstützung eines Systems sollte hierbei über die Benutzerschnittstelle dem mentalen Modell des Benutzers entsprechen, also Funktionen und Bedienelemente zu dem (von dem Nutzer) benötigten Zeitpunkt intuitiv und ohne zusätzlichen Klickaufwand zur Verfügung stellen, statt stark abzuweichen.

Bei Betrachtung der hohen Anzahl von Ineffizienten Gewohnheiten und Rule Based Mistakes ist zu überlegen, wie die Unsicherheiten und teilweise Ignoranz bezüglich der richtigen Anwendung der Software beseitigt werden können. Sicherlich stehen hier – neben den Fragen nach einem optimierten Prozess der Softwareeinführung und Schulung des medizinischen Personals im Umgang mit der Software medizinischer Geräte – auch neue Konzepte für ein positives Nutzererlebnis bei korrektem Umgang mit der Software im Vordergrund.

Ebenso scheint es ratsam, die Software auf Inkonsistenzen (Gewohnheitsfehler) sowie Transparenz (Denkfehler) in einer weiteren Analyse mittels psychologischer Methoden, beispielsweise einem *Cognitive Walktrough*, für eine Reduktion der Gewohnheitsfehler zu untersuchen und Maßnahmen abzuleiten, die es dem medizinischen Personal ermöglichen, im Umgang mit der Software realistische Ziele aufzustellen und die Gesamtfunktionalität der Software schnell und intuitiv zu erfassen.

Ziel des Vergleichs zweier etablierter handlungsorientierter Fehlertaxonomien war es, ergonomische Brüche im Umgang des medizinischen Personals mit medizinischen Geräten aufzudecken und deren Folgen zu analysieren. Anhand von beobachteten und kategorisierten Nutzungsproblemen aus der Perspektive der menschlichen Informationsverarbeitung ist es gelungen, diese zu messen und Erklärungen für auftretende Usability-Probleme im OP-Saal und deren Ursachen zu analysieren.

Dabei stellten beide handlungstheoretischen Fehlertaxonomien Reason und FAUST eine wertvolle Möglichkeit zur Software-Evaluation dar.

10.4 Supplement: Mensch-Maschine, Rückkopplung und Sichtbarkeit

Birger Jettkant, Uwe Marschner

10.4.1 Softwareergonomie

Die Softwareergonomie als Teilgebiet der Arbeitswissenschaft beschreibt das Zusammenspiel von Mensch und Programm auf dem Computer mit dem Ziel der Gebrauchstauglichkeit von Computerprogrammen. Der Begriff „Ergonomie" setzt sich zusammen aus den Worten *ergon* = Arbeit und *nomos* = Ordnung. Die Softwareergonomie passt die Arbeitsbedingungen bei der Mensch-Computer-Interaktion an die sensumotorischen und kognitiven Fähigkeiten und Prozesse des Menschen an.

Die softwareergonomische Gestaltung ist im Teil 11 bis 17 sowie 110 der Normenreihe EN ISO 9241 „Ergonomie der Mensch-System-Interaktion" sowie der DIN-Norm 66234 „Generelle Grundprinzipien der Dialoggestaltung" vereinheitlicht. Als Qualitätskriterien gelten danach:
- **Aufgabenangemessenheit:** geeignete Funktionalität, Minimierung unnötiger Interaktionen,
- **Selbstbeschreibungsfähigkeit:** Verständlichkeit durch Hilfen/Rückmeldungen, ein Nutzer soll das Programm alleine bedienen können,
- **Steuerbarkeit:** Steuerung des Dialogs durch den Benutzer,
- **Erwartungskonformität:** Konsistenz, Anpassung an das Benutzermodell,
- **Fehlertoleranz:** unerkannte Fehler verhindern nicht das Benutzerziel, erkannte Fehler sind leicht zu korrigieren,
- **Individualisierbarkeit:** Anpassbarkeit an Benutzer und Arbeitskontext; Laien mit der Maus und Experten, durch Tastaturbefehle und Shortcuts, sollen ein Programm gleichermaßen nutzen können,
- **Lernförderlichkeit:** Minimierung der Erlernzeit, Metaphern, Anleitung des Benutzers.

Als Kriterien für benutzerfreundliche Software gelten gemeinhin (Schmitz, 2001):

Durchschaubare Modellierung des Arbeitssystems (Transparenz)

Gutes Software-Designs verbindet Tradition mit Innovation. Die Einführung eines neuen Anwendungssystems bietet die Chance zu einer Neugestaltung und einer damit verbundenen Verbesserung. Voraussetzung für die Akzeptanz der Nutzer ist die Modellierung des Arbeitssystems, d. h., die Rolle des Menschen im Umgang mit den Arbeitsgegenständen und -prozessen zu bestimmen und ein neues Anwendungssystem darauf aufzubauen.

Direkte Steuerbarkeit

Verfügbarkeit von Elementen für die direkte Steuerung durch den Benutzer neben Elementen automatisierter Funktionen für Routineabläufe und dadurch direktes und gezieltes Eingreifen an allen Stellen der Arbeit, die aktuell auf dem Bildschirm als Anzeigemedium sichtbar sind, mit sofortiger Korrekturmöglichkeit.

Sichtbarkeit und Rückkopplung

Sichtbarkeit bedeutet: sowohl der Zustand des Systems als auch die Handlungsalternativen müssen jederzeit klar erkennbar sein. Das Wissen über die verfügbaren Befehle, die Art bzw. den Ort ihrer Aktivierung und die Aktionen, die ein Befehl auslöst, entscheidet über die Effizienz und den Umfang der Nutzung einer Software. Die Programmbedienung aus dem *Gedächtnis für sinnvolle Beziehungen* gelingt nach Donald Norman (1988) am besten, wenn sie aufgrund ihrer uns sinnvoll erscheinenden Struktur aus bereits erworbenem Wissen spricht und leichter gedeutet werden kann. Die Bedienung aus dem *Gedächtnis durch Erklären* kann ebenfalls unmittelbar aus einem Erklärungsmechanismus abgeleitet werden. Problematisch sind Tastatur- oder Bedienbefehle, die ohne Bedeutung und ohne besondere Beziehung zu den verschiedenen Elementen des zu speichernden Wissens oder zu bereits Bekanntem sind. Solche Befehle müssen aufwändig gelernt werden, um aus dem *Gedächtnis für Willkürliches* abgerufen werden zu können.

Für den Nutzer ist die Wirksamkeit seiner Eingaben nur über ständige Rückkopplungen vom System sichtbar. Nur dann hat der Benutzer eine Kontrolle über seine Arbeitsergebnisse. Diese Rückkopplung kann z. B. akustisch, optisch, taktil (durch einen Druckpunkt, Vibrationen oder Reliefänderungen) erfolgen.

Natürliche Symbole

Ikonen (Sinnbilder), Piktogramme, bzw. graphische Symbole sind idealerweise abstrahierte Darstellungen ihrer Referenzobjekte oder -funktionen, die sich durch globale Merkmale voneinander unterscheiden. Bilder und Symbole können komplexere Informationen auf einen Blick vermitteln. Bestenfalls sollen graphische Symbole an reservierten Stellen erscheinen und eine gleichbleibende Größe haben.

Umgang mit Fehlern

Bei der Softwarebedienung unterscheidet man grob zwischen *Fehlleistungen* und *Irrtümern*. Fehlleistungen gehen aus automatisiertem Verhalten hervor, Irrtümer dagegen beruhen auf bewusster Überlegung und falschen Handlungszielen (Schmitz, 2001). Nach Donald Norman sind fundamentale Fehlleistungen:

- **Fangfehler**
  Sie treten auf, wenn zwei verschiedene Handlungssequenzen gleiche Anfangsstadien aufweisen, wobei eine Sequenz unvertraut, die andere gut eingeübt ist. Die eingeübte Sequenz „fängt" die unvertraute.
- **Beschreibungsfehler**
  Sie liegen vor, wenn die beabsichtigte Handlung viel Ähnlichkeit mit anderen möglichen Handlungen hat, vor allem wenn der falsche und der richtige Gegenstand nahe beieinander sind.
- **Fehler durch Aktivierungsverlust und durch assoziative Aktivierung**
  Mit Aktivierungsverlust ist das schlichte Vergessen gemeint. Man hat etwas angefangen und darüber vergessen, was man eigentlich tun wollte.
- **Modus-Fehler**
  Sie treten auf, wenn Geräte über verschiedene Operationsweisen verfügen, vor allem wenn der eingestellte Modus nicht sichtbar ist, z. B. bei einer Textverarbeitung, die zwischen Schreib- und Befehlsmodus unterscheidet.

Daraus ergeben sich drei wichtige Anforderungen an das Softwaredesign:
1. Betrachtung der Handlungen des Nutzers als Annäherungen an das gewünschte Ergebnis, wobei ihn die Software unterstützen muss. Bei der Vermeidung von Fehlerursachen helfen natürliche und künstliche Einschränkungen sowie Zwangsfunktionen.
2. Verständnis der Fehlerursachen und Softwaregestaltung mit dem Ziel der Ursachenreduktion, beispielsweise durch Anzeigen des Systemzustandes und der Handlungsmöglichkeiten, natürliche Symbole und ständige Rückkopplung.
3. Ermöglichung einer Korrektur und Revision von Handlungen und Fehlern.

Einfache Strukturen

Programme sollen überschaubar, verständlich sowie benutzerfreundlich sein und dürfen nicht überfrachtet werden. Die Programme sollen bei der Neustrukturierung unnötig komplizierter Arbeitsschritte helfen, so dass sie einfachere Abläufe darstellen. Dabei werden Grenzen sowohl des Kurz- als auch des Langzeitgedächtnisses und der Aufmerksamkeit berücksichtigt. Das Kurzzeitgedächtnis kann beispielsweise wenig mehr als *fünf* bis *sieben* voneinander unabhängige Dinge gleichzeitig fassen.

Intuitive Bedienung

Nutzerfreundliche Software muss experimentell, d. h. durch Testen, ohne katastrophale Folgen bedienbar sein. Voraussetzungen dafür sind:
- Der Aufforderungscharakter von Handlungsalternativen, d. h. die Bedienerkenntnisse erscheinen z. B. in Form von Pop-Up-Menüs.
- Das Ergebnis einer Bedienoperation muss sichtbar und bewertbar sein. Bestenfalls ist die Ursache für unerwünschte Auswirkungen erkennbar.

- Das Auslösen unerwünschter Ergebnisse muss problemlos rückgängig gemacht werden können. Katastrophale und irreversible Bedienungen müssen deutlich erschwert oder an ausdrückliche Bestätigungen durch den Benutzer geknüpft sein.

Anpassbarkeit (Individualisierbarkeit)

Die Nutzerfreundlichkeit von Software kann durch die Anpassbarkeit des Computersystems und seiner Programme an den Arbeitsstil oder die Arbeitsweise eines Benutzers (Individualisierbarkeit) und durch die Anpassbarkeit des Software-Systems an die jeweilige Arbeitssituation erhöht werden.

10.4.2 Das Benutzer-Interface

Die Benutzungsoberfläche stellt den für den Benutzer sichtbaren Teil der Benutzungsschnittstelle dar. Dies sind alle „Einheiten, Formen und Techniken, mit denen der Benutzer mit dem Computersystem kommuniziert" (Wandmacher, 1993). Die Benutzungsschnittstelle ist zu einem bestimmten Grad abhängig von der Hardware des Systems (Prozessorleistung) und direkt abhängig von der benutzten Software.

Der Mensch-Computer-Dialog wird in eine Folge von Dialogschritten zerlegt, wobei ein Dialogschritt folgendermaßen definiert wird (Wandmacher, 1993):

1. die Aufforderung zur Auslösung einer Systemfunktion durch den Benutzer,
2. die Auswahl und Auslösung der zur Verfügung stehenden Systemfunktionen durch den Benutzer und
3. die Ausführung der Systemfunktion und die Ausgabe des Ergebnisses durch das System (inkl. Fehlermeldungen, Hilfen und Erklärungen).

Nach einem von Thomas P. Moran entwickelten Modell zur Unterteilung der Benutzungsschnittstelle in eine Hierarchie von vier Ebenen (Card, Moran und Newell, 1983) wird die jeweils übergeordnete Ebene auf die untergeordnete Ebene abgebildet. Die Ausgestaltung der Ebenen wiederum ist abhängig von den Merkmalen der Benutzungsoberfläche auf der:

- Aufgabenebene (Begriffliche Komponente)
- semantischen Ebene (Begriffliche Komponente)
- syntaktischen Ebene (Kommunikationskomponente)
- Interaktionsebene I (Kommunikationskomponente) und der
- Interaktionsebene II (Physikalische Komponente)

Aufgabenebene

Die Aufgabenebene (Begriffliche Komponente) beschreibt die hierarchische Zielstruktur des Benutzers, bzw. die aufgabenbezogenen und werkzeugunabhängigen

Ziele, die der Benutzer über die Verwendung des Computersystems erreichen möchte. Die werkzeugunabhängige Aufgabenkompetenz und das Aufgabenwissen des Benutzers sind dessen Methoden zur Aufgabenbearbeitung, seine aufgabenrelevanten Problemlösungsstrategien und seine kognitiven Fähigkeiten.

Semantische Ebene

Die Semantische Ebene (Begriffliche Komponente) vollzieht die Abbildung der werkzeugunabhängigen Aufgabenebene auf die Funktionalität des Computersystems. Die Funktionalität des Computersystems bedeutet an dieser Stelle die Gesamtheit der verfügbaren Systemfunktionen und repräsentierter Objekte zur Bearbeitung von Aufgaben, d. h. auf der semantischen Ebene werden die Systemfunktionen und Objekte zur Bearbeitung der Aufgaben festgelegt.

Syntaktische Ebene

Die Syntaktische Ebene (Kommunikationskomponente) bezieht sich auf das Benutzerwissen über die Auslösung der Systemfunktionen und deren Verwendungskontexte durch Eingaben in das System (per Auswahl von Argumenten, Objekten oder Optionen) und die Bedeutung von Systemausgaben und Systemzuständen. Die syntaktische Ebene setzt also die in der semantischen Ebene für die Aufgabenbearbeitung gewählten Systemfunktionen in Benutzereingaben um.

Interaktionsebene I

Die Interaktionsebene I (Kommunikationskomponente) betrifft die Spezifizierung der durch die syntaktische Ebene festgelegten motorischen Operationen des Benutzers und wahrnehmbaren Ereignisse, wie physikalische Ein- und Ausgabeoperationen für Kommandos und Meldungen des Systems (Eingaben mit Tastatur, Maus; Ausgaben auf dem Bildschirm, akustische Signale, Druckerausgaben).

Interaktionsebene II

Die Interaktionsebene II (Physikalische Komponente) spezifiziert die Gestaltung und räumliche Anordnung der Einheiten des Systems und deren technische Eigenschaften im Hinblick auf die sensumotorischen Interaktionen des Benutzers (Tastenanordnung, Druckermerkmale, Form und Übertragungseigenschaften der Maus, Position, Größe und Farbe des Bildschirms, sowie Bildwiederholrate und Auflösung).

Die DIN-Norm schlägt für eine einfache, schnelle und sichere Erfassung des Bildschirminhalts eine Aufteilung in drei verschiedene Bereiche vor:

1. Eingabebereich
2. Ausgabebereich
3. Bereich für Betriebshinweise (Statusanzeigen und Warnungen).

Über den Bildschirmaufbau liefert das System:
- Zustandsinformationen (Informationsteil) über normale und aktuelle Zustände,
- Steuerungsinformationen (Steuerungsteil) für die Interaktion,
- Arbeitsinformationen (Verarbeitungsteil) über das aktuell bearbeitete Objekt, und Systemmeldungen (Meldungsteil, Statuszeile).

10.4.3 Semiotik

Semiotik: ist die allgemeine Theorie der Zeichensysteme oder auch allgemeine Zeichenlehre. Dazu zählen u. a. Gestik, Sprache, Bilderschrift, Gerüche oder Verkehrszeichen. Danach vermitteln Zeichen Informationen aller Art in Zeit und Raum. Bei jedem Zeichenprozess unterscheidet man:
1. das semainon (das Bezeichnende)
2. das semainomenon (das Bezeichnete),
3. das pragma, das ist das Objekt, auf das das Zeichen sich bezieht.

Sigmatik: Theorie der Referenz (Georg Klaus, 1972) untersucht die Beziehungen zwischen Zeichen und ihren Referenten (Denotata) in einem semiotischen System.

Syntaktik: Theorie der formalen Beziehungen eines Zeichens zu anderen Zeichen eines semiotischen Systems.

Semantik: untersucht die Beziehungen zwischen Zeichen und Begriffen, sie ist die Theorie der Bedeutung von Zeichen in einem semiotischen System.

Pragmatik: Theorie der Beziehungen zwischen Zeichen und Zeichenbenutzern in einem semiotischen System. In der allgemeinen Sprachwissenschaft wird sie von der Syntax und der Semantik unterschieden.

Zeichentypologie: Systematische Einteilung (Klassifikation) der Zeichen nach Typen unter Berücksichtigung ihres Wesens und ihrer Funktion. Die verschiedenen wissenschaftlichen Schulen der Semiotik haben Zeichen auf unterschiedliche Weise und nach verschiedenen Kriterien klassifiziert. Wichtige Zeichentypen, die sich aus der Natur der Beziehung zwischen einem Zeichen und seinen Denotat ergeben, sind Ikone, Indizes (Symptome), und Symbole.

Ikon: (griech: εικων [eiko:n] ‚Bild, Ebenbild') Zeichen, das aufgrund von bildhafter Ähnlichkeit oder Analogie mit dem Denotat gebildet wird. Verbreitete Ikone sind Piktogramme, die auf Software-Oberflächen Programme repräsentieren. Lautmalende Wörter und Nachschöpfungen, wie Knacken, Knirschen und Summen, zählen ebenfalls zu den Ikonen.

Anzeichen: weisen auf die Anwesenheit oder Existenz ihrer Referenten hin. Anzeichen sind von Ikonen zu unterscheiden.

Index: Zeichen, das durch eine direkte reale (z. B. kausale) Beziehung zwischen einem „Anzeichen" und einem Objekt konstituiert wird. Anzeichen weisen auf die Anwesenheit oder Existenz ihrer Referenten hin, z. B. ein Geräusch auf einen Vorgang. Anzeichen sind von Ikonen zu unterscheiden. Je nach Art der Beziehung können weitere Unterarten von Indizes unterschieden werden, wie Symptome.

Symptom: Index, der auf einen besonderen Zustand eines Objektes oder einer Situation verweist. So ist eine erhöhte Körpertemperatur ein Symptom für Krankheit.

Symbol: Symbole sind Zeichen, wenn die Beziehung zwischen ihnen und ihren Denotata arbiträr oder konventionell ist. Dies betrifft die Mehrheit aller sprachlichen Zeichen der natürlichen Sprache, in denen Ikone, Indizes und Symptome nur eine marginale Rolle spielen. Bei den natürlichen Sprachen gibt es keinen natürlichen (in der Natur des Gegenstandes liegenden) oder kausalen Zusammenhang zwischen der Zeichengestalt und dem Objekt.

Quellenverzeichnis

Abele P, Hurtienne J, Prümper J. Usability bei SAP-Projekten. In Usability Management bei SAP-Projekten (pp. 1–21). Vieweg 2007.

Abras C, Maloney-Krichmar D, Preece J. User-centered design. Bainbridge, W. Encyclopedia of Human-Computer Interaction. Thousand Oaks: Sage Publications. 2004;37(4):445–456.

Balzert H. Lehrbuch der Software-Technik: Software-Entwicklung. Heidelberg, Berlin: Springer 1996.

Badke-Schaub P, Hofinger G, Lauche K. Human factors. In Human Factors (pp. 3–20). Berlin, Heidelberg: Springer 2012.

Berguer R, Smith WD, Chung YH. Performing laparoscopic surgery is significantly more stressful for the surgeon than open surgery. Surgical endoscopy. 2001;15(10):1204–1207.

Boles D. Begleitbuch zur Vorlesung Multimedia-Systeme. Carl von Ossietzky Universität Oldenburg, Fachbereich Informatik, Abteilung Informationssysteme, Oldenburg 1998, http://www.boles.de/teaching/mm/buch/main.html, Stand 03.03.2018.

Bortz. Statistik für Sozialwissenschaftler, Berlin, Heidelberg: Springer 1999.

Budniak L. Vermeidung iatrogener Gallengangsläsionen bei laparoskopischer Cholezystektomie – Eine Auswertung der Literatur der letzten 25 Jahre (1985–2010). Dissertation an der Medizinischen Fakultät der Ruhr, Universität Bochum 2010.

Card SK, Moran TP, Newell A. The Psychology of Human-computer Interaction. Hillsdale NJ. Erlbaum Publ. 1983, ISBN 0–89859–859–1.

Chao LP, Ishii K. Design Error Classification and Knowledge Management. Journal of Management Practice, Free Press Journals, Volume 2004;5.

Cohen J. A coefficient of agreement for nominal scales. Educational and Psychological Measurement. 1960;20:37–46.

Coolican H. Research Methods and Statistics in Psychology. London: Hodder Education 2009, doi 10.1177/001316446002000104.

DIN EN ISO 9241-210. Ergonomie der Mensch-System-Interaktion – Teil 210: Prozess zur Gestaltung gebrauchstauglicher interaktiver Systeme. Berlin: Beuth Verlag 2011.

Donchin Y, Gopher D, Olin M, et al. A look into the nature and causes of human errors in the intensive care unit. Quality & Safety in Health Care. 2003;12(2):143–148. doi.org/10.1136/qhc.12.2.143.

Dovey S, Meyers D, Phillips R, et al. A preliminary taxonomy of medical errors in family practice. Qual Saf Health Care. 2002;11(3):233–238.

Frese M. The industrial and organizational psychology of human computer interaction in the office. In Cooper CL, Robertson IT (Hrsg.). International review of industrial and organizational psychologie, Chichester: Wiley 1987, S. 117–165.

Frese M, Zapf D. Fehler bei der Arbeit mit Computern: Ergebnisse von Beobachtungen und Befragungen im Bürobereich. in Ulich E (Hrsg.). Reihe Schriften zur Arbeitspsychologie, Huber Verlag Bern, Band 52 (1991): 14–31.

Hacker W. Arbeitspsychologie, Psychische Regulation von Arbeitstätigkeiten. Bern, Stuttgart, Toronto: Huber Verlag 1986.

Hammann M, Jörders J, Schecker H. Übereinstimmung zwischen Beurteilern: Cohens Kappa (k). in Krüger D, Parchmann I, Schecker H (Hrsg.). Methoden in der naturwissenschaftsdidaktischen Forschung, Berlin, Heidelberg: Springer 2014.

Hancock PA, Pepe AA, Murphy LL. Hedonomics: The power of positive and pleasurable ergonomics. Ergonomics in Design. 2005;13(1):8–14.

Hartwig SC, Denger SD, Schneider PJ. Severity-indexed, incident report-based medication error-reporting program. Am J Hosp Pharm. 1991;48:2611–2616.

Heinecke AM. Software-Ergonomie. In Mensch-Computer-Interaktion (pp. 25–44). Berlin, Heidelberg: Springer 2012.

Hoffmann R. Usability-Laboratorium als Dienstleistung für die Wirtschaft. Masterarbeit/ Diplomarbeit der Technischen Hochschule Köln 2004.

Kensik, Prümper, Frese. Ergonomische Gestaltung von Software auf Grundlage handlungsorientierter Fehleranalysen in Böcker H-D (Hrsg.). Software-Ergonomie `95 – Mensch – Computer – Interaktion. Anwendungsbereiche lernen voneinander, S. 217–232, B. G. Teuber, Stuttgart 1995.

Kostopoulou O. From Cognition to the System: Developing a Multilevel Taxonomie of Patient Safety in general Practice. Ergonomics. 2006;49(5/6):486–502.

Le Coze J-C. Risk Management: Soziotechnological risks and disasters in Burgess A, Alemanno A, Zinn JO (Hrsg.). Routledge Handbook of Risk Studies, Routledge, New York 2016.

Landis JR, Koch GG. The measurement of observer agreement for categorical data. In: Biometrics. 1977;33:159–174.

Lauche K. Neue Formen der Zusammenarbeit. In Human Factors (pp. 205–218). Berlin, Heidelberg: Springer 2012.

Löber N. Fehler und Fehlerkultur im Krankenhaus – Eine Theoretisch-konzeptionelle Betrachtung. Gabler, Springer Fachmedien, Wiesbaden 2012.

Mekelburg H-G. Gestaltung der Benutzeroberfläche. http://www.nord-com.net/h-g.mekelburg/ergo/kap-gui.ht, Stand 03.03.2018.

Mistele P. Faktoren des verlässlichen Handelns: Leistungspotenziale von Organisationen in Hochrisikoumwelten. Wiesbaden: Gabler Verlag, Springer Fachmedien 2007.

Mistry KP, Jaggers J, Lodge AJ, et al. Using Six Sigma® Methodology to Improve Handoff Communication in High-Risk Patients. In: Henriksen K, Battles JB, Keyes MA, et al., editors. Advances in Patient Safety: New Directions and Alternative Approaches (Vol. 3: Performance and Tools). Rockville (MD): Agency for Healthcare Research and Quality (US) 2008.

Moran TP. The command language grammar: A representation for the user interface of interactive computer systems. International journal of man-machine studies. 1981;15(1):3–50.

Müller H. Arbeitsorganisation in der Altenpflege – Ein Beitrag zur Qualitätsentwicklung und Qualitätssicherung, Hannover: Schlütersche Verlagsgesellschaft 2011.

Nardi B, Zarmer C. Visual Formalisms as Application Frameworks. Hewlett-Packard Laboratories 1990.

Nardi BA, Zarmer CL. Beyond Models and Metaphors: Visual Formalisms in User Interface Design in Software and Systems Laboratory. HPL-90–149, Hewlett Packard 1990.

Nemeth CP. The Contect for Improving Healthcare Team Communication in Nemeth CP (Hrsg.). Improving Healthcare Team Communication – Building Lessons from Aviation and Aerospace, London: CRC Press 2008.

Nielsen J. Usability engineering. Elsevier 1994.

Norman DA. Categorization of action slips. Psychological review. 1981;88(1):1.

Norman DA. Dinge des Alltags, Gutes Design und Psychologie für Gebrauchsgegenstände. Frankfurt 1988, URL: www.tse-hamburg.de, Stand 03.03.2018.

Prümper J. Fehlerbeurteilungen in der Mensch-Computer Interaktion. Reliabilitätsanalysen und Training einer handlungstheoretischen Fehlertaxonomie. Münster: Waxmann 1994.

Rasmussen J. Human Errors: A Taxonomy for Describing Human Malfunction in Industrial Installations, Journal of Occupational Accidents. 1982;4(2–4):311–333.

Rasmussen J. Skills, rules, and knowledge; signals, signs, and symbols, and other distinctions in human performance models. IEEE transactions on systems, man, and cybernetics. 1983;3:257–266.

Reason J. Human error. New York, NY, US: Cambridge University Press 1990.

Reason J. Menschliches Versagen. Psychologische Risikofaktoren und moderne Technologien. Heidelberg: Springer 1994.

Reason J. Managing the Risks of Organizational Accidents. Aldershot, England: Ashgate Publishing Ltd. 1997.

Richter M. Kriterien der Benutzerfreundlichkeit. Philosophische Fakultät der Universität Zürich 1997.

Rosser W, Dovey S, Bordman R, et al. Medical errors in primary care. Can Fam Physician. 2005;51(3):387.

Rubin G, George A, Chinn D, Richardson C. Errors in general practice: development of an error classification and pilot study of a method for detecting errors. Qual Saf Health Care. 2003;12(6):443–447.

Salvendy G. Handbook of human factors and ergonomics. John Wiley & Sons 2012.

Schmitz K. Anforderungen an die Software. Gesellschaft für Technologieberatung und Systementwicklung mbH, 2001, http://www.tse-hamburg.de/default.html, Stand 3.3.2018.

Shneidermann B. Designing the user interface. Strategies for effective human/computer interaction. Reading, MA: Addison-Wesley 1993.

Stanton N. Human Factors Methods: A Practical Guide for Engineering and Design. Routledge 2013.

St Pierre M, Hofinger G, Buerschaper C. Notfallmanagement – Human Factors in der Akutmedizin. Heidelberg: Springer Medizin Verlag 2005.

Wandmacher J. Software-Ergonomie. Walter de Gruyter 1993.

Weingardt M. Fehler zeichnen uns aus: Transdisziplinäre Grundlagen zur Theorie und Produktivität des Fehlers. in Schule und Arbeitswelt, Bad Heilbrunn: Klinkhardt 2004.

Wiedemann R. Menschlicher Irrtum. in Schneiderer J, Ebermann HJ (Hrsg.). Human Factors im Cockpit, Berlin, Heidelberg: Springer 2011. doi 10.1007/978-3-642-15167-5_3.

Zhang J, Patel VL, Johnson TR, Shortliffe EH. A cognitive taxonomy of medical errors- Elsevier Verlag, Journal of Biomedical Informatics. 2004;37:193–204.

Zapf D, Brodbeck FC, Prümper J. Handlungsorientierte Fehlertaxonomie in der Mensch-Computer Interaktion. Zeitschrift für Arbeits-und Organisationspsychologie. 1989;33(4).

Weitere Online-Quellen:

Zentrum Mensch-Maschine-Systeme ZMMS Technische Universität Berlin J 2–2 , http://www.zmms.tu-berlin.de, Stand 03.03.2018.

Harald Weinreich, Universität Hamburg – Fachbereich Informatik – Arbeitsbereich VSIS, http://vsis-www.informatik.uni-hamburg.de/ergonomie/index.html, Stand 03.03.2018.

Forschungsinstitut Technologie und Behinderung (FTB): http://ftb-esv.de, Stand 03.03.2018.

Bundesinstitut für Arzneimittel und Medizinprodukte, http://www.bfarm.de/SharedDocs/Downloads/DE/Service/Statistik/MP-Statistik/statist-Auswert_Fehlerursache_Design-Konstrukfehler.jpg?__blob=poster&v=5, Stand 10.05.2017.

http://www.computer-fuer-behinderte.de/, Ingenieurbüro Dr. Seveke, abgerufen am 08.09.2011.

Patient Safety: http://patientsafetyed.duhs.duke.edu/module_e/types_errors.html, Stand 08.09.2011.

Stichwortverzeichnis

Symbole

A

B

L

M

T

Printed and bound by CPI Group (UK) Ltd, Croydon, CR0 4YY
30/09/2026
14973062-0005